Thieme

1. ÄP

Original-Prüfungsfragen
mit Kommentar

Medizinische Psychologie Medizinische Soziologie

17. Auflage

Bearbeitet von
Erich Kasten
und Bernhard A. Sabel

Georg Thieme Verlag
Stuttgart · New York

Prof. Dr. Erich Kasten
Lehrbereich Med. Psychologie
Universität zu Lübeck
Ratzeburger Allee 160
23538 Lübeck

Prof. Dr. Bernhard A. Sabel
Inst. f. Med. Psychologie
Otto-von-Guericke Universität Magdeburg
Leipziger Str. 44
39120 Magdeburg

1. Auflage 1983
2. Auflage 1984
3. Auflage 1986
4. Auflage 1987
5. Auflage 1993
6. Auflage 1994
7. Auflage 1996
8. Auflage 1997
9. Auflage 1999
10. Auflage 2000
11. Auflage 2002
12. Auflage 2003
13. Auflage 2005
14. Auflage 2006
15. Auflage 2008
16. Auflage 2009
17. Auflage 2011

Bibliografische Information der Deutschen Bibliothek
Die Deutsche Bibliothek verzeichnet diese Publikation in der Deutschen Nationalbibliographie; detaillierte bibliographische Daten sind im Internet über http://dnb.d-nb.de abrufbar.

Rüdigerstr. 14, D-70469 Stuttgart
Unsere Homepage:
http://www.thieme.de

Umschlaggestaltung:
Thieme Verlagsgruppe

Umschlagfoto:
Studio Nordbahnhof, Stuttgart

Satz:
medionet Publishing Services Ltd., Berlin

Druck:
Grafisches Centrum Cuno GmbH & Co. KG, Calbe
Printed in Germany

ISBN 978-3-13-114927-5

Vorwort

Vorwort zur 17. Auflage

Die Zahl 17, so verrät mir Wikipedia immerhin, ist genau die Zahl zwischen 16 und 18. Nicht im Internet-Lexikon steht allerdings, dass dies nicht nur die 17. Auflage ist, sondern dass ich die Fragen aus der medizinischen Psychologie und Soziologie nun schon seit 17 Jahren kommentiere. Die 17. Auflage nach 17 Jahren. Eine sonderbare Laune des Schicksals, die ich nun besser nicht hinterfragen möchte, denn vielleicht steckt eine metaphysische Bedeutung dahinter? Immerhin, wenn ich von meinem Alter das heutige Datum abziehe und das ganze durch 1,717 dividiere, kommt auch siebzehn heraus. Das kann natürlich Zufall sein. Allerdings sollte man berücksichtigen, dass die 17 gerade in der Medizin schon immer zur Besorgnis Anlass gab. Anno 1317 wurden vier Magister angeklagt, da sie Leichen ausgebuddelt und für anatomische Zwecke missbraucht hatten. 1417 empfahl man Mumienstaub zur Heilung von Krankheiten; zur Not tat es auch zermahlenes Knochenmehl eines frisch Erhängten. 1517 erschütterte der „Aderlassstreit die medizinische Welt", in dem es darum ging, ob man den Kranken nah oder fern einer Entzündung Blut abzapfen sollte. 1617 publizierte der englische Arzt Robert Fludd ein wirklich praktisches Buch, mit dem man aus der Konstellation der Sterne die Krankheit des Patienten diagnostizieren konnte. Ein Jahr vor 1717 hielt der französische Arzt Nicholas Andry Spermien für kleine, aber unschädliche Würmer. 1817 kam der Dresdner Arzt August Ipfhofen zu dem Schluss, dass der Kropf auf einem Mangel an athmosphärisch-elektrischer Energie beruht. 1917 impfte der Wiener Arzt Julius Ritter Wagner von Jauregg Schizophrene mit Malaria-Erregern, um sie zu heilen.

Die „17" scheint also ein schicksalhaftes Datum zu sein. Also habe ich mir mit dieser Auflage besonders viel Mühe gegeben. Es wurden wieder diverse neue Prüfungsthemen in die Lerntexte integriert. So hat man zum Beispiel folgende Begriffe jahrzehntelang sämtlichen Physikums-Kandidaten vor Ihnen einfach verheimlicht: das Kumulationsmodell der Risikoketten, das postkonventionelle Stadium nach Kohlberg, Berechnung von Effektstärken, Definition von Empowerment, das McGill-Pain-Questionnaire und detaillierte praktische Kenntnisse über die neosexuelle Revolution. Außerdem werden Sie als erste Generation von Medizinstudenten lernen, was eine Opportunitätsstruktur ist, was der Begriff „Psychoedukation" zu bedeuten hat und Sie werden nicht nur den Setting-Ansatz, sondern auch das Teufelskreismodell der Angst kennenlernen. Vielleicht schützt das ja vor der Prüfungsangst? Während vor fünf Jahren noch kein Medizinstudent etwas mit „NNT" anfangen konnte, dürfen Sie nun sogar die Formel zur Berechnung der Number-needed-to-treat auswendig lernen.

Manchmal stehen in den Lerntexten Sachverhalte, die dann in den Prüfungsfragen gar nicht abgefragt werden. Lassen Sie sich davon nicht verwirren; der Lerntext ist nicht geschrieben worden, um Sie sinnlos zu beschäftigen. Mit tödlicher Sicherheit steht das Wissen dort, weil es irgendwann schon einmal abgeprüft wurde. Damit dieser Band nicht noch fetter wird, beinhaltet er aber stets nur eine Auswahl typischer Fragen. Mindestens die Hälfte der

Prüfungsfragen Ihres Examens wird aber aus der großen Sammelbüchse alter Examen stammen. Große Mühe bereitet mir immer die Auswahl der Fragen. Das Institut für Medizinische und Pharmakologische Prüfungsfragen, dessen Abkürzung (IMPP) mich immer an den „imp" erinnert, das englische Wort für ein Teufelchen, greift ja überwiegend auf ältere Fragen oder deren Modifikationen zurück. Nur ca. zwischen 10 % bis 20 % betreffen völlig neue Wissensgebiete. Solche völlig neuen Fragen werden natürlich immer in die Neuauflage eines Bandes aufgenommen. Leider kommen so Jahr für Jahr weitere Fragen hinzu und um das Buch auf einem bezahlbaren Umfang zu halten, müssen ebenso viele alte Fragen aussortiert werden. Hierbei wurde nicht kompromisslos immer die neueste Version genommen, sondern es werden mühevoll die didaktisch wertvollsten Prüfungsfragen ausgewählt. D. h. im ärgsten Fall tauchen mitunter Fragen auf, die aus Zeiten stammen, in denen Sie möglicherweise noch Windeln anhatten, die aber so geschickt formuliert worden sind, dass man zum Lösen nachdenken muss und dabei wirklich etwas lernt. Beachten Sie auch, dass jede Prüfungsfrage, die hier abgedruckt wurde, in der Regel für ein rundes Dutzend ähnlicher Fragen steht, die wir weggelassen haben, damit Sie nebenbei auch noch etwas Biochemie lernen können.

Bevor ich Sie nun in die Krankheitsentstehung entlasse, möchte ich unbedingt noch ein riesengroßes Dankeschön an alle Mitarbeiter im Thieme-Verlag loswerden, ohne die Sie jetzt ein tausendvierhundert Seiten umfassendes Loseblatt-Manuskript in den Händen halten würden und nicht so ein schickes asphaltgrauweißes Büchlein mit negligé-schwarzer Oberkante.

... und Tschüss!

Lübeck, *im August 2011* *Prof. Dr. Erich Kasten*

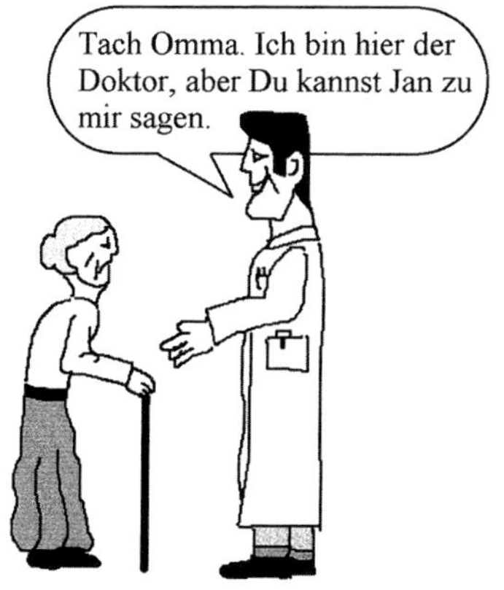
Tach Omma. Ich bin hier der Doktor, aber Du kannst Jan zu mir sagen.

Ein erster Annäherungsversuch an das Medium „Patient" verläuft hier mit außerordentlich viel Empathie und Einfühlungsvermögen in die Situation des alternden Menschen.

ANMERKUNGEN DER REDAKTION

Zur besseren Übersicht über die Schwerpunkte des umfangreichen Prüfungswissens wurden Fragen und Kommentare mit Quadraten gekennzeichnet. Diese gehören Stoffgebieten an, zu denen wiederholt in verschiedener Form Fragen gestellt werden.

■ **wiederholt geprüfter Stoff**

■■ **sehr wichtiger, häufig geprüfter Stoff**

Inhalt

Die fett gedruckten Seitenzahlen beziehen sich auf den Kommentarteil.

Die fett gedruckten Seitenzahlen beziehen sich auf den Kommentarteil.

Lerntextverzeichnis

Glossar

Das sollten Sie wissen: Die wichtigsten Fachausdrücke, die von den Studenten am häufigsten durcheinandergebracht werden, kurz und bündig erklärt!

AAM: angeborener auslösender Mechanismus.

Abhängigkeitsquotient: Verhältnis der wirtschaftlich abhängigen Altersgruppen (Kinder, Jugendliche, Rentner) zur Bevölkerung im erwerbsfähigen Alter.

Absolutes Risiko: bezieht sich auf die Mortalität einer Gruppe zu allen Untersuchten.

Abwehrmechanismen: Das Ich erzeugt Abwehrmechanismen (z. B. Verdrängung, Regression, Konversion, Projektion usw.) zur Beseitigung unerwünschter Impulse, Emotionen oder Gedanken.

Abweichungs-IQ.: relative Position des Intelligenzquotienten eines Individuums im Vergleich mit seiner Altersgruppe.

Adaptation: allmähliche Anpassung, z. B. eines Sinnesorgans an helles Licht, laute Musik.

Adaptationssyndrom: Anpassung an Stress. Nach H. Selye, aufgeteilt in: Alarm-, Resistenz- und Erschöpfungsphase.

Adonis-Komplex: Hinterherlaufen älterer Männer hinter einem Schönheitsideal, das sie mit 20 schon nicht hatten.

Aggravation: Übertreiben von Krankheitssymptomen.

Aggregat: Zusammenfassung von Personen, die eine Gemeinsamkeit haben.

Agnosie: Neurologisches Störungsbild. Unfähigkeit, gesehene Objekte zu benennen.

AHB: Anschlussheilbehandlung, z. B. Reha-Klinik nach Entlassung aus dem Akutkrankenhaus.

Akalkulie: Unvermögen zu rechnen.

Akkommodation: alte Schemen werden angepasst oder neue entwickelt.

Akkulturation bezeichnet das Hineinwachsen einer Person in ihre kulturelle Umwelt.

Akteur-Beobachter-Ansatz: Beobachter überschätzen die Personenmerkmale des Handelnden, der Akteur dagegen attribuiert auf die situativen Einflüsse.

Alarmphase: erste Stressphase nach H. Selye.

Alexie: Lese-Unfähigkeit; es werden keine Buchstaben erkannt.

Algesimetrie prüft u. a. motorische und vegetative Reaktionen und evozierte Hirnpotentiale auf Schmerzreize.

Alpha-Fehler: Fehlentscheidung durch fälschliches Verwerfen einer an sich richtigen Nullhypothese.

Alpha-Welle: (EEG-Welle um 10 Hz): entspannte Wachheit mit geschlossenen Augen.

Altersbelastungsquotient: vergleicht die Über-65-Jährigen mit den Erwerbstätigen.

Altruismus: uneigennütziges Handeln zum Wohle anderer ohne eigenen Vorteil.

Ambivalenzkonflikt: es sind sowohl positive wie auch negative Charakteristika eines erstrebten Zieles vorhanden.

Amnesie Gedächtnislücke für einen Zeitraum vor (retrograd) oder nach dem schädigenden Ereignis (anterograd).

Anforderungs-Kontroll-Modell unterscheidet drei Dimensionen der beruflichen Belastung: 1. niedriger versus hoher Entscheidungsspielraum, 2. wenig versus stark belastende Tätigkeit und 3. passive versus aktive Tätigkeit.

Appetenz: Suche nach Möglichkeiten der Abreaktion erblich angelegter triebhafter Verhaltensweisen wie Sexualverhalten und Aggression.

Appetenz-Appetenz-Konflikt: Eine Person muss sich zwischen zwei gleichstarken positiven Möglichkeiten entscheiden.

Apraxie: Neurologisches Störungsbild. Unfähigkeit, gewohnte Handlungsabläufe richtig durchzuführen.

Äquilibrationsprinzip: Kindliche Entwicklung als fortlaufende Folge von Ungleichgewichtszuständen, die Neuordnung verlangen.

Äquivalenzprinzip: 1. Risikoäquivalenz: für gleiche Leistung verschiedene Beiträge bei verschiedenem Risiko. 2. Leistungsäquivalenz: für verschiedene Leistungen verschiedene Beiträge bei gleichem Risiko.

Arbeitsgedächtnis bzw. **Mittelzeitgedächtnis** dient zum Erledigen von täglichen Aufgaben.

Asomatognosie: Neurologisches Störungsbild. Benennung der eigenen Körperteile gelingt nicht mehr. Gliedmaßen werden als fremd empfunden.

Assimilation: Es werden neue Erfahrungen in vorhandene Schemen einsortiert.

Astereognosie: Neurologisches Störungsbild. Objekte können durch Tasten nicht mehr erkannt werden.

Ätiologie: Theorien über die Ursachen der Entstehung einer Erkrankung.

Attributables Risiko: bei bekanntem Kausalzusammenhang hat die Risikogruppe eine höhere Wahrscheinlichkeit eine Erkrankung zu bekommen als die Nicht-Risiko-Gruppe.

Attribution: Zuschreibung einer Ursache zu einem Ereignis.

Aufmerksamkeit wird unterteilt in: 1. Alertness (allgemeine Wachheit) trennt sich in tonische und phasische Aktivierung. 2. Selektive Aufmerksamkeit (*focused attention*). 3. Geteilte Aufmerksamkeit (*divided attention*) 4. Vigilanz und Daueraufmerksamkeit (*sustained attention*).

Ausbalancieren: Herstellung gleicher Bedingungen von Experimentalgruppen z. B. durch Parallelisierung.

AV: Abhängige Variable (Messergebnis eines Experiments).

Aversions-Aversions-Konflikt: Entscheidung zwischen zwei negativen Möglichkeiten.

Balintgruppe: Arbeitsgruppen, in denen Ärzte ihre Erfahrungen unter Anleitung eines Gruppenleiters (Supervisor) besprechen.

Behavioral-Activation-System: Das System vergleicht gegenwärtige Situation und erwartete Ereignisse, bei einem *mismatch* kommt es zur Hemmung des laufenden Verhaltens und Erhöhung der Aktivierung.

Behaviorismus: Lerntheorie, beschäftigt sich nur mit Ein- und Ausgangsvariablen und macht keine Aussagen darüber, was dabei eigentlich im Individuum geschieht („black-box" Phänomen).

Beitragsbemessungsgrenze: Grenzbetrag, bis zu dem in der Sozialversicherung die Beiträge berechnet werden.

Bereitschaftspotential: Bei Handlungen entsteht kurz vor der Ausführung ein negatives Bereitschaftspotential im EEG.

Beta-Fehler: Annahme der Nullhypothese, obwohl die Alternativhypothese richtig gewesen wäre.

Beta-Welle: EEG um 20 Hz: angespannte Wachheit mit offenen Augen, Erregung.

Beurteilungsfehler: z. B. Rosenthal-Effekt, Hawthorne-Effekt, Tendenz zur Mitte, Halo-Effekt, Kontrastfehler, logischer Fehler, Selbstsuggestion, usw.

Bias: Vorurteile oder Fehler in Forschungsprojekten z. B. als selection bias, sampie bias, publication bias oder confirmation bias.

Big Five ist ein Persönlichkeitsmodell: 1. Extraversion/Introversion, 2. Neurotizismus (mangelnde emotionale Stabilität), 3. Verträglichkeit/Aggressivität, 4. Rigidität (Gewissenhaftigkeit) und 5. Offenheit für Erfahrung.

Biofeedback: Entspannungsverfahren mit akustischer oder visueller Rückmeldung über physiologische Parameter, die sonst nicht oder kaum zur Kenntnis genommen werden.

Blindversuch: Experiment, bei dem der Patient nicht weiß, ob er mit dem Verum oder mit dem Placebo behandelt wird.

Broca-Aphasie: Wortfindungsstörungen nach einer Hirnschädigung.

Burnout-Syndrom: Zustand von Medizinstudenten mitten im Physikum.

Cluster sample: Zusammenfassung von Bevölkerungsgruppen zu „Klumpen" für soziolog. Untersuchungen.

Compliance: Bereitschaft eines Patienten, den ärztlichen Rat zu befolgen.

Contingenz: s. Kontingenz.

Coping: Umgang mit belastenden Stress-Situationen.

Cut-off: willkürlich festgelegte Grenze zwischen zwei Bereichen (z. B. Bestehen vs. Durchfallen bei einer Klausur).

Deklaratives Gedächtnis (Wissensgedächtnis, explizites Gedächtnis): unterteilt sich in (a) episodisches, d.h. autobiographisches und (b) semantisches Gedächtnis, d. h. Faktenwissen.

Delta-Welle: EEG um 3 Hz, Tiefschlaf.

Demographische Bilanzgleichung: Bevölkerungsbewegung, berücksichtigt sowohl die Geburten und Sterbefälle als auch die Zu- und Abwanderungen.

Demographischer Übergang unterscheidet folgende Phasen der Bevölkerungsentwicklung: 1. Vortransition, 2. Frühtransition, 3. Transition und 4. Nachtransition.

Deontologische Ethik: Oberster Grundsatz sittlichen Handelns ist die Pflicht zum Guten ohne Rücksicht auf Konsequenzen.

Desensibilisierung: In einer entspannten Situation wird ein Phobiker mit angstauslösenden Stimuli konfrontiert, abgestuft nach dem Ausmaß der Angst, zunächst in der Phantasie und dann real, bis die Angst sich verringert.

Deskriptive Statistik beschreibt lediglich Häufigkeiten der untersuchten Variablen.

Devianz: abweichendes Verhalten. Sekundäre Devianz: Gesellschaftliche Reaktionen und Vorurteile verstärken das abweichende Verhalten.

Disease-Management-Programme: Patienten-Schulung im Umgang mit der Krankheit.

Disengagement-Theorie: Menschen im Alter neigen dazu, Kontakte zu reduzieren und die Produktivität einzustellen.

Disinhibition (Enthemmung): Aufhebung hemmender Einflüsse eines neuronalen Systems im Gehirn durch eine Läsion erhöht die Aktivierung eines anderen.

Dissimulieren: Krankheit herunterspielen.

Dissonanz: im selben Individuum stehen zwei Erkenntnisse im Widerspruch (= kognitive Dissonanz), die mit einer Erklärung in Eintracht gebracht werden müssen, um kognitive Konsonanz zu erreichen.

Doppelblindversuch: Weder der Versuchsleiter noch der Proband wissen in einer klinischen Studie, ob ein Placebo oder ein Verum verabreicht wurde.

Double-bind (Doppelbindung): Eine verbale Aussage stimmt nicht mit der gleichzeitig ablaufenden nonverbalen Verhaltensweise überein.

Drei-Ebenen-Konzept der Schmerzen umfasst: 1. subjektiv-psychologische Ebene; 2. motorische Verhaltensebene; 3. physiologisch-biologische Ebene.

Drifttheorie: geht davon aus, dass psychisch Kranke sozial absteigen und in der Unterschicht landen.

DSM: Diagnostisches und Statistisches Manual psychischer Störungen.

Durchschnittsalter ist das arithmetische Mittel des Alters aller Personen dieser Population zu einem bestimmten Zeitpunkt.

Dyslexie: Unfähigkeit zu lesen.

Effektstärke: Stärke des Einflusses der unabhängigen Variablen auf die abhängige Variable.

Effizienz ist der Nutzen einer Maßnahme in Relation zu den Kosten.

Eichstichprobe: Normierung eines neuen Testverfahrens.

Einkommensdisparität: Auseinanderklaffen des Einkommens verschiedener Staaten oder Bevölkerungsgruppen.

Einwortsätze: vorübergehende Phase der Sprachentwicklung von 1 bis 1;6 J. alten Kindern, die interessanterweise gehäuft bei Medizinstudenten in mündlichen Prüfungen auftaucht.

Empathie: Einfühlungsvermögen in andere.

Epidemiologie: Wissenschaft über die Verbreitung von Krankheiten und deren Folgen.

Epidemiologische Transition: historische Veränderung des Überwiegens von Infektionskrankheiten zu Unfällen und altersbedingten chronischen Erkrankungen.

Ereigniskorreliertes Potential (*event related potential*): EEG-Veränderung durch akustische oder visuelle Stimuli.

Ergebnisqualität: Erreichung zuvor festgelegter Ziele.

Eros: Lebens- oder Liebestrieb in der Psychodynamik nach Sigmund Freud. Libido ist die Energie des Eros. Gegenspieler ist der Thanatos (Todestrieb).

Es: Teil des Instanzenmodells der Persönlichkeit nach S. Freud, das kleinkindhaft nach sofortiger Triebbefriedigung drängt und dadurch mit den moralischen Vorstellungen des Über-Ichs kollidiert.

Ethologie: vergleichende Verhaltensforschung, beschäftigt sich mit angeborenem Instinktverhalten auch beim Menschen.

Evaluation: Überprüfung, ob eine Maßnahme zum erwünschten Erfolg geführt hat.

Evidenzbasierte Medizin: Neue medizinische Therapieverfahren werden nur nach einer intensiven Analyse zugelassen.

Expositionsrate: Die Anzahl demographischer Ereignisse wird nur auf diejenige Teilpopulation bezogen, die in dem zu untersuchenden Zeitintervall auch tatsächlich dem Risiko unterlag.

Expressed-Emotion-Modell klassifiziert emotionale Äußerungen: (1) Low-Emotion: geringes Ausmaß an emotionalen Äußerungen, (2) High-Emotion: hohe Anzahl emotionaler Äußerungen mit Kritik und Feindseligkeit.

Extinktion: Löschung, d. h. Verlernen einer erlernten Verhaltensweise, die z. B. nicht mehr belohnt wird.

Extraversion: Persönlichkeitseigenschaft. Extravertierte suchen ständig Stimulation und sind nach außen gerichtet und kontaktreich.

Exzessives Risiko: Erhöhung des Erkrankungsrisikos, wenn bestimmte Risikofaktoren das normale Maß überschreiten.

Faktorenanalyse: Eigenschaften, die hoch miteinander korrelieren, werden durch ein statistisches Rechenverfahren zu Faktoren gebündelt.

Fall-Kontroll-Studie: jeder Fall aus der untersuchten Patientengruppe wird mit einem Fall aus einer gesunden Kontrollgruppe verglichen, um herauszufinden, ob die Erkrankten bestimmte Risikofaktoren häufiger zeigen.

Fallpauschalen-Prinzip: in der stationären Pflege wird pro Krankheit unabhängig von der Behandlungsdauer ein fester Betrag gezahlt.

Fallziffer ist die Anzahl der Fälle einer bestimmten Krankheit pro Jahr je 100.000 Personen.

Fatalismus: die eigene Existenz gottergeben dem Schicksal überlassen. Zum Lernen vor dem Physikum nicht so hilfreich.

Feldabhängigkeit: in wirren Mustern erkennen Feldabhängige versteckte Figuren nicht.

Fertilitätsrate: Zahl der lebend geborenen Kinder je 1.000 Frauen im gebärfähigen Alter pro Jahr.

Fighting spirit: Kampfgeist, Verneinung der Tumorangst bei onkologischen Patienten.

Fixierung: Bindung an die orale, anale, phallische Phase, wenn das Kind in dieser Phase zuviel oder zuwenig Befriedigung erhielt.

Flooding: Überflutungstherapie. Ein Phobiker wird so lange massiv mit dem angstauslösenden Reiz konfrontiert, bis die Angst verschwunden ist.

Fluid intelligence: Cattell unterschied flüssige Intelligenz („*fluid intelligence*", logisches Denkvermögen) und verfestigte Intelligenz („*crystallized intelligence*", bildungsabhängig).

FPI: Freiburger Persönlichkeitsinventar.

Fragealter: Phase der Sprachentwicklung im Alter um das 5. Lebensjahr, die Kinder nerven ihre Eltern mit ständigen Fragen. Eine Phase, die bei unseren Medizinstudenten hier bedauerlicherweise schon längst völlig abgeschlossen ist.

Fremde-Situation-Test: Verfahren kindlicher Verhaltensbeobachtung durch eine Einwegglasscheibe. Es erfasst: (1) Nähe suchen, (2) Kontakt halten, (3) Widerstand gegen Körperkontakt und (4) Vermeidungsverhalten.

Frustrations-Aggressions-Theorie: Aggression wird als Folge von Frustration gesehen.

Gate-Control-Theorie unterscheidet: 1. sensorisch-diskriminative, 2. vegetative, 3. motorische, 4. affektive und 5. kognitiv-bewertende Komponente der Schmerzen.

Gatekeeping-Modell: Im Erkrankungsfall kontaktiert der Patient telefonisch oder über Internet zunächst ein ärztliches Beratungszentrum.

Geburtenziffer: Anzahl der Lebendgeburten pro Jahr pro 1000 Einwohner.

Gegenübertragung: Bei der Übertragung überträgt der Patient Gefühle aus seiner Lebensgeschichte auf den Therapeuten. Bei der Gegenübertragung nimmt der Analytiker die Übertragung an und verhält sich dementsprechend.

Gesundheit: ist das Fehlen von Krankheit.

g-Faktor: Spearmans Zweifaktorentheorie der Intelligenz postuliert einen Generalfaktor der Intelligenz (g-Faktor) und mehrere spezifische s-Faktoren.

Gießen-Test: Persönlichkeitsfragebogen zur Selbst- und Fremdbeurteilung.

given up – giving up: Prinzip der Selbstaufgabe bei Erkrankung, dem das Gefühl der Hoffnungslosigkeit zugrunde liegt.

Gratifikationskrise: übermäßige Anforderungen bei zu niedriger Belohnung.

Habituation: Gewöhnung; wird ein Reiz wiederholt dargeboten, dann schwächt sich die Orientierungsreaktion schnell ab.

Haloeffekt: unberechtigter Schluss von einer beobachtbaren Eigenschaft auf eine andere.

Haupteffektmodell: soziale Unterstützung hat in Krisensituationen einen direkten, positiven Effekt.

HAWIE: Hamburg-Wechsler-Intelligenztest. HAWIK: der gleiche für Kinder.

Hawthorne-Effekt: Das Wissen darüber, an einer (wissenschaftlichen) Untersuchung teilzunehmen, verändert bereits das Verhalten.

Health-Belief: Gesundheitsverhalten ist abhängig von a) der wahrgenommenen Gefährlichkeit der Erkrankung; b) dem wahrgenommenen Nutzen eigenen gesundheitsfördernden Verhaltens; c) der subjektiven Einschätzung der eigenen Krankheitsanfälligkeit.

Health-Locus-of-Control: Personen mit internalen Kontrollüberzeugungen glauben, dass Gesundheit vom eigenen Verhalten abhängig ist. Leute mit externalen Kontrollüberzeugungen halten Krankheit für fremdbestimmt (Schicksal, Zufall).

Hebbsche Regel: „*What fires together, wires together*".

Homöostase dient der Konstanthaltung physiologischer Größen.

Hospitalismus: psychische und körperliche Retardierung durch Zuwendungsmangel in der Kindheit.

Hospiz: Kliniken für menschenwürdiges Sterben.

Hypochonder: neurotische Störung; Fehldeutung eigentlich normaler Körperabläufe als Anzeichen schlimmer Krankheiten.

Iatrogene Fixierung: übermäßige Bindung des Patienten an den Arzt.

ICD: *International Classification of Diseases*.

ICIDH: *International Classification of Impairments, Disabilities and Handicaps*.

IGEL: Individuelle Gesundheitsleistungen. Von der Kasse nicht entlohnte Maßnahmen, die vom Patienten aus eigener Tasche bezahlt werden.

Ikonisches Gedächtnis: Ultrakurzzeitspeicher für visuelle Informationen.

Implosionstherapie: verhaltenstherapeutische Reizüberflutungstechnik („*Flooding*"), allerdings wird die Konfrontation nur in der Vorstellung und nicht *in vivo* herbeigeführt.

Indikatorvariablen: geben an, welcher untersuchten Gruppe ein bestimmtes Individuum angehört.

Individualspezifität: in Belastungssituationen (z. B. Prüfung) reagieren Personen mit für sie typischen vegetativen Reaktionen (z. B. beschleunigte Darmtätigkeit). Wenn Sie aufgrund des Durchfalls dann auch noch in der Prüfung durchfallen, spricht man gemeinhin von „*double diarrhea*".

Indolenz: Gleichgültigkeit gegen Schmerzen.

Informed consent: Einwilligung nach Information bei Patienten-Aufklärung.

Insomnie: Einschlafstörungen.

Instanzenmodell: Einteilung der Persönlichkeit nach S. Freud in das Es, Ich und Über-Ich.

Instrumentelle Konditionierung: dasselbe wie operantes Konditionieren (= Belohnungslernen).

Interaktionismus: In stark strukturierten Situationen ist die Umwelt für Verhalten ausschlaggebend, in schwach strukturierten Situationen dagegen die Persönlichkeit.

Interaktionseffekt: Wechselwirkung zwischen zwei Variablen.

Interferenzstatistik: Analyse von Daten, z. B. um zu prüfen, ob die Stichprobe repräsentativ für die Grundgesamtheit ist.

Interozeption: Fähigkeit, verborgen im Körper ablaufende Funktionen zu spüren.

Interrollenkonflikt: Zwischen sozialen Rollen derselben Person (Studentin, Tochter, Freundin) kann es zu Konflikten kommen.

Intervallverstärkung: Nach einem bestimmten Zeitintervall wird eine gewünschte Verhaltensweise belohnt.

Intervenierende Variablen: sind solche, die (zwischen UV und AV) einen Einfluss auf das Versuchsergebnis haben, z. B. Organismusvariablen.

Intrarollenkonflikt: unterschiedliche Erwartungen anderer Personen (Eltern, Freund, Professoren) an Segmente einer Rolle (Studentin).

Introversion: Persönlichkeitseigenschaft. Introvertierte sind nach innen gerichtet, vermeiden Stress und sind eher kontaktarm.

Inzidenz: Anzahl von NEU-Erkrankungen (meist pro Jahr: Jahresinzidenz) bezogen auf eine bestimmte Krankheit.

IQ (Intelligenzquotient): Mittelwert 100, Standardabweichung ± 15, d. h. Mittelbereich 85 bis 115. Klassischer IQ definiert als Intelligenzalter : Lebensalter mal 100. Abweichungs-IQ = Vergleich mit Alters-Eichstichprobe.

IST: Intelligenz-Struktur-Test.

Ja-sage-Tendenz: Tendenz, Fragen in Persönlichkeitsfragebögen eher zu bejahen als zu verneinen.

Kapitaldeckungsverfahren: Es werden Beiträge angespart, vom Versicherer angelegt, verzinst und später wieder ausgezahlt (B.: Lebensversicherung).

Kapitalumlageprinzip: Fällige Versicherungsleistungen werden durch die aktuell gerade eingehenden Beiträge finanziert; ein echter Kapitalstock existiert kaum noch.

Kasten: eckiges Gebilde, meist mit einer ziemlich großen Klappe. Grundlage der Kastengesellschaften. Im negriden Zustand Voraussetzung für die *black-box*-Theorie (s. o.). Als Wortstamm auch im Begriff Sarkasmus enthalten. Näheres unter http://www.maodes.de/Eri-Kasten (→ Homepage → Definition).

Kasten-Gesellschaft: Gruppe aller Kästchen bei www.studiVZ.net

Katamnese (= Follow-up) ist die nachträgliche Prüfung, ob Therapieeffekte nach einem definierten Zeitraum stabil geblieben sind.

Kategoriale Skala: Eine Variable, die sich in feststehende, übergeordnete Kategorien einteilen lässt.

Katharsis: Seelenreinigung in der psychoanalytischen Therapie infolge des Erinnerns an ein bis dahin verdrängtes psychisches Trauma.

Kausalattribution: Ursachenzuschreibung für ein Handlungsresultat, Erfolge werden oft auf Persönlichkeitseigenschaften attribuiert, Misserfolge auf die Situation.

Klassisches Konditionieren: Verbinden eines neutralen Reizes (B.: Glockenton) mit einem angeborenen Reflex (B.: Speichelfluss) durch mehrfache Wiederholung.

Kognitive Dissonanz: Erkenntnisse zwischen der kognitiven, affektiven und Handlungsebene stehen in Widerspruch.

Kognitive Triade: Denkmuster Depressiver mit: 1. negativem Selbstbild. 2. Neigung, alle Erfahrungen negativ zu interpretieren und 3. negative Zukunftserwartungen.

Kohäsion: Bindungsstärke der Gruppenmitglieder untereinander.

Kohorte: Personen, die zu einem bestimmten Zeitpunkt einem gleichen Ereignis ausgesetzt wurden.

Kompression der Morbidität: Gesundheit bis ins hohe Alter mit Verdichtung der Krankheiten erst in einer Schlussphase am Lebensende.

Konditionierung: Lernen eines neuen Zusammenhanges, z. B. klassische Konditionierung (Signallernen), operante Konditionierung (Belohnungslernen).

Konfabulation: Gedächtnislücken werden mit Phantasiegeschichten überspielt.

Konfidenzintervall: Zum fehlerbehafteten Mittelwert der Messwerte wird ein Vertrauensbereich (Konfidenzintervall) hinzugefügt, der durch das Ausmaß des Messfehlers bedingt ist.

Konformität: Anpassung eines Individuums an die Normen einer Gruppe. Nonkonformität = bewusstes Abgrenzen.

Konsistenzkoeffizient: Zur Reliabilitätsprüfung (Testgütekriterium) wird jedes einzelne Item als kleiner „Einzeltest" gesehen und die Korrelation zwischen den Items wird berechnet.

Konstrukt: hypothetisches, wiss. begründetes Modell einer Eigenschaft (z. B. Intelligenz, Aggressionsbereitschaft, Kreativität).

Konstruktvalidität: Zur Prüfung der Validität (Testgütekriterium) prüft man, ob es ein hypothetisches Konstrukt gibt, an dem der Test sich ausrichtet.

Kontingente negative Variation (CNV): langsamer, negativer Wechsel im EEG, der auftaucht, wenn der erste Stimulus ein Warnreiz ist und der zweite eine Reaktion verlangt.

Kontingenz: zeitliche oder räumliche Aufeinanderfolge von Verhalten und Konsequenzen.

Kontinuierliche Skala: Eine Variable, die in kontinuierlich verlaufender Merkmalsausprägung messbar ist.

Kontinuitätstheorie: Menschen haben ein grundlegendes Bedürfnis nach Kontinuität.

Kontrastfehler: Beurteilungsfehler durch den Vergleich des Verhaltens einer Person mit (zufällig im Umfeld vorhandenen) anderen Personen.

Konversion: Umwandlung eines psychischen Konfliktes in körperliche Symptome.

Korrelation: statistischer Zusammenhang von zwei Variablen zwischen −1.0 und +1.0. Ein Korrelationskoeffizient um Null ist niedrig.

Krankheit: Fehlen von Gesundheit.

Krankheitsgewinn: primärer Krankheitsgewinn: Vorteile, die ein Neurotiker aus seinen Symptomen zieht. Sekundärer Krankheitsgewinn: die Umwelt gibt einem Kranken mehr Zuwendung.

Kreuzvalidierung: Überprüfung des Ergebnisses an unterschiedlichen Maßstäben der Gültigkeit.

Kurzzeitgedächtnis (primäres Gedächtnis): 7 ± 2 Informationseinheiten werden für maximal rund eine Minute gehalten und dann gelöscht oder in höhere Speicher verschoben.

Labeling-Approach (Etikettierungs-Ansatz): Stigmatisierung von Personen mit abweichendem Verhalten.

Laissez-faire: Führungsstil, bei dem der Erzieher oder Gruppenleiter kaum in die Entscheidungsprozesse eingreift.

Lallsprache: Lautäußerungen des Kindes ab dem 6. Monat. Kommt auch bei Medizinstudenten vor, die ihr Physikum gerade bestanden haben.

Längsschnittstudien: Dieselben Personen werden zu mehreren Zeitpunkten befragt.

Latenzzeit: psychosexuelle Phase nach Freud (oral, anal, phallisch, Latenz, genital), in der es zu einem Ruhen des sexuellen Verhaltens kommt.

LCU (*Life change unit*): Punktwert, der in der Life-event-Forschung einem kritischen Ereignis zugeordnet wird.

Leerlaufreaktion: Kann eine Triebhandlung über längere Zeit nicht durchgeführt werden, dann zeigt das Tier diese Aktivität auch ohne den Schlüsselreiz.

Letalitätsziffer: Anzahl an einer bestimmten Krankheit Verstorbener bezogen auf 1.000 Menschen an dieser Krankheit bereits erkrankter Patienten.

Libido: Liebesenergie, die in der psychoanalytischen Lehre dem Eros zur Verfügung steht und ständig abreagiert werden muss, was einen bloß vom Lernen abhält.

Life-event: kritisches Lebensereignis, das eine Anpassung/Umstellung verlangt.

LPS: Leistungs-Prüfsystem von Horn, Intelligenztest.

Managed-Care-Programme: zentrale Steuerung sämtlicher am Gesundungsprozess des Patienten beteiligten Leistungserbringer.

Marasmus: vollständiger körperlicher und geistiger Verfall, z. B. als Folge von Hospitalismus bei Kindern oder bei Medizin-Studenten wenige Stunden vor der mündlichen Prüfung.

Marginalisierung: Abgrenzung sowohl von intra- als auch interkulturellen Beziehungen.

Mediatorvariable: Die Wirkung der UV auf die AV ist oft nicht direkt, sondern wird durch eine weitere Variable kausal vermittelt.

Meritokratische Triade: 1. Einkommen, 2. Ausbildungsstand und 3. Berufsposition werden zur Zuordnung in eine soziale Schicht herangezogen.

Metaanalyse: übergeordnete Untersuchung mehrerer Datensätze aus unterschiedlichen Quellen.

Metakommunikation: Man redet darüber, wie man eigentlich miteinander redet.

Midlife-Crisis: Krise der Lebensmitte. Typisches Anzeichen ist der beständige, oberpeinliche Versuch betagter Mittvierziger, Inline-Skater zu fahren und attraktive, junge Studentinnen zum Eis-Essen einzuladen.

Mikrozensus: Befragung einer repräsentativen Auswahl von Einzelpersonen oder Haushalten

Milieutheorie: Höhere Belastungen in unteren Sozialschichten werden als Risikofaktor für die Entstehung einer psychiatrischen Erkrankung angesehen.

MMPI: *Minnesota Multiphasic Personality Inventory*, Persönlichkeitsfragebogen.

Mobbing: soziale Isolierung und Schikanierung eines unbeliebten Mitarbeiters.

Mobilität, geographische: Ein- und Auswanderungen.

Mobilität, horizontale: Berufliche Veränderungen eines Individuums in derselben sozialen Schicht.

Mobilität, vertikale: Zwischen den einzelnen Sozialschichten kann ein Individuum ab- oder aufwärts wandern.

Mobilitätsrate: Gesamtzahl der durch Bevölkerungsbewegungen verursachten Vergrößerung oder Verkleinerung in einem Zeitintervall.

Moderatorvariable: Bedingung, unter der eine bestimmte Kausalbeziehung unterschiedlich stark ausgeprägt ist.

Morbidität: Auftretenshäufigkeit von Krankheit innerhalb einer Population über einen bestimmten Zeitraum.

Mortalität: Sterblichkeit.

Multikausalitätsprinzip: erst die Addition mehrerer Ursachen führt zum Krankheitsausbruch.

Narkolepsie: Schlafanfälle am Tag.

Near Death Studies: Todesnähe-Erfahrungen mit Austritt aus dem Körper und Treffen von Geisterwesen.

Negativ prädiktiver Wert (negativer Vorhersagewert): korrekter Anteil Nichtbetroffener unter den Testnegativen (o. B.).

Negative Korrektheit: Anteil der Gesunden an den Personen mit negativem Testwert (= gesund, ohne Befund).

Neglekt: halbseitige Vernachlässigung. Eine Körper- und Raumhälfte existiert für den Patienten nicht mehr.

Nervenwachstumsfaktor (NGF): Protein, das in der kindlichen Entwicklung das Wachstum von Axonen leitet. Es wird auch nach Hirnläsion sezerniert und unterstützt möglicherweise die neuronale Regeneration.

Nettoreproduktionsziffer: gibt an, in welchem Maße Frauen im Fertilitätsalter sich durch die Geburt eines Mädchens reproduzieren.

Neuropsychologie: Feld zwischen Neurologie und Psychologie; beschäftigt sich mit der Erforschung von Hirnfunktionen, aber auch mit Diagnostik und Therapie Hirngeschädigter.

Nocebo-Effekt: Nach Einnahme eines Placebos leiden Personen auch unter sämtlichen unerwünschten Nebenwirkungen, wenn diese auf dem Beipackzettel erwähnt werden.

Nominalskala: einfachste Zuordnung auf einer Skala, z. B. 1 = weiblich, 2 = männlich, 3 = weiß nich'.

Normalverteilung: Gauß'sche Glockenkurve. Extremwerte sind selten, der mittlere Bereich ist am häufigsten.

Nozizeption: Schmerzwahrnehmung.

Nullhypothese: Annahme, dass zwei Gruppen sich nicht signifikant unterscheiden.

Number Needed to Treat (NNT): Anzahl der Patienten, die im Rahmen einer Präventionsmaßnahme behandelt werden müssen, um bei einer Person einen negativen Ausgang zu vermeiden.

Objektivität: Testgütekriterium. Aufgeteilt in Durchführungs-, Auswertungs- und Interpretationsobjektivität.

Odds Ratio (Chancen-Verhältnis): macht Aussagen über die Stärke von Zusammenhängen.

Ödipuskomplex: In der phallischen Phase verliebt der Knabe sich in seine Mutter, er stellt fest, dass diese aber bereits mit dem Vater verheiratet ist und er hasst den Vater fortan. Beim Mädchen kommt es umgekehrt zum Elektrakomplex.

Operante Konditionierung: Belohnungslernen; belohnte Verhaltensweisen treten künftig häufiger auf, bestrafte seltener.

Operationalisierung: Versuch, ein hypothetisches Konstrukt in messbare Variablen umzuwandeln.

Ordinalskala: zweithöchstes Skalenniveau mit aufsteigender Folge, jedoch ohne Angabe wie groß die Unterschiede sind (–1 = verschlechtert, 0 = gleich geblieben, +1 = verbessert).

Orgasmus, multipler: Ich wusste, dass Sie den Text zu diesem Schlagwort lesen werden. Vergessen Sie's besser so kurz vor den Prüfungen.

Panelstudie: Längsschnitt-Befragung in bestimmten Abständen an den gleichen Personen.

Paradoxe Intervention: Symptomverschreibung. Einem Patienten wird die Ausführung des störenden Verhaltens befohlen.

Paradoxe Kommunikation: Verbale und nonverbale Informationsanteile in einer Interaktion können sich widersprechen.

Paralinguistik sind Begleitphänomene der Sprache: Lautstärke, Sprechgeschwindigkeit, Sprachrhythmus, Nuscheln, Räuspern, Lachen usw.

Parallelisieren: Angleichung von zwei kleinen Stichproben einer klinischen Studie z. B. hinsichtlich Alter und Geschlecht.

Pathogenese: Entstehung und Entwicklung einer Krankheit.

Penisneid: nach Sigmund Freud typisches Verhalten von kleinen Mädchen in der phallischen Phase, die wissen möchten, wann ihnen *so etwas* auch wächst.

Perceptual defense: unterschwellige Abwehr negativer Reize schon auf einer sehr niedrigen Wahrnehmungsebene.

Perseveration: Neigung, Inhalte zu wiederholen. Kommt im Alter, bei Ermüdung, nach Alkoholgenuss, bei Vergiftungen, im Alter, bei Ermüdung und nach Alkoholgenuss vor und manchmal auch bei Ermüdung oder nach Alkoholgenuss. Oder auch im Alter.

Personale Risikodisposition: meist genetisch vererbtes Risiko, an bestimmten Krankheiten zu erkranken.

Phantomschmerzen: Nach Amputation eines Körperteiles (z. B. Arm) empfindet die Person trotzdem Schmerzen in dem nicht vorhandenen Glied, da das entsprechende Areal im Gehirn noch existiert. Der **Phantomkopfschmerz** ist eine wenig erforschte Sonderform, unter der insbesondere Klaus Störtebeker, Marie Antoinette und einige meiner Studenten während der Prüfung litten.

Phobie: übermäßige Angstreaktion auf prinzipiell harmlose Tiere, Objekte oder Situationen.

Phrenologie: F. J. Gall glaubte, dass unterschiedliche Formen des Schädelknochens auf unterschiedliche Größen des darunter liegenden Gehirns deuten und diese wiederum auf spezifische Talente und Verhaltensweisen.

Placebo-Efekt: Alleine die Tatsache, dass überhaupt eine Behandlung erfolgt bzw. ein Medikament gegeben wurde, kann Heilungen oder Nebenwirkungen zur Folge haben, auch wenn es sich um ein völlig wirkstofffreies Präparat gehandelt hat.

Plastizität: Anpassungsfähigkeit. In der Neuropsychologie meist Anpassungsfähigkeit des Gehirns an veränderte Umstände wie z. B. eine ZNS-Schädigung.

Polaritätsprofil: Skala mit gegensätzlichen Adjektivpaaren, z. B.: *böse −3 −2 −1 0 +1 +2 +3 gut*.

Positiv prädiktiver Wert (positiver Vorhersagewert): korrekter Anteil Betroffener unter den Testpositiven, Wahrscheinlichkeit, dass eine Person mit positivem (hohen) Wert tatsächlich krank ist.

Positive Korrektheit: Anteil der wirklich Erkrankten an den Personen mit positivem Testwert (d. h. krank. mit Befund).

Prävalenz: Gesamtzahl der Erkrankten zu einem Zeitpunkt.

Prekarisierung: wachsende Anzahl ungeschützter Beschäftigungsverhältnisse.

Premack-Prinzip: bevorzugte Aktivitäten kann man als positive Verstärker für weniger bevorzugte Aktivitäten einsetzen. Alle Handlungen, die Sie lieber tun würden als Biochemie zu lernen, werden als Belohnung eingesetzt dafür, dass Sie ein Kapitel Biochemie gelernt haben.

Preparedness: evolutionsbedingte Bereitschaft, nur ganz bestimmte Konditionierungen zu erlernen.

Primacy Effekt: Platzierung am Anfang einer Liste oder eines Gesprächs verbessert die Behaltensleistung. **Recency** Effekt: dasselbe am Ende.

Primärdaten: vom Forscher selbst erhobene Ergebnisse im Gegensatz zu **Sekundärdaten** (nachträgliche Analyse vorhandener Ergebnisse).

Priming (Bahnung): die Darbietung eines Reizes hat einen förderlichen Effekt auf den nachfolgenden Reiz, wenn dieser ähnlich ist, da dasselbe neuronale Netzwerk aktiviert wird.

Proaktive Hemmung: ein Lernvorgang behindert den darauf folgenden. **Retroaktive Hemmung**: ein Lernvorgang behindert den zurückliegenden.

Projektion: Fehler oder an sich selbst als negativ empfundene Persönlichkeitseigenschaften werden auf andere Menschen projiziert. Grundlage projektiver Tests.

Prozedurales Gedächtnis beinhaltet z. B. aufrechtes Gehen, Radfahren, Gitarre-spielen, Inliner-laufen.

Prozessqualität bewertet den Behandlungsablauf (z. B. Therapiedokumentation).

Psychoneuroimmunologie: das Immunsystem reagiert auf psychische Ereignisse wie Stress. Bei Emotionen produzierte Neuropeptide wirken als Immunpeptide auch auf das Immunsystem.

Psychophysik: beschäftigt sich mit dem direkten Zusammenhang zwischen einem äußeren Reiz und der subjektiven Empfindung, z. B. Helligkeitsschätzungen. Nicht zu verwechseln mit Psychophysiologie (z. B. EEG-Forschung)!

Psychophysiologie: Messung physiologischer Parameter (Herzschlag, Blutdruck, Hautwiderstand, EEG usw.) zum Nachweis psychischer Veränderungen (Aktivation, Emotion, Denken).

Psychophysiologische Störungen: Krankheiten mit enger Verbindung zwischen somatischen und psychischen Ursachen, etwa essentielle Hypertonie durch Stress.

Psychose: schwerwiegende psychische Störung mit Derealisation, Wahn und Halluzination (z. B. Schizophrenie).

Public Health: öffentliche Gesundheitsförderung.

Puffertheorie: soziale Unterstützung als Puffer zwischen belastenden Lebensereignissen und subjektivem Befinden.

Qualitätsmanagement: Arztpraxen und Kliniken müssen seit 2006 nachweisen, dass sie auf hohem Qualitätsniveau arbeiten, Fehler vermeiden, die Patientenzufriedenheit erfragen und gültige Feuerlöscher haben.

Querschnittstudien: Zu einem Zeitpunkt werden Personen unterschiedlicher Altersgruppen befragt.

Quota-Stichprobe: verkleinertes Abbild der Grundgesamtheit. Hierzu braucht man Daten des statistischen Jahrbuchs über die Zusammensetzung der Bevölkerung.

Quotenverstärkung: jede x-te gewünschte Verhaltensweise wird operant verstärkt.

Randomisieren: Zufallszuteilung der Probanden auf die Verum- und Placebogruppe in einer klinischen Prüfung.

Reaktanz: Trotzreaktion. Jedes verbotene oder ungerecht eingeschränkte Verhalten gewinnt an Attraktivität und wird dann erst recht durchgeführt.

Reattribuierung: Neubewertung der Ursachen eines Handlungsausganges.

Reframing: Umdeutung von Erfahrungen.

Regeneration, neuronale: Axone oder ihre Kollateralen wachsen in neue Zielgebiete ein, nachdem die alten zerstört wurden.

Regression: Zurückentwicklung auf kleinkindhafte Verhaltensweisen.

Rektangularisierung: Wandel der Bevölkerungspyramide von einer Glockenkurve in ein Quadrat.

Relatives Risiko: lässt sich berechnen durch den Quotienten der Erkrankungshäufigkeit einer Risikogruppe zu der Gruppe, die dieses Risiko nicht hat.

Relevanz eines Tests ist die Wahrscheinlichkeit, dass die Person bei einer positiven Diagnose wirklich krank ist.

Reliabilität: Zuverlässigkeit eines Testverfahrens. Die Wiederholung des Messverfahrens soll (zumindest bei stabilen Merkmalen!) gleiche Ergebnisse bringen.

REM: *rapid-eye-movement*, Traumschlaf. Wird vom Tiefschlaf (Non-REM) unterschieden.

Resilienz (= Elastizität, Spannkraft): Aufgrund bestimmter Eigenschaften erkranken manche Personen auch bei Vorlegen vieler Risikofaktoren (z. B. Kriege, Katastrophen) nicht, sondern passen sich an.

Ressourcenmodell: das Ausmaß an potenziellen Hilfsquellen (Ressourcen) hat eine wichtige Rolle bei der Krankheitsverarbeitung.

Reziprozität: Form der kooperativen Wechselwirkung zwischen zwei oder mehreren Partnern, bei der beide Individuen die Vorteile der Kooperation genießen können.

Risikostrukturausgleich: Kassen-übergreifender Finanzausgleich.

Rorschach: Schweizer Psychiater, der den projektiven Rorschachtest (Tintenklecks-Verfahren) entwickelte.

Rosenthal-Effekt: Erwartungen des Versuchsleiters können (oft völlig unbewusst) das Versuchsergebnis stark beeinflussen.

Rumifizieren: ständiges Grübeln über die Krankheit.

Salutogenetischer Ansatz: Antonovsky fragte, warum bei ähnlichen Risikofaktoren manche Menschen stur gesund bleiben und sich weigern, endlich der Statistik zu folgen und krank zu werden? Er bildete Gesundheit und Krankheit auf dem „*health-ease-disease-continuum*“ ab.

Schichtungsgesellschaft: Einteilung meist I. vertikale Differenzierung in drei soziale Schichten: Ober-, Mittel- und Unterschicht oder II. horizontale Differenzierung nach der Aufgabenverteilung innerhalb von Angehörigen derselben Schicht.

Schlafsex: nachtwandlerische sexuelle Handlungen während des Schlafens.

Screening: Vortest zur Auswahl geeigneter Personen.

Segreganz eines Tests ist die Wahrscheinlichkeit, dass die Person gesund ist, wenn keine Krankheit erkannt wurde.

Segregation (Abspaltung) ist das Gegenteil von Integration und führt z. B. zur Ghettobildung von ausländischen Bevölkerungsanteilen

Sei spontan!-Paradoxon: die Aufforderung spontan zu handeln ist nicht ausführbar, da man auf einen Befehl hin nicht mehr spontan handeln kann.

Sekundärdaten: nachträgliche Analyse von Daten, die bereits zu anderen statistischen Zwecken erhoben wurden.

Selbstoffenbarungsaspekt: Mit allem, was man von sich gibt, gibt man auch etwas von sich.

Selbstwirksamkeit: Erwartung des Erfolges eigenen Handelns.

Selektionseffekt: Fehler bei der Auswahl einer Stichprobe durch die merkmalsabhängige Eingliederung einer Person.

Semantisches Differential: Skala mit gegensätzlichen Adjektivpaaren, z. B.: *hell −3 −2 −1 0 +1 +2 +3 dunkel.*

Sensitivität ist die Genauigkeit eines psychologischen oder medizinischen Tests, kritische Personen möglichst gut herauszufiltern.

Sensitizer nimmt mögliche Risiken übermäßig intensiv wahr, während der **Repressor** Gefahren unterbewertet oder verleugnet.

Separation: starke Abgrenzung von Migranten zur aufnehmenden Gesellschaft bei gleichzeitiger Hinwendung zur eigenen Kultur.

Sexualität: Dafür haben Sie eh’ keine Zeit, also kann ich mir die Definition hier ersparen.

Sexualproportion: gibt das Verhältnis von männlichen zu weiblichen Geborenen an.

Shared decision-making (partizipative Entscheidungsfindung): beide Interaktionspartner sind aktiv und verantwortlich an Entscheidungsprozessen beteiligt.

Signallernen: dasselbe wie Klassisches Konditionieren.

Signifikanzniveau: Verlässlichkeitsniveau, untere Grenze der tolerierten Wahrscheinlichkeit, dass die Unterschiede zwischen zwei Gruppen einer wissenschaftlichen Untersuchung (Wirkstoff vs. Placebo) lediglich zufällig bzw. durch Messfehler bedingt sind.

Situationismus: Theorie, die Umweltbedingungen (Situation) als ausschlaggebend für das Verhalten ansieht.

Skalierung: Entwicklung von Skalen, auf denen die Ausprägungsgrade einer Variablen abgebildet werden können.

social support: sozialer Rückhalt durch Familie, Freunde, Bekannte.

Somatisierungsstörung: körperliche Störung als Ausdruck eines psychischen Konfliktes.

SORKC-Schema: Verhaltensmodell von Kanfer und Saslow mit Stimulus, Organismus, Reaktion, Kontingenz, Konsequenz.

Sozialepidemiologisch-ökologisches Modell: Bei der Entstehung von Krankheit ist nicht nur das Individuum zu berücksichtigen, sondern auch soziokulturelle Faktoren wie Leistungsdruck, Rollenanforderungen und soziale Unterstützung.

Sozialisation ist die Sozialisierung eines Sozialisanden durch einen Sozialisator. Man unterscheidet primäre S. (durch Familie) und sekundäre S. (durch Freunde, Schule, Ausbildung, Beruf).

Sozialkognitives Prozessmodell des Gesundheitsverhaltens: (1) motivationale Phase = Prozess der Zielsetzung und (2) volitionale Phase = Umsetzung dieser Ziele in konkrete Verhaltensmuster.

Sozialökologisches Modell unterscheidet Makro-Sichtweise (gesellschaftliche und kulturelle Einflüsse) und Mikrobetrachtung (direktes soziales Umfeld, Familie, Arbeit, Wohnverhältnisse).

Soziogramm: beim soziometrischen Wahlverfahren gibt man Personen eine Reihe von Fragen vor, für die sie eine andere Person aus ihrer Bezugsgruppe wählen sollen. Die Ergebnisse werden in einem Soziogramm mit Pfeilen dargestellt.

Spezifität: Wahrscheinlichkeit, dass ein Nicht-Merkmalsträger (gesunder Patient) im Test ein negatives (niedriges) Ergebnis hat (= gesund).

Spezifität, funktionale: Nach Parsons hat der Arzt nur zum Zweck des Erkennens und der Beseitigung von Krankheiten zu handeln.

Split-half (Testhalbierungs-Reliabilität): Ein Test wird in zwei Halbformen aufgeteilt und zwecks Reliabilitätsprüfung an derselben Stichprobe durchgeführt.

Standardabweichung: mittlere Streuung der Werte einer Variablen um ihren Mittelwert herum.

Standardwert: Transformierte Rohdaten eines Tests in altersabhängige Werte (B.: IQ, T-Wert, Stanine).

Stanine: Standardtestwert von 1 bis 9. Mittelwert 5, Standardabweichung ± 2, der mittlere Bereich liegt also zwischen 3 und 7.

State anxiety: momentane, situationsbezogene Angst.

Statusinkonsistenz: Personen, bei denen sich Statusmerkmale (z. B. Einkommen versus Ausbildung) deutlich unterscheiden.

Statuskristallisation: Personen, deren Statusmerkmale auf dem gleichen Niveau sind.

Sterbephasen: 1. Nicht-wahr-haben-wollen, 2. Aggression, 3. Verhandeln, 4. Depression, 5. Akzeptieren.

Stigmatisierung: (meist negative) Vorurteile Minderheiten gegenüber.

Stoizismus: mit Fassung tragen.

Strukturelle Prävention: gesunde Wohnungen in Stadtvierteln, die den Bedürfnissen der Bürger angepasst sind.

Strukturqualität ist gekennzeichnet durch bauliche, technische und personelle Rahmenbedingungen.

Subliminals: Wahrnehmung unterschwelliger Reize.

Systemtheorie: sieht die Ursachen für Krankheit nicht in dem betroffenen Individuum, sondern in Störungen des sozialen Feldes (Familie, Kollegen, Bekannte).

Tertiärisierung: Verlagerung des wirtschaftlichen Schwerpunktes einer Gesellschaft hin zum Dienstleistungssektor.

Testgütekriterien: Objektivität, Reliablität (Zuverlässigkeit), Validität (Gültigkeit).

Testosteron-Junkie: Bei Männern zwischen 15 und 50 eigentlich ein Normalzustand. Das Hormon Testosteron ist u. a. ausschlaggebend für den Drang nach körperlicher Sexualität; da Frauen nur in den Nebennieren Testosteron produzieren, ist diese Sucht bei ihnen erheblich geringer und sie können sich wichtigeren Dingen zuwenden, z. B. Shopping. Männer denken etwa alle 8 Minuten an Sex, bei Frauen wurde der Versuch abgebrochen – es dauerte einfach zu lange.

Theorie des differenziellen Alterns: Dem Altern ist man nicht passiv ausgeliefert, sondern es wird als ein Schicksal gesehen, mit dem man sich auf verschiedenen Ebenen auseinandersetzen kann.

Theorie des geplanten Verhaltens: (*theory of reasoned action*, bzw.: *theory of planned behavior*) umfasst: Verhalten, Verhaltensintention, Einstellung, subjektive Norm und wahrgenommene Verhaltenskontrolle.

Theta-Wellen: EEG um 6 Hz, dösend, tief entspannt, Einschlafstadium.

Topographisches Modell von S. Freud unterscheidet: 1. Das Bewusste. 2. das Vorbewusste und 3. das Unbewusste.

TOTE-Modell: test → operate → test → exit.

Trait anxiety: stabiler Persönlichkeitsfaktor der Ängstlichkeit. Personen neigen in allen Situationen dazu, eher ängstlich-vorsichtig zu reagieren.

Transaktionales Modell der Krankheitsverarbeitung: 1. Wahrnehmung von Symptomen. 2. Kognitive Verarbeitungen: Die Veränderung des Gesundheitszustandes wird bewertet. 3. Bewältigungsformen (Handeln, Kognitionen, intrapsychisch-emotional).

Transidentität: Gefühl, im Körper des falschen Geschlechts geboren worden zu sein (= Gender Identity Disorder).

Transtheoretisches Modell der Verhaltensänderung trennt folgende Phasen: 1. Absichtslosigkeit (Präkontemplation), 2. Absichts-Bildung, 3. Vorbereitung, 4. Handlung und 5. Aufrechterhaltung.

Trennschärfe sagt aus, ob ein Test sicher zwischen Merkmalsträgern und Nicht-Merkmalsträgern unterscheiden kann.

T-Wert: häufig benutzter Standardtestwert. Mittelwert 50, Standardabweichung ± 10, d. h. Mittelbereich 40 bis 60.

Typ A: Leistungsorientiert; ständig unter Zeitdruck; **Typ B**: Sucht Erholung ohne Dominanzstreben.

Überlebensziffer: Anteil derjenigen Personen einer Population (z. B. Krebskranke), die am Ende eines Beobachtungszeitraums noch leben.

Überschussrisiko: berechnet sich aus der Differenz der Erkankungshäufigkeit exponionierte minus nichtexponierte Personen.

under-utilizer: eine Person mit Krankheitszeichen, die einen Arzt nicht oder erst dann aufsucht, wenn die Krankheit bereits weit fortgeschritten ist.

Universalismus: Die Richtigkeit einer Handlung hängt davon ab, welchen Einfluss sie auf die weitere Entwicklung von allen Individuen hat, die von der Handlung betroffenen sein werden.

Utilitarismus: Ethik, die von materiellen Zwecken her bestimmt wird.

UV: unabhängige Variable, die vom Versuchsleiter variiert wird.

Validität: Testgütekriterium: misst der Test wirklich das, was er zu messen vorgibt? Überprüfung z. B. mit Vorhersage auf Verhaltensweisen, Ausrichtung an einem Konstrukt oder Vergleich mit anderen, ähnlichen Testverfahren.

Variable: veränderliche Werte, die Einfluss auf ein Experiment haben können. Unabhängige Variable (UV): wird vom Versuchsleiter variiert; abhängige Variable (AV): das, was gemessen wird (z. B. Verhalten des Probanden).

Varianz: Schwankungen der Messwerte um den Mittelwert.

Verhaltenskompensation: Anwendung neuer Verhaltensstrategien, um ein Defizit auszugleichen.

Versicherungspflichtgrenze: Überschreitet man dieses Einkommen, so kann man aus der gesetzlichen Krankenversicherung austreten.

Verstärker: alle Ereignisse (Zärtlichkeit, Ohrfeige) oder Objekte (Geld, Blumen), die dazu führen, dass ein Lebewesen sein Verhalten ändert. Positive Verstärker sind Reize, die als angenehm empfunden werden. Negative Verstärker werden als unangenehm empfunden. Eine Verringerung negativer Verstärker wird als angenehm empfunden.

Verstärkung: Belohnung, oder Strafentzug als Konsequenz für eine Handlung. **Positive Verstärkung**: ein Verhalten, das künftig häufiger gezeigt werden soll, wird belohnt. **Negative Verstärkung**: Folgt auf ein Verhalten die Verminderung einer unangenehmen Konsequenz, so wird dieses Verhalten künftig auch häufiger gezeigt!!!

Viscerales Lernen: operante Konditionierung von autonom ablaufenden Prozessen wie Verdauung oder Körpertemperatur.

Wernicke-Aphasie: Sprachstörung nach Läsion des Wernicke-Sprachzentrums im Gehirn. Die Sprache ist zwar flüssig, aber inhaltsleer und verworren.

Yerkes-Dodson-Gesetz: umgekehrt U-förmige Beziehung zwischen Aktivierung und Leistung.

Zeigarnik-Effekt: An unerledigte Handlungen (z. B. nicht gelöste Aufgaben einer Klausur) erinnert man sich besser als an die erledigten.

Zwei-Faktoren-Modell der Entstehung von Neurosen: 1. Durch eine Koppelung neutraler Stimuli mit der ursprünglichen angstauslösenden Situation kommt es zur Konditionierung und Generalisierung. 2. Verhaltensweisen zur Reduktion von Angst werden negativ verstärkt.

Zwei-Faktoren-Theorie: Spearman unterschied (a) einen Generalfaktor der Intelligenz (*g-Faktor*) und (b) mehrere spezifische Faktoren (*s-Faktoren*).

Bearbeitungshinweise

Die Original-Prüfungsfragen bilden die Grundlage dieses Bandes. Zur Prüfungsvorbereitung erscheint eine fachbezogene Fragenordnung, wie sie in diesem Band vorliegt, geeignet.
In den Original-Aufgabenheften richtet sich die Reihenfolge der Prüfungsfragen nach inhaltlichen Gesichtspunkten. Der Aufgabentyp kann sich daher von Aufgabe zu Aufgabe ändern.
Seit mehreren Jahren werden vom IMPP ausschließlich Aufgaben vom Typ **Einfachauswahl** und **Zuordnung** gestellt. Deshalb kommen Aufgaben vom Typ *Kausale Verknüpfung* und *Aussagenkombination* in diesem Band nicht mehr vor.
Die Lösung zu jeder Frage ist am Unterrand derselben Seite vermerkt. Im Lösungsteil findet sich ein ausführlicher Kommentar.

Allgemeines

Soweit nicht besondere Bedingungen genannt sind, bezieht sich der in einer Aufgabe angesprochene Sachverhalt auf den medizinischen und wissenschaftlichen **Regelfall** sowie auf die Gegebenheiten in der Bundesrepublik Deutschland.
Die Prüfungsaufgaben sind Antwortwahlaufgaben. Sie grenzen die Zahl der Antwortmöglichkeiten auf einen zuvor bestimmten Entscheidungszusammenhang ein. Für alle Aufgabentypen gilt daher: Antworten, die im Antwortangebot nicht enthalten sind, können nicht die richtige Lösung sein.
Die Aufgabe gilt als **richtig gelöst**, wenn die beste Antwort aus dem Antwortangebot A bis E markiert wurde. Die beste Antwort ist diejenige, die im Vergleich der fünf Antwortmöglichkeiten die Aufgabe **am umfassendsten beantwortet**.
Lesen Sie immer alle Antwortmöglichkeiten durch, bevor Sie sich für eine Lösung entscheiden.
Eine Mehrfachmarkierung und das Fehlen einer Markierung wird als falsch gewertet. Können Sie eine Aufgabe nicht lösen, lohnt es sich zu raten, weil eine 20-prozentige Chance besteht, die richtige Lösung zu treffen.

Aufgabentypen

→ Aufgabentyp A: Einfachauswahl

Bei diesem Aufgabentyp sind alle angebotenen Antworten A bis E gegeneinander abzuwägen. Als **richtige Lösung** wird die **Bestantwort** anerkannt. Bestantwort ist entweder die **am meisten zutreffende** oder die **allein zutreffende Antwort** bzw. die **am wenigsten zutreffende** oder die **allein unzutreffende Antwort**.

→ Aufgabentyp B: Zuordnung (Aufgaben mit gemeinsamem Antwortangebot)

Bei diesem Aufgabentyp sind in Liste 1 Begriffe oder Sachverhalte aufgeführt, Liste 2 enthält die möglichen Antworten A bis E. Als **richtige Lösung** wird die **allein** oder **am besten zutreffende Zuordnung** anerkannt. Dabei kann auch für mehrere Aufgaben der Liste 1 die gleiche Antwort der Liste 2 die richtige Lösung sein.

Fragen

1 Entstehung und Verlauf von Krankheiten

1.1 Bezugssysteme von Gesundheit und Krankheit S. 94

1.1.1 Begriffserklärungen

F01 ■

1.1 Im Zusammenhang mit Untersuchungen zur Beziehung zwischen Stress und Krankheit wurde eine durch Begriffe wie „psychische Elastizität" und „Anpassungsfähigkeit" kennzeichenbare Prädisposition beschrieben. Sie resultiert aus dem Zusammenwirken gesundheitsfördernder und -gefährdender Faktoren und kann dazu führen, dass sich Individuen trotz starker psychosozialer Belastungen als vergleichsweise wenig krankheitsanfällig erweisen.
Bei diesem Konstrukt handelt es sich um

(A) dispositionellen Optimismus
(B) emotionale Stabilität
(C) Kontrollüberzeugung
(D) Resilienz
(E) Selbstwirksamkeitserwartung

F10

1.2 Einem Kind, das aus einer äußerst armen, zerrütteten Familie stammt, gelingt es, einen guten Schulabschluss zu erreichen und anschließend, als Erwachsener, eine erfolgreiche berufliche Laufbahn einzuschlagen.
Mit welchem der nachfolgenden Begriffe lässt sich diese Entwicklung am zutreffendsten charakterisieren?

(A) Akkulturation
(B) Entstigmatisierung
(C) externale Kontrollüberzeugung
(D) Resilienz
(E) Statusinkonsistenz

H10

1.3 Welche der folgenden Aussagen trifft <u>nicht</u> auf Protektivfaktoren zu?

(A) Protektivfaktoren können einen pathobiologischen Mechanismus unterbrechen bzw. in seiner Wirkung abschwächen.
(B) Protektivfaktoren können im Verlauf der Pathogenese von Krankheiten wirken.
(C) Resilienz gehört zu den Protektivfaktoren.
(D) Sie können einer Chronifizierung und Rezidivbildung entgegenwirken.
(E) Von Protektivfaktoren wird gesprochen, wenn keine Risikofaktoren vorhanden sind.

H09

1.4 Auf welchen der unter (A)–(E) genannten Begriffe passt die nachstehende Definition am besten?
„Ergebnis von Anpassungsprozessen, die aufgrund lang andauernder und besonders intensiver Anforderungen eine Stabilität physiologischer Funktionen nur außerhalb einer Bandbreite normaler Reaktionen ermöglichen (Sollwertverschiebung)"

(A) Allostase
(B) Homöostase
(C) Resilienz
(D) Stressor
(E) Vulnerabilität

F10

1.5 Welche der nachstehenden Antworten kennzeichnet den Begriff „Rezidiv" am zutreffendsten?

(A) Rückfall im Heilungsprozess
(B) spontane Rückbildung von Krankheitssymptomen
(C) Verlängerung eines akuten Krankheitsprozesses
(D) Weigerung des Patienten, den Empfehlungen des Arztes zu folgen
(E) Widerstandsfähigkeit gegenüber Belastungen

1.1.2 Die betroffene Person S. 96

H05

1.6 Die Wahrnehmung von Körpersignalen, die ihren Ursprung in den inneren Organen haben, wird am zutreffendsten bezeichnet als

(A) Introspektion
(B) Nozizeption
(C) Propriozeption
(D) Sensitization
(E) Viszerozeption

F07 H04

1.7 Ein 31-jähriger Patient gibt im Gespräch mit dem Arzt an, dass er selbst dann, wenn er sich sehr stark ärgert, überhaupt nicht seine Herzschlagfrequenz wahrnimmt.
Wie nennt man die Fähigkeit zur Wahrnehmung körperlicher Vorgänge, die bei diesem Patienten offenbar nicht adäquat ausgeprägt ist?

(A) Exterozeption
(B) Interozeption
(C) Nozizeption
(D) Propriozeption
(E) Somatisierung

1.1 (D) 1.2 (D) 1.3 (E) 1.4 (A) 1.5 (A) 1.6 (E) 1.7 (B)

H10

→1.8 **Die Wahrscheinlichkeit, dass eine kranke Person sich Hilfe sucht, wird u.a. dadurch beeinflusst, ob die Beeinträchtigung mit Schmerzen verbunden ist.**
Die Wahrnehmung von Schmerzen wird am zutreffendsten bezeichnet als
(A) Nozizeption
(B) Propriozeption
(C) Repression
(D) Sensitization
(E) Viszerozeption

F05

→1.9 **Eine übergewichtige Frau, die vor kurzem mit Versuchen begonnen hat, ihr Gewicht zu verringern, sagt anlässlich einer Kontrolluntersuchung zum Arzt: „Ich weiß, dass ich es schaffen kann, wenn ich es wirklich will."**
Welchem der nachfolgenden Konzepte entspricht dieses Beispiel am ehesten?
(A) externale Kontrollattribuierung
(B) kognitive Dissonanz
(C) Resilienz
(D) Selbstwirksamkeit
(E) soziale Verstärkung

H03 F01

→1.10 **Wie Menschen innere und äußere Geschehnisse wahrnehmen, welchen Sinn sie ihnen beimessen und welche Erklärungen sie für die Ursache von Verhalten anführen, ist vorrangig Gegenstand**
(A) der Attributionstheorie
(B) der Gestalttheorie
(C) des Behaviorismus
(D) faktorenanalytischer Persönlichkeitsmodelle
(E) psychoanalytischer Persönlichkeitsmodelle

F07 F01

→1.11 **In vielen Untersuchungen wurde gezeigt, dass Beobachter die Ursachen des Handelns einer Person anderen Faktoren zuschreiben als die beobachtete Person selbst.**
Die durch unterschiedliche Wahrnehmungsperspektiven zustande kommende Verzerrung wird bezeichnet als:
(A) Akteur-Beobachter-Verzerrung
(B) externale Attribuierung
(C) kognitive Umstrukturierung
(D) Kontrollattribution
(E) Wahrnehmungsabwehr

F03 ■■

→1.12 **In einem Anamnesegespräch beschreibt ein Patient dem behandelnden Arzt, wie er die Art und Qualität seiner sozialen Beziehungen sieht: „Sehen Sie, das passiert mir immer wieder mit meinen Freunden; ich sage meist irgendwelche Sachen, die die anderen verärgern, so dass sie sich von mir abwenden. Egal mit wem ich in Kontakt trete, letztendlich schaffe ich es, dass sich die Menschen von mir abwenden. Das ist überhaupt so typisch für mich, dass mir nichts gelingt ..."**
Wie lässt sich anhand dieser Aussagen der zugrunde liegende Attributionsstil am ehesten charakterisieren?
(A) als external – global – variabel
(B) als external – spezifisch – stabil
(C) als internal – global –s tabil
(D) als internal – global – variabel
(E) als internal – spezifisch – stabil

1.1.3 Die Medizin als Wissens- und Handlungssystem

Zu diesem Kapitel gibt es keine aktuellen Fragen.

1.1.4 Die Gesellschaft

S. 100

F07

→1.13 **Um welchen Normbegriff handelt es sich bei der WHO-Definition der Gesundheit als Zustand vollkommenen körperlichen, seelischen und sozialen Wohlbefindens?**
(A) diagnostische Norm
(B) funktionale Norm
(C) Idealnorm
(D) statistische Norm
(E) therapeutische Norm

F01

→1.14 **Es ist bekannt, dass nur ein geringer Prozentsatz der berechtigten Mitglieder der Gesetzlichen Krankenversicherung an so genannten Vorsorgeuntersuchungen teilnimmt. Wenn, wie in diesem Fall, das tatsächlich praktizierte Verhalten nicht mit dem gesellschaftlich erwünschten Verhalten übereinstimmt, dann liegt eine Dissoziation vor zwischen**
(A) Funktionsnorm und statistischer Norm
(B) Funktionsnorm und individuellen Gesundheitsüberzeugungen
(C) Idealnorm und Funktionsnorm
(D) Idealnorm und statistischer Norm
(E) individuellen Gesundheitsüberzeugungen und schichtspezifischem Gesundheitsverhalten

1.8 (A) 1.9 (D) 1.10 (A) 1.11 (A) 1.12 (C) 1.13 (C) 1.14 (D)

F08

1.15 Normbegriffe unterscheiden sich darin, nach welchem Kriterium operationalisiert wird, was als „normal“ zu bewerten ist. Für den arteriellen Blutdruck wurde eine therapeutische Norm festgelegt.
Welches Kriterium ist hierbei maßgeblich?
(A) Beeinträchtigung des Patienten im Alltag
(B) Psychisches Wohlbefinden
(C) Risikosenkung für Folgekrankheiten
(D) Statistische Abweichung vom Bevölkerungsmittelwert
(E) WHO-Definition der Gesundheit

H03

1.16 Das Gesicht einer jungen Frau ist durch ein großes, sehr auffälliges „Muttermal“ gezeichnet. Wiederholt muss sie erfahren, dass Bekannte sich von ihr ohne ersichtlichen weiteren Grund abwenden. Die Frau zieht sich immer mehr aus dem gesellschaftlichen Leben zurück, bis sie zuletzt auch auf die Ausübung ihres Berufs verzichtet.
Mit welchem medizinsoziologischen Begriff wird dieser Prozess des sich Zurückziehens bezeichnet?
(A) negative Sanktionierung
(B) primäre Abweichung
(C) sekundäre Abweichung
(D) soziale Phobie
(E) soziale Rollendistanz

H97 F96 F94

1.17 Ein Jugendlicher wird aufgrund delinquenten Verhaltens mehrfach bestraft. Als Folge solcher Erfahrungen verfestigt sich sein abweichendes Verhalten.
Wie lautet der zutreffende Begriff für diesen sich eskalierenden Prozess abweichenden Verhaltens?
(A) Reaktionsbildung
(B) primäre Devianz
(C) sekundäre Devianz
(D) Nonkonformität
(E) Rollendistanz

H10 ■■ S 102

1.18 Ein Patient berichtet seinem Hausarzt, dass er seit einigen Wochen sein Haus nicht mehr verlassen könne, ohne sofort das Gefühl zu bekommen, in der Öffentlichkeit ohnmächtig zu werden, wenn er nicht sofort nach Hause zurückkehre. Nach der Rückkehr sei er noch stundenlang innerlich stark aufgewühlt und unruhig. Wenn er zu Hause bleibe, habe er kaum Probleme im Alltag, aufgrund seiner Beschwerden habe er aber jetzt seinen Arbeitsplatz verloren.
Welche psychische Störung ist bei diesem Patienten am wahrscheinlichsten?
(A) Agoraphobie
(B) Anpassungsstörung
(C) dissoziative Amnesie
(D) generalisierte Angststörung
(E) Zwangserkrankung

H07

1.19 Frau J. hat Angst, auf Partys zu gehen, sie arbeitet lieber allein als im Team und fürchtet ihren Chef, weil er sie vor anderen bloßstelllen könnte.
Mit welchem Fachausdruck werden diese Ängste bezeichnet?
(A) Agoraphobie
(B) Generalisierte Angststörung
(C) Klaustrophobie
(D) Panikstörung
(E) Soziale Phobie

H08 ■

1.20 Herr R., 44 Jahre, will einen Kollegen besuchen, der in der 6. Etage eines Hochhauses wohnt. Da es keinen Aufzug gibt, nimmt er die Treppe. Oben angekommen, ringt er nach Luft. Er spürt sein Herz rasen und hat plötzlich starke Angst, jeden Moment tot umzufallen. In der Folgezeit erlebt er dann Ähnliches in verschiedenen Situationen, immer abrupt beginnend und unvorhersehbar.
An welcher der nachfolgenden Angststörungen leidet Herr R. am ehesten?
(A) Agoraphobie
(B) generalisierte Angststörung
(C) Panikstörung
(D) soziale Phobie
(E) spezifische Phobie

1.15 (C) 1.16 (C) 1.17 (C) 1.18 (A) 1.19 (E) 1.20 (C)

F01

→1.21 Die Zwangsstörung (Zwangsneurose) kann als Abwehrsystem gegen unerlaubte sexuelle und aggressive Triebimpulse verstanden werden.
Werden Zwangshandlungen unterdrückt, so kommt es zu intensiven Gefühlen von

(A) Ärger
(B) Angst
(C) Feindseligkeit
(D) Minderwertigkeit
(E) Trauer

H06

→1.22 Entstehung und Aufrechterhaltung von Depressionen stehen nach dem kognitiven Erklärungsansatz von A. Beck im Zusammenhang mit einer verzerrten Sicht der Wirklichkeit. Danach ist für Depressive ein bestimmtes Muster dysfunktionaler Kognitionen kennzeichnend, das als kognitive Triade bezeichnet wird.
Welche der nachstehenden Konstellationen charakterisiert die kognitive Triade am zutreffendsten?

(A) erhöhte Selbstaufmerksamkeit, Sensitivierung, Fehlinterpretation von Körpersignalen
(B) internale, stabile, spezifische Attribuierung von Misserfolgen
(C) motivationale, emotionale, soziale Defizite
(D) negative Sicht der eigenen Person, der Umwelt, der Zukunft
(E) willkürliche Schlussfolgerungen, Übergeneralisierung, Katastrophisieren

H04 ■

→1.23 In eine internistische Praxis kommt eine Patientin, die vor 12 Wochen fast unverletzt einen Unfall überlebt hat, aber an der schweren Verletzung ihres Unfallgegners Schuld hat. Obwohl sie Gedanken an den Unfall vermeiden will, muss sie immer wieder daran denken. Sie durchlebt ihn wieder, hat Schlafstörungen, Konzentrationsschwierigkeiten und ist überempfindlich. Im Gespräch berichtet sie über Gleichgültigkeit gegenüber anderen Menschen und Teilnahmslosigkeit der Umwelt gegenüber.
Welche Störung könnte bei dieser Patientin am ehesten vorliegen?

(A) eine akute Belastungsstörung
(B) eine Phobie
(C) eine posttraumatische Belastungsstörung
(D) eine Trauerreaktion
(E) eine unipolare Depression

H06

→1.24 Durch welche Merkmalskombination wird eine zwanghafte Persönlichkeitsstörung am zutreffendsten charakterisiert?

(A) Angst vor Enttäuschung durch andere, Perfektionismus, Egoismus
(B) Perfektionismus, Flexibilität, Angst vor Selbstwertverlust
(C) Perfektionismus, Machtphantasien, Angst vor Wertlosigkeit
(D) Perfektionismus, übertriebene Gewissenhaftigkeit, Halsstarrigkeit
(E) Überbetonung der Arbeit, Rigidität, Verletzung sozialer Normen

F09 ■

→1.25 Frau M., 30 Jahre alt, fühlt sich unfähig zu selbstständigen Entscheidungen im Beruf und im Privatleben. Sie zeigt anbiederndes und anklammerndes Verhalten bei Freunden und Verwandten, da sie glaubt, bei allen Angelegenheiten Hilfe und Rat zu benötigen. Ihre hohe Anpassungsbereitschaft resultiert weiterhin aus ihrer Angst vor dem Alleinsein. Auffällig sind ihr sehr geringes Selbstwertgefühl und ihre Neigung, Verantwortung anderen zuzuschieben. Die inadäquaten Verhaltensmuster traten erstmals im späten Jugendalter in Erscheinung und gehen zunehmend mit sozialen und persönlichen Beeinträchtigungen einher.
Welche Persönlichkeitsstörung liegt bei Frau M. am ehesten vor?

(A) abhängige Persönlichkeitsstörung
(B) histrionische Persönlichkeitsstörung
(C) narzisstische Persönlichkeitsstörung
(D) paranoide Persönlichkeitsstörung
(E) zwanghafte Persönlichkeitsstörung

H08

→1.26 Welche Aussage zum Selbstkonzept trifft am ehesten zu?

(A) Das Fremdbild ist meist positiver als das Selbstbild.
(B) Das Selbstwertgefühl ist zeitlich wenig stabil (State-Merkmal).
(C) Eine Tendenz zur Selbstüberschätzung ist charakteristisch für die narzisstische Persönlichkeit.
(D) Introspektion ermöglicht den Zugang zu unbewussten Seiten des Selbst.
(E) Selbst- und Fremdwahrnehmung stimmen meist gut miteinander überein.

1.21 (B) 1.22 (D) 1.23 (C) 1.24 (D) 1.25 (A) 1.26 (C)

F08 F06

1.27 Eine 30 Jahre alte Patientin klagt über wiederholt auftretende und häufig wechselnde körperliche Beschwerden, die nicht durch medizinische Untersuchungsbefunde erklärt werden können. Sie leidet darunter und hat bereits eine lange „Patientenkarriere" hinter sich.
Eine solche Präsentation körperlicher Beschwerden wird am zutreffendsten bezeichnet als:

(A) Aggravation
(B) Dissimulation
(C) sekundärer Krankheitsgewinn
(D) Somatisierung
(E) Verdrängung

H91

1.28 Welche Aussage über Stereotype trifft nicht zu?

(A) Stereotype sind zeitlich stabil.
(B) Stereotype sind durch Generalisierung gekennzeichnet.
(C) Die Stereotypisierungstendenz wächst mit dem Ausmaß der sozialen Distanz.
(D) Identifikation ist ein Mechanismus bei der Ausbildung von Autostereotypen.
(E) Es besteht eine enge Korrelation zwischen Stereotypen und dem allgemeinen Verhalten gegenüber Menschen, auf die sich die Stereotype beziehen.

1.2 Gesundheits- und Krankheitsmodelle

1.2.1 Verhaltensmodelle

F08

1.29 Frau L. ist an Krebs erkrankt. Sie schätzt ihre Aussichten sehr pessimistisch ein. Vor jeder Chemotherapie hat sie große Angst und kann bereits einige Nächte vorher nicht mehr schlafen. Im Krankenhaus begegnet sie einer anderen Krebspatientin, die im Gegensatz zu ihr sehr zuversichtlich und voller Hoffnung ist, da sie von der Kompetenz der behandelnden Ärzte überzeugt ist.
Wie lässt sich das unterschiedliche Stresserleben der beiden Patientinnen am ehesten erklären?

(A) mit dem Allgemeinen Adaptationssyndrom nach Selye
(B) mit dem „Fight-or-flight"-Syndrom nach Cannon
(C) mit dem kognitiven Stressmodell nach Lazarus
(D) mit dem Stress-Puffer-Modell
(E) mit der James-Lange-Theorie

F07 H05 ■

1.30 Sie befinden sich unmittelbar vor einem Vorstellungsgespräch und überlegen sich, welche Möglichkeiten Sie haben, mit der dadurch bedingten Aufregung umzugehen.
Dieser Vorgang wird der Stressbewältigungstheorie nach Lazarus entsprechend am zutreffendsten bezeichnet als

(A) primäre Bewertung (primary appraisal)
(B) sekundäre Bewertung (secondary appraisal)
(C) Neueinschätzung (re-appraisal)
(D) palliatives Coping
(E) problemorientiertes Coping

1.2.2 Biopsychologische Modelle

F02

1.31 Was gilt nicht für das allgemeine Adaptationssyndrom (AAS) nach Selye?

(A) Es besteht aus Alarmphase, Widerstandsphase und Erschöpfungsphase.
(B) Es stellt ein komplexes psychophysisches Anpassungsgeschehen dar.
(C) Es ist ein Konzept aus der Stressforschung.
(D) In der Erschöpfungsphase kommt es zu einer verstärkten Freisetzung von Thyroxin.
(E) In einer Teilphase des AAS kommt es zur Freisetzung von ACTH.

H00

1.32 Nach dem psychoendokrinen Stressmodell von Henry ist Ärger durch folgendes endokrine Korrelat gekennzeichnet:
Erhöhte Ausschüttung von

(A) Noradrenalin und Testosteron
(B) Noradrenalin und Vasopressin
(C) Testosteron und Thyroxin
(D) Testosteron und Vasopressin
(E) Thyroxin und Vasopressin

F01 ■

1.33 Welche Aussage zu psychischen und körperlichen Stressoren trifft nicht zu?

(A) Bei akuter körperlicher Belastung kann es zu einem Anstieg von Immunfunktionen direkt danach und zu einer Absenkung unter das Ausgangsniveau ein bis zwei Stunden später kommen.
(B) Akute psychische Belastung führt zu einer Verminderung der Aktivität der Hypothalamus-Hypophysen-Nebennierenrinden-Achse.
(C) Chronische psychische Belastungen können verschiedene Immunfunktionen supprimieren.
(D) Die Pflege eines chronisch schwer erkrankten Familienmitgliedes kann mit einer Beeinträchtigung von Immunfunktionen einhergehen.
(E) Psychische Belastungen können mit einer Veränderung immunologischer Reaktionen einhergehen.

1.27 (D) 1.28 (E) 1.29 (C) 1.30 (B) 1.31 (D) 1.32 (A) 1.33 (B)

1.2.3 Psychodynamische Modelle S. 116

H06 H03 ■

→1.34 **Ein Herzinfarktpatient, der sich infolge ausgeprägter Herzrhythmusstörungen in großer Lebensgefahr befand, spricht mit seinem Arzt ohne gefühlsmäßige Beteiligung über seine Krankheit, so als ginge es gar nicht um ihn selbst.**
Welcher Abwehrmechanismus könnte aus psychodynamischer Sicht diesen Mangel an persönlicher Betroffenheit am besten erklären?
(A) Isolierung
(B) Rationalisierung
(C) Ungeschehenmachen
(D) Verdrängung
(E) Verschiebung

H98 ■

→1.35 **Bei einer Paartherapie schildert zunächst der Mann die Probleme aus seiner Sicht. Auf die anschließende Frage des Therapeuten an die Frau, wie sie die Probleme sehe, verlässt diese wortlos den Raum und muss sich übergeben.**
Welcher Abwehrprozess erklärt diese Reaktion am besten?
(A) Konversion
(B) Reaktionsbildung
(C) Regression
(D) Verschiebung
(E) Wendung gegen das Selbst

H07

→1.36 **Eine Patientin beklagt sich über die Aggressionen ihres Mannes und sagt, dass sie dessen Verhalten nicht nachvollziehen könne. Offenkundig ist sie selbst aggressiv, kann aber diese Seite bei sich selbst nicht anerkennen.**
Um welchen Abwehrmechanismus könnte es sich hier am ehesten handeln?
(A) Affektisolierung
(B) Projektion
(C) Rationalisierung
(D) Reaktionsbildung
(E) Spaltung

H05

→1.37 **Ein Lungenkrebspatient verspürt mehrere Wochen nach abgeschlossener chemotherapeutischer Primärbehandlung erneut einen quälenden Husten. Obwohl es sich mit hoher Wahrscheinlichkeit um ein Rezidiv der Tumorerkrankung handelt, weist er diesen Gedanken von sich und führt eine Reihe von Gründen an, warum es ein grippaler Infekt sein müsse: Er habe sich vor kurzem in starker Zugluft aufgehalten und dabei erkältet. Der Husten fühle sich auch ganz anders an als zum Zeitpunkt der Diagnosestellung. Außerdem habe er jetzt Fieber, was ebenfalls für einen Infekt spreche.**
Mit welchem Abwehrmechanismus kann man aus psychodynamischer Sicht dieses Verhalten des Patienten am besten erklären?
(A) Isolierung
(B) Projektion
(C) Rationalisierung
(D) Ungeschehen-machen
(E) Verdrängung

F07

→1.38 **In welchem der nachstehenden Beispiele kommt der Abwehrmechanismus der Reaktionsbildung am ehesten zum Ausdruck?**
(A) aggressive Reaktionen gegen Personen, vor denen man sich „blamiert" hat
(B) Trotzreaktionen eines Kindes auf elterliche Verbote
(C) übertriebene Freundlichkeit gegenüber jemandem, den man im Grunde sehr unsympathisch findet
(D) wiederholte „Fressattacken" eines jungen Menschen, der gerne schlank sein möchte
(E) weiteres Rauchen nach einem Herzinfarkt trotz gegenteiliger ärztlicher Empfehlung

F03

→1.39 **Ein 5-jähriger Junge befand sich zwei Monate in der Kinderklinik wegen einer komplizierten Unterschenkelfraktur. Gegen Ende des Aufenthalts begann er – psychogen bedingt – einzunässen.**
Im Sinne der Psychoanalyse kommt als Erklärung für das Verhalten des Jungen am ehesten in Betracht:
(A) Isolierung des Affekts
(B) Projektion
(C) Regression
(D) Verdrängung
(E) Verschiebung

1.34 (A) 1.35 (A) 1.36 (B) 1.37 (C) 1.38 (C) 1.39 (C)

H98

→1.40 Bei dem Abwehrmechanismus der Verschiebung
(A) erfolgt statt der Befriedigung des ursprünglichen Bedürfnisses eine Ersatzbefriedigung
(B) richtet sich der Handlungsimpuls auf eine andere Person als die ursprünglich gemeinte
(C) richtet sich der Handlungsimpuls, der ursprünglich gegen eine andere Person gerichtet war, gegen die eigene Person
(D) wird der angstauslösende Handlungsimpuls durch einen anderen ersetzt
(E) wird die spontane Bedürfnisbefriedigung zugunsten einer späteren verzögert

F09

→1.41 Der Abwehrmechanismus, der dazu dient, eine unerträglich erscheinende externe Realität nicht wahrnehmen zu müssen, wird am treffendsten bezeichnet als
(A) Isolierung
(B) Reaktionsbildung
(C) Verdrängung
(D) Verleugnung
(E) Verschiebung

F07

→1.42 Ein Patient hat einen schweren Herzinfarkt erlitten. Die Wiederaufnahme körperlicher Aktivität kann deshalb nur sehr langsam erfolgen. Nach wenigen Tagen trifft ihn seine Ärztin dabei an, wie er intensive Kraftübungen (Anheben des Bettgestells) durchführt, obwohl sie ihm dringend geraten hatte, starke körperliche Aktivität vorerst zu vermeiden.
Wenn hier ein psychodynamischer Abwehrmechanismus vorliegt, um welchen handelt es sich am ehesten?
(A) Isolierung
(B) projektive Identifizierung
(C) Rationalisierung
(D) Ungeschehenmachen
(E) Verdrängung

F02

→1.43 Welche der folgenden Aussagen über Abwehrmechanismen im Sinne der Psychoanalyse trifft zu?
(A) Projektion bedeutet Verlegung eigener abgewehrter Wünsche in eine andere Person.
(B) Reaktionsbildung bedeutet Abwehr der Realität von traumatisierenden Wahrnehmungen.
(C) Verdrängung bedeutet Verlagerung einer Emotion von einem bedrohlichen auf ein ungefährliches Objekt.
(D) Rationalisierung bedeutet künstliches Abtrennen der Gefühle vom gedanklichen Inhalt.
(E) Verleugnung bedeutet unbewusste Aktivierung eines entgegengesetzten Impulses.

H04 H03

→1.44 Welche beiden Konzepte stehen im Zentrum des psychoanalytischen Modells der Symptomentstehung?
(A) Abweichung und Etikettierung
(B) Aktivierung und Kognition
(C) Konflikt und Abwehr
(D) Reiz und Reaktion
(E) Verhalten und Verstärkung

F04

→1.45 Eine Biologiestudentin konsultiert kurz vor dem Vordiplom ihre Hausärztin und berichtet über starke Magenschmerzen. Nachdem umfangreiche Diagnostik keine somatischen Befunde ergeben hat, versucht die Ärztin mit der Patientin zu erarbeiten, wann diese gastrointestinalen Beschwerden auftreten. Dabei ergibt sich, dass dies immer vor bzw. in Situationen mit starken Belastungen wie z. B. Klausuren, Referate und bei privaten Problemen der Fall ist.
Gemäß welchem Prinzip reagiert die Patientin auf unterschiedliche Belastungssituationen mit gastrointestinalen Beschwerden?
(A) Aktivation
(B) individual-spezifische Reaktion
(C) Motivationsspezifität
(D) Reaktionsbildung
(E) unspezifische Erregung

H04

→1.46 Welche Aussage über somatoforme (funktionelle) Störungen trifft <u>nicht</u> zu?
(A) Bei somatoformen Störungen lässt sich nach ausreichend gründlicher diagnostischer Abklärung meist eine organische Erklärung der Beschwerden finden.
(B) Die Beschwerden, die von Patienten mit somatoformen Störungen angegeben werden, können sich auf jeden Körperteil oder jedes Organsystem beziehen.
(C) Patienten mit somatoformen Störungen klagen über Beschwerden, die den Symptomen bekannter organischer Krankheiten ähnlich sein können.
(D) Patienten mit somatoformen Störungen sind häufig von einer organischen Verursachung ihrer Beschwerden überzeugt.
(E) Patienten mit somatoformen Störungen wechseln häufig den Arzt und nehmen ohne nachhaltigen Erfolg eine große Zahl von diagnostischen und therapeutischen Maßnahmen in Anspruch.

1.40 (B) 1.41 (D) 1.42 (D) 1.43 (A) 1.44 (C) 1.45 (B) 1.46 (A)

1.2.4 Sozialpsychologische Modelle

F03 ■

→1.47 **Im Gespräch mit einer krebskranken Patientin erfahren Sie, dass diese den Ausbruch ihrer Erkrankung mit dem Stress des gesellschaftlichen Lebens in Verbindung bringt.**
Welches Konzept lässt sich am ehesten heranziehen, um die Äußerungen der Patientin in einen theoretischen Zusammenhang einzuordnen?
(A) internale Kontrollüberzeugung
(B) kognitive Dissonanz
(C) Kompetenzerwartung
(D) Selbstwirksamkeit
(E) subjektive Krankheitstheorie

H07

→1.48 **Ein Patient hat die feste Absicht gefasst, zur Milderung seiner Rückenschmerzen körperlich aktiver zu werden. Er hat sich aber noch nicht dazu durchringen können, mit dem beabsichtigten Training zu beginnen (Intentions-Verhaltens-Lücke).**
Wodurch kann seine Ärztin ihm am besten helfen, die Lücke zwischen der Absicht, ein bestimmtes Gesundheitsverhalten auszuführen, und dem tatsächlichen Handeln zu überbrücken?
(A) Erarbeiten eines konkreten Trainingsplans
(B) Furchtappelle
(C) Herausstellen der Vorteile körperlicher Aktivität
(D) Informieren über das Chronifizierungsrisiko
(E) Problembewusstsein wecken

1.2.5 Soziologische Modelle

H07 ■■

→1.49 **Welche Merkmalstrias ist nach dem salutogenetischen Konzept von A. Antonovsky dem Kohärenzgefühl zuzuordnen?**
(A) Autonomie, Widerstandskraft, Fitness
(B) Optimismus, Selbstbestimmung, psychische Gesundheit
(C) Selbstwirksamkeit, Resilienz, Empfindungsfähigkeit
(D) soziale Einbindung, Ich-Stärke, Problemlösungskompetenz
(E) Verstehbarkeit, Handhabbarkeit, Sinnhaftigkeit

H05 H04

→1.50 **In verschiedenen Studien wurde beobachtet, dass manche Kinder, die in sehr schwierigen, von Armut und chronischen Belastungen gekennzeichneten familiären Verhältnissen aufwachsen, sich später körperlich, psychisch und sozial vollkommen normal entwickeln und voll funktionstüchtig sind.**
Mit welchem der nachfolgenden Begriffe lässt sich dieser Tatbestand am zutreffendsten erfassen?
(A) Habituation
(B) Paradox der Prävention
(C) Reaktanz
(D) Rehabilitation
(E) Resilienz

F01

→1.51 **Ein 50-jähriger Herzinfarktpatient erzählt dem behandelnden Arzt im Krankenhaus von seinen starken beruflichen Belastungen in den vergangenen Jahren: Als Industriemeister war er trotz Personalabbaus bei den ihm unterstellten Arbeitern für die pünktliche Lieferung der hergestellten Produkte verantwortlich. Er selbst war ebenfalls von der Gefahr des Arbeitsplatzverlustes bedroht.**
Diese krankheitswertige Belastungssituation (hohe Verausgabung – niedrige Belohnung) lässt sich am besten anhand des folgenden medizinsoziologischen Modells erfassen:
(A) Anforderungs-Kontroll-Modell
(B) Modell beruflicher Autonomie
(C) Modell beruflicher Gratifikationskrisen
(D) Modell der kognitiven Dissonanz
(E) Modell des sozialen Vergleichsprozesses

H05

→1.52 **Eine medizinsoziologische Hypothese besagt, dass Krankheiten zu einem sozialen Abstieg führen bzw. einen sozialen Aufstieg verhindern können.**
Welcher Modellvorstellung lässt sich diese Hypothese am zutreffendsten zuordnen?
(A) Gratifikationskrise
(B) Schichtgradient
(C) soziale Drift
(D) soziale Ungleichheit
(E) soziogene Faktoren

1.47 (E) 1.48 (A) 1.49 (E) 1.50 (E) 1.51 (C) 1.52 (C)

1.3 Methodische Grundlagen

1.3.1 Hypothesenbildung

F99 ■

1.53 Im Rahmen einer Psychotherapiestudie wird ein neues Verfahren gegen ein Standardverfahren geprüft. Beim Vergleich der Therapieergebnisse in beiden Behandlungsgruppen (neue Therapie vs. Standardtherapie) ergibt sich, dass die Null-Hypothese zu verwerfen ist.
Dies bedeutet:
(A) Beide Therapien sind gleich wirksam.
(B) Der beobachtete Effekt ist rein zufälliger Natur.
(C) Die neue Therapie ist wirksamer als die Standardtherapie.
(D) Die Standardtherapie ist wirksamer als die neue Therapie.
(E) Es wurde ein Unterschied zwischen beiden Gruppen festgestellt.

F04

1.54 „Frühehen weisen ein höheres Scheidungsrisiko auf als Spätehen."
Diese Aussage ist ein Beispiel für
(A) eine deterministische Hypothese
(B) eine nicht falsifizierbare Hypothese
(C) eine normative Hypothese
(D) eine Nullhypothese
(E) eine probabilistische Hypothese

F04 F02

1.55 Zur Überprüfung der Frage, ob der Pflanzenextrakt „Gb" Vigilanz und Konzentrationsfähigkeit älterer Menschen verbessere, wurde eine klinische Studie durchgeführt. Es wurden drei Gruppen gebildet. Gruppe I erhielt dreimal täglich zwei Kapseln à 300 mg Pflanzenextrakt, Gruppe II dreimal täglich zwei Kapseln à 150 mg, Gruppe III dreimal täglich zwei Kapseln eines Scheinmedikaments. Vor und nach der zweimonatigen Einnahmeperiode wurde ein speziell für ältere Menschen entwickelter Alters-Konzentrations-Test eingesetzt.
Welche der nachfolgenden Zuordnungen zu den Variablen in dieser Studie ist richtig?
(A) abhängige Variable – Placebo vs. Prüfmedikament
(B) abhängige Variable – Vigilanz, Konzentrationsfähigkeit
(C) intervenierende Variable – Einnahmeschema
(D) intervenierende Variable – Medikation
(E) unabhängige Variable – Testleistungen im Prä-Post-Vergleich

H99 H89 H88 H86 ■

1.56 Systematische Desensibilisierung, Psychoanalyse und Gesprächspsychotherapie sollen hinsichtlich ihrer Effektivität bei der Behandlung objektbezogener Phobien überprüft werden. Dazu werden phobische Patienten nach dem Zufallsprinzip in drei entsprechende Therapiegruppen aufgeteilt. Vor und nach der Behandlungsperiode wird gemessen, wie weit sich die Patienten dem phobischen Objekt zu nähern wagen.
Welche Aussage zu dieser Untersuchung trifft nicht zu?
(A) Das Ausmaß der Annäherung an das Objekt stellt die abhängige Variable dar.
(B) Die Kriterien eines Experiments sind erfüllt.
(C) Die Phobie ist als unabhängige Variable aufzufassen.
(D) Es ist eine Operationalisierung des Ausmaßes der Phobie erfolgt.
(E) Es wurde eine Randomisierung durchgeführt.

H10 ■

1.57 In einer sozialepidemiologischen Untersuchung wurde festgestellt, dass emotionale Unterstützung bei Frauen, nicht aber bei Männern statistisch mit einem verringerten Herzinfarktrisiko zusammenhängt.
In dieser Analyse ist das Geschlecht die
(A) abhängige Variable
(B) Kriteriumsvariable
(C) Mediatorvariable
(D) Moderatorvariable
(E) Störvariable (Confounder)

H07 ■■

1.58 In einer randomisierten Studie hat sich herausgestellt, dass die Wirkung einer psychoedukativen Intervention auf das emotionale Befinden Krebskranker bei Frauen deutlich größer war als bei Männern (Interaktionseffekt).
Das Geschlecht ist demnach am zutreffendsten zu charakterisieren als
(A) abhängige Variable
(B) Indikatorvariable
(C) kontinuierliche Variable
(D) Moderatorvariable
(E) polytome Variable

1.53 (E) 1.54 (E) 1.55 (B) 1.56 (C) 1.57 (D) 1.58 (D)

H08 ■■

→ **1.59 Eine Metaanalyse hat folgendes Ergebnis erbracht: Psychoedukative Interventionen senken bei Patienten mit koronarer Herzkrankheit das Risiko eines erneuten Herzinfarkts. Dieser Effekt zeigt sich aber nur dann, wenn durch die Intervention auch ein koronarer Risikofaktor, der arterielle Bluthochdruck, günstig beeinflusst wird.**
Der arterielle Bluthochdruck lässt sich demnach am zutreffendsten charakterisieren als eine

(A) abhängige Variable
(B) konfundierende Variable
(C) Mediatorvariable
(D) Moderatorvariable
(E) Störvariable

H05

→ **1.60 Mit welchem der nachfolgenden Begriffe bezeichnet man in der epidemiologischen Forschung die Tatsache, dass ein Faktor, der nicht direkt Gegenstand der Untersuchung ist, dennoch sowohl mit der untersuchten Expositionsgröße (Risikofaktor einer Krankheit) als auch mit der untersuchten Zielgröße (Krankheitsmanifestation) statistisch assoziiert ist?**

(A) Bias
(B) Confounding
(C) Mehrebenen-Analyse
(D) Randomisierung
(E) Regression

H10

→ **1.61 Ein niedergelassener Arzt bemerkt in seiner Praxis, dass viele Patienten, die Medikament X erhalten, über Kopfschmerzen klagen. Er leitet daraus ab, dass Kopfschmerzen eine Nebenwirkung des Medikaments X sind.**
Welcher Begriff beschreibt dieses Vorgehen am besten?

(A) Deduktion auf der Grundlage klinischer Beobachtung
(B) Deduktion auf der Grundlage systematischen Testens
(C) Induktion auf der Grundlage klinischer Beobachtung
(D) Induktion auf der Grundlage systematischen Testens
(E) Verifikation auf der Grundlage klinischer Beobachtung

F10 ■■

→ **1.62 Welche der folgenden methodischen Aussagen zu Variablen ist richtig?**

(A) Bei der Untersuchung des Einflusses von Alkoholkonsum auf das Risiko für Lungenkrebs sollte das Rauchen als potenzielle Störvariable berücksichtigt werden.
(B) Die Mediator-Variable ist eine abhängige Variable, die im Studiendesign nicht berücksichtigt wird.
(C) In einer Querschnittstudie werden die Ausprägungen der abhängigen Variablen vom Forscher aktiv variiert.
(D) Wenn ein Medikament bei Frauen besser wirkt als bei Männern, dann ist das Geschlecht eine abhängige Variable.
(E) Wenn eine Lebensstiländerung zunächst zu einer Blutdrucksenkung führt, und infolgedessen die Infarkthäufigkeit zurückgeht, dann ist der Blutdruck eine Moderatorvariable.

1.3.2 Operationalisierung

F04

→ **1.63 Als „latentes Konstrukt" bezeichnet man in der Medizinischen Psychologie und Soziologie einen Sachverhalt, dessen Erforschung nicht durch eine direkte Beobachtung, sondern lediglich über ausgewählte empirische Indikatoren ermöglicht wird.**
Welcher der nachfolgenden Begriffe lässt sich nicht als Beispiel eines latenten Konstruktes anführen?

(A) evoziertes Potential
(B) gesundheitsbezogene Lebensqualität
(C) Intelligenz
(D) Introversion
(E) Neurotizismus

H04

→ **1.64 Die Definition eines wissenschaftlichen Konstrukts durch Angabe von Messvorschriften bzw. Handlungsanweisungen wird bezeichnet als:**

(A) Operationalisierung
(B) Rationalisierung
(C) Spezifizierung
(D) Standardisierung
(E) Verifizierung

F87

1.65 Das nachstehende Histogramm zeigt die Verteilung des Familienstandes der Frauen (Bundesrepublik Deutschland, 1972).

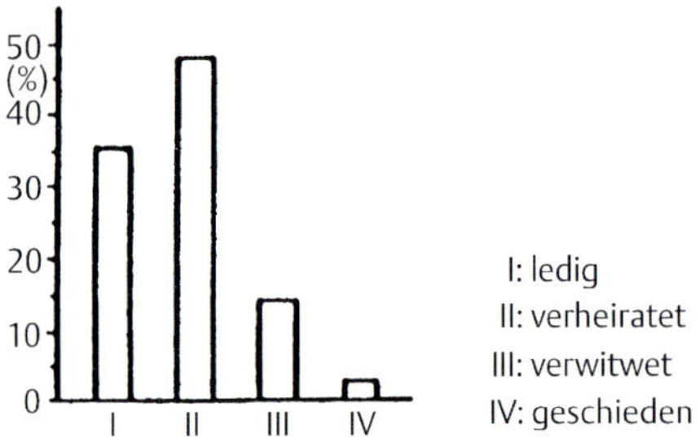

Auf welchem Skalenniveau sind die zugrundeliegenden Daten dargestellt?

(A) Intervallskala
(B) Nominalskala
(C) Ordinalskala
(D) Verhältnisskala
(E) auf keinem der Skalenniveaus (A)–(D)

H06 ■■

1.66 In einer epidemiologischen Untersuchung zeigte sich ein eher schwacher statistischer Zusammenhang zwischen dem durchschnittlichen Haushaltseinkommen und der Krankheitshäufigkeit. Führte man jedoch die Variable „Höchster Bildungsabschluss" (vierstufige Einteilung von „Hauptschule" bis „Universitätsexamen") in die Berechnungen ein, so zeigte sich ein sehr starker statistischer Effekt von „Bildung" auf „Krankheitshäufigkeit". Auch zwischen „Einkommen" und „Bildung" ließ sich ein Zusammenhang erkennen.
„Höchster Bildungsabschluss" ist in diesem Auswertungsverfahren ein Beispiel für eine

(A) nominalskalierte abhängige (Kriteriums-)Variable
(B) nominalskalierte unabhängige Variable
(C) ordinalskalierte intervenierende Variable
(D) ordinalskalierte unabhängige Variable
(E) intervallskalierte intervenierende Variable

H10

1.67 Bei einem Reaktionszeitexperiment werden die Messwerte in Millisekunden angegeben.
Die Messung des Merkmals erfolgt dabei auf dem Niveau einer

(A) Intervallskala
(B) Nominalskala
(C) Ordinalskala
(D) Rationalskala /Verhältnisskala
(E) relativen Beurteilungsskala

F08 ■

1.68 Herr B. gab vor Beginn einer Behandlung seiner Rückenschmerzen den Wert „6" auf einer numerischen Selbstratingskala an. Jetzt, 3 Wochen später, gibt er seine Schmerzintensität mit „3" an. Sein behandelnder Arzt zeigt sich erfreut mit den Worten: „Wunderbar! Ihre Schmerzen haben sich ja direkt halbiert!"
Welche messmethodische Voraussetzung wird in der Aussage des Arztes fälschlicherweise am ehesten suggeriert?

(A) ein Intervallskalenniveau der Schmerzeinschätzung
(B) ein Nominalskalenniveau der Schmerzeinschätzung
(C) ein Ordinalskalenniveau der Schmerzeinschätzung
(D) ein Verhältnisskalenniveau der Schmerzeinschätzung
(E) eine hohe Wiederholungszuverlässigkeit

H86

1.69 Welche der nachstehenden Aussagen zur Skalierung trifft zu?

(A) Die Intervallskala setzt – im Gegensatz zur Verhältnisskala – das Vorhandensein eines absoluten Nullpunktes voraus.
(B) Für eine Intervallskala gilt, dass die Abstände zwischen den Skalenpunkten im mittleren Bereich größer sind als in den Extrembereichen.
(C) Bei Anordnung von Objekten in einer Rangfolge dürfen mehrere Objekte denselben Rangplatz einnehmen.
(D) Wenn Merkmale auf einer Ordinalskala abbildbar sind, dann können sie auch auf einer Intervall- oder Verhältnisskala sinnvoll dargestellt werden.
(E) Die Bildung des arithmetischen Mittels von qualitativen Daten ist sinnvoll.

H10 ■

1.70 Welcher deskriptiv-statistische Kennwert ist zur Beschreibung der zentralen Tendenz (Lage) einer kontinuierlichen Variablen am besten geeignet, die nicht normalverteilt ist?

(A) arithmetischer Mittelwert
(B) Interquartilsbereich
(C) Median
(D) Modalwert
(E) Standardabweichung

1.65 (B) 1.66 (C) 1.67 (D) 1.68 (D) 1.69 (C) 1.70 (C)

F02

→**1.71 Zur Überprüfung einer therapeutischen Maßnahme werden Patienten gebeten, ihren Gesundheitszustand auf der Skala „geheilt, gebessert, unverändert, verschlechtert“ anzugeben.**
Die Erfassung des Gesundheitszustands erfolgt anhand einer
(A) absoluten Beurteilungsskala und erreicht Nominalskalenniveau
(B) absoluten Beurteilungsskala und erreicht Ordinalskalenniveau
(C) absoluten Beurteilungsskala und erreicht Intervallskalenniveau
(D) relativen Beurteilungsskala und erreicht Nominalskalenniveau
(E) relativen Beurteilungsskala und erreicht Intervallskalenniveau

F96 H93

→**1.72 Soziometrische Wahlverfahren geben Auskunft über**
(A) die Arbeitszeile der Gruppe
(B) die informelle Struktur einer Gruppe
(C) die Intrarollenkonflikte der Mitglieder einer Gruppe
(D) die Schichtzugehörigkeit der Mitglieder einer Gruppe
(E) die sozialen Wertvorstellungen in einer Gruppe

H00 ■

→**1.73 Die nachstehend auszugsweise wiedergegebene Tabelle (Apgar-Schema) dient der Vitalitätsbeurteilung von Neugeborenen. Die Beurteilung erfolgt anhand der vorgegebenen Kategorien. Maximal können 10 Punkte erreicht werden.**

Beurteilungskriterium	0 Punkte	1 Punkt	2 Punkte
Atembewegungen	keine	flach, unregelmäßig	gut, Schreien
Puls	nicht wahrnehmbar	langsam (unter 100)	über 100
Grundtonus (Muskeltonus)	...		

Welches Instrument wird hier zur Verhaltensregistrierung eingesetzt?
(A) Analogskala
(B) Rangreihenvergleich
(C) relative Beurteilungsskala
(D) Summenwertskala
(E) Verhältnisskala

F03 ■

→**1.74 In einem psychometrischen Test zur Erfassung der Soziabilität (Geselligkeitsneigung) werden insgesamt 15 Aussagen (Items) entsprechend nachfolgendem Beispiel zur Beantwortung vorgegeben, aus deren Beantwortung ein Testwert (Summenscore) errechnet wird.**
Beispiel: „Ich suche abends nach der Arbeit nur ungern Freunde auf; viel lieber verbringe ich meine Zeit ganz privat.“
□ trifft überhaupt nicht zu (1)
□ trifft eher nicht zu (2)
□ trifft eher zu (3)
□ trifft in vollem Maße zu (4)
Wie bezeichnet man die Skala, nach welcher die Antwort auf jedes einzelne Item gemessen wird?
(A) semantisches Differential
(B) Likert-Skala
(C) Nominalskala
(D) soziometrische Skala
(E) Verhältnisskala

1.3.3 Untersuchungskriterien

F04 F02

→**1.75 Was versteht man unter der Normierung eines Tests?**
(A) ein Verfahren zur Verbesserung der Objektivität
(B) ein Ratingverfahren
(C) die Konstruktvalidität eines Tests
(D) eine Eichung anhand einer repräsentativen Stichprobe
(E) Standardisierung der Durchführungsbedingungen

F98

→**1.76 Welche Aussage zur Prozentrangnorm trifft nicht zu?**
(A) Prozentrangnormen repräsentieren einen linearen Maßstab.
(B) Variabilitätsnormen (z. B. z-Werte) können in Prozentrangwerte transformiert werden.
(C) Die Prozentrangskala gibt die relative Stellung eines Probanden in der Vergleichsgruppe richtig wieder.
(D) Im Mittelbereich der Verteilung entsprechen kleine Veränderungen im Testergebnis großen Veränderungen im Prozentrang.
(E) An den Rändern der Verteilung entsprechen große Veränderungen im Testergebnis kleinen Veränderungen im Prozentrang.

1.71 (B) 1.72 (B) 1.73 (D) 1.74 (B) 1.75 (D) 1.76 (A)

F88

1.77 Welcher der folgenden Kennwerte verschiedener in der Intelligenzmessung verwendeter Skalen ist nicht richtig zugeordnet?
(A) IQ-Skala (HAWIE) – Mittelwert=100
(B) z-Skala – Mittelwert = 10
(C) IQ-Skala (HAWIE) – Standardabweichung=15
(D) z-Skala – Standardabweichung=1
(E) Standardwert-Skala (IST) – Mittelwert=100

H01 ■

1.78 Bei der Erstellung von Testnormen, z. B. für einen Intelligenztest, geht man üblicherweise von normalverteilten Werten aus. Die exakte Form einer solchen Verteilung (die charakteristische Glockenkurve) ist definiert durch eine Funktion mit nur zwei Parametern.
Es sind dies:
(A) Konfidenzintervall und Standardmessfehler
(B) Median und Standardmessfehler
(C) Mittelwert und Standardabweichung
(D) Mittelwert und Standardmessfehler
(E) Reliabilität und Standardabweichung

F99 ■

1.79 Ein Begabungsforscher möchte für eine Untersuchung eine Stichprobe von Kindern mit einem IQ von mindestens 115 Punkten (Normierung entsprechend HAWIK) gewinnen.
Wie viele zufällig ausgewählte Kinder muss er testen, um 100 Kinder zu finden, die einen IQ von 115 und mehr Punkten aufweisen?
(A) etwa 625
(B) etwa 1250
(C) etwa 2500
(D) etwa 5000
(E) etwa 10000

F89

1.80 Welche der folgenden Aussagen ist bereits aus methodologischen Gründen unzulässig?
(A) Ein Viertel der Beamtengruppe hatte einen Infekt.
(B) Die Gruppe der Sonderschüler war unter der Messung mit dem HAWIE im Durchschnitt halb so intelligent wie die der Gymnasiasten.
(C) Nach der Verhaltenstherapie verbesserte sich auch die Schulleistung des Patienten im Fach Deutsch um 3 Rangplätze in seiner Klasse.
(D) Der Ruhepuls der Mitglieder der trainierten Koronargruppe war im Durchschnitt 20 % langsamer als der Ruhepuls der Infarktpatienten, die das Training verweigerten.
(E) Frauen erreichen durchschnittlich die gleichen Werte in Intelligenztests wie Männer, aber ihre Intelligenzleistungen haben eine kleinere Streuung als die der Männer.

F03 ■■

1.81 Im Seminar „Medizinische Psychologie" wenden Studenten einen bewährten Persönlichkeitsfragebogen (z. B. FPI) bei sich selbst an. Einem missfällt sein Resultat, und er kritisiert das Verfahren mit den nachstehend aufgeführten Argumenten.
Bei welchem Kritikpunkt hat er Recht?
(A) „Bei solchen Tests sind Verfälschungen des Ergebnisses möglich."
(B) „Der Test ist nicht objektiv auswertbar."
(C) „Die Beantwortung gründet sich auf Projektionen."
(D) „Die Zuverlässigkeit solcher Verfahren ist nicht überprüfbar."
(E) „Fragebögen lassen sich nicht standardisieren wie Leistungstests."

F09

1.82 Was bedeutet es, wenn ein standardisiertes Interview im testtheoretischen Sinn eine hohe Objektivität aufweist?
(A) Die Angaben des Befragten entsprechen der Wahrheit.
(B) Die Fragen beziehen sich auf relevante Aspekte des zu untersuchenden Merkmals.
(C) Es werden offene Fragen gestellt.
(D) Offene und geschlossene Fragen werden in standardisierter Reihenfolge dargeboten.
(E) Verschiedene Interviewer kommen bei der befragten Person zu übereinstimmenden Ergebnissen.

F02

1.83 Welche Aussage zu sozialwissenschaftlichen Begriffen trifft nicht zu?
(A) Als Index bezeichnet man eine Variable, welche mehrere Teildimensionen nach einer spezifischen Rechenvorschrift (z. B. Summierung) zusammenfasst.
(B) Als Kriteriumsvalidität eines Messinstruments bezeichnet man die Güte der erwarteten Übereinstimmung eines Messergebnisses mit einem Außenkriterium.
(C) Als Messen wird in den Sozialwissenschaften die Zuordnung von Zahlen zu Objekten nach bestimmten Regeln verstanden.
(D) Als Objektivität eines Messinstruments bezeichnet man das Maß der Reproduzierbarkeit von Messergebnissen.
(E) Als Operationalisierung bezeichnet man die Zuordnung verwendeter Forschungsbegriffe zu empirisch messbaren Variablen.

1.77 (B) 1.78 (C) 1.79 (A) 1.80 (B) 1.81 (A) 1.82 (E) 1.83 (D)

F04 ■■

1.84 Welche Aussage zur internen Konsistenz (auch als Inter-Item-Konsistenz-Analyse bezeichnet) trifft nicht zu?

(A) Sie gibt Auskunft über die Zuverlässigkeit des Tests.
(B) Sie ist eine Verallgemeinerung der Testhalbierungsmethode.
(C) Sie wird mit Hilfe von zwei oder mehreren unabhängigen Ratern festgestellt.
(D) Sie unterscheidet sich methodisch von der Retest-Reliabilität.
(E) Sie kann mit Hilfe eines Korrelationskoeffizienten bestimmt werden.

F03 ■

1.85 Eine Klinik erwägt aufgrund testökonomischer Überlegungen die Verkürzung eines bestehenden psychologischen Tests um 50 % der Items (nach dem Zufallsprinzip).
Welche Konsequenz ist aufgrund der Testverkürzung mit hoher Wahrscheinlichkeit zu erwarten?

(A) Die Auswertungsobjektivität des Tests wird sich verschlechtern.
(B) Die Durchführungsobjektivität des Tests wird sich verschlechtern.
(C) Die Interpretationsobjektivität wird sich verschlechtern.
(D) Die Reliabilität des Tests wird sich verschlechtern.
(E) Die Validität des Tests wird sich deutlich verbessern.

H06 ■■

1.86 Welche der nachfolgenden Aussagen beschreibt am ehesten das Gütekriterium der Reliabilität?
Die Reliabilität (Zuverlässigkeit)

(A) gibt den Grad der Genauigkeit an, mit dem ein Test dasjenige Merkmal, das er vorhersagen soll, auch tatsächlich vorhersagt
(B) gibt den Grad der Genauigkeit an, mit dem ein Test ein bestimmtes Merkmal misst, gleichgültig, ob er dieses Merkmal auch zu messen beansprucht
(C) gibt den Grad der Übereinstimmung der Testergebnisse mit einem Außenkriterium an
(D) gibt den Grad der Unabhängigkeit der Testergebnisse von der Person des Untersuchers an
(E) gibt den Grad der Unabhängigkeit der Testergebnisse von zufälligen oder systematischen Verhaltensvariationen des Untersuchers während der Testdurchführung an

H10

1.87 Reliabilität bezeichnet die Zuverlässigkeit eines Testverfahrens.
Mit welchem Verfahren kann die Reliabilität eines Selbstbeurteilungsfragebogens nicht bestimmt werden?

(A) Interrater-Reliabilität
(B) Paralleltest-Reliabilität
(C) Prüfung der internen Konsistenz
(D) Retest-Reliabilität
(E) Split-Half-Reliabilität

H06 ■■

1.88 In den USA und in Großbritannien wurden unabhängig voneinander je ein standardisierter Fragebogen zur Erfassung von Symptomen der Depression entwickelt und jeweils psychometrisch mit zufrieden stellenden Ergebnissen geprüft. Auf Vorschlag der WHO wurde sodann in beiden Ländern eine multizentrische Studie durchgeführt, in welcher beide Verfahren gleichzeitig eingesetzt wurden. Dabei zeigte sich eine sehr hohe Übereinstimmung der Testergebnisse beider Verfahren, die sich zugleich auch mit psychiatrischen Urteilen gut deckten.
Dieses Ergebnis ist ein Beispiel für hohe

(A) Objektivität
(B) Spezifität
(C) Testhalbierungsreliabilität (Split-half-Reliabilität)
(D) Test-Retest-Reliabilität
(E) Validität (konvergente Validität)

H05 ■

1.89 Sie haben beschlossen, bei der psychometrischen Prüfung Ihres neu entwickelten Tests die Split-Half-Reliabilität zu bestimmen.
Welche Aussage zu dieser Methode der Reliabilitätsbestimmung trifft zu?

(A) Die Items des Tests werden mit denen eines anderen Tests korreliert.
(B) Der Test wird in zwei Hälften geteilt und die Testhälften werden miteinander verglichen.
(C) Es werden parallele Formen des Tests eingesetzt, die miteinander zusammenhängen müssen.
(D) Hierbei wird das Merkmal mit demselben Test an derselben Person wiederholt gemessen.
(E) Jede einzelne Testaufgabe wird mit allen übrigen in Beziehung gesetzt.

1.84 (C) 1.85 (D) 1.86 (B) 1.87 (A) 1.88 (E) 1.89 (B)

... 06 F05 ■

1.90 Ein Screening-Test zur Diagnostik einer Depression hat eine hohe Sensitivität, wenn

(A) bei einem positiven Testergebnis mit sehr hoher Wahrscheinlichkeit eine Depression vorliegt
(B) die Prävalenz der Depression in der untersuchten Population hoch ist
(C) die Rate falsch positiver Testergebnisse niedrig ist
(D) er einen möglichst großen Anteil derjenigen Patienten ausschließt, die auch tatsächlich keine Depression haben
(E) er einen möglichst großen Anteil derjenigen Patienten erfasst, die auch tatsächlich an einer Depression leiden

H09 ■

1.91 Der Anteil von Personen, die durch ein Ergebnis eines Screeningtests als gesund definiert wurden, obwohl eine Erkrankung vorliegt, entspricht nach der Vier-Felder-Tafel

(A) dem negativen prädiktiven Wert
(B) den Falsch-Negativen
(C) den Falsch-Positiven
(D) der Sensitivität
(E) der Spezifität

H08 ■■

1.92 Die Validität eines Filtertests wird von mehreren Komponenten bestimmt.
Wie errechnen sich anhand der Vierfelder-Tafel die Falsch-Negativen (Anteil der Personen mit einer Krankheit, die vom Test fälschlicherweise als gesund bezeichnet werden)?

		Endgültige Diagnose		
		positiv	negativ	total
Filtertest-ergebnis	positiv	a	b	a + b
	negativ	c	d	c + d
	total	a + c	b + d	a + b + c + d

(A) $\frac{a}{a+b}$

(B) $\frac{a}{a+c}$

(C) $\frac{b}{b+d}$

(D) $\frac{b}{c+d}$

(E) $\frac{c}{a+c}$

H05 ■■

1.93 Was besagt der Trennschärfe-Koeffizient?

(A) Er besagt, wie weit die Beantwortung eines Items mit dem Gesamtergebnis aller Antworten (Korrelation zwischen Itembeantwortung und Testscore) zusammenhängt.
(B) Er gibt an, in welchem Intervall der „wahre" Testwert mit einer festgelegten Wahrscheinlichkeit liegt.
(C) Er gibt an, wie der Wert des Probanden im Vergleich zu einer Normpopulation zu verstehen ist.
(D) Er gibt an, wie hoch die Items einer Skala untereinander korrelieren.
(E) Er zeigt, wie veränderungssensitiv über die Zeit ein Item ist.

F10

1.94 Welche der Hierarchien der Gütekriterien der klassischen Testtheorie ist zutreffend?
(→ bedeutet: ist Voraussetzung für)

(A) Objektivität → Reliabilität → Validität
(B) Reliabilität → Objektivität → Validität
(C) Reliabilität → Validität → Objektivität
(D) Validität → Objektivität → Reliabilität
(E) Validität → Reliabilität → Objektivität

F07 ■■

1.95 Ein Allgemeinarzt setzt in seiner Praxis einen Screening-Fragebogen für Depression ein. 40 % seiner Patienten zeigen auffällige Werte. Er will nun wissen, wie viele davon tatsächlich an einer Depression leiden.
Welche Kennziffer benötigt er hierfür?

(A) negativer Vorhersagewert (negativer prädiktiver Wert)
(B) positiver Vorhersagewert (positiver prädiktiver Wert)
(C) Sensitivität
(D) Spezifität
(E) Zuverlässigkeit (Reliabilität)

H05 ■

1.96 Anhand eines neu entwickelten Screening-Tests zur Früherkennung der Alzheimer-Krankheit gelingt es, in einem größeren Kollektiv von über siebzigjährigen Männern und Frauen knapp 70 % aller im nachfolgenden Beobachtungszeitraum tatsächlich von dieser Krankheit Betroffenen korrekt zu klassifizieren.
Welches Kriterium zur Beurteilung von Screening-Tests wird damit angesprochen?

(A) Anteil falsch Positiver
(B) negativer Prädiktionswert
(C) positiver Prädiktionswert
(D) Sensitivität
(E) Spezifität

1.90 (E) 1.91 (B) 1.92 (E) 1.93 (A) 1.94 (A) 1.95 (B) 1.96 (D)

H10 ■■

1.97 Ein Screening-Test, der bisher in Hochrisikopopulationen eingesetzt wurde, soll nun in der Allgemeinbevölkerung angewandt werden, wo die Prävalenz der gesuchten Krankheit deutlich niedriger ist. Welcher Kennwert des Screening-Tests wird sich dadurch vermutlich deutlich vermindern?

(A) negativer Vorhersagewert
(B) positiver Vorhersagewert
(C) Reliabilität
(D) Sensitivität
(E) Spezifität

F02

1.98 Für einen projektiven Test trifft Folgendes zu:

(A) Er basiert auf Items (Aussagen), aus deren Zustimmungsgrad auf die Projektionsneigung einer Person geschlossen wird.
(B) Er besteht aus Fragen, welche die projektiven Fähigkeiten der Person messen.
(C) Er misst, inwieweit sich eine Person vor der Projektion negativer Eigenschaften schützen kann.
(D) Er nutzt mehrdeutiges Material, das von der Person gedeutet wird, wobei davon ausgegangen wird, dass sie ihren inneren Zustand in die Deutung projiziert.
(E) Er testet die Stärke des psychoanalytischen Konzepts der Projektion.

F97

1.99 Zu den Beispielen für psychodiagnostische Verfahren, die auf einem statistischen Persönlichkeitsmodell beruhen, zählt nicht:

(A) 16 PF (Cattell)
(B) Rorschach-Test
(C) MMPI
(D) FPI
(E) EPI (Eysenck)

F07

1.100 Welches der folgenden Instrumente ist ein international gebräuchlicher Selbstbeurteilungsfragebogen zur krankheitsübergreifenden (generischen) Erfassung der gesundheitsbezogenen Lebensqualität?

(A) Freiburger Persönlichkeitsinventar (FPI-R)
(B) Gießener Beschwerdebogen (GBB)
(C) Minnesota Multiphasic Personality Inventory (MMPI)
(D) Neo-Fünf-Faktoren-Inventar (NEO-FFI)
(E) Short Form 36 Health Survey (SF-36)

H09

**1.101 Zu den Standardverfahren in der neuropsychologischen Diagnostik gehört die Anwendung des Wisconsin Card Sorting Tests (WCST), der die Fähigkeit, Regeländerungen schnell zu erkennen und sich darauf einzustellen, überprüft.
Für welche der folgenden Hirnläsionen ist der WCST am ehesten sensitiv?**

(A) frontale Läsionen
(B) okzipitale Läsionen
(C) parietale Läsionen
(D) temporale Läsionen
(E) zentrale Läsionen

1.3.4 Untersuchungsplanung

F09

**1.102 In einer Patientenbefragung zur Patientenzufriedenheit wird in einem großen Klinikum eine Stichprobe gezogen, weil eine gesamte Befragung aller Patienten zu aufwändig wäre. In dieser Stichprobe wird darauf geachtet, dass der Gesamtzahl der Patienten entsprechend jeweils eine Anzahl Frauen und Männer, junge und alte sowie leicht und schwer kranke Patienten befragt werden.
Um welche Stichprobe handelt es sich?**

(A) konsekutive Stichprobe
(B) parallelisierte Stichprobe
(C) Quotenstichprobe
(D) randomisierte Stichprobe
(E) repräsentative Zufallsstichprobe

F98

1.103 Bei einer Klumpenauswahl

(A) hat der Interviewer innerhalb der ihm vorgegebenen Quoten völlige Freiheit in der Auswahl der zu untersuchenden Personen
(B) werden Untergruppen (z. B. nach Einkommen) definiert; innerhalb der Untergruppen wird eine Zufallsauswahl durchgeführt
(C) wird die Gesamtpopulation in mehrere schon vorhandene Teile (z. B. nach Wohnblöcken einer Siedlung) gegliedert, von denen einige zur Beobachtung ausgewählt werden
(D) werden die Personen einer Population nach dem Zufallsprinzip (z. B. Los, Zufallszahlengenerator) in die Stichprobe einbezogen
(E) wird die Stichprobe vom Untersucher so ausgewählt, dass sie für die Grundpopulation repräsentativ ist, ohne dass die Einheiten nach dem Zufallsprinzip ausgewählt werden

1.97 (B) 1.98 (D) 1.99 (B) 1.100 (E) 1.101 (A) 1.102 (C) 1.103 (C)

F94

1.104 Welcher Untersuchungsansatz eignet sich am besten zur Überprüfung eines vermuteten Einflusses von Persönlichkeitsvariablen auf die Entstehung von Krankheiten?
(A) retrospektive Befragung
(B) projektiver Test
(C) prospektive Längsschnittstudie
(D) psychophysiologisches Experiment
(E) klinisches Interview

F07 ■

1.105 In einer über einen Zeitraum von 8 Jahren sich erstreckenden Untersuchung an ca. 3000 Männern wurde festgestellt, dass diejenigen Männer, die in der Erstuntersuchung in einem Persönlichkeitstest hohe Feindseligkeitswerte zeigten, in Folgeuntersuchungen ein doppelt so hohes Risiko für kardiovaskuläre Erkrankungen hatten als Männer, die dieses Persönlichkeitsmerkmal nicht aufwiesen.
Um welchen epidemiologischen Studientyp handelt es sich bei dieser Untersuchung?
(A) Fall-Kontroll-Studie
(B) Interventionsstudie
(C) ökologische Studie
(D) prospektive Kohortenstudie
(E) randomisierte kontrollierte Studie

H99 ■

1.106 Ein Doktorand der Medizin untersucht mit einer psychologischen Testbatterie eine Stichprobe von Erwachsenen, die in der Kindheit durch Unfälle schwere Schädelverletzungen erlitten haben, auf das Vorliegen einer Persönlichkeitsstörung.
Bei diesem Vorgehen handelt es sich um eine
(A) experimentelle Studie
(B) Ex-post-facto-Studie
(C) Feldstudie
(D) Kohortenstudie
(E) prospektive Längsschnittstudie

F02

1.107 Zur Untersuchung der Frage, ob starke emotionale Belastungen die Entstehung eines Typ-II-Diabetes begünstigen, werden 300 Patienten, bei denen in den letzten sechs Monaten erstmals Diabetes mellitus Typ II festgestellt wurde, nach kritischen Lebensereignissen in den vergangenen fünf Jahren befragt. Die Ergebnisse werden mit denen einer Stichprobe von 300 gesunden Personen verglichen, die der Patientengruppe nach Alter, Geschlecht, Familienstand und Beruf entspricht.
Hierbei handelt es sich um eine
(A) experimentelle Querschnittsuntersuchung
(B) Fall-Kontroll-Studie
(C) Kohortenanalyse
(D) Panel-Studie
(E) Prävalenzuntersuchung

F07

1.108 Welche der folgenden Aussagen zu Stichproben trifft zu?
(A) Bei der Zufallsauswahl erfolgt die Auswahl der Personen nach vorgegebenen Quoten.
(B) Bei einer Vollerhebung ist die Grundgesamtheit identisch mit der Untersuchungspopulation.
(C) Bei einer willkürlichen Auswahl hat jedes Element der Grundgesamtheit die gleiche Auswahlwahrscheinlichkeit.
(D) Das beste Auswahlverfahren, um Verzerrungen auszuschließen, sind Quotenstichproben.
(E) Unter der Grundgesamtheit versteht man die Gruppe der Personen, die untersucht wird.

H99 ■

1.109 Im Experiment werden zur Kontrolle von Störvariablen Kontrolltechniken eingesetzt.
Zu diesen Kontrolltechniken gehört <u>nicht</u>:
(A) Ausbalancieren
(B) Doppelblindversuch
(C) Parallelisierung
(D) Randomisierung
(E) Varianzanalyse

F09 ■

1.110 Sie möchten untersuchen, ob Pseudoedukation im Rahmen der kardiologischen Rehabilitation zu einer Verminderung der Reinfarktrate führt. Für die Untersuchung werden zwei Gruppen gebildet. In Gruppe I wird neben den üblicherweise durchgeführten Rehabilitationsmaßnahmen eine psychoedukative Intervention durchgeführt. In Gruppe II werden nur die üblichen Rehabilitationsmaßnahmen durchgeführt. Nach einem Jahr wird die Reinfarktrate in beiden Gruppen verglichen.
Welche der folgenden methodischen Aussagen zu dieser Untersuchung ist richtig?
(A) Bei den üblicherweise durchgeführten Rehabilitationsmaßnahmen handelt es sich um die Moderator-Variable.
(B) Die Intervention (durchgeführt oder nicht durchgeführt) ist die abhängige Variable.
(C) Die Reinfarktrate ist die unabhängige Variable.
(D) Es handelt sich um eine Fall-Kontroll-Studie.
(E) Gruppe II ist die Kontrollgruppe.

1.104 (C) 1.105 (D) 1.106 (B) 1.107 (B) 1.108 (B) 1.109 (E) 1.110 (E)

H03

1.111 Um die Wirksamkeit einer Behandlungsmaßnahme zu prüfen, hat ein Forscher eine Gruppe von Patienten einmal vor und einmal nach der Maßnahme untersucht und eine Besserung der Symptomatik festgestellt. Forscherkollegen haben seinen Studienplan kritisiert, weil man nicht ausschließen könne, dass die Besserung durch andere Faktoren als die geprüfte Behandlung, wie den natürlichen Krankheitsverlauf, Erwartungseffekte oder zwischenzeitliche Ereignisse, zustande gekommen sein kann.
Mit welcher Änderung des Studienplans (Designs) könnte der Forscher diese Einwände am besten entkräften?

(A) Beurteilung des Erfolgs durch unabhängige Beobachter
(B) Hinzunahme einer Kontrollgruppe
(C) Hinzunahme weiterer Messzeitpunkte
(D) Präzisierung des Kriteriums für Besserung
(E) Vergrößerung der Stichprobe

F02

1.112 Wie nennt man die systematische Variation der Reihenfolge von Testaufgaben in einem Experiment, die Gruppen von Versuchspersonen zu bearbeiten haben?

(A) Ausbalancierung
(B) Operationalisierung
(C) Parallelisierung
(D) quasiexperimentelle Versuchsplanung
(E) Randomisierung

F05

1.113 In einem Betrieb mit fünf Abteilungen soll die Produktivität erhöht werden. Die Angestellten sollen nicht mehr nach einem festen Gehalt bezahlt werden, sondern nach Leistungskriterien. In drei Abteilungen wird die Maßnahme sofort durchgeführt, in den beiden anderen wird die Einführung nach Protesten verschoben. Die Beschäftigten der Abteilungen mit und ohne Umstrukturierung werden ein Jahr nach der Einführung im Hinblick auf den Krankenstand miteinander verglichen.
Um welche Art von Studiendesign handelt es sich hier?

(A) Einzelfallstudie
(B) kontrollierte experimentelle Studie
(C) Panelstudie
(D) quasiexperimentelle Studie
(E) randomisierte Studie

F06

1.114 In einer umfangreichen Studie wird untersucht, ob Frauen, die aktuell eine Vitamin-A- und Vitamin-E-reiche Ernährung praktizieren, später seltener an Brustkrebs (Mammakarzinom) erkranken als Frauen, die sich vitaminarm ernähren.
Welcher Studientyp liegt vor?

(A) Fall-Kontroll-Studie
(B) katamnestische Studie
(C) prospektive epidemiologische Studie
(D) Querschnittsstudie
(E) randomisierte klinische Studie

H04

1.115 In epidemiologischen Beobachtungsstudien ist der Nachweis einer kausalen Beziehung zwischen Einflussgröße (Risikofaktor) und Zielgröße (Krankheit) schwierig. In diesem Wissenschaftsgebiet konnten jedoch allgemein anerkannte und angewandte Kriterien der Evidenz eines solchen Nachweises entwickelt werden.
Zu diesen Kriterien zählt nicht:

(A) Placebo-kontrollierter, doppelblinder Untersuchungsplan
(B) prospektive Testung des Zusammenhangs von Ursache und Wirkung
(C) Reduktion der Krankheitshäufigkeit als Folge der Ausschaltung der Einflussgröße
(D) Reproduzierbarkeit der Ergebnisse in unterschiedlichen Untersuchungen
(E) Stärke des Zusammenhangs zwischen Einfluss- und Zielgröße

H03 H98

1.116 Nachstehende Abbildung bezieht sich auf einen in der Feldforschung angewendeten Studientyp. Die beiden Gruppen (Erkrankte und Gesunde) werden hinsichtlich einer zeitlich vorausgegangenen Exposition (z. B. Risikofaktor) untersucht.

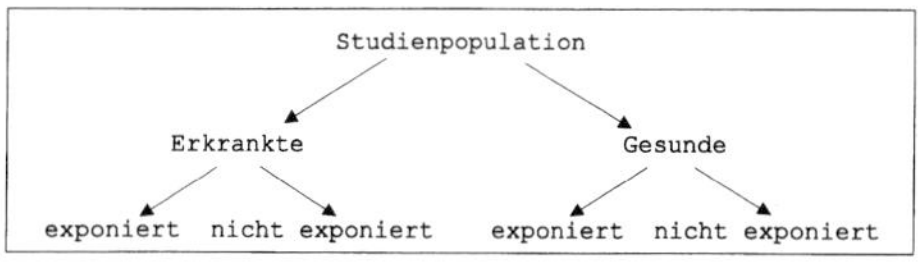

Bei einer solchen Studie handelt es sich um eine

(A) deskriptive epidemiologische Studie
(B) Fall-Kontroll-Studie
(C) Filteruntersuchung (screening test)
(D) Kohortenstudie
(E) prospektive Studie

1.111 (B) 1.112 (A) 1.113 (D) 1.114 (C) 1.115 (A) 1.116 (B)

F05

1.117 Bei welchem epidemiologischen Studientyp spielen Follow-up-Untersuchungen eine zentrale Rolle?

(A) Dokumentenanalyse
(B) Fall-Kontroll-Studie
(C) Kohortenstudie
(D) Mehrebenenforschung
(E) Querschnittsstudie

H08 ■■

1.118 Welche der folgenden Aussagen zu randomisierten kontrollierten Studien trifft zu?

(A) Bei der randomisierten kontrollierten Studie ist die Intervention die abhängige Variable.
(B) Bei randomisierten kontrollierten Studien werden die unabhängige und die abhängige Variable zum gleichen Zeitpunkt erhoben.
(C) Bei randomisierten kontrollierten Studien werden Probanden nach dem Zufallsprinzip in Gruppen eingeteilt.
(D) Die randomisierte kontrollierte Studie ist eine Form der Querschnittsuntersuchung.
(E) Mithilfe von randomisierten kontrollierten Studien lässt sich die Prävalenz von Krankheiten in der Bevölkerung untersuchen.

F08

1.119 In einer großen randomisierten kontrollierten Studie wird untersucht, ob ein Programm zur Lebensstiländerung einer medikamentösen Standardtherapie hinsichtlich der Blutdruckeinstellung von Hypertoniepatienten überlegen ist.
Die Blutdruckmittelwerte werden in der Lebensstilgruppe (Experimentalgruppe, EG) und der Standardtherapiegruppe (Kontrollgruppe, KG) jeweils vor und nach der Intervention (Prä- und Postwerte) erhoben.
Welcher Vergleich ist für die Prüfung dieser Fragestellung entscheidend?

(A) Vergleich der Lebensstile von EG und KG zum Postzeitpunkt
(B) Vergleich der Blutdruckmittelwerte von EG und KG zum Postzeitpunkt
(C) Vergleich der Blutdruckmittelwerte von EG und KG zum Präzeitpunkt
(D) Vergleich der Prätest-Posttest-Blutdruckmittelwerte in der Experimentalgruppe
(E) Vergleich der Prätest-Posttest-Blutdruckmittelwerte in der Kontrollgruppe

H09

1.120 Sie möchten untersuchen, ob Gruppentherapiesitzungen im Rahmen der kardiologischen Rehabilitation zu einer Verminderung der Reinfarktrate führen. Für die Untersuchung werden zwei Gruppen gebildet. In Gruppe I finden neben den üblicherweise durchgeführten Rehabilitationsmaßnahmen Therapiesitzungen statt. In Gruppe II werden nur die üblichen Rehabilitationsmaßnahmen durchgeführt. Die Zuordnung zu den Gruppen erfolgt gemäß den Wünschen der Teilnehmer. Nach einem Jahr wird die Reinfarktrate in beiden Gruppen verglichen.
Welche der folgenden methodischen Aussagen zu dieser Untersuchung trifft <u>nicht</u> zu?

(A) Die Gruppentherapie (durchgeführt oder nicht durchgeführt) ist die unabhängige Variable.
(B) Die Reinfarktrate ist die abhängige Variable.
(C) Es handelt sich um ein prospektives Design.
(D) Es handelt sich um eine Fall-Kontroll-Studie.
(E) Gruppe II ist die Kontrollgruppe.

F08

1.121 Welche der nachfolgenden Angaben charakterisiert den Begriff „externe Validität einer Studie" am zutreffendsten?

(A) das Ausmaß an Kontrolle äußerer Störfaktoren
(B) der Einbezug externer Kosten in gesundheitsökonomischen Studien
(C) die aufgrund des Designs mögliche Sicherheit des Kausalschlusses
(D) die Breite des Konfidenzintervalls eines Interventionseffekts
(E) die Übertragbarkeit der Ergebnisse auf andere Situationen oder Populationen

1.3.5 Methoden der Datengewinnung

H98 ■

1.122 In einer schriftlichen Befragung über Einstellungen zum Zigarettenrauchen bei 14jährigen Schülerinnen und Schülern sollen die Fragen anhand sog. Beurteilungsskalen beantwortet werden (z. B. fünf Antwortmöglichkeiten von „stimme voll zu" bis „lehne ganz ab").
Welche Kombination von Dateneigenschaften liegt damit vor?

(A) Primärdaten und nominalskalierte Daten
(B) Primärdaten und ordinalskalierte Daten
(C) Sekundärdaten und intervallskalierte Daten
(D) Sekundärdaten und nominalskalierte Daten
(E) Sekundärdaten und ordinalskalierte Daten

1.117 (C) 1.118 (C) 1.119 (B) 1.120 (D) 1.121 (E) 1.122 (B)

1.3.6 Datenauswertung und Interpretation

H07 ■■

1.123 Was versteht man unter Inferenzstatistik am ehesten?

(A) Beschreibung der Verteilungskennwerte einer Stichprobe
(B) multivariate statistische Analyse
(C) statistische Kontrolle von Störvariablen
(D) statistische Prüfung der Wechselwirkung mehrerer Einflussfaktoren
(E) Schlussfolgerung von den Stichprobenkennwerten auf die Parameter der Population

H10 ■■

1.124 Das Ziel einer Untersuchung war die Überprüfung der Zufriedenheit zweier Patientengruppen mit unterschiedlichen Behandlungsformen. Die Mittelwerte der Zufriedenheit der Patientengruppen waren auf dem 5-%-Niveau ($\alpha < 0{,}05$) signifikant unterschiedlich.
Welche Aussage über dieses Ergebnis ist zulässig?

(A) Der Unterschied der Mittelwerte der Zufriedenheit betrug höchstens 5 %.
(B) Die Wahrscheinlichkeit, die Alternativhypothese irrtümlich abzulehnen, war < 0,05.
(C) Die Wahrscheinlichkeit, die Nullhypothese irrtümlich abzulehnen, war < 0,05.
(D) Die Zufriedenheit einer der beiden Gruppen war um 5 % höher als die Zufriedenheit der anderen Patientengruppe.
(E) 5 % der Patienten einer Behandlungsgruppe waren mit ihrer Behandlung zufrieden.

F10 ■■

1.125 In einer klinischen Studie mit Messungen vor und nach der Intervention (Prätest; Posttest) wurde untersucht, ob ein Disease-Management-Programm (Experimentalgruppe, EG) der Standardbehandlung (Kontrollgruppe, KG) hinsichtlich der Blutdruckeinstellung bei Hypertoniepatienten überlegen ist.
Wie kann in dieser Studie die Größe des Interventionseffekts (Effektstärkemaß Cohen's d) korrekt berechnet werden?

(A) anhand der Differenz der Blutdruckmittelwerte von EG und KG im Posttest, dividiert durch die gepoolte Standardabweichung
(B) anhand der Differenz der Prätest- und Posttest-Blutdruckwerte in der Interventionsgruppe
(C) anhand des Konfidenzintervalls, innerhalb dessen der „wahre" Wert liegt
(D) über den p-Wert im Signifikanztest
(E) über den Vergleich der Prätest-Posttest-Blutdruckdifferenzen zwischen EG und KG

H10 ■

1.126 Zwischen den Werten in einem Stimmungsfragebogen und der Leistung in einem Leistungstest besteht in einer Stichprobe von Prüflingen eine Korrelation von + 0,80.
Was sagt dies über den Zusammenhang von Stimmung und Leistungsvermögen aus?

(A) 80 % der Leistungsfähigkeit hängen von der Stimmung ab.
(B) Die Stimmung trägt 20 % zur Leistungsfähigkeit bei.
(C) Es besteht kein Zusammenhang.
(D) je besser die Leistung, desto höher die Werte im Stimmungsfragebogen
(E) je niedriger die Werte im Stimmungsfragebogen, desto besser die Leistung

H06 ■■

1.127 In einer Untersuchung zum Zusammenhang zwischen Feldabhängigkeit und Gedächtnisleistung ergibt sich ein Korrelationskoeffizient von 0.15 zwischen den beiden Variablen.
Welche der folgenden Aussagen lässt sich am ehesten über das Ergebnis der Untersuchung treffen?

(A) Die gemeinsame Varianz beträgt ca. 30 %.
(B) Ein hohes Maß an Feldabhängigkeit führt zu einer besseren Gedächtnisleistung.
(C) Eine bessere Gedächtnisleistung erzeugt eine höhere Feldabhängigkeit.
(D) Gedächtnisleistung und Feldabhängigkeit zeigen einen eher geringen Zusammenhang.
(E) Niedrige Werte in der Gedächtnisleistung gehen mit hoher Feldabhängigkeit einher.

H07 ■

1.128 In einer randomisierten kontrollierten Studie wurde die Wirksamkeit eines Schulungsprogramms (Intervention) im Vergleich zur üblichen Behandlung (Kontrolle) hinsichtlich des systolischen arteriellen Blutdrucks bei Hypertoniepatienten geprüft. Die Forscher geben in ihrem Ergebnisbericht das 95 %-Konfidenzintervall für den Interventionseffekt an.
Was wird durch das Konfidenzintervall beschrieben?

(A) der Anteil der Patienten, die nach der Intervention Normalwerte aufweisen
(B) der Bereich, in dem der wahre Effekt in der Population mit 95 %iger Sicherheit liegt
(C) der Bereich, in dem 95 % der Blutdruckwerte der Interventionsgruppe liegen
(D) der Bereich, in dem 95 % der Blutdruckwerte der Kontrollgruppe liegen
(E) die Wahrscheinlichkeit, mit der die Forschungshypothese zutrifft

1.123 (E) 1.124 (C) 1.125 (A) 1.126 (D) 1.127 (D) 1.128 (B)

1.3.7 Ergebnisbewertung

H07

1.129 Unter der internen Validität einer experimentellen Studie zur Prüfung der Wirksamkeit einer Behandlungsmaßnahme versteht man vorrangig
(A) den Grad der Genauigkeit der Messung des Ergebniskriteriums (Zielgröße)
(B) den Grad der Übereinstimmung des Ergebniskriteriums (Zielgröße) mit einem Außenkriterium
(C) die Generalisierbarkeit der Ergebnisse auf andere Populationen und Situationen
(D) die klinische Bedeutsamkeit der festgestellten Unterschiede zwischen Experimental- und Kontrollgruppe
(E) die Sicherheit des Kausalschlusses, mit welcher Änderungen im Ergebniskriterium (Zielgröße) auf die Behandlungsmaßnahme zurückgeführt werden können

1.4 Theoretische Grundlagen

1.4.1 Biologische Grundlagen

F03

1.130 Beim jungen Säugling kann Lächeln ausgelöst werden, wenn vor dessen Augen eine Pappscheibe rhythmisch bewegt wird, auf der zwei sich deutlich vom Grund abhebende Kreise aufgezeichnet sind (Gesichtsattrappe).
Die das Lächeln auslösende Reizkonfiguration lässt sich am zutreffendsten charakterisieren als
(A) angeborener Auslösemechanismus
(B) Appetenzverhalten
(C) Prägung
(D) Schlüsselreiz
(E) sekundärer Verstärker

F02

1.131 Ein hungriger neugeborener Säugling zeigt spontan rhythmische Kopfbewegungen, was auch als Kopfpendeln bezeichnet wird. Mit diesem Verhalten strebt er an, die mütterliche Brustwarze zu erreichen, mit dem Mund fest zu umschließen und zu saugen.
Das Suchverhalten des Säuglings wird mit folgendem Begriff am zutreffendsten erfasst:
(A) angeborener Auslösungsmechanismus
(B) Appetenzverhalten
(C) Kindchenschema
(D) Leerlaufhandlung
(E) Übersprungshandlung

H04

1.132 Welche Aussage zur subliminalen Wahrnehmung trifft zu?
(A) Bei subliminaler Wahrnehmung treten unterschwellig angebotene Reize ins bewusste Erleben.
(B) Ein Reiz, der unterhalb der Wahrnehmungsschwelle dargeboten wird, wird zwar nicht bewusst wahrgenommen, kann aber trotzdem das Verhalten beeinflussen.
(C) Ein subliminal dargebotener Reiz wird nur in 50 % aller Darbietungen erkannt.
(D) Subliminale Wahrnehmung bezeichnet den Reizzuwachs, der gerade nötig ist, eine merkliche Empfindensveränderung auszulösen.
(E) Subliminale Wahrnehmung wurde bisher experimentell nicht nachgewiesen.

H00

1.133 Was versteht man unter Wahrnehmungsabwehr?
(A) die Selektion von Reizen
(B) die Wahrnehmung vertrauter Reize
(C) die erschwerte Wahrnehmung von Reizen, die eine negative Bedeutung haben
(D) externe Attribution
(E) verzerrte Attributionen

F09 H07

1.134 In der empirischen Persönlichkeitsforschung hat man unterschiedliche Wahrnehmungsstile gefunden. Personen unterscheiden sich z. B. darin, ob sie mehr oder weniger gut Figuren aus einem Gestaltzusammenhang lösen können (z. B. im „Embedded Figures Test").
Bei diesem Konstrukt, das auch als die Tendenz beschrieben wird, wie weit Menschen autonom und unabhängig von Umgebungseinflüssen agieren, handelt es sich um
(A) Erfolgs-/Misserfolgsorientierung
(B) Feldabhängigkeit-Feldunabhängigkeit
(C) Introversion-Extraversion
(D) Offenheit für Erfahrungen
(E) Repression-Sensitization

F06 ■

1.135 Einige psychische Funktionen sind schwerpunktmäßig in der rechten Hirnhälfte lateralisiert.
Welche gehört <u>nicht</u> dazu?
(A) Gesichter erkennen
(B) musikalische Leistungen
(C) räumliche Wahrnehmung
(D) sprachlich-sequenzielles Denken
(E) Verarbeitung insbesondere von negativen Emotionen

1.129 (E) 1.130 (D) 1.131 (B) 1.132 (B) 1.133 (C) 1.134 (B) 1.135 (D)

H02 ■

1.136 Nach einem Schädel-Hirn-Trauma ist ein Patient – trotz ungestörter Funktionstüchtigkeit seiner Sinnesorgane – unfähig, bestimmte (ihm eigentlich vertraute) visuell wahrgenommene Gegenstände zu erkennen und zu benennen. Mit Hilfe seiner nicht-visuellen Sinnesorgane gelingt ihm dieses dann aber rasch.
Dieses Störungsbild wird am zutreffendsten mit folgendem der genannten Begriffe bezeichnet:

(A) Agnosie
(B) anterograde Amnesie
(C) Perseveration
(D) Apraxie
(E) proaktive Hemmung

F10

1.137 Die Unfähigkeit, eine bestimmte Handlung auszuführen, bezeichnet man als

(A) Agnosie
(B) Agraphie
(C) Aphasie
(D) Apraxie
(E) Perseveration

H06

1.138 Seit einiger Zeit fällt Frau H. zunehmend auf, dass ihr Ehemann bei Fragen, die an ihn gerichtet sind, dazu neigt, nicht auf diese einzugehen. Stattdessen weicht er aus und berichtet von spontan erfundenen Gegebenheiten. Frau H. wendet sich schließlich an ihren Arzt, der nach der Untersuchung und im Hinblick auf den erhöhten Alkoholkonsum des Herrn H. ein Korsakow-Syndrom diagnostiziert.
Welcher der nachstehenden Begriffe umschreibt den von Herrn H. aufgrund seiner Störung verwendeten Kompensationsversuch am ehesten?

(A) Agnosie
(B) Aphasie
(C) Interferenz
(D) Konfabulation
(E) Perseveration

H10

1.139 Frau G. hat kürzlich einen Schlaganfall erlitten. Neben Lähmungen der rechten Körperhälfte zeigt sie auch eine deutliche Sprachveränderung. Ihr Neurologe hat eine Wernicke-Aphasie diagnostiziert.
Welche Veränderungen der Sprache sind für diese Diagnose typisch?

(A) ausgeprägte Wortfindungsstörungen
(B) kaum Spontansprache, Störung der Aussprache, intaktes Sprachverständnis
(C) kaum Sprachproduktion, stark gestörtes Sprachverständnis
(D) reichliche Sprachproduktion, Paraphasien, stark gestörtes Sprachverständnis
(E) ständiges Wiederholen nur weniger Wörter

F10 ■

1.140 Frau G. hat kürzlich einen Schlaganfall erlitten. Neben Lähmungen der rechten Körperhälfte hat sich auch ihre Sprache deutlich verändert. Ihr Neurologe hat eine Broca-Aphasie diagnostiziert.
Welche Veränderungen der Sprache sind für diese Diagnose typisch?

(A) ausgeprägte Wortfindungsstörungen
(B) kaum Sprachproduktion, stark gestörtes Sprachverständnis
(C) reichliche Sprachproduktion, Paraphasien, stark gestörtes Sprachverständnis
(D) viele Neologismen, stark gestörtes Sprachverständnis
(E) vorwiegend Störungen der Sprachproduktion

H07 ■

1.141 Welche Hirnstruktur spielt bei der unbewussten emotionalen Bewertung von angstrelevanten Stimuli eine zentrale Rolle?

(A) Amygdala
(B) Broca-Areal
(C) Kleinhirn
(D) Okzipitalregion
(E) Parietallappen

H07

1.142 Zu den Standardverfahren in der neuropsychologischen Diagnostik gehört die Anwendung des Wisconsin Card Sorting Tests (WCST), der die Fähigkeit, Regeländerungen schnell zu erkennen und sich darauf einzustellen, überprüft.
Für welche der folgenden Hirnläsionen ist der WCST am ehesten sensitiv?

(A) frontale Läsionen
(B) okzipitale Läsionen
(C) parietale Läsionen
(D) temporale Läsionen
(E) zentrale Läsionen

F07 ■

1.143 Intrakranielle Selbststimulation des „positiven Verstärkungssystems“ mittels implantierter Elektroden kann bei Versuchstieren (Ratten) ein so hohes Maß an Wohlbefinden auslösen, dass die Tiere schnell lernen, sich diese Reize durch Hebeldruck selbst zu applizieren.
Welcher der nachstehenden Überträgerstoffe repräsentiert das wichtigste biochemische Agens in diesem Verstärkungssystem?

(A) Acetylcholin
(B) Adrenalin
(C) Dopamin
(D) GABA
(E) Oxytocin

1.136 (A) 1.137 (D) 1.138 (D) 1.139 (D) 1.140 (E) 1.141 (A) 1.142 (A) 1.143 (C)

F07 ■■

1.144 Ein Patient weist eine Substanzreduktion im Hippokampus auf.
Welche Funktion ist bei ihm am ehesten beeinträchtigt?
(A) Abruf impliziter Handlungsmuster
(B) bewusste langfristige Handlungsplanung
(C) Hemmung impulsiver Handlungen
(D) Konsolidierung von Inhalten des deklarativen Gedächtnisses
(E) Steuerung der Feinmotorik

H98

1.145 Welche Aussage über die Zusammenhänge zwischen neurochemischen Zellverbänden der Formatio reticularis und psychophysischen Funktionen trifft nicht zu?
(A) Cholinerges System: Kontrolle des allgemeinen Bewusstseinszustandes und der Aufmerksamkeit
(B) Dopaminerges System: Kontrolle des motorischen Verhaltens und negative Beeinflussung des emotionalen Erlebens
(C) Noradrenerges System: Kontrolle des Langzeitgedächtnisses, des motorischen Lernens und positive Beeinflussung des emotionalen Erlebens
(D) Adrenerges System: initiierend für den Non-REM-Schlaf
(E) Serotonerges System: Einfluss auf Schlaf und Kontrolle der vegetativen Regulation

F01 ■

1.146 In einem Experiment werden Studenten einem Warnreiz (Ton 1) ausgesetzt, der nach wenigen Sekunden einen imperativen Reiz (Ton 2) ankündigt, den sie so schnell wie möglich mit Hilfe eines Knopfes abstellen sollen. Gemessen wurde ihre kortikale Aktivität (gemitteltes EEG).
Wie nennt man das hirnelektrische Phänomen, das in diesem Experiment untersucht wird, und welcher psychophysiologische Prozess wird damit erfasst?
(A) akustisch evozierte Potentiale – Aufmerksamkeitsprozesse
(B) akustisch evozierte Potentiale – Reizdekodierung
(C) contingente negative Variation – Aufmerksamkeitsprozesse
(D) contingente negative Variation – Reizerkennung
(E) langsame Hirnpotentiale – affektive Prozesse

H98

1.147 Wenn eine Person sich mit geschlossenen Augen im entspannten Wachzustand befindet und dann die Augen öffnet, um sich einem Außenreiz zuzuwenden, kann man im Spontan-EEG meist folgende Veränderung beobachten:
(A) Das Auftreten von Komplexen (aus zwei oder mehreren Wellen), die sich deutlich vom Hintergrund abheben
(B) Hervortreten einer sensorisch evozierten Potentialschwankung
(C) Wechsel der Frequenz von ca. 8 – 13Hz auf ca. 13 – 30 Hz
(D) Wechsel des Frequenzspektrums vom α-Band ins δ-Band
(E) Zunahme der Amplitude

F10 ■■

1.148 Die Messmethode der evozierten Potentiale (EP) aus dem EEG ist ein psychophysiologisches Verfahren zur Messung der Kortexaktivität.
Evozierte Potentiale (EP) werden gemessen durch
(A) Ableitung des EEG-Frequenzspektrums im REM-Schlaf
(B) Ableitung im Spontan-EEG innerhalb der ersten 100 Millisekunden nach einem Reiz
(C) Auffinden spezieller Amplitudenformen im Spontan-EEG
(D) Bestimmung der Häufigkeit von Schlafspindeln
(E) Mittelung von EEG-Amplituden im stimulusnahen Zeitfenster

H09 ■■

1.149 Zu den ereigniskorrelierten Potentialen gehören die langsamen Potentiale.
Welche der nachfolgenden Aussagen zu langsamen Potentialen trifft zu?
(A) Die contingente negative Variation (CNV) gehört zu den exogenen Potentialen.
(B) Die contingente negative Variation (CNV) tritt auf, wenn auf einen Warnreiz ein imperativer Reiz folgt, auf den hin die Versuchsperson so rasch wie möglich reagieren soll.
(C) Die langsamen Potentiale werden vor allem zur Untersuchung von Reizleitungsstörungen in der neurologischen Diagnostik genutzt.
(D) Die P300-Welle gehört zu den exogenen Potentialen.
(E) Wegen ihres günstigen Signal-Rausch-Verhältnisses lassen sich langsame Potentiale bereits im Spontan-EEG erkennen.

1.144 (D) 1.145 (D) 1.146 (C) 1.147 (C) 1.148 (E) 1.149 (B)

F04

1.150 Die Vorbereitung einer Handlung geht mit einer langsamen elektrischen Negativierung des Kortex (Contingent Negative Variation, CNV) einher. Welche Stimulusdarbietung wird im CNV-Paradigma (CNV-Experiment) verwendet?
(A) Darbietung eines Alarmreizes, gefolgt von einem imperativen Reiz
(B) Darbietung eines imperativen Reizes, gefolgt von einem Alarmreiz
(C) Darbietung eines neutralen Reizes, gefolgt von einem Alarmreiz
(D) simultane Darbietung von Alarm- und imperativem Reiz
(E) simultane Darbietung von neutralem und Alarmreiz

H10 ■

1.151 Welches der neurobiologischen Verfahren zur Untersuchung von psychischen Funktionen basiert auf radioaktiv markierten Substanzen?
(A) Elektroenzephalographie
(B) evozierte Potentiale
(C) funktionelle Magnetresonanztomographie
(D) Magnetenzephalographie
(E) Positronenemissionstomographie

F06 ■

1.152 Zur Untersuchung von Aufmerksamkeitsprozessen werden in der Hirnforschung verschiedene Untersuchungsmethoden eingesetzt. Welche der nachstehenden Methoden hat die beste zeitliche Auflösung?
(A) Computertomographie
(B) Elektroenzephalographie
(C) funktionelle Magnetresonanztomographie
(D) Magnetresonanztomographie
(E) Positronen-Emissions-Tomographie

F07 ■■

1.153 Die nachstehenden, in der Hirnforschung eingesetzten Untersuchungsmethoden unterscheiden sich in ihrem räumlichen und zeitlichen Auflösungsvermögen. Welche davon weist die vergleichsweise <u>geringste</u> räumliche Auflösung auf?
(A) Computertomographie
(B) Elektroenzephalographie (Spontan-EEG)
(C) funktionelle Magnetresonanztomographie
(D) Positronen-Emissions-Tomographie
(E) Single-Photon-Emissions-Tomographie

F09 ■

1.154 Für welches der nachfolgenden medizinischen Phänomene liefert neuronale Plastizität eine Erklärung?
(A) automatische und schnelle Angstreaktion auch auf unvollständig verarbeitete visuelle Stimuli
(B) Bewegungsstörungen bei Dopaminmangel
(C) Gedächtnisverlust bei Demenzerkrankungen
(D) Volumenvergrößerung von Hirnarealen durch intensives Üben
(E) Wirksamkeit einer Serotoninbehandlung bei Depression

F09

1.155 Bei welchem Verfahren macht man sich vorrangig die Fähigkeit des Gehirns zunutze, ausgefallene Funktionen durch Restitution geschädigter Gehirnareale wiederherzustellen (Plastizität)?
(A) Autogenes Training
(B) Biofeedback
(C) Hypnotherapie
(D) Neuropsychologisches Training
(E) Progressive Muskelrelaxation

H01

1.156 Welche Aussage zu zirkadianen Rhythmen trifft <u>nicht</u> zu? Sie
(A) sind angeboren und gehören zur genetischen Ausstattung
(B) werden durch Phasenkontrolle synchronisiert
(C) werden durch soziale Zeitgeber synchronisiert
(D) werden meist kürzer, wenn sie nicht synchronisiert werden (z. B. in Isolation)
(E) wirken sich auf physiologische und psychologische Variablen (z. B. Körpertemperatur, Vigilanz) aus

H07

1.157 Welches Merkmal ist <u>nicht</u> kennzeichnend für den REM-Schlaf?
(A) desynchronisiertes EEG
(B) gute Erinnerung an oft lebhafte Träume nach dem Wecken
(C) niedrigamplitudiges EEG
(D) niedrige Weckschwelle
(E) tonische Hemmung (Atonie) der quergestreiften Muskulatur

1.150 (A) 1.151 (E) 1.152 (B) 1.153 (B) 1.154 (D) 1.155 (D) 1.156 (D) 1.157 (D)

F08

→ **1.158 Zur Absicherung der Diagnose einer Schlafstörung wird ein junger Erwachsener (männlich) in ein Schlaflabor überwiesen.**
Welcher der nachfolgenden Befunde deutet am ehesten auf eine gestörte Schlafarchitektur hin?
(A) Der Patient durchläuft die Schlafstadien 1 bis 4 etwa 5-mal in jeder der drei untersuchten Nächte.
(B) Die REM-Phasen werden im Verlauf der zweiten Nachthälfte deutlich kürzer.
(C) Im REM-Schlaf stellt man eine Atonie der Skelettmuskulatur fest.
(D) In REM-Phasen werden Erektionen festgestellt, ohne dass der Patient, nachdem er geweckt wurde, über Trauminhalte mit sexuellem Inhalt berichtet.
(E) Man stellt fest, dass etwa 20 % der Schlafzeit durch REM-Schlaf gekennzeichnet sind.

H04 F02

→ **1.159 Bei einem Patienten mit persistierenden Schlafstörungen wird im Schlaflabor ein EEG abgeleitet. Nach zweistündiger Schlafdauer zeigt das EEG eine Phase, die sich wie folgt charakterisieren lässt: Vorwiegend (> 50 %) langsamer δ-Wellen (0,5–3 Hz) mit hoher Amplitude**
Welchem Stadium ist dieses EEG zuzuordnen?
(A) leichter Schlaf (Stadium 2 nach Kleitman)
(B) REM-Schlaf (paradoxer Schlaf)
(C) Tiefschlaf (Stadium 4 nach Kleitman)
(D) Wachzustand
(E) (Wieder-)Einschlafstadium (Stadium 1 nach Kleitman)

F00

→ **1.160 Welche der folgenden Aussagen zum REM-Schlaf trifft <u>nicht</u> zu?**
(A) Beim Neugeborenen macht der REM-Schlaf mehr als 50 % der Schlafenszeit aus.
(B) Bei alten Menschen verringert sich die REM-Phasendauer.
(C) Die Dauer der REM-Phasen nimmt im Laufe der Nacht zu.
(D) Mehr als 80 % des Schlafs des gesunden Erwachsenen besteht aus REM-Schlaf.
(E) Selektiver Entzug des REM-Schlafs führt zu einem eher hyperaktiven, labilen Wachzustand.

F99

→ **1.161 Ein Patient zeigte am Tage plötzliche Schlafattacken in einer Dauer von wenigen Sekunden bis zu einer halben Stunde.**
Auf welche Schlafstörung weist dieses Leitsymptom hin?
(A) idiopathische Insomnie
(B) Narkolepsie
(C) Pseudoinsomnie
(D) Schlaflähmung
(E) sekundäre Insomnie

H05

→ **1.162 Die Frau Ihres älteren Patienten berichtet, dass er nachts nicht nur laut und unregelmäßig schnarche, sondern auch anfallsweise Atemstillstände von mehr als 10 Sekunden Dauer habe, die sie sehr beunruhigten. Der Patient wacht dann auf, ringt nach Luft und schläft danach weiter. Am Tag ist er schläfrig, unkonzentriert und neigt zum Einschlafen.**
Welche Störung liegt vor?
(A) Kataplexie
(B) Narkolepsie
(C) paradoxer Schlaf
(D) Parasomnie
(E) Schlafapnoe-Syndrom

1.4.2 Lernen

H07

→ **1.163 Bei Gedächtnisaufgaben ist die Kapazität der Übertragung vom Kurzzeitgedächtnis in das Langzeitgedächtnis begrenzt.**
Welches der nachstehenden Intervalle entspricht der Anzahl der Gedächtniseinheiten (Chunks), die übertragen werden können, am ehesten?
(A) 3 ± 1
(B) 4 ± 1
(C) 5 ± 2
(D) 7 ± 2
(E) 9 ± 3

H08 ■

→ **1.164 Herr L. ist Botaniker und leidet an einer Alzheimer-Demenz, welche mit starken Einbußen seiner Gedächtnisfunktionen einhergeht. Als ihn sein Enkelsohn besucht und ihm von ihrem letzten gemeinsamen Ausflug in den botanischen Garten erzählt, bei dem ihm sein Großvater viel über Pflanzengattungen und Züchtung erzählt hat, kann sich Herr L. überhaupt nicht mehr daran erinnern. Sein Enkel wundert sich sehr, da der Ausflug nicht lange her ist. Als der Enkel die Pflanzenarten aufzählt, kann der Großvater sie jedoch perfekt beschreiben.**
Welche der folgenden Gedächtnisfunktionen ist bei Herrn L. am ehesten durch seine Demenz beeinträchtigt?
(A) das Arbeitsgedächtnis
(B) das episodische Gedächtnis
(C) das Priming-Gedächtnis
(D) das prozedurale Gedächtnis
(E) das sensorische Register

1.158 (B) 1.159 (C) 1.160 (D) 1.161 (B) 1.162 (E) 1.163 (D) 1.164 (B)

F06 ■

→ **1.165 Herr U., 54 Jahre, klagt bei seinem Hausarzt über Gedächtnisprobleme. „Wenn ich einen Artikel in der Zeitung gelesen habe, habe ich die Inhalte bereits nach einer halben Stunde vergessen. Was ist bloß los?"**
Welche Gedächtnisfunktion ist bei Herrn U. am ehesten betroffen?
(A) deklaratives, episodisches Gedächtnis
(B) deklaratives, semantisches Gedächtnis
(C) echoisches Gedächtnis
(D) ikonisches Gedächtnis
(E) implizites (nicht-deklaratives) Gedächtnis

H09

→ **1.166 Frau W. hat nach einer Hirnschädigung die Fähigkeit, neue Informationen zu speichern, verloren. So kann sie sich beispielsweise bei aufeinanderfolgenden Besuchen nicht an ihre Ärztin erinnern. Eines Tages setzt sie sich auf den ihr zugewiesenen Stuhl im Behandlungsraum der Ärztin und schreckt zusammen, als sie merkt, dass sich auf dem Stuhl eine Reißzwecke befindet. Am nächsten Tag kann sie sich wieder weder an ihre Ärztin noch an den vorherigen Tag erinnern, zögert jedoch plötzlich dabei, sich auf den Stuhl zu setzen.**
Auf welche Gedächtnisleistung lässt sich das Zögern von Frau W. am zweiten Tag am ehesten zurückführen?
(A) deklaratives Gedächtnis
(B) episodisches Gedächtnis
(C) implizites Gedächtnis
(D) semantisches Gedächtnis
(E) sensorisches Gedächtnis

F98

→ **1.167 Ein Student, der sich auf die Prüfung vorbereitet, arbeitet einige Lehrbuchkapitel durch und ist sich sicher, die wichtigsten Inhalte behalten zu haben. Nach Durcharbeiten des darauffolgenden Kapitels bemerkt er, dass er von den vorherigen Kapiteln bereits wichtige Inhalte wieder vergessen hat.**
Welche Form der Beeinträchtigung der Erinnerungsfähigkeit liegt vor?
(A) anterograde Amnesie
(B) retrograde Amnesie
(C) proaktive Hemmung
(D) retroaktive Hemmung
(E) Verdrängung

F02

→ **1.168 In einer neurologischen Rehabilitationsklinik fällt ein Patient, der durch Verkehrsunfall eine Contusio cerebri erlitt, dadurch auf, dass seit dieser Verletzung seine Merkfähigkeit eingeschränkt ist. An weiter zurückliegende, vor dem Unfall stattgefundene Ereignisse kann er sich dagegen offensichtlich gut erinnern.**
Welche Störung liegt vor?
(A) Agnosie
(B) anterograde Amnesie
(C) Neglekt
(D) retrograde Amnesie
(E) Wernicke-Aphasie

F08

→ **1.169 Herr P. wacht nach einem Autounfall im Krankenhaus aus. Als der Stationsarzt ihn zu den Begebenheiten vor und während des Unfalls befragt, bemerkt Herr P., dass er sich nicht daran erinnern kann. Herr P. erinnert sich weder an die Zeit unmittelbar vor dem Unfall noch an den Unfall selbst.**
Welche Form der Gedächtnisstörung liegt hier am wahrscheinlichsten vor?
(A) anterograde Amnesie
(B) Demenz
(C) gestörtes Priming
(D) retrograde Amnesie
(E) Störung des semantischen Gedächtnisses

F01

→ **1.170 Ein älterer Patient berichtet in der Notaufnahme:**
Bisher sei er nur Fahrräder mit Rücktrittbremse gefahren. Zum Sturz mit dem neuen Rad sei es gekommen, als er in der ersten kritischen Situation mehrfach versucht habe, mit dem Rücktritt statt mit der Felgenbremse zu stoppen.
Dies ist ein Beispiel für:
(A) assoziative Hemmung
(B) negativen Transfer
(C) Perseveration
(D) Reizgeneralisation
(E) retroaktive Hemmung

H02

→ **1.171 Ein Patient neigt dazu, bei Problemlösungsprozessen auf solche Strategien zurückzugreifen, die sich zwar früher üblicherweise bewährt haben, für die Lösung der akuten Probleme jedoch häufig ungeeignet sind.**
Dieses Verhalten wird mit folgendem Begriff am zutreffendsten erfasst:
(A) Konformitätsdruck
(B) negativer Transfer
(C) Regression
(D) retroaktive Hemmung
(E) Rigidität

H93

1.172 Nach einer Klassenarbeit kann sich ein Schüler besser an die ungelösten als an die gelösten Aufgaben erinnern.
Dieses Phänomen bezeichnet man als
(A) Rigidität
(B) Zeigarnik-Effekt
(C) Reaktionsbildung
(D) Interferenz
(E) Perseveration

H07

1.173 Als behandelnder Arzt des Patienten, Herrn P., fällt Ihnen auf, dass er auf Fragen, die Sie an ihn richten, ausweichende Antworten an Ihrer Frage vorbei gibt. Stattdessen berichtet er von spontan erfundenen Geschichten oder von ganz anderen Dingen, die mit Ihrer Frage nichts zu tun haben. Seine Frau bestätigt ihre Beobachtung. Aufgrund des erhöhten Alkoholkonsums des Herrn P. diagnostizieren Sie bei ihm ein „Korsakow-Syndrom".
Welcher der nachfolgenden Begriffe umschreibt den von Herrn P. aufgrund seiner Störung verwendeten Kompensationsversuch bei Fragen am ehesten?
(A) Agnosie
(B) Aphasie
(C) Konfabulation
(D) Perseveration
(E) Prosopagnosie

H02

1.174 Wenn aufgrund einer neuen Information (Lernstoff) eine zuvor im Gedächtnis gespeicherte Information (Lernstoff) nicht wieder erinnert werden kann, so bezeichnet man diesen Vorgang in der Psychologie am zutreffendsten mit folgendem der genannten Begriffe:
(A) anterograde Amnesie
(B) Kontrastfehler
(C) Interferenz
(D) proaktive Hemmung
(E) Projektion

F01 ■

1.175 Zu den zur Verbesserung der Gedächtnisleistung eingesetzten Methoden gehört nicht:
(A) Gesichter-Namen-Strategie
(B) kognitive Umstrukturierungstechnik
(C) Methode der Orte (Loci-Technik)
(D) Strategien der visuellen Vorstellung (Imagery)
(E) verbale Strategien (z. B. PQRST-Technik)

H10

1.176 Was ist unter Langzeitpotenzierung beim Gedächtnis am ehesten zu verstehen?
(A) der Abruf von Informationen aus dem Langzeitgedächtnis
(B) die andauernde Veränderung der Erregbarkeit von Neuronen im Hippokampus und Kortex
(C) die Übertragung von Gedächtnisinhalten von den sensorischen Registern in das Arbeitsgedächtnis
(D) die Überwindung der individuellen Merkspanne
(E) eine Aktivierung des impliziten Gedächtnisses

F09

1.177 Das Auftreten einer geringeren Antwortstärke physiologischer Reaktionen bei wiederholter Reizdarbietung wird am zutreffendsten bezeichnet als
(A) Adaptation
(B) Dishabituation
(C) Extinktion
(D) Habituation
(E) Sensitivierung

F04

1.178 Ein 25-jähriger Patient, der sich wegen einer Oberarmfraktur einer Operation unterziehen musste, liegt in Ihrer Station in einem Zimmer, das sich an einer abends und nachts stark befahrenen Straße befindet. Der Patient gibt nach der ersten Nacht an, aufgrund des Straßenlärms schlecht einschlafen zu können. Der Chefarzt verordnet jedoch keine Schlafmittel. Bereits am nächsten Tag gibt der Patient an, keine Probleme mehr beim Einschlafen zu haben und den Straßenlärm kaum noch zu hören.
Welches psychophysiologische Phänomen liegt am ehesten dem verbesserten Einschlafverhalten zugrunde?
(A) Alpha-Blockade
(B) Defensivreaktion
(C) Extinktion
(D) Habituation
(E) Orientierungsreaktion

F10 H08

1.179 Ein Experiment, in dem belastungsabhängige Muskelaktivierung untersucht wurde, ergab, dass Patienten mit Rückenschmerzen auf unterschiedliche Belastungssituationen immer wieder mit einer starken Tonuserhöhung der paravertebralen Muskulatur reagierten, während dies bei Kontrollpersonen nicht der Fall war.
Die Neigung der Rückenschmerzpatienten, auf unterschiedliche Belastungen in gleicher Weise zu reagieren, ist am ehesten ein Hinweis auf:
(A) individualspezifische Reaktion
(B) Orientierungsreaktionen
(C) Propriozeption
(D) Reizdiskrimination
(E) stimulusspezifische Reaktion

1.172 (B) 1.173 (C) 1.174 (C) 1.175 (B) 1.176 (B) 1.177 (D) 1.178 (D) 1.179 (A)

H08 ■

→ **1.180 Der Placeboeffekt lässt sich u.a. mittels klassischer Konditionierung erklären.**
Welchen Bestandteil im Modell der klassischen Konditionierung stellt das Placebo-Medikament am ehesten dar?
(A) unkonditionierter Reiz
(B) konditionierter Reiz
(C) unkonditionierte Reaktion
(D) konditionierte Reaktion
(E) Kontingenz

H07 F05 ■

→ **1.181 Krebskranke erhalten zur Tumorbehandlung oft Medikamente (Chemotherapie), die als Nebenwirkung Übelkeit auslösen können. Manche Patienten entwickeln im Lauf der Therapie allein schon dann Übelkeit, wenn sie vor Beginn eines erneuten Behandlungszyklus den Geruch des Krankenhauses wahrnehmen (antizipatorische Übelkeit). Dieses Phänomen lässt sich durch klassische Konditionierung erklären.**
Worin besteht in diesem Beispiel der unkonditionierte Stimulus?
(A) Angst vor der Behandlung
(B) chemotherapeutisches Medikament
(C) Übelkeit als Folge des Krankenhausgeruchs
(D) Übelkeit als Folge des Medikaments
(E) Wahrnehmung des Krankenhausgeruchs

F99 ■■

→ **1.182 In einem Lernexperiment wird ein konditionierter Reiz mit einem zweiten, neutralen Reiz gepaart dargeboten. Nach mehreren Durchgängen vermag der zweite Stimulus die konditionierte Reaktion auszulösen.**
Dieser Vorgang entspricht einer
(A) Konditionierung höherer Ordnung
(B) operanten Verstärkung
(C) Orientierungsreaktion
(D) Reizdiskriminierung
(E) Reizgeneralisierung

H04 ■

→ **1.183 In einer experimentellen Versuchsanordnung wurden Probanden mehrmals immunsuppressive Medikamente zusammen mit herkömmlichen Bonbons verabreicht. Bei erneuter Gabe der Bonbons wurde eine verminderte Antikörperbildung auf ein zuvor injiziertes Antigen festgestellt.**
Mit welchem lerntheoretischen Begriff lässt sich diese verminderte Antikörperbildung (ohne Gabe des Medikaments) am ehesten beschreiben?
(A) generalisierter Reiz
(B) konditionierte Reaktion
(C) konditionierter Reiz
(D) unkonditionierte Reaktion
(E) unkonditionierter Reiz

H06 ■

→ **1.184 Ein kleines Kind, das von seinem zahmen Hamster gebissen wurde, will nun auch seine Kuscheltiere nicht mehr im Bett haben.**
Diesen Vorgang bezeichnet man in der Lernpsychologie am zutreffendsten als
(A) klassische Konditionierung
(B) negative Identifizierung
(C) Reizdiskriminierung
(D) Reizgeneralisierung
(E) Übertragung

F10

→ **1.185 Auf manche Reize (z. B. Spinnen) lassen sich Furchtreaktionen leichter klassisch konditionieren als auf andere, potenziell ebenfalls bedrohliche Reize (z. B. Waffen).**
Wodurch lässt sich dieses Phänomen am ehesten erklären?
(A) biographische Erfahrung mit den Reizen
(B) biologische Vorbereitung (preparedness)
(C) Häufigkeit der Reize in der Lebensumwelt
(D) objektive Gefährlichkeit der Reize
(E) Zugänglichkeit von Fluchtreaktionen

H09 ■

→ **1.186 Am günstigsten für die Ausbildung einer konditionierten Reaktion (z. B. Lidschlagreaktion bei jungen Erwachsenen) ist es, wenn**
(A) der CS (konditionierte Stimulus) und UCS (unkonditionierte Stimulus) gleichzeitig auftreten
(B) der CS kurzfristig (etwa 0,5 s) nach dem UCS auftritt
(C) der CS kurzfristig (etwa 0,5 s) vor dem UCS auftritt
(D) der CS längerfristig (etwa 1 min) nach dem UCS auftritt
(E) der UCS längerfristig (etwa 2 min) vor dem CS auftritt

F00

→ **1.187 Welcher Sachverhalt entspricht dem „Effektgesetz des Lernens" am besten?**
(A) Beim operanten Konditionieren ist keine reflexartige Verknüpfung zwischen Reiz und Reaktion erforderlich.
(B) Ein Reiz vermag die ihm zugehörige Reaktion immer wieder auszulösen.
(C) Eine Verhaltensweise, die belohnt wird, tritt häufiger auf; eine Verhaltensweise, die bestraft wird, wird abgebaut.
(D) Intermittierende Verstärkung bewirkt einen anhaltenden Lernerfolg.
(E) Kontinuierliche Verstärkung führt zum schnellen Erwerb einer Verhaltensweise.

1.180 (B) 1.181 (B) 1.182 (A) 1.183 (B) 1.184 (D) 1.185 (B) 1.186 (C) 1.187 (C)

F03 ■

1.188 Eine 28-jährige Beamtin mit Rückenschmerzen kommt zu Ihnen in die Praxis. Sie beobachten, dass sie beim Betreten des Sprechzimmers hinkt, sich vermehrt die schmerzende Stelle reibt und beim Sitzen eine Schonhaltung einnimmt. In der Schmerzanamnese berichtet sie u. a., dass ihr Mann ihr immer ansehen würde, dass sie Schmerzen habe und sie dann umsorge sowie den Haushalt mache.
Mit welchem Lernprinzip ist das vermehrt gezeigte nonverbale Schmerzverhalten am ehesten zu erklären?
(A) klassische Konditionierung
(B) operante Konditionierung
(C) primäre Verstärkung
(D) Prompting
(E) Reizgeneralisierung

H98 ■

1.189 In einem Trainingsprogramm zum Abbau von aggressivem Verhalten bei Kindern werden in den Trainingsphasen nicht-aggressive Verhaltensweisen in Gruppen geübt. Dabei wird ein sogenanntes Token-Programm eingesetzt, bei dem die Kinder für erwünschte Verhaltensveränderungen Punkte erhalten. Gesammelte Punkte können in einen Preis (z. B. Kinobesuch) eingetauscht werden.
Das Token-Programm basiert auf
(A) Diskriminationslernen
(B) klassischer Konditionierung
(C) Konditionierung höherer Ordnung
(D) Lernen am Modell
(E) operanter Konditionierung

F01

1.190 Nachdem ein Angstpatient in einem verhaltenstherapeutischen Selbstsicherheitstraining erlernt hat, seinem Chef die Meinung zu sagen, ruft seine Frau empört den Therapeuten an, da er auch in der Familie immer öfter dominant werde.
Wie nennt man diesen Lernvorgang?
(A) Gegenkonditionierung
(B) Gegenübertragung
(C) Modelllernen
(D) Reizdiskrimination
(E) Reizgeneralisation

F96

1.191 Welche Aussage über Verstärker und Verstärkung trifft nicht zu?
(A) Primäre Verstärker sind Reize, die elementare Bedürfnisse befriedigen.
(B) Sekundäre Verstärker sind Reize, die durch eine konditionierte Beziehung mit primären Verstärkern ihre verhaltenssteuernde Wirkung erhalten.
(C) Sekundäre Verstärkung erfolgt durch kurzzeitigen Entzug eines dauerhaft aversiven Reizes.
(D) Die verstärkende Wirkung von Reizen hängt von ihrer subjektiven Valenz ab.
(E) Die verstärkende Wirkung von Reizen hängt von der zeitlichen und räumlichen Beziehung zwischen Reaktion und Konsequenz ab.

F06 ■■

1.192 Zum wiederholten Mal wehrt sich die 8-jährige Jana während der Zahnbehandlung so heftig, dass der Zahnarzt wiederum die Behandlung entnervt abbricht.
Welches Prinzip der instrumentellen Konditionierung erklärt am ehesten die Aufrechterhaltung des unerwünschten Verhaltens des Kindes?
(A) negative Bestrafung
(B) negative Verstärkung
(C) positive Bestrafung
(D) positive Verstärkung
(E) sekundäre Verstärkung

H07 ■

1.193 Herr R. berichtet in einer der ersten Sitzungen einer kognitiv-behavioralen Gruppentherapie von den Veränderungen innerhalb seiner Familie seit dem Beginn seiner chronischen Schmerzerkrankung: „Ich erfahre viel Entlastung von Seiten meiner Familie – meine Frau nimmt mir heute viele beschwerliche Dinge ab. Meine Kinder z. B. versorgen mittlerweile den Garten, was früher meine Aufgabe war. Und trotzdem haben sich meine Rückenschmerzen immer weiter verschlimmert.“ Die Gruppe erarbeitet zusammen mit der Therapeutin zur Verwunderung von Herrn R., dass das Verhalten seiner Familie auch zur Aufrechterhaltung seiner Schmerzen beiträgt.
Mit welchem lernpsychologischen Begriff lässt sich die Aufrechterhaltung der Schmerzen im oben geschilderten Beispiel am ehesten erklären?
(A) mit klassischer Konditionierung
(B) mit Löschung
(C) mit Modelllernen
(D) mit negativer Verstärkung
(E) mit positiver Verstärkung

1.188 (B) 1.189 (E) 1.190 (E) 1.191 (C) 1.192 (B) 1.193 (D)

F10

**1.194 Eine Allgemeinärztin hat bemerkt, dass sich die Ehefrau eines Patienten, der an chronischen Schmerzen leidet, ihrem Mann immer dann zuwendet, wenn er über seine Schmerzen klagt. Die Ärztin bespricht mit der Ehefrau des Patienten, dass sie stattdessen ihren Mann immer dann loben soll, wenn er trotz Schmerzen körperlich aktiv ist.
Welchen Lernmechanismus macht sich die Ärztin zunutze?**

(A) klassische Konditionierung
(B) negative Verstärkung
(C) positive Verstärkung
(D) Premack-Prinzip
(E) Prompting

F98

1.195 Welche Aussage zu Konditionierungsprozessen trifft nicht zu?

(A) Verstärkerpläne beschreiben die Kontingenz zwischen Verhalten und Verstärkung.
(B) Beim Quotenplan wird jede Reaktion generell verstärkt.
(C) Abergläubisches Verhalten kann durch intermittierende Verstärkung erklärt werden.
(D) Bei der Reizgeneralisierung kann ein konditioniertes Verhalten auch durch Reize ausgelöst werden, die dem konditionierten Reiz ähnlich sind.
(E) Kontinuierliche Verstärkung führt rascher zum angestrebten Verhalten als intermittierende Verstärkung.

H07

1.196 Peter ist 4 Jahre alt und hat starkes Übergewicht. Im Beratungsgespräch fragen seine Eltern den Kinderarzt, wie sie Peter im Alltag dazu anhalten können, mehr Obst und weniger Süßigkeiten zu essen. Welches lernpsychologische Vorgehen führt hier am ehesten zu einem langfristigen Erfolg?

(A) Jedes Mal, wenn Peter nascht, wird er getadelt, für das Essen von Obst wird er hin und wieder gelobt.
(B) Jedes Mal, wenn Peter nascht, wird er getadelt, jedes Mal, wenn er Obst isst, wird er gelobt.
(C) Peter wird zunächst jedes Mal, dann nur noch hin und wieder für das Essen von Obst gelobt. Naschen wird konsequent ignoriert.
(D) Peter wird zunächst jedes Mal, dann nur noch hin und wieder für das Essen von Obst gelobt. Wenn er nascht, wird er hin und wieder getadelt.
(E) Peter wird zunächst jedes Mal, dann nur noch hin und wieder für das Essen von Obst gelobt. Naschen wird zunächst hin und wieder, dann jedes Mal getadelt.

F05 ■■

1.197 Das Vorgehen, Verhaltensweisen, die sich häufiger zeigen, zu benutzen, um Verhaltensweisen zu verstärken, die weniger häufig auftreten, wird am zutreffendsten charakterisiert als

(A) intermittierende Verstärkung
(B) negative Verstärkung
(C) Premack-Prinzip
(D) Reizdiskriminierung
(E) Reizgeneralisierung

F07

**1.198 Frau Dr. Müller reagiert nur auf Äußerungen ihrer Patienten über körperliche Beschwerden mit Kopfnicken oder verbalen Äußerungen wie „aha". Spricht ein Patient psychische Beschwerden oder private Sorgen an, reagiert Frau Dr. Müller nicht. Am Ende spricht der Patient meist nur noch über seine körperlichen Beschwerden.
Wie lässt sich dieses Phänomen lernpsychologisch am ehesten erklären?**

(A) Akquisition
(B) Modelling-Effekt
(C) Prompting
(D) Reizgeneralisierung
(E) verbale Konditionierung

F09

**1.199 Eine Mutter gibt sich viel Mühe, ihrem 5-jährigen Sohn David den richtigen Umgang mit der Zahnbürste beizubringen. Nach jedem Essen steht sie korrigierend neben ihm am Waschbecken und lobt ihn für seinen Eifer. Als sie der Meinung ist, dass David das Zähneputzen beherrscht, überlässt sie ihn bei dieser Tätigkeit sich selbst. Nach einigen Wochen stellt sie erschrocken fest, dass David seine Zähne nur noch äußerst flüchtig und lustlos putzt.
Welches lernpsychologische Prinzip erklärt am ehesten das nachlässig gewordene Zahnpflegeverhalten?**

(A) Bestrafung
(B) intermittierende Verstärkung
(C) Löschung
(D) positive Verstärkung
(E) primäre Verstärkung

H04 ■■

1.200 Was versteht man in der klassischen Konditionierung unter Remission?

(A) das Ausbleiben eines Lernzuwachses bei wiederholten Lerndurchgängen
(B) die konditionierte Vermeidungsreaktion
(C) die Löschung eines gelernten Verhaltens
(D) die spontane Wiederherstellung einer konditionierten Reiz-Reaktions-Verbindung
(E) die Unterscheidung zwischen zwei verschiedenen Reizen

1.194 (C) 1.195 (B) 1.196 (C) 1.197 (C) 1.198 (E) 1.199 (C) 1.200 (D)

F08

1.201 Welches lernteoretische Prinzip erklärt (nach dem Zwei-Faktoren-Modell) am besten die Resistenz von Phobien gegen Löschung?
(A) Das Vermeidungsverhalten wird durch Angstreduktion operant konditioniert.
(B) Durch gelegentliches Vermeidungsverhalten kommt es zur intermittierenden Verstärkung der Angstreaktion.
(C) Durch Reizgeneralisation wird die Vielfalt der angstauslösenden Reize erhöht.
(D) Phobien werden durch Modell-Lernen erworben und aufrechterhalten.
(E) Phobien entstehen durch traumatische Fixierungen, die löschungsresistent sind.

F05 ■

1.202 Eine Assistenzärztin beobachtet bei ihrem Oberarzt, wie dieser sich im Gespräch mit seinen Patienten sehr empathisch zeigt. Ihr fällt auf, dass diese Patienten sich sehr zufrieden zu ihrer Behandlung äußern. In der darauf folgenden Zeit versucht sie erstmals, empathische Äußerungen in ihr eigenes Gesprächsverhalten einzubinden.
Welcher lernpsychologische Mechanismus beschreibt das Verhalten der Ärztin am ehesten?
(A) auslösender Effekt
(B) enthemmender Effekt
(C) Modelling-Effekt
(D) reaktionserleichternder Effekt
(E) richtungsweisender Effekt

H09 ■

1.203 Welche der nachstehenden Phasen gehört <u>nicht</u> zum Modelllernen?
(A) Aufmerksamkeitsphase
(B) Behaltensphase
(C) Motivationsphase
(D) Reproduktionsphase
(E) Widerstandsphase

1.4.3 Kognition

H05 ■

1.204 Peter ist 8 Jahre alt und löst bereits diejenigen Aufgaben, die durchschnittlich von 10-Jährigen gelöst werden.
Wie hoch ist sein IQ (klassischer Intelligenzquotient nach W. Stern)?
(A) 80
(B) 110
(C) 125
(D) 135
(E) 150

H02

1.205 Der Abweichungs-IQ wird am zutreffendsten durch folgende der genannten Ausführungen beschrieben:
(A) ein Kennwert, der etwas über die Stellung eines Individuums hinsichtlich seiner Intelligenz in der entsprechenden Vergleichsgruppe aussagt
(B) eine Standardabweichung des Intelligenzwertes, die sich definitionsgemäß aus dem Vergleich mehrerer unterschiedlicher normierter Intelligenztest-Verfahren untereinander errechnet
(C) ein Wert, der sich intraindividuell aus Intelligenz und Alter einer Person – bezogen auf 2 unterschiedliche Altersabschnitte – berechnet
(D) ein Quotient, der den jährlichen Zuwachs an Intelligenz bezogen auf die entsprechende Vergleichsgruppe angibt
(E) das arithmetische Mittel über verschiedene Intelligenzuntertests

F01 ■

1.206 Ein Begabungsforscher möchte für eine Untersuchung eine Stichprobe von Kindern mit einem IQ von mindestens 130 Punkten (Normierung entsprechend HAWIK) gewinnen.
Wie viele zufällig ausgewählte Kinder muss er testen, um 100 Kinder zu finden, die einen IQ von 130 und mehr Punkten aufweisen?
(A) etwa 600
(B) etwa 1100
(C) etwa 2200
(D) etwa 4400
(E) etwa 10000

F10

1.207 Frau R., 75 Jahre alt, klagt ihrem Hausarzt: „Früher war ich im Kopf viel fitter als heute. Meine Kreuzworträtsel kann ich ja nach wie vor lösen, aber wenn ich vor eine neue Aufgabe gestellt werde, habe ich große Probleme damit."
Welcher Begriff aus dem faktorenanalytischen Intelligenzmodell nach Cattell bezeichnet den Bereich der Intelligenz, bei dem Frau R. Probleme beklagt, am ehesten?
(A) allgemeines Wissen
(B) fluide Intelligenz
(C) kristalline Intelligenz
(D) Merkfähigkeit
(E) verbale Intelligenz

1.201 (A) 1.202 (C) 1.203 (E) 1.204 (C) 1.205 (A) 1.206 (D) 1.207 (B)

F02

→**1.208 Welche Aussage zu den Hamburg-Wechsler-Intelligenztests (HAWIK, HAWIE) trifft nicht zu?**

(A) Die IQ-Bestimmung basiert auf der Berechnung der Abweichung der Einzelwerte vom Mittelwert der Referenzpopulation.
(B) Die Tests erlauben die Berechnung von zwei IQ-Werten, jeweils einen für die verbale Intelligenz und einen für die Handlungsintelligenz.
(C) Die Tests werden als Individualtests durchgeführt.
(D) Die Testaufgaben sind nach dem Prinzip der Mehrfachantwortauswahl (multiple choice) konstruiert.
(E) Die Tests sind so normiert, dass etwa $^2/_3$ aller Fälle einer repräsentativen Stichprobe Werte zwischen 85 und 115 IQ-Punkten erzielen.

F02

→**1.209 Zur Intelligenzmessung von Personen wurden verschiedene Modelle entwickelt. Eines davon basiert auf den von Thurstone aufgestellten Primärfaktoren und wird dementsprechend auch als Mehrfaktorenmodell bezeichnet.**
Welcher der im Folgenden genannten Faktoren gehört nicht dazu?

(A) Gedächtnis
(B) Offenheit für Erfahrungen
(C) Raumvorstellung
(D) Rechengewandtheit
(E) Sprachverständnis

H06 ■

→**1.210 Welche der folgenden Aussagen ist für die „Multiple Faktorentheorie" der Intelligenz nach Thurstone zutreffend?**

(A) Der „g-factor" dominiert untergeordnete Faktoren der Intelligenz.
(B) Der Hamburg-Wechsler-Intelligenztest für Erwachsene (HAWIE) wurde entsprechend dieser Theorie konstruiert.
(C) Die nach dieser Theorie konstruierten Tests erlauben die Ermittlung eines zusammenfassenden Kennwertes, der als „klassischer IQ" bezeichnet wird.
(D) Die Unterscheidung von „kristalliner" und „fluider" Intelligenz wird berücksichtigt.
(E) „Primary mental abilities" wie z. B. räumliches Vorstellungsvermögen und Wortflüssigkeit sind gleichrangige Faktoren der Intelligenz.

F09 ■

→**1.211 Auf der Kinder- und Jugendlichenstation zeigen Sie Kindern bzw. Jugendlichen zwei Gläser mit einer Flüssigkeit. Die Gläser sind zwar unterschiedlich geformt, enthalten jedoch die gleiche Menge der Flüssigkeit. Die Kinder bzw. Jugendlichen können nicht genau, aber ziemlich gut erkennen, dass die Flüssigkeitsmengen identisch sind, obwohl die Gläser verschieden gestaltet sind.**
Welches Entwicklungsstadium nach Piaget müssen die Probanden mindestens erreicht haben?

(A) das sensomotorische Stadium
(B) die zum präoperationalen Stadium gehörende Phase des vorbegrifflich-symbolischen Denkens
(C) die zum präoperationalen Stadium gehörende Phase des anschaulichen Denkens
(D) das konkret-operationale Stadium
(E) das formal-operationale Stadium

F03

→**1.212 Auf welches Stadium der kognitiven Entwicklung nach Piaget trifft folgende Verhaltensbeschreibung zu?**
„Das Denken des Kindes ist egozentrisch. Das Kind kann Standpunkte außerhalb seines Selbst nicht einnehmen."

(A) formal-logische Operationen
(B) hypothetisch-deduktives Denken
(C) konkret-logische Operationen
(D) präoperationale Intelligenz
(E) sensumotorische Periode

F01

→**1.213 Welcher kognitive Entwicklungsschritt kennzeichnet nach Piaget die Phase des sensumotorischen Stadiums?**

(A) animistisches Denken
(B) artifizialistisches Denken
(C) hypothetisch-deduktives Denken
(D) Invarianzvorstellung
(E) Objektpermanenz

F00 ■

→**1.214 Entsprechend dem Modell der kognitiven Entwicklung nach Piaget erwirbt das Kind die Fähigkeit des hypothetisch-deduktiven Denkens in der Phase**

(A) der Objektpermanenz
(B) des artifizialistischen Denkens
(C) des formal-operationalen Denkens
(D) des konkret-operationalen Denkens
(E) des präoperationalen Denkens

1.208 (D) 1.209 (B) 1.210 (E) 1.211 (D) 1.212 (D) 1.213 (E) 1.214 (C)

1.4.4 Emotion

F09

1.215 Welches der nachfolgenden Gefühle gehört zu den primären Emotionen?

(A) Dankbarkeit
(B) Mitgefühl
(C) Neid
(D) Stolz
(E) Trauer

H07

1.216 Zu Beginn Ihrer Visite haben Sie Gelegenheit, Ihren Patienten, Herrn S., dabei zu beobachten, wie er sein Mittagessen zu sich nimmt. Seinem Gesichtsausdruck entnehmen Sie, dass er sich vor der Mahlzeit ekelt.
Welche Aussage trifft auf die Emotion Ekel am ehesten zu?

(A) Die Emotion Ekel wird erst im Laufe der Sozialisation erlernt.
(B) Ekel gehört zu den primären Emotionen.
(C) Ekel ist eine Mischemotion aus primären Emotionen.
(D) Ekel wird derselben Emotionsklasse wie Scham zugeordnet.
(E) Es handelt sich um eine sekundäre Emotion.

H05

1.217 Frau A. kommt zur Blutentnahme. Als sie die Spritze sieht, spürt sie, dass ihr am ganzen Körper heiß wird. Sie denkt: „Ich glaube, ich habe Angst vor der Spritze."
Welche der folgenden Theorien beschreibt den Ablauf, wie er oben dargestellt ist, am zutreffendsten?

(A) Cannon-Bard-Theorie
(B) James-Lange-Theorie
(C) Theorie von Beck
(D) Theorie von Seligman
(E) Theorie von Selye

F10

1.218 Frau B. berichtet ihrer Ärztin, sie sei in ihrem Urlaub in Australien einer Schlange begegnet. Sie habe die Schlange gesehen, sei weggelaufen und habe danach starke Angst empfunden.
Mit welcher der folgenden Emotionstheorien lässt sich die Angstreaktion von Frau B. als Folge ihrer physiologischen Reaktion am ehesten erklären?

(A) Emotionstheorie der kognitiven Bewertung
(B) Theorie von Cannon und Bard
(C) Theorie von James und Lange
(D) Theorie von Schachter und Singer
(E) Zwei-Faktoren-Theorie

H07

1.219 Die Kognitions-Aktivationstheorie der Emotionen (Schachter und Singer) basiert auf mehreren Annahmen.
Welche der nachfolgenden Annahmen gehört nicht dazu?

(A) Die Attribution von Emotionsauslösern ist von Merkmalen der Situation abhängig.
(B) Emotionen sind das direkte Resultat der wahrnehmbaren Merkmale von emotionsauslösenden Situationen.
(C) Kognitionen bestimmen die Qualität des subjektiven Emotionserlebens.
(D) Physiologische Erregung ist eine notwendige, aber nicht hinreichende Bedingung für subjektives Emotionserleben.
(E) Unspezifische physiologische Erregung und kognitive Bewertung sind essenzielle Elemente für das Zustandekommen einer Emotion.

F08

1.220 Was ist unter dem Konzept „high expressed emotion" am ehesten zu verstehen?

(A) ein Emotionsausdruck bei psychosomatischen Patienten
(B) ein Klassifikationssystem primärer Emotionen
(C) ein mittelschichtspezifischer Erziehungsstil
(D) ein überfürsorglicher Kommunikationsstil in Familien
(E) eine gesprächspsychotherapeuptische Basisvariable

F10 ■■

1.221 Motiviertes Verhalten kann durch Hormone bzw. Transmittersubstanzen vermittelt sein.
Was wird insbesondere durch Oxytocin gefördert?

(A) Aggression
(B) Exploration
(C) Leistungsverhalten
(D) mütterliches Bindungsverhalten
(E) Steigerung der Alarmbereitschaft

H88

1.222 Unter Psychophysik versteht man

(A) den Zusammenhang zwischen physikalischem Reiz und Empfindung
(B) die Sinnesphysiologie
(C) die Wechselwirkungen zwischen physiologischen Funktionen und dem Verhalten
(D) die Anwendung der physikalischen Therapie im Rahmen psychosomatischer Behandlungen
(E) die Erklärung für Biofeedback

1.215 (E) 1.216 (B) 1.217 (B) 1.218 (C) 1.219 (B) 1.220 (D) 1.221 (D) 1.222 (A)

H09

→ 1.223 In einem Experiment werden die Versuchspersonen gebeten, sich an Situationen zu erinnern, die bei ihnen Ärger, Angst und Ekel erzeugt haben, und sie sich möglichst lebendig vorzustellen. Es werden mehrere psychophysiologische Variablen gemessen. Welches Maß erlaubt die beste Diskriminierung dieser Emotionen?

(A) elektrodermale Aktivität
(B) Grundaktivität im Elektroenzephalogramm (EEG)
(C) Herzfrequenz
(D) Herzratenvariabilität
(E) Registrierung der Gesichtsausdrucksmuskulatur

F10

→ 1.224 Eine Veränderung des Reizfeldes einer Person führt zu einer Orientierungsreaktion. Welche der nachfolgenden psychophysiologischen Reaktionen tritt dabei nicht auf?

(A) Abnahme des Hautwiderstandes
(B) Anstieg der elektrischen Leitfähigkeit der Haut
(C) Zunahme der elektrischen Muskelaktivität
(D) Verschiebung des EEG in das Alpha-Spektrum
(E) Zunahme der P300-Amplitude

F09

→ 1.225 Eine Veränderung im Reizfeld eines Individuums – z. B. das laute Zuschlagen einer Tür führt zu einer Orientierungsreaktion. Diese ist aus verschiedenen Komponenten zusammengesetzt. Welche der folgenden Variablen zeigt die kürzeste Latenzzeit (Zeitintervall zwischen Reizeinsatz und Gipfelpunkt der Reaktion)?

(A) Alpha-Blockade
(B) Atemfrequenz
(C) Fingerpulsamplitude
(D) Hautleitfähigkeit
(E) Herzfrequenz

F03

→ 1.226 Eine 18-jährige Patientin kommt wegen einer Magen-Spiegelung in die Praxis. Es ist der erste größere ambulante Eingriff, dem sie sich unterziehen muss, und sie gibt an, aufgeregt zu sein. In dem Moment, in dem das Endoskop im Untersuchungsraum aufgedeckt wird und die Patientin das Instrument das erste Mal sieht, kommt es bei ihr augenscheinlich zu physiologischen Reaktionen. Welche Kombination von Änderungen psychophysiologischer Reaktionen wird am ehesten vorliegen?

(A) Anstieg des Anteils an α-Wellen im EEG, Vasokonstriktion im Kopfbereich, Abnahme der Respiration
(B) Herzfrequenzzunahme, Abnahme der Hautleitfähigkeit, Verringerung der Respiration
(C) Respirationssteigerung, Verringerung des Tonus der Muskulatur, Anstieg der α-Wellen
(D) Tonuserhöhung der Muskulatur, Zunahme der Hautleitfähigkeit, Herzfrequenzzunahme
(E) Zunahme der Hautleitfähigkeit, Verringerung des Tonus der Muskulatur, Vasokonstriktion im Kopfbereich

H01 ■

→ 1.227 In einem psychophysiologischen Experiment wird gemessen, welche körperlichen Veränderungen das Anschauen eines Horrorfilms im Vergleich zum Hören eines sphärischen Musikstücks auslöst. Welches der nachfolgenden Ergebnisse ist unter der Bedingung Horrorfilm hypothesenwidrig?

(A) Aktivation des M. orbicularis oculi
(B) Erhöhung der Katecholaminfreisetzung
(C) Zunahme der β-Wellenaktivität im EEG
(D) Zunahme des Hautwiderstandes
(E) Zunahme des systolischen Blutdrucks

F08

→ 1.228 Eine längerfristig erhöhte Aktivierung des Sympathikus, beispielsweise bei Personen mit einer Depression, geht mit einem erhöhten Herz-Kreislauf-Risiko einher. Welche der körperlichen Folgen ist nicht charakteristisch für dieses Reaktionsmuster?

(A) Aktivierung der Hypothalamus-Hypophysen-Nebennierenrinden-Achse
(B) Begünstigung von Endothelschädigungen
(C) erhöhte Cortisolausschüttung
(D) erhöhte Herzfrequenzvariabilität
(E) erhöhter Blutdruck

1.223 (E) 1.224 (D) 1.225 (A) 1.226 (D) 1.227 (D) 1.228 (D)

H04

1.229 Die kognitive Leistungsfähigkeit einer 60-jährigen Patientin (Rechtsanwältin) soll anhand eines neuropsychologischen Testverfahrens ermittelt werden. Die Patientin kommt aufgrund familiärer Probleme erregt zur Testung. Nach Auswertung der Testung ergibt sich eine sehr weit unter dem Altersdurchschnitt liegende kognitive Leistungsfähigkeit. Anhand welches psychophysiologischen Konzepts lässt sich dieses Testergebnis am ehesten erklären?

(A) generelles Adaptationssyndrom
(B) Konzept der gelernten Hilflosigkeit nach Seligman
(C) Stressmodell nach Lazarus
(D) Konzept der Reaktionsspezifität
(E) Yerkes-Dodson-Regel

H09 ■

1.230 Welche Aussage zur Aufmerksamkeits-Defizit-Hyperaktivitäts-Störung (ADHS) trifft zu?

(A) ADHS ist durch die Symptombereiche Hyperkinetik, Impulsivität und mangelnde Aufmerksamkeit gekennzeichnet.
(B) Die Verhaltensstörung ADHS fällt frühestens auf, wenn die betroffenen Kinder eingeschult werden.
(C) Eine genetische Ursache der Störung gilt als unwahrscheinlich.
(D) Es gibt keinen Zusammenhang zwischen dissozialem Verhalten und ADHS.
(E) Neurophysiologisch lassen sich keine Auffälligkeiten gegenüber gesunden Kindern aufzeigen.

F10

1.231 Unter „trait anxiety" versteht man:

(A) die Fremdenangst in der kindlichen Entwicklung
(B) eine generalisierte Angststörung
(C) eine isolierte Phobie
(D) eine persönlichkeitsbezogene Angstbereitschaft
(E) situative Angstzustände

H09

1.232 Welches der folgenden Merkmale ist ein State-Merkmal?

(A) dispositionelle Ängstlichkeit
(B) emotionales Befinden
(C) Extraversion
(D) Neurotizismus
(E) Selbstkonzept

H09 ■

1.233 Im kognitiv-lerntheoretischen Modell der Entstehung einer Panikstörung spielen mehrere Einflussfaktoren eine Rolle, die sich gegenseitig aufschaukeln (Teufelskreismodell der Angst). Welcher Faktor gehört nicht dazu?

(A) physiologische Begleiterscheinungen der Angst wie Herzklopfen und Atemnot
(B) verstärkte Wahrnehmung körperlicher Empfindungen
(C) selbstinitiierte Exposition gegenüber angstauslösenden Situationen
(D) Interpretation von Körperempfindungen als bedrohlich
(E) Furcht, hilflos oder ohnmächtig zu werden oder zu sterben

H97

1.234 Welche Aussage zu Aggression bzw. Aggressivität trifft nicht zu?

(A) Bei hoher Aggressivität können viele Situationen den Charakter von Hinweisreizen für aggressives Verhalten haben.
(B) Der Aggressor kann seine Aggressionen gegen sich selbst richten.
(C) Die Aufrechterhaltung aggressiven Verhaltens kann lerntheoretisch über den Mechanismus der Selbstverstärkung erklärt werden.
(D) Die lerntheoretisch orientierte Aggressionsforschung hat die Katharsishypothese (langfristiger Abbau von Aggressivität durch gezielte Gelegenheiten zur Abreaktion) bestätigt.
(E) Instrumentelle Aggression kann mit prosozialen Motiven einhergehen.

H02

1.235 Die Tendenz, bei Nichterfüllung von Triebzielen aggressiv zu reagieren (Unfähigkeit, Spannung zu ertragen), wird am zutreffendsten mit folgendem der genannten Termini beschrieben:

(A) Ambiguitätstoleranz
(B) Primacy-Effekt
(C) Vigilanz
(D) Frustrationsintoleranz
(E) self efficacy

1.229 (E) 1.230 (A) 1.231 (D) 1.232 (B) 1.233 (C) 1.234 (D) 1.235 (D)

F05 H03

1.236 Welche der nachstehenden Aufgaben ist dem sensorisch-diskriminativen Schmerzsystem vorrangig zuzuordnen?

(A) Analyse der affektiven Informationen
(B) Identifikation spezifischer Charakteristika, wie z. B. Lokalisation, Intensität
(C) Vergleich der aktuellen Schmerzerfahrung mit früheren Erfahrungen
(D) Integration der Schmerzwahrnehmung in das Verhalten des Organismus
(E) Unterscheidung des akuten Schmerzes vom chronischen Schmerz

F08

1.237 Welcher Aspekt der Verarbeitung von nozizeptiver Stimulation ist vorrangig dem motivational-affektiven Schmerzsystem zuzuordnen?

(A) subjektives Erleben der emotionalen Schmerzreaktion
(B) Unterscheidung von stechenden und brennenden Schmerzen
(C) Vergleich früherer mit aktueller Schmerzerfahung
(D) Wahrnehmung körperlicher Begleiterscheinungen
(E) Wahrnehmung von Lokalisation und Intensität der Schmerzen

H08

1.238 Welche Aussage zum chronischen Schmerz trifft nicht zu?

(A) Als chronische Schmerzen werden Schmerzen mit einer Dauer von mehr als sechs Monaten bezeichnet.
(B) Chronischer Schmerz kann ein eigenständiges Krankheitsbild darstellen (somatoforme Schmerzstörung).
(C) Es besteht meist ein enger Zusammenhang zwischen der Intensität des Schmerzerlebens und dem Ausmaß einer zugrunde liegenden Organschädigung.
(D) Schmerzmedikamente können nach längerer Einnahme selbst chronische Schmerzen aufrechterhalten.
(E) Verhaltensmedizinische Interventionen können bei der Behandlung chronischen Schmerzes angezeigt sein.

H10 ■

1.239 In einer experimentellen Schmerzstudie soll die differentielle Wirkung eines Analgetikums auf das subjektive Schmerzerleben hinsichtlich verschiedener Schmerzdimensionen gemessen werden. Welches diagnostische Verfahren eignet sich dafür am ehesten?

(A) Messung der muskulären Reaktion mit dem Elektromyogramm
(B) Messung der Schmerztoleranz
(C) schmerzbezogene Adjektivliste (z.B. McGill-Pain-Questionnaire)
(D) Schmerztagebuch
(E) visuelle Analogskala

F05 ■

1.240 Zu den in der Therapie chronischer Schmerzen eingesetzten operanten Strategien gehört nicht:

(A) Aktivitätstraining zum Abbau von Schonhaltungen
(B) Anleitung relevanter Bezugspersonen, sich dem Patienten bei Schmerzäußerungen konsequent zuzuwenden
(C) Kontraktmanagement zur Förderung motorischer und sozialer Aktivitäten
(D) Vermeidung schmerzkontingenter Medikation
(E) Vermeidung symptomkontingenter Arztkontakte

F06

1.241 In einem Schmerzexperiment muss die Versuchsperson ihren Arm in Eiswasser eintauchen. Sie messen die Zeit, wie lange sie den Arm im Eiswasser lässt.
Worauf zielt dieses Experiment vorrangig ab? Erfassung der

(A) objektiven Schmerzintensität
(B) Schmerzqualität
(C) Schmerztoleranzschwelle
(D) Schmerzwahrnehmungsschwelle
(E) subjektiven Schmerzintensität

1.4.5 Motivation

F09

1.242 Zu den Funktionen primärer Motive gehört insbesondere

(A) das physiologische Gleichgewicht (Homöostase) zu sichern
(B) dem Individuum soziale Anerkennung zu verschaffen
(C) die Anpassung des Menschen an seine Umwelt aufgrund von Lernprozessen
(D) die Interessen des Individuums mit denen der Gemeinschaft in ein Gleichgewicht zu bringen
(E) körperliche Abläufe mit psychischen Abläufen in ein Gleichgewicht zu bringen

1.236 (B) 1.237 (A) 1.238 (C) 1.239 (C) 1.240 (B) 1.241 (C) 1.242 (A)

H02

1.243 In der Hierarchie der fünf Hauptmotive nach Abraham Maslow (Motivhierarchie, Bedürfnishierarchie) steht von den Genannten an höchster Rangstelle:
(A) Sicherheit
(B) Selbstverwirklichung
(C) Geborgenheit und Liebe
(D) primäre physiologische Bedürfnisse
(E) Geltung und Wertschätzung

H06

1.244 Die Theorie der Leistungsmotivation bezieht sich auf das Bedürfnis, selbst gesetzte Handlungsziele durch eigene Leistung zu erreichen.
Für die Herausbildung der Leistungsmotivation ist nach dieser Theorie nicht bedeutsam:
(A) Anspruchsniveau
(B) Anstrengung
(C) Fähigkeit
(D) Hoffnung auf Erfolg
(E) primäre Motivation

F99 ■

1.245 Die Tendenz von Personen, sich schwere Aufgaben auszuwählen sowie die Verursachung ungünstiger Ergebnisse sich selbst zuzuschreiben, wird am treffendsten bezeichnet als:
(A) Frustration
(B) kognitive Dissonanz
(C) locus of control
(D) Misserfolgsmotivation
(E) Reaktanz

F09

1.246 Eine Mutter leidet unter prämenstruellen Beschwerden und reagiert während dieser Phase besonders gereizt auf nichtige Anlässe. So führt sie beispielsweise ihre Gereiztheit auf das nervige Verhalten ihrer Kinder zurück.
Diese Art der Begründung bezeichnet man als
(A) Kausalattribution
(B) Reaktionsbildung
(C) Reizgeneralisation
(D) Sensitization
(E) Verleugnung

H10

1.247 Ein Patient schreibt seine Lungenerkrankung ausschließlich der berufsbedingten Exposition mit Gefahrstoffen zu, sieht aber keinen Zusammenhang mit einem bestehenden Nikotinabusus.
Dies bezeichnet man als
(A) externale Attribution
(B) fundamentalen Attributionsfehler
(C) internale Attribution
(D) Positivitätsfehler
(E) variable Attribution

H01 ■

1.248 Wenn Menschen das Verhalten anderer Personen erklären sollen, werden häufiger internale Faktoren (z. B. Fähigkeiten der Person) als externale Faktoren (z. B. Situationseinflüsse) herangezogen.
Die Verzerrung, die dadurch zustande kommt, wird bezeichnet als:
(A) Aufwertungsprinzip (Steigerungsprinzip)
(B) fundamentaler Attributionsfehler
(C) Heterostereotyp
(D) Projektion
(E) Wahrnehmungsabwehr

F10 ■■

1.249 Im Stufenmodell (transtheoretischen Modell) der Verhaltensänderung nach Prochaska und DiClemente werden Motivationsstufen unterschieden.
Welche gehört nicht dazu?
(A) Bewusstwerden (contemplation)
(B) Vorbereitung (preparation)
(C) Handlung (action)
(D) Aufrechterhaltung (maintenance)
(E) Selbstwirksamkeit (self-efficacy)

F07 ■

1.250 Während der Beratung über einen gesundheitsförderlichen Lebensstil stellt der Hausarzt fest, dass sich sein Patient in Bezug auf eine gesunde Ernährungsweise noch im Stadium der Absichtslosigkeit (nach dem transtheoretischen Modell der Verhaltensänderung) befindet.
Auf welche Weise kann er den Übergang in das Stadium der Absichtsbildung am besten fördern?
(A) Ehepartner hinzuziehen
(B) Furchtappell aussenden
(C) Handlungsplan erarbeiten
(D) Intentions-Verhaltens-Lücke überbrücken
(E) Problembewusstsein wecken

1.243 (B) 1.244 (E) 1.245 (D) 1.246 (A) 1.247 (A) 1.248 (B) 1.249 (E) 1.250 (E)

F08 ■■

1.251 Ein 53-jähriger Herzinfarktpatient, der einen durch Bewegungsmangel gekennzeichneten Lebensstil aufweist, formuliert während der medizinischen Rehabilitation das Ziel, seine körperliche Aktivität zu steigern. Wie der behandelnde Arzt feststellt, befindet er sich hinsichtlich seiner Motivation entsprechend dem Transtheoretischen Modell der Verhaltensänderung im Stadium der Vorbereitung.
Auf welche Weise kann der Arzt am besten den Übergang von der Vorbereitungsphase in die Handlungsphase fördern?

(A) Herausarbeiten der Vor- und Nachteile einer Verhaltensänderung
(B) Informieren über die Risiken des Lebensstils
(C) Klären der ambivalenten Motivation
(D) Stärken der Selbstwirksamkeit
(E) Wecken des Problembewusstseins

F06

1.252 Ein leistungsmotivierter Student will unbedingt sein Examen bestehen. Andererseits hegt er große Vorbehalte dagegen, weil dies bedeuten würde, den ihm von seinem Vater aufgedrängten Berufswunsch zu verwirklichen.
Um welche Konfliktkonstellation handelt es sich hierbei?

(A) Ambivalenzkonflikt
(B) Appetenz-Appetenz-Konflikt
(C) Aversions-Aversions-Konflikt
(D) doppelter Annäherungs-Vermeidungs-Konflikt
(E) Selbstwertkonflikt

H00

1.253 Eine 48-jährige Frau, die nach einem Bandscheibenvorfall vor einem Jahr trotz konservativer Behandlungsmaßnahmen nicht schmerzfrei wird, quält sich mit der Entscheidung, ob sie weiterhin die Schmerzen ertragen oder sich einer Operation unterziehen soll, die ihr als risikoträchtig dargestellt wurde.
Um welchen Konflikt handelt es sich bei dieser Patientin?

(A) Ambivalenz-Konflikt
(B) Appetenz-Appetenz-Konflikt
(C) Appetenz-Aversions-Konflikt
(D) Aversions-Aversions-Konflikt
(E) doppelter Ambivalenz-Konflikt

H97

1.254 Welche Interpretation der folgenden graphischen Darstellung zur Stärke der Aufsuchen- und Meiden-Tendenz (nach Miller) trifft zu?

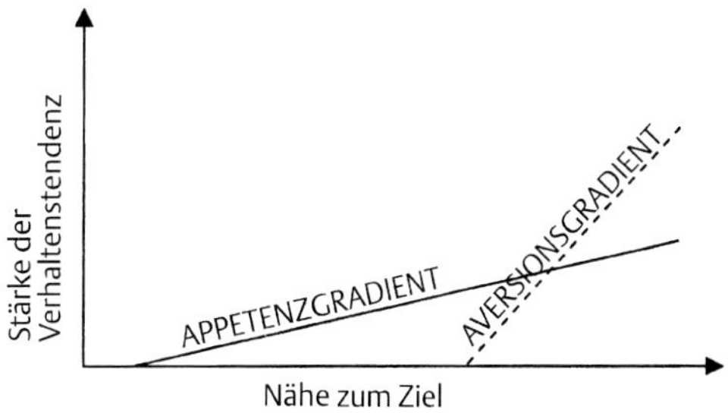

(A) Der Zustand maximaler Konfliktstärke entsteht im oberen Endpunkt des Aversionsgradienten.
(B) Der Zustand maximaler Konfliktstärke entsteht im Schnittpunkt der beiden Gradienten.
(C) Es kommt nicht zum Konflikt, weil der Aversionsgradient steiler verläuft als der Appetenzgradient.
(D) Es kommt nicht zum Konflikt, weil eine der beiden Verhaltenstendenzen sich durchsetzt.
(E) Keine der Aussagen (A)–(D) trifft zu.

F10

1.255 Welche der folgenden Aussagen entspricht am ehesten der Theorie der kognitiven Dissonanz?

(A) Bei Verhaltensänderungen durchlaufen Menschen unterschiedliche Stadien.
(B) Die meisten gesundheitsschädigenden Verhaltensweisen sind auf unzureichende Bildung zurückzuführen.
(C) Menschen reagieren auf Einschränkungen ihrer Freiheit mit Widerstand.
(D) Wenn Menschen bereits eine gesundheitsschädigende Verhaltensweise betreiben, ist es wahrscheinlich, dass sie sich eine zweite angewöhnen.
(E) Wenn Menschen feststellen, dass ihr Verhalten im Widerspruch zu ihrer Einstellung steht, ändern sie häufig eher ihre Einstellung als ihr Verhalten.

H10

1.256 Ein Raucher äußert auf die Vorhaltungen seines Arztes, er gefährde mit dem Rauchen seine Gesundheit, folgendes Argument, um zu begründen, weshalb er seinen Nikotinkonsum nicht aufgeben werde: „Rauchen ist entspannend, Entspannung wiederum ist gesundheitsfördernd. Also kann Rauchen nicht gesundheitsschädlich sein."
Mit welchem theoretischen Konzept lässt sich sein Verhalten am besten erklären?

(A) Health-Belief-Modell
(B) kognitive Dissonanz
(C) Kompetenzerwartung
(D) Kontrollüberzeugung
(E) Selbstwirksamkeit

1.251 (D) 1.252 (A) 1.253 (D) 1.254 (B) 1.255 (E) 1.256 (B)

1.4.6 Persönlichkeit und Verhaltensstile

H93 F90

1.257 Welche Aussage hinsichtlich der skizzierten Körperbautypen trifft nach der Konstitutionslehre von Ernst Kretschmer nicht zu?

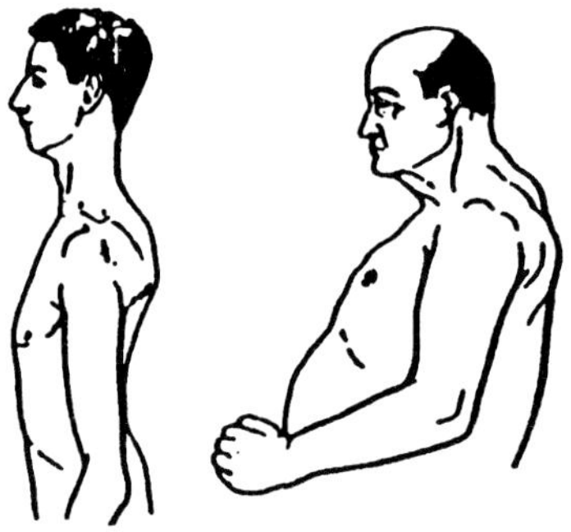

(A) Menschen vom rechten Typus wird ein zyklothymes Temperament zugeschrieben.
(B) Die linke Figur kennzeichnet einen leptosomen Typus.
(C) Die rechte Figur kennzeichnet einen pyknischen Typus.
(D) Menschen vom rechten Typus haben ein erhöhtes Risiko, manisch zu werden.
(E) Menschen vom linken Typus haben ein erhöhtes Risiko, depressiv zu werden.

H03

1.258 Zu den Grundtypen der psychoanalytischen Charaktertypologie zählt nicht der
(A) autistische Charakter
(B) depressive Charakter
(C) hysterische Charakter
(D) schizoide Charakter
(E) zwangshafte Charakter

F01 F94

1.259 Nach psychoanalytischer Auffassung bewirkt eine Fixierung auf die phallische Phase der psychosexuellen Entwicklung die Herausbildung folgender Persönlichkeitseigensschaften:
(A) Geiz und autoritäre Charaktereigenschaften
(B) innerer Zwang zum Konkurrieren
(C) künstlerische Interessen
(D) sado-masochistische Neigungen
(E) verstärkter Drang nach Ordnung und Sauberkeit

H01

1.260 Welcher der folgenden Begriffe bezeichnet einen der drei Hauptaspekte des topographischen Modells nach Freud?
(A) das Triebziel
(B) das Unbewusste
(C) der Primärprozess
(D) die Angstabwehr
(E) der Todestrieb

F03

1.261 Das „Ich“ im psychoanalytischen Strukturmodell nach S. Freud ist
(A) identisch mit dem Selbst
(B) Repräsentant des Realitätsprinzips
(C) Reservoir der Triebe
(D) Träger des Lustprinzips
(E) Verkörperung der Gewissensinstanz

F03 ■

1.262 H. J. Eysenck schlug in seinem Persönlichkeitsmodell Extraversion/Introversion und Stabilität/Labilität (Neurotizismus) als Hauptdimensionen der Persönlichkeit vor.
Welchem der folgenden Ansätze zur Beschreibung der Persönlichkeit entspricht Eysencks Modell am besten?
(A) der kognitiven Persönlichkeitskonzeption
(B) dem konstitutionstypologischen Ansatz
(C) dem lerntheoretischen Ansatz
(D) dem psychodynamischen Ansatz
(E) den statistischen Persönlichkeitsmodellen

F95

1.263 Zu den Grunddimensionen der Persönlichkeit, die H. J. Eysenck auf faktorenanalytischem Weg gewinnen konnte, zählt:
(A) Extraversion versus Introversion
(B) Repression versus Sensitivierung
(C) Verdrängung versus Überkompensation
(D) Neurasthenie versus Psychasthenie
(E) Zyklothymie versus Schizothymie

F07

1.264 Welches Instrument erlaubt am ehesten Aussagen darüber, ob eine Person dazu neigt, in Belastungssituationen mit Zeichen emotionaler Labilität zu reagieren?
(A) Depressivitätsskala
(B) Extraversion/Introversionsskala
(C) Neurotizismusskala
(D) Psychotizismusskala
(E) Stroop-Test

1.257 (E) 1.258 (A) 1.259 (B) 1.260 (B) 1.261 (B) 1.262 (E) 1.263 (A) 1.264 (C)

F09

→ **1.265 Ein 50-jähriger Mann hat einen akuten Herzinfarkt erlitten. Während der ersten Krankenhaustage treten immer wieder bedrohliche Herzrhythmusstörungen auf. Dem behandelnden Intensivmediziner fällt auf, dass der Patient dazu neigt, seine Situation zu bagatellisieren, und er klassifiziert ihn aufgrund dieses Bewältigungsstils als „Repressor".**
Wie wird der Arzt in seinem Handeln dem Bewältigungsstil des Patienten am ehesten gerecht?
(A) indem er dem Patienten die Notwendigkeit umfassender Lebensstiländerungen umgehend verdeutlicht
(B) indem er eine direkte Konfrontation des Patienten mit angstauslösender Information möglichst vermeidet
(C) indem er frühzeitig einen Psychotherapeuten hinzuzieht
(D) indem er Gesprächskontakte auf das Nötigste begrenzt
(E) indem er möglichst umfassende medizinische Informationen gibt

H08

→ **1.266 Herr L. muss sich einer Bypass-Operation unterziehen. Er interessiert sich für den genauen Verlauf der Operation und stellt viele Fragen an den behandelnden Arzt. Weiterhin möchte er über alle Risiken und möglichen Komplikationn Bescheid wissen. Bereits in der Vergangenheit zeigte er eine ausgeprägte Auseinandersetzung mit seinen Krankheitssymptome.**
Welcher Verhaltensstil lässt sich bei Herrn L. am ehesten feststellen?
(A) Feldabhängigkeit
(B) passiv-resignativer Stil
(C) Repression
(D) Sensating-seeking
(E) Sensitization

H09

→ **1.267 Tom, 22 Jahre alt, wird nach einem schweren Autounfall in die hiesige Reha-Klinik verlegt. Zu hohe Geschwindigkeit und Alkoholkonsum führten zum Unfall. Tom ist bei seinen Freunden für seine „Raserei" bekannt. Weiterhin erfahren Sie, dass Tom ein begeisterter Bungee-Jumper und Freeclimber ist.**
Welcher Verhaltensstil lässt sich bei Tom am ehesten feststellen?
(A) Feldabhängigkeit
(B) interne Kontrollüberzeugung
(C) Repression
(D) Sensation-Seeking
(E) Sensitization

H10 F09 H04 F04 F03 ■

→ **1.268 Welcher der nachstehenden Persönlichkeitsfaktoren gehört nicht zu den im „Big-Five-Modell" beschriebenen Faktoren?**
(A) Extraversion
(B) Gewissenhaftigkeit
(C) Neurotizismus
(D) Psychotizismus
(E) Verträglichkeit (Agreeableness)

F10

→ **1.269 Die Persönlichkeit eines Menschen ist durch die Messung der sogenannten Big Five gut zu beschreiben.**
Welche Eigenschaften hat eine Person mit hohen Werten im Bereich Neurotizismus?
(A) interessiert, phantasievoll und kreativ
(B) nervös, verletzlich und unzufrieden
(C) sorglos, unordentlich und unzuverlässig
(D) still, schüchtern und zurückgezogen
(E) unfreundlich, streitsüchtig und hartherzig

F10

→ **1.270 Welche Komponente gehört nicht zum Persönlichkeitsmerkmal des Sensation Seeking?**
(A) Interferenzneigung
(B) Meidung monotoner Tätigkeiten
(C) Suche nach neuen (auch körperlichen) Erfahrungen
(D) Tendenz zu risikoreichen Aktivitäten
(E) Tendenz zur Enthemmung

F99 H95 F94 H92 H90 ■

→ **1.271 In der Persönlichkeitsforschung heißt die theoretische Auffassung, die davon ausgeht, dass individuelle Differenzen im Verhalten und Erleben sowohl auf persönliche Eigenschaften als auch auf aktuale Umfeldeinflüsse zurückzuführen seien:**
(A) Aktionismus
(B) Interaktionismus
(C) Situationismus
(D) Prädispositionismus
(E) Individualismus

F96

→ **1.272 Welche Zuordnung von Persönlichkeitstheoretikern und Persönlichkeitsmodellen trifft nicht zu?**
(A) Kretschmer – Konstitutionstypologie
(B) Kelly – Schichtentheorie
(C) Piaget – kognitive Persönlichkeitstheorie
(D) Eysenck – empirische Persönlichkeitstheorie
(E) Lersch – phänomenologische Persönlichkeitstheorie

1.265 (B) 1.266 (E) 1.267 (D) 1.268 (D) 1.269 (B) 1.270 (A) 1.271 (B) 1.272 (B)

H01 ■

1.273 Der als Typ-A-Verhalten bekannt gewordene Verhaltensstil ist nicht gekennzeichnet durch
(A) Bedürfnis nach Nähe
(B) Bereitschaft zur Übernahme von Verantwortung
(C) Kontrollbedürfnis
(D) Leistungsorientierung
(E) Neigung zur Feindseligkeit

F09 ■■

1.274 Den prozentualen Anteil an einer spezifischen Krankheitshäufigkeit (z. B. Lungenkrebs) in der Bevölkerung, der einem gesicherten Risikofaktor (z. B. Zigarettenrauchen) zugeschrieben werden kann, bezeichnet man als
(A) attributables Risiko
(B) Inzidenzrate
(C) negativen prädiktiven Wert
(D) positiven prädiktiven Wert
(E) relatives Risiko

F10 ■■

1.275 Welche der folgenden Aussagen zu Risikokennwerten trifft nicht zu?
(A) Das attributable Risiko ist derjenige Anteil des Risikos, der einem Risikofaktor zugeschrieben werden kann.
(B) Die Odds Ratio berechnet sich als Verhältnis zweier Chancen und ist ein Näherungsmaß für das relative Risiko.
(C) Die relative Risikoreduktion ist gleich der Differenz zwischen dem Risiko der Interventionsgruppe und dem der Kontrollgruppe.
(D) Ein relatives Risiko von 1 besagt, dass das Risiko der Exponierten mit dem der Nichtexponierten identisch ist.
(E) Odds Ratios können auch dann berechnet werden, wenn Angaben zur Inzidenz fehlen.

H05 H03 ■■

1.276 In der Epidemiologie versteht man unter dem relativen Risiko
(A) den absoluten Effekt einer Exposition auf die Krankheitshäufigkeit
(B) den Quotienten der Krankheitshäufigkeit von exponierten zu nicht exponierten Personen
(C) denjenigen Anteil Erkrankter, der zusätzlich zur normalen Krankheitshäufigkeit aufgrund eines Risikofaktors auftritt
(D) denjenigen Teil der Bevölkerung, der in einer definierten Zeitperiode einem bestimmten Risiko ausgesetzt ist
(E) die Korrelation zwischen dem Risikofaktor und dem Krankheitsereignis

F08 ■■

1.277 Von 1000 fünfzigjährigen Männern mit niedrigem Cholesterinwert erleiden 40 einen Herzinfarkt, von 1000 Männern desselben Alters mit hohem Cholesterinwert sind es 60.
Welche der folgenden Aussagen zu den Risikokennwerten trifft zu?
(A) Bei Männern mit hohem Cholesterinwert ist das Herzinfarktrisiko um 50 % erhöht.
(B) Bei Männern mit hohem Cholesterinwert ist das Herzinfarktrisiko um 150 % erhöht.
(C) Das relative Risiko für einen Herzinfarkt, das mit einem erhöhten Cholesterinwert einhergeht, beträgt 0,5.
(D) In diesem Fall ist das absolute Risiko identisch mit dem relativen Risiko.
(E) In diesem Fall lässt sich kein relatives Risiko berechnen.

H08 ■■

1.278 Im Rahmen eines Programms zur Primärprävention des Herzinfarkts wird bei 50-jährigen Männern eine ernährungsbezogene Schulungsmaßnahme durchgeführt, die das Ziel hat, den Cholesterinspiegel zu senken. Das Herzinfarktrisiko beträgt nach der Intervention 4 %. In der Vergleichsgruppe, die nicht an der Präventionsmaßnahme teilgenommen hat, beträgt das Risiko 6 %.
Welcher Risikokennziffer entspricht der Wert (Differenz) 2 %?
(A) absolute Risikoreduktion
(B) attributable Fraktion
(C) Odds Ratio
(D) relatives Risiko
(E) relative Risikoreduktion

F07 ■■

1.279 Das Risikomaß, das sich aus der Differenz der Krankheitshäufigkeiten zwischen Exponierten und Nicht-Exponierten errechnet und denjenigen Anteil der Krankheitshäufigkeit angibt, der einer spezifischen Exposition angelastet werden kann, bezeichnet man als
(A) attributables Risiko
(B) Effektstärke
(C) Number needed to treat (NNT)
(D) Odds Ratio
(E) relatives Risiko

1.273 (A) 1.274 (A) 1.275 (C) 1.276 (B) 1.277 (A) 1.278 (A) 1.279 (A)

F10 ■■

→ **1.280 Welche der folgenden Aussagen zur „Number Needed to Treat (NNT)" trifft zu?**

(A) Die NNT ist abhängig von der Risikowahrnehmung der Patienten.
(B) Die NNT ist ein Maß für den Nutzen einer Intervention.
(C) Die NNT ist ein Maß zur Beurteilung von Querschnittstudien.
(D) Die NNT ist ein Maß zur Bezeichnung des relativen Risikos.
(E) Die NNT ist umso höher, je wirksamer eine Behandlung ist.

F08 ■■

→ **1.281 Die Anzahl der Patienten, die man im Rahmen einer Präventionsmaßnahme behandeln muss, um ein einziges unerwünschtes Ergebnis zu verhindern, stellt ein anschauliches Maß für den Nutzen dieser Intervention dar.**
Um welchen Kennwert handelt es sich?

(A) attributables Risiko
(B) Vorhersagewert
(C) number needed to treat
(D) positiver Vorhersagewert
(E) relative Risikoreduktion

F09 ■■

→ **1.282 In einer randomisierten kontrollierten Studie wurde ein Schulungsprogramm für Herzinfarktpatienten evaluiert, das das Risiko eines erneuten Herzinfarkts senken soll. In der Interventionsgruppe betrug das Rezidivrisiko während eines bestimmten Zeitraums 4 %, in der Kontrollgruppe 8 %.**
Wie groß ist die Number needed to treat (NNT)?

(A) 4
(B) 12
(C) 20
(D) 25
(E) 200

H09 ■■

→ **1.283 Welche der folgenden Aussagen zu Risikokennwerten trifft zu?**

(A) Das relative Risiko ist derjenige Anteil des Risikos, der einem Risikofaktor zugeschrieben werden kann.
(B) Das relative Risiko wird berechnet, wenn Angaben zur Inzidenz fehlen.
(C) Die Odds Ratio ist ein Näherungsmaß für das relative Risiko.
(D) Die relative Risikoreduktion gibt die Differenz zwischen dem Risiko der Interventionsgruppe und dem der Kontrollgruppe an.
(E) Ein relatives Risiko von 1 besagt, dass das Risiko der Exponierten verglichen mit dem der Nicht-Exponierten um 100 % höher ist.

1.4.7 Entwicklung und primäre Sozialisation (Kindheit)

H91

→ **1.284 Welche Aussage zur Entwicklung der Motorik trifft nicht zu?**

(A) Die meisten Säuglinge können innerhalb der ersten vier Wochen in Bauchlage den Kopf für kurze Zeit heben.
(B) Vor Ende des ersten Halbjahres beginnen Säuglinge, auf Knien und Händen zu krabbeln.
(C) Zwischen vier und sechs Monaten können Säuglinge mit Unterstützung sitzen.
(D) Vor Ende des ersten Lebensjahres können die meisten Kinder mit Unterstützung stehen.
(E) Nach dem 16. Lebensmonat können Kinder in der Regel sicher und selbständig gehen.

F95

→ **1.285 Die meisten Kinder beginnen mit der Bildung von Zweiwortsätzen im Alter von**

(A) 5–6 Monaten
(B) 8–9 Monaten
(C) $1–1^1/_2$ Jahren
(D) $1^1/_2–2$ Jahren
(E) 2–3 Jahren

H02

→ **1.286 Bei vielen Kindern beobachtet man als physiologisches Stadium in der emotionalen Entwicklung das so genannte „Fremdeln" (z. B. in Form ängstlichen Abwendens beim Auftauchen einer fremden Person).**
Dieses „Fremdeln" wird als charakteristische altersentsprechende Reaktion in erster Linie folgendem der genannten Alters-Zeitpunkte zugeordnet:

(A) Lebenswoche
(B) zweite Lebenswoche
(C) dritte Lebenswoche
(D) zweiter Lebensmonat
(E) achter Lebensmonat

H02

→ **1.287 Unter Assimilation versteht man nach Jean Piaget in der Entwicklungspsychologie insbesondere Folgendes:**

(A) Das Kind passt sich in seinem Denken und seinem Verhalten an die Anforderungen der Umwelt an.
(B) Das Kind bedient sich bei Kontakt zu fremden Personen der Hilfestellung seiner Eltern.
(C) Das Kind ordnet Objekte aus seiner Umwelt in die eigenen, bereits vorhandenen kognitiven Schemata ein.
(D) Unbekannten gegenüber zeigt das Kind Abwendungsreaktionen.
(E) Zur Mutter entwickelt das Kind typischerweise eine positive primäre Bindung.

1.280 (B) 1.281 (C) 1.282 (D) 1.283 (C) 1.284 (B) 1.285 (D) 1.286 (E) 1.287 (C)

H09

1.288 Ein 8 Monate altes Baby greift nach einem Teddybär, der in seinem Blickfeld liegt. Versteckt die Mutter den Teddy unter einer Decke, verhält sich das Kind so, als wäre er nicht mehr vorhanden, und sucht nicht nach ihm.
Welche kognitive Leistung fehlt dem Kind (entsprechend obiger Beschreibung) noch?

(A) Akkomodation
(B) Assimilation
(C) Objektpermanenz
(D) Perspektivenübernahme
(E) sichere Bindung

F00

1.289 Welche Identitätskrise ist nach Erikson spezifisch in der Adoleszenz?
Der Konflikt zwischen

(A) Autonomie und Scham/Zweifel
(B) Identität und Identitätsdiffusion (Rollendiffusion)
(C) Intimität und Isolierung
(D) Initiative und Schuldgefühlen
(E) Urvertrauen und Urmisstrauen

F05

1.290 In welcher Phase der psychosexuellen Entwicklung begünstigt nach der Theorie Freuds eine ungestörte Befriedigung der phasenspezifischen Bedürfnisse und eine darauf abgestimmte Erziehung den Erwerb von Autonomie und Selbstsicherheit?

(A) orale Phase
(B) anale Phase
(C) phallische Phase
(D) Latenzphase
(E) genitale Phase

F08

1.291 Herr und Frau M. beobachten an ihrem 4-jährigen Sohn seit jüngster Zeit einige Verhaltensänderung. Unter anderem kann er Mädchen und Jungen voneinander unterscheiden. Es fällt ihnen auch auf, dass es sich in seinen Künsten des Fahrradfahrens zunehmend mit anderen Kindern misst.
Auf welcher Phase der psychoanalytischen Theorie der Persönlichkeitsentwicklung trifft das Verhalten des Jungen am ehesten zu?

(A) orale Phase
(B) anale Phase
(C) phallische Phase
(D) Latenzphase
(E) genitale Phase

H88

1.292 Welche der folgenden sozialen Strukturen ist nicht ein „Agent“ der sekundären Sozialisation?

(A) Grundschule
(B) Peergroup
(C) Elternhaus (Kernfamilie)
(D) Kindergarten
(E) Gymnasium

H98

1.293 Ein Kind hat gelernt, sich lästigen Anordnungen stets zu fügen, auch wenn es dabei von niemandem beaufsichtigt wird.
Mit welchen beiden der nachfolgenden Begriffe lässt sich die Herausbildung eines solchen Verhaltens am besten erfassen?

(A) Gewissensbildung und Stereotypisierung
(B) Gewissensbildung und Verhaltenskonvergenz
(C) Sozialisation und Stereotypisierung
(D) Sozialisation und Verinnerlichung von Normen
(E) Verhaltenskonvergenz und Verinnerlichung von Normen

H05

1.294 Eine türkische Familie, die aus einem traditionalen ländlichen Milieu stammt, lebt seit nunmehr zwei Generationen in Deutschland. Dem jüngsten, zurzeit in der Adoleszenz befindlichen Mädchen werden von den Eltern all jene Dinge erlaubt, die für gleichaltrige deutsche Mädchen ihrer Schulklasse selbstverständlich sind.
Diesen Wandel der Einstellungen und Verhaltensweisen bezeichnet man als:

(A) Akkulturation
(B) Internalisation
(C) Mobilität
(D) Legitimation
(E) Normkonformität

F03

1.295 Der Erziehungsstil, der durch starke elterliche Kontrolle und gleichzeitig durch warme und offene Kommunikation charakterisiert ist, wird am zutreffendsten bezeichnet als

(A) antiautoritär
(B) autoritär
(C) autoritativ
(D) liberal
(E) permissiv

1.288 (C) 1.289 (B) 1.290 (B) 1.291 (C) 1.292 (C) 1.293 (D) 1.294 (A) 1.295 (C)

H10 ■

→ **1.296 Wie wird der Erziehungsstil bezeichnet, bei dem die Eltern die Bedürfnisse ihres Kindes akzeptieren, aber auch klare Strukturen vorgeben?**
(A) autoritär
(B) autoritativ
(C) permissiv
(D) postkonventionell
(E) vernachlässigend

F92

→ **1.297 Nach Piaget entwickelt sich die moralische Urteilsfähigkeit reifungsbedingt in 3 unterscheidbaren Stufen.**
Welche Reihenfolge entsprechend der kindlichen Entwicklung ist richtig?
(A) autonome Moral – heteronome Moral – moralischer Realismus
(B) autonome Moral – moralischer Realismus – heteronome Moral
(C) heteronome Moral – autonome Moral – moralischer Realismus
(D) heteronome Moral – moralischer Realismus – autonome Moral
(E) moralischer Realismus – heteronome Moral – autonome Moral

F98

→ **1.298 Zu den Bedingungen einer erfolgreichen Verinnerlichung von Leistungsmotivation im Prozess der Sozialisation gehört (gehören) nicht**
(A) die Fähigkeit, eine unmittelbare Bedürfnisbefriedigung aufzuschieben
(B) die Fähigkeit, selbstgesetzte Ziele zu verfolgen
(C) moralische Urteilsfähigkeit auf der Stufe der heteronomen Moral
(D) positive Erfahrungen des Modell-Lernens
(E) positive Erfahrungen der Selbstwirksamkeit

H99

→ **1.299 Nach der Theorie von Kohlberg treffen Kinder ab zehn Jahren (Erreichung von Stufe 3 der Entwicklung des moralischen Urteils) ihre Entscheidungen in moralischen Konfliktsituationen überwiegend**
(A) auf der Grundlage physischer Konsequenzen, die auf ein Verhalten folgen
(B) durch Verfolgung eigener Interessen
(C) nach dem impliziten Verständnis von richtigem und falschem Verhalten
(D) unter altruistischen Gesichtspunkten
(E) unter dem Aspekt, den Erwartungen anderer an die eigene Rolle gerecht zu werden

F04

→ **1.300 Wenn Kinder stationär aufgenommen und von den Eltern getrennt werden, können emotionale und kognitive Beeinträchtigungen auftreten.**
Zu den Maßnahmen, die sich als günstig erwiesen haben, die Gefahren derartiger Krankenhausängste zu verringern, zählt nicht:
(A) Aufklärung des Kindes über die zu erwartende Behandlung
(B) gleichzeitige Aufnahme von Mutter und Kind ins Krankenhaus
(C) konstante Betreuung des Kindes durch eine Bezugsperson über den gesamten Zeitraum des stationären Aufenthalts
(D) Vermeidung krankheitsbezogener Informationen und Lenkung der Aufmerksamkeit der Kinder auf die Zeit nach der Krankenhausentlassung
(E) Vorbereitung der Kinder durch Filme oder Spiele über den Krankenhausalltag

1.4.8 Entwicklung und Sozialisation im Lebenslauf

H09 F07 ■

→ **1.301 Eine unter Stress-Symptomen leidende Patientin wird im Rahmen der Sozialanamnese vom Arzt nach ihrer beruflichen Situation befragt. Sie gibt an, eine Tätigkeit auszuüben, bei der sie einen relativ geringen Gestaltungsspielraum hat, zugleich aber beständigem Zeitdruck ausgesetzt ist.**
Welches der folgenden Modelle eignet sich am ehesten für eine Beschreibung der psychosozialen Belastungen, die in diesem Fall zur Entstehung der Symptome beigetragen haben können?
(A) Anforderungs-Kontroll-Modell
(B) Modell beruflicher Gratifikationskrisen
(C) Modell der prekären Beschäftigung
(D) Modell der relativen Deprivation
(E) Modell des sozialen Vergleichsprozesses

F09

→ **1.302 In empirischen Untersuchungen konnten Zusammenhänge zwischen Stress am Arbeitsplatz und dem Risiko des Auftretens koronarer Herzerkrankung belegt werden.**
Bei welchen Personen war das Risiko für eine koronare Herzerkrankung am höchsten?
(A) bei Personen, die eine geringe Anerkennung für ihre Arbeitsleistung bekommen
(B) bei Personen, die Führungspositionen innehaben
(C) bei Personen, die hohe Kontrolle über ihren Arbeitsprozess haben
(D) bei Personen, die sich stark im Beruf verausgaben
(E) bei Personen, die sich stark verausgaben und geringe Anerkennung bekommen

1.296 (B) 1.297 (E) 1.298 (C) 1.299 (E) 1.300 (D) 1.301 (A) 1.302 (E)

F06

1.303 Eine starke Raucherin kommt aufgrund eines ärztlichen Rates zu der Überzeugung: „Ich weiß genau, dass ich in der Lage bin, das Rauchen aufzugeben.“
Welchen Begriff sieht das sozial-kognitive Prozessmodell des Gesundheitsverhaltens dafür vor?
(A) Ergebniserwartung
(B) externale Kontrolle
(C) Intention
(D) Kompetenzerwartung
(E) volitionaler Prozess

F09 ■

1.304 Eine unter depressiven Symptomen leidende Patientin wird im Rahmen der Sozialanamnese vom Arzt nach ihrer beruflichen Situation befragt. Sie gibt an, dass sie trotz ihres starken beruflichen Engagements immer wieder von Arbeitsplatzverlust bedroht ist.
Welches der folgenden Modelle eignet sich am ehesten für eine Beschreibung der psychosozialen Belastungen, die in diesem Fall zur Entstehung der Symptome beigetragen haben können?
(A) Anforderungs-Kontroll-Modell
(B) Kumulationsmodell
(C) Modell beruflicher Gratifikationskrisen
(D) Modell der relativen Deprivation
(E) Modell des sozialen Vergleichsprozesses

H10 ■

1.305 Das Modell sozialer Gratifikationskrisen erfasst drei Arten von Belohnungen.
Welche der nachfolgenden sind damit gemeint?
(A) Anerkennung, Einfluss und Karriere
(B) Einfluss, Geld und Karriere
(C) Geld, Anerkennung und Karriere
(D) Geld, sozialer Rückhalt und Anerkennung
(E) Macht, Einfluss und Herrschaft

H01

1.306 Welcher der nachfolgenden Begriffe ist in modernen Gesellschaften am wenigsten geeignet, den Übergang von der Erwerbstätigkeit in den Ruhestand als einen sozialen Tatbestand zu charakterisieren?
(A) Entlastung des Rollenhaushalts
(B) Statuspassage
(C) Veränderung des zugeschriebenen Status
(D) Wechsel von Bezugsgruppen
(E) Zäsur im sozial strukturierten Lebenslauf

H05 F04

1.307 Nach der Berentung schlägt ein leitender Angestellter der Baubranche, der bei guter Gesundheit ist, die ihn erreichenden Angebote zu fortgesetzter Teilzeitarbeit sowie zu ehrenamtlichen Tätigkeiten allesamt aus. Sein Leben konzentriert sich fortan auf den häuslichen Bereich.
Anhand welcher sozialwissenschaftlichen Theorie des Alterns kann dieser Tatbestand erklärt werden?
(A) Aktivitätstheorie des Alterns
(B) Disengagementtheorie des Alterns
(C) Kompetenztheorie des Alterns
(D) Kontinuitätstheorie des Alterns
(E) Theorie des differenziellen Alterns

H04

1.308 Im höheren Alter lässt sich eine Reihe von Veränderungen feststellen.
Welche der nachstehenden ist am wenigsten wahrscheinlich zu erwarten?
(A) erhöhtes Sturzrisiko
(B) vorrangige Abnahme der kristallinen Intelligenz
(C) Zunahme der Multimorbidität
(D) Zunahme von Schlafstörungen
(E) zunehmende Häufigkeit chronischer Erkrankungen

F09

1.309 Für das höhere Lebensalter ist derzeit am ehesten charakteristisch, dass es
(A) mit einem gehäuften Auftreten von Multimorbidität verbunden ist
(B) mit einer Abnahme der Intelligenz einhergeht, die vorrangig die kristalline Intelligenz betrifft
(C) mit einer geringen interindividuellen Variabilität der gesundheitlichen Situation verbunden ist
(D) mit einer meist ungünstigen finanziellen Situation und Altersarmut verbunden ist
(E) mit einer Zunahme der funktionellen Reservekapazität verbunden ist

F90 F88

1.310 Relativ überdauernde, durch Lernprozesse geformte komplexe Systeme und Anschauungen, Meinungen und Überzeugungen, die das Verhalten beeinflussen, nennt man
(A) soziale Wahrnehmung
(B) Prägung
(C) Motivationen
(D) Einstellungen
(E) Fähigkeiten

1.303 (D) 1.304 (C) 1.305 (C) 1.306 (C) 1.307 (B) 1.308 (B) 1.309 (A) 1.310 (D)

H08

→**1.311 Eine gruppenkonform verfestigte kognitive Haltung über einen Aspekt der Realität, über eine Person oder oft über die eigene oder fremde Gruppen bezeichnet man am zutreffendsten als**
(A) Attribution
(B) Internalisierung
(C) Kontrollüberzeugung
(D) soziale Norm
(E) Stereotyp

F03

→**1.312 Menschen mit psychiatrischen Erkrankungen werden auch nach dem Ende der Therapie von anderen oft nicht akzeptiert. Sie haben ein erhöhtes Arbeitslosigkeitsrisiko, und es fällt ihnen schwer, eine Wohnung zu finden, auch wenn die Erkrankung schon lange zurückliegt.**
Mit welchem der nachfolgenden Begriffe kann diese Situation am zutreffendsten gekennzeichnet werden?
(A) Aggravation
(B) Attribution
(C) primäre Devianz
(D) Rollenstress
(E) Stigmatisierung

H10

→**1.313 Eine 35-jährige, stark übergewichtige Frau, Zigarettenraucherin, kommt mit starken Schmerzen im Oberbauch erstmalig zum Arzt. Dieser hält die Beschwerden für psychosomatisch bedingt und denkt nicht daran, dass sie auch Ausdruck eines Herzinfarkts sein könnten. Das weibliche Geschlecht der Patientin hat ihn zu diesem diagnostischen Fehler verleitet.**
Wie lässt sich die Fehleinschätzung am ehesten erklären?
(A) Ankerheuristik
(B) Einfluss eines Stereotyps
(C) Projektion
(D) Recency effect
(E) Rosenthal-Effekt

1.4.9 Soziodemographische Determinanten des Lebenslaufs

H03

→**1.314 In der soziologischen Forschung wird häufig aus zwei oder mehr quantitativ erfassten Merkmalen eine zusammenfassende Größe entsprechend einer spezifischen Rechenvorschrift gebildet.**
Diese Größe bezeichnet man als
(A) Index
(B) Quote
(C) Rate
(D) Skala
(E) Ziffer

F10 ■■

→**1.315 Im Verlauf der ökonomischen und sozialstrukturellen Modernisierung von Gesellschaften vollzieht sich ein grundlegender Wandel in der Bevölkerungsentwicklung. Diese demographische Transformation verläuft in verschiedenen Phasen.**
Wodurch lässt sich dieser Prozess in der posttransformativen Phase (Phase 5) am ehesten kennzeichnen?
(A) niedrige Geburten- und Sterbeziffern
(B) Rückgang der Wanderungsbewegungen, stark sinkende Geburtenziffern
(C) starkes Bevölkerungswachstum
(D) Zunahme der Nettoreproduktionsziffer
(E) Zunahme der Säuglingssterblichkeit

F08 ■

→**1.316 Zu den wichtigsten Gründen für das Bevölkerungswachstum in der zweiten Phase des demographischen Übergangs (Öffnung der Bevölkerungsschere) gehört <u>nicht</u>:**
(A) Aufbau des Sozialversicherungssystems
(B) der wirtschaftliche Zwang zur Mitarbeit von Kindern (Kinderarbeit)
(C) sinkende Säuglingssterblichkeit
(D) soziale Sicherungsaufgaben der Familie
(E) Zunahme der Heiratshäufigkeit

1.311 (E) 1.312 (E) 1.313 (B) 1.314 (A) 1.315 (A) 1.316 (A)

F01

1.317 Mit dem Begriff „natürliche Bevölkerungsbewegung“ wird folgender demographischer Vorgang erfasst:
(A) Chancen und Risiken zur positiven oder negativen Veränderung des Sozialstatus bestimmter Bevölkerungsgruppen
(B) die Abfolge des Übergangs von hohem zu niedrigem Bevölkerungsumsatz
(C) die Migration zwischen wirtschaftlich prosperierenden und armen Ländern innerhalb der EU
(D) die Zuwanderungsbewegung ländlicher Bevölkerungen in Städte
(E) sozialhistorisch die Entwicklung der Geburten- und Sterbehäufigkeiten von Bevölkerungen

H06 ■

**1.318 Die Verteilungsmuster chronischer Krankheiten in einer Gesellschaft werden in starkem Maße durch deren wirtschaftliche Entwicklung und den dadurch bestimmten Lebensstil beeinflusst.
Welcher der nachfolgenden Begriffe bezeichnet den Tatbestand, dass sich diese Verteilungsmuster in relativ kurzen Zeiträumen (z. B. im Übergang von einem armen Entwicklungsland zu einem sog. Schwellenland) ändern können, am zutreffendsten?**
(A) Akkulturation
(B) demographische Transformation
(C) epidemiologische Transition
(D) intergenerative Mobilität
(E) sozialer Gradient

F08

1.319 Welche der folgenden Aussagen zur Demographie trifft zu?
(A) Der Altenquotient kann definiert werden als das Verhältnis der Menschen im Rentenalter zu den Erwerbstätigen.
(B) Der Altersaufbau einer schrumpfenden Bevölkerung nimmt typischerweise die Form einer Pyramide an.
(C) Die allgemeine Geburtenziffer gibt die Zahl der geborenen Mädchen im Verhältnis zur Zahl der Frauen im gebärfähigen Alter an.
(D) Die Fertilität gibt die Zahl der Geburten auf 1000 Einwohner in einem Jahr wieder.
(E) Die Säuglingssterblichkeit gibt die Anzahl der Säuglinge wieder, die im ersten Monat nach der Geburt verstorben sind.

H06

1.320 Welche Aussage zum demographischen Altern trifft <u>nicht</u> zu?
(A) Der Begriff „drittes Lebensalter“ trägt der Tatsache Rechnung, dass die Mehrheit der Menschen, die zwischen 60 und 80 Jahren alt sind, heutzutage noch vergleichsweise gesund, leistungsfähig und aktiv sein können.
(B) Eine Zunahme der Multimorbidität im höheren Lebensalter ist bisher in allen Ländern, aus denen entsprechende Daten vorliegen, bestätigt worden.
(C) Für Menschen im sog. vierten Lebensalter gilt, dass sie zunehmend von Funktionseinschränkungen und Behinderungen, die sich auf die Lebensqualität auswirken können, betroffen sind.
(D) Menschen, die im höheren Lebensalter sozial produktiv sind (z. B. in Form von Ehrenamt oder Nachbarschaftshilfe), weisen eine bessere psychische Gesundheit auf als Menschen, die sich auf ihr Privatleben zurückziehen.
(E) Trotz demographischen Alterns nimmt der sog. Altersbelastungsquotient (auch Altersabhängigkeitsquotient genannt) ab.

H95

1.321 Wenn man die Nettoreproduktionsziffer (NRZ) berechnen will,
(A) muss man die Quote der Frauen, die kontrazeptive Maßnahmen anwenden, kennen
(B) muss man wissen, wieviele Kinder die Frauen einer Generation gebären
(C) ist es unabdingbar, die Geschlechtsproportion der innerhalb eines gegebenen Zeitraums geborenen Kinder zu kennen
(D) muss man wissen, wieviele Mädchen die Frauen in „gebärfähigem Alter“ in einem Zeitabschnitt geboren haben
(E) müssen Einflüsse von Tradition und Werthaltung auf Kinderwunsch empirisch ermittelt werden

H09 ■

1.322 Welche der folgenden Aussagen zur Demographie in Deutschland trifft zu?
(A) Der Altenquotient sinkt.
(B) Die Fertilität ist in den letzten 10 Jahren konstant gestiegen.
(C) Die Geburtenziffer beträgt etwa 1,3 bis 1,4 Kinder pro Frau.
(D) Die Lebenserwartung steigt pro Jahr um etwa 2 Wochen.
(E) Es werden mehr Mädchen als Jungen geboren.

1.317 (E) 1.318 (C) 1.319 (A) 1.320 (E) 1.321 (D) 1.322 (C)

H07

1.323 Unter dem Begriff der Rektangularisierung versteht man in der Demographie am ehesten

(A) den Prozess des demographischen Übergangs
(B) die Veränderung der Bevölkerungspyramide im Kontext der Industrialisierung
(C) die Veränderung der Relation von Geburts- zu Sterbeziffern
(D) die Veränderung der Relation von Morbiditäts- zu Mortalitätsraten
(E) einen hohen Anteil der Überlebenden einer Alterskohorte mit einem starken Abfall erst im hohen Alter (z. B. nach dem 75. Lebensjahr)

F05

1.324 Das Verhältnis der ökonomisch abhängigen Älteren zu der erwerbsfähigen Bevölkerung, d. h.

$$\frac{\text{Bevölkerung ab 60 Jahre}}{\text{Bevölkerung ab 20 bis unter 60 Jahre}} \times 100$$

wird am zutreffendsten mit folgendem Begriff bezeichnet:

(A) Altenquotient
(B) Alten-Jugendlichen-Verhältnis
(C) Belastungsquotient
(D) Berentungsquote
(E) Quotient der Bevölkerung im dritten Lebensalter

F01 F98 H90 H87

1.325 Für eine bestimmte epidemiologische Maßzahl gilt:

- **Sie bezieht sich auf die Häufigkeit des Neuauftretens einer bestimmten Krankheit.**
- **Sie bezieht sich auf einen bestimmten Zeitraum (z. B. ein Jahr)**
- **Sie bezieht sich auf eine bestimmte Population.**

Es handelt sich hierbei um:

(A) Prävalenz
(B) Periodenprävalenz
(C) allgemeine Morbiditätsziffer
(D) spezielle Morbiditätsziffer
(E) Inzidenz

H10 H05 H03

1.326 Mittels einer Überprüfung sämtlicher Krankenakten eines Universitätsklinikums einschließlich seiner Ambulanzen wird untersucht, bei wie vielen Patientinnen und Patienten in den vergangenen zehn Jahren die Diagnose „Herzinsuffizienz“ vorlag. Die dabei ermittelte Häufigkeit der diagnostizierten Erkrankung bezeichnet man als:

(A) Inzidenzdichte
(B) Inzidenzrate
(C) Maßzahl für das attributable Risiko
(D) Maßzahl für ein Überschussrisiko
(E) Prävalenz

F07 ■

1.327 Welcher Kennwert eines Screening-Tests zur Früherkennung einer Krankheit ist stark von der Prävalenz der Krankheit in der untersuchten Population abhängig?

(A) Objektivität
(B) positiver Vorhersagewert (positiver prädiktiver Wert)
(C) Sensitivität
(D) Spezifität
(E) Zuverlässigkeit (Reliabilität)

F03

1.328 Wie nennt man die Maßzahl, welche den Anteil der an einer bestimmten Erkrankung in einem gegebenen Zeitintervall verstorbenen Personen am Gesamt der an dieser Erkrankung leidenden Personen definiert?

(A) altersstandardisierte Mortalitätsziffer
(B) Letalitätsziffer
(C) proportionale Mortalitätsratio
(D) rohe Sterbeziffer
(E) todesursachenspezifische Sterbeziffer

H02 H96

1.329 Die durchschnittliche Lebenserwartung wird am zutreffendsten definiert als

(A) durchschnittliche Anzahl an Jahren, die die Menschen aller in Betracht kommenden Jahrgänge (zusammengenommen) leben
(B) Durchschnittsalter aller in einem Jahr Verstorbenen
(C) Anzahl an Jahren, die Menschen eines bestimmten Alters unter den bestehenden Sterbeverhältnissen durchschnittlich noch zu erwarten haben
(D) Alter, das der Einzelne erreichen wird
(E) durchschnittliche Anzahl an Lebensjahren, die die mittlere Gesamtbevölkerung eines Jahres statistisch noch zu erwarten hat

H08

1.330 Welche der folgenden Aussagen ist am ehesten kennzeichnend für die Entwicklung der Lebenserwartung in Deutschland?

(A) Die Zunahme der Lebenserwartung in Deutschland beträgt seit längerem ca. 3 Monate jährlich.
(B) Die Zunahme der Lebenserwartung in Deutschland geht mit einem proportionalen Anstieg von Krankheit und Behinderung einher.
(C) Frauen haben in Deutschland derzeit eine um 1 bis 2 Jahre höhere Lebenserwartung als Männer.
(D) In den letzten zwei Jahren ist die Lebenserwartung in Deutschland nicht mehr gestiegen.
(E) In Deutschland ist die Lebenserwartung zwischen den Jahren 1900 und 2000 um etwa 20 Jahre gestiegen.

1.323 (E) 1.324 (A) 1.325 (E) 1.326 (E) 1.327 (B) 1.328 (B) 1.329 (C) 1.330 (A)

H10

1.331 In Deutschland leben Menschen heutzutage im Vergleich zu früheren Generationen nicht nur länger, sondern bleiben dabei auch länger gesund. Welcher Begriff charakterisiert diesen Sachverhalt am zutreffendsten?

(A) Anforderungs-Kontroll-Modell
(B) demographisches Altern
(C) epidemiologische Transition
(D) Kompression der Morbidität
(E) Medikalisierungsthese

F10 ■

1.332 Im 19. und 20. Jahrhundert hat sich das Spektrum der Todesursachen in Deutschland grundlegend verändert. Während Infektionskrankheiten an Bedeutung verloren, nahm die Sterblichkeit aufgrund chronisch-degenerativer Erkrankungen stark zu. Wie wird diese Entwicklung am zutreffendsten bezeichnet?

(A) Entwicklung gemäß dem Malthus-Gesetz
(B) epidemiologische Transition
(C) Medikalisierung
(D) Modernisierung
(E) Multimorbidität

H08

1.333 Als Ursache für den im Verlauf der Industrialisierung von ca. 1850 bis in das erste Drittel des 20. Jahrhunderts feststellbaren Rückgang der Sterblichkeit an Infektionskrankheiten kommt <u>am wenigsten</u> in Betracht:

(A) Verbesserung der Ernährung
(B) Verbesserung der Pharmakotherapie
(C) Verbesserung der öffentlichen Hygiene
(D) Verbesserung der Trinkwasserhygiene
(E) Verbesserung der Schulbildung

H05

1.334 Eine Reihe von Krankheiten bzw. gesundheitlichen Beeinträchtigungen wird bei Männern und Frauen in unterschiedlicher Häufigkeit diagnostiziert. Welche der Folgenden wird bei Frauen häufiger festgestellt als bei Männern?

(A) Alkoholabhängigkeit
(B) Depression
(C) Herzinfarkt
(D) Lungenkrebs
(E) Suizid

H10

1.335 Welche der folgenden Aussagen zur gesundheitlichen Situation der deutschen Bevölkerung trifft am ehesten zu?

(A) Bei Frauen tritt ein Herzinfarkt im jungen Erwachsenenalter häufiger auf als bei Männern.
(B) Frauen sind häufiger von Depressionen betroffen als Männer.
(C) Krebserkrankungen sind die häufigste Todesursache.
(D) Männer haben eine höhere Lebenserwartung als Frauen.
(E) Personen mit hoher Bildung haben ein erhöhtes Herzinfarktrisiko.

1.4.10 Sozialstrukturelle Determinanten des Lebenslaufs

H04 ■

1.336 Welche Aussage zum Begriff der sozialen Rolle trifft <u>nicht</u> zu?

(A) Jeder Mensch nimmt in seinem Leben verschiedene soziale Positionen ein und übernimmt damit verschiedene soziale Rollen.
(B) Rollenkonflikte können psychische Belastungen und psychosomatische Beschwerden zur Folge haben.
(C) Soziale Rollen sind Bündel von Normen, die sich auf eine bestimmte soziale Position beziehen.
(D) Wenn Patienten und Arztkollegen widersprüchliche Erwartungen an einen Arzt richten, kann ein Interrollenkonflikt auftreten.
(E) Wenn widersprüchliche Erwartungen an eine oder mehrere Positionen, die ein Individuum einnimmt, gerichtet sind, können Rollenkonflikte entstehen.

F09

1.337 Ein Arzt möchte seinen Patienten eine optimale, notfalls auch kostspielige Therapie zukommen lassen. Von den Krankenkassen hingegen wird der Arzt angehalten, möglichst preisgünstige Medikamente zu verschreiben. Welcher soziologische Begriff charakterisiert die Situation, in die der Arzt aufgrund divergierender Erwartungen kommen kann, am zutreffendsten?

(A) Inter-Rollenkonflikt
(B) Intra-Rollenkonflikt
(C) Rollendistanz
(D) Rollenidentifikation
(E) soziale Differenzierung

1.331 (D) 1.332 (B) 1.333 (B) 1.334 (B) 1.335 (B) 1.336 (D) 1.337 (B)

H96 F94

1.338 Ein Mitglied einer Profession gibt einem Klienten gegenüber zu erkennen, bestimmte Aspekte seines Berufs albern zu finden, und mokiert sich darüber.
Dieses Verhalten fällt unter den Begriff
(A) soziale Distanz
(B) Rollendistanz
(C) Reattribuierung
(D) kognitive Dissonanz
(E) Rollenkonflikt

H99

1.339 Die Tatsache, dass sich das Handeln des Arztes auf verschiedene Bezugsgruppen wie Berufsstand, Patienten, nichtärztliche Mitarbeiter etc. erstrecken kann, wird mit folgendem soziologischen Begriff erfasst:
(A) Rollenidentifikation
(B) Rollenschöpfung
(C) Rollensektor
(D) Rollensequenz
(E) Statusinkonsistenz

H06

1.340 In der Soziologie wird zwischen formellen und informellen Gruppen unterschieden.
Als Beispiel für eine formelle Gruppe lässt sich <u>nicht</u> anführen:
(A) das Arbeitsteam einer Krankenhausstation
(B) die Mitglieder des Aufsichtsrats eines Unternehmens
(C) ein eingetragener Verein, der die Interessen Behinderter vertritt
(D) ein engerer Zusammenschluss einiger Teilnehmer während einer Urlaubsreise
(E) eine Schulklasse

F04

1.341 Von Assistenzärzten in Krankenhäusern wird häufig erwartet, dass sie Überstunden machen, obwohl sie bereits in der regulären Arbeitszeit stark beansprucht worden sind.
Anhand welchen Konzeptes lässt sich am besten erklären, warum diese Erwartung nur selten auf Ablehnung stößt?
(A) erlernte Hilflosigkeit
(B) kognitive Dissonanz
(C) sich selbst erfüllende Prophezeiung
(D) soziale Konformität
(E) geplantes Verhalten

F08

1.342 Welche der folgenden Aussagen zu sozialer Kohäsion trifft <u>nicht</u> zu?
(A) Der Soziologe Émile Durkheim hat gezeigt, dass ein Zusammenhang zwischen geringer sozialer Kohäsion und Selbstmordraten besteht.
(B) Regionen mit starker Kohäsion sind gekennzeichnet durch wechselseitiges Vertrauen und Hilfsbereitschaft.
(C) Soziale Kohäsion bezeichnet eine bestimmte Qualität sozialer Interaktion zwischen Menschen in sozial-räumlichen Einheiten.
(D) Soziale Kohäsion gilt als Protektivfaktor für die Gesundheit.
(E) Soziale Kohäsion ist eine Form der strukturellen Deprivation.

F07

1.343 Welche Aussage zum sozialen Status trifft <u>nicht</u> zu?
(A) Bildung ist bezüglich sozialer Aufstiegsmobilität das wichtigste Statuskriterium.
(B) Die Tatsache, dass eine Person im Lebenslauf nacheinander unterschiedliche soziale Positionen einnimmt, bezeichnet man als Statusinkonsistenz.
(C) In vorindustriellen Gesellschaften wurde der soziale Status vorwiegend über die Herkunftsfamilie tradiert (zugeschriebener sozialer Status).
(D) Meritokratische Triade bedeutet, dass Ausbildungsniveau, Stellung im Erwerbsleben und Einkommen die grundlegenden Statusdifferenzierungsmerkmale in modernen Gesellschaften sind.
(E) Statussymbole sind typische, äußerlich sichtbare Kennzeichen eines sozialen Ranges.

H96

1.344 In der soziologischen Schichtungsforschung wird unter dem Begriff „Versorgungsklasse" eine Bevölkerungsgruppe verstanden, deren Lebenschancen wesentlich
(A) durch den Besitz von Produktionsmitteln in Form immobilen Eigentums bestimmt werden
(B) über Zuteilung staatlicher oder anderer öffentlicher Leistungen bestimmt werden
(C) über Eigentum in Form von Tauschmitteln bestimmt werden
(D) durch Versorgungsleistungen eigener Kinder bestimmt werden
(E) durch Verfügen über Kapitalerträge bestimmt werden

1.338 (B) 1.339 (C) 1.340 (D) 1.341 (D) 1.342 (E) 1.343 (B) 1.344 (B)

F06

1.345 Infolge Betriebsschließung scheidet ein 55-jähriger Facharbeiter bei guter Gesundheit unfreiwillig aus dem Erwerbsleben aus und wird vorzeitig berentet.
Welcher soziologische Begriff wird verwendet, um diesen für das Stresserleben wichtigen Tatbestand zu erfassen?

(A) Interrollenkonflikt
(B) Intrarollenkonflikt
(C) Rollendistanz
(D) Statuskristallisation
(E) Statusverlust

H08

1.346 Welche Aussage zur sozialen Mobilität trifft zu?

(A) Intergenerative Mobilität bezieht sich auf Ab- oder Aufstiegsprozesse im Verlauf der Berufsbiografie des Einzelnen.
(B) Intragenerative Mobilität bezieht sich auf Ab- oder Aufstiegsprozesse zwischen zwei Generationen.
(C) Soziale Mobilität beschreibt Bewegungen von Menschen zwischen sozialen Positionen aller Art.
(D) Soziale Mobilität liegt vor, wenn eine Person ein niedriges berufliches Ansehen, aber ein hohes Einkommen hat.
(E) Vertikale soziale Mobilität liegt vor, wenn sich nur die Art der Beschäftigung, nicht aber der damit verknüpfte soziale Status ändert.

H05

1.347 Gegenwärtig liegt in Deutschland der Anteil des einkommensschwächsten Viertels der Bevölkerung am Gesamteinkommen bei etwa 9 %, während auf das einkommensstärkste Viertel knapp 40 % des Gesamteinkommens entfallen.
Der hier beschriebene Tatbestand wird am zutreffendsten bezeichnet als:

(A) Äquivalenzeinkommen
(B) Einkommensdisparität
(C) Statusinkonsistenz
(D) Transfereinkommen
(E) vertikale Auf- und Abstiegsmobilität

F07

1.348 Welche Aussage zur sozialen Mobilität trifft nicht zu?

(A) Horizontale Mobilität liegt z. B. vor, wenn sich der Beruf eines Individuums, nicht aber der damit verknüpfte soziale Status ändert.
(B) Intergenerative Mobilität bezieht sich auf Ab- oder Aufstiegsprozesse zwischen zwei Generationen.
(C) Intragenerative Mobilität bezieht sich auf Ab- oder Aufstiegsprozesse im Verlauf der Berufsbiografie des Einzelnen.
(D) Soziale Mobilität liegt vor, wenn eine Person hinsichtlich verschiedener Statusmerkmale unterschiedlich zu verorten ist.
(E) Ständische Gesellschaften zeichnen sich gegenüber modernen Gesellschaften durch geringere soziale Mobilität aus.

H00

1.349 Als vertikale Mobilität wird bezeichnet die zeitliche Veränderung des quantitativen Verhältnisses zwischen

(A) Erwerbspersonen und Erwerbstätigen
(B) Geburten- und Sterbeziffern
(C) oberen und unteren sozialen Schichten einer Population
(D) sozialen Lagen, die nicht mit einer Statusänderung einhergeht
(E) Zu- und Abwanderungen über die politischen Grenzen eines Gebiets

H10 ■

1.350 Welche Aussage zum Lebensstil-Konzept trifft nicht zu?

(A) Die Ausprägung von (gesundheitsförderlichen) Lebensstilen wird in besonderer Weise von der erworbenen Bildung beeinflusst.
(B) In modernen Gesellschaften lässt sich Individualisierung und Pluralisierung von Lebensstilen beobachten.
(C) Lebensstile bezeichnen sozial gruppierte alltägliche Verhaltensmuster von Individuen.
(D) Lebensstile einzelner Gruppen dienen der Identitätsbildung und der sozialen Abgrenzung.
(E) Lebensstile sind für das individuelle Gesundheitsverhalten irrelevant.

1.345 (E) 1.346 (C) 1.347 (B) 1.348 (D) 1.349 (C) 1.350 (E)

H10

→1.351 **Welche der folgenden Aussagen zur gesellschaftlichen Opportunitätsstruktur trifft nicht zu? Die gesellschaftliche Opportunitätsstruktur**

(A) beeinflusst das Ausmaß der Erreichung der eigenen Lebensziele
(B) beeinflusst die Handlungsoptionen der Menschen
(C) ist die Summe der Chancen, die den Mitgliedern einer Gesellschaft zur Verfügung stehen
(D) nimmt Einfluss auf die Gesundheit und das Wohlergehen der Menschen
(E) wird von dem betroffenen Menschen selbst festgelegt

F06

→1.352 **Beim Prozess der Akkulturation handelt es sich um das Einleben von Migranten in einem neuen Land. Dieser Prozess kann sehr unterschiedlich verlaufen.**
Welche Art der Akkulturation beschreibt die Marginalisation?

(A) Der Migrant legt keinen Wert auf seine eigene Identität und möchte „dazugehören".
(B) Der Migrant behält seine kulturelle Identität und hat gute Beziehungen zu den Bewohnern des Ziellandes.
(C) Der Migrant lebt seine eigene Kultur weiter und geht keine Kontakte zu Personen außerhalb seiner Ethnie ein.
(D) Der Migrant verliert den Kontakt zur eigenen Kultur und findet keinen Anschluss an eine neue Gruppe.
(E) Der Migrant behält seine Identität, leidet unter fehlenden Kontakten und erkrankt infolgedessen.

F10 H07

→1.353 **Der Tatbestand, dass eine gesellschaftliche Gruppe im Vergleich zu anderen Gruppen, bezogen auf Güter und Dienstleistungen, deutlich benachteiligt wird, bezeichnet man am zutreffendsten als**

(A) Anomie
(B) Gratifikationskrise
(C) Statusinkonsistenz
(D) strukturelle Deprivation
(E) Subsidiarität

F00

→1.354 **Zu den graduellen Unterschieden, die in der Sozialisationsforschung zwischen verschiedenen Sozialschichten gefunden wurden, zählt nicht:**

(A) öfter die Erziehungsziele Gehorsam und Disziplin in der sozialen Unterschicht (im Vergleich zur Mittelschicht)
(B) öfter Liebesentzug als Sanktionsform in der Mittelschicht (im Vergleich zur Unterschicht)
(C) öfter Sanktionierung von Verhaltensabsichten in der sozialen Unterschicht (im Vergleich zur Mittelschicht)
(D) öfter Verwendung körperlicher Sanktionen/Strafen in der sozialen Unterschicht (im Vergleich zur Mittelschicht)
(E) verstärkte Vermittlung von Zukunftsorientierung in der Mittelschicht (im Vergleich zur Unterschicht)

H02 ■

→1.355 **Ein Arzt gibt seinem Patienten folgende Erläuterungen: „Trotz der potenziellen Reversibilität der vorhandenen Sensibilitätsstörungen bleibt die Befürchtung, dass aufgrund der Läsion irreversible Dauerfolgen verbleiben können. Deshalb müssen wir gemeinsam erörtern, ob letztendlich nicht doch eine operative Intervention, die ich eigentlich für nicht ganz unproblematisch halte, angebracht wäre."**
Diese Ausdrucksweise des Arztes lässt sich am zutreffendsten kennzeichnen durch folgenden der genannten Begriffe:

(A) paradoxe Intervention
(B) elaborierter Sprachcode
(C) restringierter Sprachcode
(D) Doppelbindung (double-bind)
(E) Introjektion

F03

→1.356 **Als „Underachiever" sind Schüler zu bezeichnen,**

(A) deren Schulleistungen schlechter sind, als es nach ihren Ergebnissen in Begabungstests zu erwarten wäre
(B) die aus unteren sozialen Schichten stammen
(C) die ein überhöhtes Selbstbild im Hinblick auf die eigene Begabung haben
(D) die ihr Intelligenzdefizit durch Anstrengungsbereitschaft wettmachen
(E) die Intelligenztestbefunde aufweisen, die unter dem Niveau ihrer Schulleistungen liegen

1.351 (E) 1.352 (D) 1.353 (D) 1.354 (C) 1.355 (B) 1.356 (A)

H10

1.357 Welche der folgenden Aussagen zum sozialen Gradienten von Morbidität und Mortalität ist richtig?

(A) Die Ungleichverteilung von gesundheitsschädigenden Verhaltensweisen ist ein wichtiger Erklärungsfaktor für diesen Gradienten.
(B) Er beschreibt den Zusammenhang zwischen Geschlecht und Krankheit bzw. Sterblichkeit.
(C) Er ist in allen Altersgruppen gleich stark ausgeprägt.
(D) Er nimmt im Laufe des Lebens zu.
(E) Er wird meistens durch sozialen Abstieg verursacht.

H06

1.358 Für viele Krankheiten wurden in epidemiologischen Studien (Westeuropa, Deutschland) Belege für einen deutlich ausgeprägten sozialen Gradienten zu Ungunsten materiell schlechter gestellter Personengruppen aufgefunden.
Dies gilt nicht für

(A) Brustkrebs
(B) Depression bei Frauen
(C) Diabetes mellitus bei Frauen
(D) Herzinfarkt bei Männern
(E) Lungenkrebs

H09 F09 F06 ■

1.359 Studien zur gesundheitlichen Ungleichheit haben häufig ungünstigere Verhältnisse hinsichtlich Morbidität, Mortalität und andere Indikatoren der Gesundheit in den unteren sozialen Schichten gefunden.
Was ist kein Korrelat der Zugehörigkeit zu unteren sozialen Schichten?

(A) geringere Lebenserwartung
(B) größere Häufigkeit der koronaren Herzkrankheit
(C) größere Häufigkeit von Allergien
(D) größere Häufigkeit von Lungenkrebs
(E) höheres Körpergewicht

F10 ■

1.360 In Deutschland existiert ein enger Zusammenhang zwischen sozialem Status und Krankheitswahrscheinlichkeit: Die meisten Erkrankungen sind in unteren Sozialschichten häufiger anzutreffen als in höheren.
Auf welche der nachfolgend genannten Krankheiten trifft dies nicht zu?

(A) Brustkrebs
(B) Depression
(C) Diabetes mellitus
(D) koronare Herzkrankheit
(E) Lungenkrebs

H09

1.361 Welche der folgenden Aussagen zur gesundheitlichen Situation der deutschen Bevölkerung trifft zu?

(A) Bei Frauen tritt ein Herzinfarkt im mittleren Erwachsenenalter häufiger auf als bei Männern.
(B) Bösartige Neubildungen sind die häufigste Todesursache.
(C) Chronisch degenerative Krankheiten haben in den letzten Dekaden gegenüber Infektionskrankheiten als Todesursache an Bedeutung verloren.
(D) Frauen haben eine um zwei Jahre längere Lebenserwartung als Männer.
(E) Personen mit geringer Bildung haben eine um mehrere Jahre niedrigere Lebenserwartung als Personen mit hoher Bildung.

H01 ■

1.362 Es gibt schichtspezifische Verhaltensstile im Umgang mit Gesundheitsrisiken.
Welche der folgenden Aussagen bezüglich des Vergleichs zwischen Ober- und Unterschichtangehörigen trifft nicht zu?

(A) Bei Oberschichtangehörigen spielt die Laienätiologie eine größere Rolle.
(B) Non-Compliance ist bei Unterschichtangehörigen häufiger anzutreffen.
(C) Oberschichtangehörige besitzen mehr Wissen über Gesundheit und Krankheit.
(D) Unterschichtangehörige nehmen seltener an Vorsorge- und Früherkennungsmaßnahmen teil.
(E) Unterschichtangehörige zeigen häufiger gesundheitsschädliches Verhalten.

F05

1.363 Welche der folgenden Aussagen zum Zusammenhang zwischen sozialer Ungleichheit und Krankheit trifft nicht zu?

(A) Angelernte sind gesundheitlich stärker belastet als höher qualifizierte Angestellte.
(B) Das Konzept der relativen Benachteiligung besagt, dass sich statusbedingte Gesundheitsrisiken auf die untersten sozialen Gruppen beschränken.
(C) Gesundheitliche Risiken variieren mit der beruflichen Position.
(D) Nach der Drifthypothese steigen erkrankte Personen sozial ab und können keine höheren Statuspositionen erreichen.
(E) Nach der These der sozialen Verursachung treten in den unteren Schichten häufiger potenziell erkrankungsfördernde Bedingungen auf.

1.357 (A) 1.358 (A) 1.359 (C) 1.360 (A) 1.361 (E) 1.362 (A) 1.363 (B)

H00

1.364 Welche Aussage entspricht der Fourastiéschen Hypothese?
(A) Bei steigendem Einkommen eines Haushalts steigen die Ausgaben für Nahrungsmittel schwächer als die Gesamtausgaben.
(B) Je größer der Grad sozialer Differenzierung einer Gesellschaft, desto höher die Wahrscheinlichkeit, dass Prozesse der Individualisierung sozialer Verhältnisse einsetzen.
(C) Mit der Industrialisierung gehen eine Verkleinerung und ein Bedeutungsverlust der Familie als zentraler gesellschaftlicher Institution einher.
(D) Mit zunehmender Technisierung eines Erwerbssektors nimmt der Anteil Erwerbstätiger in diesem Sektor ab und verlagert sich in Sektoren geringerer Technisierung.
(E) Während die Bevölkerung in einem definierten Zeitraum in exponentieller Weise wächst, nimmt die Nahrungsmittelproduktion nur in arithmetischer Reihe zu.

H08 ■

1.365 Man unterscheidet zwischen verschiedenen Wirtschafts- und Erwerbsbereichen. Dabei werden Tätigkeiten in der Industrie zugeordnet
(A) dem primären Wirtschaftssektor
(B) dem sekundären Wirtschaftssektor
(C) dem tertiären Wirtschaftssektor
(D) dem quartären Wirtschaftssektor
(E) dem quintären Wirtschaftssektor

F02

**1.366 „Während die Bevölkerung im Laufe der Zeit in exponentieller Reihe wächst, nimmt die Nahrung nur in arithmetischer Reihe zu."
Welchem der nachstehenden Gesetze ist diese Aussage zuzuordnen?**
(A) Fourastié-Gesetz
(B) Malthus-Gesetz
(C) Gesetz der großen Zahl
(D) Gesetz der Konzentration
(E) soziodynamisches Gesetz

H09

1.367 Welches der folgenden, die soziale Differenzierung betreffenden Konzepte geht auf Karl Marx zurück?
(A) das Konzept der Dienstleistungsgesellschaft und ihrer Gesetzmäßigkeiten
(B) die Theorie der sozialen Statuslage als Abbildung der objektiven und subjektiven Vergesellschaftungssituation
(C) die Theorie schichtspezifischen Handelns
(D) die Verfügung über Produktionsmittel als Grundlage der Klassenbildung
(E) die Vorstellung, dass „zweckrationales Handeln" den Charakter unserer Zivilisation bestimmt

F05

1.368 Zu den Merkmalen des Familienzyklus in modernen Gesellschaften im Vergleich zu traditionellen Gesellschaften gehört nicht:
(A) Abnahme der Geburtenhäufigkeit
(B) Aufgabenzuwachs verheirateter Frauen während der Reproduktionsphase (Doppelbelastung)
(C) Ausweitung der Spätphase
(D) Vorverlagerung des Zeitpunkts der Geburt des ersten Kindes im Lebenslauf der Frau
(E) Zunahme nicht-ehelicher Lebensgemeinschaften während der Reproduktionsphase

F05

1.369 Mit welchem Begriff bezeichnet man den nach Norbert Elias entscheidenden geschichtlichen Prozess einer zunehmenden „Bändigung" willkürlicher, spontaner Verhaltens- und Affektäußerungen im Dienste der Ausbreitung von Selbstkontrolle?
(A) Normierung
(B) Rationalisierung
(C) Repression
(D) Sozialisierung
(E) Zivilisierung

1.5 Fragen aus Examen Frühjahr 2011

F11

1.370 Welcher Begriff bezeichnet ein latentes Konstrukt?
(A) BMI
(B) Körpergröße
(C) Lebensalter
(D) Lebensqualität
(E) monatliches Nettoeinkommen

F11 ■

1.371 Mehrere medizinsoziologische Studien haben gezeigt, dass der soziale Gradient der Morbidität zum Teil durch die Ungleichverteilung von gesundheitsschädigenden Verhaltensweisen wie Rauchen oder Fehlernährung erklärt werden kann.
In diesen Studien hat die Morbidität den Stellenwert einer
(A) abhängigen Variablen
(B) intervenierenden Variablen
(C) Moderatorvariablen
(D) Störvariablen
(E) unabhängigen Variablen

F11

1.372 Welche Aussage zu Likert-Skalen trifft nicht zu?
(A) Bei Likert-Skalen werden die Antwortmöglichkeiten verbal beschrieben.
(B) Einstellungen lassen sich mit Hilfe einer Likert-Skala abbilden.
(C) Laborwerte werden häufig durch eine Likert-Skala erfasst.
(D) Likert-Skalen eignen sich zur Indexbildung.
(E) Likert-Skalen haben mindestens das Niveau einer Ordinalskala.

F11 ■■

1.373 Was ist ein Maß der zentralen Tendenz?
(A) Cohen's d
(B) Interquartilabstand
(C) Modalwert
(D) Standardabweichung
(E) Varianz

F11

1.374 Sie wollen untersuchen, ob psychosoziale Arbeitsbelastungen bei Krankenhausärzten zu einer schlechteren Qualität der medizinischen Versorgung führen.
Welche Aussage zu den methodischen Bedingungen dieser Untersuchung trifft nicht zu?
(A) Als Indikator der Ergebnisqualität kommt die Lebensqualität der Patienten in Betracht.
(B) Bei dieser Untersuchung ist die Qualität der Versorgung die abhängige Variable.
(C) Zur Erfassung von psychosozialen Arbeitsbelastungen kommt das Anforderungs-Kontroll-Modell in Betracht.
(D) Zur Erfassung von psychosozialen Arbeitsbelastungen kommt das Modell beruflicher Gratifikationskrisen in Betracht.
(E) Zur Untersuchung dieser Fragestellung ist eine Querschnittstudie am besten geeignet.

F11 ■

1.375 Welche Aussage zur Einkommensungleichheit trifft am ehesten zu?
(A) Die Einkommensungleichheit hat in Deutschland zwischen 1985 und 2005 abgenommen.
(B) Eine Maßzahl für Einkommensungleichheit ist die sogenannte Odds Ratio.
(C) Einkommensungleichheit ist ein Indikator für soziales Kapital.
(D) Einkommensungleichheit spiegelt die individuelle Einkommenshöhe wider.
(E) Zusammenhänge zwischen Einkommensungleichheit und Gesundheit lassen sich durch Verwendung von Aggregatdaten (z.B. in ökologischen Studien) analysieren.

F11

1.376 Für eine Studie in einem Schlaflabor wird der Schlaf eines Probanden in die gängigen vier Stadien und den REM-Schlaf eingeteilt.
Ein besonders häufiges Auftreten von Schlafspindeln, K-Komplexen und Thetawellen gehört dann typischerweise zum
(A) Schlafstadium 1 (Einschlafstadium)
(B) Schlafstadium 2 (leichter Schlaf)
(C) Schlafstadium 3 (mittlerer Schlaf)
(D) Schlafstadium 4 (Tiefschlaf)
(E) REM-Schlaf

F11

1.377 Personen, die ein von den gesellschaftlichen Normen abweichendes Verhalten aufweisen, erfahren häufig eine soziale Stigmatisierung. Davon sind auch oft Personen mit psychischen Störungen betroffen. Die negative Bewertung der sozialen Umwelt kann dazu beitragen, das abweichende Verhalten der betroffenen Person zu verstärken.
In diesem Fall spricht man von einer
(A) Aggravation
(B) kognitiven Dissonanz
(C) Reaktionsbildung
(D) Regression
(E) sekundären Devianz

1.371 (A) 1.372 (C) 1.373 (C) 1.374 (E) 1.375 (E) 1.376 (B) 1.377 (E)

F11 ■

1.378 In mehreren ökologischen Studien hat sich gezeigt, dass amerikanische Bundesstaaten mit einem hohen Ausmaß an sozialem Vertrauen eine vergleichsweise niedrige Sterblichkeit aufweisen.
Mit welchem medizinsoziologischen Begriff wird das im Rahmen von Befragungen gemessene Ausmaß sozialen Vertrauens am ehesten gekennzeichnet?

(A) absolute Deprivation
(B) soziale Integration
(C) sozialer Gradient
(D) soziales Kapital
(E) soziales Netzwerk

F11 ■

1.379 Was zählt nicht zu den protektiven, d.h. die Gesundheit schützenden, psychosozialen Faktoren?

(A) Allostase
(B) dispositioneller Optimismus
(C) Selbstwirksamkeit
(D) soziale Integration
(E) soziale Unterstützung

F11

1.380 Während Ihrer Facharztausbildung erhalten Sie kurzfristig die Chance, bei einer sehr seltenen Operation zu assistieren. Sie befürchten, dass Sie es bei einer Teilnahme an der Operation zeitlich nicht schaffen werden, Ihr Kind pünktlich aus der Tagesbetreuung abzuholen.
Welcher Begriff bezeichnet diese Situation am besten?

(A) Interrollenkonflikt
(B) Intrarollenkonflikt
(C) Rollendistanz
(D) Rollenidentifikation
(E) Rollenverlust

F11

1.381 Herr K. berichtet in der Sprechstunde, dass er in der Vergangenheit immer wieder unter belastenden Gedanken gelitten hat. Seitdem er nun versucht, diese Gedanken mit Malerei auszudrücken, verspürt er eine deutliche Entlastung.
Wie wird dieser Abwehrmechanismus in der psychoanalytischen Theorie am ehesten bezeichnet?

(A) Projektion
(B) Rationalisierung
(C) Reaktionsbildung
(D) Sublimierung
(E) Verdrängung

F11 ■■

1.382 Was gehört nicht zur Objektbeziehungstheorie des psychodynamischen Persönlichkeitsmodells?

(A) Angst in sozialen Situationen
(B) Angstreaktionen, die durch Gegenstände ausgelöst werden
(C) Beziehungserfahrungen zwischen einer Person und ihren frühen Bezugspersonen
(D) unbewusste Konflikte zwischen kindlichen Impulsen und elterlichen Anforderungen
(E) verinnerlichte Konflikte zwischen Eltern und Kind

F11

1.383 Welche der folgenden Störungen gehört (z.B. nach DSM IV) nicht zu den Persönlichkeitsstörungen?

(A) abhängige Persönlichkeitsstörung
(B) anankastische (zwanghafte) Persönlichkeitsstörung
(C) dissoziative Persönlichkeitsstörung
(D) histrionische Persönlichkeitsstörung
(E) paranoide Persönlichkeitsstörung

F11

1.384 Welche der genannten Bedürfnisstufen ist bei der Bedürfnispyramide nach Maslow die am höchsten, d.h. am nächsten zur Pyramidenspitze gelegen, eingeordnete?

(A) kognitive Bedürfnisse
(B) physiologische Bedürfnisse
(C) Selbstverwirklichung
(D) Sicherheit
(E) soziale Bedürfnisse

F11

1.385 Welche der folgenden Stufen wird in der Theorie der kognitiven Entwicklung von Piaget beschrieben?

(A) Latenzphase
(B) Phase der Identitätsbildung vs. Identitätsdiffusion
(C) postkonventionelles Niveau
(D) sensumotorisches Stadium
(E) Stufe der heteronomen Moral

F11

1.386 Welche ist nach der Theorie des Entwicklungspsychologen Kohlberg die höchste Ebene der Moralentwicklung?

(A) familienorientierte Moral
(B) gehorsamsorientierte Moral
(C) gesetzeskonforme Moral
(D) interessengeleitete Moral
(E) postkonventionelle Moral

1.378 (D) 1.379 (A) 1.380 (A) 1.381 (D) 1.382 (B) 1.383 (C) 1.384 (C) 1.385 (D) 1.386 (E)

F11 ■

**1.387 Bei Split-Brain-Patienten kann man das Phänomen der Konfabulation beobachten.
Was versteht man in diesem Zusammenhang unter Konfabulation?**

(A) das Ignorieren der linken Seite des Gesichtsfeldes bei visuellen Stimuli, die einen emotionalen Gehalt für den Patienten besitzen und/oder krankheitsspezifisch für den Patienten von Bedeutung sind
(B) eine erfundene und nicht zutreffende Erklärung zu unterschiedlichen Stimulierungen der linken und rechten Hirnhemisphäre, um den widersprüchlichen Reaktionen einen Sinn zu geben
(C) reichliche, unkontrollierte Sprachproduktion mit Wortverwechslungen und Neologismen
(D) sprachliche Reaktion bei Stimulation des lateralen Kortex
(E) Sprachstörung durch eine Läsion der linken Hirnhälfte

F11

**1.388 Die Patientin Frau M. hat Angst vor der Mitteilung einer Diagnose durch den behandelnden Arzt. Ihr Puls beträgt zu diesem Zeitpunkt 150/min. Nach dem Gespräch stellt Frau M. fest, dass sie sich nur an wenige Gesprächsinhalte erinnern kann.
Welches Phänomen erklärt am ehesten die verminderte Behaltensleistung von Frau M.?**

(A) das Phänomen der proaktiven Interferenz
(B) das Phänomen der retroaktiven Interferenz
(C) das Phänomen des negativen Transfers
(D) das Phänomen der selektiven Aufmerksamkeit
(E) das Yerkes-Dodson-Phänomen

F11

**1.389 Andreas lernt für einen kurzfristig angekündigten Mathe-Test erst am Abend vorher. Im Anschluss daran schaut er sich zur Entspannung ein Wissensmagazin über Astronomie im Fernsehen an. Am nächsten Morgen kann er sich bei dem Test nur noch an Galaxien und Teleskope erinnern, obwohl er den Prüfungsstoff eigentlich gut konnte.
Welches Phänomen ist hierfür am ehesten verantwortlich?**

(A) anterograde Amnesie
(B) proaktive Interferenz
(C) retroaktive Interferenz
(D) retrograde Amnesie
(E) Störung des echoischen Gedächtnisses

F11

**1.390 Nach einem schweren Autounfall leidet Herr S. unter schweren Gedächtnisdefiziten, vor allem seine eigene Biografie betreffend. Seine Lebensgefährtin ist daher erstaunt, dass er kein Problem damit hat, berühmte Sehenswürdigkeiten zu identifizieren.
Das Erkennen von Sehenswürdigkeiten belegt, dass bei Herrn S. am ehesten welche Gedächtnisform erhalten ist?**

(A) episodisches Gedächtnis
(B) implizites Gedächtnis
(C) non-deklaratives Gedächtnis
(D) prozedurales Gedächtnis
(E) semantisches Gedächtnis

F11

**1.391 Ein 28-jähriger Mann wird mit starker Luftnot, Herzschmerzen, Herzrasen, Schwindelgefühlen und Schweißausbrüchen unter Herzinfarktverdacht in die Notfallaufnahme gebracht. Alle medizinischen Untersuchungen zeigen Normalbefunde.
Mit welchem Zustandsbild stimmen die Beschwerden des Patienten am besten überein?**

(A) allgemeines Adaptationssyndrom
(B) depressive Episode
(C) Korsakow-Syndrom
(D) Opiat-Intoxikation
(E) Panikattacke

F11

1.392 Welche drei Elemente kennzeichnen das transaktionale Stressmodell?

(A) Aggressivität, Intensität, Qualität
(B) Alarm, Widerstand, Erschöpfung
(C) Hypothalamus, Hypophyse, Nebenniere
(D) primäre Bewertung, sekundäre Bewertung, Neubewertung
(E) subjektive Bewertung, Hilflosigkeit, Kontrollverlust

F11

**1.393 Eine Patientin mit psychosomatischen Beschwerden gibt im Gespräch mit ihrer Ärztin an, zurzeit das Gefühl zu haben, dass sie die Ereignisse ihres Lebens weder erklären noch bewältigen kann. Sie äußert zudem das Gefühl, keinen Sinn darin zu sehen, sich zu engagieren und Energie zu investieren. In der Schilderung der Patientin kommt ein Fehlen des Kohärenzsinns zum Ausdruck.
Der Kohärenzsinn ist Bestandteil welchen theoretischen Modells?**

(A) Allostase-Modell
(B) Anforderungs-Kontroll-Modell
(C) Modell der Salutogenese
(D) Modell der strukturellen Deprivation
(E) Modell des sozialen Rückhalts

1.387 (B) 1.388 (E) 1.389 (C) 1.390 (E) 1.391 (E) 1.392 (D) 1.393 (C)

F11 ■

1.394 Die Arbeitsplatzsituation kann sich auf verschiedene Weise auf den Gesundheitszustand der Beschäftigten auswirken. Ein erhöhtes Herzinfarkt-Risiko wurde in empirischen Studien bei Beschäftigtengruppen festgestellt, die hohen Belastungen ausgesetzt sind, ohne einen eigenen Entscheidungsspielraum bei der Ausführung ihrer Tätigkeiten zu besitzen.
Mit welchem Modell wird dieser Zusammenhang am zutreffendsten beschrieben?
(A) Anforderungs-Kontroll-Modell
(B) Gratifikationskrisen-Modell
(C) Health-Action-Process-Approach
(D) Social-Support-Modell
(E) Wohlstandsmodell

F11

1.395 Das individuelle Altern und der Übergang in den Ruhestand können als Statuspassage beschrieben werden, die von den Menschen je nach ihrer persönlichen Einstellung unterschiedlich bewältigt wird. Eine bestimmte Theorie des Alterns geht davon aus, dass Menschen im Ruhestand nach Entspannung, Ruhe und Genießen streben.
Welcher Begriff ist für diese soziologische Theorie kennzeichnend?
(A) Aktivitätstheorie
(B) Disengagementtheorie
(C) dispositionaler Optimismus
(D) Kontinuitätstheorie
(E) Tertiarisierung

F11 ■

1.396 Welche Aussage zur Pflege- und Hospizarbeit trifft <u>nicht</u> zu?
(A) Der Umfang der von den Pflegeversicherungen übernommenen Leistungen (bzw. die gewährten Geldmittel) wird im Allgemeinen über die Pflegestufe bestimmt.
(B) Der weitaus größte Teil (über 80 %) zu pflegender Personen wird in Deutschland gegenwärtig in Pflegeheimen versorgt.
(C) Hospize sind gegründet worden, um für das Sterben einen eigenen angemessenen sozialen Raum zu schaffen.
(D) In der terminalen Phase einer Krankheit stehen Schmerztherapie und emotionale Betreuung im Vordergrund.
(E) Unter Palliativmedizin versteht man die Behandlung von Patienten mit einer nicht mehr heilbaren, weit fortgeschrittenen Erkrankung mit begrenzter Lebenserwartung.

F11 ■

1.397 Wie wird Letalität am zutreffendsten definiert?
Letalität
(A) bezeichnet den relativen Anteil einer bestimmten Todesursache an allen Todesursachen
(B) bezeichnet die Häufigkeit einer Todesursache in einer gegebenen Bevölkerung
(C) bezeichnet das Risiko von Neuerkrankten, an der betreffenden Krankheit zu sterben
(D) ist eine standardisierte Mortalität
(E) und Mortalität sind synonyme Begriffe

F11 ■

1.398 Welche der folgenden Erkrankungsgruppen ist die häufigste Todesursache in Deutschland bei Frauen?
(A) Endokrine, Ernährungs- und Stoffwechselkrankheiten
(B) Krankheiten des Atmungssystems
(C) Krankheiten des Herz-Kreislauf-Systems
(D) Krankheiten des Nervensystems
(E) Krankheiten des Verdauungssystems

F11

1.399 Welcher der folgenden Faktoren trägt am ehesten zur demographischen Alterung bei?
(A) Kompression der Morbidität
(B) niedrige Fertilität
(C) zunehmende Mortalität
(D) zunehmende Nuptialität bei Jugendlichen
(E) zunehmender sozialer Gradient

F11

1.400 Welche Aussage zum Schichtindex trifft <u>nicht</u> zu?
(A) Bei einem Schichtindex werden mehrere Ungleichheitsindikatoren berücksichtigt.
(B) Schichtindizes eignen sich zur Untersuchung gesundheitlicher Ungleichheiten.
(C) Schichtindizes eignen sich zur Erfassung von Statusinkonsistenzen.
(D) Schichtindizes eignen sich zur vertikalen Differenzierung von Gesellschaften.
(E) Schichtindizes spiegeln sozioökonomische Differenzierungen wider.

1.394 (A) 1.395 (B) 1.396 (B) 1.397 (C) 1.398 (C) 1.399 (B) 1.400 (C)

F11

1.401 Die epidemiologische Forschung hat Risikofaktoren für die Gesundheit identifiziert, die mit Präventionsmaßnahmen beeinflusst werden können.
Welche Aussage über diese Risikofaktoren trifft am wenigsten zu?
(A) Es handelt sich um Faktoren, die eine monokausale Ursache-Wirkung-Beziehung für die Entstehung einer Krankheit beschreiben.
(B) Das Auftreten bei einzelnen Personen ist weder hinreichend noch notwendig, um eine spezifische Erkrankung auszulösen.
(C) Das Vorliegen mehrerer Risikofaktoren erhöht die Wahrscheinlichkeit einer Erkrankung.
(D) Die Gesamtheit der wirksamen Risikofaktoren bezeichnet man als Exposition.
(E) Risikofaktoren sind Merkmale, die statistisch überzufällig (signifikant) mit dem Auftreten von Krankheiten und Todesfällen korrelieren.

F11

1.402 Zu den von der Forschung identifizierten Faktoren, die das gesundheitsschädigende Verhalten in der Adoleszenz beeinflussen, wird/werden nicht gezählt:
(A) Krisen des Selbstwertgefühls und des Selbstkonzepts
(B) Persönlichkeitseigenschaften
(C) sozialer Druck durch die Peer Group
(D) Statuskristallisation
(E) unvollständige familiäre Sozialisation

F11

1.403 Welche Aussage zur Untersuchung der Punktprävalenz trifft am ehesten zu?
Bei Studien zur Punktprävalenz
(A) besteht eine hohe Eignung zur Analyse des Einflusses von Risikofaktoren auf Gesundheit und Krankheit
(B) finden Prä-Post-Vergleiche statt
(C) werden Experimente durchgeführt
(D) wird die Neuentstehung von Erkrankungen untersucht
(E) wird ein Querschnittsdesign verwendet

F11 ■■

1.404 In einer Studie zur primären Prävention bei Hypercholesterinämie wurde durch ein lipidsenkendes Medikament das Mortalitätsrisiko von 2 % in der Kontrollgruppe auf 1,5 % in der Behandlungsgruppe reduziert.
Wie groß ist die Number needed to treat?
(A) 2
(B) 25
(C) 50
(D) 200
(E) 500

F11 ■■

1.405 Ein Screening-Test klassifiziert 80 von 100 Personen, die die gesuchte Krankheit tatsächlich aufweisen, als positiv.
Welchem Kriterium entspricht der Wert 80 %?
(A) negativer Vorhersagewert
(B) positiver Vorhersagewert
(C) Prävalenz
(D) Sensitivität
(E) Spezifität

F11

1.406 In einer epidemiologischen Studie wird die Anzahl der während eines bestimmten Zeitraums neu aufgetretenen Fälle einer Krankheit innerhalb einer Population bestimmt.
Um welchen Kennwert handelt es sich dabei?
(A) attributables Risiko
(B) Inzidenz
(C) Prävalenz
(D) relatives Risiko
(E) Sensitivität

F11 ■■

1.407 Durch den Einsatz eines den Cholesterinspiegel senkenden Medikamentes konnte in einer Studie gezeigt werden, dass 2 von 100 Teilnehmern vor einem Herzinfarkt bewahrt werden konnten.
Welches Maß beschreibt die 2 Teilnehmer am ehesten?
(A) absolute Risikoreduktion
(B) attributables Risiko
(C) Number needed to treat (NNT)
(D) Odds Ratio
(E) relatives Risiko

F11

1.408 Ein Lungenkrebspatient, bei dem nach dreijähriger Remission ein Rezidiv diagnostiziert wurde, erzählt Ihnen im Gespräch, dass er überzeugt sei, dass sowohl die Ersterkrankung als auch das Rezidiv durch die anhaltend überhöhte Feinstaubbelastung in seinem Wohngebiet verursacht worden seien.
Welche Art der Kausalattribution bildet sich hier am ehesten ab?
(A) fundamentaler Attributionsfehler
(B) stabil-external
(C) stabil-internal
(D) variabel-external
(E) variabel-internal

1.401 (A) 1.402 (D) 1.403 (E) 1.404 (D) 1.405 (D) 1.406 (B) 1.407 (A) 1.408 (B)

2 Ärztliches Handeln

2.1 Arzt-Patient-Beziehung

2.1.1 Professionalisierung des Arztberufes

H06

2.1 Der Prozess der Ausbildung von Dienstleistungsberufen wie dem Arztberuf, die spezialisiertes und systematisiertes, nur im Laufe langer Ausbildung erwerbbares Wissen relativ autonom und kollektivitätsorientiert anwenden, wird am zutreffendsten bezeichnet als

(A) berufliche Sozialisation
(B) Institutionalisierung
(C) Professionalisierung
(D) Statuskristallisation
(E) Tertiarisierung

F07

2.2 Jeder approbierte Arzt in Deutschland ist Pflichtmitglied in einer Landesärztekammer. Die Landesärztekammern sind Körperschaften Öffentlichen Rechts mit Zuständigkeit für die berufliche Selbstverwaltung.
Die Zuständigkeit bezieht sich <u>nicht</u> auf

(A) den Erlass einer Berufsordnung für Ärzte
(B) die Aufsicht über die Einhaltung der Berufspflichten
(C) die Einleitung von Sanktionsmaßnahmen bei Verstößen gegen das Berufsrecht
(D) die Regelung der ärztlichen Ausbildung in einer Approbationsordnung für Ärzte
(E) die Regelung der Fort- und Weiterbildung durch eine Weiterbildungsordnung

F09 F07

2.3 Im Zusammenhang mit aktuellen Entwicklungen im Gesundheitswesen wird mitunter von einer Deprofessionalisierung des Arztberufes gesprochen.
In welcher der nachfolgenden Aussagen kommen Aspekte der Deprofessionalisierung am ehesten zum Ausdruck?

(A) Der Arzt legitimiert die Krankenrolle durch „Krankschreibung“.
(B) Die ärztliche Berufsausübung ist durch ein hohes Maß an Autonomie gekennzeichnet.
(C) Die niedergelassene Ärzteschaft hat die ambulante ärztliche Versorgung sicherzustellen.
(D) Die verbesserte Zugänglichkeit medizinischer Information fördert den Abbau der sozialen Distanz zwischen Arzt und Patient.
(E) Verstöße gegen die Berufsordnung werden durch ärztliche Berufsgerichte geahndet.

2.1.2 Arztrolle

H02

2.4 Der französische König Ludwig XIII. ließ seinen Leibarzt Moreau ans Krankenbett kommen und befahl diesem: „Sie werden mich nicht wie einen gewöhnlichen Patienten behandeln!“ „Sire“, entgegnete Moreau“, „da mache ich keinen Unterschied; ich behandele alle meine Patienten wie Könige.“
Nach Parsons hebt der Arzt mit dieser Erwiderung in erster Linie auf Folgendes ab:

(A) affektive Neutralität
(B) iatrogene Fixierung
(C) funktionale Spezifität
(D) technische Kompetenz
(E) universalistische Orientierung

F91

2.5 In einer amerikanischen Filmkomödie kommt ein Psychiater vor, der den Patienten, einen Bankfachmann, dazu bringt, auf der Couch Aussagen über den künftigen Verlauf bestimmter Aktienkurse zu machen. Er notiert sich diese Aussagen und tätigt entsprechende Bankgeschäfte.
Gegen welche <u>zwei</u> berufliche Merkmale der von Parsons entwickelten Arztrolle verstößt der Psychiater?

(A) Altruismus und funktionelle Spezifität
(B) Altruismus und technische Kompetenz
(C) funktionelle Spezifität und affektive Neutralität
(D) technische Kompetenz und funktionelle Spezifität
(E) universalistische Einstellung und affektive Neutralität

F09

2.6 Was ist unter iatrogener Fixierung am ehesten zu verstehen?

(A) Festlegung des Behandlungsplans durch den Arzt im Rahmen des paternalistischen Modells der Arzt-Patient-Beziehung
(B) übermäßige Betonung diagnostischer Detailinformationen aufgrund von Wahrnehmungsstereotypien
(C) Verfestigung einer unzutreffenden diagnostischen Vermutung infolge frühzeitiger selektiver Informationsaufnahme
(D) Verstärkung der unzutreffenden Überzeugung eines Patienten, an einer organischen Krankheit zu leiden, durch unangemessene diagnostische oder therapeutische Maßnahmen
(E) Widerstand des Arztes gegenüber den Wünschen des Patienten, wenn dieser zu großen Druck auf den Arzt ausübt

2.1 (C) 2.2 (D) 2.3 (D) 2.4 (E) 2.5 (A) 2.6 (D)

H10

2.7 Eine Patientin, die an einer somatoformen Störung leidet, fühlt sich durch die ärztliche Verordnung eines pflanzlichen Herzmedikaments in ihrer subjektiven Krankheitstheorie bestärkt, dass eine organische Herzkrankheit ihre Beschwerden verursacht. Dieses Phänomen lässt sich am zutreffendsten beschreiben als

(A) iatrogene Fixierung
(B) Placeboeffekt
(C) Reaktanz
(D) Rosenthal-Effekt
(E) Somatisierung

F04

2.8 Die Verpflichtung des Arztes, den Patienten nach bestem Wissen und Gewissen zu behandeln und ihm nach Möglichkeit keinen Schaden zuzufügen, ist Bestandteil einer Professionsethik. Welcher ethischen Tradition lässt sich diese Verpflichtung am besten zuordnen?

(A) ethischer Utilitarismus
(B) postmaterialistische Ethik
(C) universalistische Ethik
(D) Verantwortungsethik
(E) Zukunftsethik

H07 H05

2.9 „Therapeutisches Klonen ist immer dann bedenkenlos, wenn Hoffnungen auf eine Anwendung neuer Forschungsergebnisse bestehen, welche zu verbesserten Heilungschancen von Krankheiten führen". Diese ethische Argumentationsrichtung bezeichnet man als:

(A) deontologische Ethik
(B) ethischer Utilitarismus
(C) universalistische Moral
(D) Verantwortungsethik
(E) wertkonservative Orientierung

2.1.3 Krankenrolle

F09

2.10 Welche Aussage zur Symptomwahrnehmung und zur Inanspruchnahme des Arztes trifft <u>nicht</u> zu?

(A) Bei Befragungen zu körperlichen Beschwerden in der Allgemeinbevölkerung wird von der Mehrzahl der Befragten das Auftreten von ein oder mehreren Symptomen innerhalb der letzten sieben Tage angegeben.
(B) Die Entscheidung, wegen körperlicher Beschwerden einen Arzt aufzusuchen, wird vom emotionalen Befinden des Betroffenen beeinflusst.
(C) Die subjektive Krankheitstheorie des Betroffenen (Laienätiologie) stellt einen Einflussfaktor für den Arztbesuch wegen körperlicher Beschwerden dar.
(D) Ob eine Person wegen körperlicher Beschwerden einen Arzt aufsucht, hängt u. a. von der Intensität der Beschwerden ab.
(E) Personen, die an körperlichen Beschwerden leiden, suchen deswegen in der Regel baldmöglichst einen Arzt auf.

F02

2.11 Welche Aussage zur Krankenrolle (nach Parsons) trifft <u>nicht</u> zu?

(A) Die Krankenrolle konstituiert sich durch normative Erwartungen, die von der Gesellschaft an den Kranken herangetragen werden.
(B) Die Bestimmungen der Krankenrolle sind mit der Verpflichtung vereinbar, im Fall der Erkrankung alles zu tun, was für eine baldige Heilung bzw. Besserung nützlich ist.
(C) Die Bestimmungen der Krankenrolle treffen auf chronisch Kranke, nicht jedoch auf akut Kranke zu.
(D) Die Krankenrolle steht in einem komplementären Verhältnis zur Arztrolle.
(E) Mit der Übernahme der Krankenrolle durch den Erkrankten wird das Problem sozialer Abweichung im Krankheitsfall normativ geregelt.

H94

2.12 Primärer Krankheitsgewinn besteht nach psychoanalytischer Auffassung in dem Gewinn, der z. B. dann entsteht, wenn

(A) ein Patient mit chronischen Schmerzen eine Rente zugesprochen bekommt
(B) ein krankes Kind von den Eltern besonders liebevoll umsorgt wird
(C) eine Patientin aufgrund einer Oberschenkelfraktur von einer ungeliebten Arbeitsstelle fern bleiben darf
(D) als Folge eines intrapsychischen Konfliktes eine körperliche Symptomatik entsteht und die Aufmerksamkeit dadurch von den Konflikten abgelenkt wird
(E) eine Patientin interessierte Zuhörer findet, wenn sie von ihrer Erkrankung erzählt

2.7 (A) 2.8 (D) 2.9 (B) 2.10 (E) 2.11 (C) 2.12 (D)

F10

→ **2.13 Ein Patient lässt im Rahmen der Anamnese erkennen, dass er seine Krankschreibung aufgrund chronischer Rückenschmerzen als eine Befreiung von seinen beruflichen Belastungen erlebt.**
Welches der folgenden Konzepte beschreibt am ehesten die vom Patienten geschilderte Situation?
(A) berufliche Gratifikationskrise
(B) Hardiness
(C) Kontrollüberzeugung
(D) sekundärer Krankheitsgewinn
(E) soziale Unterstützung

H10

→ **2.14 Herr M. leidet seit ca. 7 Jahren an chronischen Rückenschmerzen im LWS-Bereich. Verschiedene operative Eingriffe hätten jedoch keine Verbesserung seiner Schmerzsymptomatik bewirkt. Er fühle sich durch seine Schmerzen sehr eingeschränkt und könne nicht mehr arbeiten gehen. Seit einem Jahr läuft daher ein Rentenverfahren, um eine Erwerbsunfähigkeitsrente zu bewirken. Seit Beginn des Verfahrens gibt der Patient eine deutliche Zunahme seiner Schmerzsymptomatik an.**
Mit welchem psychologischen Mechanismus lässt sich die Zunahme der Schmerzen von Herrn M. am ehesten erklären?
(A) Aggravation
(B) Dissimulation
(C) Regression
(D) Sensitization
(E) Symptomtoleranz

F10

→ **2.15 Wenn Patienten Krankheitssymptome verbergen oder verheimlichen, um Gesundheit vorzutäuschen und Behandlungsmaßnahmen zu vermeiden, spricht man von**
(A) Aggravation
(B) Dissimulation
(C) primärem Krankheitsgewinn
(D) sekundärem Krankheitsgewinn
(E) Simulation

F09

→ **2.16 Frau K. (30 Jahre) und Frau T. (31 Jahre) leiden an einem endgültigen Nierenversagen. Beide Frauen sollen sich in den nächsten Tagen einer Nierentransplantation unterziehen. Frau K. hat große Angst vor dem Eingriff und den möglichen Komplikationen. Der Gedanke: „Hoffentlich wird die transplantierte Niere nicht von meinem Körper abgestoßen!" beherrscht sie sehr. Im Gegensatz dazu denkt Frau T.: „Damit werde ich schon zurechtkommen", und sieht der Transplantation sehr zuversichtlich und hoffnungsvoll entgegen.**
Welchem psychophysiologischen Konzept lassen sich die unterschiedlichen Formen der Krankheitsverarbeitung (Coping-Stile) der beiden Patientinnen am ehesten zuordnen?
(A) dem Allgemeinen Adaptationssyndrom nach Selye
(B) dem „Fight-or-flight"-Syndrom nach Cannon
(C) dem Stressmodell nach Henry
(D) dem transaktionalen Stressmodell von Lazarus und Folkman
(E) der stimulusspezifischen Hypothese

H04

→ **2.17 Frau M. leidet seit 3 Jahren an chronischen Schmerzen im LWS-Bereich. In der Auseinandersetzung mit ihrer Erkrankung denkt sie oft an ihre Mutter, die nach einem Verkehrsunfall querschnittsgelähmt ist und sagt sich, dass es ihr ja vergleichsweise gut gehe.**
Diese Bewältigungsform entspricht am ehesten:
(A) Kompensation
(B) Relativieren
(C) Rumifizieren
(D) Stoizismus
(E) Valorisieren

F06

→ **2.18 Mit welchem Wirkmechanismus lässt sich das Stress-Puffer-Modell der sozialen Unterstützung am besten erklären?**
(A) Soziale Integration fördert günstiges Gesundheitsverhalten.
(B) Soziale Unterstützung fängt negative Auswirkungen von Belastungen ab, bevor sie schädigend wirken können.
(C) Soziale Unterstützung verhindert die Entstehung von Stress.
(D) Soziale Unterstützung vermindert unabhängig von einer Stressbelastung das Krankheitsrisiko.
(E) Stress fördert die Krankheitsentstehung.

2.13 (D) 2.14 (A) 2.15 (B) 2.16 (D) 2.17 (B) 2.18 (B)

F04

2.19 **Seligman postuliert in seiner anhand von Tierexperimenten entwickelten Theorie zur erlernten Hilflosigkeit verschiedene Konsequenzen, die Hilflosigkeitserfahrungen haben können und die sich auch auf den Menschen übertragen lassen.**
Welche der im Folgenden genannten Konsequenzen gehört nicht dazu?
(A) depressive Stimmung
(B) Erwartung, auch zukünftige Situationen nicht kontrollieren zu können
(C) Informationssuche
(D) Neigung, Misserfolge durch eigenes Versagen zu erklären
(E) Passivität

H90

2.20 **Welche Aussage trifft nicht zu?**
Auf Selbstaufgabe im Sinne des Konzepts nach Engel und Schmale weisen bei einem Patienten folgende phänomenologische Merkmale hin:
(A) Der Patient erlebt sich als aggressiv-gespannt.
(B) Die Beziehungen zu anderen Personen werden als nicht mehr sicher und befriedigend empfunden.
(C) Es treten unlustbetonte Gefühle auf, die in Worten ausgedrückt werden wie „Es nützt alles nichts".
(D) Der Patient erlebt sich selbst als nicht mehr intakt.
(E) Die wahrgenommene Umwelt weicht wesentlich von den Erwartungen ab, die sich auf die Erfahrungen der Vergangenheit stützen.

2.1.4 Kommunikation und Interaktion

F02

2.21 **Was versteht man unter paraverbaler Kommunikation?**
(A) alle sprachlich mitgeteilten Elemente, die nicht zum Inhalt des Gesprochenen gehören (z. B. Lautstärke, Tonhöhe)
(B) alle Unterstützungen der verbalen Kommunikation mit Hilfe von Gesten, Mimik, Körperhaltung
(C) die Diskrepanz zwischen Gemeintem und Gesprochenem
(D) die Inhaltsebene der Kommunikation
(E) die Kommunikation über die Kommunikation

H02

2.22 **Unter Metakommunikation (z. B. in einer Ehe) versteht man in erster Linie folgendes der genannten Merkmale:**
(A) Gesprächsverhalten auf anhaltend hohem Abstraktionsniveau
(B) die (beziehungsorientierte) kommunikative Verständigung über die gemeinsame Kommunikation
(C) die Beschränkung der Kommunikation auf nonverbale Informationsübermittlung
(D) die alltägliche Routine des Verbalverhaltens in der Kommunikation
(E) häufiges Einbeziehen sozialpolitischer Themen in die Gespräche der Partner

H99 ■

2.23 **Die Situation des „double bind", die auch für die Arzt-Patient-Beziehung relevant ist, geht von einem Widerspruch zwischen der Inhalts- und der Beziehungsebene in der Kommunikation aus.**
Welche der folgenden Bedingungen muss nach dem „double bind"-Konzept darüber hinaus noch für die handelnden Personen erfüllt sein?
(A) affektive Neutralität
(B) Direktivität
(C) emotionale Abhängigkeit einer Person von der anderen
(D) mangelnde Empathie einer Person
(E) soziale Nähe zwischen den Personen

F07 H02

2.24 **Ein 30-jähriger Patient mit einer Leukämie sagt zum Arzt: „Es sind jetzt 4 Wochen, dass ich hier bin, und es hat sich noch nichts getan!" Der Arzt antwortet: „Durch Vorwürfe wird Ihre Gesundheit nicht besser."**
Welche Form der asymmetrischen Kommunikation findet hier statt?
(A) Übergehen von Fragen
(B) Adressatenwechsel
(C) Beziehungskommentar
(D) Mitteilung funktionaler Unsicherheit
(E) Themenwechsel

2.19 (C) 2.20 (A) 2.21 (A) 2.22 (B) 2.23 (C) 2.24 (C)

F04

2.25 Sabine S., eine Kommilitonin von Ihnen, absolviert ihre Famulatur in der Kardiologie. Sie zeigt großes Interesse für dieses Gebiet, da ihr Vater vor drei Jahren einen Herzinfarkt hatte. Um den 59-jährigen Herrn W. kümmert sie sich besonders, sie sagt: „Ich kann ihn doch nicht im Stich lassen, er hat doch sonst niemanden."
Mit welchem Konzept lässt sich ihre Interaktionsweise am ehesten erklären?
(A) Burn-out-Syndrom
(B) iatrogene Fixierung
(C) Suggestion
(D) Übersprungshandlung
(E) Übertragung

F96

2.26 Die Schilderungen eines Patienten lösen bei einem Arzt ungewöhnlich starke Gefühlsregungen aus, weil dieser Patient jemandem sehr ähnlich ist, den der Arzt früher gut kannte.
Diesen Vorgang bezeichnet man als
(A) Projektion
(B) Identifikation
(C) Gegenübertragung
(D) Empathie
(E) Generalisierung

H09

2.27 Ein Patient, der als Kind nie den hohen Anforderungen seines strengen Vaters gerecht werden konnte, beklagt sich gegenüber seinem Hausarzt darüber, dass dieser seine Fortschritte bei der Umstellung des Lebensstils nicht ausreichend würdige.
Das Erleben des Patienten ist aus psychoanalytischer Sicht am ehesten zu erklären als:
(A) Aggravation
(B) Gegenübertragung
(C) Konversion
(D) negative Übertragung
(E) Reaktionsbildung

F08 ■

2.28 Mehrere Hausärzte treffen sich regelmäßig, um gemeinsam unter der Leitung eines Psychotherapeuten über Patienten aus ihren Praxen zu sprechen, mit denen der Umgang besonders schwierig ist.
Diese Vorgehensweise ist am ehesten charakteristisch für
(A) Balintgruppen
(B) Disease-Management-Programme
(C) Integrierte Versorgung
(D) Medizinische Versorgungszentren
(E) Praxisgemeinschaften

2.1.5 Besonderheiten der Kommunikation und Kooperation

F09

2.29 Herr A. leidet an hohem Blutdruck. Er ist übergewichtig und körperlich wenig aktiv. Sein Hausarzt übt Druck auf ihn aus, seinen Lebensstil zu verändern, abzunehmen und sich mehr zu bewegen. Der Patient weigert sich, die Ratschläge des Arztes anzunehmen, weil er sich von diesem in seiner Handlungsfreiheit eingeschränkt fühlt.
Für welches Konstrukt ist dieses Beispiel am ehesten kennzeichnend?
(A) Dissimulation
(B) kognitive Dissonanz
(C) Reaktanz
(D) Resilienz
(E) Selbstwirksamkeit

H05 F04

2.30 Welche der folgenden Patientenäußerungen lässt sich am ehesten zutreffend mit dem Begriff „intelligente Non-Compliance" charakterisieren?
(A) „Ach, der Behandlungsplan ist so kompliziert. Jetzt, wo ich allein dastehe, ist mir das alles zu viel."
(B) „Als dann auch noch Ausschlag auftrat, ohne dass es sonst besser wurde, habe ich die Tabletten einfach weggelassen."
(C) „Ich bin alt und vergesse manchmal, ob ich das Medikament schon genommen habe oder noch nicht."
(D) „Ich habe nicht mitbekommen, warum und wie oft ich das Medikament nehmen sollte."
(E) „Ich hatte kein Fieber mehr, warum sollte ich, wie der Arzt mir sagte, die ganze Schachtel Antibiotika aufbrauchen?"

H03

2.31 Ein Hausarzt beklagt sich bei seinem Kollegen, dass die Compliance seiner Patienten schlecht sei. Nur etwa die Hälfte der Patienten würden die von ihm verordneten Tabletten richtig einnehmen.
Welcher der folgenden Ratschläge des Kollegen zur Verbesserung der Compliance ist am wenigsten zielführend?
(A) „Gib dem Patienten Informationen, wann und mit welchen Wirkungen zu rechnen ist!"
(B) „Stelle dem Patienten die Vor- und Nachteile der Behandlung dar!"
(C) „Verdeutliche dem Patienten, dass er zu entscheiden hat!"
(D) „Verordne die Medikamente über einen längeren Zeitraum!"
(E) „Zeige dem Patienten Therapiealternativen auf!"

H10

2.32 **Was versteht man bei chronisch Kranken am ehesten unter Selbstmanagement?**
(A) eigenverantwortlicher Umgang mit der Krankheit
(B) Einschreibung des Patienten in ein Disease-Management-Programm
(C) Leitung einer Selbsthilfegruppe durch Betroffene
(D) Selbstverwirklichung in Bezug auf wichtige Lebensziele
(E) Überzeugung, den eigenen Gesundheitszustand selbst beeinflussen zu können

H09 ■

2.33 **Wenn chronisch Kranke die nötigen Informationen und Fertigkeiten vermittelt bekommen, können sie selbstverantwortlich mit ihrer Erkrankung umgehen (Selbstmanagement).**
Wie wird das Bemühen, sie dazu zu befähigen, am zutreffendsten bezeichnet?
(A) Compliance
(B) Empathie
(C) Empowerment
(D) informierte Einwilligung
(E) Transparenz

F92 H89

2.34 **Was oder wer wird mit dem Begriff „underutilizer" gekennzeichnet?**
(A) eine Person, die ohne medizinisch ersichtlichen Grund einen Arzt aufsucht
(B) eine Person mit Krankheitsanzeichen, die einen Arzt nicht oder aber erst zu einem sehr späten Zeitpunkt, wenn die Krankheit bereits fortgeschritten ist, aufsucht
(C) eine bestimmte Kategorie von Medikamenten
(D) ein Patient, der die ihm verordneten Medikamente nicht gemäß der ärztlichen Anordnung einnimmt
(E) Keine der Aussagen (A)–(D) trifft zu.

H98 F97 ■

2.35 **Zur Erklärung von Placeboeffekten werden verschiedene psychologische Mechanismen herangezogen.**
Dazu gehört/gehören nicht:
(A) Autosuggestion
(B) Heterosuggestion
(C) Konditionierungsvorgänge
(D) Projektion (nach Freud).
(E) Rosenthal-Effekt

2.2 Untersuchung und Gespräch

2.2.1 Erstkontakt

H05

2.36 **Was fällt am ehesten unter den Begriff „informed consent"?**
(A) Akzeptanz einer Behandlungsform in der Allgemeinbevölkerung infolge von Informationskampagnen
(B) Einwilligung des Patienten zur Teilnahme an einer Studie nach Aufklärung über alle Vor- und Nachteile
(C) geteilte Krankheitsvorstellungen in einer sozialen Gruppe
(D) nonverbale, nicht-explizite Zustimmung des Patienten zu den Anordnungen des Arztes
(E) Übereinstimmung der subjektiven Krankheitstheorien von Patient und Arzt

2.2.2 Exploration und Anamnese

F04

2.37 **Welche Frageform ist insbesondere zur Einleitung eines Anamnesegesprächs angebracht?**
(A) Alternativfrage
(B) geschlossene Frage
(C) Katalogfrage
(D) offene Frage
(E) Suggestivfrage

H07 F97

2.38 **Frau Margot B., 34 Jahre, klagt bei ihrem Erstbesuch über Symptome, die an eine Schilddrüsenerkrankung denken lassen. Im Patientengespräch stellen Sie ihr anamnestische Fragen.**
Frage I: „Äußern sich Ihre Beschwerden am Hals als Kloßgefühl, als Schluckbeschwerden, als Luftnot oder als Anschwellen bei Aufregung?"
Frage II: „Können Sie seit einiger Zeit Wärme nicht mehr so gut vertragen, oder hat sich da nichts geändert?"
Welche Frageformen wurden verwendet?

	Frage I	Frage II
(A)	Sondierungsfrage	offene Frage
(B)	offene Frage	geschlossene Frage
(C)	geschlossene Frage	offene Frage
(D)	dichotome Frage	Katalogfrage
(E)	Katalogfrage	dichotome Frage

2.32 (A) 2.33 (C) 2.34 (B) 2.35 (D) 2.36 (B) 2.37 (D) 2.38 (E)

H01 H99 ■■

2.39 Im Rahmen eines halbstrukturierten Interviews werden die Symptome eines Krankheitsbildes erfragt. Als Antwortkategorien sind „trifft zu" versus „trifft nicht zu" vorgesehen.
Welcher Fragentyp und welches Skalenniveau liegen vor?
(A) dichotome Frage, Nominalskala
(B) dichotome Frage, Ordinalskala
(C) geschlossene Frage, Intervallskala
(D) Katalogfrage, Nominalskala
(E) Katalogfrage, Intervallskala

F92

2.40 Ein Medizinsoziologe macht eine Untersuchung zur Arbeits- und Belastungssituation des Pflegepersonals in Intensivstationen. Pflegepersonal und Ärzte sind eingeweiht, Patienten wird er als Praktikant vorgestellt.
Um welche Methodik handelt es sich hierbei?
(A) Interviewmethode
(B) Gruppendiskussionsverfahren
(C) Soziogramm
(D) Interaktionsprozessanalyse (Bales)
(E) teilnehmende Beobachtung

F09

2.41 Frühe Bindungserfahrungen in der Eltern-Kind-Beziehung haben großen Einfluss auf die spätere emotionale und soziale Entwicklung des Kindes. Die Qualität der Bindung lässt sich bereits im Kleinkindesalter anhand standardisierter Trennungs- und Rückkehrsituationen charakterisieren, wobei ein sicher gebundener, ein unsicher-ambivalenter und ein unsicher-vermeidender Typus unterschieden werden.
Welches Verhalten ist für sicher gebundene Kinder charakteristisch?
(A) Sie ignorieren die Mutter bei der Rückkehr und spielen weiter.
(B) Sie sind während der Trennung sehr verängstigt und lassen sich nur langsam von der zurückgekehrten Mutter beruhigen.
(C) Sie verhalten sich gegenüber einer fremden Person nicht anders als gegenüber der Mutter.
(D) Sie wenden sich der Mutter nach Rückkehr unmittelbar zu, halten sich zunächst in ihrer Nähe auf und spielen dann weiter.
(E) Sie zeigen auch bei wiederholter Trennung keine Zeichen der Beunruhigung.

H07 ■■

2.42 Ein 2-jähriges Kind reagiert im Fremde-Situation-Test mit deutlichem Kummer, als es von seiner Mutter kurz allein gelassen wird. Nachdem die Mutter zurückgekehrt ist, lässt es sich schnell von ihr trösten und spielt fröhlich mit ihr weiter.
Welcher Bindungsstil liegt bei diesem Kind am ehesten vor?
(A) ambivalent-unsicherer Bindungsstil
(B) desorganisierter Bindungsstil
(C) sicherer Bindungsstil
(D) unsicherer Bindungsstil
(E) vermeidender Bindungsstil

H07

2.43 Der Patient sagt der Chefärztin: „Ich glaube, ich brauche ein Antibiotikum." Diese entgegnet: „Wie reden Sie mit mir – wollen Sie mir als Laie etwa vorschreiben, was ich Ihnen verordnen soll?"
Welcher Bedeutungsebene der Kommunikation (nach dem Modell von Schulz von Thun) lässt sich die Reaktion der Ärztin auf die Äußerung des Patienten am ehesten zuordnen?
(A) Appellebene
(B) Beziehungsebene
(C) Inhaltsebene
(D) Sachebene
(E) Selbstoffenbarungsebene

F08

2.44 Ein Arzt eröffnet das Gespräch mit einem Patienten, der zum ersten Mal in seine Praxis kommt, mit der offenen Frage: „Was führt Sie her?" Danach hört er dem Patienten zu, wie dieser seine Beschwerden schildert, und meldet ihm gelegentlich in kurzen Zusammenfassungen zurück, was er vom Patienten erfahren hat.
Diese Form der Kommunikation ist am ehesten zu klassifizieren als:
(A) indirekt
(B) medial
(C) nondirektiv
(D) nonverbal
(E) paraverbal

2.39 (A) 2.40 (E) 2.41 (D) 2.42 (C) 2.43 (B) 2.44 (C)

F05

2.45 Das Kommunikationsverhalten während der klinischen Visite war Gegenstand verschiedener medizinsoziologischer Untersuchungen.
Welche der nachfolgenden Aussagen ist mit den Ergebnissen der Visitenforschung am wenigsten vereinbar?

(A) Die durchschnittliche Gesprächsdauer pro Patient beträgt 7–10 Minuten.
(B) Die Mehrzahl der Sätze wird vom Arzt bzw. vom Team gesprochen.
(C) Die mit Abstand am häufigsten geäußerte Kritik ist mangelnde Information und Kommunikation während der Visiten.
(D) Durchschnittlich stellt der Patient eine Frage pro Visite.
(E) Störungen der Kommunikation ergeben sich häufig aus dem Umstand, dass mehrere Personen beteiligt sind und der Visite zusätzliche Funktionen aufgebürdet werden.

H91 H87

2.46 Welche der folgenden Äußerungen eines Arztes lässt sich am ehesten als non-direktiv kennzeichnen?

(A) Ich will Ihnen keine Vorschriften machen, aber es wäre wirklich besser, wenn Sie weniger rauchten.
(B) Bitte sagen Sie mir, wieviel Zigaretten Sie derzeit am Tage rauchen.
(C) Vielleicht sollten Sie versuchen, jede Woche eine Zigarette weniger pro Tag zu rauchen.
(D) Es fällt Ihnen schwer, auf das Rauchen ganz zu verzichten?
(E) Mir ist es auch nicht leicht gefallen, mit dem Rauchen aufzuhören, aber glauben Sie mir: Es geht, wenn man es ernsthaft will.

F09

2.47 Ein 52-jähriger Mann klagt im Erstkontakt beim Internisten über Schmerzen im Unterbauch und berichtet, dass sein Vater im Alter von 58 Jahren an Darmkrebs erkrankt sei. Der Internist nimmt einen besorgten Gesichtsausdruck bei seinem Patienten wahr.
Mit welcher Äußerung kann er empathisches Gesprächsverhalten und „aktives Zuhören“ am besten verwirklichen?

(A) „Aber Sie sind ja noch viel jünger als Ihr Vater damals.“
(B) „Haben sich die Symptome bei Ihrem Vater auch so geäußert?“
(C) „Ich habe den Eindruck, Sie machen sich deswegen Sorgen?“
(D) „Keine Sorge, jetzt warten wir erst einmal die Untersuchungsergebnisse ab.“
(E) „Sind in Ihrer Familie noch weitere Krebserkrankungen vorgekommen?“

H07

2.48 Bei einem Krebskranken ist zum wiederholten Mal ein Rezidiv aufgetreten. Sein behandelnder Onkologe schlägt die Durchführung einer Chemotherapie vor. Der Patient äußert daraufhin: „Manchmal frage ich mich, wozu das alles gut sein soll.“
Der Arzt strebt an, die Gesprächsführung im Sinne des aktiven Zuhörens zu gestalten. Welche Antwort verwirklicht am besten die Verbalisierung emotionaler Erlebnisinhalte als einen Aspekt der Empathie?

(A) „Bei ihrer Krankengeschichte kann ich das gut verstehen. Fühlen Sie sich in letzter Zeit sehr niedergeschlagen?“
(B) „Das dürfen Sie nicht denken, davon wird alles nur noch schlimmer.“
(C) „Das geht vielen Patienten so, damit sind Sie nicht allein.“
(D) „Die Therapie wird Ihnen helfen, Sie können mir da voll vertrauen.“
(E) „Sie sind dann voller Zweifel, ob die Behandlung Ihnen hilft?“

F10

2.49 In welcher Psychotherapieform werden die drei therapeutischen Basisvariablen „positive Wertschätzung/emotionale Wärme“, „Echtheit/Kongruenz“ und „einfühlendes Verstehen/Empathie“ als wichtigste Bedingungen des Therapieerfolgs hervorgehoben?

(A) Gesprächspsychotherapie
(B) Hypnotherapie
(C) kognitive Verhaltenstherapie
(D) Psychoanalyse
(E) systemische Therapie

F04

2.50 Welcher der folgenden Begriffe bezieht sich nicht auf Merkmale (Basisvariablen und Techniken) der nondirektiven Gesprächsführung?

(A) Deutung, Einsicht
(B) Echtheit des Beraters
(C) Empathie
(D) Verbalisierung
(E) Wertschätzung

2.2.3 Körperliche Untersuchung

Zu diesem Kapitel wurden bisher keine Prüfungsfragen gestellt

2.45 (A) 2.46 (D) 2.47 (C) 2.48 (E) 2.49 (A) 2.50 (A)

2.3 Urteilsbildung und Entscheidung

2.3.1 Arten der diagnostischen Entscheidung

Zu diesem Kapitel wurden bisher keine Prüfungsfragen gestellt

2.3.2 Grundlagen der Entscheidung

F08

→**2.51 Die ICD-10 ist ein Klassifikationssystem, das zur Verschlüsselung von Diagnosen herangezogen wird. Welche der nachfolgenden Aussagen charakterisiert dieses Klassifikationssystem am zutreffendsten?**

(A) Die ICD-10 erfasst nur körperliche Krankheitsdiagnosen.
(B) Die ICD-10 erlaubt zwar eine differenzierte Zuordnung von Krankheiten, jedoch weisen traditionelle Diagnosen (klinisches Erfahrungswissen) höhere Übereinstimmungen zwischen verschiedenen Ärzten auf.
(C) Die ICD-10 ist multiaxial aufgebaut und bezieht sich insbesondere auf mentale Störungen.
(D) Die ICD-10 klassifiziert Krankheiten vorrangig nach ätiologischen Gesichtspunkten.
(E) In der ICD-10 werden operationalisierte Kriterien genannt, anhand derer man entscheiden kann, welche Krankheit vorliegt.

F09 ■■

→**2.52 Für die Klassifikation von psychischen Krankheiten sind zwei Systeme in Gebrauch, die International Classification of Diseases (ICD) und das Diagnostic and Statistical Manual of Mental Disorders (DSM). Durch welche Merkmale ist das DSM (in der aktuellen Version IV-R) gekennzeichnet?**

(A) Es beschränkt sich auf Krankheiten, die mit stationären Behandlungen verbunden sind.
(B) Es beschreibt das genaue therapeutische Vorgehen bei psychischen Erkrankungen.
(C) Es handelt sich um eine alphabetische Auflistung aller psychischen Krankheiten.
(D) Es ist ein Diagnosesystem mit fünf Achsen (multiaxiales System).
(E) Es nennt Indikationen für Therapien.

F09

→**2.53 Die „Internationale Klassifikation der Funktionsfähigkeit, Behinderung und Gesundheit" (ICF) der WHO beschreibt die Auswirkungen chronischer Krankheiten für die Betroffenen. Sie unterscheidet mehrere Komponenten. Was gehört <u>nicht</u> zu den Komponenten dieses Modells?**

(A) Aktivität (Funktionsfähigkeit im Alltag)
(B) Kontextfaktoren in Person und Umwelt
(C) Körperfunktionen und -strukturen
(D) Krankheitsdiagnose
(E) Partizipation (Teilhabe in Beruf und Gesellschaft)

H08

→**2.54 Zur Beurteilung der Fähigkeit von Patienten zur selbstständigen Alltagsbewältigung als Bestandteil der Definition der Pflegebedürftigkeit (SGB XI) werden die Aktivitäten des täglichen Lebens erfasst. Welcher der im Folgenden genannten Lebensbereiche zählt <u>nicht</u> dazu?**

(A) Ernährung
(B) hauswirtschaftliche Versorgung
(C) Körperpflege
(D) Mobilität
(E) Sicherung des Lebensunterhaltes

2.3.3 Urteilsqualität und Qualitätskontrolle

H10

→**2.55 Für viele Bereiche im Gesundheitswesen wird über eine Unterversorgung berichtet. In welchem der nachfolgenden Bereiche ist dagegen eine deutliche Überversorgung festzustellen?**

(A) bildgebende Diagnostik bei unkomplizierten Rückenschmerzen
(B) Diagnostik und Behandlung der arteriellen Hypertonie
(C) Diagnostik und Behandlung der Depression
(D) Patientenschulung für chronisch Kranke
(E) psychosoziale Unterstützung Krebskranker

2.3.4 Entscheidungskonflikte

F03 ■

→**2.56 Bei einem Brustkrebsscreening ist eine Frau vom Arzt als erkrankt diagnostiziert worden. Eine nachfolgende Überprüfung des diagnostischen Befundes zeigt, dass der Verdacht nicht zutreffend war. Mit welchem der nachfolgenden Begriffe lässt sich dieser Sachverhalt am zutreffendsten charakterisieren?**

(A) attributables Risiko
(B) falsch-negatives Ergebnis
(C) falsch-positives Ergebnis
(D) negative Korrektheit
(E) positive Korrektheit

2.51 (E) 2.52 (D) 2.53 (D) 2.54 (E) 2.55 (A) 2.56 (C)

2.3.5 Entscheidungsfehler

H09

2.57 Ein systematischer Fehler kann sich ergeben, wenn Versuchsleiter ein großes Interesse an der positiven Bestätigung ihrer Hypothesen haben.
Einen derartigen Fehler nennt man auch
(A) Hawthorne-Effekt
(B) Kontrastfehler
(C) Primacy-Effekt
(D) Recency-Effekt
(E) Rosenthal-Effekt

H09

2.58 Bei der Anamnese gibt eine Patientin an, dass sie sich regelmäßig körperlich betätigt. Ohne danach gefragt zu haben, geht der behandelnde Arzt davon aus, dass sich die Patientin darüber hinaus gesund ernährt.
Mit Hilfe welches Begriffes lässt sich das Verhalten des Arztes am besten beschreiben?
(A) Effekt der zentralen Tendenz
(B) Halo-Effekt
(C) Milde-Effekt
(D) Projektion
(E) Reihenfolge-Effekt

H08

2.59 Eine Studie in einem Industriebetrieb zeigte folgendes Ergebnis:
In allen experimentellen Gruppen erhöhte sich die Arbeitsleistung, und zwar sowohl in den Gruppen, in denen bestimmte Arbeitsbedingungen eher verbessert wurden, als auch in jenen, in denen bestimmte Arbeitsbedingungen eher verschlechtert wurden. Daraus wurde gefolgert, dass bereits das Bewusstsein, an einem Versuch teilzunehmen, die Reaktionsweise der Versuchspersonen beeinflusst.
Wie heißt der entsprechende Effekt?
(A) Hawthorne-Effekt
(B) Kontrast-Effekt
(C) Placebo-Effekt
(D) Rosenthal-Effekt
(E) Zeigarnik-Effekt

F10

2.60 Ein Arzt, der seine Patientenakten unordentlich führt und dessen Einträge häufig von Kollegen korrigiert werden müssen, neigt dazu, Patienten, bei denen die Behandlungen nicht richtig wirken, einen ungenauen Umgang mit den Medikamenten zu unterstellen, und misstraut ihren Angaben.
Welche Fehlerquelle kommt in diesem Beispiel am ehesten zum Ausdruck?
(A) Halo-Effekt
(B) Hawthorne-Effekt
(C) Kontrast-Fehler
(D) Projektion
(E) Rosenthal-Effekt

F04 ■

2.61 Die ersten drei Patienten verhalten sich bei der Morgenvisite im Krankenhaus dem Oberarzt gegenüber ausgesprochen freundlich und zuvorkommend. Der vierte Patient jedoch beginnt das Gespräch sofort mit einer kritischen Bemerkung zu einem ihm gestern widerfahrenen Unrecht und wirkt aggressiv gestimmt. Nach Verlassen des Zimmers sagt der Oberarzt zu seinem Kollegen: „So ein unverschämter Patient ist mir noch nie begegnet."
Durch welche der nachfolgend genannten systematischen Beurteilungstendenzen ist die Reaktion des Oberarztes am ehesten beeinflusst?
(A) Effekt der zentralen Tendenz
(B) Halo-Effekt
(C) Hawthorne-Effekt
(D) Kontrast-Effekt
(E) Projektion

F99

2.62 Welche Aussage trifft <u>nicht</u> zu?
Die „soziale Erwünschheit"
(A) gehört zu den Fehlerquellen bei Erhebungen zur Compliance
(B) kann sich auf die Validität von Persönlichkeitsfragebögen auswirken
(C) wirkt sich auf das maximal erreichbare Ergebnis in Leistungstests aus
(D) zählt zu den systematischen Fehlerquellen
(E) zählt zu den Versuchspersoneneffekten

F03 ■

2.63 Warum führt man Medikamentenprüfungen, wenn immer möglich, doppelblind durch?
Zur Vermeidung des
(A) Halo-Effektes
(B) Effektes der sozialen Erwünschtheit
(C) Kontrast-Effektes
(D) Milde-Effektes
(E) Rosenthal-Effektes

2.57 (E) 2.58 (B) 2.59 (A) 2.60 (D) 2.61 (D) 2.62 (C) 2.63 (E)

2.4 Interventionsformen

2.4.1 Ärztliche Beratung

H10 ■■

2.64 Die gleichberechtigte Mitwirkung des Patienten bei der Auswahl von Therapiemaßnahmen bezeichnet man als

(A) Adherence
(B) Compliance
(C) Empowerment
(D) Selbstmanagement
(E) Shared decision making

F10 ■

2.65 Eine 45-jährige Patientin stellt sich mit depressiven Symptomen bei einem Psychiater vor. Dieser diagnostiziert eine mittelgradige depressive Episode, bei der sowohl eine psychotherapeutische als auch eine pharmakotherapeutische Behandlung infrage kommen.
Welche der folgenden ärztlichen Verhaltensweisen entspricht <u>am wenigsten</u> den Prinzipien der partizipativen Entscheidungsfindung (shared decision making)?

(A) die Entscheidung im besten Interesse der Patientin treffen
(B) die Patientin ermutigen, ihre eigenen Präferenzen zu äußern
(C) erfragen, inwieweit die Patientin bei der Entscheidung über die Behandlung beteiligt werden will
(D) herausstellen, dass zwei gleichwertige Behandlungsoptionen zur Verfügung stehen
(E) Vor- und Nachteile der beiden Behandlungsoptionen vorstellen

F09 ■■

2.66 Nach erfolgreich therapiertem Mammakarzinom sagt der behandelnde Onkologe seiner Patientin in einer Nachuntersuchung, dass alles in Ordnung sei. Auf ihre Bitte den Befund doch genauer zu erläutern, erwidert der Onkologe, dass es doch reiche, wenn er den Befund interpretieren kann und sich die Patientin nicht mit unnötigen Informationen belasten solle.
Welchem Modell der Arzt-Patient-Beziehung lässt sich das Verhalten des Arztes zuordnen?

(A) Informed-Decision-Making-Modell
(B) Konsumentenmodell
(C) partnerschaftliches Modell
(D) paternalistisches Modell
(E) Shared-Decision-Making-Modell

2.4.2 Patientenschulung

H10

2.67 In Patientenschulungen werden bestimmte didaktische Vorgehensweisen eingesetzt, um die Beteiligung der Patienten zu fördern.
Was ist <u>am wenigsten</u> geeignet, dieses Ziel zu erreichen?

(A) Anknüpfen an Alltagserfahrungen der Patienten
(B) Einbeziehen der persönlichen Ziele der Patienten
(C) Frontalunterricht
(D) interaktive Gruppendiskussion
(E) praktisches Üben von Fertigkeiten

F01

2.68 Patientenschulungen für Diabetiker nutzen häufig Techniken zur Verhaltensänderung. In einem dieser Programme werden den Patienten in einer intensiven Trainingswoche Kenntnisse über ihre Erkrankung vermittelt. Sie werden geschult, Symptome frühzeitig zu erkennen, ihren Blutzuckerspiegel selbst zu messen und sich anschließend selbst zu behandeln. Dieses Wissen wird durch praktische Übung in Gruppenschulungen zusammen mit erfahrenen Diabetikern untermauert. Der Trainer ist immer bemüht, richtige Verhaltensweisen zu unterstützen. Anschließend beginnt eine Nachsorgephase, in der die Patienten in regelmäßigen Abständen ihr Wissen auffrischen.
Welche der folgenden Techniken findet in diesem Programm <u>keine</u> Anwendung?

(A) Intervallverstärkung
(B) kontinuierliche Verstärkung
(C) Lernen am Modell
(D) Lernen durch Einsicht
(E) systematische Desensibilisierung

F08

2.69 Was ist in der Gesetzlichen Krankenversicherung unter Disease-Management-Programmen am ehesten zu verstehen?

(A) Computersoftware für gesundheitsökonomische Evaluation
(B) fallpauschalierte Vergütungsformen in der stationären Behandlung
(C) leitlinienorientierte Behandlungskonzepte für chronisch Kranke
(D) tagesklinische Versorgungsformen
(E) Weiterbildungsangebote zur Personalentwicklung

2.64 (E) 2.65 (A) 2.66 (D) 2.67 (C) 2.68 (E) 2.69 (C)

2.4.3 Psychotherapie

H10

2.70 Zu welchem psychotherapeutischen Verfahren passt die Annahme am besten, dass unbewusste intrapsychische Konflikte psychische Störungen verursachen?

(A) klassische Verhaltenstherapie
(B) kognitiv-behaviorale Therapie
(C) nondirektive Gesprächspsychotherapie
(D) systemische Familientherapie
(E) tiefenpsychologisch fundierte Psychotherapie

H02

2.71 Die psychoanalytische Grundregel (Verfahren der freien Assoziation) besagt, dass der Analysand

(A) jegliche Selbstbeobachtungen und Selbstdeutungen unterlassen soll
(B) ohne Vorauswahl alles berichten soll, was ihm in den Sinn kommt
(C) Widerstände immer dann entwickelt, wenn vom Analytiker vorgenommene Deutungen unzutreffend sind
(D) Handlungsanweisungen und Ratschläge durch den Analytiker erst nach Abschluss der Analyse erhalten soll
(E) nicht erfahren darf, welche Reaktionen das von ihm Gesagte beim Analytiker auslöst

F01

2.72 Als Primärprozesse bezeichnet man in der Psychoanalyse

(A) belastende Erfahrungen im frühen Lebensalter, die Folgeprobleme im Erwachsenenalter verursachen
(B) bewusste und realitätsbezogene Vorgänge
(C) die Umsetzung von psychischer Konfliktspannung in körperliche Innervation
(D) Formen der Angstabwehr
(E) vom Lustprinzip beherrschte Prozesse, die nicht der Realitätsprüfung unterworfen sind

F01

2.73 Folgende Annahme über die Funktion des Traumes ist in der Psychoanalyse von Bedeutung:

(A) Träume sind kodierte Botschaften des Unbewussten, denen ein verdrängter Wunsch zu Grunde liegt.
(B) Träume dienen der Deutung unspezifischer zerebraler Erregungen.
(C) Träume ermöglichen die Erholung des Gehirns.
(D) Träume erhalten das Gehirn aufnahmebereit für neue Erfahrungen.
(E) Träume reflektieren alltägliche Sorgen und Nöte.

H08

2.74 Ein Patient wendet sich an eine Klinikambulanz zur Behandlung seiner Depressionen. Die Psychotherapeutin schreibt in ihrer Anamnese: „Verlust von Verstärkerquellen. Die schlechte Stimmung des Patienten ist auch durch sozialen Rückzug und wenige soziale Verstärkungen bedingt.“
Welchen Erklärungsansatz für die Entstehung der Depression erkennen Sie hier am ehesten?

(A) familientherapeutischer Ansatz
(B) genetischer Ansatz
(C) psychoanalytischer Ansatz
(D) sozialpsychologischer Ansatz
(E) verhaltenstherapeutischer Ansatz

H98 ■

2.75 Ein besonders ängstlicher 9-jähriger Junge geht innerlich widerwillig, aber äußerlich folgsam in Begleitung seiner Mutter zum Zahnarzt. Als er im Warteraum eine Patientin mit schmerzverzerrtem Gesicht aus dem Arztzimmer kommen sieht, macht er seiner Mutter erst leise, dann immer erregter klar, dass er nicht behandlungsbereit ist. Ihr ist die Szene so peinlich, dass sie den Arztbesuch abbricht.
Welches Element der Verhaltensregeln SORKC (S=Stimulus, O=Organismus, R=Reaktion, K=Kontingenz, C=Konsequenz) nach Kanfer ist im Hinblick auf den Jungen falsch beschrieben?

(A) Die Anwesenheit der Mutter im Warteraum ist die Auslösebedingung für sein Problemverhalten (S).
(B) Seine allgemeine Ängstlichkeit fördert das Abwehrverhalten (O).
(C) Sein Problemverhalten drückt sich in lautem Protest aus (R).
(D) Er hat schon wiederholt die Erfahrung gemacht, dass die Mutter seinen öffentlichen Protest nicht erträgt und dann nachgibt (K).
(E) Das Verlassen der Zahnarztpraxis reduziert seine Angst und verstärkt das problematische Verhalten (C).

F08 F07 ■

2.76 In der Verhaltensanalyse wird das sog. SORKC-Modell verwandt.
Welche der folgenden Patientenaussagen ist nicht charakteristisch für die zugeordnete Variable dieses Modells?

(A) „Die Schmerzen kommen immer dann, wenn ich Streit mit meinem Chef habe.“ – Stimulus
(B) „Wenn ich innerlich angespannt bin und meine Muskeln verspannt sind, sind auch die Schmerzen schlimmer.“ – Organismus
(C) „Wenn ich sehr große Schmerzen habe, schreibt mich mein Hausarzt krank.“ – Reaktion
(D) „Wenn ich mir anmerken lasse, dass ich Schmerzen habe, tröstet mich meine Frau.“ – Konsequenz
(E) „Meine Frau tröstet mich jedes Mal, wenn ich Schmerzen habe.“ – Contingenz

2.70 (E) 2.71 (B) 2.72 (E) 2.73 (A) 2.74 (E) 2.75 (A) 2.76 (C)

H06 F04 ■

→ **2.77 Ein Patient litt unter starken Ängsten, wenn er einen Fahrstuhl benutzte. Weiter beobachtete er, dass mittlerweile allein die Vorstellung, einen Fahrstuhl zu betreten, ausreichte, um eine starke Angstreaktion hervorzurufen. Nach einem Aufenthalt in einer psychosomatisch-psychotherapeutischen Klinik berichtet der Patient seiner Familie von einem wesentlichen Behandlungselement: "... und dann musste ich z. T. einige Stunden am Stück Fahrstuhl fahren – zunächst mit meinem Therapeuten und später auch allein. Na ja, die Anstrengung hat sich gelohnt; meine Angst bin ich auf jeden Fall los."**
Welche der folgenden verhaltenstherapeutischen Behandlungsstrategien entspricht am ehesten der von dem Patienten beschriebenen?

(A) Biofeedback
(B) kognitive Verhaltenstherapie
(C) Modelllernen
(D) Reizüberflutung
(E) systematische Desensibilisierung

F09

→ **2.78 Frau P. leidet unter Höhenangst. Sobald sie in einen tiefen Abgrund sieht, bekommt sie starke Ängste. Deshalb vermeidet sie solche Orte. In ihrer Psychotherapie sucht sie zunächst zusammen mit dem Therapeuten, später auch alleine, zunehmend stärker Angst auslösende Orte auf und bleibt dort, bis die Angst nachlässt.**
Wie wird diese therapeutische Technik bezeichnet?

(A) Diskriminationslernen
(B) Exposition in sensu
(C) Exposition in vivo
(D) kognitive Umstrukturierung
(E) Prompting

H09 F07

→ **2.79 Ein Verhaltenstherapeut begibt sich mit einem Patienten, der unter einer Agoraphobie leidet, in eine angstbesetzte Situation. Mit dem Patienten wurde besprochen, dass er sich mit dem Therapeuten wiederholt der Situation aussetzt, bis sich seine Angst verringert.**
Welches Prinzip soll dabei in erster Linie wirksam werden?

(A) Adaptation
(B) Belohnung
(C) Habituation
(D) Reaktionsbildung
(E) Reizgeneralisierung

H01 ■

→ **2.80 Implosionsbehandlung ist ein psychotherapeutisches Vorgehen zum Abbau von Angstreaktionen. Wodurch ist es gekennzeichnet?**

(A) Aufdecken und Bearbeiten des Widerstandes im psychoanalytischen Setting
(B) Aufstellung und schrittweise „Abarbeitung" einer Angsthierarchie im relaxierten Zustand in der Vorstellung
(C) maximale Konfrontation mit den angstauslösenden Reizen in der Vorstellung
(D) reale Darbietung der Angststimuli in verminderter Intensität bei verlängerter Dauer
(E) systematische „Abarbeitung" einer Angsthierarchie in vivo

F08 ■

→ **2.81 Herr B. ist seit mehreren Jahren nicht beim Zahnarzt gewesen, da er unter einer Zahnbehandlungsphobie leidet, die insbesondere durch ängstigende Stimuli wie Anblick des Zahnbehandlungsbestecks ausgelöst wird.**
Welches Behandlungsverfahren ist bei diesem Patienten am ehesten indiziert?

(A) Biofeedback
(B) Konfrontationsverfahren
(C) paradoxe Intervention
(D) Reframing
(E) Stimuluskontrolle

F10

→ **2.82 Eine 23-jährige Frau leidet an einer Bulimia nervosa mit Essanfällen, bei denen sie große Mengen hochkalorischer Nahrung zu sich nimmt. Im Rahmen einer Verhaltenstherapie lernt sie, keine Nahrungsvorräte in ihrem Kühlschrank aufzubewahren.**
Welche verhaltenstherapeutische Technik wird hier eingesetzt?

(A) Aversionstraining
(B) Exposition
(C) kognitive Umstrukturierung
(D) Selbstverstärkung
(E) Stimuluskontrolle

2.77 (D) 2.78 (C) 2.79 (C) 2.80 (C) 2.81 (B) 2.82 (E)

F02

2.83 Ein Student versagt regelmäßig wegen zu großer Aufregung in Testaten. In der von ihm aufgesuchten Studienberatung erlernt er gemeinsam mit anderen Betroffenen die progressive Muskelrelaxation. In parallel verlaufenden Einzelgesprächen mit dem Psychologen werden zunächst Situationen in der Zeit der Prüfungsvorbereitung und des Prüfungstages gesucht, die ihn in starke Aufregung versetzen. Weiterhin soll er Situationen nennen, die im Zusammenhang mit der Prüfung stehen, ihn aber nicht oder nur wenig beunruhigen. Anschließend werden all diese Situationen in eine Reihenfolge gebracht.
Für welche Technik der Angsttherapie sind somit die Voraussetzungen geschaffen?
(A) Biofeedback
(B) Hypnose mit Relaxationssuggestion
(C) Reattribution
(D) Reizüberflutung
(E) systematische Desensibilisierung

F08 ■■

2.84 Frau L. hat Angst vor dem Autofahren und befindet sich in psychotherapeutischer Behandlung, in der eine systematische Desensibilisierung durchgeführt wird.
Was gehört nicht zu diesem Behandlungsplan?
(A) Entspannungstraining
(B) Erstellen einer Angsthierarchie
(C) Gegenkonditionierung
(D) Konfrontation in sensu
(E) Reizüberflutung

H03

2.85 Ein Patient mit einer Phobie soll verhaltenstherapeutisch behandelt werden. Als Behandlungsverfahren werden systematische Desensibilisierung und Reizüberflutung in Betracht gezogen.
Welches ist das wichtigste gemeinsame Behandlungselement dieser beiden verhaltenstherapeutischen Verfahren?
(A) Aufarbeiten der Lebensgeschichte
(B) Aufdecken unbewusster Konflikte
(C) Konfrontation mit dem angstauslösenden Reiz
(D) Premack-Prinzip
(E) Shaping und Prompting

H09 H03 F02

2.86 In einer Kinderrehabilitationsklinik wird einem durch eine Schädelhirnverletzung beeinträchtigten Kind bei ersten feinmotorischen Übungen die Hand zum Mund geführt.
Um welche der folgenden Methoden handelt es sich dabei?
(A) Chaining
(B) Chunking
(C) Modelling
(D) Prompting
(E) Shaping

F07

2.87 Frau W. ist 81 Jahre alt, gesund und unternehmungslustig. Nach einem Sturz in ihrer Wohnung liegt sie wegen eines Oberschenkelhalsbruches für mehrere Wochen im Krankenhaus. Als mit der Rehabilitation begonnen werden soll, weigert sie sich aus Angst, erneut zu stürzen, das Bett zu verlassen. Die Physiotherapeutin führt Frau W. daraufhin sehr behutsam und allmählich zunächst an das Stehen, dann an das Gehen erst mit Rollator und schließlich mit und ohne Stock heran und verstärkt dabei jeden kleinen Fortschritt durch wiederholtes Loben.
Mit welchem lernpsychologischen Prinzip lässt sich das schrittweise Vorgehen der Physiotherapeutin am ehesten beschreiben?
(A) Chaining
(B) Chunking
(C) Dishabituation
(D) intermittierende Verstärkung
(E) Shaping

F02

2.88 Ein impulsives hyperkinetisches Kind reagiert auf die Aufforderung der Mutter ruhig zu sitzen mit dem genauen Gegenteil, es wird noch lebhafter und sogar aggressiv. Auf Veranlassung des Therapeuten wendet die Mutter erstmals die Methode des Timeout (Auszeitmethode) an.
Welches Vorgehen wäre in diesem Fall angemessen?
(A) Das Kind wird für sein Verhalten bestraft und muss für mehr als eine Stunde in seinem Zimmer bleiben.
(B) Das Kind wird bei entsprechendem Verhalten laut gestoppt und dann für eine kurze Zeit (maximal 10 Minuten) in einen reizarmen Raum gebracht.
(C) Dem Kind wird das Fernsehen für den Abend untersagt.
(D) Dem Kind wird mitgeteilt, dass er nicht zum Spielen nach draußen darf.
(E) Dem Kind wird sein Lieblingsspielzeug weggenommen.

2.83 (E) 2.84 (E) 2.85 (C) 2.86 (D) 2.87 (E) 2.88 (B)

F04 ■

→2.89 Zu Beginn eines verhaltenstherapeutisch orientierten Konzentrationstrainings werden dem Kind für neu erreichte Leistungen Punkte erteilt, die ihm anzeigen, wie lange es im Anschluss an die Therapiesitzung spielen darf.
Wie kann die darauf folgende Verbesserung der Konzentrationsleistung lerntheoretisch erklärt werden?
(A) durch das Premack-Prinzip
(B) durch Modelllernen
(C) durch negative Verstärkung
(D) durch Reizgeneralisierung
(E) durch Shaping

H08

→2.90 Laura, 7 Jahre alt, putzt ihre Zähne nur, wenn ihre Eltern mit Fernsehentzug drohen, und dann wenig sorgfältig. Der Zahnarzt rät den Eltern: „Drohen Sie Laura nicht mehr, sondern belohnen Sie sie. Jedes Mal, wenn Laura sich die Zähne sorgfältig geputzt hat, kleben Sie ein Sternchen auf den Badezimmerspiegel, und wenn Laura 10 Sternchen gesammelt hat, darf sie sich ihren Lieblingsfilm anschauen."
Welcher Begriff kennzeichnet dieses Vorgehen am besten?
(A) Chaining
(B) klassische Konditionierung
(C) negative Verstärkung
(D) Shaping
(E) Token economy

F09

→2.91 Während des Krankenpflegepraktikums in der Psychiatrie beobachten Sie, dass depressive Patienten angehalten werden, sukzessiv ihre motorischen Aktivitäten zu steigern, in einer langen Liste angenehme Ereignisse zu markieren und in spezifischen Übungen negative Gedanken zu identifizieren, zu stoppen und durch alternative Gedanken ersetzen zu lernen.
Bei dieser Intervention handelt es am ehesten um
(A) ein Konfrontationsverfahren
(B) ein operantes Verfahren
(C) ein Verfahren der kognitiven Verhaltenstherapie
(D) eine psychoanalytisch-stationäre Behandlung
(E) Selbstverstärkung durch Lernen am Modell

H04

→2.92 Herr T. berichtet seiner Ehefrau von den Inhalten der Therapie, die er aufgrund seiner depressiven Störung nun mittlerweile seit sechs Monaten aufsucht. „Ein Teil der Therapie war für mich besonders aufschlussreich – mir war anhand meiner Tagebuchaufzeichnungen, die ich als Hausaufgabe für die Therapie zu führen hatte, aufgefallen, dass sich meine Stimmung gerade im Umgang mit meinen Kollegen oft verschlechterte. Anhand der protokollierten Gedanken stellten wir fest, dass ich immer das Gefühl hatte, sie könnten mich nicht ausstehen. In einer weiteren Hausaufgabe überprüfte ich meine Gedanken, indem ich mit meinen Kollegen sprach und stellte dabei fest, dass ich mich geirrt hatte."
Welche der folgenden verhaltenstherapeutischen Behandlungsstrategien entspricht am ehesten der von dem Patienten beschriebenen?
(A) Biofeedback
(B) kognitive Verhaltenstherapie
(C) Modelllernen
(D) Reizüberflutung
(E) systematische Desensibilisierung

F07

→2.93 Bei einem Patienten, der sich wegen einer depressiven Störung in Behandlung befindet, konnte herausgearbeitet werden, dass er zu negativen Sichtweisen neigt. Beispielsweise sagt er sich in einer beruflichen Belastungssituation: „Das schaffe ich doch nie, in der heutigen Welt werden die Rahmenbedingungen immer schlechter, daran wird sich auch in Zukunft nichts ändern!" Die negativen Gedanken stellen sich in Belastungssituationen quasi automatisch ein.
Welche Maßnahme ist am ehesten geeignet, dem Patienten die Unangemessenheit seiner Überzeugungen bewusst zu machen?
(A) direkte Konfrontation des Patienten mit Gegenargumenten
(B) narratives Interview (Förderung des natürlichen Erzählflusses)
(C) paradoxe Intervention (Symptomverschreibung)
(D) sokratischer Dialog (Verdeutlichung negativer Kognitionen durch Hinterfragen)
(E) standardisiertes Interview

2.89 (A) 2.90 (E) 2.91 (C) 2.92 (B) 2.93 (D)

F00 ■

2.94 Ein Patient begibt sich in Behandlung wegen seiner Spannungskopfschmerzen. Die Behandlungsmethode sieht folgendermaßen aus:
Dem Patienten werden Elektroden am M. frontalis angebracht. Über ein Messgerät wird die Muskelspannung gemessen. Die Höhe der Muskelspannung wird dann auf einem Fernsehbild in Form eines Balkens sichtbar gemacht. Der Patient bekommt die Aufgabe, den Balken zu verkleinern, wobei dies eine Verringerung seiner Muskelspannung bedeutet.
Welches Verfahren wird hier angewendet?
(A) Biofeedback
(B) Gegenkonditionierung
(C) progressive Muskelentspannung nach Jacobson
(D) Reizüberflutung (flooding)
(E) systematische Desensibilisierung

F99

2.95 In welchem der nachstehenden Fälle handelt es sich nicht um ein Beispiel für die Anwendung der ***Biofeedback***-Methode?
(A) Ein anhaltender Summton schaltet sich in dem Augenblick ab, wenn der Blutdruck der Versuchsperson unter einen definierten Grenzwert absinkt.
(B) Ein Pulsmessgerät wird an einen Computer angeschlossen, und die Versuchsperson trainiert, durch willkürliche Veränderung der Pulsfrequenz Einfluss auf die Bewegung eines Objekts auf dem Bildschirm zu nehmen.
(C) Eine Epilepsie-Patientin lernt, durch Kontrolle des Alpha-Rhythmus (mit Hilfe des EEG) ihre Krampfpotentiale zu unterdrücken.
(D) Im Rahmen einer Behandlung des Spannungskopfschmerzes lernt der Patient die willentliche Entspannung von Muskelgruppen unter Einsatz des EMG.
(E) In einem Lernexperiment erhält die Versuchsperson für jede falsche Antwort einen milden, aber unangenehmen Elektroschock.

2.5 Besondere medizinische Situationen

2.5.1 Intensivmedizin

H02

2.96 Ein schwer kranker Patient mit äußerst ungünstiger Prognose in einer intensivmedizinischen Abteilung leidet unter den invasiven diagnostischen Maßnahmen. Die behandelnde Ärztin steht vor der Entscheidung, Leiden zu verhindern, indem sie weitere entsprechende Maßnahmen einstellt (wie es anscheinend die Ehefrau des Patienten wünscht), oder das Leben des Patienten mit Hilfe dieser Maßnahmen zu verlängern.
Mit welchem der genannten Begriffe lässt sich diese konflikthafte Situation, in der sich die Ärztin befindet, am zutreffendsten kennzeichnen?
(A) Appetenz-Appetenz-Konflikt
(B) Interrollenkonflikt
(C) Intrarollenkonflikt
(D) Kollusion
(E) Rollendistanz

2.5.2 Notfallmedizin

H00

2.97 Welche der folgenden Aussagen zum sogenannten Burnout-Syndrom (Erschöpfungssyndrom) trifft nicht zu?
(A) Burnout bedeutet, dass der Helfer die Hilflosigkeit des Patienten zur Abwehr seiner eigenen Hilflosigkeit benötigt.
(B) Burnout bildet sich in der Regel als Folge fortgesetzter psychomentaler und emotionaler Belastungserfahrungen aus.
(C) Burnout ist besonders häufig bei Erwerbspersonen zu beobachten, die personenbezogene Dienstleistungen erbringen (z. B. Krankenpflege, Erziehung, Betreuung).
(D) Burnout ist ein Zustand von anhaltendem Distress, bei dem ein Missverhältnis zwischen beruflichen Anforderungen und eigenen Bewältigungsmöglichkeiten besteht.
(E) Mit dem Burnout-Syndrom können fortgesetzte Distresserfahrungen mit negativen Auswirkungen und gesundheitsschädigendes Verhalten einhergehen.

2.94 (A) 2.95 (E) 2.96 (C) 2.97 (A)

2.5.3 Transplantationsmedizin

F03

2.98 Im Rahmen der Vorbereitung der Lebendspende eines soliden Organs äußert die Ehefrau als Spenderin im vorbereitenden Gespräch Unsicherheiten. Beim zweiten Termin verweigert sie dann die psychologische Diagnostik mit dem Hinweis: „Der Psychologe hat ein Problem, wir aber nicht. Es gibt gar keine Probleme und ich lasse sie mir auch nicht einreden!"
Falls hier im Verhalten der Patientin Abwehr im Sinne der Psychoanalyse zum Ausdruck kommt: Um welchen der nachstehenden Mechanismen handelt es sich am ehesten?
(A) Isolierung
(B) Projektion
(C) Sublimierung
(D) Ungeschehenmachen
(E) Verdrängung

H01 ■

2.99 Ein Patient wird auf eine Lebertransplantation vorbereitet. Aufgrund des fortgeschrittenen Organversagens ist der Patient mit hoher Dringlichkeit für das nächste Spenderorgan gemeldet. Dass der Patient mit der Operation nicht einverstanden ist, stellt sich erst heraus, als er kurz vor der Operation die Einverständniserklärung unterschreiben soll. Im eilig angeforderten psychologischen Konsiliargespräch berichtet der Patient, dass er die für ihn bedeutsame Frage nach zu erwartenden Schmerzen in den Vorgesprächen nicht stellen konnte.
Was kommt am ehesten als Ursache für diese missglückte Kommunikation in Betracht?
(A) asymmetrische Verbalhandlungen
(B) Beziehungsfalle
(C) Hawthorne-Effekt
(D) iatrogene Fixierung des Patienten
(E) positive Übertragungsbeziehung

2.5.4 Onkologie

H05 F04

2.100 Ein Krebskranker im Endstadium seiner Krankheit will den Verlauf seiner Erkrankung günstig beeinflussen. Er unternimmt große Anstrengungen, um etwas gegen den Tumor zu tun, und nimmt viele Behandlungsverfahren aus der wissenschaftlichen wie auch der alternativen Medizin in Anspruch.
Wodurch lässt sich sein Verhalten kognitionspsychologisch am ehesten erklären?
(A) Dissonanzreduktion
(B) fatalistische Kontrollüberzeugung
(C) internale Kontrollüberzeugung
(D) stabile Kausalattribution
(E) Sensitization

F04

2.101 Herr M., 55 Jahre, ist wegen einer Prostatakrebserkrankung operiert worden. Nun durchläuft er eine Chemotherapie. Als freischaffender Architekt geht er bereits wenige Tage nach seiner Entlassung wieder in sein Büro und stürzt sich in die Arbeit.
Welche der folgenden Formen der Krankheitsverarbeitung wird im Verhalten des Patienten am ehesten erkennbar?
(A) ablenkendes Anpacken
(B) Dissimulieren
(C) Haltung bewahren
(D) Kompensation
(E) Stoizismus-Fatalismus

H98 ■

2.102 Nach dem Tod eines krebskranken Patienten äußert der behandelnde Arzt: „Der Patient hätte mit Chemotherapie, die er aber verweigerte, bessere Überlebenschancen gehabt."
Welcher Attributionsstil ist hierbei erkennbar?
(A) external, global
(B) external, spezifisch
(C) internal, spezifisch
(D) internal, stabil
(E) internal, variabel

H04

2.103 Im Gespräch mit einer krebskranken Patientin erfahren Sie, dass diese den Ausbruch ihrer Erkrankung mit dem Stress des gesellschaftlichen Lebens in Verbindung bringt.
Welches Konzept lässt sich am ehesten heranziehen, um die Äußerungen der Patientin in einen theoretischen Zusammenhang einzuordnen?
(A) internale Kontrollüberzeugung
(B) kognitive Dissonanz
(C) Kompetenzerwartung
(D) Selbstwirksamkeit
(E) subjektive Krankheitstheorie

F10 H08

2.104 Was ist unter einem psychoonkologischen Liaisondienst am ehesten zu verstehen?
(A) direkte, anfrageunabhängige Mitarbeit eines Psychotherapeuten in der onkologischen Abteilung
(B) strukturiertes onkologisches Weiterbildungsangebot für Psychologen
(C) Supervisionsgruppe onkologisch tätiger Ärzte unter Leitung eines Psychotherapeuten
(D) Verfügbarkeit eines psychotherapeutischen Konsils auf Anfrage
(E) Zusammenschluss von mehreren psychoonkologischen Abteilungen zu einem Qualitätszirkel

2.98 (B) 2.99 (A) 2.100 (C) 2.101 (A) 2.102 (B) 2.103 (E) 2.104 (A)

2.5.5 Humangenetische Beratung

Zu diesem Kapitel wurden bisher keine Prüfungsfragen gestellt.

2.5.6 Reproduktionsmedizin

Zu diesem Kapitel wurden bisher keine Prüfungsfragen gestellt.

2.5.7 Sexualmedizin

H10

2.105 Welche der folgenden Reaktionen im sexuellen Zyklus der Frau gehört <u>nicht</u> zu den extragenitalen Reaktionen der Plateauphase?
(A) Blutdruck systolisch und diastolisch erhöht
(B) Herzfrequenz erhöht
(C) unwillkürliche Kontraktionen des Sphincter ani
(D) Zunahme der Brustgröße, Mamillen prall gefüllt
(E) Zunahme der Muskelspannung

H08 ■

2.106 Das Ausbleiben der Lubrikation macht sich als Störung zunächst bemerkbar in der
(A) Appetenzphase
(B) Erregungsphase
(C) Plateauphase
(D) Orgasmus-/Satisfaktionsphase
(E) Entspannungs-/Rückbildungsphase

H06

2.107 Eine 48-jährige Patientin hatte vor einem Jahr einen leichten Herzinfarkt erlitten, den sie gut überstanden hat. Aus Angst vor einem neuen Infarkt vermeidet sie seitdem sexuelle Aktivitäten. Sie sagt, dass ihr Sex nicht fehle und sie auch kein Bedürfnis danach verspüre. In ihrer Partnerschaft komme es aber zunehmend zu Spannungen, was ihr große Sorgen bereite.
Welche sexuelle Funktionsstörung liegt am ehesten vor?
(A) Anorgasmie
(B) Dyspareunie
(C) Störung der sexuellen Appetenz
(D) Störung der sexuellen Erregung
(E) Vaginismus

H02 ■■

2.108 Zu den 4 Phasen des sexuellen Reaktionszyklus bei der Frau nach Masters und Johnson zählt <u>nicht</u> die
(A) Erregungsphase
(B) Plateauphase
(C) Rückbildungsphase
(D) Dissoziationsphase
(E) Orgasmusphase

F06 F01 ■■

2.109 Welche der folgenden Reaktionen im sexuellen Zyklus der Frau gehört <u>nicht</u> zu den extragenitalen Reaktionen der Plateauphase?
(A) Blutdruck systolisch und diastolisch erhöht
(B) Herzfrequenz ca. 100–175/min
(C) unwillkürliche Kontraktionen des Sphincter ani
(D) Zunahme der Brustgröße, Mamillen prall gefüllt
(E) Zunahme der Muskelspannung

H05 ■■

2.110 Welche Aussage in Bezug auf typische geschlechtsspezifische Unterschiede der Sexualität trifft <u>nicht</u> zu?
(A) Das Nachlassen der sexuellen Erregung nach dem Orgasmus verläuft beim Mann langsamer als bei der Frau.
(B) Der Mann hat nach dem Orgasmus eine absolute Refraktärphase.
(C) Der sexuelle Erregungsablauf ist bei der Frau variabler als beim Mann.
(D) Die Frau zeigt in ihrer sexuellen Erregung eine größere situative Abhängigkeit als der Mann.
(E) Die Triebintensität ist beim Mann in der Jugend, bei der Frau in den mittleren Lebensjahren am größten.

H09 ■■

2.111 Der sexuelle psychophysiologische Erregungsverlauf unterscheidet sich bei Frauen und Männern. Welche Aussage charakterisiert geschlechtsspezifische Unterschiede zutreffend?
(A) Der Erregungsverlauf bei Frauen ist stereotyper als derjenige der Männer.
(B) Die Refraktärzeit nach dem Orgasmus der Frau ist länger als die des Mannes.
(C) Ein mehrfacher sukzessiver Orgasmus ist bei Frauen wahrscheinlicher als bei Männern.
(D) Ein stereotyper sexueller Erregungsverlauf stellt sich in der Entwicklung bei weiblichen Jugendlichen früher ein als bei männlichen Jugendlichen.
(E) Im Verlauf des sexuellen Reaktionszyklus sind Männer leichter irritierbar als Frauen.

F98

2.112 Als sexuelle Funktionsstörung wird <u>nicht</u> bezeichnet
(A) das Ausbleiben der Befriedigung durch störende Umgebungsvariablen
(B) Erektionsstörungen infolge gesteigerter Erwartungshaltung
(C) nachorgastische Verstimmungen und Missempfindungen im Genitalbereich
(D) reduzierte Appetenz im Sinne von Lustlosigkeit (Libidoverlust)
(E) verkürzte und abgeschwächte Phasen des sexuellen Erregungszyklus

2.105 (C) 2.106 (B) 2.107 (C) 2.108 (D) 2.109 (C) 2.110 (A) 2.111 (C) 2.112 (A)

F10

2.113 Welche sexuelle Verhaltensweise gehört (nach ICD-10) <u>nicht</u> zu den Störungen der Sexualpräferenz (Paraphilien)?
(A) Exhibitionismus
(B) Fetischismus
(C) Homosexualität
(D) Pädophilie
(E) Sadomasochismus

H07 ■■

2.114 Welche der genannten Störungen gehört <u>nicht</u> zu den sexuellen Funktionsstörungen?
(A) Orgasmusstörungen
(B) Schmerzen beim Sexualverkehr (Dyspareunie)
(C) Störungen der Sexualpräferenz
(D) Störungen der sexuellen Appetenz
(E) Störungen der sexuellen Erregung

H96

2.115 Zu den sexuellen Funktionsstörungen zählt <u>nicht</u>:
(A) sexuelle Aversion
(B) funktionelle Dyspareunie
(C) Ejaculatio praecox
(D) Fetischismus
(E) Vaginismus

H02

**2.116 Ein Mensch lehnt sein angeborenes Geschlecht vehement ab und lässt eine chirurgische Geschlechtsumwandlung vornehmen, um mit dem Körper und in der sozialen Rolle des anderen Geschlechtes zu leben.
Dieses Störungsbild wird am zutreffendsten bezeichnet als:**
(A) Androgynie
(B) Bisexualität
(C) Sexualphobie
(D) Transsexualität
(E) Hermaphroditismus

2.5.8 Tod und Sterben, Trauer

F99 ■

**2.117 Eine Mutter, die ihr geliebtes Kind nach schwerer Krankheit verloren hat, beschreibt die belastenden Maßnahmen zur Lebenserhaltung des Kindes ohne erkennbare emotionale Beteiligung.
Dieses Verhalten lässt sich am besten erklären durch den Abwehrmechanismus der**
(A) Isolierung
(B) Rationalisierung
(C) Reaktionsbildung
(D) Verdrängung
(E) Verleugnung

H09

**2.118 Im Phasenmodell über den Umgang mit Verlust und Trauer von Kübler-Ross (1969) werden fünf Phasen unterschieden.
Welche der Antwortalternativen kennzeichnet <u>keine</u> der Phasen von Kübler-Ross?**
(A) Phase der Abwehr (Nicht-wahrhaben-Wollen)
(B) Phase der Demonstration von Bewältigung
(C) Phase des Akzeptierens (Zustimmung)
(D) Phase des Verhandelns
(E) Phase des Zorns

H99

**2.119 Kübler-Ross hat fünf Stadien der Auseinandersetzung mit dem Sterben beschrieben, die in einer charakteristischen Abfolge durchlaufen werden (Phasenmodell). Sie beginnen mit Nicht-wahrhaben-wollen (Phase 1) und enden schließlich mit der Annahme des eigenen Todes (Phase 5).
Für die dazwischen liegenden Phasen gilt nach diesem Modell folgende Reihenfolge:**
(A) → Depression → Zorn → Verhandeln
(B) → Depression → Verhandeln → Zorn
(C) → Verhandeln → Depression → Zorn
(D) → Zorn → Depression → Verhandeln
(E) → Zorn → Verhandeln → Depression

F03 ■

2.120 Der belastende emotionale Verarbeitungsprozess auf den Verlust eines Beziehungsobjekts wird am zutreffendsten bezeichnet als:
(A) depressive Reaktion
(B) Selbstschutz
(C) Trauerarbeit
(D) traurige Verstimmung
(E) Verleugnung

2.113 (C) 2.114 (C) 2.115 (D) 2.116 (D) 2.117 (A) 2.118 (B) 2.119 (E) 2.120 (C)

F10 H07

2.121 Was gehört üblicherweise nicht zu den Zielen der Hospizarbeit?
(A) Einbeziehung der Angehörigen
(B) Erkennen, Einschätzen und Behandeln von Schmerzen
(C) kurative Medizin
(D) Sterberituale gemeinsam gestalten
(E) Verbesserung der Lebensqualität des Patienten

H10

2.122 Die Hospizbewegung hat in den letzten Jahren zunehmend an Bedeutung gewonnen.
Welche Maßnahme passt am wenigsten zum Konzept der Palliativmedizin im Sinne der Hospizbewegung?
(A) Intervention zur Verbesserung der Lebensqualität
(B) lebensverlängernde Maßnahme
(C) psychosoziale Betreuung
(D) schmerzlindernde Maßnahme
(E) spirituelle Begleitung

2.6 Patient und Gesundheitssystem

2.6.1 Stadien des Hilfesuchens

H06

2.123 Zu den charakteristischen Merkmalen sozialer Unterstützung (social support) gehört nicht:
(A) emotionaler Rückhalt
(B) Erfahrung von Anerkennung im sozialen Netzwerk (Familie, Bekannte)
(C) Inanspruchnahme von Leistungen nach dem Solidarprinzip
(D) Information durch Nahestehende
(E) instrumenteller Rückhalt

F05 F02

2.124 Ein 50-jähriger Patient stellt beim Wasserlassen fest, dass Blutspuren in seinem Urin enthalten sind. Anstatt sofort den Arzt in Anspruch zu nehmen, sagt er sich, dies sei wohl auf einen Sturz zurückzuführen, den er vor drei Wochen erlitten hat und bleibt zu Hause.
Dieses Verhalten wird bezeichnet als
(A) Aktivierung der Laienätiologie
(B) Aktivierung des Laienzuweisungssystems
(C) Aktivierung internaler Kontrollüberzeugung
(D) Reaktionsbildung
(E) sekundäre Devianz

F07 H03

2.125 Durch welche Determinanten wird unter den Bedingungen des Systems der gesetzlichen Krankenversicherung in Deutschland die Inanspruchnahme ärztlicher Leistungen am stärksten gesteuert?
(A) durch den subjektiven Gesundheitszustand und das Laienzuweisungssystem
(B) durch den Umfang von Früherkennungsleistungen, die von der Krankenversicherung finanziell abgedeckt werden
(C) durch die Einschätzung der Leistungsfähigkeit des Gesundheitssystems
(D) durch die wahrgenommene Versorgungsqualität von Ärzten und stationären Behandlungseinrichtungen in Reichweite
(E) durch lokale Erreichbarkeit stationärer und ambulanter medizinischer Einrichtungen

F06

2.126 Ein Skifahrer verletzt sich beim Sturz auf der Piste schwer. Sofort hält ein nachfahrender Skifahrer an und ruft mit seinem Mobiltelefon Hilfe herbei.
Welches Merkmal sozialen Rückhalts wird mit dieser Aktion am ehesten erfüllt?
(A) emotionaler Rückhalt
(B) instrumenteller Rückhalt
(C) kognitiver Rückhalt
(D) motivationaler Rückhalt
(E) Rückhalt durch Anerkennung

2.6.2 Bedarf und Nachfrage

H09 ■

2.127 Zu den Aufgaben der Kassenärztlichen Vereinigungen (KV) gehört nicht:
(A) die sachgerechte Planung und Verteilung der Vertragsarztsitze
(B) die Sicherstellung der ambulanten Versorgung (Sicherstellungsauftrag)
(C) die Überwachung von Pflichten der Vertragsärzte (z. B. Wirtschaftlichkeitsprüfungen, Disziplinarverfahren)
(D) die Wahrnehmung der Rechte der Vertragsärzte gegenüber den Krankenkassen
(E) die Weiterbildung (Anerkennung von Teilgebietsbezeichnungen etc.) und Fortbildung von Vertragsärzten

2.121 (C) 2.122 (B) 2.123 (C) 2.124 (A) 2.125 (A) 2.126 (B) 2.127 (E)

H08

2.128 Welche der folgenden Aussagen zur stationären Versorgung im deutschen Gesundheitssystem trifft nicht zu?

(A) Den Kassenärztlichen Vereinigungen obliegt der Sicherstellungsauftrag für die stationäre Versorgung der gesetzlich Versicherten.
(B) Die Integrierte Versorgung ist ein Ansatz, die bestehenden Barrieren zwischen ambulantem und stationärem Bereich zu überwinden.
(C) Die Kosten für die stationäre Versorgung sind in den letzten Jahren gestiegen.
(D) Die Leistungen für die stationäre Versorgung werden bei gesetzlich Versicherten über die Krankenkassen abgerechnet.
(E) Die Verweildauer der Patienten im Krankenhaus hat in den letzten Jahren abgenommen.

H09 ■

2.129 Welche der folgenden Aussagen zum deutschen Gesundheitssystem trifft zu?

(A) Die Kosten für Arzneimittel im ambulanten Sektor haben einen größeren Anteil an den Leistungsausgaben der gesetzlichen Krankenversicherung als die Krankenhausbehandlung.
(B) Die Verweildauer von Patienten in Krankenhäusern hat in den letzten Jahren beständig abgenommen.
(C) Etwa 70 % der deutschen Bevölkerung sind über die gesetzliche Krankenversicherung versichert.
(D) In der gesetzlichen Krankenversicherung gilt das Äquivalenzprinzip.
(E) In der privaten Krankenversicherung gilt das Solidarprinzip.

F09

2.130 Welche der folgenden Aussagen zum deutschen Gesundheitssystem trifft nicht zu?

(A) Die Verweildauer von Patienten in Krankenhäusern hat in den letzten Jahren beständig abgenommen.
(B) Etwa 90 % der deutschen Bevölkerung sind gesetzlich versichert.
(C) In der gesetzlichen Krankenversicherung gilt das Solidarprinzip.
(D) In der privaten Krankenversicherung gilt das Äquivalenzprinzip.
(E) Kosten für Arzneimittel machen den größten Anteil an den Leistungsausgaben der gesetzlichen Krankenversicherung aus.

H01 ■

2.131 Die Inanspruchnahme von Ärzten ist in Ländern mit entwickelter Sozialversicherung (wie z. B. Deutschland) in erster Linie vom Bedarf abhängig. Medizinsoziologische Forschungen haben noch zusätzliche Einflussfaktoren auf die Inanspruchnahme identifiziert.
Welche Aussage über solche Einflussfaktoren trifft nicht zu?

(A) Je höher das Einkommen der Versicherten, desto häufiger erfolgt eine Inanspruchnahme.
(B) Je höher der Anteil der Versicherten an der Gesamtbevölkerung, desto häufiger erfolgt eine Inanspruchnahme.
(C) Je höher der Anteil von Fachärzten an der gesamten Ärzteschaft, desto häufiger erfolgt eine Inanspruchnahme.
(D) Je höher die Selbstbeteiligung der Versicherten, desto seltener erfolgt eine Inanspruchnahme.
(E) Je mehr Ärzte pro Einwohner verfügbar sind, desto häufiger erfolgt eine Inanspruchnahme.

F10

2.132 Welche der nachfolgenden Aussagen zur gesetzlichen Krankenversicherung in Deutschland trifft nicht zu?

(A) Der individuelle Leistungsanspruch der Versicherten richtet sich nach der Höhe der gezahlten Versicherungsbeiträge.
(B) Der Medizinische Dienst der Krankenversicherung erfüllt gutachterliche und beratende Aufgaben für Patienten und Krankenkassen.
(C) Die Höhe der Beiträge zur gesetzlichen Krankenversicherung richtet sich (bis zur Beitragsbemessungsgrenze) nach den beitragspflichtigen Einnahmen der Versicherten.
(D) Die Leistungserbringung in der gesetzlichen Krankenversicherung erfolgt überwiegend nach dem Sachleistungsprinzip.
(E) Die Versicherten haben die Wahl zwischen einer Vielzahl von Krankenkassen.

H08 H06 F05 ■

2.133 Die Regelung, dass Patienten bei der ambulanten Behandlung die meisten medizinischen Leistungen bedarfsgerecht ohne direkte finanzielle Transaktion erhalten, bezeichnet man als

(A) Äquivalenzprinzip
(B) duales Prinzip
(C) Kapitaldeckungsprinzip
(D) Sachleistungsprinzip
(E) Solidarprinzip

2.128 (A) 2.129 (B) 2.130 (E) 2.131 (A) 2.132 (A) 2.133 (D)

F06 F04 ■

2.134 In der privaten Krankenversicherung ist der Leistungsumfang in der Regel wählbar. Es besteht eine enge Beziehung zwischen Versicherungsschutz und Beitragshöhe. Je umfassender der Versicherungsschutz, desto höher sind auch die Beiträge.
Wie wird dieses Prinzip genannt?
(A) Äquivalenzprinzip
(B) Fallpauschalenprinzip
(C) Kostenerstattungsprinzip
(D) Sachleistungsprinzip
(E) Solidarprinzip

H07

2.135 Zentrales Element im historisch gewachsenen System der gesetzlichen Krankenversicherung (GKV) ist das Solidarprinzip.
Durch welche der nachfolgenden Aussagen wird dieses Prinzip am zutreffendsten charakterisiert?
(A) Der Wettbewerb zwischen den Kassen ist durch gesetzliche Maßnahmen begrenzt.
(B) Die Höhe des Beitrags zur GKV bemisst sich nach dem Einkommen des Versicherten.
(C) Entscheidungen über die Höhe der Versicherungsbeiträge werden von paritätisch besetzten Verwaltungsräten getroffen.
(D) Für gleiche Versicherungsbeiträge entsteht Anspruch auf gleiche Versicherungsleistungen.
(E) Krankenversicherungen mit hohem Beitragsaufkommen unterstützen Versicherungen mit niedrigem Beitragsaufkommen über eine Umlage.

H10 F06 ■

2.136 Nachdem in der ärztlichen Gebührenordnung die Ultraschalluntersuchung des Herzens für entsprechend qualifizierte Ärzte mit einer eigenen Abrechnungsziffer versehen worden ist, ließ sich innerhalb eines Jahres ein Anstieg dieser diagnostischen Maßnahme von mehr als 200 % feststellen.
Dies ist ein Beispiel für:
(A) eine angebotsinduzierte Nachfrage
(B) eine Evidenzbasierung ärztlicher Maßnahmen
(C) eine Rationierung von Leistungen
(D) einen latenten Bedarf
(E) einen subjektiven Behandlungsbedarf

F10

2.137 Welche der folgenden Aussagen trifft nicht auf das deutsche Gesundheitssystem zu?
(A) Die ambulante medizinische Versorgung wird durch niedergelassene Vertragsärzte sichergestellt.
(B) Etwa 90 Prozent der Bevölkerung sind über die gesetzliche Krankenversicherung versichert.
(C) Für Vertragsärzte gilt uneingeschränkte Niederlassungsfreiheit.
(D) In der gesetzlichen Krankenversicherung gilt das Solidarprinzip.
(E) In der privaten Krankenversicherung gilt das Äquivalenzprinzip.

H04

2.138 Zu den indirekten Gesundheitskosten zählen Kosten durch
(A) Arzthonorare
(B) diagnostische Maßnahmen
(C) Medikamente
(D) Produktivitätsausfall
(E) stationäre Behandlung

H09 H06 ■

2.139 Ausgleichszahlungen zwischen den gesetzlichen Krankenversicherungen zur Kompensation von Unterschieden z. B. bezüglich der Häufigkeit und Qualität von Krankheitsrisiken der Versicherten bezeichnet man als
(A) Rationierung
(B) Regressanspruch
(C) Risiko-Nutzen-Ausgleich
(D) Risikostrukturausgleich
(E) Rückerstattung

H06

2.140 Im internationalen Vergleich der verschiedenen Systeme zur Gesundheitsversorgung lassen sich Modelle beschreiben, die durch bestimmte Merkmale charakterisiert sind.
Als Beveridge-Modell bezeichnet man
(A) eine Mischung aus unterschiedlichen Elementen staatlicher und privater Angebote, die mit staatlichen und privaten Mitteln finanziert werden
(B) eine staatlich organisierte Gesundheitsversorgung für sozial bedürftige Bevölkerungskreise
(C) einen Gesundheitsmarkt, dessen Versorgungsangebote durch Privatmittel von Kunden finanziert werden
(D) einen nationalen Gesundheitsdienst, der mit zweckgebundenen Steuern finanziert wird
(E) gesetzlich vorgeschriebene Pflichtversicherungen, die mit Beiträgen von Versicherten und Arbeitgebern finanziert werden

2.134 (A) 2.135 (B) 2.136 (A) 2.137 (C) 2.138 (D) 2.139 (D) 2.140 (D)

H06 ■

2.141 Wodurch ist die ambulante Versorgung im deutschen Gesundheitssystem gegenwärtig nicht gekennzeichnet?

(A) Erbringung von GKV-Leistungen nach dem Sachleistungsprinzip
(B) fehlende Differenzierung der Zuständigkeit von Ärzten für die hausärztliche und fachärztliche Versorgung
(C) freie Arztwahl (Ausnahme: sog. Gatekeeping-Modell in Erprobung)
(D) Maßnahmen zur engeren Vernetzung mit der stationären Versorgung (z. B. Disease-Management-Programme)
(E) Sicherstellung der Versorgung durch niedergelassene Vertragsärzte

F07 ■■

2.142 „Krankenkassen werben vermehrt um Mitglieder, die jung und gesund sind und gut verdienen, weil dadurch eine günstigere Kostenstruktur geschaffen wird."
Das in diesem Statement zum Ausdruck kommende Vorgehen bezeichnet man am zutreffendsten als:

(A) Disease Management
(B) Einkommensdisparität
(C) relative Deprivation
(D) Risikoselektion
(E) Risikostrukturausgleich

F03

2.143 Welches der folgenden Kriterien ermöglicht Versicherten das Verlassen der gesetzlichen Krankenversicherung (GKV)?

(A) Anhebung der Beitragsbemessungsgrenze der gesetzlichen Rentenversicherung
(B) Eintritt in den Ruhestand
(C) Teilnahme an einer berufsfördernden Maßnahme zur Rehabilitation
(D) Überschreiten der Versicherungspflichtgrenze
(E) Wechsel vom Arbeiterstatus in den Angestelltenstatus

2.6.3 Patientenkarrieren im Versorgungssystem

H10

2.144 Herr K. schätzt AIDS als gefährliche Krankheit ein und zählt sich selbst zu einer Risikogruppe. Er nimmt an, dass Kondome einen wirksamen Schutz bieten und dass es nur mit geringem Aufwand und Kosten verbunden ist, sie zu besorgen. Unter diesen Bedingungen wächst die Wahrscheinlichkeit, dass Herr K. sich mit Kondomen schützen wird.
Welches Modell des Gesundheitsverhaltens wird hier am ehesten beschrieben?

(A) externale Kontrollüberzeugung
(B) Health-Belief-Modell
(C) kognitive Dissonanzreduktion
(D) Modell des sozialen Vergleichsprozesses
(E) transtheoretisches Modell der Verhaltensänderung

F07 ■

2.145 Die Bereitschaft zu präventivem Verhalten wird dem sog. Health-Belief-Modell zufolge durch mehrere Bedingungen beeinflusst.
Zu den Gesundheitsüberzeugungen, die in diesem Modell vorrangig thematisiert werden, gehört nicht:

(A) der eingeschätzte Nutzen einer präventiven Maßnahme
(B) die nachgewiesenen Ursachen einer Krankheit
(C) die wahrgenommene eigene Anfälligkeit gegenüber einer Krankheit
(D) die wahrgenommene Bedrohlichkeit und Schwere einer Krankheit
(E) die wahrgenommenen Hindernisse, die präventivem Verhalten entgegenstehen

H07

2.146 Ein 15-jähriger männlicher Jugendlicher möchte, dass seine gleichaltrige Freundin mit dem Rauchen aufhört. Er bestätigt sie darin, dass sie es selbst schaffen könne, vom Rauchen loszukommen.
Was fördert er bei ihr am ehesten?

(A) emotionale Stabilität
(B) externale Kontrollüberzeugung
(C) Resilienz
(D) Selbstwirksamkeit
(E) Stimuluskontrolle

F02

2.147 Eine starke Raucherin kommt aufgrund eines ärztlichen Rates zu der Überzeugung: „Ich weiß genau, dass ich in der Lage bin, das Rauchen aufzugeben. Welchen Begriff sieht das sozial-kognitive Prozessmodell des Gesundheitsverhaltens dafür vor?

(A) Ergebniserwartung
(B) externale Kontrolle
(C) Intention
(D) Kompetenzerwartung
(E) volitionaler Prozess

2.141 (B) 2.142 (D) 2.143 (D) 2.144 (B) 2.145 (B) 2.146 (D) 2.147 (D)

F05 ■■

2.148 Primärpräventives Verhalten wird entsprechend dem sozialkognitiven Prozessmodell am wirksamsten gefördert durch

(A) die Erwartung, vom Hausarzt über präventives Verhalten aufgeklärt zu werden
(B) das Vorhandensein von Angst vor einer Erkrankung, verbunden mit der Vermeidung von Situationen, welche die Aufmerksamkeit auf Erkrankungen lenken könnten
(C) die Überzeugung, dass die genaue Befolgung ärztlicher Anordnungen zur Wiederherstellung der eigenen Gesundheit beiträgt
(D) die Überzeugung einer Person, auf die eigene Gesundheitssituation Einfluss nehmen zu können und über das Wissen und die Fertigkeiten zu verfügen, dies auch umzusetzen
(E) eine eher abwartende, fatalistische Haltung hinsichtlich der Beeinflussbarkeit der eigenen Lebensbedingungen

2.6.4 Qualitätsmanagement im Gesundheitswesen

H08 ■

2.149 Im Rahmen der Evaluation von Leistungen des Gesundheitswesens können mehrere Ebenen der Qualitätssicherung unterschieden werden. Bei einem Konzept geht es darum, inwieweit sich die expliziten Leitlinien und Standards mit den konkreten Durchführungsmodalitäten im gesamten Bereich der diagnostischen und therapeutisch-rehabilitativen Maßnahmen decken.
Welche Ebene der Qualitätssicherung ist damit vorrangig angesprochen?

(A) Beziehungsqualität
(B) Ergebnisqualität
(C) Prozessqualität
(D) Strukturqualität
(E) technische Qualität

F05

2.150 Die Qualitätssicherung der Leistungen des Gesundheitswesens ist von zunehmender Bedeutung.
Welcher Indikator beschreibt den Nutzen in Relation zum Mitteleinsatz bei der Erreichung von Gesundheitszielen?

(A) Adäquanz
(B) Angemessenheit
(C) Effizienz
(D) Prozessqualität
(E) Relevanz

H05

2.151 Welcher Aspekt der Qualität medizinischer Versorgung wird der Ergebnisqualität zugerechnet?

(A) gesundheitsbezogene Lebensqualität des Patienten
(B) Qualität der Ausbildung der Mitglieder des Behandlungsteams
(C) Qualität der Durchführung der Behandlungsmaßnahmen
(D) Qualität der Kommunikation zwischen Arzt und Patient
(E) Qualität der technischen Ausstattung der Einrichtung

F08

2.152 Die Kassenärztlichen Vereinigungen (Kven) wurden in Deutschland vom Gesetzgeber verpflichtet, eine flächendeckende ambulante Versorgung durch Vertragsärzte zur Verfügung zu stellen.
Diesen Auftrag bezeichnet man als

(A) Gesundheitsförderung
(B) Integrierte Versorgung
(C) Primärversorgung
(D) Sicherstellungsauftrag
(E) Subsidiaritätsprinzip

F07

2.153 Was ist am ehesten unter einem Schnittstellenproblem in der medizinischen Versorgung zu verstehen?

(A) Inanspruchnahme komplementärer und alternativer Heilkunde
(B) Informationsverluste im Übergang von einer Versorgungsinstanz zur nächsten
(C) Probleme beim Übergang zur Erwerbs- bzw. Berufsunfähigkeit aufgrund chronischer Erkrankung
(D) Probleme der Informationsübermittlung von Fachgesellschaften zu Ärzten
(E) psychische Probleme pädiatrischer Patienten beim Übergang von der Kindheit zur Jugend

F07 ■■

2.154 Was zählt nicht zu den für Managed-Care-Programme charakteristischen Merkmalen und Zielen?

(A) Einschränkung der freien Arztwahl
(B) Kosteneinsparung
(C) leitlinienorientierte Therapie
(D) Stärkung der Rolle des Hausarztes
(E) Zunahme stationärer Behandlungen

2.148 (D) 2.149 (C) 2.150 (C) 2.151 (A) 2.152 (D) 2.153 (B) 2.154 (E)

F04

2.155 Was versteht man unter Evidenz-basierter Medizin?

(A) die Akzeptanz medizinischer Maßnahmen in der Allgemeinbevölkerung
(B) die Anwendung medizinischer Maßnahmen, deren Wirksamkeit nach derzeitigem Kenntnisstand bestmöglich belegt ist
(C) die Durchführung medizinischer Maßnahmen aus Gründen der Tradition
(D) die Plausibilität biologischer Erklärungsmodelle für medizinische Maßnahmen
(E) die unmittelbar einleuchtende Nützlichkeit medizinischer Maßnahmen

H08

2.156 Die Entscheidung über die Zuordnung zu Pflegestufen (im Rahmen der sozialen Pflegeversicherung) obliegt dem/den

(A) ambulanten Pflegediensten
(B) Ärzten im öffentlichen Gesundheitsdienst (ÖGD)
(C) Haus- und Familienärzten
(D) Krankenhausärzten
(E) Medizinischen Dienst der Krankenkassen (MDK)

H06

2.157 Welches der folgenden Kriterien ist am besten dafür geeignet, die Strukturqualität einer Einrichtung der Rehabilitation zu erfassen?

(A) Ausrichtung rehabilitativer Maßnahmen an Behandlungsleitlinien
(B) Patientenzufriedenheit
(C) Qualität der Behandlungsergebnisse
(D) Qualifikation der in der Einrichtung tätigen Berufsgruppen
(E) subjektive Lebensqualität der Patienten

2.7 Fragen aus Examen Frühjahr 2011

F11 ■

2.158 Was gehört nicht zu den zentralen Dimensionen der gesundheitsbezogenen Lebensqualität?

(A) finanzielle Belastung
(B) Funktionszustand (Handlungsvermögen)
(C) körperliche Beschwerden
(D) psychisches Befinden
(E) soziale Rollen

F11 ■

**2.159 Stabile Annahmen, die Menschen über sich selbst haben, und die aus dem Erfahren von sich selbst in der Interaktion mit der Umwelt entstehen, sind Voraussetzung erlebter Identität.
Mit welchem Fachbegriff wird dieser Sachverhalt am zutreffendsten erfasst?**

(A) Einstellung
(B) implizite Persönlichkeitstheorie
(C) kognitiver Stil
(D) Selbstkonzept
(E) Selbstverwirklichung

F11

2.160 Unter Verhaltenskontingenz versteht man in der Lerntheorie:

(A) Auftrittswahrscheinlichkeit von Nachfragen im Lernprozess
(B) Bedingung, unter der Verhalten erstmals auftritt
(C) Beziehung zwischen den auslösenden Stimuli und Verhalten
(D) Beziehung zwischen Verhalten und der nachfolgenden Konsequenz
(E) Intensität der negativen Verstärkung

F11

2.161 Was ist ein Beispiel für Reaktanz des Patienten?

(A) Ein Arzt reagiert ärgerlich auf einen Patienten, der ihn provoziert hat.
(B) Ein Patient reagiert auf eine Äußerung seines Arztes in übertriebener Weise, weil dieser ihn unbewusst an seinen Vater erinnert.
(C) Ein Patient reagiert mit Widerstand, als ihm sein Arzt sagt, er solle dringend mit dem Rauchen aufhören.
(D) Ein Patient, der sich über seinen Arzt geärgert hat, reagiert mit übertriebener Freundlichkeit.
(E) Ein Schmerzpatient reagiert mit stärkeren Schmerzäußerungen, wenn seine Ehefrau, die ihn immer tröstet, bei der Anamneseerhebung anwesend ist.

2.155 (B) 2.156 (E) 2.157 (D) 2.158 (A) 2.159 (D) 2.160 (D) 2.161 (C)

F11

2.162 Nach einem Fußballspiel wird ein junger Mann (16 Jahre alt) in die Notaufnahme eingeliefert. Er trägt das Trikot und den Schal einer Fußballmannschaft, die für ihre gewaltbereiten Hooligans bekannt ist. Sie erkennen bereits von Weitem eine Platzwunde am Kopf des Mannes und denken: „Nicht schon wieder, immer diese gewalttätigen Hooligans. Bestimmt muss der Junge erst einmal ausgenüchtert werden." Sie sind sehr erstaunt, als Sie erfahren, dass der junge Mann nüchtern ist und von einer Fahne am Kopf getroffen wurde.
Welcher Beurteilungsfehler liegt in diesem Fallbeispiel am ehesten vor?

(A) Halo-Effekt
(B) Milde-Härte-Fehler
(C) Projektion
(D) Recency effect
(E) zentrale Tendenz

F11

2.163 Ein 60-jähriger, übergewichtiger Patient mit Bluthochdruck kommt 4 Wochen nach dem Erstkontakt zur Kontrolle des Behandlungserfolgs wieder in die Praxis. Einen vereinbarten früheren Nachuntersuchungstermin hatte er nicht eingehalten. Seine Blutdruckwerte sind noch immer erhöht, obwohl das verordnete Medikament ausreichend hoch dosiert ist.
Welches Vorgehen ist vorrangig indiziert?

(A) das Medikament höher dosieren
(B) das Medikament wechseln
(C) dem Patienten die Langzeitfolgen einer unkontrollierten Hypertonie vorhalten
(D) Abklärung der Compliance
(E) mit dem Patienten ein Ernährungsprogramm erarbeiten

F11 ■

2.164 Eine Ärztin spricht im Anamnesegespräch die Themen Arbeit und Partnerschaft eines Patienten an. Um welche Anamneseform handelt es sich hier am ehesten?

(A) Entwicklungsanamnese
(B) Familienanamnese
(C) Fremdanamnese
(D) Sozialanamnese
(E) Verhaltensanalyse

F11

2.165 Welche der folgenden Aussagen zur Asymmetrie in der Arzt-Patient-Beziehung trifft <u>am wenigsten</u> zu?

(A) Das Ausmaß an Asymmetrie wird vom sozialen Status des Patienten beeinflusst.
(B) Die Asymmetrie ist in der ambulanten Versorgung stärker ausgeprägt als in der stationären.
(C) Die Asymmetrie kommt im ungleichen Wissensstand über medizinische Themen zum Ausdruck.
(D) Die Asymmetrie kommt in einer ungleich verteilten Definitionsmacht zum Ausdruck.
(E) Die Asymmetrie kommt in einer ungleich verteilten Steuerungsmacht zum Ausdruck.

F11

2.166 Was ist am ehesten unter einem Medizinischen Versorgungszentrum zu verstehen?

(A) ein Krankenhaus der Maximalversorgung
(B) eine gemeinsame Beratungsstelle von Krankenkassen und Rentenversicherung
(C) eine tagesklinische Behandlungseinrichtung
(D) ein Zusammenschluss von Krankenhäusern und Arztpraxen im Rahmen der integrierten Versorgung
(E) ein Zusammenschluss von Vertragsärzten unterschiedlicher Fachrichtungen

F11

2.167 Was zählt <u>nicht</u> zu den Aufgaben der Ärztekammern?

(A) Abschluss von Versorgungsverträgen mit den Krankenkassen
(B) Ahndung von Verstößen des Arztes gegen seine berufsrechtlichen Pflichten
(C) Förderung der ärztlichen Fortbildung
(D) Regelung der ärztlichen Weiterbildungsordnung
(E) Vertretung der berufspolitischen Interessen der Ärzteschaft

F11

2.168 In der privaten Krankenversicherung muss der Patient den Arzt nach Eingang der Rechnung für die erfolgte Behandlung direkt bezahlen.
Wie wird dieses Prinzip bezeichnet?

(A) Äquivalenzprinzip
(B) Kostenerstattungsprinzip
(C) Sachleistungsprinzip
(D) Solidarprinzip
(E) Subsidiaritätsprinzip

2.162 (A) 2.163 (D) 2.164 (D) 2.165 (B) 2.166 (E) 2.167 (A) 2.168 (B)

F11

2.169 Im internationalen Vergleich werden zahlreiche Gesundheitssysteme dem Bismarck-Modell zugeordnet.
Welche Aussage trifft am ehesten auf dieses Modell zu?

(A) Die Höhe der Beiträge zur Krankenversicherung orientiert sich am Bruttoarbeitseinkommen.
(B) Die Krankenversorgung wird überwiegend durch Steuern finanziert.
(C) Die medizinische Versorgung wird durch einen nationalen Gesundheitsdienst organisiert.
(D) Die Versicherungspflicht beschränkt sich auf Sozialhilfeempfänger und Arbeitslose.
(E) Kommunale Gesundheitszentren sind Träger der ambulanten medizinischen Versorgung.

F11

2.170 Welcher der folgenden Faktoren kann am wenigsten als Risikofaktor für Non-Compliance bei der Medikamenteneinnahme bewertet werden?

(A) Angst vor Nebenwirkungen
(B) Erkrankung mit geringer Symptombelastung
(C) komplexer Behandlungsplan
(D) männliches Geschlecht
(E) unzureichende Erklärungen durch den Arzt

F11

2.171 Ein Raucher, der in seiner Stammkneipe immer den starken Drang verspürt, sich eine Zigarette anzuzünden, beschließt, sich eine neue Kneipe zu suchen, weil er mit dem Rauchen aufhören will.
Welche verhaltenstherapeutische Technik wendet er damit am ehesten an?

(A) Exposition
(B) kognitive Umstrukturierung
(C) Selbstverstärkung
(D) Shaping
(E) Stimuluskontrolle

F11

2.172 Bei der verhaltenstherapeutischen Behandlung einer Patientin mit Höhenangst wird nach ausführlicher Vorbereitung die erste Außen-Exposition auf dem Dach eines zehnstöckigen Hochhauses durchgeführt, bei der die Patientin so lange in der Situation verbleibt, bis sie von einem Nachlassen der Angstgefühle berichtet.
Bei diesem Vorgehen handelt es sich am ehesten um

(A) graduierte Löschung
(B) Modelllernen
(C) operante Konditionierung
(D) Reizüberflutung
(E) systematische Desensibilisierung

F11

2.173 Welche Störung gehört nicht zu den sexuellen Funktionsstörungen?

(A) Orgasmusstörungen
(B) Schmerzen beim Sexualverkehr (Dyspareunie)
(C) Störungen der Sexualpräferenz
(D) Störungen der sexuellen Appetenz
(E) Störungen der sexuellen Erregung

2.169 (A) 2.170 (D) 2.171 (E) 2.172 (D) 2.173 (C)

3 Förderung und Erhaltung von Gesundheit

3.1 Prävention

3.1.1 Präventionsbegriff

F07

3.1 Welche der nachstehenden Aussagen kennzeichnet das sog. Paradox der Prävention am zutreffendsten?

(A) Interventionen, die auf große Bevölkerungsgruppen mit geringem Risiko zielen, können für die Bevölkerung insgesamt nützlicher sein als Strategien, die sich auf Teilgruppen oder einzelne Personen mit hohem Risiko konzentrieren.
(B) Menschen können sich trotz Risikofaktoren und unzureichendem Vorsorgeverhalten subjektiv gesund fühlen.
(C) Präventionsangebote werden relativ selten von sozioökonomisch benachteiligten Bevölkerungsgruppen in Anspruch genommen, bei denen Risikofaktoren besonders ausgeprägt sind.
(D) Trotz der allgemein anerkannten Wichtigkeit der Prävention geht nur ein geringer Anteil der Ausgaben der Gesetzlichen Krankenversicherung in diesen Bereich.
(E) Trotz der Inanspruchnahme von Präventionsmaßnahmen kann ein Patient eine geringe Lebenserwartung haben.

F09 ■

3.2 Welche der folgenden Maßnahmen aus der Kampagne „Gib AIDS keine Chance!“ der Bundeszentrale für gesundheitliche Aufklärung ist dem Setting-Ansatz der Gesundheitsförderung und Prävention zuzurechnen?

(A) ansprechen von i.v.-Drogenabhängigen in ihrer Lebenswelt
(B) Fernsehspots
(C) persönliche Beratung in Gesundheitsämtern
(D) Plakate
(E) Telefonberatung für die Allgemeinbevölkerung

3.1.2 Primäre Prävention

H07

3.3 Welche der folgenden Aussagen ist für die Primärprävention von Erkrankungen am ehesten kennzeichnend?

(A) Primärprävention setzt nach der Manifestation einer Krankheit zur Verhinderung einer erneuten Manifestation an.
(B) Primärprävention sollte im mittleren Lebensalter, d. h. zwischen dem 35. und 55. Lebensjahr ansetzen.
(C) Primärprävention zielt darauf ab, einen günstigen Krankheitsverlauf zu fördern.
(D) Primärprävention zielt darauf ab, Erkrankungen möglichst früh zu entdecken.
(E) Zielgruppe primärpräventiver Maßnahmen sind gesunde Personen.

F10

3.4 Welchem Gebiet der Prävention ist die Tetanusgrundimmunisierung am ehesten zuzuordnen?

(A) Primärprävention
(B) Sekundärprävention
(C) Tertiärprävention
(D) Verhaltensprävention
(E) Verhältnisprävention

F05

3.5 Welche der folgenden Maßnahmen gehört <u>nicht</u> zur primären Prävention?

(A) Gewichtsabnahme bei Bluthochdruck
(B) Kampagnen gegen das Zigarettenrauchen
(C) Schutzimpfungen
(D) Sicherheitsgurte beim Autofahren
(E) Trinkwasserfluoridierung (Kariesprophylaxe)

F09 ■

3.6 Welchem Bereich der Prävention ist das Rauchverbot in öffentlichen Gebäuden am ehesten zuzurechnen?

(A) Gesundheitserziehung
(B) soziales Marketing
(C) Tertiärprävention
(D) Verhaltensprävention
(E) Verhältnisprävention

3.1 (A) 3.2 (A) 3.3 (E) 3.4 (A) 3.5 (A) 3.6 (E)

3.1.3 Sekundäre Prävention

H02 ■

→3.7 **Was ist das Ziel sekundärer Prävention?**
(A) das Neuauftreten von Krankheiten zu verhindern: z. B. durch Trinkwasserhygiene-Maßnahmen
(B) bei dauerhaften traumatisch bedingten Behinderungen durch entsprechende Maßnahmen die Schwere der Behinderung zu mindern
(C) Krankheiten im symptomarmen Frühstadium zu erkennen
(D) die Rezidive von chronisch-progredienten Krankheiten zu erkennen
(E) Risikofaktoren, die das Entstehen von Krankheiten begünstigen, generell auszuschalten

H10 ■

→3.10 **Ein gesunder Student geht zum Hausarzt, um seinen Tetanus-Impfschutz mit der noch fehlenden dritten Injektion zu vervollständigen. In allen Räumen der Praxis herrscht Rauchverbot. Während der Impfung rät ihm der Arzt, im bevorstehenden Urlaub auf lange Sonnenbäder zu verzichten und empfiehlt ihm für die Zeit danach eine Teilnahme an der Hautkrebsfrüherkennung.**
Welche Form der Prävention ist im vorhergehenden Absatz nicht thematisiert worden?
(A) primäre Prävention
(B) sekundäre Prävention
(C) tertiäre Prävention
(D) Verhaltensprävention
(E) Verhältnisprävention

3.1.4 Tertiäre Prävention und Rehabilitation

F08 F07

→3.8 **In welchem der nachstehenden Fälle ist der jeweiligen Präventionsform eine für sie charakteristische Präventionsmaßnahme zugeordnet?**
(A) primäre Prävention – schulzahnärztliche Reihenuntersuchung zur Feststellung von Karies
(B) sekundäre Prävention – Schutzimpfungen zur Verhütung übertragbarer Krankheiten
(C) sekundäre Prävention – Früherkennungsuntersuchung auf Darmkrebs
(D) tertiäre Prävention – Virus-Test im Rahmen einer Obduktion (um ggf. auf Infektionsgefahr in der Bevölkerung reagieren zu können)
(E) tertiäre Prävention – Motivierung zur Übernahme eines gesunden Lebensstiles

H09 ■

→3.9 **Die Bundeszentrale für gesundheitliche Aufklärung hat eine Kampagne mit dem Motto „Gib AIDS keine Chance“ gestartet.**
Welche der nachstehenden Angaben lässt sich nicht zur Charakterisierung dieser Kampagne heranziehen?
(A) eine massenkommunikative Maßnahme
(B) Maßnahme der Beratung und Aufklärung
(C) Maßnahme des sozialen Marketing
(D) Maßnahme zur Steigerung gesundheitsbewussten Verhaltens
(E) eine tertiärpräventive Maßnahme

H07

→3.11 **Die finanzielle Trägerschaft für Maßnahmen der medizinischen Rehabilitation (z. B. Anschlussheilbehandlung nach Herzinfarkt) bei abhängig beschäftigten Erwerbstätigen liegt am häufigsten**
(A) bei der Bundesagentur für Arbeit
(B) bei der gesetzlichen Krankenversicherung
(C) bei der gesetzlichen Rentenversicherung
(D) beim Arbeitgeber
(E) beim Patienten selbst

F10

→3.12 **Welche der nachfolgend genannten Einrichtungen zählt im deutschen Gesundheitswesen nicht zu den Trägern von Rehabilitationsmaßnahmen?**
(A) Bundesagentur für Arbeit
(B) gesetzliche Krankenversicherung
(C) gesetzliche Rentenversicherung
(D) gesetzliche Unfallversicherung
(E) kassenärztliche Bundesvereinigung

3.1.5 Formen psychosozialer Hilfen

F04

→3.13 **Eine Patientin mit chronischen Rückenschmerzen berichtet, dass ihre Nachbarin, seitdem sie so starke Schmerzen habe, für sie die Treppe putze.**
Welcher Form der sozialen Unterstützung entspricht dies am ehesten?
(A) emotionaler Rückhalt
(B) instrumenteller Rückhalt
(C) Rückhalt durch Information
(D) Rückhalt durch Anerkennung und Wertschätzung
(E) Rückhalt durch sozialen Vergleich

3.7 (C) 3.8 (C) 3.9 (E) 3.10 (C) 3.11 (C) 3.12 (E) 3.13 (B)

H03

3.14 Der Erfolg einer Verhaltensänderung hängt nach Bandura ganz wesentlich davon ab, dass der Patient persönliche Veränderungsmöglichkeiten wahrnimmt und erwartet, in der Problemsituation effizientes Verhalten zeigen zu können.
Welche der nachfolgenden Theorien erfasst diesen Sachverhalt am zutreffendsten?
(A) Anforderungskontrollmodell
(B) Dissonanztheorie
(C) Modell des sozialen Vergleichsprozesses
(D) Theorie der gelernten Hilflosigkeit
(E) Theorie der Selbstwirksamkeit

F10 ■

3.15 Der Begriff Transfereinkommen wird am zutreffendsten definiert als
(A) Einkommen, das als Gegenleistung zu erbrachter Erwerbsarbeit erzielt wird
(B) Einkommen, das aus selbstständiger Tätigkeit erzielt wird
(C) Einkommen, das aus Vermögen und Kapitaleinkommen erzielt wird
(D) Einkommensanteil, der Steuern und Sozialabgaben umfasst
(E) gesetzlich geregeltes Einkommen, das bei fehlender Erwerbstätigkeit aus öffentlichen Mitteln gewährt wird

3.1.6 Sozialberatung

H10

3.16 Der Öffentliche Gesundheitsdienst (ÖGD) setzt sich aus den Gesundheitsbehörden von Bund und Ländern sowie den Gesundheitsämtern der Landkreise und der kreisfreien Städte zusammen.
Zu seinen Aufgaben gehört nicht:
(A) die Aufsicht über Lebensmittelhygiene, Umwelthygiene und Seuchenhygiene
(B) die Durchführung amtsärztlicher Untersuchungen und Begutachtungen
(C) die Durchführung von Schulgesundheitsuntersuchungen
(D) die Festlegung der Pflegestufe von Leistungsempfängern in der Pflegeversicherung
(E) die fürsorgerische Betreuung und Beratung von Behinderten und chronisch Kranken

3.2 Maßnahmen

3.2.1 Gesundheitserziehung und Gesundheitsförderung

F05

3.17 Auf welches der folgenden Ziele sind Gesundheitsförderungsmaßnahmen vorrangig ausgerichtet?
(A) auf die Beeinflussung des alltäglichen Gesundheitsverhaltens und die Stärkung der Gesundheitskompetenz
(B) auf die Entwicklung eines gesundheitsbewussten Ernährungsverhaltens zur Verhinderung chronischer Erkrankungen im höheren Lebensalter
(C) auf die Verhinderung des Ausbruchs ansteckender Krankheiten durch eine Stärkung des Immunsystems
(D) auf die Verhinderung maligner Erkrankungen im mittleren Lebensalter
(E) auf eine Verhinderung des erneuten Ausbruchs einer chronischen Erkrankung nach der Entlassung aus der stationären Versorgung

F03

3.18 Zur Eindämmung der Ansteckungsgefahr durch HIV in einem afrikanischen Entwicklungsland werden Gesundheitserzieher ausgebildet, die in den entlegenen Dörfern Aufklärungskampagnen durchführen und Kondome verteilen sollen. Eine externe Begleitforschung der Maßnahme zeigt auf, dass deren Durchführung nur in bescheidenem Umfang gelingt, weil nicht genügend Mittel für den Transport und die Reisekostenerstattung der Gesundheitserzieher eingeplant worden sind.
Welcher der folgenden Begriffe beschreibt diese Vorgehensweise der Begleitforschung am zutreffendsten?
(A) Ergebnisevaluation
(B) Katamnese
(C) Metaanalyse
(D) Prozessevaluation
(E) Verlaufsdokumentation

3.2.2 Verhaltensänderung

Zu diesem Kapitel wurden bisher keine Prüfungsfragen gestellt.

3.14 (E) 3.15 (E) 3.16 (D) 3.17 (A) 3.18 (D)

3.2.3 Rehabilitation, Soziotherapie, Selbsthilfe und Pflege

F10 ■

3.19 Ein 53-jähriger Mann hat einen Herzinfarkt erlitten. Während der Akutbehandlung und der Rehabilitation erhält er viel Zuwendung. Häufige Besuche von Freunden signalisieren ihm eine hohe Wertschätzung und eine starke Zuneigung. Die Angehörigen nehmen ihm vorübergehend beschwerliche Dinge des Alltags ab. Nach der Rückkehr an den Arbeitsplatz bemühen sich die Arbeitskollegen, Stress von ihm fernzuhalten und übernehmen zeitweilig Teile seiner Aufgaben. All dies trägt zu einem günstigen Krankheitsverlauf bei.
Mit welchem Konzept lässt sich die Reaktion des Umfelds auf den Herzinfarktpatienten am besten charakterisieren?

(A) dispositioneller Optimismus
(B) Health-Belief-Modell
(C) Salutogenese
(D) Selbstwirksamkeit
(E) soziale Unterstützung

H03 ■

3.20 Zu den charakteristischen Merkmalen sozialen Rückhalts (social support) gehört nicht:

(A) emotionaler Rückhalt
(B) Erfahrung von Anerkennung im sozialen Netzwerk (Familie, Bekannte)
(C) Inanspruchnahme von Leistungen nach dem Solidarprinzip
(D) Information durch Nahestehende
(E) instrumenteller Rückhalt

H00

3.21 Es ist empirisch belegt, dass sozialer Rückhalt (social support) die Krankheitsverarbeitung erleichtert und Krankheitsverläufe positiv beeinflusst.
Welche Art der Unterstützung zählt nicht zum „social support"?

(A) Anteilnahme und Zuwendung
(B) Nachbarschaftshilfe
(C) positiver sozialer Vergleich
(D) Transferleistungen der öffentlichen Hand
(E) Wissensvermittlung

H08

3.22 Die Koordinierung von ärztlich verordneten Leistungen sowie Anleitung und Motivation zu deren Inanspruchnahme bei Patienten mit schweren psychischen Erkrankungen (entsprechend SGB V) ist Teil der

(A) Psychotherapie
(B) Sozialberatung
(C) Sozialhilfe
(D) sozialen Unterstützung
(E) Soziotherapie

F09

3.23 Maßnahmen zur Soziotherapie (nach § 37a SGB V) werden von den gesetzlichen Krankenversicherungen (GKV) finanziert zur

(A) Koordinierung medizinischer Leistungen für psychisch Kranke bei Unfähigkeit zur selbstständigen Inanspruchnahme
(B) Koordinierung sozialer Leistungen im Rahmen von Disease-Management-Programmen
(C) Koordinierung von sozialen Leistungen zur Prävention und Gesundheitsförderung bei chronischer Krankheit und drohender Behinderung
(D) sekundärpräventiven Reduzierung von sozialen Risikofaktoren
(E) Verbesserung sozialer Lebensbedingungen

F09

3.24 Was ist kein charakteristisches Merkmal einer Selbsthilfegruppe?

(A) freiwilliger Zusammenschluss von Betroffenen
(B) Hilfe zur Bewältigung der Krankheit und ihrer Folgen
(C) Leitung in der Regel durch einen medizinischen Experten
(D) regelmäßige, z. B. wöchentliche Treffen
(E) wechselseitiger Erfahrungsaustausch

H10

3.25 Welche Aussage zu Selbsthilfegruppen trifft nicht zu?

(A) Aus ihren Reihen rekrutieren sich Patientenvertreter in Entscheidungsgremien des Gesundheitswesens.
(B) Es handelt sich um freiwillige Zusammenschlüsse von einer Krankheit Betroffener.
(C) Ihr Ziel ist u.a. die gegenseitige Unterstützung bei der Krankheitsbewältigung.
(D) Ihr Ziel ist u.a. die Verbesserung des Informationsstands über die Erkrankung.
(E) Sie werden in der Regel von einem Arzt geleitet.

3.19 (E) 3.20 (C) 3.21 (D) 3.22 (E) 3.23 (A) 3.24 (C) 3.25 (E)

F10

3.26 Durch wen wird die überwiegende Versorgung der ca. 2 Mio. Pflegebedürftigen in Deutschland geleistet?
(A) ambulante Pflegedienste
(B) Angehörige
(C) Hospize
(D) Pflegeheime
(E) Sozialstationen

H10

3.27 Wie viele Menschen sind in Deutschland derzeit nach den Kriterien des Pflegeversicherungsgesetzes pflegebedürftig?
(A) ca. 1 Million
(B) ca. 2,5 Millionen
(C) ca. 4 Millionen
(D) ca. 5,5 Millionen
(E) ca. 7 Millionen

F03

3.28 Ein 50-jähriger Karzinompatient tritt in eine Selbsthilfegruppe ein, um seine Erkrankung dort besser zu bewältigen, als es allein innerhalb seiner Familie möglich ist.
Welches der folgenden Ziele kann üblicherweise in der Selbsthilfegruppe nicht erreicht werden?
(A) Betreuung durch psychotherapeutisch geschulte Experten
(B) Erlangen von Information zur Erkrankung und zur Therapie
(C) Gespräche mit anderen Krebspatientinnen und -patienten
(D) Überwindung sozialer Isolation
(E) Unternehmungen mit Menschen in der gleichen Situation

F08

3.29 Ca. 75 % der Deutschen geben bei Befragungen an, schon einmal ein Naturheilmittel verwendet zu haben.
In welcher der nachstehenden Personengruppen sind Anwender, die alternativ- oder komplementärmedizinische Angebote in Anspruch nehmen, am ehesten unterrepräsentiert?
(A) chronisch Kranke, die Therapieangebote mehrgleisig nutzen möchten
(B) Frauen
(C) Menschen, die sich gesundheitsbewusst verhalten wollen
(D) Mittelschichtangehörige, Personen mit höherer Bildung
(E) Personen mit niedrigerer Bildung

H08

3.30 Was ist für die Inanspruchnahme komplementärer und alternativer Heilverfahren am wenigsten bedeutsam?
(A) Wunsch, den Kontakt zu den „konventionell“ behandelnden Ärzten abzubrechen
(B) Wunsch, „Selbstheilungskräfte“ zu fördern
(C) Wunsch, Kontrolle über die Behandlung zu behalten
(D) Wunsch, psychische Belastung abzumildern
(E) Wunsch, sich gesundheitsbewusst zu verhalten

3.3 Fragen aus Examen Frühjahr 2011

F11 ■

3.31 Welchem Bereich der Prävention ist die ärztliche Ernährungsberatung bei Gesunden in der Praxis am ehesten zuzurechnen?
(A) Sekundärprävention
(B) soziales Marketing
(C) strukturelle Prävention
(D) Verhaltensprävention
(E) Verhältnisprävention

3.26 (B) 3.27 (B) 3.28 (A) 3.29 (E) 3.30 (A) 3.31 (D)

Kommentare

Kommentare

1 Entstehung und Verlauf von Krankheiten

1.1 Bezugssysteme von Gesundheit und Krankheit

1.1.1 Begriffserklärungen

I.1 Begriffserklärungen

Zunächst einmal herzlich willkommen! Wirklich schrecklich nett, dass Sie mich angeschafft haben. Dafür werden Sie ab heute nie mehr alleine sein, sondern haben nun Ihren eigenen Psychologen bei sich. Wir werden jetzt, wohl oder übel, einige Zeit miteinander verbringen, bis Sie soviel über Psychologie gelernt haben, dass Sie die überwiegende Mehrzahl der Psychofragen im schriftlichen Physikum problemlos beantworten können. Dies ist übrigens kein Lehrbuch, sondern ein Lernbuch. Im Gegensatz zu richtigen Lehrbüchern, wo das alles lang und breit erklärt wird, soll hier gar nicht lange herumgeschwafelt werden, sondern es werden oft kurz und prägnant nur die Fachbegriffe definiert, die Sie für die Prüfung im Kopf haben müssen.

Ich möchte gleich mit der Tür ins Haus fallen und mit einer echt schweren Frage anfangen: *„Wie geht's Ihnen denn heute so?" „Wie geht's Dir?"* ist eine allgemeine Plattheit, auf die wir keine wirkliche Antwort erwarten. Aber wonach richtet sich die Einschätzung? Bei ehrlicher Beantwortung musste ich voller Entsetzen feststellen, dass nur knapp ein Drittel der Teilnehmer eines Kurses sich *„so richtig gesund"* fühlte. Die anderen waren aber nicht schwerkrank, denn Gesundheit und Krankheit sind keine Gegensätze (=dichotome Variable, d. h. zweigeteilte Ausprägung wie männlich/weiblich), sondern nur die Endpole eines Kontinuums. Dazwischen gibt es viele verschiedene Grade der Ausprägung (=polytome Variable). Da unser Immunsystem ständig Krankheitserreger bekämpft, sind wir fast immer *„ein kleines bisschen krank"*. Krankheit lässt sich also definieren als mehr oder minder große Abweichung von einem biologischen, medizinischen, verhaltensmäßigen oder sozialen Normalzustand. Den unklaren Zwischenzustand, in dem die meisten von uns sich zwischen Montagmorgen und Freitagabend befinden, bezeichnet man als **Krankheitsvorfeld**. Aber was ist dann *„gesund"*? Die wichtigsten Definitionen der Gesundheit sollten Sie kennen, um das nächste Mal die Frage danach, wie es Ihnen geht, kompetent zu beantworten:

- Nach der Definition eines Klinisches Wörterbuchs wird *„Gesundheit"* als das Fehlen körperlicher und seelischer Störungen erklärt. *„Krankheit"* wird dann logischerweise als das Fehlen von Gesundheit definiert. Eine einleuchtende Erklärung, die auch Sie sich leicht merken können.
- Nach Ansicht der **WHO** (Welt-Gesundheitsorganisation) ist Gesundheit *„der Zustand völligen körperlichen, geistigen, seelischen und sozialen Wohlbefindens"*, wonach, abgesehen von einigen Frischverliebten, wohl kaum jemand wirklich gesund sein dürfte.
- Im sozialversicherungsrechtlichen Sinn wird Krankheit ganz pragmatisch als das Vorhandensein von Störungen definiert, die Arbeitsunfähigkeit zur Folge haben und Therapie erfordern.

Bei der Entstehung von Krankheiten (**Pathogenese**) spielen einige wichtige Faktoren eine Rolle. Folgende Begriffe muss man sich einprägen:

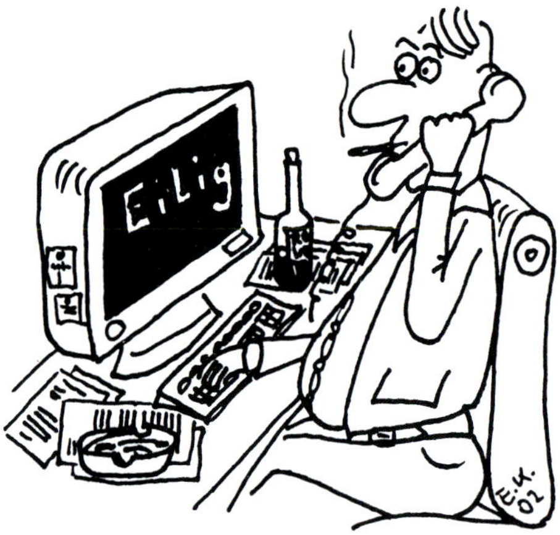

Abb. 1.1 Risikofaktoren: Beruflichen Stress konnte Herbert B. in den letzten Jahren durch die entspannende Wirkung von Alkohol, Nikotin und nahrhaften Mahlzeiten gut kompensieren.

Allostase: Langfristige Anpassungsmechanismen des Organismus an chronische Belastungen, z. B. bei Stress.

Ätiologie: Theorien über die Ursachen der Entstehung einer Erkrankung (B.: Entstehung der Schizophrenie durch genetische oder sozialer Einflüsse).

Spontanremission: spontane Rückbildung von Krankheiten ohne Therapie gibt es nicht nur bei Schnupfen, sondern sogar bei Krebs.
Risikofaktoren: Risikofaktoren erhöhen die Wahrscheinlichkeit einer Erkrankung, z. B. Sturzgefahr bei Dachdeckern, Krebs durch Pestizide bei Landwirten, Heiserkeit bei Hochschuldozenten und Schrei(b)krämpfe bei Medizinstudenten.
Protektive Faktoren: Schutzfaktoren, die Risikofaktoren abschwächen (B.: weniger Magengeschwüre durch das Physikum bei Studenten mit Lerngruppe).
Resilienz (=Elastizität, Spannkraft): Aufgrund dieser Persönlichkeitseigenschaft erkranken manche Menschen auch bei massiven Risikofaktoren (z. B. Kriege, Katastrophen) nicht, sondern passen sich an.
Rekrudeszenz: Rückfall im Krankheitsverlauf.
Chronifizierung: eine Erkrankung heilt nicht aus, sondern bleibt dauerhaft bestehen (Diabetes).
Rezidiv: nach kurzzeitiger **Remission** (Rückbildung) kommt es zum erneuten Ausbruch (B.: Krebs).
Epidemiologie (Seuchenkunde): Verbreitung von Krankheiten und deren Folgen auf die Bevölkerung.
Rehabilitation: Maßnahmen zur Linderung von schweren gesundheitlichen Störungen mit dem Ziel der (Re-)Integration.

Klinischer Bezug
Die Kenntnis der Definitionen von Gesundheit und Krankheit kann für sozialversicherungsrechtliche Fragen wichtig sein, wenn es darum geht zu entscheiden, ob und in welchem Ausmaß eine Person durch eine Störung in ihren Aktivitäten eingeschränkt ist und eine Minderung der Lebensqualität hierdurch erfährt.

F01 ■

→ **Frage 1.1: Lösung D**

Zu **(A)**: Dispositioneller Optimismus. Theorie, dass die Erwartung, wie ein Ereignis ausgehen wird, das Handeln beeinflusst. Wünschenswerte Ereigniserwartungen veranlassen ein Individuum zu vermehrter Anstrengung, dieses Ziel auch zu erreichen. Umgekehrt reduzieren Personen ihre Bemühungen, wenn das Ziel unerreichbar erscheint. Optimisten werden zwar seltener krank und eher wieder gesund, zeichnen sich aber nicht zwangsläufig durch mehr Anpassungsfähigkeit aus.
Zu **(B)**: Eysenck unterschied vier Dimensionen der Persönlichkeit: 1. Extraversion – Introversion, 2. Stabilität – Labilität (Neurotizismus), 3. Realismus – Psychotizismus und 4. Intelligenz. Emotionale Stabilität hat vor allem Auswirkungen auf das Risiko, psychisch krank zu werden. Auch stabile müssen aber nicht psychisch elastischer sein als labile Personen.
Zu **(C)**: Kontrollüberzeugung: Personen mit internaler Kontrollüberzeugung glauben, dass Erfolg bzw. Misserfolg (auch Krankheiten!) von ihren eigenen Leistungen abhängt. Personen, die external attribuieren, sehen die Ursache für Erfolg/Misserfolg in anderen Personen oder im Schicksal.
Zu **(D)**: Resilienz: siehe Lerntext I.1.
Zu **(E)**: Selbstwirksamkeitserwartung ist ein von Bandura geprägter Begriff und bedeutet die Erwartung eines Effektes/Erfolges eigenen Handelns (Selbstwirksamkeit) unter gegebenen Situationsbedingungen unabhängig vom realen Ergebnis.

F10

→ **Frage 1.2: Lösung D**

Zu **(A)**: Der Begriff **Akkulturation** bezeichnet das Hineinwachsen einer Person in ihre kulturelle Umwelt. In der Regel bezieht sich der Begriff auf Heranwachsende, also Kinder und Jugendliche in der Phase der Adoleszenz. Es kann aber auch der Assimilationsprozess Erwachsener gemeint sein, die sich als Immigranten mit einer ihnen fremden Kultur vertraut machen. Akkulturation vollzieht sich überwiegend durch Erziehung, teilweise aber auch durch ungeplantes Lernen.
Zu **(B)**: **Stigmatisierung**: Menschen mit bestimmten Eigenschaften (z. B. psychisch Kranke) werden von der Gesellschaft bestimmte Merkmale zugeschrieben. In der Regel werden diese Individuen damit zu Außenseitern, d. h. von der Gesellschaft „abgestempelt". Bei der Entstigmatisierung wird dieser Prozess umgekehrt, z. B. Integration Behinderter, durch Aufklärung des sozialen Umfeldes oder gar der Bevölkerung.
Zu **(C)**: Menschen mit internaler **Kontrollüberzeugung** glauben, dass Erfolg bzw. Misserfolg von ihren eigenen Leistungen abhängt. Personen, die external attribuieren, sehen die Ursache für Erfolg-Misserfolg in anderen Personen oder im Schicksal.
Zu **(D)**: Das Konzept der **Resilienz** (Widerstandsfähigkeit, Spannkraft) erklärt, warum auch bei Vorliegen vieler Risikofaktoren manche Personen nicht krank werden. Dieses Konzept könnte man hier am ehesten noch heranziehen, da das Kind trotz ungünstiger Voraussetzungen eine erfolgreiche Laufbahn einschlägt.
Zu **(E)**: Der **soziale Status** einer Person hängt von einer Reihe von Statusmerkmalen (Einkommen, Ausbildung, Beruf) ab. Bei **Statuskonsistenz** sind die

einzelnen Statusmerkmale etwa auf dem gleichen Niveau, z. B. hat jemand mit Ach und Krach die Sonderschule abgeschlossen, arbeitet jetzt als ungelernter Hilfsarbeiter im Münchener Zoo und mistet dort den Elefantenstall aus. **Statusinkonsistenz** liegt bei Menschen vor, bei denen sich Statusmerkmale in ihren Niveaus deutlich unterscheiden (z. B. sehr gute Ausbildung und Einkommen, das mit Ach und Krach zum Leben reicht).

H10

→ **Frage 1.3:** Lösung E

Zu **(A)**, **(B)** und **(D)**: **Protektivfaktoren** sind alle Faktoren, die ein Individuum vor Schädigung schützen. Es lassen sich personale (**interne**) von sozialen, ökologischen und ökonomischen (**externen**) **Ressourcen** unterscheiden. Die Bewältigung von Stressbelastungen ist davon abhängig, wie gut Personen in einer Belastungssituation sowohl interne als auch externe Ressourcen mobilisieren können. Diese Ressourcen sind individuelle Lebenskompetenzen (Skills), Persönlichkeitsmerkmale und spezifische Bewältigungsstrategien. Beispiele für externe Ressourcen sind z. B. die Sicherung der Erfüllung von Grundbedürfnissen, ausreichender Wohnraum, sozialer Rückhalt, soziale Integration und soziale Unterstützung. Solche Protektivfaktoren können **Krankheiten verhindern** ((A) z. B. durch ein gesundes Immunsystem), im **Verlauf abschwächen** (B), einer **Chronifizierung** und Wiederauftreten **vorbeugen** (D).
Zu **(C)**: Das Konzept der **Resilienz** (Widerstandsfähigkeit, Spannkraft) erklärt, warum auch bei Vorliegen vieler Risikofaktoren manche Personen nicht krank werden. Die Resilienz gehört mit zu den Protektivfaktoren.
Zu **(E)**: Diese Antwortmöglichkeit macht keinen Sinn, im Leben bestehen immer Risiken.

H09

→ **Frage 1.4:** Lösung A

Zu **(A)**: Als **Allostase** werden langfristige Anpassungsmechanismen des Organismus an chronische Belastungen bezeichnet, z. B. bei Stress.
Zu **(B)**: Die **Homöostase** ist die Selbstregulierung zur Einhaltung eines Gleichgewichts, das für die Lebenserhaltung notwendig ist (z. B. Körpertemperatur, Blutzucker).
Zu **(C)**: **Resilienz** (Widerstandsfähigkeit, Spannkraft): siehe Lerntext I.1.
Zu **(D)**: **Stressoren** (Stressfaktoren) sind definiert als alle äußeren oder inneren Reize, die eine Anpassungsreaktion des Individuums erfordern. Hierbei wird positiver Stress (Eustress) und belastender Stress (Dysstress) unterschieden.
Zu **(E)**: **Vulnerabilität** (Verletzlichkeit): Personen können hinsichtlich bestimmter Störungen eine hohe Vulnerabilität haben, d. h. besonders leicht daran erkranken.

F10

→ **Frage 1.5:** Lösung A

Zu **(A)**: Ein Rezidiv ist ein **Rückfall im Heilungsprozess** bzw. das **Wiederauftreten einer bekannten Erkrankung**.
Zu **(B)**: Das wäre **Spontanremission**.
Zu **(C)**: Das könnte z. B. bei **Chronifizierung** der Fall sein.
Zu **(D)**: Damit wird **Non-Compliance** beschrieben.
Zu **(E)**: Die Widerstandsfähigkeit gegenüber Belastungen wird z. B. durch das Konzept der **Resilienz** beschrieben.

1.1.2 Die betroffene Person

I.2 Aspekte der Gesundheitspsychologie

Krankheit lässt sich heute zwar objektiv messen (B.: erhöhte Lymphozytenzahl, Tumor im MRT), die Patienten schert das jedoch nichts, sie kommen einfach wegen subjektiv empfundener Beschwerden zum Arzt. Hierbei spielen eine Rolle:

- **Exterozeption**: Wahrnehmung äußerer Faktoren (B.: Lärm).
- **Interozeption:** Spüren innerer Funktionen;
- **Nozizeption:** Schmerzwahrnehmung;
- **Propriozeption:** Eigenwahrnehmung des Körpers (B.: Haltung, Stellung der Gelenke).
- **Viszerozeption:** Wahrnehmung innerer Organe, besonders der Eingeweide.

Nur so spaßeshalber, kreuzen Sie mal an:

Ich habe ...	fast nie	selten	mittel	oft	sehr oft
über 10-stündige Arbeitstage	X				
Prüfungsstress + Referate				X	
Fast-Food			X		
Über- oder Untergewicht			X		
Schlafmangel		X			
Bewegungsmangel					X
Zuwendungsmangel		X			
Liebeskummer, Depressionen					
Burnout, Überlastung			X		
Finanzielle Sorgen				X	

Ich habe ...	fast nie	sel-ten	mit-tel	oft	sehr oft
Rauchen	X				
Alkohol / Drogen			X		
Umgang mit krebserrgd. Chemikalien	X				
Risikoreiches Zweirad- od. Autofahren	X				

Die **Gesundheitspsychologie** arbeitet krankmachende psychosoziale Faktoren heraus. Warum nehmen Sie Risikofaktoren in Kauf, obwohl gerade Sie als Medizinstudent/-in wissen müssten, dass diese irgendwann in Krankheit resultieren?
Wie es uns geht ist auch eine Frage danach, wie wir Körperempfindungen interpretieren. Gedanken nennen wir ab jetzt „**Kognitionen**" und merken uns, dass es *„heiße"* und *„kalte"* davon gibt. Damit ist leider nicht das gemeint, woran Sie jetzt wahrscheinlich denken. Richard **Lazarus** (US Psycho-Proff) unterschied *„knowledge"* (fachliches Wissen z. B. über eine Krankheit = kalte Kognitionen) und *„appraisal"* (persönliche Betroffenheit = heiße Kognitionen). Solche Gedankengänge umfassen:

1. **Symptomwahrnehmung** (*„Ich habe Bauchschmerzen!"*);
2. **Attributionen** (=Ursachensuche: *„Das Verfallsdatum der Wurst war vor drei Monaten abgelaufen."*);
3. Einschätzung der **Bedrohlichkeit** (*„An einer Fleischvergiftung kann man elendiglich eingehen!"*);
4. **Kontrollüberzeugung** (*„Bestimmt hilft Kamillentee!"*);
5. **Selbstwirksamkeit:** Erwartung des Erfolges eigenen Handelns (*„Es wird helfen, wenn ich mir den Finger in den Hals stecke"*);
6. **Krankheitsschemata:** (*„Besser, ich lese das erst mal genau nach. Wo ist denn bloß Omas Buch ‚Die Frau als Hausärztin?'"*).

Kognitionen bestimmen auch, wie stark wir uns auf Reize konzentrieren und ob wir sie verstärken, abschwächen oder leugnen. Z. B. erhöht die gedankliche Fokussierung auf eine Wunde das Schmerzerleben massiv. Die Symptomwahrnehmung ist auch abhängig von der persönlichen Lerngeschichte. Jeder Mensch hat im Verlauf seines Lebens Hypothesen über die Entstehung von Krankheiten gelernt, die beim Auftauchen von Krankheitsanzeichen herangezogen werden und zu unterschiedlichen Bewertungen führen. Nasenbluten kann man als harmlos oder als Symptom für Leukämie ansehen.

Klinischer Bezug
Krankheit ist nicht alleine ein körperlicher Prozess, sondern unteilbar verbunden mit den Kognitionen der erkrankten Person. Diese Einstellungen sind vom Arzt zu berücksichtigen.

H05

→ Frage 1.6: Lösung E

Zu **(A)**: Introspektion: Untersuchung psychischer Vorgänge durch Selbstbeobachtung.
Zu **(B)**: Nozizeption: Schmerzwahrnehmung.
Zu **(C)**: Propriozeption: Eigenwahrnehmung des Körpers.
Zu **(D)**: Sensitization: Der sensitive Reaktionstyp (*„sensitizer"*) nimmt Gefahren übermäßig stark wahr und ist emotional viel damit beschäftigt. Gegenteil ist der Repressor.
Zu **(E)**: Viszerozeption: Wahrnehmung von Prozessen aus den Bereichen der inneren Organe, besonders der Eingeweide.

F07 H04

→ Frage 1.7: Lösung B

Zu **(A)**: Exterozeption: Wahrnehmung äußerer Faktoren wie Berührung, Temperatur, Licht.
Zu **(B)**: Interozeption: Wahrnehmung von vegetativen Prozessen aus inneren Organen, hier z. B. Herzschlag.
Zu **(C)**: Nozizeption: Schmerzwahrnehmung.
Zu **(D)**: Propriozeption: Wahrnehmung innerer Funktionen wie z. B. Lage oder Haltung des Körpers.
Zu **(E)**: Somatisierung: Ausbildung eines körperlichen Symptoms bei einer ursprünglich psychischen Störung.

H10

→ Frage 1.8: Lösung A

Zu **(A)**: Der Begriff **Nozizeption** bezeichnet die Schmerzwahrnehmung.
Zu **(B)**: Unter **Propriozeption** ist die Wahrnehmung innerer Funktionen wie z. B. Lage oder Haltung des Körpers zu verstehen.
Zu **(C)** und **(D)**: Die beiden Begriffe beschreiben **Persönlichkeitseigenschaften. Repression** ist die Unterdrückung oder Verleugnung von Bedürfnissen oder Gefühlen. Ein **Sensitizer** (sensitiver Reaktionstyp) besitzt eine sehr starke Eindrucksfähigkeit für Erlebnisreize und achtet in mehrdeutigen Situationen stark auf beziehungsrelevante Hinweise der Kommunikation. Der Repressor verleugnet Gefahren, der Sensitizer dagegen nimmt mögliche Gefahren geradezu übermäßig wachsam wahr.
Zu **(E)**: **Viszerozeption** ist die Wahrnehmung von Prozessen aus dem Bereich der „Eingeweide".

F05

→ **Frage 1.9: Lösung D**

Zu **(A)**: Kontrollüberzeugung: Ein Ergebnis kann abhängig von den eigenen Fähigkeiten oder von Umweltfaktoren sein. Personen mit einer internalen Kontrollüberzeugung gehen davon aus, dass Erfolg und Misserfolg von eigenen Leistungen abhängt. Bei externaler Kontrollüberzeugung wird die Ursache in anderen Personen oder Schicksalsschlägen gesehen. Bei der übergewichtigen Patientin liegt aber eine internale und keine externale Kontrollüberzeugung vor.

Zu **(B)**: Kognitive Dissonanz tritt auf, wenn zwei (oder mehr) widersprüchliche Erkenntnisse in einem Individuum aufeinander treffen (*„Ich esse sooooooo gerne Schokoladenpudding!"* versus *„Oh, ich habe mich ja gerade mit einer Diät einverstanden erklärt."*). Bei der Patientin wird leider keine solche Dissonanz geschildert.

Zu **(C)**: Resilienz (Widerstandsfähigkeit, Spannkraft).

Zu **(D)**: Selbstwirksamkeitserwartung: Die Aussage der Patientin, dass sie es schaffen kann abzunehmen, wenn sie es wirklich will, fällt in diesen Bereich.

Zu **(E)**: Soziale Verstärkung: Soziale Verstärker sind Lob (in Form von Gestik und verbalen Äußerungen) und Zuwendung im Gegensatz zu materiellen Verstärkern. Soziale Verstärker sollen in systematischer Abhängigkeit vom gewünschten Verhalten des Patienten vom Therapeuten gegeben werden. Systematische soziale Verstärkung ist v. a. bei Patienten mit leichten Verhaltensauffälligkeiten geeignet. Hier ist nicht die Rede davon, ob der Arzt die Patientin für das Abnehmen sozial verstärken wird.

I.3 Attributionstheorie

Wer ist Schuld, wenn Sie durch ein Testat gefallen sind? Wem schreiben Sie das Verdienst zu, wenn Sie eine Prüfung bestanden haben? **Attributionstheorien** beschäftigen sich mit solchen Ursachenzuschreibungen. Auch für Krankheiten gibt es derartige Attributionen; man differenziert:

- Extern/intern: Bei externalen **Kontrollüberzeugungen** werden außenstehende Mächte oder das Schicksal verantwortlich gemacht *(„Diese Bauchschmerzen! Es könnte Magenkrebs sein. Mein Überleben hängt jetzt nur noch von den Ärzten ab")*. Bei internalen Attributionen wird die Verantwortlichkeit in sich selbst gesehen *(„Bin selbst Schuld; habe die letzten Tage wohl zu oft bei MacDagobert gegessen")*.
- Global/spezifisch: Globale Kontrollüberzeugungen dehnen sich über alle Lebensbereiche aus, spezifische beziehen sich nur auf abgrenzbare Bereiche (z. B. Beruf oder Partnerschaft).
- Variabel/stabil: Bei variablen Attributionen werden die Ursachen für einen Handlungsausgang jeweils unterschiedlich bewertet; stabile bedeuten, dass die Person davon ausgeht, dass sie immer Glück/Pech hat.
- Kontrollierbar/unkontrollierbar: Lässt sich die Ursache eines Handlungsausganges künftig kontrollieren (Prüfungsversagen durch Faulheit) oder ist das Resultat nicht mit eigenen Möglichkeiten zu steuern (fieser, unberechenbarer Prüfer): Im zweiten Fall kommt es zu Gefühlen der Hilflosigkeit. Der Glaube, eine Krankheit kontrollieren zu können, erhöht die „Selbstwirksamkeit", die Sie im letzten Lerntext kennengelernt haben. Selbstwirksamkeits-Kognitionen sind entscheidend für gesundheitsbezogene Verhaltensweisen (z. B. Abmagerungskur, Raucherentwöhnung, Sport treiben).

Eine Kieler Studie zeigte, dass Attributionen auch Einfluss auf das Heilungsgeschehen haben. Nach einem Verkehrsunfall hatten diejenigen Patienten den besten Heilungsverlauf, die den Unfall für unvermeidbar hielten und sich selbst gar keine Schuld zuschrieben. Patienten dagegen, die gedanklich an der Frage *„Warum gerade ich?"* (*„Why me?"*) klebten, verweilten länger im Krankenhaus. Grübeleien führen zu Depressionen, die den Heilungsverlauf verzögern.

Actor-Observer: Sie beobachten wie auf offener Straße ein breitschultriger, grimmig aussehender, bärtiger Mann einen harmlos wirkenden, schlanken Jugendlichen brutal festhält und auf ihn einbrüllt. Wer ist der Böse? Der **Akteur-Beobachter-Ansatz** geht davon aus, dass Beobachter oft die Personenmerkmale des Handelnden überschätzen, der Akteur dagegen attribuiert auf die situativen Einflüsse. Beobachter kennen die beobachtete Person nur aus diesem einen Beispiel und sehen daher gleich eine Persönlichkeitseigenschaft hinter dem Verhalten; ist man selbst Akteur, kennt man sich selbst aus vielen ähnlichen Situationen und weiß um die Konsistenz der eigenen Charaktereigenschaften. In dem obigen Beispiel handelte es sich bei dem Bärtigen um einen unbescholtenen Bürger, dem der Jugendliche gerade die Brieftasche geklaut hatte.

Klinischer Bezug

In welchem Ausmaß ein Patient sich bemüht gesund zu leben oder eine Krankheit aktiv zu bekämpfen, hängt von seinen Attribuierungen ab. Insbesondere bei mangelhafter Zusammenarbeit sollte der Arzt sich über solche Ursachenzuschreibungen Gedanken machen.

H03 F01

→ **Frage 1.10: Lösung A**

Zu **(A)**: Attribution: siehe Lerntext I.3. Die Attributionstheorie beschäftigt sich also vorrangig mit den in der IMPP-Frage genannten Sachverhalten.
Zu **(B)**: Gestalttheorie: Theorie, die Anfang des 20. Jahrhunderts z. B. von Wertheimer, Köhler, Koffka und Lewin begründet wurde: Das Ganze ist mehr als die Summe seiner Teile. Auch psychische Prozesse setzen sich nicht einfach aus Teilen zusammen, sondern bilden eine Ganzheit.
Zu **(C)**: Der Behaviorismus beschäftigt sich nur mit Ein- und Ausgangsvariablen und macht keine Aussagen darüber, was dabei eigentlich im Individuum geschieht. Dies wird als *„black-box"*-Phänomen (engl. = schwarzer Kasten) bezeichnet. Nicht betrachtbar sind alle die Variablen, die in der Versuchsperson selbst wirksam und damit nicht messbar sind.
Zu **(D)**: Die faktorenanalytischen Persönlichkeitsmodelle beruhen auf korrelationsstatistischer Auswertung der Erfassung von Persönlichkeitseigenschaften durch Fragebögen.
Zu **(E)**: Psychoanalytische Modelle betonen die Dynamik unterschiedlicher Anteile der Persönlichkeit. Solche Theorien wurden z. B. entwickelt von Sigmund Freud, Alfred Adler oder Wilhelm Reich. Ganz falsch ist diese Lösungsmöglichkeit nicht, da auch die Psychoanalyse sich mit den in der IMPP-Frage genannten Sachverhalten auseinandersetzt. Allerdings ist es hier eher der Analytiker, der den Sinn des Verhaltens zu ergründen versucht, weniger der Mensch selbst.

F07 F01

→ **Frage 1.11: Lösung A**

Zu **(A)**: *Actor-Observer*-Ansatz: siehe Lerntext I.3.
Zu **(B)**: Kausalattribution bedeutet Zuschreibung der Ursachen für eine Handlung.
Zu **(C)**: Das kognitive Modell psychischer Störungen geht davon aus, dass dysfunktionale Gedankengänge Ursache vieler psychischer Störungen sind. Therapietechniken wie die kognitive Umstrukturierung oder die rational-emotive Therapie bemühen sich darum, negative, selbstzerstörerische oder hemmende Gedankengänge (*„Helga hat mich heute noch gar nicht begrüßt."*) durch positive zu ersetzen (*„Bestimmt macht sie sich gerade besonders hübsch für mich und kommt erst dann ..."*).
Zu **(D)**: Kontrollüberzeugung: Hinsichtlich der Gesundheit geht der Arbeiter also davon aus, dass seine Gesundheit von Schicksalsschlägen abhängt und er selbst gar nichts dafür tun kann.
Zu **(E)**: Nach dem Konzept der Wahrnehmungsabwehr (*„perceptual defense"*) werden unangenehme oder tabuisierte Reize unbewusst abgelehnt. Experimentell wurden hierfür z. B. Worte tachistoskopisch dargeboten. Gewisse *„Tabuworte"*, die aus Gründen des sozialen Anstandes auch in dieser Ausgabe bedauernswerterweise leider wieder einmal nicht zitiert werden können, wurden gar nicht, schlechter oder erst zeitlich verzögert erkannt. Auch kritische Gedanken zur eigenen Person könnten auf diese Art abgewehrt werden.

F03 ■■

→ **Frage 1.12: Lösung C**

Zu **(A)–(E)**: Die Person in dem Beispiel dieser Frage sieht die Schuld für das Misslingen seiner sozialen Beziehungen in sich selbst (*„Ich sage meist irgendwelche Sachen ..."*), die Attribution ist also internal. Darüber hinaus ist sie global (*„Egal, mit wem ich in Kontakt trete ..."*) und stabil (*„Das ist überhaupt so typisch für mich ..."*). Damit ist (C) richtig.

I.4 Krankheitsschemata

Ausschlaggebend dafür, wie man selbst die Ursachen für eine Krankheit attribuiert, sind subjektive **Krankheitsschemata**. Wer hinter Herzrhythmusstörungen gleich eine Endokarditis vermutet, wird mehr Angst haben, intensiver auf die Symptome achten und früher einen Arzt aufsuchen. Bei Patienten mit der medizinisch harmlosen, psychisch-bedingten „Herzphobie" kommt es zum gegenseitigen Aufschaukeln: Die Angst verstärkt die Symptome (Herzrasen) wodurch sich das Panikgefühl verstärkt usw. Solche Krankheitsschemen sind – abhängig vom medizinischen Vorwissen – mehr oder weniger gut fundiert. Symptome werden danach klassifiziert, was dann zu einem Versuch der **Selbstbehandlung** führt (*„Blutreinigungstee trinken"*). Neue Krankheitsanzeichen führen dabei wesentlich häufiger zum Aufsuchen des Arztes als bekannte, da das Schema fehlt. Diese Krankheitsschemata stehen in enger Relation zur Gesamtpersönlichkeit und zur Lebensgeschichte. Eine generell eher ängstliche Person wird auch geringfügige Symptome überschätzen und als Bedrohung ansehen. Jemand, dessen Eltern an Herzinfarkt gestorben sind, wird schon auf ein leichtes Stolpern des eigenen Herzens mit Panik reagieren. **Hypochondrie** (Hineinsteigern in eingebildete Krankheitssymptome) markiert hier das eine Ende eines Kontinuums und **Indolenz** (Gleichgültigkeit gegen Schmerzen) das andere.

Klinischer Bezug
Wenn ein Patient einen Arzt aufsucht, so hat dieser die Schemata der wichtigsten Krankheiten im Kopf und versucht nun die Symptome einzuordnen.

1.1.3 Die Medizin als Wissens- und Handlungssystem

Zu diesem Kapitel gibt es keine aktuellen Fragen.

I.5 Die Medizin als Wissens- und Handlungssystem

Im Gegensatz zum reichen Spektrum subjektiver Befindlichkeit orientiert sich die klassische Medizin an objektiven Messdaten. Ein kostenintensives Sammelsurium unterschiedlichster Techniken analysiert sämtliche erfassbaren Parameter und vergleicht diese mit **Normalwerten** aus Tabellen. Abweichungen werden ab bestimmten Grenzwerten als pathologisch bezeichnet. Das hört sich ganz logisch an, allerdings liegen in der Alltagsroutine des Arztes nicht immer tabellarische Normwerte vor (z. B. beim CT oder MRT ist man auf seine Erfahrung angewiesen) und manche Symptome sind kaum wirklich messbar (z. B. Schmerzen). Hinter manchen Änderungen verbirgt sich nur ein Messfehler (B.: hoher Creatinkinase-Wert durch Leistungssport und nicht durch einen Herzinfarkt). Darüber hinaus können auch zufällige Ereignisse (z. B. miserabler Nachtschlaf, Wetterumschwung) Testergebnisse verfälschen. Wichtiger Merksatz für Ihr künftiges Arztleben: Alle Messergebnisse sind mehr oder minder fehlerbehaftet. Verlassen Sie sich nie auf einen Wert; was zählt ist die Gesamtheit des Patienten und seiner Symptome! Darüber hinaus gibt es auch gesunde Kranke: Eine Person, die völlig glücklich ist und sich auf der Höhe ihres Leistungsvermögens fühlt, kann im medizinischen Sinne als krank eingestuft werden (z. B. manische Phase einer bipolaren affektiven Störung) oder ein Patient, der sich sterbenskrank fühlt wird aufgrund der körperlichen Befunde als völlig gesund eingestuft (z. B. Hypochonder).

Klassifikationssysteme

Jahrzehntelang wurden in Nordamerika viel mehr Schizophrenien diagnostiziert als in Europa. Ist diese Erkrankung dort wirklich häufiger? Oder neigten die Psychiater in Übersee leichter zum Urteil einer Psychose? Um Diagnosen überregional zu vereinheitlichen, wurden Klassifikationssysteme geschaffen, die Ein- und Ausschlusskriterien genau definieren. Die am häufigsten benutzten Systeme sind:

ICD = *International Classification of Diseases*
ICIDH: *International Classification of Impairments, Disabilities and Handicaps*
DSM = *Diagnostisches und Statistisches Manual psychischer Störungen*

Auf alle drei kommen wir später noch ausführlicher zu sprechen.

Klinischer Bezug

Medizinische Diagnosen sind nicht unfehlbar. Die Benutzung von Klassifikationssystemen hilft vergleichbare Diagnosen zu erstellen.

1.1.4 Die Gesellschaft

I.6 Normen

Warum werden Sie in Rom auch bei heißem Wetter vermutlich nicht nackt in einem städtischen Springbrunnen baden? Sonderbarerweise bemüht man sich selbst in Gegenwart völlig fremder Personen einen *„ordentlichen Eindruck"* zu hinterlassen. Menschliches Zusammenleben wird durch **Normen** geregelt. Die Einhaltung solcher Verhaltenserwartungen wird durch positive/negative **Sanktionen** belohnt oder bestraft. Normen schränken zwar das individuelle Verhalten ein, machen es aber auch vorhersagbarer. Was eigentlich ist *„normal"*? Im November 2007 wurde ein Schotte zu einer Bewährungsstrafe verurteilt, weil er in einem Hotelzimmer Sex mit seinem Fahrrad hatte. Hinsichtlich der Einschätzung, ob ein solches Verhalten als *„gesund"* oder *„krank"* eingestuft wird, spielen Normen der Gesellschaft eine Rolle. Man unterscheidet:

Statistische Norm: rechnerischer Durchschnitt, Mittelwert der Bevölkerung plus-minus eine Standardabweichung (keine Panik: was eine Standardabweichung ist, wird später erklärt). Als *„normal"* gilt demnach alles das, was in der Bevölkerung am häufigsten vorkommt. Wie häufig z. B. Sex mit Fahrrädern ist, stellt leider eine völlig unbekannte Größe dar.

Therapeutische Norm: Hoher Blutdruck ist im Alter häufig, d. h. statistisch gesehen „normal". Man definiert daher als Behandlungsziel einen therapeutisch wünschenswerten Normalzustand.

Funktionsnorm/funktionale Norm: Hier ist das Normkriterium eine Funktion, z. B. laufen, heben, sprechen, lieben können. Eine Krankheit ist unbedeutend, wenn keine Beeinträchtigung spürbar ist.

Idealnorm: Wertbegriff zur Orientierung, höchstes erreichbares Ziel für ein Individuum; z. B. Idealgewicht.

Rollennorm: Mit jeder sozialen Rolle (Tochter, Freundin, Studentin, Prüfling usw.) sind Rollenanforderungen verbunden, die beschreiben wie sich der Träger zu verhalten hat. Hinsichtlich der jeweiligen Rollennorm kann man sich **konform** (angepasst) oder **nonkonform** (unangemessen, widerspenstig) verhalten. Wie wäre es, wenn Sie in der mündlichen Prüfung mal ihrem Professor ein paar Fragen stellen, um abzuchecken, was der au-

ßerhalb seines Fachgebietes sonst noch von Medizin versteht?
Soziale Normen sind gruppenspezifische Verhaltensanweisungen, d. h. konkrete Vorschriften über Handlungen in sozialen Situationen. Der *„fleißige Deutsche"* war früher einmal eine soziale Rolle mit entsprechenden Normen, nach der wir unser **Selbstbild** und das **Fremdbild** von anderen eingeschätzt haben. Viele psychische Krankheiten (z. B. Schizophrenie, Oligophrenie, Manie, Soziopathie) äußern sich darin, dass die Betreffenden übliche soziale Normen nicht einhalten können.
Bezugsnorm: Normen und Werte der Bezugsgruppe (z. B. Ärzteschaft), mit der eine Person sich identifiziert.

Klinischer Bezug

Bei der Vorstellung eines Patienten muss auch der Arzt in der Lage sein zu entscheiden, ob nicht nur dessen Blutwerte, sondern auch das Verhalten des Patienten als „normal" zu beurteilen ist.

F07

→ Frage 1.13: Lösung C

Zu **(A)**: Diagnostische Norm: Medizinische wie auch psychologische Diagnoseverfahren sind normiert, d. h. es gibt Qualitätsvorschriften, denen eine Untersuchungsmethode genügen muss. Diagnostisches Handeln wird dann an dieser Norm gemessen. Bei fehlerhaften Therapieerfolgen kann ggf. sogar gerichtlich geprüft werden, in welchem Ausmaß die Diagnose einer Erkrankung solchen Qualitätsmerkmalen entsprach.
Zu **(B)**: Funktionale Norm/Funktionsnorm: siehe Lerntext I.6.
Zu **(C)**: Idealnorm: siehe Lerntext I.6.
Zu **(D)**: Statistische Norm: siehe Lerntext I.6.
Zu **(E)**: Therapeutische Norm: siehe Lerntext I.6.

F01

→ Frage 1.14: Lösung D

Zu **(A)**: Statistische Norm: siehe Lerntext I.6.
Funktionsnorm: siehe Lerntext I.6.
Zu **(B)**: Individuelle Gesundheitsüberzeugung: Es hängt von den individuellen Einstellungen einer Person ab, als was sie Gesundheit und Krankheit definiert und ab wann sie sich krank fühlt. Der eine geht mit einem dicken Schnupfen problemlos zur Arbeit, der andere meint, das sei ausreichend, um sich 14 Tage krankschreiben zu lassen.
Zu **(C)**: Idealnorm: siehe Lerntext I.6.
Zu **(D)**: Idealnorm: Eine Idealnorm wäre auch der Besuch von Vorsorgeuntersuchungen, denn wir alle wissen, wie wichtig das insbesondere bei Tumorerkrankungen im Ernstfall gewesen wäre.
Statistische Norm: Durchschnittsnorm; das Verhalten, welches im statistischen Sinne die meisten Menschen zeigen. Die meisten Personen gehen nicht zu Vorsorgeuntersuchungen. Es liegt also eine Diskrepanz zwischen Ideal- und statistischer Norm vor.
Zu **(E)**: Individuelle Gesundheitsüberzeugung: Es hängt von den individuellen Einstellungen einer Person ab, als was sie Gesundheit und Krankheit definiert und ab wann sie sich krank fühlt.
Schichtspezifisches Gesundheitsverhalten: Unterschiede im Gesundheits- und Krankheitsverhalten der Angehörigen verschiedener sozialer Schichten gibt es in folgenden Bereichen: Untere Schichten sollen höhere Symptomtoleranz zeigen und entsprechend seltener den Arzt konsultieren. Krebs- und Schwangerenvorsorgeuntersuchungen werden von sozial schwächeren Schichten weniger genutzt. Auch gebe es in den unteren Schichten mehr Zigarettenraucher. Der sprachliche Umgang mit dem Arzt fällt Angehörigen höherer Schichten leichter als denen unterer Schichten. Der Informationsstand in medizinischen Dingen ist in unteren Schichten geringer.
Eine Diskrepanz zwischen individueller Gesundheitsüberzeugung (*„Ich fühle mich doch gesund, also warum sollte ich zur Vorsorgeuntersuchung gehen?"*) liegt gerade bei unteren Sozialschichten nicht vor.

F08

→ Frage 1.15: Lösung C

Zu **(A)**: Eine Reduzierung von Beeinträchtigung des Patienten im Alltag ist zumindest bei Blutdruck ein schwieriges Kapitel. Menschen, die jahrelang zu hohen Blutdruck hatten, fühlen sich nach Einstellung mit blutdrucksenkenden Medikamenten oft schlapp, müde und nicht leistungsfähig. β-Blocker können darüber hinaus zur Impotenz führen.
Zu **(B)**: Psychisches Wohlbefinden gehört zur WHO-Definition von Gesundheit, stellt aber keine Norm dar.
Zu **(C)**: Risikosenkung von Folgekrankheiten stellt die therapeutische Norm dar, die medizinisch definiert ist.
Zu **(D)**: Statistische Norm: siehe Lerntext I.6.
Zu **(E)**: Nach Ansicht der WHO (Weltgesundheitsorganisation) ist Gesundheit „der Zustand völligen körperlichen, geistigen, seelischen und sozialen Wohlbefindens".

I.7 Abweichendes Verhalten

Letztlich müssen wir alle gut funktionieren, damit diese Gesellschaftsform stabil bleibt. Ohne hohe Spezialisierung und den regen Austausch von kleinen bedruckten Papierscheinchen, müsste jeder einzelne seine Kartoffeln wieder selbst im Garten anbauen. Zu viele unproduktive Mitglieder

stören unsere komplizierte Gesellschaftsform rasch und nachhaltig; zu den Nicht-Erwerbstätigen gehören Kinder, Rentner und Kranke. Arbeitsunfähigkeitsschreibungen sind durch somatische oder psychische Störungen bedingt. Gerade in Zeiten hoher Arbeitslosigkeit haben sie viel mit übermäßigem Stress in Ausbildung und Beruf zu tun. Unsere Leistungsgesellschaft zwingt uns, besser als der Kommilitone oder Arbeitskollege zu sein, um in der sozialen Hierarche aufzusteigen. So mancher ist dem Leistungsdruck nicht gewachsen und bleibt auf der Strecke.
Bei Personen, die aus den spießbürgerlichen Normvorstellungen herausfallen, spricht man von **sozialer Abweichung** oder **Devianz**. Vordringlich gemeint sind Straffälligkeit (Delinquenz), psychiatrische Erkrankungen und Drogensucht. Der **Labeling Approach** (Etikettierungs-Ansatz) unterteilt die primäre (erstmalige Auffälligkeit) und sekundäre Form. **Primäre Devianz** geschieht eher zufällig, es folgen Strafen. Dann erfolgt die Stigmatisierung („*Knastbruder*", „*Junkie*"), d. h. dem Abweichler wird in „*Etikett*" aufgedrückt. Es kommt zum negativen Selbstbild, und sekundäre Devianz, d. h. erneute Straffälligkeit oder psychopathologische Störung, ist dann die Reaktion.
Gegenteil ist die „**Viktimisierung**", d. h. jemandem zum Opfer zu machen. So wird mitunter behauptet, dass Alkoholiker, Drogenabhängige und sogar Kriminelle selbst Schuld an ihrer Situation sind. Gelegentlich nehmen diese nun geschickt die Opferrolle ein, um Mitleid zu erregen.
Viele Verhaltensweisen, die früher als abweichend galten, sind heute normal. Epileptiker wurden im Mittelalter als vom Teufel besessen angesehen und auf dem Scheiterhaufen verbrannt. Homosexualität wurde noch bis in die 1960er Jahre mit Gefängnisstrafen belegt. In den 1980er und 90er Jahren war es für die meisten Frauen üblich, sich auch am Kurstrand „*oben ohne*" zu zeigen. Abweichung vom Normalen stellt lediglich einen Begriff dar, der von den soziokulturellen Reaktionen abhängt. Abweichler sind diejenigen, die von der Gesellschaft als solche definiert werden.

H03

→ **Frage 1.16: Lösung C**

Zu **(A)**: Die Einhaltung von Normen wird durch die Mitglieder einer Bezugsgruppe kontrolliert. Dies geschieht mit positiven Sanktionen (Belohnung, Beförderung) bei normkonformen oder negativen Sanktionen (Bestrafung, Abstufung, Ausschluss) bei normabweichendem Verhalten.
Zu **(B)**: Primäre Abweichung bzw. primäre Devianz: Die primäre Abweichung würde hier in der Existenz des auffälligen Muttermals liegen. Gefragt wurde aber nach dem Prozess des Zurückziehens.
Zu **(C)**: Sekundäre Abweichung bzw. sekundäre Devianz: Die Labeling-Theorie geht davon aus, dass Abweichler von der Umwelt als solche definiert und dann entsprechend behandelt werden, wodurch das abweichende Verhalten dann verstärkt oder sogar überhaupt erst hervorgerufen wird. In dem Beispiel zieht die Frau sich aus diesem Grunde immer mehr aus dem gesellschaftlichen Leben zurück.
Zu **(D)**: Bei der Phobie richtet sich die Angst auf spezifische Objekte, Personen oder Situationen (z. B. *Belonephobie* = Angst vor spitzen Gegenständen, *Bibliophobie* = Angst vor Büchern, *Klaustrophobie* = Angst vor engen, dunklen Räumen, *Agoraphobie* = Angst vor großen Plätzen und Menschenansammlungen, *Phobophobie* = Angst vor der Angst, *soziale Phobie* = Angst vor Menschen). Typisch ist das Vermeidungsverhalten der Phobiker. In dem Beispiel könnte es sich um eine Phobie durch sekundäre Neurotisierung handeln, wenn davon berichtet würde, dass die Frau sich zurückzieht, da sie nun Angst vor Menschen bekommen hat. Dies ist aber nicht der Fall.
Zu **(E)**: Rollendistanz bezeichnet die Distanz einer Person zu seiner Rolle. Dabei zeigt die Person durch ihr Verhalten, dass sie sich nicht mit ihrer Rolle identifiziert.

H97 F96 F94

→ **Frage 1.17: Lösung C**

Zu **(A)**: Reaktionsbildung: Ein bestraftes Bedürfnis kann nicht mehr ausgeführt werden und wird durch eine entgegengesetzte Handlungsweise ersetzt.
Zu **(B)**: Primäre Devianz: Erstmaliges und oft nur zufällig von der Norm abweichendes Verhalten.
Zu **(C)**: Sekundäre Devianz: Gesellschaftliche Reaktionen verstärken das abweichende Verhalten, und es kommt erneut zu strafbaren Handlungen.
Zu **(D)**: Nonkonformität: bewusstes Nicht-Anpassen an die Normen einer Gruppe.
Zu **(E)**: Rollendistanz: Der Träger einer Rolle distanziert sich von dieser Rolle (z. B. menschenfreundlicher Prüfer).

I.8 Psychische Störungen

Auch psychische Krankheiten fallen unter den Begriff „abweichendes Verhalten". Dieser Lerntext muss sich leider auf diejenigen beschränken, die in den Prüfungsfragen gelegentlich vorkommen:

1. Organisch-bedingte Störungen
Diese Gruppe umfasst psychische Störungen auf der Basis einer organischen Erkrankung, insbesondere einer ZNS-Funktionsstörung (z. B. Hirnverletzung). Wesentlichste Symptome sind Konzentrations- und Gedächtnisstörungen. Daneben

kommt es je nach Ort der Hirnläsion zu anderen Defiziten (Aphasie, Agnosie, Apraxie, Lese-Schreib-Rechenstörungen usw.). Die Behandlung erfolgt durch speziell geschulte Neuropsychologen und Ergotherapeuten. Aber auch Wahn, Halluzination, Depression, Angst und massive Persönlichkeitsveränderungen können auftreten. Zu den typischen Erkrankungen gehören:

- **Demenz** (z. B. prae-/senile Demenz vom Alzheimer Typ, Multi-Infarkt-Demenz, Demenz bei HIV-Erkrankung, u. a.).
- **Delir** (massive Einschränkung des Bewusstseins, meist reversibel).
- **Organisch bedingte Persönlichkeitsstörung** (oft dauerhafte Veränderung des Verhaltens und Erlebens auf der Basis einer ZNS-Schädigung).
- **Hirnorganisches Psychosyndrom** (HOPS, Durchgangssyndrom mit Verwirrung, Orientierungsstörungen, Angst oder Aggression nach Hirnschädigung).

2. Substanzabhängigkeit
Störungen durch Alkohol- und Drogenmissbrauch. Medizinisch wird die einmalige akute Intoxikation durch eine Überdosis („Komasaufen") unterschieden vom langfristigen mittelgradigen Konsumverhalten (Habituation des Gewohnheitstrinkers) und vom Abhängigkeitssyndrom. Eine Sucht im engeren Sinne trifft bei folgenden Kriterien zu: (a) psychischer Gier, die Droge konsumieren zu wollen; (b) verminderte Kontrollfähigkeit bezüglich der Drogeneinnahme; (c) körperliche Entzugssymptomatik; (d) Substanzgebrauch mit dem Ziel Entzugssymptome zu mildern; (e) Toleranzerhöhung (zunehmend höhere Dosen erforderlich); (f) gesellschaftlich übliche Verhaltensmuster in der Einnahme dieser Droge (z. B. Alkohol) werden außer Acht gelassen, Tendenz der Drogeneinnahme auch an Arbeitstagen; (g) fortschreitende Vernachlässigung anderer Interessen und sozialer Beziehungen zugunsten der Drogeneinnahme; (h) Fortsetzung der Drogeneinnahme trotz beginnender, schwerwiegender körperlicher Folgen (z. B. Leberschädigung) und (i) trotz schwerwiegender psychosozialer Folgen (z. B. Arbeitsplatzverlust, Scheidung usw.).
Als **Drogen** kommen in Betracht: Alkohol, Cannabis, Halluzinogene (LSD, Mescalin, Psylocybin), Hypnotika und Tranquilizer (Schlaf- und Beruhigungsmittel), Kokain, Nikotin, Opiate (Morphium, Heroin, Codein), Schnüffelstoffe (z. B. Lösungsmittel), Weckamine (Amphetamin). Neuere Suchtmodelle implizieren auch nicht-substanzgebundene psychische Abhängigkeiten, z. B. Spielsucht, Internet-Chat-Sucht, Handy/SMS-Sucht, Pornographie- und Sex-Sucht. Daneben gibt es körperliche Süchte mit geringer psychischer Abhängigkeit wie z. B. Nasentropfen- oder Kopfschmerztablettensucht.

Alkoholismus ist mit über 2 Millionen Betroffenen in der BRD die häufigste Sucht und kein Arzt wird daran vorbeikommen, solche Patienten zu behandeln. Jellinek teilte den Alkoholismus in vier Stadien ein:

- **Präalkoholische Phase:** Ausbildung einer psychischen Bindung mit Übergang vom Genuss- zum Suchtmittel. Zunächst stehen frustrierende Lebenssituationen in Beruf und Partnerschaft im Vordergrund, die den Betreffenden dazu führen, Trost im Alkohol zu suchen.
- **Prodromale Phase:** Zunehmende Anpassung des Organismus an die Alkoholwirkung mit notwendiger Dosiserhöhung, um die entspannende Wirkung zu spüren. Die Betroffenen fangen an heimlich zu trinken und beginnen Alkohol zu horten.
- **Kritische Phase:** Verlust der Kontrolle über die Menge, das Trinken wird offenkundig. Entzugserscheinung bei Abstinenz mit Entwicklung eines organischen Psychosyndroms (Konzentrations- und Gedächtnisstörungen). Nachteilige Folgen auf sozialem und beruflichem Gebiet, (Entlassung, Trennung).
- **Chronische Phase:** die Verträglichkeit für Alkohol sinkt (Leberschädigung!). Tagelange Räusche treten auf. Das Trinken wird zum Lebensinhalt, soziale Kontakte spielen keinerlei Rolle mehr. Zunehmend Alkoholfolgeerkrankungen. Wohnung, Kleidung, Hygiene und Ernährung werden völlig vernachlässigt. Bei Alkoholabstinenz treten schwere Entzugserscheinung auf. Die Sterblichkeit ist stark erhöht.

Jellinek unterschied außerdem fünf **Alkoholikertypen**:

- **Alpha-Alkoholismus:** Konflikttrinker mit starker psychischer Abhängigkeit; kein Kontrollverlust, die Trinkmenge nimmt im Verlauf der Erkrankung nicht kontinuierlich zu.
- **Beta-Alkoholismus:** Typ des Gelegenheits- bzw. Verführungstrinkers. Eher geringe Gefährdung, soziokulturelle Elemente sind ausschlaggebend, kein Kontrollverlust, keine sichere Abhängigkeit.
- **Gamma-Alkoholismus:** Typ des süchtigen Trinkers; erhebliche psychische und physische Abhängigkeit; fortschreitende Toleranzentwicklung und zunehmende Trinkmenge; körperliche, psychische und sozioökonomische Folgeschäden;
- **Delta-Alkoholismus:** Typ des Gewohnheitstrinkers (z. B. französischer Weinbauer, der praktisch zu jeder Mahlzeit Wein trinkt); gleichmäßige Aufnahme großer Alkoholmengen über den ganzen Tag; zwar weitgehende Kontrolle über den Konsum, aber physiologische Abhängigkeit. Auf Dauer körperliche, psychische und sozioökonomische Folgeschäden;
- **Epsilon-Alkoholismus:** Typ des Quartalstrinkers. Psychische Abhängigkeit durch episodisches Trinken.

3. Psychosen: Paranoide Schizophrene kennt man aus gruseligen Kinofilmen; trifft man einen solchen Patienten im wahren Leben, sind die Betroffenen bei weitem nicht so auffällig. Oft bedarf es genauen Nachfragens, um festzustellen, dass die Gedankengänge wahnhaft und fern von der Realität sind. Psychosen bilden dennoch die Gruppe mit den schwersten psychischen Veränderungen; besonderes Kennzeichen ist der Realitätsverlust der Betroffenen bei mangelhafter Krankheitseinsicht. Bekanntestes Krankheitsbild ist die schubweise verlaufende **Schizophrenie**, meist mit gesunden Phasen zwischen den Schüben. Typisch ist das Nebeneinander von gesunden und krankhaften Empfindungen. Prognose: 30% Heilung (spontan oder nach Therapie), 55% symptomfrei bei Dauermedikamentierung, 15% chronisch krank, starker Persönlichkeitsabbau. Diagnostisch unterscheidet man die **Positivsymptomatik** (Wahn, Halluzinationen) von der **Negativsymptomatik** (Apathie, sozialer Rückzug, Sprachverarmung). Es treten folgende Veränderungen auf:

a) Gefühl des **Begriffszerfalls** (Worte verlieren ihre Bedeutung), des Gedankenlautwerdens, der Gedankeneingebung oder des **Gedankenentzugs** durch äußere Mächte.
b) **Wahn** (Beispiele: Kontrollwahn, Beeinflussungswahn, Verfolgungswahn, Größenwahn, Eifersuchtswahn), d.h. zufällige Ereignisse werden falsch interpretiert. Einer meiner Patienten war felsenfest überzeugt, dass seine Frau ihn betrügt, weil sie alle alten SMS von ihrem Handy gelöscht hatte. Auffällig wurde sein Verhalten dann aber erst, als er von der Polizei aufgegriffen wurde, weil er versuchte, eine 40 km große Entfernung zu Fuß zurückzulegen. Die kürzeste Strecke war dabei die über die Autobahn.
c) **Halluzinationen**: Sinneseindrücke ohne externen Reiz. Der Betroffene ist aber fest überzeugt davon, dass diese Eindrücke von außen kommen. Beispiele: **Stimmen-hören**, visuelle, olfaktorische oder taktile Halluzinationen.
d) Völlige Fehleinschätzung eigener Fähigkeiten, z.B. das Wetter kontrollieren zu können oder in Kontakt mit Außerirdischen zu sein.
e) **Sprachstörungen**, z.B. Zerfahrenheit, sinnlose Einschübe in den Sprachfluss, Wortneubildungen (**Neologismen**), Antworten beziehen sich nicht auf den Hauptaspekt einer Frage.
f) **Katatonie** (Bewegungsstörungen): z.B. **Katalepsie** (wächserne Biegsamkeit, Bewegungsarmut), Erregungsstürme, Stupor (völlige Bewegungslosigkeit), **Mutismus** (Sprachverweigerung).
g) **Negativsymptomatik**, z.B. Apathie, Sprachverarmung, verflachte Affekte, sozialer Rückzug, Nachlassen der Leistungsfähigkeit.

Man unterscheidet mehrere Unterformen der Schizophrenie, die wichtigsten sind:

- **Schizophrenia simplex**: schleichende Entwicklung, wenig dramatisch, zunehmender Rückzug von Freunden und Verwandten, extreme Intoleranz, allgemeiner Leistungsabfall, Abrutschen in untere Sozialschichten, Apathie, Interesselosigkeit, Vernachlässigung des Äußeren.
- **Hebephrene Schizophrenie**: früher Beginn in der Adoleszenz, beständige Albernheit, grimassieren, bedeutungsloses Lachen, absurde Sprache mit vielen Neologismen, Vernachlässigung des Äußeren, reichlich Halluzinationen und Wahnvorstellungen.
- **Katatone Schizophrenie**: Bewegungsstörungen, Stupor bis Erregungsstürme.
- **Paranoide Schizophrenie**: zahlreiche und systematische Wahnvorstellungen, lebhafte akustische und visuelle Halluzinationen, starkes Misstrauen. Denken und Sprache ist zwar wahnhaft, aber nicht zusammenhanglos.

Neben der Schizophrenie können psychotische Symptome auch bei anderen psychischen Störungen auftreten, z.B. bei der Depression, der Manie, dem Borderline-Syndrom oder bei Demenz.

4. Affektive Störungen: Hier besteht das Hauptsymptom in massiver Stimmungsänderung. Die Verlaufsformen sind unterschiedlich: einmalige Episode, phasenförmig, chronisch-gleichbleibend. Man unterscheidet:

- **Hypomanie**: anhaltend gehobene Stimmung mit übersteigertem Antrieb, hoher Geselligkeit, beständigem Redefluss, distanzloser Vertraulichkeit, gesteigerter Libido, vermindertem Schlafbedürfnis, aber auch Reizbarkeit, Selbstüberschätzung und flegelhaftes Verhalten.
- **Manie**: massive Steigerung der Symptome der Hypomanie. Soziale Hemmungen gehen verloren, die Aufmerksamkeit kann nicht mehr aufrecht erhalten werden, unbeeinflussbarer Rededrang, totale Selbstüberschätzung, wahnhafte Größenideen, maßloser Optimismus, unpassende Aggressivität. Die leichtsinnige Ausgabe unglaublich hoher Geldsummen resultiert oft in massiven Schulden.
- **Trauerreaktion** als Folge nach einem Verlusterlebnis, z.B. Trennung, Tod eines Familienmitgliedes oder Verlust eines Körperteiles. Es gibt drei Phasen:
  1. Schock + Betäubung: Durch Nicht-wahrhaben-wollen und psychischen/physischen Zusammenbruch gekennzeichnet.
  2. Verzweiflung + Desorganisation: Der Trauernde beginnt den Verlust zu erfassen, es kommt zu Depressionen und psychosomatischen Störungen (Schlafprobleme, Appetitlosigkeit, Immunschwäche).
  3. Erholung + Reorganisation: Akzeptieren des Verlusts und neue Zukunftsplanung.

- **Depressive Episode (Major Depression)**: gedrückte Stimmung, Interessenverlust, Freudlosigkeit, Verminderung des Antriebs, Aktivitätseinschränkung, ständiges Gefühl der Müdigkeit bei gleichzeitigen Schlafstörungen, verminderte Konzentrationsfähigkeit, verringertes Selbstwertgefühl, Schuldgefühle, Gefühle der Wertlosigkeit, pessimistische Zukunftsperspektiven, Selbstmordgedanken bis hin zu Suizidversuchen, verminderter Appetit, Verlust des sexuellen Interesses, körperliche Störungen.
- Eine **unipolare Depression** ist eine phasenförmig verlaufende Störung. Die Depression dauert hier mehrere Monate und lässt dann wieder nach.
- **Dysthymia**: dauerhafte, aber eher leichte chronisch-depressive Verstimmtheit mit mittelgradiger Ausprägung der Symptome.
- **Zyklothymie**: Instabilität der Stimmung mit zahlreichen Perioden leichter Depression und leichter Hypomanie.
- **Bipolare affektive Störung**: wiederholte Phasen sowohl manischer wie auch depressiver Phasen mit Dauer von jeweils mehreren Monaten (beim **„rapid cycling“** auch deutlich kürzer!).

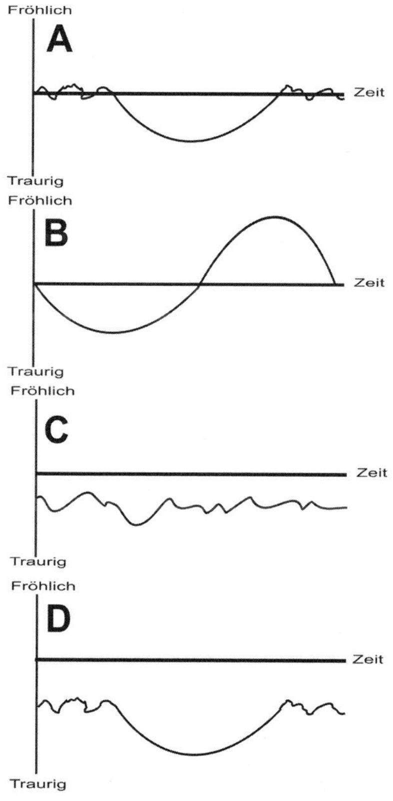

Abb. 1.2 Formen affektiver Störungen. A=depressive Episode, B=bipolare affektive Störung, C=Dysthymie, D=double depression (depressive Episode bei einem dysthymischen Patienten).

Bei Depressionen gibt es nicht nur psychische, sondern auch vielfältige körperliche Symptome (Appetitveränderungen, Schlafstörungen, Kopfschmerzen, Atemprobleme, Verdauungsschwierigkeiten, Immunsuppression). Infolge der Stigmatisierung psychisch Kranker suchen diese Patienten den Arzt vordringlich wegen der körperlichen Störungen auf. Da Kranke selten fröhlich sind, hält der Arzt die niedergedrückte Stimmung dann fälschlicherweise für eine Folge und nicht für die Ursache der Krankheit. Depressionen werden bei Frauen häufiger diagnostiziert, dies hängt zum einen mit der sozialen Stellung der Frau zusammen, aber auch mit hormonellen Ursachen (z. B. Wochenbettdepression, Involutionsdepression). Die **Remission** (Rückbildung) einer Depression ist abhängig von der Art der Depression. Die reaktive Depression (z. B. Liebeskummer) bildet sich innerhalb weniger Wochen zurück. Die Dysthymie z. B. bildet sich gar nicht zurück, die *„major depression“* verläuft in Zyklen von drei bis sechs Monaten Dauer, Phasen beim *„rapid cycling“* dauern nur wenige Tage.

5. Neurosen lassen sich durch ein stark erhöhtes Ausmaß an Angst kennzeichnen. In dem Versuch mit ihren übermäßigen Befürchtungen klarzukommen, zeigen die Betroffenen oft seltsame Verhaltensweisen. Im Gegensatz zu Schizophrenen sind sie sich klar darüber, dass ihr Verhalten nicht normal ist und haben einen hohen Leidensdruck. Diese Krankheitsbilder sind extrem weit verbreitet und Zyniker behaupten gerne, dass im Grunde genommen jeder Mensch etwas neurotisch ist. In fortgeschrittenen Stadien von Angsterkrankungen kommt es zu zunehmendem Vermeidungs- und Rückzugsverhalten und nicht selten zu Selbstbehandlungsversuchen mit Alkohol oder Beruhigungsmitteln. Man unterscheidet z. B.:

- **Phobien**: Vermeidungsverhalten vor an sich harmlosen Tieren, Objekten oder Situationen, das in keinem Verhältnis zur wirklichen Gefahr steht. Z. B. Spinnenphobie, Klaustrophobie (Angst vor engen Räumen), Belonephobie (Angst vor spitzen Gegenständen), Bibliophobie (vor Büchern), Xenophobie (vor Fremden), Phobophien (Angst vor der Angst), Agoraphobie (Angst, weite Plätze zu überqueren, vor Menschenansammlungen und sich im vollen Supermarkt Staubsaugerbeutel zu kaufen). Nach dem **Zwei-Faktoren-Modell** von **O.H. Mowrer** kommt es 1. durch eine Koppelung neutraler Stimuli mit der ursprünglichen angstauslösenden Situation zu einer Konditionierung. Hierdurch löst die neue Situation die **Angst** aus. Durch Generalisierung lösen im weiteren Verlauf schließlich auch ähnliche Stimuli die Angstreaktion aus. Der 2. Faktor besteht darin, dass Verhaltensweisen zur Reduktion von Angst negativ verstärkt werden, d. h. Vermeidungsreaktionen werden durch das Ausbleiben von Angst belohnt. Eine Löschung ist unmöglich, weil das Individuum nun nicht mehr versucht, ob die ursprünglichen Handlungen noch Angst auslösen.

- **Angststörungen**: frei flottierende, generalisierte Angst, deren Auftreten unangemessen ist und nicht durch eigene Anstrengungen überwunden werden kann. Typische Symptome sind z. B. Herzklopfen, Schweißausbrüche, Atembeschwerden, Beklemmungsgefühle, Schwindel, Angst vor Kontrollverlust. Entstehung durch jahrelange Vermeidungsreaktionen aller angstbesetzter Verhaltensweisen (Referat halten, alleine auf eine Party gehen usw.), das positive Erfahrungen verhindert. Merke: Wer seiner Angst nachgibt, den frisst sie auf.
- **Panikanfälle**: massive panische Angstzustände ohne fassbaren Auslöser. Die Betroffenen können sogar zu Hause in einer ruhigen Situation davon überwältigt werden und haben dann z. B. das Gefühl in ein schwarzes Loch zu fallen, verrückt zu werden oder vor Angst sterben zu müssen.
- **Zwangsstörungen**: Zwangsgedanken an schreckliche Gefahren, Unfälle oder Krankheiten bringen den Patienten zu Zwangshandlungen, etwa das ständige Kontrollieren von Elektrogeräten oder der innere Zwang, Säuberungsrituale durchzuführen (Waschzwang).
- **Anpassungsstörungen**: Anpassungsstörungen treten nach entscheidenden Lebensveränderungen, belastenden Lebensereignissen oder schweren körperlichen Erkrankungen auf. Sie sind Zustände von subjektivem Leid und gemütsmäßiger Beeinträchtigung. Typische Symptome sind: subjektives Gefühl von Bedrängnis, emotionale Beeinträchtigung, verändertes Sozialverhalten, evtl. sozialer Rückzug, Gefühle der Leere, Gedankenkreisen, gesteigerte Sorge, Freudlosigkeit, Trauer, Angst oder depressive Verstimmungen.
- **Akute Belastungsstörungen** treten nach außergewöhnlichen Stress-Situationen auf (z. B. Physikum), sie lassen innerhalb von Stunden oder Wochen nach, wenn die Belastung beendet werden kann. Beim Auftreten spielen die Vulnerabilität (Verletzlichkeit) und vorhandene Bewältigungsmechanismen (Coping-Strategien) eine Rolle. Symptome: Bewusstseinseinengung, Sich-zurückziehen, Überaktivität, Fluchtreaktionen.
- **Posttraumatische Belastungsstörung**: Ein Trauma ist ein gewalttätiger Eingriff (etwa: Schädel-Hirn-Trauma). Zur psychischen Traumatisierung kommt es nach außergewöhnlichen Belastungen, z. B. Unfall, Vergewaltigung, Überfall, Krieg, Katastrophen. Die Reaktion in Form tiefer Verzweiflung tritt oft erst verzögert auf. Merkmale sind das gedankliche Haften an dem Trauma mit aufdringlichen Bildern, Alpträume, Flashbacks, Teilnahmslosigkeit, Freudlosigkeit, Vermeidung von Aktivitäten, Schlafstörungen, Angst und Depressionen. Dauer zwischen Wochen und chronischem Bestehenbleiben.
- **Dissoziative Störungen**: Abweichungen vom normalen Bewusstseinszustand wie psychogene Amnesie (Vergessen der eigenen Lebensgeschichte) und Somnambulismus (Schlafwandeln), Trance- und Besessenheitszustände. Das Krankheitsbild der dissoziativen Amnesie umfasst eine reversible Beeinträchtigung des Gedächtnisses, bei der Erinnerungen an persönliche Erfahrungen nicht in eine verbale Form gebracht werden können. Hauptmerkmal ist die Unfähigkeit, sich an wichtige persönliche Informationen zu erinnern, die zumeist traumatischer oder belastender Natur sind.
- **Konversionsstörungen**: Ausbildung von Sensibilitätsstörungen oder Lähmungen mit offenkundigem Ausdrucksgehalt. Der Patient verleiht hierbei seinem inneren Konflikt in veränderter Form Ausdruck: Lähmung der Beine als Folge von sexuellen Insuffizienzgefühlen. Durch Zuwendung (sekundärer Krankheitsgewinn) wird die Symptomatik verstärkt.
- **Multiple Persönlichkeit**: Abspaltung ungeliebter Persönlichkeitsanteile, wenn die Verdrängung nicht mehr ausreicht. Es bestehen dann zwei oder mehrere Persönlichkeiten in einem Menschen, die jedoch nichts voneinander wissen. Man wundert sich nur, woher dieser grauenvolle rosa Pullover kommt, der plötzlich im Schrank hängt und wieso eigentlich ist nie Geld auf dem Konto?
- **Hypochondrie**: die Betroffenen klagen über eine oder mehrere körperliche Beschwerden, für die sich bei medizinischen Untersuchungen keine organischen Ursachen finden lassen. Trotzdem hält die Befürchtung an, sie könnten ernsthaft krank sein. Die Wahrnehmung (an sich normaler) körperlicher Schwankungen führt zur Annahme, sie seien ernsthaft krank. Sie überwachen alle körperlichen Funktionen misstrauisch, was zu einem Anstieg der scheinbaren Symptome führt. Durch übermäßige Tabletteneinnahme werden diese Funktionen dann allerdings oft tatsächlich gestört.
- **Somatisierungsstörung**: autonome Funktionsstörungen, die auf Grund der körperlichen Beschwerden eine organische Erkrankung nahelegen, für die jedoch keine organischen Ursachen zu finden sind. Etwa 5–10 % der Allgemeinbevölkerung leiden darunter. Die Betroffenen berichten von einem Dutzend gesundheitlicher Störungen gleichzeitig, haften aber stur an der organischen Verursachung und weigern sich die psychischen Anteile zu sehen. Sie leiden gleichzeitig unter Haut-, Magen-, Herz-, Urogenital-, Kreislauf- und Atembeschwerden. Bei intensiver

Befragung finden sich stets hochbelastete Lebensgeschichten.

- **Depersonalisation/Derealisation**: die Patienten haben das Gefühl, ihr Körper fühlt sich fremd und losgelöst an, das Leben wird als künstlich, wie auf einer Bühne empfunden. Kommt als Symptom auch bei Psychosen, Süchten und hirnorganischen Störungen vor.

6. Psychosomatische Störungen

Psychische Probleme ziehen in vielen Fällen auch körperliche Symptome nach sich (**Psychosomatik**), umgekehrt haben aber auch körperliche Erkrankungen oft psychische Probleme zur Folge (**Somatopsychologie**). Stressgeplagte Menschen mit ständiger Hektik, Schlafmangel, Fast-Food-Ernährung, die rauchen, sich mit Kaffee zu Höchstleistungen aufputschen und dann abends Alkohol trinken, um sich wieder herunter zu fahren, haben ein erhöhtes Risiko zu erkranken. Prinzipiell kann jedes Organ von einer psychosomatischen Störung befallen werden. Auf der Basis einer genetischen Disposition und Vorerkrankungen katalysiert die psychologische Komponente die jeweilige Erkrankung. Typische Krankheiten sind:

- **Bluthochdruck**: Daueranspannung führt zu erhöhtem Blutdruck mit Folgerisiken für eine Fülle von körperlichen Erkrankungen.
- **Herzinfarkt/Schlaganfall**: stressbedingter Bluthochdruck stellt einen Risikofaktor für einen Infarkt dar. Darüber hinaus erhöht Stress die Bereitschaft des Blutes zur Agglutination.
- **Anorexia nervosa** (Magersucht): Drastisches Abnehmen mit völliger Verschiebung des Körperselbstbildes.
- **Bulimia nervosa** (Fress-Kotz-Sucht): Fressanfälle in Situationen emotionaler Leere, dann Schuldgefühle mit Erbrechen.
- **Adipositas** (Übergewicht): Essen als Ersatzbefriedigung für subjektiv unbefriedigende Lebensumstände.
- **Asthma**: Überreaktion des Immunsystems im Sinne des cholinergen Gegenschlages in Ruhephasen nach Stresssituationen.
- **Hauterkrankungen/Neurodermitis:** Die Haut gilt als „Spiegel der Seele"; oft haben Hauterkrankungen offenkundigen Ausdruckscharakter.
- **Magen-Darm-Probleme**: Der Magen reagiert auf Stress mit erhöhter Säureproduktion und greift den Magen an, was für Bakterien einen guten Nährboden darstellt. Helicobacter-pylori-Bakterien haben rund 50 % der Bevölkerung, aber (lebenslang) erkranken nur 10 % am Magengeschwür.
- **Krebs**: Bei einigen Krebsarten ist das Immunsystem in der Lage, entartete Zellen zu erkennen. Unter Stress kommt es zur Immunsuppression mit höherer Wahrscheinlichkeit, dass der Tumor sich ausbreitet.

7. Persönlichkeitsstörungen

Charaktereigenschaften einer Person können so übersteigert sein, dass die Umwelt sie belächelt oder darunter leidet. Solche Persönlichkeitsstörungen bleiben über Jahrzehnte bestehen. Interessanterweise leiden die Betroffenen selbst in der Regel nicht darunter, sondern sie tyrannisieren mit ihrem überspitzten Verhalten ihre Umwelt. Zu den typischen Symptomen gehört, dass die Personen unflexibel und schlecht angepasst sind, es bestehen massive Schwierigkeiten im mitmenschlichen Bereich, die diese Personen nicht auf sich selbst beziehen. Man unterscheidet:

- **Antisoziale Persönlichkeitsstörung**: Soziopathen kennen kein Pflicht- oder Verantwortungsgefühl. Moralische Werte haben für sie ebenso wenig Bedeutung wie Gesetze. Sie kennen keine Reue und quälen oft andere Personen mitleidslos. Sie neigen zu Grobheit und haben Schwierigkeiten, ihr Leben zu planen.
- **Borderline-Persönlichkeitsstörung**: Instabile Personen mit Hang zu plötzlichen Stimmungswechseln oder abrupten Meinungsänderungen ohne ersichtlichen Grund. Sie zeigen unberechenbares, impulsives Verhalten, das zum Teil selbstschädigend ist.
- **Dependente (abhängige) Persönlichkeitsstörung**: Es handelt sich um abhängige Menschen, die völlig unfähig sind, selbständige Entscheidungen zu treffen und die sich deshalb an einen anderen Menschen klammern. Sie leiden unter Minderwertigkeitskomplexen und ordnen sich demütig unter.
- **Histrionische Persönlichkeitsstörung**: Die Betroffenen neigen dazu, sich übertrieben dramatisch und hysterisch zu verhalten und damit Aufmerksamkeit auf sich zu ziehen. Sie stellen Forderungen an andere, die sie mit emotionalen Ausbrüchen unterstreichen.
- **Hypersensitive Persönlichkeitsstörung**: Hypersensitive Personen sind außerordentlich empfindlich, schüchtern und zurückhaltend. Sie haben Angst vor Enttäuschung und Zurückweisung und lassen sich daher nur zögernd auf Beziehungen ein.
- **Narzisstische Persönlichkeitsstörung**: Narzissten haben ein grandioses Selbstbild von sich und ihrer Einzigartigkeit. Sie suchen Bewunderung anderer und erwarten ständige Vergünstigungen ohne etwas geben zu wollen.
- **Paranoide Persönlichkeitsstörung**: empfinden ständig ein hohes Misstrauen anderen gegenüber, sie neigen zu starker Eifersucht, sind überempfindlich und streitsüchtig.
- **Passiv-aggressive Persönlichkeitsstörung**: Aggressionen werden von diesen Personen auf passive Weise geäußert, indem sie ständig trödeln, Sachen vergessen, zu Verabredungen zu spät kommen oder Arbeiten aufschieben. Durch diese

Verhaltensmuster beherrschen sie jedoch ihre Umgebung.
- **Schizoide Persönlichkeitsstörung**: unnahbare, gleichgültige Personen, Einzelgänger ohne Interesse an sozialen Kontakten.
- **Schizotypische Persönlichkeitsstörung**: Exzentrische Menschen mit Hang zum Aberglauben und Neigung zu Tagträumereien.
- **Zwanghafte Persönlichkeitsstörung**: Diese Leute neigen zu großem Perfektionismus, sie bestehen ständig darauf, dass alles so gemacht wird, wie sie es haben wollen. Sie sind kaum in der Lage Freundschaften zu schließen, denn Arbeit ist ihnen wichtiger als Vergnügen.

8. Identitätsstörungen
Menschen mit Identitätsstörungen fühlen sich nicht im Einklang mit Teilen ihrer Persönlichkeit oder ihres Äußeren. Man unterscheidet:
- **Dissoziative Identitätsstörung** (Multiple Persönlichkeit): Die Betroffenen bilden mehrere unterschiedliche, z.T. gegensätzliche Persönlichkeiten, die zu verschiedenen Zeitpunkten die Kontrolle übernehmen, das Verhalten der anderen wird entweder gar nicht oder nur schemenhaft erinnert.
- **Gender Identity Disorder** (GID, **Transidentität**): Die Betroffenen haben von Kindheit an das Gefühl, das falsche Geschlecht zu haben. Sie fühlen sich mental weiblich, obwohl ihr Körper männlich ist und XY-Chromosomensatz hat bzw. umgekehrt. Häufig wird eine Geschlechtsumwandlung angestrebt.
- **Body Integrity Identity Disorder** (BIID, **Apotemnophilie**): Die Betroffenen haben von Kindheit an das intensive Gefühl, dass ein Körperteil nicht zu ihnen gehört. Sie empfinden einen Arm oder ein Bein nicht als Teil des eigenen Selbst. Der Leidensdruck ist erheblich, oft streben sie eine Amputation an, damit ihr äußeres Selbst dem mentalen Bild von sich entspricht.

Klinischer Bezug
Der Arzt muss in der Lage sein, grundlegende psychische Störungen eines Patienten zu erkennen und in Bezug auf eine mögliche Behandlungsbedürftigkeit richtig einzuschätzen.

H10 ■■

→ **Frage 1.18: Lösung A**

Zu **(A)**: Die **Agoraphobie** bezeichnet streng genommen nur Angst vor großen Plätzen („*agora*“ gr. = Versammlungsplatz). Der ICD-10 hat diesen Begriff inzwischen jedoch weiter gefasst und definiert die Agoraphobie (F44.-) als Ängste vor Menschenansammlungen, **Ängste das Haus zu verlassen** oder auf öffentliche Plätze oder in Geschäfte zu gehen. Die Betroffenen können in der Regel auch keine öffentlichen Verkehrsmittel benutzen. Viele Patienten leiden unter der Vorstellung, in der Öffentlichkeit zu **kollabieren**, zusätzlich besteht häufig eine Panikstörung.
Zu **(B)**: **Anpassungsstörungen** (F43.2) treten nach entscheidenden Lebensveränderungen, belastenden Lebensereignissen oder schweren körperlichen Erkrankungen auf. Sie sind Zustände von subjektivem Leid und gemütsmäßiger Beeinträchtigung. Typische Symptome sind ein subjektives Gefühl von Bedrängnis, eine emotionale Beeinträchtigung, ein verändertes Sozialverhalten, evtl. sozialer Rückzug, Gefühle der Leere, Gedankenkreisen, gesteigerte Sorge, Freudlosigkeit, Trauer, Angst oder depressive Verstimmungen.
Zu **(C)**: Die **dissoziative Amnesie** (F44.0) beschreibt eine reversible Beeinträchtigung des Gedächtnisses, bei der Erinnerungen an persönliche Erfahrungen nicht in eine verbale Form gebracht werden können. Hauptmerkmal ist die Unfähigkeit, sich an wichtige persönliche Informationen zu erinnern, die zumeist traumatischer oder belastender Natur sind.
Zu **(D)**: Im Gegensatz zu Phobien ist die Angst bei der **generalisierten Angststörung** (F41.1) nicht an spezifische Objekte oder Situationen gebunden, sondern tritt frei flottierend auf. Oft leiden die Patienten an plötzlichen Vorstellungen, ein Familienangehöriger könnte gerade verunglückt sein oder ähnlichen belastenden Bildern.
Zu **(E)**: Die **Zwangsstörung** (F42.-) umfasst Symptome wie z. B. Zwangsgedanken an schreckliche Gefahren, Unfälle oder Krankheiten. Diese Vorstellungen bringen den Patienten zu Zwangshandlungen, etwa das ständige Kontrollieren von Elektrogeräten, der innere Zwang, Säuberungsrituale durchzuführen (Waschzwang) oder auch der Sammelzwang, verbunden mit der Unfähigkeit, nicht mehr benötigte Gegenstände oder Unterlagen wegzuwerfen.

H07

→ **Frage 1.19: Lösung E**

Zu **(A)**–**(D)**: Siehe Lerntext I.8.
Zu **(E)**: Bei der Phobie richtet sich die Angst auf spezifische Objekte, Personen oder Situationen. Unter sozialer Phobie versteht man die Angst vor der Begegnung mit anderen, so wie sie im Beispiel von Frau J. beschrieben wird.

H08 ■

→ **Frage 1.20: Lösung C**

Zu **(A)**: Agoraphobie = Angst vor großen Plätzen und Menschenansammlungen.
Zu **(B)**: Generalisierte Angststörung: exzessive Angst und Sorge über Lebensumstände, die nicht unter Kontrolle gebracht werden kann, so dass mindestens 3 von 6 typischen körperlichen Begleitsymptomen (Ruhelosigkeit, leichte Ermüdbarkeit, Konzentrationsstörungen, Reizbarkeit, Muskelanspannung und Schlafstörungen) auftreten.
Zu **(C)**: Panikattacken sind plötzlich auftretende Angstanfälle, die für Betroffene wie „aus heiterem Himmel" kommen. Diese Attacken können Menschen ohne erkennbare Systematik oder auch aus dem Schlaf heraus überfallen. Im Allgemeinen befürchten die Patienten, während der Angstanfälle zu sterben, zu kollabieren oder verrückt zu werden. Bei der Panikattacke stehen vor allem körperliche Symptome im Vordergrund: Herzklopfen, Herzrasen, Atemnot, Schwindel, Benommenheit, Schwitzen, Brustschmerzen, Druck und Engegefühl in der Brust.
Zu **(D)**: Soziale Phobien sind Ängste vor an sich normalen sozialen Verhaltensweisen, etwa bei der Einladung zu einer Geburtstagsfeier, bei der viele fremde Personen anwesend sind.
Zu **(E)**: Spezifische Phobien beziehen sich auf spezifische Objekte oder Situationen, etwa Tiere (Spinnenphobie), Gegenstände (Belonephobie, d.h. Furcht vor Nadeln) oder räumliche Gegebenheiten (Agoraphobie, Klaustrophobie).

F01

→ **Frage 1.21: Lösung B**

Zu **(A)** und **(C)**: Die meisten Neurotiker haben eher Schwierigkeiten damit, Ärger oder Feindseligkeit auszudrücken. Gerade die Zwangsstörung kann als Abwehrsystem gegen unerlaubte aggressive Impulse verstanden werden.
Zu **(B)**: Neurotische Störungen entstehen immer auf der Grundlage von Angst. Durch seine Symptome versucht der Zwangsneurotiker, seine Angst zu kontrollieren und ihrer Herr zu werden. Das mehrfache Kontrollieren von elektrischen Geräten oder ob die Haustür abgeschlossen ist, führt zu einer kurzfristigen Beruhigung, die als angenehm empfunden wird. Nach kurzer Zeit steigt die Angst dann aber wieder an und der Zwangsneurotiker muss erneut sein Ritual durchführen, damit die Angst sich vermindert.
Zu **(D)** und **(E)**: Minderwertigkeitsgefühle und auch Trauer sind eine Folge vieler neurotischer Störungen, da dem Betreffenden immer mehr klar wird, dass sein Verhalten auffällig ist und sich die soziale Umwelt immer weiter zurückzieht. Neurotisch Gestörte sind aber nicht in der Lage, ihr Verhalten zu ändern. Mit den Zwangshandlungen wird aber nicht die Minderwertigkeit oder die Trauer, sondern die Angst bekämpft.

H06

→ **Frage 1.22: Lösung D**

Zu **(A)**: Das wäre bei einem Sensitizer der Fall: Der sensitive Reaktionstyp nimmt Gefahren übermäßig stark wahr und ist emotional viel damit beschäftigt.
Zu **(B)**: Attributionstheorie: Erfolge wie auch Misserfolge können unterschiedlichen Ursachen zugeschrieben werden; diese Kausalattribution unterscheidet z. B. zwischen internen:externen, stabilen: labilen und globalen:spezifischen Ursachen.
Zu **(C)**: Motivationale, emotionale und soziale Defizite beobachtet man z. B. bei vielen Drogenabhängigen oder bei schwer depressiven und schizophrenen Patienten.
Zu **(D)**: Kognitive Triade: Das Konzept der kognitiven Triade besteht aus drei typischen Denkmustern, die den Patienten dazu bringen, sich mies zu fühlen und in eine Depression abzurutschen: 1. negatives Selbstbild, 2. die Neigung, alle Erfahrungen negativ zu interpretieren und 3. negative Zukunftserwartungen.
Zu **(E)**: Willkürliche Schlussfolgerungen („Prof. M. mag mich nicht, er hat mich kürzlich nicht gegrüßt"), Übergeneralisierung („Ich kenne die kognitive Triade nicht, ich hab' keine Ahnung von Psycho"), Katastrophendenken („Wenn ich das Physikum nicht schaffe, kann ich mich auch gleich aufhängen") gehören zu den destruktiven Gedankengängen von Neurotikern, die zu Angststörungen oder Depressionen führen können. Sie spielen eine Rolle bei der Entstehung der kognitiven Triade, werden aber nicht so benannt, da es noch diverse andere dysfunktionale Gedanken dieser Art gibt.

H04 ■

→ **Frage 1.23: Lösung C**

Zu **(A)–(E)**: Siehe Lerntext I.8.

H06

→ **Frage 1.24: Lösung D**

Zu **(A)**: Persönlichkeitsstörungen sind tief im Charakter des Betreffenden verankert und dadurch auch sehr änderungsresistent gegen Reaktionen der Umwelt. Angst vor Enttäuschung spielt bei der zwanghaften Persönlichkeit keine Rolle: Menschen mit zwanghafter Persönlichkeitsstörung werden ohnehin von anderen immer enttäuscht; das sind sie gewohnt. Niemand macht die Dinge so ordentlich wie sie selbst.
Zu **(B)**: Angst vor Selbstwertverlust spielt bei der zwanghaften Persönlichkeit keine Rolle: Das Gefühl,

absolut immer Recht zu haben, ist so tief in ihrem Charakter verankert, dass das Selbstwertgefühl kaum ins Wanken kommt.
Zu **(C)**: Angst vor Wertlosigkeit spielt bei der zwanghaften Persönlichkeit keine Rolle.
Zu **(D)**: Zwanghafte Persönlichkeitsstörung: Diese Leute neigen zu großem Perfektionismus und übertriebener Gewissenhaftigkeit, sie bestehen ständig darauf, dass alles so gemacht wird, wie sie es haben wollen (Halsstarrigkeit). Sie sind kaum in der Lage, Freundschaften zu schließen, denn Arbeit ist ihnen wichtiger als Vergnügen.
Zu **(E)**: Menschen mit zwanghafter Persönlichkeitsstörung würden niemals soziale Normen verletzen; sie halten sich im Gegenteil ja übermäßig stark daran.

F09 ■

→ **Frage 1.25: Lösung A**

Zu **(A)**: Abhängige (dependente) Persönlichkeitsstörung: Es handelt sich um abhängige Menschen, die völlig unfähig sind, selbständige Entscheidungen zu treffen und die sich deshalb an einen anderen Menschen klammern. Sie leiden unter Minderwertigkeitskomplexen und ordnen sich völlig unter.
Zu **(B)**: Histrionische Persönlichkeitsstörung: Die Betroffenen neigen dazu, sich übertrieben dramatisch und hysterisch zu verhalten und damit Aufmerksamkeit auf sich zu ziehen. Sie begeben sich in Abhängigkeiten und stellen dann rücksichtslos laufend Forderungen an den anderen, die sie mit emotionalen Ausbrüchen zu unterstreichen pflegen.
Zu **(C)**: Menschen mit narzisstischer Persönlichkeitsstörung leiden eigentlich unter mangelndem Selbstbewusstsein, sie kompensieren dies mit ausgeprägtem Selbstbewusstsein nach außen, sind stets auf der Suche nach Bewunderung, haben ein übertriebenes Gefühl von Wichtigkeit und sind überzeugt, stets eine Sonderstellung verdient zu haben. Sie zeigen ausbeutendes Verhalten und einen Mangel an Einfühlungsvermögen. Mitunter können wahnhafte Störungen mit Größenideen auftreten. Insbesondere zeigen sie eine auffällige Empfindlichkeit gegenüber Kritik, was sie nicht davon abhält, andere ständig zu kritisieren.
Zu **(D)**: Die paranoide Persönlichkeitsstörung zeigt sich durch lebenslang bestehendes und völlig übersteigertes Misstrauen, Überempfindlichkeit bei Kritik, ewiges Nachtragen bei einer Kränkung. Die Betroffenen verdächtigen andere, ihnen Schlechtes zu wollen und beharren starrsinnig und streitsüchtig auf eigenen Rechten.
Zu **(E)**: Zwanghafte Persönlichkeitsstörung: Diese Leute neigen zu großem Perfektionismus, sie bestehen ständig darauf, dass alles so gemacht wird, wie sie es haben wollen. Sie sind kaum in der Lage, Freundschaften zu schließen, denn Arbeit ist ihnen wichtiger als Vergnügen.

F06

→ **Frage 1.26: Lösung C**

Zu **(A)**: Wenn das Fremdbild meist positiver als das Selbstbild ist, dann leidet die Person unter behandlungsbedürftigen Minderwertigkeitskomplexen.
Zu **(B)**: Hohes oder niedriges Selbstwertgefühl ist ein relativ stabiles Persönlichkeitsmerkmal.
Zu **(C)**: Menschen mit narzisstischer Persönlichkeitsstörung leiden eigentlich unter mangelndem Selbstbewusstsein, sie kompensieren dies mit ausgeprägtem Selbstbewusstsein nach außen, sind stets auf der Suche nach Bewunderung, haben ein übertriebenes Gefühl von Wichtigkeit und sind überzeugt, stets eine Sonderstellung verdient zu haben. Sie zeigen ausbeutendes Verhalten und einen Mangel an Einfühlungsvermögen. Mitunter können wahnhafte Störungen mit Größenideen auftreten. Insbesondere zeigen sie eine auffällige Empfindlichkeit gegenüber Kritik, was sie nicht davon abhält, andere ständig zu kritisieren. Der Satz, dass bei ihnen eine Tendenz zur Selbstüberschätzung vorhanden ist, erscheint da geradezu noch schmeichelhaft.
Zu **(D)**: Introspektion (Sicht nach innen) lässt in der Regel nicht bis in die unbewussten Seiten der Persönlichkeit blicken, da diese verdrängt sind und gegen die Aufdeckung innere Widerstände bestehen.
Zu **(E)**: Selbst- und Fremdwahrnehmung stimmen nicht immer überein.

F08 F06

→ **Frage 1.27: Lösung D**

Zu **(A)**: Aggravation ist das drastische Übertreiben von tatsächlich vorhandenen Krankheitsanzeichen, z.B. um in den Genuss sekundären Krankheitsgewinns, einer Krankschreibung, einer Frührente oder Schmerzensgeld, zu kommen. Da in der IMPP-Beschreibung kein Hinweis auf solche Sachverhalte vorliegt, dürfte es sich eher nicht um Aggravation handeln.
Zu **(B)**: Dissimulation bedeutet den Versuch, Symptome geheimzuhalten oder herunterzuspielen. Alkoholiker z.B., die ihren Führerschein zurückerhalten möchten, neigen hierzu. Das Gegenteil sind Simulanten, die mehr Symptome äußern als in Wahrheit vorhanden sind, z.B. um nach einem Unfall in den Genuss einer Rente oder höheren Entschädigung zu kommen.
Zu **(C)**: Sekundärer Krankheitsgewinn: Hiermit bezeichnete Freud die äußeren Vorteile, die ein Patient aus bereits bestehenden Symptomen ziehen kann, insbesondere die Zuwendung, die ein Kranker von seiner Umgebung erhält. Da in der IMPP-Beschreibung kein Hinweis darauf vorliegt, ob und ggf. von wem die Patientin durch Vorzeigen der Symptome belohnt wird, kann hierzu keine Aussage gemacht werden.

Zu **(D)**: Somatisierung: Abdrängung ins Körperliche. Aufgrund der Stigmatisierung psychischer Störungen durch die Umwelt schildern die Patienten beim Arzt nur die somatische Seite ihrer Störungen (Schlaf- und Appetitlosigkeit, Engegefühl beim Atmen, Kopfschmerzen usw.). Da die Ärzte dann auch nur die somatische Seite zu behandeln versuchen, kommt es zu endlosen Patientenkarrieren ohne wirkliche Heilung.
Zu **(E)**: Verdrängung: Nicht oder nur unter Strafe zu befriedigende Bedürfnisse können verdrängt werden. So wird ein peinliches Verhalten nach einiger Zeit verdrängt, d. h. aus der bewussten Erinnerung ins Unbewusste abgespalten.

I.9 Stigmatisierung

Ein Stigma ist ein negativ bewertetes Merkmal, so werden z. B. **soziale Randgruppen** (z. B.: Skinheads), Behinderte (Stotterer), Erkrankte (Alkoholiker) oder Angehörige anderer Kulturen (Zigeuner) häufig sozial stigmatisiert. Z. B. wurde in einer Untersuchung mit erfundenen Fallgeschichten deutlich, dass AIDS-Kranke, die sich ihre Infektion durch homosexuellen Kontakt geholt hatten (scheinbar kontrollierbar) weniger Mitgefühl bekamen als Patienten, die sich infolge einer Bluttransfusion infiziert hatten (unkontrollierbar). Durch die Stigmatisierung kommt es beim Beobachter zu unterschiedlichen Attribuierungen: Um einen gutgekleideten Herrn im Anzug, der bewusstlos in einem Straßenbahnwartehäuschen liegt, kümmern sich die Passanten sofort. Liegt dort aber ein schmuddelig gekleideter *„Penner"*, gehen die meisten einfach vorbei. Die Ursache liegt in der Ursachenzuschreibung, der Letztere sei ja selber Schuld an seinem Zustand. Beobachter, die glauben, dass eine Person ihre Krankheit eigentlich kontrollieren könnte aber offenbar keinen Beitrag zur Krankheitsbewältigung leistet (B.: Drogen-Junkie), haben weniger Mitleid und reagieren dem Betroffenen gegenüber oft verärgert. Demgegenüber erhalten Patienten, die sich darum bemühen aktiv am Heilungsprozess mitzuarbeiten, vom medizinischen Personal mehr Zuwendung. Hierdurch kommt es zu Kreisprozessen, da der Patient auf diese Reaktion wiederum entsprechend reagiert.
Somatische Krankheiten werden anders bewertet als psychiatrische. Während man dem Kollegen, der sich beim ungeschickten Tippen am PC eine komplizierte Fraktur des Zeigefingers zugezogen hat, im Krankenhaus besucht, gute Genesung wünscht und ihn hinterher problemlos wieder an seinen Arbeitsplatz lässt, reagiert die Umwelt ganz anders, wenn der Grund der Krankschreibung ein Suizidversuch oder gar ein schizophrener Schub war. Solche Personen werden ängstlich gemieden und vom Arbeitsplatz verdrängt. Dahinter steht jedoch nicht nur die **Stigmatisierung**, sondern meist auch Hilflosigkeit von Personen, die nicht wissen wie sie sich *„so jemandem"* gegenüber verhalten sollen. Die hieraus folgende soziale Isolation verstärkt wiederum die Symptome. Der nächste Suizidversuch oder schizophrene Schub ist dann oft unausweichlich.

Klinischer Bezug
Stigmatisierung kann dazu führen, dass Angehörige bestimmter Gruppen vom Pflegepersonal *„anders"* behandelt werden, was unter Umständen Krankheiten erzeugen oder aufrechterhalten kann. Entsprechend seiner ethischen Verpflichtung sollte der Arzt dafür Sorge tragen, dass auch solche Patienten adäquat behandelt werden.

H91

→ **Frage 1.28: Lösung E**

Zu **(A)**: Stereotype kann man zwar auch durch Erfahrung ändern, sie erweisen sich aber in der Regel als äußerst stabil.
Zu **(B)**: Ich kenne einen Professor, der fleißig ist = alle Professoren sind fleißig.
Zu **(C)**: „Soziale Distanz" bedeutet wenig Kontakt zu Menschen, über die stereotypisiert wird.
Zu **(D)**: Autostereotype sind verallgemeinernde Bilder, die einer sich von Mitgliedern der eigenen Bezugsgruppe macht. Sie können durch Identifikation entstehen.
Zu **(E)**: Trotz Vorurteilen schaffen die meisten Menschen es, sich im täglichen Leben tolerant zu verhalten. In einem amerikanischen Experiment gaben die meisten (weißen) Restaurantbesitzer an, sie würden keine Chinesen bedienen. Ein chinesisches Ehepaar bekam dann aber fast von allen vorher Befragten problemlos Essen.

1.2 Gesundheits- und Krankheitsmodelle

1.2.1 Verhaltensmodelle

I.10 Verhaltensmodelle

Wie wird sich ein Kind entwickeln, das in asozialen, armen Verhältnissen aufwächst, dessen Vater arbeitsloser Alkoholiker ist, das von der Mutter, die auf 400,- Euro-Basis morgens um 4:00 Uhr aufsteht und putzen geht, wegen Kleinigkeiten ständig geschlagen wird und das aufgrund seiner erhöhten Aggressivität schließlich in der Schule Außenseiter ist und mehrfach sitzen bleibt?
Krankheit als erlerntes Verhalten: Das **Verhaltensmodell** geht davon aus, dass jedes Verhalten er-

lernt worden ist. Da die meisten psychopathologischen Erkrankungen sich erst im Lauf des Lebens herausbilden, liegt es nahe, dass auch sie erlernt worden sind. Die einzelnen Lerntheorien (zu denen wir später noch ausführlicher kommen werden), können auch zur Erklärung abweichender Verhaltensweisen herangezogen werden. So lassen sich z. B. Allergien mit dem klassischen Konditionieren in Verbindung bringen, Alkoholismus mit dem Belohnungslernen, Kriminalität mit dem Imitationslernen und Depressionen mit dem kognitiven Lernen. Erlerntes kann auch wieder verlernt oder überlernt werden. In der Tat versucht der Behandler in der Verhaltenstherapie defizitäre Handlungen ab- und sozial akzeptiertes Verhalten aufzubauen.

Macht Stress krank? Sind Sie jetzt schon gestresst, nur wegen dieser Prüfung? Das ist prima, das motiviert Sie, diesen Teil des Lerntextes zu lesen. Ein sehr schönes Modell, um darzustellen, wie die Psyche die Entstehung von Krankheiten begünstigen kann, stellt **Stress** dar. Ein gewisses Ausmaß an kontrollierbarem Stress kann anregend sein (**Eustress**, z. B.: berufliche Herausforderung), wenn Ruhepausen möglich sind. Erst bei unkontrollierbarem Dauerstress (**Disstress**) kommt es zu psychosomatischen Störungen, z. B. Hypertonie (Bluthochdruck). Potentielle Stressoren sind Langeweile (Einzelhaft) ebenso wie Reizüberflutung (Straßenbaustelle vor dem Haus während man eine wichtige Terminarbeit anfertigen muss). Insbesondere das Gefühl des **Kontrollverlustes** führt zur Stressempfindung. Die individuelle Variation ist erheblich: Für eine introvertierte Person ist es Stress, ein Referat zu halten, der Extravertierte fühlt sich in dieser Rolle durchaus wohl; Soziopathen empfinden nicht einmal während eines Raubüberfalls besondere Aufregung. Die kognitive Verarbeitung äußerer Reize spielt eine erhebliche Rolle beim Stresserleben. Konkret gesagt: In der Mehrzahl der Situationen existiert der Stress nur in Ihrem Kopf! Wenn Sie Alternativen für ein Nicht-Bestehen der 1. ÄP haben, werden Sie die Prüfungen als deutlich weniger stresshaft empfinden. Ob auch Stress krank macht hängt damit von individuellen Verarbeitungsmöglichkeiten ab. Den einen tangiert der Stress gar nicht weiter, der zweite frisst den Frust in sich hinein, der dritte agiert Belastungen in Sport aus, der vierte wird zum Alkoholiker und der fünfte bekommt ständig Kopfschmerzen. Wie reagieren Sie auf Stress?

Ausschlaggebend für Krankheiten können nach **Schwartz** sein:

1. Außergewöhnlicher Stress aus der Umwelt wie Katastrophen, persönliche Stressoren (Scheidung, Arbeitsverlust, Erkrankung) oder Hintergrundstressoren (miserable Wohngegend).
2. Idiosynkratische Körperreaktionen auf Stress (z. B.: erhöhte Magensäureproduktion, Hypertonie, Verkrampfung der Hirnarterien).
3. Defekte Rückmeldemechanismen (Homöostase): Die physiologischen Folgezustände werden nicht mehr herunter reguliert.

Kognitive Erklärungsmodelle: Denken Sie morgens beim Aufstehen manchmal, dass das ganze Leben Sie anödet? Unser Selbstbild basiert auf dem, was wir über uns selbst denken. Wer sich ständig einredet dumm und hässlich zu sein, wird sich schließlich auch entsprechend verhalten und damit die prophezeite Umweltreaktion provozieren. Das kognitive Modell von A.T. Beck geht davon aus, dass Personen depressiv werden, weil sie logische Denkfehler machen. Depressive bewerten alle Begebenheiten des Lebens negativ und geben sie sich bei allem was misslingt die Schuld. Ihre Gedanken kreisen tagelang über einen dummen Satz, den sie zum Nachbarn gesagt haben. Neben fehlerhaften Schlüssen („*Diana hat meine Email nicht beantwortet, ich bin ihr egal*"), übermäßiger Selbstanklage („*Meine Eltern schuften für meinen Unterhalt und ich lerne nicht genug*") und Übergeneralisierungen („*Ich bin Außenseiter, der ganze Kurs mag mich nicht.*") neigen Depressive zur Überbewertung eigener Fehler und sehen ihre Erfolge nicht.

Coping: Ob die unausweichlichen Belastungen dieses Lebens Sie krank machen, hängt nach Ansicht von Prof. Lazarus (1966) von ihren Coping-Strategien ab. Wie eine Person eine kritische Situation einschätzt hängt von der persönlichen Bewertung und den vorhandenen Bewältigungsstrategien ab. Lazarus differenzierte drei Verlaufsphasen:

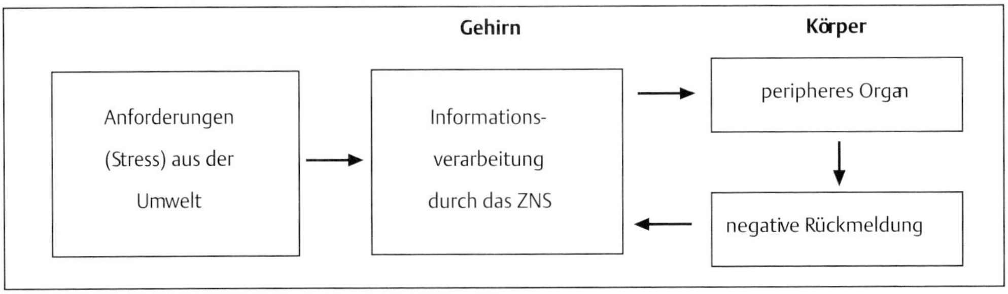

Abb. 1.3 Schwartz erfand 1982 das Fehlregulationsmodell

- *„Primary Appraisal"* : erste Bewertung der Situation als bedrohlich/belastend, günstig/positiv, neutral/irrelevant.
- *„Secondary Appraisal"*: als zweites folgende Bewertung der eigenen Handlungsfähigkeit (Bewältigung) bezüglich dieser Situation.
- Im weiteren Verlauf kann es zum *„reappraisal"* (=Neubewertung) kommen, einer neuen Einschätzung unter Einbezug der eigenen Fähigkeiten.

Nach Lazarus sind auch Krankheiten kritische Situationen, hierauf kann die Person verschieden reagieren:
1. Nichthandeln, Vermeiden von Aktivitäten
2. Sofortiges Handeln, ohne viel zu überlegen
3. Suche nach Informationen
4. Intrapsychische Reaktionen

Man unterscheidet hierbei:
a) **Palliatives Coping** (palliativ = lindern) beinhaltet Verhaltensweisen wie Wunschdenken, Vermeidungsverhalten, Selbstanklage/Schulddenken, Selbstmitleid, Selbstabwertung, Fatalismus.
b) **Aktives Coping** dagegen umfasst Verhaltensweisen wie kognitive Umstrukturierung, Informationssuche und Suche nach sozialer Unterstützung.

Demnach kann eine Person, die durch Stress krank geworden ist, die Krankheit als weiteren Stress empfinden, mit der Folge, dass sie dann immer nur noch kränker wird. Der Arzt sollte sich daher auch mit den Copingstrategien seines Patienten beschäftigen.

Klinischer Bezug
Stress spielt als Mitverursacher vieler Erkrankungen eine wichtige Rolle. Daher sollte jeder Arzt routinemäßig nach Stressfaktoren und vorhandenen Copingstrategien fahnden.

F08 ■

→ **Frage 1.29: Lösung C**

Zu **(A)**: Das Allgemeine Adaptionssyndrom nach Selye stellt einen Versuch des Köpers dar, sich an lange andauernden Stress anzupassen. Man unterscheidet drei Phasen: Alarm – Widerstand – Erschöpfung.
Zu **(B)**: Nach Cannon ist ein Lebewesen im Stresszustand auf die „fight or flight"-Reaktion vorbereitet. Diesem dienen z. B. Tonuserhöhung der Muskulatur, Herzfrequenzzunahme, Angstschweiß, Veränderung der elektrischen Hautleitfähigkeit usw. Spezifische Stressreaktionen, die von Individuum zu Individuum verschieden sind, werden hier in der Regel nicht berücksichtigt.
Zu **(C)**: Lazarus beschäftigte sich mit kognitiven Reaktionen eines Menschen auf Stress. Er unterschied: „knowledge" (z. B. funktionales, emotionsfreies Wissen über die Symptome) und „appraisal" (persönliche Betroffenheit). Solche Gedankengänge umfassen unter anderem: 1. Symptomwahrnehmung, 2. Attributionen, 3. Einschätzung der Bedrohlichkeit, 4. Kontrollüberzeugung, 5. Selbstwirksamkeit, 6. Krankheitsschemata. Während die erste Patientin glaubt, keine Kontrolle zu haben und sich hilflos sieht, hat die andere gegenteilige Kognitionen.
Zu **(D)**: Nach dem Stresspuffer-Modell wirkt positive soziale Unterstützung als Puffer, während belastende soziale Interaktionen und Ereignisse Depressivität verstärken. Ob eine der beiden Frauen soziale Unterstützung bekommt, wird nicht gesagt.
Zu **(E)**: James-Lange-Theorie: Standpunkt, dass man ein Gefühl erst interpretiert, nachdem der Körper reagiert hat. Wir sind traurig, weil wir weinen, wir sind wütend, weil wir zuschlagen, und ängstlich, weil wir zittern. Gefühle sind hier nur Begleiterscheinungen körperlicher Vorgänge.

F07 H05 ■

→ **Frage 1.30: Lösung B**

Zu **(A)–(E)**: Siehe Lerntext I.10.

1.2.2 Biopsychologische Modelle

I.11 Biopsychologische Modelle

Im Alter von 10 Jahren sind Jungen übereinstimmend der Ansicht, dass Mädchen dumme Gänse sind und Mädchen sehen in Knaben nur aggressive Raufbolde, die nichts Besseres zu tun haben als sie zu schubsen. Spätestens zwei Jahre später entdecken beide urplötzlich, dass das andere Geschlecht irgendwie interessant ist und auf der Klassenfahrt stehen die männlichen Schüler Schlange, um die Mädchen durchs Schlüsselloch beim Duschen zu beobachten. Schuld daran sind Hormone, die ihre Wirkung erst in der Pubertät entfalten. Sehr viel mehr unserer Verhaltensweisen als wir glauben sind genetisch bedingt und entziehen sich rationaler Entscheidungen. Das fängt bei der Partnerwahl an: Warum verlieben Sie sich ausgerechnet in Person A, obwohl diese chaotisch, arm und dämlich ist. Bewerber(in) B dagegen weisen Sie unbeachtet zurück, obwohl ordentlich, attraktiv, intelligent und reich. Bis heute hat die Psychologie nicht wirklich herausfinden können, wann und warum es bei einem Menschen *„Klick"* im Gehirn macht und bei einem anderen absolut nichts funkt. Auch diverse andere Verhaltensweisen sind genetisch determiniert. So wurde z. B. nachgewiesen, dass es eine erbliche Komponente für Fleiß, Depressionen und sogar für das Fremdgehen gibt. Warum denken Männer bei einem Rendezvous schnell an den Beischlaf, während Frauen Schutz, Zärtlichkeit und Nähe suchen? Schuld daran trägt die unterschiedliche Prägung des Gehirns durch Testosteron. Ebenso lässt sich biologisch erklären, dass Männer in der Midlife-Crisis Mädchen, die jünger als ihre eigenen Töchter sind, peinliche Angebote machen. Kinder waren früher die einzige Rentenversicherung, die es gab, Männer oberhalb der 50 Jahre sind noch reproduktiv, während Frauen die Wechseljahre bereits hinter sich haben. Also entwickelt der alternde Mann aufgrund seiner Biologie den Drang, sich jüngeren Frauen zuzuwenden. Männer sind schweigsamer als Frauen, haben aber einen besseren Orientierungssinn und sind beim Werfen spontan zielsicherer. Das liegt daran, weil sie auf der Jagd schweigsam durch den Dschungel stapfen mussten. Ebenso sind Aggressivität und plötzliche Wutanfälle nicht mit logischer Rationalität vereinbar, sondern haben ihre Wurzeln in der Jahrmillion alten Biologie von Rangkämpfen; nur der Stärkste sollte seine Gene weitergeben. Entscheidungen, die wir *„aus dem Bauch heraus"* treffen, werden massiv von hormonellen Prozessen beeinflusst. Unter diesem Blickwinkel erscheint es fragwürdig, ob der Mensch wirklich einen freien Willen hat. *„Eifersucht ist so alt wie die Menschheit"*, besagt ein alter Spruch. *„Als Adam einmal zu spät nach Hause kam, fing Eva an, seine Rippen zu zählen."* Wer schon einmal so richtig fett eifersüchtig war, weiß, dass urzeitliche biologische Prozesse uns stärker beeinflussen können als wir es wahrhaben wollen.

Dass menschliches Verhalten nicht nur genetisch bedingt ist, sondern auch erlernt wird und damit z. B. auch psychische Störungen durch Erfahrungen erzeugt werden können, ist einsichtig. Aber irgendwie müssen auch Lernprozesse sich in unserer Neuroanatomie und -physiologie niederschlagen. Lernen verändert die Anzahl und Stärke der Verbindungen zwischen Nervenzellen des Gehirns; es gibt also ein fassbares Substrat für Erfahrungen. Diese Kenntnisse führen die Psychologie, die lange Zeit als theoretische Wissenschaft galt, zurück in den Schoß der Biologie. Die. „**Verhaltensmedizin**" versucht psychologische und biomedizinische Konzepte zusammenzufügen. Hochinteressante Ergebnisse fand man in der **Psychoneuroimmunologie**; unser Immunsystem reagiert äußerst feinfühlig auf psychische Ereignisse. Stress und Depressionen führen zur Immunsuppression und man bekommt eine Krankheit aus dem breiten Kontinuum zwischen Fußpilz und Lungenkrebs. Das Immunsystem kann aber auch überreagieren, so entstehen Allergien bei Personen mit entsprechender genetischer Disposition durch eine Klassische Konditionierung.

Da jeder Medizinstudent durch die ständigen Prüfungen Stress ausgesetzt ist, lohnt es sich zu prüfen,

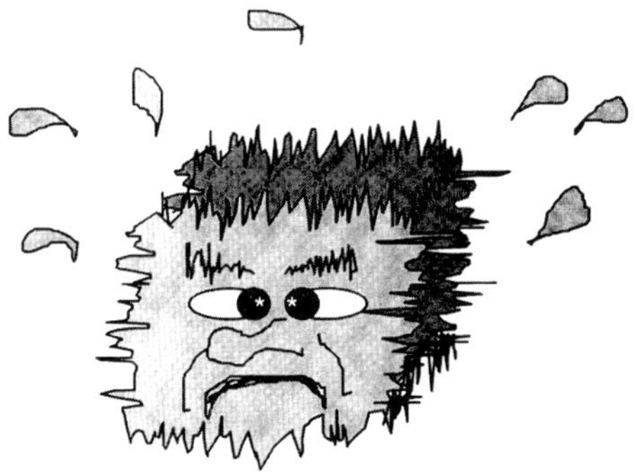

Abb. 1.4 Das Leben besteht nun einmal aus einer Aneinanderreihung belastender Situationen. Ob Sie die Prüfungsvorbereitungen als Stress empfinden, hängt aber ganz alleine von Ihnen ab.

was da eigentlich mit Ihnen passiert. Stressreaktionen lassen sich psychisch und physiologisch nachweisen. Wenn Sie draußen vor der Tür des Prüfers warten, kommt es zum wohlbekannten Panikgefühl (*„Ich weiß, dass ich nichts weiß..."*) und zur körperlichen Aktivierung mit verstärkter **Sympathikus**erregung und **Adrenalin**ausschüttung, Herzfrequenz und Blutdruck sind erhöht, im EEG zeigt sich **Desynchronisation**, nicht zu vergessen dieser lästige und absolut überflüssige Harndrang. Diese archaischen Reaktionen sind völlig unsinnig und aus rationaler Sicht eher hinderlich; sie sind aber so tiefsitzend biologisch bedingt, dass es schwer ist, damit zurecht zu kommen. Durch psychologische Bewältigungsverfahren kann man lernen, Stress einzudämmen oder zu beherrschen. Durch kognitives Umstrukturieren können Personen lernen, eine Situation nicht mehr als angstbesetzt zu erleben. Entspannungstechniken wie Autogenes Training, progressive Muskelentspannung oder Transzendentale Meditation reduzieren Stressschäden.

Hans Selye hat im klassischen Tierversuch drei Stadien der **Stressreaktion** differenziert:

1. **Alarmreaktion**: in der Schockphase kommt es kurzfristig zu Blutdruckabfall, Tachykardie, Hypoglykämie und verringerter Widerstandskraft. Wenig später setzt die Gegenschockphase mit verstärkter ACTH-Ausschüttung ein, wodurch es zur Sekretionssteigerung der Nebennierenhormone kommt, insbesondere Cortisol wird zwecks Glukoneogenese ausgeschüttet, um dem Schock entgegen zu wirken.
2. **Resistenzstadium** (Widerstandsstadium): das Individuum gewöhnt sich an den Stresszustand, indem es Energiereserven aktiviert. Es zeigt höhere Sympathikusaktivität und Steigerung der NNR-Hormonproduktion. Es kommt zur Hypertrophie des steroiden Adrenalgewebes der Nebennieren.

3. **Erschöpfungsstadium**: Die Reserven sind aufgebraucht, die Adaptation an die Stresssituation bricht zusammen. Das Individuum gerät in einen Zustand völliger Erschöpfung, die ständige Cortisolausschüttung hat zur Immunsuppression geführt. Dieser Zustand kann zum Tod führen.

Henry entwickelte das **psychophysiologische Stressmodell** mit Berücksichtigung der stressabhängigen Hormone:

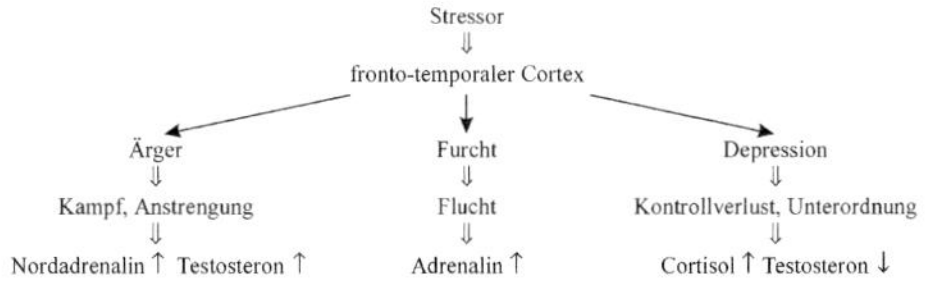

Abb. 1.5 Ich hoffe, Sie fühlen sich von dem Modell von Henry nicht gestresst?

Viscerales Lernen: Reaktionen des vegetativen Nervensystems hielt man lange Zeit für nicht durch Lernen beeinflussbar. **I. P. Pawlow** konnte nachweisen, dass auch dieses System durch klassische Konditionierung veränderbar ist. **Neal E. Miller** führte in den 60er Jahren eine ganze Reihe von Versuchen an Tieren durch, die zeigten, dass autonom ablaufende Reaktionen auch durch Belohnungslernen formbar sind, was er als **„viscerales Lernen"** bezeichnete. So lernten Versuchstiere durch Belohnung/Bestrafung z.B. die Erhöhung/Senkung von Speichelproduktion, Herzfrequenz, Geschwindigkeit von Darm- und Magenkontraktionen. Eine Gruppe von Ratten lernte das rechte Ohr wärmer werden zu lassen als das linke.

Konditionierte Immunsuppression: Die Lernfähigkeit des Immunsystems ist unbestritten, es muss sich ja ständig auf neue Keime einstellen. Mitte der 1970er Jahre bewies **Robert Ader**, dass das Immunsystem auch konditioniert werden kann. Versuchstiere erhielten eine Injektion des immunsuppressiven Cyclophosphamid und gleichzeitig süß schmeckende Saccarinlösung zum Trinken (neutraler Reiz). Nach mehrfacher Wiederholung löste die Saccarinlösung alleine auch eine Funktionsminderung des Immunsystems aus. In einem Versuch von Maier et al. (1985) konnte eine Gruppe von Ratten E-Schocks durch Drehen eines Rades im Käfig abstellen, bei der Kontrollgruppe beeinflusste das Drehen das Rades den Schock nicht. Die zweite Gruppe hatte signifikant niedrigere Immunfunktionen. Ein wichtiger Versuch, der zeigt, dass es nicht der Stress selbst ist, der krank macht, sondern das Ausmaß der **Hilflosigkeit**, mit der man einer belastenden Situation gegenüber steht. Nicht nur ein Absenken der Immunfunktion wurde nachgewiesen sondern – besonders wichtig zur Erklärung von Allergien – auch der Anstieg: Kirschbaum wies eine erlernbare Konditionierung der Steigerung der Immunfunktionen von Studenten vermittels Brausebonbons nach.

Klinischer Bezug
Genetisch determinierte biologische Prozesse entfalten auch beim Menschen noch eine urwüchsige Kraft und beeinflussen freie Willensentscheidungen nicht wenig. Von daher ist es unsinnig, Verhalten von Patienten immer nur rational erklären zu wollen.

F02

→ **Frage 1.31: Lösung D**

Zu **(A)**, **(B)**, **(C)** und **(E)**: Siehe Lerntext I.11.
Zu **(D)**: Thyroxin (Tetrajodthyronin, T_4): Schilddrüsenhormon, es wird meist in das eigentlich biologisch wirksame T_3 umgewandelt, das den Energieumsatz im Körper beeinflusst. Fehlen von T_3 verringert den Energieumsatz, zusätzlich zugeführtes T_3 erhöht den Energieumsatz. Diese Schilddrüsenhormone wirken außerdem auf das Wachstum in Kindheit und Adoleszenz und auch auf die geistige Entwicklung. Bei Unterfunktion kommt es zur Hypothyreose (angeborener Mangel: Kretinismus), bei Überfunktion zur Hyperthyreose (Basedow-Krankheit). Eine Mitbeteiligung auch der Schilddrüsenhormone unter Dauerstress ist zwar anzunehmen, wurde aber von Selye so nicht beschrieben.

H00

→ **Frage 1.32: Lösung A**

Siehe Lerntext I.11.

F01 ■

→ **Frage 1.33: Lösung B**

Zu **(A)**: Die Aussage ist richtig: Mittelmäßige körperliche Belastung, z.B. durch Sport, führt zunächst zu einer Verbesserung der Funktion des Immunsystems, später aber für einen kurzen Zeitraum zu einem Absinken.
Zu **(B)**: Akute psychische Belastungen führen nicht zu einer Verminderung, sondern zu einer Erhöhung dieser sog. Stressachse. Gefragt wurde nach der nicht richtigen Aussage, sodass die falsche Aussage hier wieder einmal die richtige Lösung darstellt.
Zu **(C)**, **(D)** und **(E)**: Das bei Stress über die Hypothalamus-Hypophysen-Nebennierenrinde ausgeschüttete Cortisol hat eine Unterdrückung (*Suppression*) des eigenen Immunsystems zur Folge. Bei länger

andauerndem Stress, ständigen Belastungen auf der Arbeitsstelle, Ärger mit dem Vorgesetzten, Streit mit den Eltern, Pflege eines chronisch kranken Familienmitgliedes, kommt es also zu einer herabgesetzten Funktion unseres Immunsystems. Krankheitskeime haben die Möglichkeit, sich zu vermehren: Man wird eher krank.

1.2.3 Psychodynamische Modelle

I.12 Abwehrmechanismen

Wieso sitzen Sie jetzt eigentlich hier und lernen, statt sich einen netten Tag zu machen? Weshalb wollen Sie unbedingt Arzt/Ärztin werden? Warum einen nervenaufreibenden Beruf ergreifen, der mit Nachtschicht, Wochenend- und Feiertagsdienst verbunden ist, schlecht bezahlt wird und Sie ständig mit menschlichem Leid konfrontiert? Welches tiefgehende Motiv haben Sie für diese Wahl?

Sigmund Freud, Begründer der Psychoanalyse, stellte immer wieder eine einzige Frage: *„Warum?"* und gab sich dabei mit oberflächlichen Antworten nicht zufrieden. Seiner Ansicht nach haben auch Krankheiten einen funktionalen Wert; es ist kein Zufall, welche Krankheit jemand ausbildet, sondern dahinter steht ein bestimmter Zweck. Ein neurodermitisches Kind zwingt seine egozentrische Mutter, es zu berühren und einzucremen. Eine meiner Patientinnen hatte, wie sie es nannte, die *„umgedrehte Regel"*, d. h. drei von vier Wochen lang Menstruationsblutungen. Nach Östrogen-Medikation und erfolglosen Ausschabungen wurde bei der knapp 30-Jährigen schließlich eine Hysterektomie durchgeführt. Im Anschluss wurde sie depressiv, hatte also lediglich ein neues Symptom ausgebildet, da kein Arzt nach dem *„Warum?"* gefragt hatte. In der Therapie kam schließlich heraus, dass sie den Geschlechtsverkehr mit ihrem adipösen Mann als ekelerregend empfand und sich durch ihre Symptome vor seinen Annäherungsversuchen retten konnte.

Freud stellte etliche Theorien für psychische Prozesse auf, von denen die **Abwehrmechanismen** für die Medizin am interessantesten sind. Es handelt sich um Methoden des **„Ich"** (Realitätsbewusstsein), um Bedürfnissen des **„Es"** (angeborene Triebe) entgegenzutreten, die entweder generell durch das **„Über-Ich"** (Gewissen) oder aufgrund momentaner Gegebenheiten verboten wurden.

Abwehrmechanismen verlaufen weitgehend unbewusst. Sie treten geradezu täglich auch bei normalen Menschen auf. Pathologische Prozesse entstehen erst, wenn eine Person sich zu sehr auf einen bestimmten Abwehrmechanismus verlässt. Freud unterschied:

- **Identifikation:** beim Verbot des Auslebens triebhafter Bedürfnisse kann es zur Identifikation mit der verbietenden Person kommen. So endet nach Freud das Begehren der Mutter und die daraus folgende Kastrationsangst des Knaben in der ödipalen Phase durch Identifikation mit dem Vater. Identifikation spielt bei der Über-Ich-Bildung eine wichtige Rolle.
- **Introjektion** ist die phantasierte *„Einverleibung"* eines primären Liebesobjektes, das jedoch nicht oder nicht mehr verfügbar ist. Beispiel: Daumenlutschen als Ersatz für die verlorene Mutterbrust.
- **Isolierung**: ein unangenehmes Gefühl oder verbotenes Bedürfnis wird abgespalten und dadurch als isoliert, fremd, nicht zur eigenen Person gehörig erlebt. Beispiel: Ein HIV-positiver Patient weiß, dass er eine tödliche Krankheit in sich trägt, er erlebt die Angst aber so als wenn diese Diagnose ihn gar nicht betreffen würde.
- **Konversion** bedeutet die Lösung eines psychischen Konversionssymptome treten z. B. als Lähmungen, Sinsibilitätsausfälle der Haut oder Blindheit auf. Sie haben einen direkten funktionalen Zweck, ein Zusammenhang, der allerdings unbewusst bleibt. Klassisches Beispiel: sensorische und motorische Lähmung einer Frau genau ab der Gürtellinie infolge unangenehmer sexueller Erfahrungen mit dem Ehemann.
- **Projektion**: eigene Schwächen, Ängste oder schmutzige Gedanken werden auf Personen der Umgebung projiziert. Beispiel: Ein alternder Chefarzt projiziert sein verbotenes sexuelles Interesse auf die Schwesternschülerinnen, glaubt, dass diese ihn verführen wollen und verbietet zu kurze Kittel in seiner Klinik.
- **Rationalisierung**: Begründung einer verbotenen Triebbefriedigung mit scheinlogischen Argumenten. B.: Rauchen ist eine typische irrationale Handlung des Es mit oralem Befriedigungscharakter. Auf der bewussten Ebene weiß jeder Raucher, dass er seiner Gesundheit schadet und versucht nun mit Scheinbegründungen zu erklären, warum er zur Zeit mit dem Rauchen echt nicht aufhören kann.
- **Reaktionsbildung**: ein Bedürfnis kann nicht mehr ausgeführt werden und wird durch eine Handlungsweise am entgegengesetzten Ende des Kontinuums ersetzt. So wird z. B. aus enttäuschter Liebe plötzlich hasserfülltes Verfolgen der ehemals geliebten Person.
- **Regression**: Wenn ein Kind in einer Phase der psychosexuellen Entwicklung (orale, anale, phallische Phase) zuviel Befriedigung erhielt,

kommt es zur **Fixierung**. Später kann es beim Verlust von Befriedigungsmöglichkeiten zur Regression (Rückentwicklung) auf solchermaßen fixierte Phasen kommen, in denen keine Frustration vorkam. Rauchen oder Alkoholismus z. B. wird durch Fixierung auf die orale Phase begründet. Auch beim Patienten im Krankenhaus kann es infolge Schwäche, Erschöpfung und Schmerzen zur Regression kommen. Der Patient fühlt sich dann als Kleinkind, eine Rolle, die häufig von der Institution Krankenhaus noch unterstützt wird.

- **Sublimierung/Sublimation**: aus primitiven Formen der Triebbefriedigung werden höhere, sozial akzeptierte Formen gebildet. Aus einem Kind, das in der analen Phase mit seinem Kot spielte, wird ein anerkannter Bildhauer. Ein Kind, dem *„Doktorspiele"* mit dem Nachbarsmädchen verboten wurde, wird Professor für Frauenheilkunde.
- **Ungeschehenmachen**: verbotene, aber bereits durchgeführte Triebhandlungen sollen wieder ungeschehen gemacht werden. Als Ausgleich für *„schmutzige"* Handlungen oder Gedanken (z. B. an Masturbation) entwickelt der Zwangsneurotiker einen Waschzwang.
- **Verdrängung**: Erlebnisse, die nicht in das Selbstkonzept passen, können verdrängt werden; hierdurch bleibt das Selbstbewusstsein erhalten. Haben Sie schon einmal nach dem WC-Besuch vergessen, den Reißverschluss an der Hose zuzumachen, waren dann zwei Stunden einkaufen und haben sich darüber gefreut, dass alle Entgegenkommenden Sie so strahlend angelacht haben? Entweder denkt man danach tagelang nur über die Peinlichkeit nach und wird neurotisch oder man verdrängt die Erinnerung. Im letzteren Fall weiß man zwar noch, dass da *„irgend etwas Peinliches"* war, kann sich aber an den Inhalt gar nicht mehr so genau erinnern. Verdrängung ist der häufigste Abwehrmechanismus.
- Verkehrung ins Gegenteil (**Reversion**): durch Furcht vor einer bestimmten Form der Triebbefriedigung wird das Gegenteil gesucht. Der große, kräftige und hart strafende Vater wird in der Kinderzeichnung als klein und zitternd gemalt.
- **Verleugnung** bzw. **Leugnung der Realität** ist ein Abwehrmechanismus, der in der Literatur sehr verschieden definiert wird. Man versteht darunter:
  a) Leugnung von Triebimpulsen, die man an sich selbst nicht wahrhaben will, z. B. homosexuelle, masochistische oder pädophile Neigungen.
  b) Leugnen unangenehmer Gefühle wie Minderwertigkeitsgefühle, Versagensängste oder auch Selbstunsicherheit, etwa wenn ein Student eine nette Studentin kennen lernt und sich nicht traut, sie anzusprechen. Verleugnung spielt als Phase des *„Nicht-wahr-haben-wollens"* auch in den Sterbephasen nach E. Kübler-Ross eine Rolle.
  c) völlige Leugnung der Realität bei einem erheblichen psychischen Konflikt. Ein starker Schock kann plötzlich völlig irrationales Verhalten nach sich ziehen wie z. B. Lachen.
- **Verschiebung**: verbotene Triebwünsche können von einer Person auf eine andere, sogar auf Tiere oder Objekte, verschoben werden. Die Wut auf den Prüfer, der Sie hat durchfallen lassen, verschiebt sich auf den Partner zu Hause. Die Liebe zu einem unerreichbaren Tennisidol wird auf einen ähnlich aussehenden jungen Mann aus der Nachbarschaft verschoben.

H06 H03 ■

→ **Frage 1.34: Lösung A**

Zu **(A)**–**(E)**: Siehe Lerntext I.12.

H98 ■

→ **Frage 1.35: Lösung A**

Zu **(A)–(D):** Siehe Lerntext I.12.
Zu **(E):** Wendung gegen das Selbst: Vorwiegend bei aggressiven Triebimpulsen, die nicht ausagiert werden dürfen, besteht die Gefahr, dass diese sich gegen das Selbst richten, etwa in Form von Autoaggressionen oder Suizidtendenzen.

H07

→ **Frage 1.36: Lösung B**

Zu **(A)**: Affektisolierung: bei diesem psychoanalytischen Abwehrmechanismus wird ein Gefühl als abgespalten, nicht zur eigenen Person gehörig empfunden.
Zu **(B)**: Projektion: ein verbotenes Bedürfnis wird auf Personen der Umgebung projiziert, dort wahrgenommen und oft kritisiert. In dieser IMPP-Frage projiziert die Frau offenbar eigene aggressive Tendenzen auf den Ehemann.
Zu **(C)**: Die Rationalisierung ist der Versuch, eine verbotene Triebbefriedigung oder ein Verbot mit scheinlogischen Argumenten zu begründen. Dies wäre z. B. der Fall, wenn die Patientin ihre Aggressivität damit begründen würde, dass man mit Männern nun mal nicht anders umgehen könne, da sie sonst nicht gehorchen würden.
Zu **(D)**: Bei einer Reaktionsbildung wird ein unerlaubtes Bedürfnis ins Gegenteil verkehrt und das Bewusstwerden somit verhindert. Das wäre der Fall, wenn die Patientin ihre Aggressionen nicht zuließe und sich stattdessen liebevoll um ihren Mann kümmern würde.

Zu **(E)**: Spaltung: unterschiedlich benutzter Begriff, den man z. B. in der Schizophrenielehre Bleulers als Abspaltung eines affektbetonten Ideenkomplexes findet. Der Begriff „Spaltung" kommt auch bei dissoziativer Störung (Dissoziationsneurose) vor, z. B. in Form der Multiplen Persönlichkeit, bei der innerhalb einer Person zwei oder mehr völlig gegensätzliche Charaktere vorhanden sind, die im Idealfall nichts voneinander wissen. Nach S. Freud ist die Spaltung des Bewusstseins in Bewusstes-Vorbewusstes-Unbewusstes Teil der normalen Entwicklung.

H05

→ **Frage 1.37: Lösung C**

Zu **(A)**: Siehe Lerntext I.12.
Zu **(B)**: Siehe Lerntext I.12.
Zu **(C)**: Rationalisierung: Versuch, mit scheinlogischen Argumenten Minderwertigkeitsgefühle in einer peinlichen, misslichen oder beängstigenden Situation zu reduzieren. Der Lungenkrebspatient rationalisiert und schiebt seinen Husten auf eine Erkältung, um nicht mit den Befürchtungen vor einem Rezidiv konfrontiert zu werden.
Zu **(D)**: Siehe Lerntext I.12.
Zu **(E)**: Siehe Lerntext I.12.

F07

→ **Frage 1.38: Lösung C**

Zu **(A)**: Hierbei könnte es sich evtl. um eine Verschiebung handeln; damit sich die Wut über die Blamage nicht gegen das eigene Selbst richtet, wird sie auf (zufällig anwesende) andere Personen gerichtet.
Zu **(B)**: Reaktanz: Nach Ansicht dieser Theorie liegt die Ursache für trotziges Verhalten darin, dass ein ungerechtfertigt verbotenes Verhalten an Attraktivität gewinnt und daher *„Nun erst recht!"* durchgeführt wird.
Zu **(C)**: Reaktionsbildung: Ein vom Über-Ich verbotenes Bedürfnis kann nicht ausgeführt werden und wird nun durch eine entgegengesetzte Handlungsweise ersetzt. Dies trifft auf übertriebene Freundlichkeit gegen einen unfähigen Chef zu.
Zu **(D)**: Bulimie/Bulimia nervosa: Fressattacken mit nachfolgendem erzwungenem Erbrechen in Situationen der Frustration, sozialen Einsamkeit und inneren Leere.
Zu **(E)**: Als Erklärung für stures Weiterrauchen trotz ärztlichen Verbots kommen unterschiedliche Erklärungen in Frage, z. B. psychische Abhängigkeit und körperliche Sucht, Reaktanz (Rauchen aus Trotz), Verdrängung der Gefahren oder kognitive Dissonanz (Nicht-Übereinstimmung von 1. affektiver; 2. kognitiver und 3. Handlungskomponente).

F03

→ **Frage 1.39: Lösung C**

Zu **(A)**: Isolierung: siehe Lerntext I.12.
Zu **(B)**: Projektion: siehe Lerntext I.12.
Zu **(C)**: Regression: Zurückentwicklung in kindliche Stadien. Regression kann auch ein psychoanalytischer Abwehrmechanismus sein (Zurückentwicklung auf eine frühere Stufe der psychosexuellen Phasenlehre nach Freud: orale, anale, phallische Phase). In dem Beispiel dieser Frage kommt es durch den langen Krankenhausaufenthalt zur Regression.
Zu **(D)**: Verdrängung: siehe Lerntext I.12.
Zu **(E)**: Verschiebung: siehe Lerntext I.12.

H98

→ **Frage 1.40: Lösung B**

Verschiebung: Verbotene oder nicht ausführbare Triebwünsche können von einer Person auf eine andere, sogar auf Tiere oder Objekte, verschoben werden. Die Wut auf den Professor, der Sie in der Mündlichen einfach hat durchfallen lassen, wird verschoben auf den Freund oder die Freundin. Erotische Gefühle, die zwischen Geschwistern empfunden werden, aber aufgrund des Inzesttabus nicht ausgelebt werden dürfen, werden auf Jungen/Mädchen der Peergroup verschoben.

F09

→ **Frage 1.41: Lösung D**

Zu **(A)**: Isolierung: Ein verbotenes Bedürfnis wird in Gedanken oder durch eine symbolische Handlung teilbefriedigt. Diese Befriedigung wird jedoch isoliert, sie wird als fremd, nicht zur eigenen Person gehörig, erlebt.
Zu **(B)**: Reaktionsbildung: Hierbei wird ein bestraftes, verbotenes Bedürfnis durch eine gegenteilige Handlung ersetzt: aus Völlerei wird übertriebene Askese. Aus Hass einer autoritären Person gegenüber wird Bewunderung.
Zu **(C)**: Verdrängung: nicht oder nur unter Strafe zu befriedigende Bedürfnisse können verdrängt und durch erlaubte Motive ersetzt werden. Peinliche Erlebnisse werden oft sehr stark verdrängt.
Zu **(D)**: Verleugnung/Leugnung der Realität: Ein Abwehrmechanismus, der in der Literatur sehr verschieden definiert wird. Man versteht darunter: **1.** Leugnung von Triebimpulsen, deren Ausleben verboten ist, z. B. homosexuelle Neigungen. **2.** Leugnen unangenehmer Gefühle wie Minderwertigkeitsgefühle, Versagensängste oder auch Selbstunsicherheit. Verleugnung spielt als Phase des „Nicht-wahrhaben-wollen" auch in den Sterbephasen nach E. Kübler-Ross eine Rolle. **3.** Völlige Leugnung der Realität bei einem erheblichen psychischen Konflikt.

Zu **(E)**: Verschiebung: Verbotene Triebwünsche können von einer Person auf eine andere, sogar auf Tiere oder Objekte, verschoben werden.

F07

→ **Frage 1.42: Lösung D**

Zu **(A)**: Isolierung: Ein verbotenes Bedürfnis wird in Gedanken oder durch eine symbolische Handlung teilbefriedigt. Diese Befriedigung wird jedoch isoliert, sie wird als fremd, nicht zur eigenen Person gehörig, erlebt.
Zu **(B)**: Projektion: Ein verbotenes Bedürfnis wird auf Personen der Umgebung projiziert, dort wahrgenommen und oft stellvertretend bestraft. Identifizierung: Übernahme der Sichtweise eines anderen Menschen.
Zu **(C)**: Die Rationalisierung ist der Versuch, eine verbotene Triebbefriedigung oder ein Verbot mit scheinlogischen Argumenten zu begründen. Dies wäre z. B. der Fall, wenn der Patient sagen würde, er würde die Übungen machen, um sein Herz zu trainieren. Der Patient äußert diese Behauptung aber nicht.
Zu **(D)**: Ungeschehenmachen: Verbotene, aber bereits durchgeführte Triebhandlungen werden symbolisch ungeschehen gemacht. Hier versucht der Patient möglicherweise durch übertriebene Kraftübungen, den Herzinfarkt in seinem subjektiven Denken ungeschehen zu machen.
Zu **(E)**: Schlimme Erfahrungen oder perverse Bedürfnisse, die mit dem eigenen Selbstbild nicht in Einklang zu bringen sind, können ins Unbewusste verdrängt werden. Sie sind nicht verschwunden, sondern äußern sich z. B. in Träumen.

F02

→ **Frage 1.43: Lösung A**

Zu **(A)**: Richtige Definition.
Zu **(B)–(E)**: Siehe Lerntext I.12.

H04 H03

→ **Frage 1.44: Lösung C**

Zu **(A)**: Das wäre der sozialpsychologische *„labeling approach"*: Von der Norm abweichendes Verhalten (Devianz) wird bei einigen Personen von der Umwelt schon geradezu erwartet und damit gefördert („soziale Etikettierung"). Es entsteht ein sich eskalierender Prozess zwischen abweichendem Verhalten und gesellschaftlichen Reaktionen darauf.
Zu **(B)**: Aktivierung und Kognition spielen z. B. eine Rolle in der Theorie von Yerkes und Dodson (umgekehrt U-förmige Beziehung zwischen Aktivation und Leistung), die der allgemeinen Psychologie zuzuordnen ist, nicht jedoch der Psychoanalyse.
Zu **(C)**: Konflikte zwischen den verschiedenen Instanzen der Persönlichkeit (Es, Ich, Über-Ich) und Abwehrmechanismen bilden wichtige Konzepte der Psychoanalyse.
Zu **(D)**: Reiz und Reaktion sind Konzepte, die in der klassischen Konditionierung und im Behaviorismus wesentliche Bedeutung haben.
Zu **(E)**: Verhalten und Verstärkung sind Termini, die wir dem operanten Konditionieren (Belohnungslernen) zuordnen.

I.13 Psychoanalyse und Psychosomatik

Psychodynamische Modelle bieten Erklärungen für neurotische und **psychsomatische Erkrankungen**. Psychoanalytiker gehen davon aus, dass diese Psychosomatiker ihre psychischen Konflikte nur in körperlichen Symptomen äußern können (Konversion), da sie unfähig sind, emotionale Probleme adäquat wahrzunehmen und zuzugeben. Franz Alexander (1950) fand folgende Zusammenhänge: Frustriertes Abhängigkeitsbedürfnis → Ulzera; angestaute Wut → Bluthochdruck; unterdrückte Rachegefühle → Magengeschwür; Gefühl, ausgeschlossen zu sein → Asthma; unzureichende körperliche Zuwendung → Neurodermitis. Georg Walther Groddeck (1866–1934) entwickelte das Konzept und fragte Patienten mit Beinbruch, warum sie sich etwas gebrochen haben und warum gerade das Bein? Der Bruch zeigt quasi, dass ein Lebensweg unterbrochen werden musste; anders konnte die Person ihrem hektischen Lebensstil keinen Einhalt gebieten. Thorwald Detlevsen („Krankheit als Weg") sah sogar in Krebserkrankungen einen tieferen Sinn.
Diese Konzepte sind umstritten. Allerdings erfuhr die Psychoanalyse in den letzten Jahrzehnten erhebliche Unterstützung aus den Neurowissenschaften. Frühkindliche Erfahrungen hinterlassen Spuren im Gehirn, durch die Denkprozesse sich lebenslang verändern können. Normales Bindungsverhalten führt zur Erregung spezifischer neuronaler Systeme im Gehirn, die auch hormonelle Faktoren umfassen. Aktivierungen des Nucleus accumbens wie auch Aktivierung von Oxytozin und Vasopressin lassen sich mit bildgebenden Verfahren beobachten, wenn jemand seinen eigenen Partner oder sein eigenes Kind ansieht. Durch Traumatisierung in der Kindheit wird dieses fragile System empfindlich und nachhaltig gestört.
Einfluss auf die neurobiologische Erklärung psychoanalytischer Modelle hat vor allem die Gedächtnisforschung. Klassische Konzepte wie das freudsche *„Bewusste"*, *„Vorbewusste"* und *„Unbewusste"* kann man mit modernen Modellen des deklarativen und prozeduralen Gedächtnisses in Einklang bringen. Beim **mnestischen Blockadesyndrom** vergisst der Patient seine gesamte bisherige Lebensgeschichte. In einem Artikel von Reinhold und Markowitsch wird eine 29-jährige Frau geschildert, die während einer Studienreise in China

plötzlich unbekleidet und bewusstlos aufgefunden wurde. Sie erwachte und konnte sich an nichts erinnern. Vor allem aber hatte sie ihre gesamte Lebensgeschichte vergessen. Zu Hause wurde sie intensiv untersucht, man konnte jedoch keine Schädigung feststellen, die diese Amnesie auch nur annähernd erklären konnte. Therapieverfahren nützten nichts, man stellte aber fest, dass sie stark überhöhte Moralvorstellungen hatte. Zehn Monate später bekam sie einen Nervenzusammenbruch, als sie auf einem Bauernhof beobachtete, wie ein Schwein geschlachtet wurde. Sie erinnerte sich plötzlich, dass sie in China Zeuge eines Mordes war, sich aber voller Panik nicht getraut hatte, dem Opfer zur Hilfe zu kommen. Auf der Basis ihrer strengen Moralvorstellungen waren ihre Schuldgefühle offenbar so groß, dass sie nicht nur das Ereignis, sondern sogar ihre ganze persönliche Autobiographie blockiert hatten. Eine psychoanalytische Theorie, die sich hirnorganisch damit erklären lässt, dass das frontolimbische Kontrollsystem in einem solchen Fall die eigene Identität schützt.

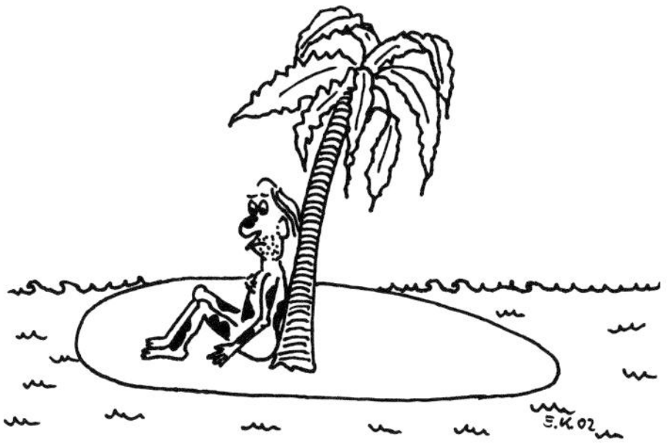

Abb. 1.6 Die Theorie, dass psychosomatische Hautveränderungen auf unterdrückten Exhibitionismus zurückgeführt werden können, hielt Herr Robinson C. durchaus für diskussionswürdig.

Klinischer Bezug

Psychodynamische Modelle können dem Arzt helfen eigene Reaktionen oder seltsame Verhaltensweisen des Patienten zu durchschauen. So kann man es oft mit Abwehrmechanismen erklären, wenn ein Arzt beginnt einen Patienten zu vermeiden. Auch, wenn Patienten Therapievereinbarungen nicht einhalten, wütend auf den Arzt reagieren oder zu Behandlungsterminen nicht erscheinen, lässt sich mit psychoanalytischem Denken eine Erklärung finden.

F04

Frage 1.45: Lösung B

Zu **(A)**: Aktivation: psychophysiologische Aktivierung, um ein Lebewesen möglichst schnell auf Flucht- oder Kampfreaktionen vorzubereiten. Die meisten dieser Veränderungen entstehen durch Verstärkung der sympathischen und Hemmung der parasympathischen Aktivitäten.

Zu **(B)**: Individual-spezifische Reaktionsmuster: In unterschiedlichen Belastungssituationen reagieren Personen mit für sie typischen physiologischen und vegetativen Reaktionen. Je nachdem welcher Funktionsbereich (Lunge, Haut, Magen, Darm) hierbei besonders stark aktiviert wird, kann es im weiteren Verlauf zu bestimmten psychosomatischen Krankheiten kommen (Asthma, Neurodermitis, Magengeschwür, Morbus Crohn ...).

Zu **(C)**: Motivationsspezifität: Heckhausen unterschied intrinsische Lernmotivation, die von der Interessantheit einer Sache ausgeht, von extrinsischer Motivation, dem Versuch, eine gute Zensur vom Lehrer zu bekommen und eine Ohrfeige von den Eltern zu vermeiden.

Zu **(D)**: Reaktionsbildung: psychoanalytischer Abwehrmechanismus. Ein bestraftes Bedürfnis wird durch ein völlig gegensätzliches Verhalten ersetzt.

Zu **(E)**: Unspezifische Erregung: allgemeine Erhöhung des Arousals (allgemeines Erregungsniveau) und der Aktivation ohne Bezug auf ein spezifisches Organ.

H04

Frage 1.46: Lösung A

Zu **(A)**: Leider ist die Medizin auch heute trotz aller technischer Möglichkeiten bei weitem nicht in der Lage, alle Krankheiten zu erkennen. Gerade im Frühstadium ist es bei vielen somatischen Krankheiten oft ausgesprochen schwierig eindeutig zu sagen, ob eine körperliche Krankheit vorliegt oder nicht. Typische Beispiele sind u. a. Multiple Sklerose oder unklare Magen-Darm-Beschwerden. Oft stellt sich erst Jahre später heraus, dass hier doch eine körperliche Krankheit vorgelegen hat, die durch die empfohlene psychoanalytische Gruppentherapie absolut gar nicht geheilt werden konnte.

Zu **(B)**: Somatoforme Störungen können sich auf jedes Organsystem beziehen.

Zu **(C)**: Psychisch bedingte Bauchschmerzen tun unter Umständen ebenso weh wie bei einer Nahrungsmittelvergiftung. Für den Betroffenen ist das nicht zu unterscheiden, da er die Symptome ja nicht bewusst produziert und auch nicht simuliert.

Zu **(D)**: Psychische Erkrankungen sind in unserer Zivilisation hochgradig stigmatisiert, daher verflüchtigen viele Patienten mit seelischen Störungen sich lieber in die Welt organischer Symptomatik.

Zu **(E)**: Eine organische Therapie kann den psychisch gestörten Patienten nicht helfen, die Symptome persistieren also. Da der Arzt aber langfristig keine somatische Grundlage diagnostizieren kann, versucht er irgendwann, den Patienten zum Psychotherapeuten zu schicken. Dies kollidiert jedoch mit der Grundannahme des Patienten, er sei organisch krank. Durch diese beiden Gründe kommt es zu häufigem Arztwechsel.

1.2.4 Sozialpsychologische Modelle

I.14 Sozialpsychologische Modelle

Soziale Repräsentationen:
"*Mach Dich mal weg da, ich will hier springen!*" ruft mir ein dunkelhaariger 14-jähriger Jugendlicher mit ausländischem Akzent vom Beckenrand der überfüllten Schwimmhalle in Lübeck-Kücknitz zu. „*Ja, ja*", antworte ich, schwimme stur weiter und mache die Wende am Beckenrand: „*und ich will hier jetzt schwimmen.*" Er wedelt mich lässig mit der Hand weg und ruft mir zu: „*Na, denn schwimm mal schnell weg hier jetzt!*" Sozialpsychologische Modelle gehen davon aus, dass Einstellungen zu zwischenmenschlichen Verhaltensweisen sozial und kulturell vermittelt werden. Diese Kenntnisse werden als **„kollektive soziale Repräsentation"** bezeichnet, sie wurden von den Mitgliedern einer Gesellschaft in einem gemeinsamen Prozess **sozialer Interaktionen** geschaffen. Hauptfunktion ist es, das Zusammenleben viel zu vieler Individuen auf engstem Raum zu ordnen und dem Einzelnen die Orientierung in unserer komplizierten Umwelt zu erleichtern. Nach Moscovici (1981) müssen ständig neue Repräsentationen in bestehende Konzepte verankert werden (**„anchoring"**). Abstrakte Konzepte („Moral" oder „Ethik") müssen in allgemeinverständliche Bilder übertragen werden (**„objectivation"**). Solche Repräsentationen beziehen sich auch auf medizinische Sachverhalte. So wurde AIDS beim ersten Auftreten Anfang der 80er Jahre als „*Schwulenpest*" bezeichnet; eine typische Vergegenständlichung einer damals neuen Krankheit in bekannte Begriffssysteme.

Belastende Lebensereignisse
Unsere soziale Umgebung kann krank machen. Die **„Life event"**-Forschung misst Auswirkungen belastender Lebensereignisse: mit Hilfe der **Social Readjustment Rating Scale (SRRS)** wird belastenden sozialen Ereignissen ein zahlenmäßiger Wert („*life change unit*") zugeordnet, z. B.: Weihnachtsfest = 12 Punkte, Aufnahme einer kleinen Hypothek = 17 Pkt., Umzug = 20 P., Schwierigkeiten mit Chef = 23, Wechsel an neuen Arbeitsplatz = 36, Tod eines nahen Freundes = 36, Schwangerschaft = 40, Pensionierung = 45, Entlassung = 47, schwere Krankheit = 53, Scheidung = 73 oder Tod des Lebenspartners = 100 Punkte. Diese Punkte (LCU-Werte) werden für einen bestimmten Zeitraum addiert und mit Krankheitshäufigkeiten in Verbindung gesetzt. Holmes & Rahe stellten 1967 fest, dass kranke Menschen vor ihrer Erkrankung viel höhere LCUs als gesunde hatten. Der Cut-off lag ab 300 LCUs in einem Jahr. **Richard Rahe** teilte später 2.500 Marinewehrpflichtige ein in: 1. Niedrig-LCU-Gruppe (unteres Drittel) und 2. Hoch-LCU-Gruppe (oberes Drittel). Während des ersten Monats auf See erkrankten doppelt so viele Hoch-LCU-Probanden. Kritisiert wurde an diesem Konzept, dass die aufgelisteten Lebensereignisse nicht zwangsläufig belastend sein müssen. Entscheidender ist aus heutiger Sicht, wie eine Person mit der Belastung umgeht („Coping").
Anderson (1991) unterschied drei Kategorien von sozialpsychologischen Stressoren:
a) Ebene I: **Chronische Stressoren**, z. B. Rassismus, hohe Wohndichte, schlechte Lebensbedingungen, wirtschaftliche Not.
b) Ebene II: Wichtige **Lebensereignisse** (wie in der o.g. SRRS)
c) Ebene III: **Mikrostressoren**, alltägliche Ereignisse (ständige kleine Ärgernisse), z. B. unfreundliche Vorgesetzte, ständige Unterbrechungen, Streit mit der Familie, Schulprobleme usw.

Anderson ist der Ansicht, dass gerade ständige Mikrostressoren Menschen eher chronisch krank machen als einmalig große Lebensprobleme. Die **„Assessment of Daily Experience Scale"** ist ein Test zur Untersuchung von Mikrostressoren. In einer Studie an 79 Probanden über 12 Wochen litten immerhin 30 unter einer infektiösen Krankheit; hierbei war die Zahl positiver Ereignisse in den Tagen kurz vor Ausbruch der Erkrankung signifikant niedriger und die Zahl negativer Ereignisse war signifikant höher als an Kontrolltagen, auf die keine Erkrankung folgte.

F03 ■

→ **Frage 1.47: Lösung E**

Zu **(A)**: Kontrollüberzeugung: Personen mit internalen Kontrollüberzeugungen glauben, dass Gesundheit vom eigenen Verhalten abhängig ist. Personen mit externalen Kontrollüberzeugungen halten Krankheit für fremdbestimmt, von anderen Personen, vom Schicksal oder vom Zufall abhängig. Man bezeichnet dieses Modell als Health-Locus-of-Control. Den Krebs der Patientin mit gesellschaftlichem Stress in Verbindung zu bringen, wäre externale Kontrollüberzeugung, (A) fragt aber nach internaler Kontrolle.
Zu **(B)**: Kognitiver Konflikt: Festinger entwickelte das Modell der „kognitiven Dissonanz", das Entscheidungskonflikte berücksichtigt. Hierbei stehen im selben Individuum zwei Erkenntnisse im Widerspruch (=kognitive Dissonanz), die mit einer Erklärung in Eintracht gebracht werden müssen (kognitive Konsonanz), z. B. indem eine der beiden Erkenntnisse angezweifelt wird. Eine kognitive Dissonanz wird in der Frage nicht beschrieben.
Zu **(C)**: Modell der Kompetenzerwartung („*self efficacy*"): Soziale Fertigkeiten („*social skills*") sind Reaktionsmuster, die es ermöglichen, sich bei der Interaktion mit anderen erfolgreich zu verhalten.

Eines der häufigsten Probleme ist mangelnde Selbstsicherheit hinsichtlich der eigenen Kompetenz, eine Situation angemessen zu meistern. Hier wird ein soziales Kompetenztraining („*behavioral rehearsal*") empfohlen. Abweichendes Verhalten beruht oft auf Defiziten im Erlernen von sozialen Fertigkeiten im Kindesalter.
Zu **(D)**: Unter Selbstwirksamkeit versteht man insbesondere, ob man sich im Krankheitsfall noch selbst helfen kann oder besser fachliche Hilfe aufsucht.
Zu **(E)**: Subjektive Krankheitstheorie: Alltagsvorstellungen, die sich Personen über Krankheitsursachen bilden, werden mit Laienätiologie bezeichnet. Sie können durchaus richtig sein, zum Teil aber auch erheblich von dem entsprechenden professionellen Krankheitsbegriff abweichen und sind stark kulturell und subkulturell gefärbt (hier z. B. *Krebs durch Stress im gesellschaftlichen Leben*).

I.15 Sozialpsychologische Theorien

Sozialpsychologische Theorien erklären auch gesundheitsbezogenes Verhalten, etwa Teilnahme an präventiven Maßnahmen. Die **„Theorie des geplanten Verhaltens"** (*theory of reasoned action,* bzw.: *theory of planned behavior*) geht davon aus, dass hierfür fünf Elemente ausschlaggebend sind: (1) Verhalten, (2) Verhaltensintention, (3) Einstellung, (4) subjektive Norm und (5) wahrgenommene Verhaltenskontrolle. Ein Jugendlicher wird wohl kaum planen (Intention) ein Kondom bei seinem nächsten Sexualkontakt zu benutzen, wenn er eine negative Einstellung dazu hat, seine Freunde ebenfalls keine Präservative benutzen (Norm) und er auch gar keine Ahnung hat, wie man damit eigentlich umgehen muss (Kontrolle).
Nach dem **Ressourcenmodell** spielt ein Mangel an potenziellen Hilfsquellen eine wichtige Rolle bei der Krankheitsentstehung. Ressourcen helfen bei der Bewältigung von Anforderungen und schützen damit die Gesundheit des Individuums. Man unterscheidet:
I. Interne, personale Ressourcen des Individuums, (a) psychisch (z. B. soziale Kompetenz, Wissen, Intelligenz); (b) physisch (z. B. intakte Körpersysteme, Reichtum, tragfähige Beziehungen).
II. Externe Ressourcen der Umwelt: (a) physikalische (z. B. Rohstoffe), (b) biologische (Nahrung), (c) technische (z. B. Kraftwerke), (d) ökonomische (Bruttosozialprodukt), (e) psychosoziale (Unterstützung) und (f) soziokulturelle Ressourcen (Normen, Bildungsinstitutionen).
Je mehr Handlungsressourcen eine Person besitzt, desto eher kann sie mit problematischen Lebenssituationen zurechtkommen. Das Ressourcen-Transaktions-Modell stellt fest, dass ein Mangel an externen Ressourcen (z. B. Hungersnot) auch die personalen Ressourcen beeinflusst. Die Person bewertet Transaktionen zur Umwelt daher auch als „*ressourcen-aufbauend*" oder „*ressourcen-gefährdend*".
Reziprozität: Soziale Unterstützung hat sich als einer der wichtigsten Ressourcen herauskristallisiert, um gesund zu bleiben. Das System funktioniert aber nur, wenn die gegenseitigen Unterstützungen sich die Waage halten. Wenn Person A einer Person B hilft, erwartet sie, im eigenen Notfall auch Unterstützung zu bekommen. Reziprozität ist eine Form der kooperativen Wechselwirkung, bei der beide Individuen (ggf. mit zeitlicher Verzögerung) die Vorteile genießen können. Fühlt sich dagegen eine Person langfristig von einer anderen ausgenutzt, kommt es zu Widerständen.

Klinischer Bezug
Psychosoziale Faktoren können krank machen. Der Arzt muss auch vorhandene Ressourcen, Kompensationsmittel und Hilfen abfragen.

H07

→ **Frage 1.48: Lösung A**

Zu **(A)**: Das Erarbeiten eines konkreten Trainingsplans wird dem Patienten am besten helfen, seine Verhaltens-Intensions-Lücke zu schließen und mit den Rückenübungen anzufangen. Die „Theorie des geplanten Verhaltens" geht davon aus, dass fünf Elemente ausschlaggebend sind, sich beispielsweise an präventiven Maßnahmen zu beteiligen: 1. Verhalten, 2. Verhaltensintention, 3. Einstellung, 4. subjektive Norm und 5. wahrgenommene Verhaltenskontrolle. Siehe Lerntext I.15.
Zu **(B)**: Furchtappelle können zur Reaktanz-Trotzreaktion führen und sind in der Regel eher kontraindiziert. Überdies verschlechtern sie das Arzt-Patient-Verhältnis, da der Kranke sich unter Druck gesetzt fühlt.
Zu **(C)**: Das Herausstellen der Vorteile ist sicherlich sinnvoll. Allerdings hat der Patient ohnehin schon die feste Absicht, mit dem Rückentraining anzufangen (ist sich demnach der Vorteile bewusst). Ihm fehlt offenbar nur noch der Anstoß, wie genau er vorgehen soll.
Zu **(D)**: Informieren über das Chronifizierungsrisiko könnte möglicherweise Angst wecken und unter Umständen zur Reaktanz führen. Überdies könnte es hierdurch zu einer Verschlechterung des Arzt-Patient-Verhältnisses kommen, da der Kranke sich unter Druck gesetzt fühlt.
Zu **(E)**: Problembewusstsein wecken wäre nach dem transtheoretischen Modell von Prochaska und DiClemente (1984) die erste Stufe der Veränderung und wäre z. B. notwendig bei rauchenden/trinkenden Jugendlichen. Bei dem hier beschriebenen Patienten muss der Arzt kein Problembewusstsein mehr wecken. Das haben die Schmerzrezeptoren im Bandscheibenbereich längst für ihn getan.

1.2.5 Soziologische Modelle

I.16 Soziologische Modelle

Im Winter 2007/08 hatten alle Mitarbeiter des Instituts mindestens eine Erkältung; nur ich nicht. Allgemein wird das auf eine gewisse Abhärtung geschoben, da ich die 20 km bis Lübeck auch in der kalten Jahreszeit regelmäßig mit dem Fahrrad zur Arbeit fahre. Seit jeher hat sich die Medizin mit der Frage beschäftigt, warum man krank wird; dies wird als **pathogenetischer Ansatz** bezeichnet. Seltsamerweise hat jahrhundertelang nie jemand gefragt, warum, trotz vergleichbarer Risikofaktoren, viele Menschen gesund bleiben? Erst 1979 stellte **Aaron Antonovsky** diese Frage und begründete den **salutogenetischen Ansatz**. Er bildete Gesundheit und Krankheit auf einem Kontinuum ab, dem **„health-ease-disease-continuum"**. Anhaltspunkt für die Lokalisation einer Person auf dieser Achse (**„Gesundheitsprofil"**) lieferten ihm (a) das Ausmaß der Schmerzen und Beeinträchtigungen, (b) die prognostische Einschätzung und (c) die Notwendigkeit kurativer Maßnahmen. Der Salutogenese geht es um die Identifikation von **Ressourcen** (z. B. Problemlösekompetenz, Ich-Identität, soziale Unterstützung), die protektiv wirken. **Widerstandsquellen** (**„resistance ressources"**) gegen Belastungen wirken sich positiv aus und fördern die Entwicklung eines **Kohärenzsinnes** (**„sense of coherence"**). Dieser beinhaltet Vertrauen in die Bewältigungsmöglichkeit (**„manageability"**) von Belastungen, was zu einer günstigeren Platzierung auf dem Gesundheits-Krankheits-Kontinuum führt.

Protektivfaktoren sind alle Faktoren, die ein Individuum vor Schädigung schützen. Es lassen sich personale (interne) Ressourcen von sozialen und ökologischen (externen) Ressourcen unterscheiden. Die Bewältigung von Stressbelastungen ist davon abhängig, wie gut Personen in einer Belastungssituation sowohl interne als auch externe Ressourcen mobilisieren können. Persönliche bzw. interne Ressourcen sind individuelle Lebenskompetenzen (skills), Persönlichkeitsmerkmale und spezifische Bewältigungsstrategien. Unter externen Ressourcen versteht man Protektivfaktoren, die in der sozial-ökologischen Umwelt eines Menschen vorliegen, z. B. Sicherung der Erfüllung von Grundbedürfnissen, ausreichendem Wohnraum, sozialer Rückhalt; soziale Integration und soziale Unterstützung. Solche Protektivfaktoren können Krankheiten verhindern (z. B. durch ein gesundes Immunsystem), im Verlauf abschwächen, einer Chronifizierung und Wiederauftreten vorbeugen.

Vergleichbar ist das Konzept der **„hardiness"** (Kobasa, 1979). „Hardiness" ist ein Konzept in dem Persönlichkeitsmuster gesucht wurden, die Stress-Resistenz ermöglichen. Komponenten sind: 1. *Commitment* (Engagement und Selbstverpflichtung): Bestreben einer Person, sich zu engagieren, Neugier auf das Leben und eine hohe Motivation, etwas zu bewerkstelligen und zu verwirklichen. 2. *Control* (Kontrolle): Personen mit hoher Kontrollüberzeugung glauben, selbst Einfluss auf den Lauf der Ereignisse nehmen zu können. 3. *Challenge* (Herausforderung) meint Veränderungen nicht als Bedrohung, sondern als positive Chance wahrzunehmen. In diesem Sinne soll auch an den weiter vorne erklärten Begriff **„Resilienz"** erinnert werden, dessen Bedeutung Sie mit an Zufall grenzender Wahrscheinlichkeit bestimmt schon längst wieder vergessen haben.

Das **Interaktionistische Anforderungs-Ressourcen-Modell** (Becker, 1992) erklärt Gesundheit aus den Wechselwirkungen zwischen internen und externen Anforderungen und den **Ressourcen** einer Person. Physische Ressourcen nehmen direkt Einfluss auf den Gesundheitszustand, psychische Ressourcen nehmen den Umweg über Verhalten und Erleben. Die beiden internen Ressourcen beeinflussen externe Hilfsquellen. Das **Sozialepidemiologisch-ökologisches Modell** (Trojan & Hildebrandt, 1989) betont, dass nicht nur das Individuum mit seinen Ressourcen und Kompetenzen zu berücksichtigen ist, sondern auch soziokulturelle Faktoren wie Leistungsdruck, Rollenanforderungen und soziale Unterstützung.

Möchten Sie lieber mit 35 Jahren an AIDS sterben oder besser erst mit 85 an einem Schlaganfall? Das **sozialökologische Modell** unterscheidet zwischen der **Makro-Sichtweise** (kulturelle Einflüsse) und der **Mikrobetrachtung** (Familie, Arbeit, Wohnverhältnisse). Die Kultur, in die Sie hineingeboren wurden, hat entscheidenden Einfluss darauf, wann und woran Sie sterben werden. In den Entwicklungsländern sterben Menschen an Infektionskrankheiten und Unterernährung, in den technisierten Ländern stehen Herz-Kreislauferkrankungen und Krebs an den ersten beiden Positionen der **Todesursachenstatistik**. Dieser Einfluss der Kultur gilt auch im historischen Sinn. Die **Mortalität** hat sich durch Verbesserungen der Ernährung, der Medizin und der Hygiene entscheidend verändert. Haupt-Todesursachen im 19. Jahrhundert waren: 1. Säuglingssterblichkeit und 2. Infektionskrankheiten. Todesursachen gegen Ende des 20. Jahrhunderts dagegen sind die typischen Alterskrankheiten 1. Herz-Kreis-lauf-Versagen (50 %) und 2. Krebs (25 %). Dagegen Infektionskrankheiten nur noch 0,9 %! Allerdings kann man auch bei uns jung sterben; es gibt einen ersten Sterblichkeitsgipfel im Alter zwischen 20–25 bedingt durch Unfälle, Selbstmorde und Gewalttätigkeit.

Herz-Kreislauf-Erkrankungen und bösartige Tumoren konnten früher nicht Haupt-Todesursachen sein, da die Menschen nur selten das Alter erreichten, in dem diese Krankheiten sich häufen. Dies gilt heute noch für viele Entwicklungsländer.
Neben der Kultur hat auch die **soziale Schicht** Auswirkungen auf Gesundheitsverhalten: Untere Schichten zeigen höhere **Symptomtoleranz** und konsultieren selbst bei herben Symptomen (Blut im Urin) seltener den Arzt. **Vorsorgeuntersuchungen** (z. B. Krebs, Schwangerschaft) werden von sozial schwächeren Schichten weniger genutzt. **Gesundheitsschädigendes Verhalten** ist in unteren Sozialschichten häufiger (z. B. Rauchen). Umgekehrt sind gesundheitsfördernde Maßnahmen (**Präventivverhalten**) in den Unterschichten seltener. Der sprachliche Umgang mit dem Arzt fällt Angehörigen höherer Schichten leichter als denen unterer. Der medizinische Informationsstand ist in unteren Schichten geringer. Schichtspezifische **Risikofaktoren**, insbesondere Berufskrankheiten, finden sich häufiger in den unteren Schichten (z. B. höheres Unfallrisiko bei Bauarbeitern).
Erkrankte sinken leicht in untere Sozialschichten ab (vorzeitige Berentung). Auch psychiatrische Erkrankungen finden sich gehäuft in unteren Sozialschichten. Hierzu behauptet die **Milieutheorie**, dass höhere Belastungen in unteren Schichten ein Risikofaktor für psychiatrische Erkrankungen sind. Nach der **Drift-** oder **Selektionstheorie** erleiden psychiatrisch Erkrankte häufig einen sozialen Abstieg und werden daher gehäuft in unteren Schichten gefunden.

Klinischer Bezug
Ärzte sind stetig auf der Suche nach Risikofaktoren für Krankheiten. Die Frage wieso manche Menschen gesund bleiben, eröffnet eine völlig neue Sichtweise für eine präventive Medizin.

H07 ■■

→ **Frage 1.49: Lösung E**

Das Kohärenzgefühl (Kohärenzsinn) ist nach Antonovsky eine stabile Handlungsorientierung. Sie ist bei Menschen hoch ausgeprägt, die das Gefühl haben, dass sie die Welt, in der sie leben, verstehen, mit ihren gegebenen persönlichen Ressourcen umgehen und dem Leben einen Sinn abgewinnen können. Ein hohes Kohärenzgefühl soll zusammen mit weiteren generalisierten Widerstandsquellen wie Wohlstand, Wissen, Intelligenz, Ich-Identität, Flexibilität und sozialer Unterstützung Menschen widerstandsfähiger gegenüber stressbedingten Krankheiten machen. Die Frage in der vom IMPP gestellten Form ist schwer zu beantworten, da fast nur positive Seiten genannt werden, die nahezu alle zum salutogenetischen Konzept von Antonovsky passen.
Zu **(A)**: Widerstandskraft wird erst sekundär durch das Kohärenzgefühl erzeugt.
Zu **(B)**: Psychische Gesundheit wird erst sekundär durch das Kohärenzgefühl erzeugt.
Zu **(C)**: Resilienz ist der Oberbegriff.
Zu **(D)**: Soziale Einbindung ist neben dem Kohärenzsinn ein weiterer eigener Faktor zur Erhöhung der Widerstandskraft gegen Stress.
Zu **(E)**: Dem Kohärenzgefühl ist nach dem salutogenetischen Konzept von Antonovsky die Merkmalstrias „Verstehbarkeit, Handhabbarkeit, Sinnhaftigkeit" am ehesten zuzuordnen.

H05 H04

→ **Frage 1.50: Lösung E**

Zu **(A)**: Habituation bedeutet, dass mit der Wiederholung eines Reizes auf diesen immer schwächer reagiert wird.
Zu **(B)**: „Paradox der Prävention": unterschiedlich definierter Begriff. Zum einen in der Bedeutung verwandt: Je besser die Prävention ist, um so seltener muss sie benutzt werden. Paradoxe Prävention weist auch darauf hin, dass insbesondere Kampagnen zur Prävention bei Drogen und Alkohol die Jugendlichen gerade erst darauf hinweisen, welche Drogen es gibt, die sie ausprobieren könnten. Paradoxe Prävention wird außerdem in dem Sinn benutzt, dass insbesondere durch sekundäre und tertiäre Prävention oft chronisch Kranke geschaffen werden, die früher an den Folgen ihrer Krankheit verstorben wären, heute aber überleben. Hierdurch erhöht Prävention sogar noch die Kosten im Gesundheitswesen, statt sie zu senken.
Zu **(C)**: Die Reaktanz-Theorie macht interessante Aussagen darüber, warum Menschen sich meist nicht so verhalten, wie sie sich verhalten sollten. Nach Ansicht dieser Theorie liegt die Ursache darin, dass jedes verbotene Verhalten an Attraktivität gewinnt.
Zu **(D)**: Rehabilitation gehört zur tertiären Prävention. Ziel der Reha ist es, den Auswirkungen einer Krankheit oder einer körperlichen, geistigen oder seelischen Behinderung auf die Erwerbstätigkeit der Versicherten entgegenzuwirken oder sie zu überwinden und dadurch Beeinträchtigungen der Erwerbsfähigkeit der Versicherten oder ihr vorzeitiges Ausscheiden aus dem Erwerbsleben zu verhindern oder sie möglichst dauerhaft in das Erwerbsleben einzugliedern.
Zu **(E)**: Resilienz (Widerstandsfähigkeit, Spannkraft): Das Konzept der Resilienz erklärt, warum auch bei Vorliegen vieler Risikofaktoren manche Personen nicht krank werden. Dies trifft auf die Beschreibung in der Frage zu.

F01

Frage 1.51: Lösung C

Zu **(A)**: Anforderungs-Kontroll-Modell: Ein Modell, das Zufriedenheit/Unzufriedenheit aus den Anforderungen in Relation zu den Kontrollmöglichkeiten, diesen gerecht zu werden, sieht.
Zu **(B)**: Berufliche Autonomie (Unabhängigkeit) lag nicht vor, da der Patient ja in einem Betrieb angestellt war.
Zu **(C)**: Wenn hohe berufliche Anforderungen gestellt werden, andererseits aber nur eine niedrige Belohnung vorhanden ist, kann es zur Gratifikationskrise kommen. Solche jahrelangen Stresszustände führen zu ständigem Bluthochdruck, der wiederum als wesentliche Ursache für koronare Herzerkrankungen angesehen wird.
Zu **(D)**: Kognitive Dissonanz: Zwei oder mehr Erkenntnisse desselben Individuums stehen im Widerspruch zueinander. Ob hier kognitive Dissonanz vorliegt, lässt sich nicht entscheiden, da ja weder über die Gedankengänge noch über die Emotionen des Patienten etwas ausgesagt wird.
Zu **(E)**: Soziale Vergleichsprozesse: Personen versuchen ständig, die Richtigkeit ihrer Einstellungen durch Vergleiche der Meinungen von anderen zu überprüfen. Ein Großteil unseres „*small talk*" dient eigentlich nur diesem Zweck.

H05

Frage 1.52: Lösung C

Zu **(A)**: Berufliche Gratifikationskrisen: Wenn hohe berufliche Anforderungen (hohe Verausgabung) gestellt werden, andererseits aber nur eine niedrige Belohnung vorhanden ist, kann es zur Gratifikationskrise kommen, die psychische und/oder psychosomatische Störungen nach sich ziehen kann.
Zu **(B)**: Der Schichtgradient der Mortalität bezeichnet das Phänomen eines höheren Mortalitätsrisikos unterer sozialer Schichten.
Zu **(C)**: Drifthypothese: siehe Lerntext I.16.
Zu **(D)**: Soziale Ungleichheit: Unterschiede von Ausbildung und Einkommen führen zur Ungleichheit der Angehörigen verschiedener sozialer Schichten. Damit verbunden ist die soziale Ungerechtigkeit aufgrund verschiedener Chancen in Abhängigkeit von der sozialen Schicht, aus der eine Person stammt. Die Unterschicht ist von allen chronischen Krankheiten überdurchschnittlich stark betroffen, das Krankheitsrisiko ist etwa doppelt so hoch. Sind Angehörige der Unterschicht einmal erkrankt, verläuft ihr Heilungsprozess schlechter. Früher waren mangelnde ärztliche Versorgung und krankmachende Arbeitsbedingungen die Gründe dafür, heute nicht mehr, es gibt einen anderen Grund: gesundheitsschädigendes Verhalten.
Zu **(E)**: Soziogenese: Begriff für einen geschichtlichen Ablauf, durch den sich aus gesellschaftlichen Vorformen schließlich die allgemeine Lebensform einer Gesellschaft ergibt. Zum Beispiel entwickelten sich aus Handwerk, Handel und Geldwirtschaft der Kapitalismus und die daran angepassten Verhaltensweisen der Menschen. Soziogene Faktoren sind entsprechend solche, bei denen die soziale Umwelt das Verhalten von Menschen oder Systemen prägt.

1.3 Methodische Grundlagen

1.3.1 Hypothesenbildung

I.17 Hypothesenbildung

Um ihr Geschirr abzuwaschen, ihr Bett zu machen und um bei einem Patienten eine Herztransplantation durchzuführen benutzen Sie bestimmte Methoden. Auch die Psychologie und Soziologie haben spezielle Methoden, mit denen wir uns hier beschäftigen wollen. Ein Patient sagt zu Ihnen: *„Gestern war ich noch im heute, aber morgen bin ich schon von vorgestern."* Worunter leidet der Patient Ihrer Ansicht nach? Schizophrenie? Demenz? Wernicke Aphasie? Oder ist es vielleicht ein hyperintelligenter Philosophie-Professor? Um das herauszubekommen, werden Sie Vermutungen (Hypothesen) bilden und versuchen, diese zu prüfen. Eine solche Hypothese sollte optimalerweise aus einer Theorie (z. B. Krankheitsmodell) oder einem hypothetischen Konstrukt abgeleitet werden. **Hypothetische Konstrukte** sind theoretische Annahmen darüber, welche Faktoren unsere Persönlichkeit eigentlich ausmachen (z. B. *„Intelligenz"*, *„Gedächtnis"*, *„Motivation"*, *„Neurotizismus"* oder *„Kausalattribution"*). Nach dem Kriterium von K. Popper muss eine Hypothese falsifizierbar sein, d. h. man muss zeigen können, dass sie nicht stimmt. Um diese **Falsifizierbarkeit** aufzuzeigen, wird jeder Hypothese eine **Alternativhypothese** beigeordnet, die das Gegenteil behauptet, z. B.: H_1=Der Patient leidet unter einer schizophrenen Störung und H_0=Der Patient leidet nicht darunter. Weitere Hypothesen (H_2, H_3, H_4) lassen sich natürlich auch zu den anderen o.g. Störungen (Demenz/Aphasie/Professor) aufstellen.
Leider lässt sich niemals endgültig verifizieren, ob H_0, H_1, H_2, H_3 oder H_4 zutreffen, denn alle Messungen sind fehlerbehaftet. Schlussfolgerungen können daher lediglich Wahrscheinlichkeitsaussagen sein. Statistische Verfahren der **Biometrie** berücksichtigen dies, indem man dort angibt, mit welcher prozentualen Wahrscheinlichkeit ein Untersuchungsergebnis richtig ist. Die in wissenschaftlichen Artikel oft vorkommende Angabe $p < 0.05$ sagt aus, dass ein gefundener Unterschied mit 95 % Wahrscheinlichkeit *„wahr"* ist und nicht durch Messfehler entstanden ist.

Nach der Formulierung der Hypothesen besteht der nächste Schritt nun darin, diese Annahmen prüfbar zu machen. Dazu muss man **Variablen** (=veränderliche Werte) definieren, die man messen kann. Nehmen wir an, Sie möchten eine Untersuchung zu der Frage durchführen, ob ein Tranquilizer (=angstlösendes Medikament) die Reaktionszeiten verlängert. Die Hypothese H_1 wäre, dass die Reaktionszeiten der Gruppe „mit" sich von der Gruppe „ohne Medikament" unterscheidet. Wir planen also ein Experiment mit mehreren **Prae-** (vor Medikamentengabe) und noch mehr **Post-Messungen** (z. B. 1, 2, 3, ... Stunden nach Medikamenteneinnahme). Wenn Sie neben den Versuchsgruppen „mit Tranquilizer" jetzt noch zwei Kontrollgruppen, eine „mit Placebo" (Effekte der Selbstsuggestion) und eine weitere „völlig ohne Medikament" (Effekte der Übung oder der Ermüdung) einplanen, die örtliche Ethikkommission nichts gegen ihre Untersuchung hat und Sie außerdem noch genügend Versuchspersonen finden (aber bitte nicht nur Medizinstudenten, das vermindert die Generalisierbarkeit Ihrer Daten), dann haben Sie schon gut geplant. Noch schöner wird das ganze, wenn Sie Ihr Experiment als **Doppelblindversuch** planen: hierbei wissen weder der Versuchsleiter noch die Probanden, ob ein Placebo oder der Tranquilizer verabreicht wurde, das vermindert den Rosenthal-Effekt (=Artefakte durch Annahmen des Versuchsleiters). Die Zuteilung der Patienten auf die Experimental- oder Kontrollgruppen übernimmt eine übergeordnete Person; welche Person in welcher Gruppe ist, bleibt bis Versuchsende streng geheim.

F99 ■

→ Frage 1.53: Lösung E

Ein Experiment wird stets durchgeführt um eine Hypothese zu beweisen. Die Hypothese, meist als H_1 bezeichnet, behauptet einen Unterschied zwischen zwei Gruppen bzw. Stichproben. Dieser Hypothese wird immer eine Nullhypothese H_0 zugeordnet, die davon ausgeht, dass kein Unterschied besteht, d. h. beide Gruppen sind gleich.

In dem Beispiel hießen die Hypothesen z. B.:

H_0: Urschreitherapie ist ebenso effektiv wie Psychoanalyse,

H_1: Urschreitherapie ist effektiver,

H_2: Psychoanalyse ist effektiver.

Nach der Therapie wird statistisch geprüft, ob die Ergebnisse beider Therapiegruppen sich signifikant unterscheiden. Abhängige Variable könnte z. B. das Ausmaß der Angstreduktion von Phobikern in einem Angstfragebogen vor vs. nach der Therapie sein.

Zu **(A)**: Dann wäre die Nullhypothese zutreffend. In der Frage wurde H_0 jedoch verworfen.

Zu **(B)**: Dann wäre zwar ein Unterschied zwischen den Gruppen vorhanden, der jedoch statistisch nicht signifikant wird. Auch hier wäre die Nullhypothese zutreffend.

Zu **(C)** und **(D)**: Das Verwerfen der Nullhypothese bedeutet im Allgemeinen, dass eine andere Hypothese zutrifft. Aus dem Text der Frage geht jedoch nicht hervor, welches Verfahren besser abschneidet.

Zu **(E)**: Richtig.

F04

→ Frage 1.54: Lösung E

Zu **(A)**: Eine Hypothese ist eine Vermutung, die in der Regel aus einer Theorie abgeleitet wird und deren Zutreffen wissenschaftlich geprüft werden soll. Determination bedeutet Bedingtsein oder Vorherbestimmung (etwa: Körpergröße wird determiniert durch genetische Prädisposition). Eine Hypothese kann keinesfalls einen Sachverhalt determinieren.

Zu **(B)**: Eine Hypothese muss falsifizierbar sein, d. h. es muss möglich sein zu zeigen, dass die Hypothese nicht stimmt. Um diese Falsifizierbarkeit aufzuzeigen, wird jeder Hypothese eine Alternativhypothese beigeordnet, die das Gegenteil behauptet.

Zu **(C)**: Normativ: auf Bewertungen bezogen oder selber Bewertungen setzend. Normative Fragen beziehen sich z. B. auf vorher bewertete oder jetzt zu bewertende Sachverhalte, z. B. nach dem *„besten Verhalten"*. Eine normative Hypothese ist demnach nicht möglich.

Zu **(D)**: Jeder Hypothese, die einen Unterschied zwischen Gruppen behauptet *(Frühehen versus Spätehen)*, wird immer eine Nullhypothese H_0 zugeordnet, die davon ausgeht, dass kein Unterschied besteht, d. h. beide Gruppen gleich sind. Bei der Aussage dieser Frage handelt es sich also um die Hypothese H_1 und nicht um die Nullhypothese.

Zu **(E)**: Probabilistik: Wahrscheinlichkeitsrechnung. Hypothesen sind immer probabilistisch, da man die Richtigkeit ihres Zutreffens anhand einer bestimmten Wahrscheinlichkeit (Signifikanzniveau) prüfen will.

I.18 Variablen

Variablen sind alle messbaren Werte, durch die sich in Ihrem Versuchsplan irgendwelche Veränderungen ergeben können. Zum Beispiel: Alter, Größe, Gewicht, Nationalität, Intelligenz, Persönlichkeitseigenschaften und Geschlecht der Versuchspersonen, Tageszeit, Höhe der Tranquilizer-Dosis, Persönlichkeit des Testleiters, Art der Testräume, Wetter, akuter Liebeskummer, nachfolgende Prüfungen usw. Anhand Ihrer Theorie entscheiden wir, welche Variablen möglicherweise einen, kaum oder gar keinen Einfluss haben. Wir vernachlässigen etwa die Körpergröße und das

Wetter, entscheiden aber für die Tranquilizer-Dosis eine gewichtsabhängige Dosierung. Man unterscheidet:

Unabhängige Variablen (UV): Die unabhängigen Variablen (Stimulus) sind diejenigen, die Sie als Versuchsleiter in Ihrem Versuchsplan systematisch variieren. Hierzu gehört die Variable „Medikamenteneinnahme" (Tranquilizer/Placebo/gar nichts).

Abhängige Variable (AV): Die abhängigen Variablen (Reaktion) sind diejenigen, die Sie messen wollen. In diesem Experiment wird man einen Reaktionstest vorgeben. Als abhängige Hauptvariablen misst man die Leistung in diesem Reaktionstest. Als Nebenvariablen könnte man physiologische Parameter erheben (Herzschlag, gelvanischer Hautwiderstand, Atemfrequenz, EEG).

Als **Störvariablen** werden alle Einflüsse bezeichnet, die neben der UV Einfluss auf das Ergebnis eines Tests haben könnten (z. B. Geschlecht, Tageszeit des Experiments, usw.). Es gibt mehrere Kontrollmethoden von Störvariablen:

- Eliminieren (Ausschaltung, z. B. bei störendem Lärm),
- Homogenisierung (Angleichung, z. B. nur 20-jährige Frauen),
- Konstanthaltung (gleiche Bedingung für alle Teilnehmer, z. B. Untersuchungen nur um 08:00 Uhr),
- Kovarianzanalyse (nachträgliches Herausrechnen von Unterschieden in der Statistik),
- Wiederholungsmessung (dieselben Personen nehmen an der Experimental- und an der Placebobedingung teil),
- Parallelisieren (Paarbildungen von je drei etwa gleichaltrigen, gleichschweren und gleichgeschlechtlichen Personen in Experimental-, Placebo- und Kontrollgruppe),
- Randomisierung (Zufallsaufteilung auf Experimental-, Placebo- und Kontrollgruppe),
- Umwandlung von Stör- in unabhängige Variablen (Aufnahme z. B. des Alters als Variable in den Versuchsplan).

Intervenierende Variablen (*intervenire* = dazwischen kommen): sind solche, die einen Einfluss auf das Versuchsergebnis haben, z. B. Organismusvariablen (sie können also auch Störvariablen sein!). Nach Durchführung des Experimentes könnten wir möglicherweise feststellen, dass der Tranquilizer bei 50 % unserer Probanden eine Verlangsamung der Reaktionszeiten hervorgerufen hat, bei den anderen 50 % dagegen ist es zu einer Beschleunigung gekommen. Klugerweise haben Sie Ihre Probanden vorher einen Persönlichkeitsfragebogen ausfüllen lassen. Durch ***„snooping in the data"*** können wir nun versuchen nachträglich herauszufinden, ob eine Korrelation zu irgendeinem Merkmal besteht. Vielleicht stellen wir fest, dass introvertierte Versuchspersonen langsamer geworden sind, extra-

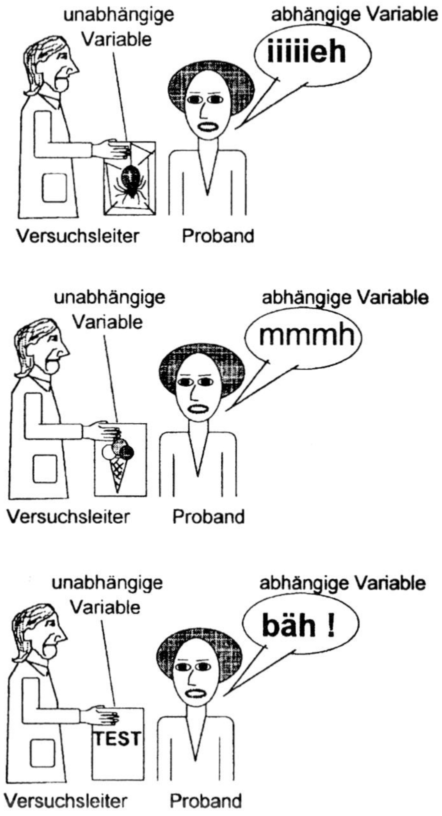

Abb. 1.7 Die unabhängige Variable wird vom Versuchsleiter variiert, die abhängige Variable ist die Reaktion des Probanden, die gemessen werden soll. Intervenierende Variablen, z. B. Persönlichkeitseigenschaften des Probanden können dabei Auswirkungen auf diese abhängige Variable haben.

vertierte dagegen schneller. Extraversion/Introversion wäre dann eine intervenierende Variable und Sie können im Abschlusssatz Ihrer Dissertation darauf hinweisen, dass man Persönlichkeits-eigenschaften bei pharmakologischen Wirksamkeitsprüfungen keinesfalls außer Acht lassen darf. Sie dürfen diesen Zufallsbefund aber nicht als Ergebnis Ihrer Arbeit darstellen, da Sie vorher keine entsprechende Hypothese aufgestellt hatten. Ein Ergebnis hinauszuposaunen, zu dem es gar keine vorherige Hypothese gab, ist wissenschaftlich ungehörig!

Die Wirkung der UV auf die AV ist oft nicht direkt, sondern wird durch eine weitere Variable kausal vermittelt. Wenn diese Variable eine wesentliche Bedeutung hat, spricht man von **Mediatorvariable**. Wenn z. B. die UV das Halten eines Referates vor 1, 3, 5, 10 oder 100 Leuten ist und die AV das Ausmaß der Extraversion/Introversion eine Mediatorvariable.

Konfundierung („*confounding*"): Vermengung, Vermischung von zwei oder mehr Variablen, die hoch miteinander korreliert sind und deren Einflüsse später nicht zu trennen sind. Chronobiologischer Rhythmus und Tageszeit wären solche konfundierte Variablen. Da es Frühaufsteher und Langschläfer gibt, könnte man zu völlig verkehrten Ergebnissen kommen, wenn man mit dem Reaktionsversuch immer um 08:00 Uhr beginnt, ohne die Lerchen von den Nachtigallen zu trennen.
Als **Moderatorvariable** wird eine Bedingung bezeichnet, unter der eine bestimmte Kausalbeziehung unterschiedlich stark ausgeprägt ist (z. B. „Introspektionsfähigkeit" bei einem Experiment über Stimmungen). Bei einem **Interaktionseffekt** hat man nicht nur eine Moderatorvariable, sondern es gibt eine Wechselwirkung zwischen zwei Variablen (z. B. Alter und Familienstand). Beide zusammen moderieren die abhängige Variable (z. B. Häufigkeit des Geschlechtsverkehrs. **Indikatorvariablen** geben an, welcher untersuchten Gruppe, von mehreren betrachteten Gruppen, ein bestimmtes Individuum angehört; vergleicht man Vandalismus bei Kindern, Jugendlichen und Erwachsenen, dann wäre „Alter" die Indikatorvariable.
Kriteriumsvariable ist die abhängige Variable in einer Regressionsanalyse. Eine Regressionsanalyse ist eine statistische Berechnung, die z. B. der Vorhersage dient. So lässt sich die Wahrscheinlichkeit, dass Sie das Physikum bestehen als Kriteriumsvariable aus folgenden zwei Prädiktorvariablen berechnen: 1. Vorwissen und 2. Lernzeit.

Klinischer Bezug

Kenntnis von Hypothesenbildung und Entwicklung eines experimentellen Designs ist nicht nur für die Doktorarbeit wichtig. Auch bei der Diagnose von Krankheiten und beim Aufspüren der Ursache von Störungen muss der Arzt wissenschaftliche Detektivarbeit leisten und immer wieder Hypothesen bilden und prüfen.

F04 F02

→ **Frage 1.55: Lösung B**

Die unabhängige Variable ist diejenige, die vom Versuchsleiter variiert wird, d. h. im Beispiel die Dosis des Medikamentes (300 mg, 150 mg, gar nichts = Placebo). Die abhängige Variable ist diejenige, die erfasst wird und von der man annimmt, dass sie sich in Relation zur unabhängigen Variable verändert (hier: Vigilanz = Daueraufmerksamkeit und Konzentrationsfähigkeit). Intervenierende Variablen sind solche, die außerdem noch Einfluss auf das Versuchsergebnis haben könnten (z. B. Alter, Geschlecht, Gewicht usw.); viele dieser Variablen kontrolliert man, indem man versucht, sie konstant zu halten, oder als weitere unabhängige Variablen aufnimmt.
Zu **(A)**: Falsch, denn die Medikamentendosierung ist die unabhängige Variable.
Zu **(B)**: Richtig, die Vigilanz und Konzentrationsfähigkeit wird als abhängige Variable gemessen.
Zu **(C)**: Falsch, denn das Einnahmeschema wird in der Frage ja gar nicht geschildert. Bei dreimal täglich ist von Morgens-Mittags-Abends auszugehen und zu hoffen, dass der Versuchsleiter dies standardisiert hat (= für alle Probanden gleiche Zeiten).
Zu **(D)**: Falsche Aussage, denn die Medikation ist die unabhängige Variable.
Zu **(E)**: Falsch, da die Testleistungen die abhängige Variable sind.

H99 H89 H88 H86 ■

→ **Frage 1.56: Lösung C**

Zu **(A):** Die unabhängige Variable ist stets das, was vom Versuchsleiter variiert wird, hier also die Behandlungstechnik. Die abhängige Variable ist das, was als Output gemessen wird, hier die Annäherung an das angstauslösende Objekt.
Zu **(B):** Wilhelm Wundt nannte als wichtigste Kriterien des Experimentes: Variierbarkeit, Willkürlichkeit und Wiederholbarkeit.
Zu **(C):** Unahbängige Variable ist die Therapieart; das Ausmaß der Phobie dagegen ist die abhängige Variable. Die Aussage ist also falsch.
Zu **(D):** Operationalisierung bedeutet Umsetzung eines hypothetischen Konstruktes aus dem Elfenbeinturm der Theoretiker („Phobie") in etwas, das in der harten Realität des Pragmatikers gemessen werden kann (hier: Annäherung an das angstauslösende Objekt).
Zu **(E):** Randomisierung: Zuteilung der Patienten nach einem Zufallsprinzip (Münzwurf, Auslosung aus einer Urne) auf die verschiedenen Therapiegruppen. Trifft hier zu.

H10 ■

→ **Frage 1.57: Lösung D**

Zu **(A)**: Die **unabhängigen Variablen** sind diejenigen, die vom Versuchsleiter variiert werden, um einen Effekt zu finden: In dieser Frage wäre z. B. das Geschlecht eine unabhängige Variable. Die **abhängigen Variablen** sind dann die Reaktionen der Versuchspersonen auf die unterschiedlichen Bedingungen, also hier die Häufigkeit der Herzinfarkte.
Zu **(B)**: Die **Kriteriumsvariable** ist die **abhängige Variable** in einer Regressionsanalyse. Eine Regressionsanalyse ist eine statistische Berechnung, die z. B. der Vorhersage dient. So lässt sich die Wahrscheinlichkeit, dass Sie das Physikum bestehen, als

Kriteriumsvariable aus folgenden 2 Prädiktorvariablen berechnen: 1. Vorwissen und 2. Lernzeit.
Zu **(C)**: Eine **Mediatorvariable** moderiert den Zusammenhang zwischen unabhängiger und abhängiger Variable nicht nur, sondern sie vermittelt ihn kausal. Im beschriebenen Beispiel wäre die emotionale Unterstützung die Mediatorvariable.
Zu **(D)**: Als **Moderatorvariable** wird eine Bedingung bezeichnet, unter der eine bestimmte Kausalbeziehung unterschiedlich stark ausgeprägt ist. Das Geschlecht in der IMPP-Frage wäre eine solche Moderatorvariable.
Zu **(E)**: Als **Störvariablen** werden alle Einflüsse bezeichnet, die neben der unabhängigen Variablen Einfluss auf das Ergebnis eines Tests haben könnten (z. B. Tageszeit des Experiments, Alter der Probanden) und die man durch Eliminieren, Homogenisierung, Konstanthaltung usw. kontrollieren muss.

H07 ■■

→ Frage 1.58: Lösung D

Zu **(A)**: Die abhängigen Variablen (Reaktion) sind diejenigen, die man in einem Experiment messen will. Im vorliegenden Fall wäre dies das „emotionale Befinden" der Krebskranken.
Zu **(B)**: Bei Indikatorvariablen handelt es sich immer um qualitative, diskrete Variablen. Eine Indikatorvariable müsste im beschriebenen Fall anzeigen, ob und bei wem die Psychoedukation gewirkt hat.
Zu **(C)**: Man unterscheidet kategoriale Variablen, die Ausprägungsgrade nur in Kategorien haben (ledig, verheiratet, geschieden) und kontinuierliche Variablen, deren Ausprägung sich auf einem Kontinuum festlegen lässt (Körpergröße in Zentimeter und Millimeter). Das Geschlecht wäre demnach eine kategoriale Variable.
Zu **(D)**: Als Moderatorvariable wird eine Bedingung bezeichnet, unter der eine bestimmte Kausalbeziehung unterschiedlich stark ausgeprägt ist (hier: Männer zu Frauen). Eine solche Moderatorvariable entspricht dem in der IMPP-Frage genannten Interaktionseffekt. Bei einem Interaktionseffekt gibt es eine Wechselwirkung zwischen zwei Variablen. In der Frage ist die eine Variable das Vorhandensein der psychoedukativen Interaktion, die zweite Variable ist das Geschlecht. Beide zusammen moderieren die abhängige Variable „emotionale Befindlichkeit".
Zu **(E)**: Eine Variable mit nur zwei Ausprägungen (mänlich:weiblich) ist dichotom. Eine Variable mit mehr als zwei Ausprägungen nennt man polytom.

H08 ■■

→ Frage 1.59: Lösung C

Zu **(A)**: Indikatorvariablen geben an, welcher untersuchten Gruppe (von mehreren betrachteten Gruppen) ein bestimmtes Individuum angehört; vergleicht man Herz-Kreislauf-, Rückenschmerz- und Fußpilzpatienten, dann wäre „Erkrankungsart" die Indikatorvariable.
Zu **(B)**: Konfundierung („*confounding*"): Vermengung, Vermischung von zwei oder mehr Variablen, die hoch miteinander korreliert sind und deren Einflüsse später nicht zu trennen sind. Da die meisten Herzinfarktpatienten alt sind, könnte Alter eine konfundierende Variable sein, wenn man diese Gruppe mit Magersüchtigen vergleichen würde, die meist jung sind.
Zu **(C)**: Die Wirkung der unabhängigen Variablen auf die abhängige Variable ist oft nicht direkt, sondern wird durch eine weitere Variable kausal vermittelt. Wenn diese Variable eine wesentliche Bedeutung hat, spricht man von Mediatorvariable. Bluthochdruck ist eine solche Mediatorvariable für das Risiko eines Herzinfarktes.
Zu **(D)**: Als **Moderatorvariable** wird eine Bedingung bezeichnet, unter der eine bestimmte Kausalbezeichnung unterschiedlich stark ausgeprägt ist (z. B. „Introspektionsfähigkeit" bei einem Experiment über Stimmungen).
Zu **(E)**: Als Störvariablen werden alle Einflüsse bezeichnet, die neben der unabhängigen Variablen Einfluss auf das Ergebnis eines Tests haben könnten (z. B. Geschlecht, Tageszeit des Experiments usw.) und die man durch Eliminieren, Homogenisierung, Kostanthaltung usw. kontrollieren muss.

H05

→ Frage 1.60: Lösung B

Zu **(A)**: Bias (engl. = Vorurteil, Voreingenommenheit): am häufigsten z. B. als „*selection bias*" = ein Fehler bei der Auswahl der Versuchsteilnehmer durch Voreingenommenheit etwa hinsichtlich der Diagnose, „*sample bias*" = eine schräge Zusammenstellung der Gruppen, „*publication bias*" = die vorurteilsbehaftete Darstellung von Versuchsergebnissen oder „*confirmation bias*" = der Versuch, die Datenlage so hinzubiegen, bis sie die eigenen Hypothesen unterstützt.
Zu **(B)**: Confounding: Vermengung bzw. Vermischung der Einflüsse unterschiedlicher Variablen. In der Regel möchte man nur die Wirkung der unabhängigen Variable (meist der Intervention, hier: Risikofaktoren) auf die abhängige Variable (meist Verhalten des Probanden, hier: Krankheitsmanifestation) messen. Es gibt aber konfundierende Variablen (Alter, Geschlecht, Körpergewicht, Persönlichkeitseigenschaften ...), die gleichfalls Einfluss auf das Versuchsergebnis haben können und die man daher in irgendeiner Form kontrollieren muss.
Zu **(C)**: Im Rahmen einer Mehrebenen-Analyse werden sowohl interne, lokale, sozial-räumliche Einflüsse wie auch externe (regionale, nationale und globale) Ursachen und Prozesse erfasst. Ebenso gut können hier z. B. aber auch unterschiedliche Steuer-

ungsformen der administrativen Systeme in die Untersuchung einbezogen werden.

Zu **(D)**: Randomisieren: Bei sehr großen Stichproben in einem Experiment geht man davon aus, dass sich zufällige Unterschiede bei der Zusammenstellung von Probandengruppen ohnehin gegenseitig ausgleichen, wenn man die Versuchspersonen nach einem Zufallsprinzip auf die Versuchsgruppen verteilt. Abweichungen tendieren in der Regel in beide Richtungen (jung/alt, klug/dumm, introvertiert/extravertiert ...). Bei einer randomisierten Zuteilung hofft man, dass sich diese Fehler gegenseitig kompensieren und die Stichproben damit vergleichbar sind. Dies ist allerdings hinsichtlich wichtiger Variablen möglichst vor dem Versuch zu prüfen. Bei kleinen Stichproben sollte besser parallelisiert werden. (Siehe Lerntext I.26 Studiendesign.)

Zu **(E)**: Regression: **1.** Zurückentwicklung in kindliche Stadien, **2.** statistisches Verfahren: Durch die Regressionsanalyse wird die Abhängigkeit zwischen zwei Merkmalen eines Objektes einer Regressionsgleichung angepasst. Man versucht eine Punktewolke von Daten auf eine Funktion abzubilden, die diese am besten beschreibt, z. B. eine gerade Linie zur Darstellung einer Korrelation zwischen zwei Variablen. Dazu verwendet man oft lineare Funktionen, aber auch quadratische Funktionen und Exponentialfunktionen.

H10

Frage 1.61: Lösung C

Zu **(A)** und **(B)**: Die **Deduktion** geht vom Allgemeinen zum Besonderen, d. h. aus einer Regel wird der Einzelfall erklärt (z. B. das Medikament erregt bestimmte Rezeptoren, was Kopfschmerzen verursacht → die Patienten haben Kopfschmerzen). Der Arzt in dieser Frage leitet aber gegenteilig aus seinen klinischen Beobachtungen eine Regel ab.

Zu **(C)**: Die **Induktion** geht vom Einzelnen zum Allgemeinen, d. h. aus dem Einzelfall wird eine Regel abgeleitet. Da der Arzt hier aus **klinischen Beobachtungen** ableitet, dass das Medikament X Kopfschmerzen verursacht, stimmt diese Lösungsalternative.

Zu **(D)**: Die Annahme des Arztes stützt sich nicht auf **systematische Tests**, dazu müsste er z. B. 100 vergleichbaren Patienten das Medikament X geben und anderen 100 Patienten nicht, am besten randomisiert und doppelt verblindet (wissenschaftlich fundierte klinische Studie).

Zu **(E)**: Die **Verifikation** ist der wissenschaftliche Nachweis der Richtigkeit einer Aussage. Nachdem der Arzt seine Regel aufgestellt hat, dass das Medikament X häufiger Kopfschmerzen auslöst, könnte er dies nun, wie unter (D) beschrieben, systematisch testen.

F10 ■■

Frage 1.62: Lösung A

Zu **(A)**: Als **Störvariablen** werden alle Einflüsse bezeichnet, die neben der unabhängigen Variablen Einfluss auf das Ergebnis eines Tests haben könnten (z. B. Geschlecht, Tageszeit des Experiments) und die man durch Eliminieren, Homogenisierung, Konstanthaltung usw. kontrollieren muss. Wird der Einfluss von Alkohol auf Lungenkrebs untersucht, dann ist bei bekanntem Einfluss des Rauchens auf das Lungenkarzinom der Nikotinkonsum eine Störvarbiable, die kontrolliert werden muss (z. B. Raucher in einer getrennten Kohorte betrachten).

Zu **(B)**: Eine **Mediatorvariable** moderiert den Zusammenhang zwischen unabhängiger und abhängiger Variable nicht nur, sondern vermittelt ihn kausal. D. h. es ist nicht nur die Beeinflussung eines Zusammenhanges, sondern die Mediatorvariable verursacht diesen Zusammenhang. Beispiel: Man untersucht den Einfluss von autogenem Training auf das Herzinfarktrisiko. Ein Absinken eines zu hohen Blutdrucks wäre hier eine Mediatorvariable. Die Mediator ist also keinesfalls eine abhängige Variable, die im Studiendesign nicht berücksichtigt wird.

Zu **(C)**: Bei **Querschnittstudien** werden zu einem Zeitpunkt Personen unterschiedlichen Alters (z. B. 20-Jährige, 30-Jährige) befragt oder untersucht. Die abhängigen Variablen können natürlich vom Forscher nicht bewusst variiert werden, sie werden ja nur gemessen. Vom Forscher bewusst variiert wird die unabhängige Variable (hier also das Alter).

Zu **(D)**: Die **unabhängige Variable** ist die, die **verändert** wird (z. B. Medikament vs. Placebo), um den Einfluss auf die abhängige Variable (z. B. Krankheit) zu messen. Wenn ein Medikament bei Frauen anders wirkt als bei Männern, wäre das Geschlecht eine intervenierende Variable bzw. eine Mediatorvariable.

Zu **(E)**: Als **Moderatorvariable** wird eine Bedingung bezeichnet, unter der eine bestimmte Kausalbeziehung unterschiedlich stark ausgeprägt ist (z. B. Geschlecht bei (D)). Der Blutdruck in dem Beispiel der Frage wäre eine **Mediator**-, nicht aber eine Moderatorvariable.

1.3.2 Operationalisierung

I.19 Operationalisierung

Zwei Patienten mit Lungenentzündung liegen nebeneinander im Krankenhaus. Ist der eine kränker als der andere? Wie misst man den Ausprägungsgrad von „*Krankheit*“? Auch bei diesem Begriff handelt es sich um ein **hypothetisches Konstrukt**, das durch „**Operationalisierung**“ (z. B. vermittels eines Fieberthermometers) in messbare Werte zerlegt werden muss. Um etwas zu messen, benötigt man eine Skala. Wenn Sie wissen wollen, ob das bei Ebay ersteigerte französische Doppelbett in Ihre Studentenbude passt, bilden Sie Werte auf einer Skala mit den Bezeichnungen „Meter" ab. Für das o.g. Fieber ist es die Celsius-Skala. Auf welcher Skala aber misst man „Geschlecht" oder „Intelligenz"? Wir unterscheiden mehrere Skalenarten, auf denen man auch solche Daten abbilden kann:

Die **Nominalskala** ist die einfachste Möglichkeit der Zuordnung von Werten zu einer Skala ohne Aussagemöglichkeiten wie „mehr" oder „weniger". Jede Variablenausprägung muss einem Wert eindeutig zugeordnet werden, z. B.: Familienstand
1 = ledig, 2 = verheiratet, 3 = getrennt, 4 = geschieden, 5 = verwitwet.

Die **Ordinalskala** (Rangordnung) beinhaltet Größenrelationen A > B > C > D (z. B.: Angelika ist attraktiver als Beate, die ist hübscher als Christine, die wiederum schöner als Doreen ist...). Diese Rangordnung sagt nichts über die relative Größe der Unterschiede aus (wievielmal hübscher ist Angelika als Doreen?), da die Maßeinheiten unbekannt sind. Es kann keine Aussage darüber gemacht werden, ob ein Wert doppelt so groß ist wie ein anderer.

Intervallskalen haben gleich große Abstände zwischen den einzelnen Skaleneinheiten, jedoch keinen absoluten Nullpunkt; willkürlich festgesetzte Nullpunkte kann es dagegen geben, z. B. Uhrzeit oder Grad Celsius. In der Psychologie sind es Standardwerte wie IQ- oder T-Werte, die auf diesem Niveau abgebildet werden. Aussagen wie *„doppelt"* oder *„halb so viel"* lassen sich noch nicht machen! Eine Person mit einem IQ von 140 ist nicht doppelt so klug wie jemand mit einem IQ von 70.

Die **Verhältnisskala** (Rational- oder Proportionalskala) hat das höchste Niveau. Neben den o.g. Kriterien hat diese Skala einen absoluten Nullpunkt. Erst auf diesem Niveau lassen sich Aussagen wie *„doppelt"* oder *„halb so viel"* machen. Beispiele: Länge, Gewicht, Anzahl Lymphozyten. In der Psychologie z. B. Reaktionszeiten. Proportionalskalenniveau erlaubt jede beliebige statistische Verrechnung.

Es ist möglich, ein höheres Skalenniveau auf ein niedrigeres herunter zu transformieren, nicht aber umgekehrt, d. h. wenn Sie Daten auf Nominalskalenniveau gesammelt haben, dann können Sie keine statistischen Verfahren anwenden, die Verhältnisskalenniveau verlangen. Beispiel Temperatur:

1. Nominalskala
   frostig, eisig, herbstlich, kühl, warm, tropisch.
2. Ordinalskala
   sehr kalt→kalt→mittel→warm→heiß
3. Intervallskala
   -10° C, 0° C, 10° C, 20° C, 30° C, ..., 100° C
4. Verhältnisskala
   0° K, 100° K, 200° K, ... 1000° K

Außerdem lassen sich unterscheiden:

- **Kategoriale Skala**: Eine Variable, die sich in feststehende, übergeordnete Kategorien einteilen lässt (meist Nominal-Niveau, z. B. Familienstand).
- **Kontinuierliche Skala**: Eine Variable, die in kontinuierlich verlaufender Merkmalsausprägung messbar ist, d. h. mindestens Intervallskalenniveau hat.

Tab. 1.1 Damit Sie den Durchblick behalten: Übersichtlicher Überblick über Skalenarten.

	NOMINAL	ORDINAL	INTERVALL	VERHÄLTNIS
Datenmerkmale	einfache Zuordnung	Rangfolge	gleicher Abstand der Einheiten	absoluter Nullpunkt
zuverlässiger Mittelwert	Modalwert	Median	arithmet. Mittel	geometr. Mittel
zuverlässiges Streuungsmaß	Häufigkeitsverteilung	„range"	Standardabweichung	Standardabweichung
zuverlässige statistische Verfahren	Chi-Quadrat, Kontingenztafeln	non-parametrische Verfahren	parametrische Verfahren	parametrische Verfahren

F04

→ **Frage 1.63: Lösung A**

Zu **(A)**: Die elektrische Aktivität des ZNS kann entweder spontan oder evoziert sein, d. h. abhängig von äußeren Reizen. Zur Messung evozierter Potentiale werden z. B. gezielt akustische oder visuelle Reize (Stimuli) gegeben. Der Begriff „evoziertes Potential" bezeichnet daher eine bestimmte Messart innerhalb des EEG und kein hypothetisches Konstrukt.

Zu **(B)–(E)**: Latentes Konstrukt: Gesundheitsbezogene Lebensqualität, Intelligenz, Introversion und Neurotizismus sind solche latenten Konstrukte, die man nicht direkt beobachten, sondern nur durch ausgewählte empirische Indikatoren, wie z. B. Verhaltensbeobachtung oder Persönlichkeitsfragebögen, indirekt erfassen kann.

H04

→ **Frage 1.64: Lösung A**

Zu **(A)**: Operationalisierung bedeutet Umsetzung eines hypothetischen Konstruktes aus dem Elfenbeinturm der Theoretiker (z. B. „Attraktivität") in etwas, das in der harten Realität des Pragmatikers gemessen werden kann, und wird in dieser IMPP-Frage korrekt beschrieben.
Zu **(B)**: Die Rationalisierung gehört zum Bereich der psychoanalytischen Abwehrmechanismen nach Sigmund Freud und ist der Versuch, eine verbotene Triebbefriedigung oder ein Verbot mit scheinlogischen Argumenten zu begründen. Wofür z. B. brauchen Sie Ihr Handy wirklich?
Zu **(C)**: Spezifizierung: Genaue Definition eines Begriffes oder einer Variable aus einem Pool ähnlicher. Bitten nach Spezifizierung kommen (auf beiden Seiten des Tisches) gehäuft in mündlichen Prüfungen vor und stehen meist in negativer Korrelation zum Wissen des Prüflings.
Zu **(D)**: Standardisierung eines Tests bedeutet, dass die Durchführungs- und Auswertungsbedingungen genau festgelegt werden, um für alle Prüflinge exakt gleiche Bedingungen zu schaffen. Das Testergebnis darf nicht abhängig davon sein, dass der Versuchsleiter den Test das eine Mal so und das nächste Mal etwas anders durchführt. Ebenso muss man Versuchsbedingungen für ein Experiment oder einen Feldversuch standardisieren.
Zu **(E)**: Verifizierung: Prüfung, ob eine Hypothese oder eine Theorie wahr ist. Das Gegenteil ist die Falsifizierung, der Nachweis, dass eine Hypothese nicht stimmt.

F87

→ **Frage 1.65: Lösung B**

Die zugrundeliegenden Daten (Familienstand) haben natürlich nur Nominalskalenniveau. Die Aufgabe wurde von nur 43 % richtig gelöst.

H06 ■■

→ **Frage 1.66: Lösung C**

Zu **(A)–(E)**: Die Variable „höchster Bildungsabschluss" ist auf Ordinalskalenniveau; Bildung wurde hier nicht vom Versuchsleiter bewusst variiert, ist also keine unabhängige Variable; ebenso wenig wird sie als Ergebnis erfasst, ist also auch keine abhängige Variable. Ein direkter Einfluss von Bildung auf Erkrankung ist auch nicht anzunehmen; eher wirkt Bildung als intervenierende Variable zum Beispiel dadurch, dass Personen mit höherem Bildungsniveau gesünder leben und Krankheiten frühzeitiger erkennen und etwas dagegen tun. Damit trifft Lösungsmöglichkeit (C) am ehesten zu.

H10

→ **Frage 1.67: Lösung D**

Zu **(A)–(D)**: Diese Frage zielt auf die unterschiedlichen **Skalenniveaus** ab, die sich darauf beziehen, welche mathematischen Operationen mit den Variablen zulässig sind. Unterschieden werden nach den Skalenniveaus:

- Die **Nominalskala** (B) ist die einfachste Möglichkeit der Skalierung, d. h. Zuordnung von Werten zu einer Skala. Beispiele sind Aufstellungen zu z. B. Geschlecht, Familienstand oder Beruf der Probanden. Die einzige Bedingung ist, dass jede Variablenausprägung einem Wert eindeutig zugeordnet werden kann. Größenrelationen sind nicht möglich, es existiert keine Messeinheit.
- Die **Ordinalskala** (C) beinhaltet Größenrelationen: Professor Z. hält eine bessere Vorlesung als Professor X. Ein weiteres Beispiel sind Schulnoten. Diese Rangordnung sagt jedoch nichts über die relative Größe der Unterschiede aus, da die Maßeinheiten unbekannt sind.
- **Intervallskalen** (A) haben gleich große Abstände zwischen den einzelnen Skaleneinheiten, jedoch **keinen absoluten** (d. h. physikalisch gegebenen) **Nullpunkt**. Ein Beispiel wäre die Celsius-Temperaturskala mit den willkürlich festgelegten 0 °C. Größenrelationen sind möglich, auch die Unterschiede der Messwerte können berechnet werden.
- Die Verhältnis-, Rational- oder **Proportionalskala** (D) hat das höchste Niveau. Neben den unter Intervallskala genannten Bedingungen besitzt sie einen absoluten Nullpunkt, im Aufgabenbeispiel eine Reaktionszeit von 0 ms. Auch die Temperaturskala nach Kelvin hat z. B. einen absoluten Nullpunkt. Erst auf diesem Niveau lassen sich Aussagen wie „doppelt" oder „halb so viel" machen.

Zu **(E)**: Bei einer **relativen Beurteilungsskala** werden Objekte oder Lebewesen in ihrer Relation gegeneinander beurteilt. Zum Beispiel werden bei einem Paar- oder Rangreihenvergleich systematisch alle Permutationen von mehreren Items (z. B. 5 Bewerber um eine Doktorarbeit) durchgeführt, indem man jeweils 2 Personen miteinander vergleicht und eine „Besser/schlechter-Relation" aufstellt.

F08 ■

→ **Frage 1.68: Lösung D**

Zu **(A)–(C)**: Siehe Lerntext I.19.
Zu **(D)**: Die Verhältnisskala (Rationalskala, Proportionalskala) hat das höchste Niveau. Erst auf diesem Niveau lassen sich nun endlich Aussagen wie „doppelt" oder „halb so viel" machen, da der Quotient zweier Skalenwerte eine reale Bedeutung hat. Die Äußerung des Arztes suggeriert also, dass die Schmerzskala dieses Niveau hat.

Zu **(E)**: Gemeint ist vermutlich die Retest-Reliabilität: Eine wiederholte Messung an der gleichen Personengruppe sollte im günstigsten Fall identische Ergebnisse für jeden einzelnen der getesteten Probanden bringen.

H86

→ **Frage 1.69: Lösung C**

Zu **(A):** Verhältnisskalenniveau setzt einen absoluten Nullpunkt voraus, nicht die Intervallskala.
Zu **(B):** Bei Intervallskalen sind die Abstände immer gleich.
Zu **(C):** Bei Rangfolgen können mehrere Objekte den gleichen Rangplatz einnehmen.
Zu **(D):** Man kann nicht von unteren auf höhere Skalentypen transformieren.
Zu **(E):** Qualitative Daten sind Daten, die auf Nominalskalenniveau abgebildet werden können. Also ist auch keine Berechnung des arithmetischen Mittels möglich.

H10 ■

→ **Frage 1.70: Lösung C**

Der Begriff der „**zentralen Tendenz**" ist im Bereich Statistik lediglich ein anderes Wort für Mittelwert. Zu unterscheiden sind **kategoriale Variablen**, die Ausprägungsgrade nur in Kategorien haben (z. B.: ledig, verheiratet, geschieden) und die hier erwähnten **kontinuierlichen Variablen**, deren Ausprägung sich auf einem Kontinuum festlegen lässt (z. B. Körpergröße in Zentimeter und Millimeter).
Zu **(A)**: Der **arithmetische Mittelwert** ist der Quotient aus den aufaddierten Einzelwerten durch die Anzahl der Werte. Die Normalverteilung ist keine absolute Voraussetzung für seine Berechnung, allerdings ist gerade bei schiefen oder mehrgipfligen Verteilungen der **Median besser geeignet**.
Zu **(B)**: Eine Verteilung (z. B. Häufigkeit des Geschlechtsverkehrs in 12 Monaten von 100 Probanden) lässt sich in 4 Quartile unterteilen, die jeweils 25 % umfassen. Der **Interquartilbereich** liegt dabei zwischen dem 1. und 3. Quartil. Hier liegen dann die mittleren 50 % der Verteilung. Der Interquartilbereich gibt also einen Streuungsbereich um den Mittelwert direkt an.
Zu **(C)**: Der **Median** (mittelster Wert, Zentralwert) teilt eine Verteilung in zwei gleichgroße Hälften von Daten, von denen einen die Werte umfasst, die kleiner als der Median sind, die andere die größeren Werte. Dies ist auch bei nicht normalverteilten, z. B. bei rechts- oder linksschiefen Häufigkeitsverteilungen möglich.
Zu **(D)**: Der **Modalwert** ist der Wert, der in einer Verteilung am häufigsten vorkommt. Eine Verteilung kann daher unimodal (1 Gipfel) sein, mitunter kommen aber auch andere Werte sehr häufig vor, die Verteilung ist dann bi- (2 Gipfel) oder multimodal (mehrere Häufigkeitsgipfel). Der Modalwert gibt jedoch – insbesondere bei multimodalen Verteilungen – keine Auskunft über den Mittelwert einer Verteilung!
Zu **(E)**: Die **Standardabweichung** (= Wurzel aus der Varianz) ist ein Maß für die durchschnittliche Streuung von einzelnen Messwerten um ihren Mittelwert.

I.20 Skalierung

Wie beurteilen Patienten ihren Hausarzt oder Studenten ihren Professor? Der Ausprägungsgrad einer Eigenschaft kann auf einer der eben beschriebenen Skalen abbildbar und damit vergleichbar gemacht werden. Man unterscheidet:

- **Relative Skalen**: Hier wird eine Relation zu anderen Vergleichsobjekten hergestellt, z. B.:
  „Italiener sind fleißiger als Deutsche" stimmt / stimmt nicht
- Bei den **absoluten Skalen** wird das Objekt alleine beurteilt:
  Italiener sind ...
  faul –3 –2 –1 0 +1 +2 +3 fleißig

Solche Skalen mit gegenläufigen Adjektivpaaren (groß-klein, gut-böse, warm-kalt, hässlich-attraktiv usw.) werden als „**Semantisches Differential**" oder „**Polaritätsprofil**" bezeichnet. Diese Skalen lassen sich noch einmal in Untertypen differenzieren:

I. Relative Beurteilungsskalen:

1. **Rangreihenvergleich**: z. B. könnte man Studentinnen Fotos von Dozenten Ihrer Uni vorlegen und darum bitten, diese nach dem Kriterium der Attraktivität zu ordnen. Zur Auswertung wird jedem Rangplatz ein Zahlenwert zugeordnet und dann zwecks Hierarchiebestimmung statistisch verrechnet.
2. **Paarvergleich**: Bei kleineren Mengen von Items (sprich *„Eitems"* = Objekten, Aufgaben) hilft der Paarvergleich. Bei einer Partnervermittlung könnten einer Interessentin jeweils Paare von zwei Bewerbern vorgelegt werden (A-B, A-C, A-D, B-C, B-D, usw.) und die Person muss angeben, welchen von den beiden sie lieber kennenlernen würde (A>B, A<C, A>D, B<C, B<D, ...). Aus diesen Einzelwerten kann man dann eine Rangfolge bilden.
3. **Soziographie**: Beim soziometrischen Wahlverfahren gibt man Personen Fragen vor, für die sie eine Person aus ihrer Bezugsgruppe wählen sollen: *„Mit wem aus dieser Gruppe würden Sie am liebsten auf einer einsamen Insel stranden?"* oder: *„Wen würden Sie auf gar keinen Fall zu Ihrer Geburtstagsfeier einladen?"* Das Verfahren eignet sich zur Einschätzung des Betriebsklimas von Arbeitsgruppen. Die Ergebnisse werden in einem Soziogramm z. B. mit grünen (positive

Wahl) und roten (=negativ) Pfeilen dargestellt. Gruppenführer, (un-)beliebte Personen und isolierte Außenseiter können so identifiziert werden.

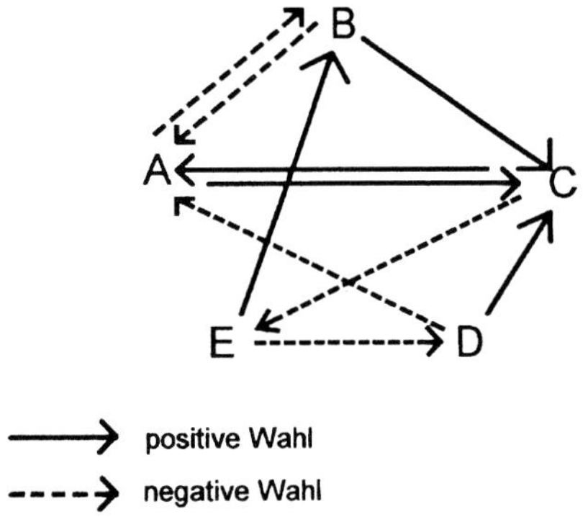

Abb. 1.8 Soziogramm der Personen A, B, C, D und E. Durchgezogene Linien symbolisieren eine positive Wahl, unterbrochene Linien eine ablehnende Wahl. Person C dürfte der Liebling der Gruppe sein, A wird eher negativ beurteilt und E scheint ein Außenseiter zu sein.

II. Absolute Beurteilungsskalen:

1. **Schätzskalen** (= *„rating scales“*): Der Beurteiler hat die Aufgabe, seine Einstellung oder das Verhalten eines Beobachtungsobjektes einzuschätzen. Bei der **Likert-Skala** soll man aus (meist fünf) Antwortmöglichkeiten pro Frage, die am ehesten entsprechende auswählen. Neben verbalen Skalen:
   Ich finde mich attraktiv:
   [ ] *nicht*
   [ ] *kaum*
   [ ] *weder/noch*
   [ ] *etwas*
   [ ] *sehr*
   gibt es häufig numerische Skalen:
   Schmerzausprägung: 0 –10 –20 –30 –40 –50 –60 –70 –80 –90 –100
   Oder die **visuelle Analogskala** ohne Zahlenwerte:
   Psychologie interessiert mich...
   gar nicht |——————————| *sehr stark*
   Sollen die Werte später in irgendeiner Form statistisch verrechnet werden, erfolgt meist eine Transformation in eine numerische Skala. Derartige Skalen werden zur Einstellungsmessung und in Tests zur Selbst- oder Fremdeinschätzung benutzt:
   Ich glaube, dass mein Freund ...
   nicht gut –3 –2 –1 0 +1 +2 +3 sehr gut
   ... mit Frauen umgehen kann.
2. **Kumulative Punktskala**: Der Beurteiler ordnet dem zu beurteilenden Objekt einen Punktwert zu. Meist werden Werte zwischen Null und hundert Punkten vergeben. In der *„Life-event“*-Forschung z. B. werden belastenden Lebensereignissen solche Punktwerte zugeordnet (s. Lerntext I.14).

3. **Check-lists** (Prüflisten, Adjektivlisten): Hier sucht der Beurteiler aus einer Liste von Adjektiven die zutreffen heraus (B.: Mängellisten beim TÜV). Das folgende Beispiel können Sie einmal ausfüllen, ausschneiden und an die betreffende Person weiterreichen: *Ich halte meinen Psychologie-Professor für:*
   [ ] *attraktiv*
   [ ] *intelligent*
   [ ] *trottelig*
   [ ] *schüchtern*
   [ ] *größenwahnsinnig*
   [ ] *autoritär*
   [ ] *dement*
   [ ] *warmherzig*
   [ ] *psychisch labil*
   [ ] *total süß*

Klinischer Bezug

Skalen werden in der gesamten Medizin beständig eingesetzt, um Sachverhalte wie Blutzusammensetzung, Ausmaß von Schmerzen, Verhaltensabweichungen objektiv erfassbar und mit Normalwerten vergleichbar zu machen.

F02

→ **Frage 1.71: Lösung B**

Zu **(A)–(E):** Der Gesundheitszustand auf der Skala *„geheilt“* bis *„verschlechtert“* wird auf einer Ordinalskala gemessen. Da kein Vergleich gezogen wird, handelt es sich eindeutig um eine absolute Beurteilungsskala. Damit ist Lösung (B) richtig.

F96 H93

→ **Frage 1.72: Lösung B**

Bei der Soziometrie werden Personen befragt, welches Verhältnis sie zueinander haben, z. B.: *„Mit welchem Ihrer Kommilitonen würden Sie gerne Ihren nächsten Urlaub verbringen?“*, *„Welchem Ihrer Mitstudenten würden Sie gerne einmal einen gemeinen Streich spielen?“*. Das Ergebnis ist ein Soziogramm, aus dem sich Gruppenführer, Außenseiter und Strukturen zwischen den Mitgliedern ableiten lassen. Siehe „Soziographie“ in Lerntext I.20 Skalierung.

H00 ■

→ **Frage 1.73: Lösung D**

Zu **(A):** Eine Analogskala beinhaltet zwei gegensätzliche Bezeichnungen mit einer in der Regel völlig unbeschrifteten Skala dazwischen, z. B.:
kein Puls |————————————| schneller Puls
Zu **(B):** Beim Rangreihenvergleich ordnet man Objekte oder Personen nach einem Kriterium, z. B. in eine Reihenfolge danach, wie laut die Babies schreien.
Zu **(C):** Bei den relativen Skalen wird eine Relation zu anderen Vergleichsobjekten hergestellt, z. B.: *„männliche Säuglinge schreien lauter als weibliche" stimmt / stimmt nicht*
Hierzu gehören z. B. Rangreihen- und Paarvergleich.
Zu **(D):** Aus Prüflisten (z. B. Mängelliste beim TÜV oder hier das Apgar-Schema) kann man einen Summenwert erstellen, indem man die Anzahl der angekreuzten Items addiert, bzw. einzelnen Items einen Punktwert zuordnet, der dann aufsummiert wird.
Zu **(E):** Messdaten muss man auf einer Skala abbilden, um den Ausprägungsgrad festzulegen. In Betracht kommen: 1. Nominalskala 2. Ordinalskala 3. Intervallskalen 4. Verhältnisskala.

F03 ■

→ **Frage 1.74: Lösung B**

Zu **(A)**: Das semantische Differenzial, auch Polaritätsprofil genannt, besteht aus zwei gegensätzlichen Adjektivpaaren (*heiß – kalt, schwarz – weiß, gut – böse, angenehm – unangenehm* usw.*)*, mit einer Skala dazwischen. Hiermit lässt sich z. B. die momentane Stimmung, das Verhältnis zum Partner oder seine Einstellung zur CDU einschätzen.
Zu **(B)**: Bei der Likert-Skala soll die Person aus (meist fünf) Antwortmöglichkeiten pro Frage die ihrer Einstellung am ehesten entsprechende auswählen. Angewendet werden die Likert-Skalen insbesondere in der Einstellungsmessung. Das Beispiel zeigt eine solche Likert-Skala.
Zu **(C)** und **(E)**: Skalierung: (1) Nominalskala, (2) Ordinalskala, (3) Intervallskala, (4) Verhältnisskala (Proportionalskala, Rationalskala, Verhältnisskala).
Zu **(D)**: Beim soziometrischen Wahlverfahren gibt man Personen eine Reihe von Fragen vor, für die sie eine andere Person aus ihrer Bezugsgruppe wählen sollen.

1.3.3 Untersuchungskriterien

I.21 Testkonstruktion

Im Gegensatz zu dem französischen Bett für Ihre studentische Wohngemeinschaft ist es auch dann nicht ganz so easy psychische Eigenschaften zu messen, wenn man eine passende Skala gefunden hat. Psychologen entwickeln hierfür in der Regel Testverfahren. Was ist dabei zu berücksichtigen?
Ein Wissenschaftler hat einen Konzentrationstest für Kinder entwickelt, In zwei Minuten sollen auf einem DINA-4-Bogen möglichst viele lächelnde Smileys durchgestrichen werden:
☺☹☹☺☺☹☹☺☹☺☺☹
☹☺☺☹☺☹☺☹☺☺☹☹
usw.

Sein Sohn hat von 100 Aufgaben 82 richtig gelöst. Ist dies ein gutes oder schlechtes Ergebnis? Ein Rohwert von 82 hört sich viel an, aber vielleicht schaffen ja alle anderen Kinder sämtliche hundert? Zur Beantwortung muss er eine **Eichung** durchführen. Der Sohn geht in die 2. Klasse, man kann ihn schlecht mit einem Abiturienten vergleichen. Man benötigt also eine **Eichstichprobe**, die repräsentativ für diejenige Bevölkerungsgruppe ist, an welcher der Test angewandt werden soll. Bei einem Konzentrationstest für die 2. Klasse muss man also Zweitklässler untersuchen. Will unser Forscher dasselbe für andere Klassen machen, dann muss der Test ebenso für Erst-, Dritt-, Viertklässler usw. normiert werden. Nach der Untersuchung von mehreren hundert Schülern lassen sich aus der Rohwerteverteilung dann **Normen** erstellen. Als einfachste Möglichkeit könnte man Prozentangaben pro Intervall richtig gelöster Aufgaben berechnen und durch Kumulation (Aufaddierung) dann eine Reihe von **Prozenträngen** (PR) erstellen:
Anhand des Wertes seines Sohnes kann der Forscher nun die vergleichbare Angabe machen, dass sein Kind besser war als 90 Prozent der übrigen Zweitklässler. Das Ergebnis ist also recht ordentlich. Der Mittelwert für Prozentränge liegt logischerweise bei PR 50 (=man ist dann ja genau 50 % besser/schlechter als die anderen). Nach einer Transformation in Prozentränge oder Standardwerte werden dann auch die Ergebnisse aus verschiedenen Altersgruppen vergleichbar. Ein 7-Jähriger, der im Begabungs-Testsystem (ein Intelligenztest) 57 Aufgaben richtig lösen konnte, erreicht einen PR von 50. Um denselben Prozentrang zu erreichen, muss aber ein 10-Jähriger schon 110 und ein 17-Jähriger sogar 155 Items korrekt lösen!
Als nächstes betrachtet man nun die Verteilung selbst und berechnet den **Mittelwert**. Unser Forscher stellt fest, dass der Gesamtmittelwert der Zweitklässler bei 65 durchgestrichenen Smileys liegt. Der Mittelwert alleine sagt oft wenig aus;

Tab. 1.2 Transformation von Rohwerten in Prozentränge an einem fiktiven Beispiel zu Schülern der 2. Klasse.

Rohwert-Intervalle	< 10	10–19	20–29	30–39	40–49	50–59	60–69	70–79	80–89	90–100
Prozent	0 %	1 %	4 %	2 %	5 %	15 %	23 %	23 %	17 %	10 %
Prozentrang (PR)	0 %	1 %	5 %	7 %	12 %	27 %	50 %	73 %	90 %	100 %

man möchte wissen, wie viel die Einzelergebnisse um diesen Mittelwert schwanken. Es ist ja ein Unterschied, ob die Einzelergebnisse nur zwischen 63 und 67 liegen oder zwischen 0 und 100. Hierzu kann man die **Varianz** berechnen (Abweichung der Einzelergebnisse vom Mittelwert). Da die einzelnen Werte plus/minus um den Mittelwert herum liegen, würde der Abweichungs-Mittelwert Null ergeben. Man quadriert diese Abweichungen daher, um nur positive Zahlen zu haben. Die Varianz ist damit die Summe der quadrierten Abweichungen vom Mittelwert geteilt durch Anzahl der Messwerte). Um die Quadrierung rückgängig zu machen, zieht man nun die Wurzel und erhält so die **Standardabweichung** (SD = mittlerer Abstand der Messwerte um den Mittelwert herum). SD ist ein extrem wichtiges Maß in der gesamten Statistik, daher sollten Sie versuchen, diesen Absatz wirklich zu verstehen. Aus der SD kann man erkennen wie groß die durchschnittliche Schwankungen der Einzelwerte um den Mittelwert ist.

F04 F02

→ **Frage 1.75: Lösung D**

Zu **(A)**: Objektivität: Um aus einem Testverfahren überhaupt eindeutige Schlussfolgerungen ziehen zu können, ist es notwendig, dass der Test möglichst weitgehend unabhängig von der momentanen Situation durchgeführt wird (Umgebung, Testleiter usw.). Der Test sollte objektiv durchführbar, auswertbar und interpretierbar sein. Eine subjektive Komponente durch den jeweiligen Testleiter, Situations- oder Umgebungseffekte darf es nicht geben.

Zu **(B)**: Eine Ratingskala ist eine Skala, auf der eine Person („*rater*") etwas einschätzt. Zum Beispiel lassen sich eigene Gefühle oder das Ausmaß von Aggressionen von Kindern durch Beobachtung bzw. Selbstbeobachtung einschätzen.

Zu **(C)**: Validität ist die Gültigkeit eines Testverfahrens. Misst der Test wirklich das, was er zu messen vorgibt? Man unterscheidet verschiedene Arten der Validität: Vorhersagevalidität, Übereinstimmungsvalidität, inhaltliche Validität (logische Gültigkeit), Konstruktvalidität. Letztere fragt danach, ob es ein zugrunde liegendes Konstrukt (theoretische Annahme) zu dem Test gibt?

Zu **(D)**: Normierung: siehe Lerntext I.21.

Zu **(E)**: Standardisierung eines Tests bedeutet, dass die Durchführungs- und Auswertungsbedingungen genau festgelegt werden, um für alle Prüflinge exakt gleiche Bedingungen zu schaffen. Das Testergebnis darf nicht abhängig davon sein, dass der Versuchsleiter den Test das eine Mal so und das nächste Mal etwas anders durchführt. Standardisierung ist damit Voraussetzung für Objektivität.

I.22 Standardnormen

Rohwerte aus verschiedenen Tests lassen sich – wie gesagt – nicht vergleichen (16 Richtige im HAWIE-Bilderergänzen ist prima, aber satte 149 Richtige im d2-Test ist total schwach), erst durch eine Transformation (z. B. in Prozentangaben) können die Ergebnisse mit anderen Tests verglichen werden. Noch besser sind Standardnormen, die sich an der Normalverteilung ausrichten. **Normalverteilung** (Gauß'sche Glockenkurve): Die meisten biologischen Variablen sind normalverteilt: Würde man die Studentinnen Ihres Semesters nach Größe ordnen, dann gäbe es kaum kleinere als 1,50 m und auch kaum über 2,00 m große. Die meisten dürften zwischen 1,60–1,80 m sein. Extremwerte sind bei normalverteilten Daten gering, mittlere Werte am häufigsten. Auch psychische Eigenschaften (z. B. Intelligenz, Konzentrationsfähigkeit) sind meist normalverteilt. Normalverteilung des Datenmaterials ist auch eine Voraussetzung bei der Anwendung der meisten statistischen Verfahren. Ist diese nicht gegeben, so müssen „verteilungsunabhängige", **nonparametrische Verfahren** benutzt werden.

Die symmetrische Normalverteilung lässt sich nach Berechnung der **Standardabweichung** (SD = *standard deviation*) in zweimal vier Abschnitte einteilen. Im ersten Teil von 1 s liegen also zweimal 34 % = 68 % der Probanden, in den übrigen Abschnitten dann immer weniger. Durch Aufsummierung lassen sich die kumulativen Häufigkeiten angeben, die dann wieder dem Prozentrang (PR) entsprechen. Alle anderen Standardnormen setzen eine rechnerische Transformation voraus, z. B. für Berechnung des Intelligenzquotienten:

$$IQ = 100 + 15 \cdot \frac{\overline{X}_i - X_i}{s_x}$$

Die 100 wurde hierbei als Mittelwert einfach brutal festgelegt, damit es größer aussieht (man hätte eben so gut einen anderen Wert nehmen können). Die Standardabweichung beim IQ beträgt 15. Tabelle 1.**3** zeigt einige weitere typische **Standardnormen**:

Tab. 1.**3** Standardnormen

Standardabweichung (SD):	−4 ← −3	−3 ← −2	−2 ← −1	−1 bis +1	+1 → +2	+2 → +3	+3 → +4
z-Werte	−3,0	−2,0	−1,0	0	+1,0	+2,0	+3,0
Prozent je Abschnitt	0,13 %	2,14 %	13,59 %	68,26 %	13,59 %	2,14 %	0,13 %
Prozentrang	0,1 %	2 %	16 %	50 %	84 %	98 %	99,9 %
Stanine		1	3	5	7	9	
C-Wert	0	1	3	5	7	9	11
T-Wert	20	30	40	50	60	70	80
IQ	55	70	85	100	115	130	145
Z-Werte	70	80	90	100	110	120	130

In die Berechnung des Standardwertes gehen also Mittelwert und Standardabweichung ein. Man kann nun auch noch verbale Klassifizierungen hinzufügen. Der SD-Bereich von unter −2 gilt als weit unterdurchschnittlich, −2 bis −1 = unterdurchschnittlich, −1 bis +1 = durchschnittlich, +1 bis +2 = überdurchschnittlich und über 2 als weit überdurchschnittlich.

Eine **Transformation** der Roh- in Standardwerte erlaubt nun den Vergleich von unterschiedlichen Testergebnissen. Eine Definition der Legasthenie verlangt z. B. eine T-Werte-Diskrepanz zwischen Intelligenz- und Rechtschreibleistung von mindestens 15 T-Werten. Ein Schüler hat einen IQ von 115 und einen Rechtschreibtest-Prozentrang von 16. Transformieren Sie beides anhand der Tabelle einmal in T-Werte und schauen Sie, ob der Schüler dem Legasthenie-Kriterium genügt.

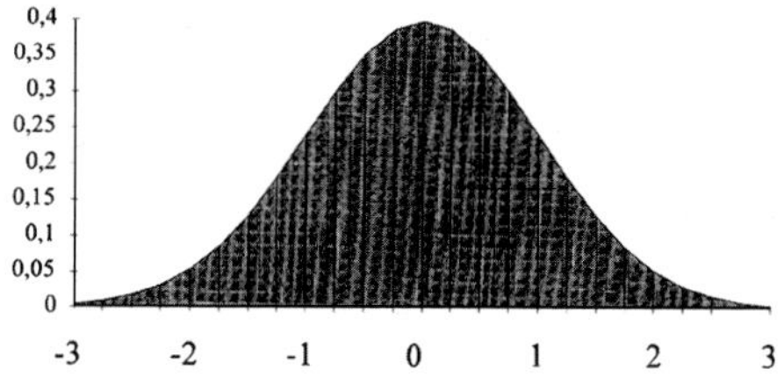

Abb. 1.**9** Hier geht's noch normal zu: Die Normalverteilung.

F98

→ **Frage 1.76: Lösung A**

Zu **(A):** Prozentrangnormen repräsentieren natürlich in der Regel keinen gradlinigen, linearen Maßstab, da die Rohdaten meist normalverteilt sind (Gaußsche Glockenkurve, siehe Abbildung 1.9).

Zu **(B)–(D):** Die übrigen Angaben treffen zu, dies lässt sich an dem Schaubild und der Tabelle im Einzelnen ablesen. Die z-Werte können natürlich in Prozentränge umgerechnet werden. Jede Standardnorm gilt nur in Hinblick auf die Vergleichsgruppe, z. B. für einen 45-jährigen Mann wäre das die Gruppe aller 40–50-jährigen Männer.

F88

→ **Frage 1.77: Lösung B**

Die z-Skala (kleines z!) hat den Mittelwert Null. Das wussten nur 44 % der Examenskandidaten. Tut mir leid, aber man muss fürs Physikum versuchen, die Hauptstandardwerte auswendig zu lernen, so gut es eben geht. Später können Sie diese Werte nachschlagen, z. B. in diesem Buch.

H01 ■

→ **Frage 1.78: Lösung C**

Zu **(A)**: Konfidenzintervall: Testwerte sind im Allgemeinen fehlerbehaftet. Genau genommen müsste man zum Messwert des Probanden einen Bereich („Konfidenzintervall") hinzufügen, der durch das Ausmaß des Messfehlers bedingt ist. Hierzu lässt sich ein Standardmessfehler berechnen, der eine bedeutende Rolle spielt, wenn man entscheiden muss, ob sich zwei Gruppen von Versuchspersonen in ihren Testwerten tatsächlich unterscheiden oder ob der Unterschied noch im zufälligen Bereich liegt, d. h. nur durch den Messfehler entstanden ist.

Zu **(B)**: Median: mittelster Wert; Mittelwert für Daten auf Ordinalskalenniveau. Definition von Standardmessfehler siehe Lösungsmöglichkeit (A).

Zu **(C)**: Gaußsche Glockenkurve: Die meisten biologischen Variablen sind normalverteilt, d. h. die Auftretenswahrscheinlichkeit von Extremwerten ist bei normalverteilten Daten gering, Mittelwerte sind am häufigsten (glockenförmiger Kurvenverlauf).
Zu **(D)**: Benötigt wird die Standardabweichung (siehe Lösungsmöglichkeit (C)) und nicht der Standardmessfehler.
Zu **(E)**: Reliabilität ist die Zuverlässigkeit eines Testverfahrens. Die Wiederholung des Messverfahrens soll (zumindest bei stabilen Merkmalen) gleiche Ergebnisse bringen.

F99 ■

→ **Frage 1.79: Lösung A**

Zur Beantwortung dieser Frage muss man wissen, wieviel Prozent der Bevölkerung welchen Intelligenzquotienten haben. Wenn Sie sich merken, dass 68 % im mittleren IQ-Bereich liegen (IQ 85–115, plus/minus eine Standardabweichung), dann können Sie sich den Rest nach der bekannten Formel Pi-mal-Daumenlänge oft einigermaßen richtig abschätzen. Nach Abzug der 68 % bleiben von den 100 % noch 32 % übrig. Davon liegt die Hälfte (16 %) über und die andere Hälfte (16 %) unter dem mittleren Bereich von 68 %. Damit haben also 16 % einen IQ von 115 und höher. 16 % von 625 macht dann genau 100. Die oben genannte Formel hilft übrigens auch, wenn es darum geht zu berechnen, wieviel Liter Wasser man beim Tapezieren in eine Tüte Kleister schütten muss.

F89

→ **Frage 1.80: Lösung B**

Zu **(A)**: Die Anzahl von Beamten hat Verhältnisskalenniveau, eine Aussage wie *„Ein Viertel ...“* kann daher getroffen werden.
Zu **(B)**: IQ-Werte haben Intervallskalenniveau und lassen Angaben wie „halb so viel“ nicht zu, da der absolute Nullpunkt bei IQ-Tests **nicht** vorhanden ist.
Zu **(C)**: Schulzensuren haben Ordinalniveau, Angaben zur Rangfolge können gemacht werden.
Zu **(D)**: Puls (absoluter Nullpunkt) hat Verhältnisskalenniveau, Prozentangaben sind möglich.
Zu **(E)**: Der IQ hat Intervallskalenniveau, die Berechnung der Streuung ist auf diesem Niveau zulässig.

I.23 Testgütekriterien

Die wichtigste Untersuchungsmethode der Psychologen sind Tests, mit denen man die Ausprägung von Persönlichkeitseigenschaften misst (z. B. Nervosität, Depressivität, Intelligenz, Gedächtnis, Konzentrationsvermögen). Wodurch unterscheiden diese Tests sich von dem, was Sie als Spätpubertierender mit Begeisterung in Ihrer Jugendzeitschrift ausgefüllt haben, z. B.: *„Bin ich ein romantischer Lover-Typ?“*. Beantworten Sie mal folgende 13 Fragen, schreiben Sie dabei in das Feld rechts: 0 = nie, 1 = selten, 2 = manchmal, 3 = ab und zu, 4 = häufig und 5 = sehr oft. Wie oft haben Sie in der letzten Woche gedacht ...

Ich verbringe zu wenig Zeit mit Freunden/Familie/Partner.	
Ich esse zu viel Schokolade/Süßigkeiten.	
Ich fühle mich abends erschöpft.	
Mein Kühlschrank ist leer und ich hab' keine Zeit zum Einkaufen.	
Ich hasse Lehrbücher.	
Ich denke zu viel an den Zitronensäure-Zyklus. Was war Succinyl-CoA-Synthetase?	
Ich möchte jetzt lieber Bügeln, Wäschewaschen, Aufräumen... statt zu lernen.	
Ich fühle mich unter ständigem Druck.	
Ich hab' echt nicht kapiert, was im letzten Absatz stand.	
Ich schlafe zu wenig/schlecht/Alpträume.	
Ich schaffe das alles nicht mehr.	
Ich hatte seit Wochen keinen Sex.	
Meine drei Textmarker sind schon wieder leer.	

Wenn Sie mehr als 40 Punkte haben, leiden Sie unter dem Physikums-Syndrom. Um zu entscheiden, ob dies ein guter Test ist, werden **Gütekriterien** herangezogen:

1. **Objektivität**: ein Testergebnis muss von den Leistungen des Untersuchten abhängig sein und nicht von Umgebungsvariablen oder der Laune des Untersuchers. Man unterscheidet: **Durchführungsobjektivität**: standardisierte (d. h. exakt vorgegebene) Testdurchführung ohne überflüssige Bemerkungen des Testleiters. **Auswertungsobjektivität**: standardisierte Auswertung (z. B. Auszählung Richtiger mit einer Schablone). **Interpretationsobjektivität**: Der Test sollte anhand von festgelegten Klassifizierungen (Normwertetabellen) ausgewertet werden, also z. B. *„Der Proband erreichte einen überdurchschnittlichen Wert (PR 90) auf der Skala Depressivität“*, statt: *„Die Antworten des Patienten tendierten in Richtung eines eher depressiv gestimmtes Selbstbildes“*. Bei der Exploration (auch eine psych. Methode!) kommt man allerdings ohne subjektive Gewichtungen häufig nicht aus.
2. **Reliabilität** ist die Zuverlässigkeit; je höher die Reliabilität, desto unabhängiger ist der Test von

Zufallsschwankungen und Umweltbedingungen. Dieses Gütekriterium wird mit korrelationsstatistischen Messtechniken erfasst: **Retest-Reliabilitätskoeffizient**: Eine wiederholte Messung an denselben Personen sollte im günstigsten Fall identische Ergebnisse bringen. **Testhalbierungs-Reliabilität („split-half")** : Der Test wird in zwei Halbformen aufgeteilt und an derselben Stichprobe durchgeführt. Die Ergebnisse der Hälften sollten hoch korrelieren. **Paralleltest-Reliabilität**: Es werden eine oder mehrere gleich schwierige Paralleltestformen (Form A, Form B, ...) entwickelt, deren Ergebnisse hoch korrelieren müssen. **Konsistenzkoeffizient**: Jedes einzelne Item wird als kleiner „Einzeltest" gesehen und die Korrelation zwischen den Items wird berechnet. Außerdem gibt es noch die **Interrater-Reliabilität**: Bei einem Ratingverfahren schätzt ein Beurteiler („rater") das Verhalten z. B. einer anderen Person auf einer Ratingskala ein. Zum Beispiel lassen sich eigene Einstellungen zu politischen Ereignissen oder das Ausmaß der Faulheit von Kindern durch Beobachtung bzw. Selbstbeobachtung einschätzen. Mehrere Rater müssen geschult werden, damit sie zu vergleichbaren Ergebnissen kommen. Dies wird geprüft über Korrelation der Einschätzungen mehrerer Rater einer beobachteten Szene. Der zugehörige Wert ist dann die Interrater-Reliabilität, d. h. die Zuverlässigkeit dieses Messverfahrens.

3. **Validität** ist die Gültigkeit: Misst der Test wirklich das, was er zu messen vorgibt? Möglicherweise misst ein Intelligenztest mit *Speed*-Aufgaben (unter zeitl. Beschränkung) nur die Belastbarkeit des Probanden, nicht aber sein Denkvermögen. Man unterscheidet: **Vorhersagevalidität (Prädiktive Validität)**: Lassen sich mit dem Testergebnis (IQ 130) Vorhersagen machen (Proband schafft das Abitur), die dann auch eintreffen? **Übereinstimmungsvalidität (externe Validität)**: Stimmt das Ergebnis des Intelligenztests (IQ 80) mit einem Außenkriterien überein (Lehrerurteil: *„Ein selten dämlicher Schüler"*)? **Inhaltliche Validität (Logische Gültigkeit)**: Ist aus der Art der Aufgaben direkt ersichtlich, was gemessen werden soll? Bei einem Test, der Englischkenntnisse prüfen soll, wäre die Vorgabe von englischen Vokabeln inhaltlich valide. **Konstruktvalidität**: Gibt es ein zugrunde liegendes Konstrukt (Theorie) darüber, aus welchen Faktoren *„Intelligenz"* besteht? Der Test muss sich dann an diesen Faktoren orientieren und spezifische Aufgaben zu den einzelnen IQ-Bereichen enthalten. Die Konstruktvalidität teilt sich auf in: (A) **Konvergente Validität**, hier wird geprüft, ob Ergebnisse dieses neuen Tests mit Ergebnissen bewährter Verfahren, die dasselbe messen, übereinstimmen. (B) Die **diskriminante Validität** wird seltener geprüft, denn hier analysiert man, ob das Ergebnis eines neuen Tests evtl. dasselbe misst wie ein bewährter Test, der für etwas völlig anderes da ist. Ein neuer Test zum Bindungsverhalten muss sich also von dem Ergebnis eines Tests zur Messung der Aggressivität oder Frustrationstoleranz unterscheiden. Validität muss auch bei Experimenten gegeben sein: **Konkurrente Validität** liegt vor, wenn sich Subtypen in theoretisch vorhergesagten Merkmalen voneinander unterscheiden. **Interne Validität** hat ein Experiment, wenn es diejenigen Kausalbeziehungen prüft, für die es entwickelt worden ist.
Diese Testgütekriterien bedingen einander in aufsteigender Folge. Ein Test, der nicht objektiv durchgeführt werden kann, wird eine miserable Retest-Reliabilität haben. Ein Test mit geringer Zuverlässigkeit kann entsprechend keine eindeutigen Prognosen machen, er ist also nicht valide. Also: Objektivität → Reliabilität → Validität
4. **Trennschärfe:** Trennschärfe sagt aus, ob ein Test sicher zwischen Merkmalsträgern und Nicht-Merkmalsträgern unterscheiden kann (z. B. Fragebogen für Alkoholiker vs. Anti-Alkoholiker). Nicht-trennscharfe Test-Items werden während der Testkonstruktion weggelassen.
5. **Sensitivität** (**Empfindlichkeit**, **true positive rate**): Genauigkeit eines psychologischen oder medizinischen Tests, kritische Personen möglichst gut herauszufiltern; d. h. ein Medizinstudent müsste in einem speziellen Test für das Ertragen von Prüfungsdruck ein hohes Ergebnis erreichen (positiver Wert), ein normaler Mensch dagegen nahe bei Null Punkten liegen. Man unterscheidet:
   - **Negativ prädiktiver Wert** (negativer Vorhersagewert): korrekter Anteil Nichtbetroffener unter den Testnegativen. Ein hoher negativer Vorhersagewert ist gut, denn er würde besagen, dass eine Person mit geringem Wert in unserem Test tatsächlich kein Medizinstudent ist. Ein niedriger negativ-prädiktiver Wert dagegen wäre schlecht, denn das würde bedeuten, dass viel zu viele Gesunde als Physikumssyndromleidende eingestuft wurden.
   - **Positiv prädiktiver Wert** (positiver Vorhersagewert): korrekter Anteil Betroffener unter den Testpositiven, Wahrscheinlichkeit, dass eine Person mit positivem (hohen) Wert tatsächlich krank ist.

   Außerdem gibt es hier noch die **Änderungssensitivität**: Genauigkeit, mit der ein Testverfahren aktuelle Veränderungen erfassen kann.
6. **Spezifität**: Die Spezifität (**true negative rate**) ist die Wahrscheinlichkeit, dass ein Nicht-Merkmalsträger (gesunder Patient) im Test ein negatives (niedriges) Ergebnis hat (=gesund). Ein Test mit einer hohen Spezifität ist nützlich um eine gesuchte Erkrankung auszuschließen. Ein Test mit hoher Spezifität schlägt selten Fehlalarm

Kommentare

(=falsch positives Ergebnis). Weil das zugegebenermaßen alles ziemlich verwirrend ist, hier eine Kunfusions-Matrix:

Tab. 1.4

	Person ist krank	Person ist gesund	
Testergebnis positiv	richtig positiv (a)	falsch positiv (b)	Testpositive a + b
Testergebnis negativ	falsch negativ (c)	richtig negativ (d)	Testnegative c + d
	Kranke: a + c	Gesunde: b + d	Alle: a + b + c + d

Wir hoffen, Sie sind nun nicht völlig verwirrt, denn aus dieser **Confusion Matrix** geht hervor, dass ein falsch Positiver eine Person ist, die kerngesund ist, aber von dem Screeningverfahren als krank eingestuft wurde.
Anhand dieser Tabelle lassen sich folgende Fachtermini definieren:

- **Falsch-Negative-Rate:** Anteil der Kranken, die vom Diagnoseinstrument als gesund beurteilt wurden.
- **Falsch-Positive-Rate:** Gesunde, die vom Diagnoseinstrument als krank eingestuft wurden.
- Die **Sensitivität** ist die Wahrscheinlichkeit, dass eine Krankheit richtig erkannt wird.
- Die **Spezifität** ist die Wahrscheinlichkeit, dass Gesundheit richtig erkannt wird.
- Die **Relevanz = positive Korrektheit** oder **positiv prädiktiver Wert** ist die Wahrscheinlichkeit, dass die Person bei einer positiven Diagnose wirklich krank ist.
- Die **Segreganz = negative Korrektheit** oder **negativ prädiktiver Wert** ist die Wahrscheinlichkeit, dass die Person gesund ist, wenn vom Diagnoseinstrument keine Krankheit erkannt wurde.
- Die **Korrektklassifikationsrate** ist die Wahrscheinlichkeit für eine richtige Diagnose.
- Die **Falschklassifikationsrate** ist die Wahrscheinlichkeit für eine falsche Diagnose.
- Die **Prävalenzrate** (Gesamtzahl erkrankter Personen) ist (a + c) / n, wobei „n" die Bezugsgruppe darstellt (z. B. pro 1.000 Einwohner).

7. **Akzeptanz eines Testverfahrens:** Wird der Test vom Probanden akzeptiert? Stellenbewerber bewerten z.B. die Akzeptanz eines Auswahlgesprächs am höchsten, *Paper-pencil*-Verfahren schneiden schlechter ab. Untersucher sehen das anders; manche Testverfahren sind zu teuer oder zu personalaufwändig und haben dadurch wenig Akzeptanz bei Ärzten und Psychologen.
8. **Ökonomie eines Testverfahrens:** Ist der Test in akzeptabler Zeit durchzuführen? Sind ggf. kostengünstige Gruppentestungen möglich? Was kostet der Test? Was kosten die Testbögen? Wie viel personeller Aufwand ist notwendig? Durch Testverkürzung muss die Testökonomie nicht besser werden, da evtl. das Ergebnis nicht mehr so sensitiv ist und mehr Fehldiagnosen entstehen, die unter Umständen teure Folgekosten nach sich ziehen können.

Auf einen Blick die Berechnung der wichtigsten Maße:

Falsch-Negativ-Rate	c/(a + c)
Falsch-Positiv-Rate	b/(b + d)
Sensitivität	a/(a + c)
Spezifität	d/(b + d)
Positive Korrektheit	a/(a + b)
Negative Korrektheit	d/(c + d)
Korrektklassifikationsrate	(a + d)/(a + b + c + d)
Falschklassifikationsrate	(b + c)/(a + b + c + d)

F03 ■■

→ **Frage 1.81: Lösung A**

Zu **(A)**: Hiermit hat der Student Recht. Persönlichkeitsfragebögen wie das Freiburger Persönlichkeitsinventar (FPI) sind vom Probanden durchschaubar. Aggressive Straftäter beantworten die Fragen oft im Sinne der sozialen Erwünschtheit und stellen sich als liebevoll-altruistisch dar.
Zu **(B)**: Objektivität: siehe Lerntext I.23.
Zu **(D)**: Reliabilität: siehe Lerntext I.23.
Zu **(E)**: Standardisierung eines Tests bedeutet, dass die Durchführungs- und Auswertungsbedingungen genau festgelegt werden, um für alle Prüflinge exakt gleiche Bedingungen zu schaffen. Das Ergebnis darf nicht abhängig davon sein, dass der Versuchsleiter die Durchführung das eine Mal so und das nächste Mal etwas anders durchführt. Durch die schriftliche Vorgabe von Fragen und Antwortmöglichkeiten sind Fragebogentests sehr hoch standardisiert.

F09

→ **Frage 1.82: Lösung E**

Zu **(A)**: Mit sog. „Lügenskalen" lässt sich grob abschätzen, ob jemand die Fragen wahrheitsgemäß beantwortet oder versucht, sich in einem möglichst guten Licht darzustellen. Mit dem Testgütekriterium der Objektivität hat das nichts zu tun.
Zu **(B)**: Ob die Fragen sich auf relevante Merkmale der zu untersuchenden Frage beziehen, untersucht das Testgütekriterium der Validität.
Zu **(C)**: Man unterscheidet offene Fragen (ohne vorgegebene Antwortkriterien) und geschlossene Fragen (mit vorgegebenen Antwortmöglichkeiten). Ge-

schlossene Fragen können später deutlich leichter ausgewertet werden.
Zu **(D)**: Ein Test (und dazu gehört auch das Interview) sollte immer eine standardisierte Reihenfolge haben. Bei nicht standardisierter Reihenfolge würde es Probleme mit der Reliabilität geben. Ein Interview kann durchaus auch objektiv sein, wenn es nur eine Fragenart beinhaltet.
Zu **(E)**: Objektivität bedeutet, dass ein Testergebnis abhängig von den Testleistungen ist und nicht vom jeweiligen Versuchsleiter, der den Test mit einem Probanden durchführt, auswertet und/oder interpretiert. Man unterscheidet: 1. Durchführungsobjektivität, 2. Auswertungsobjektivität und 3. Interpretationsobjektivität.

F02

→ **Frage 1.83: Lösung D**

Zu **(A)**: Eine Variable, welche mehrere Teildimensionen nach einer spezifischen Rechenvorschrift (z. B. Summierung) zusammenfasst, wird als Index bezeichnet.
Zu **(B)**: Validität ist die Gültigkeit eines Testverfahrens. Misst der Test wirklich das, was er zu messen vorgibt? Bei der Kriteriumsvalidität zieht man hierzu ein externes Kriterium heran (z. B. Urteile von Fachleuten), mit dem das Testergebnis verglichen wird. Die Aussage ist also richtig.
Zu **(C)**: Messdaten muss man auf einer Skala abbilden, um den Ausprägungsgrad festzulegen. Die Definition des IMPP ist richtig.
Zu **(D)**: Diese Aussage beschreibt die Reliabilität und nicht die Objektivität.
Zu **(E)**: Operationalisierung bedeutet Umsetzung eines hypothetischen Konstruktes aus dem Elfenbeinturm der Theoretiker (z. B. *„Intelligenz“*) in etwas, das in der harten Realität des Pragmatikers gemessen werden kann (z. B. erreichter Schulabschluss).

F04 ■■

→ **Frage 1.84: Lösung C**

Zu **(A)**: Siehe Lerntext I.23. Die innere Konsistenz gehört mit zum Bereich der Reliabilität. Bei diesem Konsistenzkoeffizienten wird jedes einzelne Item als „Einzeltest“ gesehen und die Korrelation zwischen den Items wird berechnet. Diese Aussage trifft also zu.
Zu **(B)**: Siehe Lerntext I.23.
Zu **(C)**: Bei einem Ratingverfahren schätzt ein Beurteiler *(„rater“)* das Verhalten z. B. einer anderen Person auf einer Ratingskala ein. Zum Beispiel lassen sich eigene Einstellungen zu politischen Ereignissen oder das Ausmaß der Faulheit von Kindern durch Beobachtung bzw. Selbstbeobachtung einschätzen. Unabhängige Rater schätzen aber nicht die Zuverlässigkeit eines Tests ein.
Zu **(D)**: Siehe Lerntext I.23.
Zu **(E)**: Bei der inneren Konsistenz wird jedes einzelne Item als „Einzeltest“ gesehen und die Korrelation zwischen den Items wird berechnet. Diese Aussage trifft also zu.

F03 ■

→ **Frage 1.85: Lösung D**

Zu **(A)**: Die Auswertungsobjektivität wird sich nicht verschlechtern. Auch die neue Halbform dieses Tests kann ja mit Schablonen oder computergestützt ausgewertet werden, sodass sich keine subjektiven Verfälschungen ergeben können.
Zu **(B)**: Die Durchführungsobjektivität wird sich nicht verschlechtern, da man ja etwa dieselbe standardisierte Anweisung benutzt wie bei der ursprünglichen Gesamtform. Dasselbe gilt für weitere Möglichkeiten der Durchführung. Die Standardisierung der 50 %-Form unterscheidet sich diesbezüglich nicht oder nur unwesentlich vom Gesamttest.
Zu **(C)**: Die Interpretationsobjektivität wird sich in der Regel auch nicht verschlechtern, da sich die Richtlinien, wie das Testergebnis im einzelnen zu interpretieren ist, nicht zwischen ursprünglicher Gesamt- und neuer Halbform unterscheiden.
Zu **(D)**: Reliabilität: Die Zuverlässigkeit (Reliabilität) des Tests wird sich vermutlich verschlechtern. Eine Persönlichkeitseigenschaft kann umso zuverlässiger gemessen werden, je mehr Items man benutzt, um sie festzustellen. Ein Intelligenztest mit nur 10 Fragen wird deutlich schwächere Aussagen treffen können als einer mit 100 Aufgaben. Allerdings hängt dies von der Zahl der Items ab, die nach der Halbierung noch vorhanden sind.
Zu **(E)**: Die Validität des Tests wird sich sicherlich nicht verbessern. Da die Gültigkeit u. a. von der Reliabilität abhängt, die nach der Testhalbierung ja schlechter wird, ist absolut keine Verbesserung der Validität zu erwarten.

H06 ■■

→ **Frage 1.86: Lösung B**

Zu **(A)**: Das wäre die Validität oder Gültigkeit des Tests, hier speziell eine Kriterien-Validität.
Zu **(B)**: Reliabilität: siehe Lerntext I.23.
Zu **(C)**: Das wäre die konvergente Validität mit einem externen Kriterium.
Zu **(D)** und **(E)**: Das wäre die Objektivität, mit der ein Test durchgeführt werden kann.

H10

→ **Frage 1.87: Lösung A**

Zu **(A)**: Bei einem **Ratingverfahren** schätzt ein Beurteiler („**Rater**“) das Verhalten z. B. einer anderen Person auf einer Ratingskala ein. Zum Beispiel lassen sich eigene Einstellungen zu politischen Ereignissen oder das Ausmaß der Faulheit von Kindern

durch Beobachtung bzw. Selbstbeobachtung einschätzen. Mehrere Rater müssen geschult werden, damit sie zu vergleichbaren Ergebnissen kommen. Dies wird geprüft über die Korrelation der Einschätzungen mehrerer Rater einer beobachteten Szene. Der zugehörige Wert ist dann die **Interrater-Reliabilität**, d. h. die Zuverlässigkeit dieses Messverfahrens.
Zu **(B)**: Um die **Paralleltest-Reliabilität** zu testen, werden eine oder mehrere gleich schwierige Paralleltestformen (Form A, Form B, ...) entwickelt. Das Ergebnis derselben Person muss in beiden Tests ähnliche Ergebnisse bringen: D. h. vergleicht man dann die Daten einer Stichprobe von Probanden, so müssen deren Ergebnisse in beiden Paralleltests hoch positiv korrelieren.
Zu **(C)**: **Innere Konsistenz** (interne Konsistenz): Jedes Item (Aufgabe) wird quasi als eigener Mini-Test gesehen und die Korrelation der Antworten der Probanden zwischen den Items wird berechnet. Einfach ist das, wenn mehrere Fragen auf das gleiche Thema abzielen, schwierig, wenn der Test insgesamt sehr heterogen ist. Ein Beispiel für Inkonsistenz: In einem Test auf Depressivität gibt der Patient in einer Antwort an, sich insgesamt gedrückt zu fühlen; in einer anderen Antwort sieht er seine unmittelbare Zukunft sehr positiv.
Zu **(D)**: Die **Retest-Reliabilität** gibt die Korrelation der Testergebnisse desselben Probanden bei mehrfacher Durchführung des Testverfahrens an. Eine Person, die bei der erstmaligen Durchführung des Tests ein gutes Ergebnis erreichte, sollte auch bei einer Wiederholung prima abschneiden.
Zu **(E)**: Zum Prüfen der **Testhalbierungs-Reliabilität** („Split-Half") wird der Test (meist randomisiert, wenn genügend Items vorhanden sind) in 2 Halbformen aufgeteilt und an derselben Stichprobe durchgeführt. Die Ergebnisse der Hälften sollten hoch korrelieren.

H06 ■■

→ **Frage 1.88: Lösung E**

Zu **(A)–(E)**: Siehe Lerntext I.23.

H05 ■

→ **Frage 1.89: Lösung B**

Zu **(A)**: Die Items (Aufgaben) selbst lassen sich nicht korrelieren, sondern nur die aus der Item-Beantwortung erfassten Testergebnisse. Eine Korrelation von Ergebnissen des neuen mit denen eines anderen Tests könnte nur zur Validitätsprüfung dienen, aber nicht zum Check-up der Reliabilität.
Zu **(B)**: Split-half ist die Testhalbierungs-Reliabilität. Hier wird der Test in zwei Teile geteilt, die bei der Prüfung der Zuverlässigkeit dieses Tests hoch miteinander korrelieren sollten.
Zu **(C)**: Paralleltest-Reliabilität: Es werden eine oder mehrere gleich schwierige Paralleltestformen (Form A, Form B ...) entwickelt, deren Ergebnisse bei der Reliabilitätsprüfung hoch korrelieren sollten.
Zu **(D)**: Retest-Reliabilität: Bei einer Testwiederholung sollten die beiden Ergebnisse desselben Probanden hoch miteinander korrelieren. Da man sich meist an einzelne Aufgaben und Lösungen des ersten Durchgangs erinnert, was das Ergebnis der Zweittestung erhöht, führt man diese Art der Reliabilitätsprüfung aber ungern durch.
Zu **(E)**: Innere Konsistenz oder Konsistenzkoeffizient: Jedes einzelne Item wird als „Einzeltest" gesehen und die Korrelation zwischen den Beantwortungen der Items wird berechnet.

H09 F06 F05 ■

→ **Frage 1.90: Lösung E**

Zu **(A)**: Der positive Prädiktionswert gibt an, bei wie viel Prozent der Personen mit positivem Resultat die gesuchte Erkrankung vorliegt.
Zu **(B)**: Prävalenz: Häufigkeit einer bestimmten Krankheit in einer Population zu einem Zeitpunkt.
Zu **(C)**: Die Spezifität ist eine Maßzahl für den Anteil Personen ohne Erkrankung, die einen (richtig) negativen Testwert haben. Ein Test mit hoher Spezifität schlägt also selten „Fehlalarm".
Zu **(D)**: Das wäre wohl eine falsch negative Klassifikation. Der Screening-Test müsste die wirklich Depressiven ein- und nicht ausschließen, wenn er hoch sensitiv gut wäre.
Zu **(E)**: Sensitivität: Genauigkeit eines psychologischen oder medizinischen Tests, kritische Personen möglichst gut herauszufiltern.

H09 ■

→ **Frage 1.91: Lösung B**

Zu **(B)**:

	Person ist krank	Person ist gesund
Testergebnis positiv	richtig positiv (a)	falsch positiv (b)
Testergebnis negativ	falsch negativ (c)	richtig negativ (d)

Aus dieser Vier-Felder-Tafel (Confusion Matrix) geht hervor, dass **ein falsch Negativer** (c) eine Person ist, die kerngesund ist, aber von dem Screeningverfahren als krank eingestuft wurde.
Zu **(A)** Der **negative Prädiktionswert** (NNP, *negative predicitive value*) gibt an, wieviel Prozent der untersuchten Personen mit negativem Testresultat nicht an der gesuchten Erkrankung leiden.
Zu **(C)**: Ein **falsch positives Testergebnis** (b) bedeutet, dass die Person gesund ist, aber fälschlicherweise vom Test als hochgradig depressiv eingestuft wurde.

Zu **(D)**: Die **Sensitivität** (*true positive rate*) a/(a + c) ist die Wahrscheinlichkeit, dass eine Krankheit erkannt wird (Empfindlichkeit).
Zu **(E)**: Die **Spezifität** (*true negative rate*) d/(b + d) ist die Wahrscheinlichkeit, dass bei einem Nicht-Merkmalsträger (gesunder Patient) das diagnostische Verfahren ein negatives Ergebnis hat.

H08 ■■

→ **Frage 1.92: Lösung E**

Zu **(A)**: Die Relevanz a/(a+b) ist die Wahrscheinlichkeit, dass die Person bei einer positiven Diagnose wirklich krank ist.
Zu **(B)**: Die Sensitivität a/(a+c) ist die Wahrscheinlichkeit, dass eine Krankheit richtig erkannt wird.
Zu **(C)**: Falsch-Positiv-Rate: Gesunde, die vom Diagnoseinstrument als krank eingestuft wurden: b/(b +d).
Zu **(D)**: b/c+d ergibt keine sinnvolle Maßzahl.
Zu **(E)**: Falsch-Negativ-Rate: Anteil der Kranken, die vom Diagnoseinstrument als gesund beurteilt wurden: **c/(a+c)**. Die Frage ist aus meiner Sicht nicht ganz korrekt gestellt, da sie nur nach den Falsch-Negativen fragt, die Formel spiegelt aber die Falsch-Negativ-Rate wider. Die Falsch-Negativen entsprächen einfach nur dem Buchstaben „c“ in der IMPP-Tabelle. Auch der Begriff „endgültige Diagnose“ ist irreführend. Selbst die kann ja noch verkehrt sein; ausschlaggebend wäre, ob wirklich eine Krankheit vorliegt oder nicht.

H05 ■■

→ **Frage 1.93: Lösung A**

Zu **(A)**: Trennschärfe sagt aus, ob ein Test bzw. eine Testfrage sicher zwischen Merkmalsträgern und Nicht-Merkmalsträgern unterscheiden kann. Da der gesamte Testscore eines Tests ja unterschiedliche Merkmalsausprägungen bei Menschen erfassen soll, ist ein einzelnes Item trennscharf, wenn es mit diesem Gesamtscore hoch korreliert ist. Damit ist diese Lösungsalternative richtig.
Zu **(B)**: Das wäre das Konfidenzintervall. Testwerte sind im Allgemeinen fehlerbehaftet. Genau genommen müsste man zum Messwert des Probanden einen Bereich („Konfidenzintervall“) hinzufügen, der durch das Ausmaß des Messfehlers bedingt ist. Hierzu lässt sich ein Standardmessfehler berechnen.
Zu **(C)**: Ein Testwert selbst (82 von 100 Aufgaben richtig gelöst) hat für sich alleine noch keinen Aussagewert, da ja möglicherweise sämtliche anderen Menschen, die diesen Test bearbeiten, alle hundert Aufgaben richtig lösen konnten. Umgekehrt sind 12 richtige von 100 Aufgaben evtl. ganz prima, wenn die anderen gar kein Item korrekt beantwortet haben. Das Testergebnis eines Individuums muss also in Bezug zu dem durchschnittlichen Ergebnis seiner Altersgruppe (Eichstichprobe) gesetzt werden.
Zu **(D)**: Der Ausprägungsgrad von Daten muss auf einer Mess-Skala abgebildet werden, um Unterschiede erfassen zu können. Items (Aufgaben) einer Skala, die hoch miteinander korrelieren, bilden oft einen gemeinsamen Persönlichkeitsfaktor. Dieser Zusammenhang sagt aber nichts über die Trennschärfe aus.
Zu **(E)**: Änderungs-Sensitivität: Genauigkeit, mit der ein Testverfahren aktuelle Veränderungen erfassen kann. Die meisten Persönlichkeitstests prüfen nur überdauernde Charaktereigenschaften, nicht aber die aktuelle Befindlichkeit. Hier sind z. B. Eigenschaftswörterlisten oder Befindlichkeitstests besser geeignet, die hoch änderungssensitiv sind.

F10

→ **Frage 1.94: Lösung A**

Zu **(A)**: Das Gütekriterium **Objektivität** verlangt, dass der Test unabhängig vom Testleiter und von der Testumgebung ist. Das Testergebnis einer Person muss gleich sein, auch wenn unterschiedliche Testleiter den Test durchführen.
Reliabilität ist die Zuverlässigkeit eines Tests. Die Wiederholung des Messverfahrens soll (zumindest bei stabilen Merkmalen) gleiche Ergebnisse bringen. Je höher die Reliabilität, desto unabhängiger ist der Test von Zufallsschwankungen und Umweltbedingungen und um so geringer ist der Messfehler.
Die Gültigkeit (**Validität**) eines Testverfahrens gibt an, ob der Test wirklich das misst, was er zu messen vorgibt. In der Regel wird dies abgeschätzt an externen Kriterien.
Die 3 Testgütekriterien bedingen sich gegenseitig: **Validität ist abhängig von Reliabilität** und diese wiederum ist **nur bei hoher Objektivität** gegeben. Damit ist Lösung (A) richtig.

F07 ■■

→ **Frage 1.95: Lösung B**

Zu **(A)–(E)**: Siehe Lerntext I.23.
Zu **(B)**: Positiv prädiktiver Wert (positiver Vorhersagewert). Anteil Betroffener unter den Testpositiven; Wahrscheinlichkeit, dass eine Person mit positivem Wert tatsächlich krank ist. Ein hoher positiv-prädiktiver Wert zeigt, dass viele Depressive richtig eingestuft wurden. Das möchte dieser Arzt schrecklich gerne wissen.

H05 ■

→ **Frage 1.96: Lösung D**

Zu **(A)**: Aus der *Confusion Matrix* im Lerntext I.23 geht hervor, dass ein falsch Positiver eine Person ist, die kerngesund ist, aber von dem Screeningverfahren als krank eingestuft wurde.

Zu **(B)**: Der negative Prädiktionswert (NPV, *negative predicitive value*) gibt an, wie viel Prozent der untersuchten Personen mit negativem Testresultat nicht an der gesuchten Erkrankung (Alzheimer-Demenz) leiden.
Zu **(C)**: Der positive Prädiktionswert (PPV, *positive predictive value*) gibt an, bei wie viel Prozent der Personen mit positivem Resultat die gesuchte Erkrankung vorliegt.
Zu **(D)**: Die Sensitivität (*true positive rate*) in der o. g. Confusion Matrix: a/(a+c) ist die Wahrscheinlichkeit, dass eine Krankheit erkannt wird (Empfindlichkeit). Wenn 70 % aller Demenzkranken mittels dieses Screeningsverfahrens tatsächlich frühzeitig erkannt werden konnten, so ist die Sensitivität dieses Tests hoch.
Zu **(E)**: Die Spezifität (*true negative rate*) in der o. g. Confusion Matrix: d/(b+d) ist die Wahrscheinlichkeit, dass bei einem Nicht-Merkmalsträger (gesunder Patient) das diagnostische Verfahren ein negatives Ergebnis hat.

H10 ■■

→ **Frage 1.97: Lösung B**

Zu **(A)**: Der **negativ-prädiktive Wert** (negativer Vorhersagewert, Segreganz) gibt den Anteil Nichtbetroffener unter den Testnegativen an – also die Wahrscheinlichkeit, dass eine Person mit negativem Wert tatsächlich gesund ist. Ein niedriger negativ-prädiktiver Wert bedeutet also, dass viel zu viele Erkrankte als gesund eingestuft wurden. In der **Allgemeinbevölkerung** ist der Anteil Erkrankter niedriger als in einer Hochrisikogruppe – daher ist auch die Wahrscheinlichkeit, Erkrankte fälschlicherweise als gesund einzustufen, geringer. Der negativ-prädiktive Wert wird daher **ansteigen**.
Zu **(B)**: Der **positiv-prädiktive Wert** (positiver Vorhersagewert, Relevanz) gibt den **Anteil Betroffener unter den Testpositiven** an - also die Wahrscheinlichkeit, dass eine Person mit positivem Wert tatsächlich krank ist. Ein niedriger positiv-prädiktiver Wert bedeutet, dass viele Getestete fälschlicherweise als krank eingestuft wurden. In der Allgemeinbevölkerung mit einem geringeren Anteil Erkrankter vermindert sich dieser Wert im Vergleich zu einer Hochrisikopopulation.
Zu **(C)**: Die **Reliabilität** ist die Zuverlässigkeit eines Testverfahrens. Die **Wiederholung** des Messverfahrens soll (zumindest bei stabilen Merkmalen) **gleiche Ergebnisse** bringen. Je höher die Reliabilität, desto unabhängiger ist der Test. Die Reliabilität sollte in Hochrisikopopulation und Allgemeinbevölkerung **gleich** sein.
Zu **(D)**: Die **Sensitivität** (Empfindlichkeit) gibt an, wie hoch der **Anteil positiver Merkmalsträger ist, der mit einem Test herausgefiltert werden kann** (→ möglichst viele Merkmalsträger sollen gefunden werden, egal ob auch Nichtmerkmalsträger in diese Gruppe fallen). Hochsensitive Tests machen wenig Fehler in Bezug auf Falschnegative (Merkmalsträger werden nicht vom Test erkannt), über die Anzahl der Falschpositiven (Gesunde werden als Merkmalsträger erkannt) wird jedoch keine Aussage gemacht. Die Sensitivität ist in Hochrisikopopulationen und der Allgemeinbevölkerung **gleich**.
Zu **(E)**: Die **Spezifität** (kennzeichnende Eigenschaft) gibt die **Wahrscheinlichkeit** an, dass das diagnostische Verfahren **bei einem Nicht-Merkmalsträger** (z. B. gesunder Patient) ein **negatives Ergebnis** hat (= gesund). Die Spezifität sagt nichts darüber aus, wie viele Merkmalsträger mit diesem Test nicht gefunden werden! Ein Test mit hoher Spezifität hat also eine niedrige Anzahl Falschpositiver, die Falschnegativen werden nicht berücksichtig (→ möglichst wenige Gesunde sollen als krank erkannt werden, egal wie viele Kranke man übersieht). Diese Spezifität sollte in der Hochrisikopopulation und in der Allgemeinbevölkerung gleich sein.
Bemerkung: Aus den Antwortmöglichkeiten (C) und (D) ergibt sich, dass ein gutes Testverfahren sowohl eine hohe Spezifität als auch eine hohe Sensitivität haben muss!

1.24 Psychologische Testverfahren

Toll, dass Sie nach dem total verwirrenden Teil des letzten Lerntextes noch immer brav lernen! Aber nun legen Sie dieses Buch doch endlich einmal zur Seite, gehen Sie in die nächste trendy Studentenkneipe, ins Café oder zur Not auch in die Mensa und sehen Sie sich Ihre Kommilitonen ganz genau an. Vielleicht werden Sie bei dieser Feldforschung feststellen, dass Menschen ganz verschieden aussehen, z. B. hinsichtlich Größe, Gewicht, Haar- und Augenfarbe. Wenn Sie die Augenfarbe auf die Entfernung nicht genau erkennen können, dann hilft jetzt nur eins: ganz nah' rangehen und tief in die Augen blicken! Trauen Sie sich ruhig und verweisen Sie notfalls auf die Zeilen in diesem Buch, Sie handeln ja sozusagen in meinem Auftrag.
Leute sehen nicht nur unterschiedlich aus, sie denken, fühlen und verhalten sich auch verschieden. Solche Unterschiede ergründet man mit **psychologischen Testverfahren**, die für viele Fragestellungen hilfreich sein können: Muss ein psychisch kranker Straftäter dauerhaft in einer geschlossenen Anstalt untergebracht werden? Sollte ein schüchterner Mensch Verkäufer werden? Zu welchem Elternteil soll der fünfjährige Sohn nach der Scheidung? Lügt ein pubertierendes Mädchen, das behauptet vom Mathelehrer vergewaltigt worden zu sein?

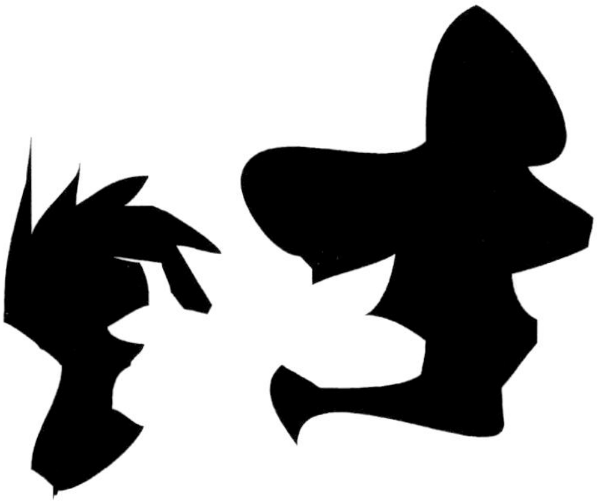

Abb. 1.10 Projektive Testverfahren arbeiten mit vieldeutigem Material. Was würden Sie in diesen schwarzen Flecken erkennen?

1. **Projektive Testverfahren**:
Der Psychiater legt das 1. Bild des Rorschach-Tests vor: *„Was sehen Sie in diesem Bild?"* – *„Ein Pärchen beim Sex"*, antwortet der Patient. Der Psychiater nimmt Bild 2: *„Und woran denken sie hierbei?"* – *„Zwei nackte Frauen!"*, antwortet der Mann. Der Psychiater zeigt das 3. Bild: *„Was sehen Sie hier?"* – *„Nackte Mädchen natürlich"*, antwortet der Mann. Bei Bild 4 sagt der Patient: *„Ein Mann mit Riesenpenis."* Der Psychiater stöhnt: *„Sie haben ja eine krankhafte sexualerotische Fixierung!"*. Sagt der Patient: *„Wieso ich? Wer zeigt mir denn hier die ganze Zeit diesen Schweinkram?"*
Der Begriff projektive Testverfahren geht auf den Abwehrmechanismus *„Projektion"* zurück. Eigene Gedanken werden auch auf andere Personen projiziert (*„Was ich selber denk' und tu, das trau ich auch dem andern zu."*). Die hinter den projektiven Tests stehende Theorie geht davon aus, dass Personen ihre Motive auch auf vieldeutiges Material projizieren. Die Bilder oder die Aufgabe sind sehr vage und es gibt kein vorgefasstes Antwortsystem. Aus der Art und Weise, wie der Untersuchte die Aufgabe löst, hofft man Aufschlüsse über bewusste und unbewusste Persönlichkeitsanteile zu bekommen. Probanden, die im Rorschach-Test häufig gefährliche Tiere erkennen, würden dementsprechend als ängstlich oder aggressiv eingestuft werden. Die Objektivität ist eher gering, *„Rorschachianer"* benötigen eine mehrjährige Ausbildung, um zu annähernd ähnlichen Ergebnissen zu kommen. Entsprechend gering sind Reliabilität und Validität. Halbprojektive Verfahren wie z. B. der „Rosenzweig Picture-Frustration-Test" versuchen diese Mängel durch standardisierte Bildabfolge und vorgegebene Antwortkriterien zu umgehen. Trotz dieser Mängel werden projektive Tests häufig benutzt, da sie für den Probanden nicht sofort durchschaubar sind. Zum Beispiel kann bei gewalttätigen Sexualstraftätern, die sich im Fragebogenverfahren als friedfertig, treu und hilfsbereit schildern, das Ausmaß der Aggressivität oft erst im projektiven Test erkannt werden. Projektive Testverfahren sind z. B.: **Rorschach-Psychodiagnosticum**: zu einer Abfolge von zehn Tintenklecksbildern soll der Patient seine Assoziationen äußern. Es erfolgt eine Auswertung nach Originalität und Art der Deutung (Gesamt/ Detail). Rorschach glaubte sogar, mit diesem Test auch Intelligenz erfassen zu können. **Thematischer Apperzeptions-Test (TAT)**: Test mit 30 schwarzweißen Bildern für unterschiedliche Altersgruppen und Geschlechter. Die Bildtafeln sollen insbesondere emotional ansprechende Situationen darstellen. Je nach Fragestellung werden zehn Tafeln ausgewählt und dem Probanden mit der Aufforderung vorgelegt, dazu eine Geschichte zu erzählen. In der Auswertung werden insbesondere Bedürfnisse ausgezählt und gewichtet. **Rosenzweig Picture-Frustration-Test**: In einem Testheft werden 24 Comicbilder mit frustrierenden Situationen vorgegeben (*„Deine Freundin hat mich heute Abend zum Tanzen eingeladen."*). Der Proband soll in einer Sprechblase eine Antwort eintragen. **Baum-Test** nach K. Koch: Der Proband erhält die Aufgabe einen Baum zu zeichnen. Auswertung nach vorgegebenen Kriterien, z. B. *Wurzeln* = Suche nach Halt, *aufstrebende Äste* = extravertiert, fröhlich, *Narbe im Stamm* = traumatisches Erleben in der Kindheit. **Familie in Tieren** (**Brem-Gräser**): Kinder sollen sich vorstellen, jedes Familienmitglied wäre ein Tier und sie sollen dieses Tier dann malen. Neben Analyse der räumlichen Anordnung der Tiere zueinander, werden in der Auswertung jedem Tier Eigenschaften zugeordnet (z. B. *Hirsch* = stolz, edel, draufgängerisch; *Mops* = spaßig, drollig, verwöhnt; *Wal* = friedlich, mächtig, plump).

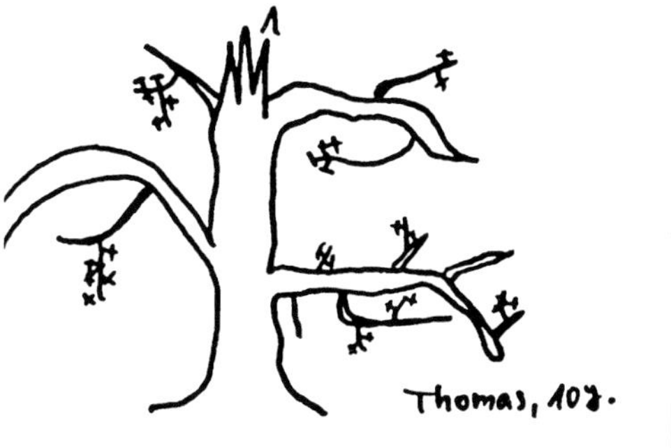

Abb. 1.11 Baumtest nach Koch. Zeichnung eines zehnjährigen Kindes kurz vor dem Tod des krebskranken Vaters.

2. **Subjektive und objektive Persönlichkeitsfragebögen**:
Dem Probanden wird ein Fragebogen mit bezüglich Anzahl und Abfolge standardisierten Fragen vorgelegt. Die Beantwortung erfolgt meist nach

vorgegebenen Kriterien, z. B. *„Ich erröte leicht ... stimmt / stimmt nicht“* (z. B. FPI) oder abgestuft (z. B. Gießen Test): *Ich bin*
“...eher ungeduldig 3 2 1 0 1 2 3... eher geduldig“
Die Auswertung erfolgt mit Schablonen, Auszählung der Antworten und Übertragung in Normtabellen. Über Faktorenanalysen (Zusammenfassung zusammengehöriger Korrelationen zwischen der Beantwortung der Fragen) wurden unterschiedliche Persönlichkeitsfaktoren entdeckt (z. B. Extraversion-Introversion), auf denen die untersuchten Probanden dann eine bestimmte Merkmalsausprägung erhalten. Durch Aneinanderreihung mehrerer Skalen (Extraversion, Depression, Aggressivität usw.) erhält man ein **Persönlichkeitsprofil**. Vorteil dieser Fragebögen ist die große Objektivität und gute Reliabilität. Die Validität hängt allerdings vom jeweiligen Kriterium ab. Hilfesuchende in einer Beratungsstelle werden Fragebögen in der Regel ehrlich beantworten. Insbesondere bei Gerichtsgutachten werden die begutachteten Personen aber häufig in Richtung auf soziale Erwünschtheit antworten, wodurch das Ergebnis verfälscht wird. Einige Fragebögen beinhalten deshalb **Lügenskalen**, mit denen geprüft wird, ob der Betreffende versucht, sich bewusst in positivem Licht darzustellen. Derartige Fragebögen prüfen prinzipiell nur ab, wie eine Person sich selbst erlebt, ein objektives Bild entsteht hierdurch nicht. Lediglich einige Verfahren (B.: der Gießen-Test) sehen auch eine Fremdbeurteilung durch andere Personen vor. Die **Änderungs-Sensitivität** ist meist gering, da meist nur überdauernde, stabile Charaktereigenschaften erfragt werden, nicht aber die aktuelle Befindlichkeit (dazu sind z. B. Eigenschaftswörterlisten besser geeignet). Bekannte Fragebogentests sind unter anderen: **Freiburger-Persönlichkeitsinventar (FPI-R)**: Der Test umfasst 138 Fragen zu den Persönlichkeitsbereichen: Lebenszufriedenheit, Soziale Orientierung, Leistungsorientierung, Gehemmtheit, Erregbarkeit, Aggressivität, Beanspruchung, körperliche Beschwerden, Gesundheitssorgen, Offenheit (Lügenskala), Extraversion und Emotionalität. **Minnesota Multiphasic Personality Inventory (MMPI)**: ein 556 Fragen umfassender Test mit den klinischen Skalen: Hypochondrie, Depression, Hysterie, Psychopathie, Maskulinität-Femininität, Paranoia, Psychasthenie, Schizophrenie, Hypomanie, Introversion-Extraversion und vier Validitätsskalen. Der MMPI eignet sich vor allem für den psychiatrischen Bereich. Es liegt auch eine Kurzform vor. **Gießen-Test (GT)**: Der Testbogen umfasst 40 Fragen zu den Bereichen: soziale Resonanz, Dominanz, Kontrolle, Grundstimmung, Durchlässigkeit und soziale Potenz. Neben der Selbstbeurteilung liegen auch zwei Parallelformen zur Fremdbeurteilung (männlich/weiblich) vor. **16-PF** von **Cattell**: Dieser Persönlichkeitsfragebogen wurde faktorenanalytisch erstellt und misst 16 Persönlichkeitsfaktoren, deren detaillierte Auflistung hier aus Platzgründen eingespart wurde.
In Gegensatz zu den subjektiven Persönlichkeitsfragebögen (Selbsteinschätzung) verlangen objektive **Persönlichkeitstests** oft Leistungen, bewerten diese aber in Hinblick auf Persönlichkeitseigenschaften, z. B. Fehler im Labyrinth-Test als Maß für Impulsivität. Der „Objektive Leistungsmotivationstest“ erfasst Leistungsmotivation unter verhaltensnahen Bedingungen.

3. **Befindlichkeitsfragebögen:**
Im Gegensatz zu Persönlichkeitsfragebögen, die meist stabile Charaktereigenschaften messen, gibt es auch Testverfahren, welche die aktuelle Befindlichkeit prüfen. Wie geht es Ihnen jetzt gerade?

schläfrig	*1 2 3 4 5*	*wach*
gelangweilt	*1 2 3 4 5*	*interessiert*
krank	*1 2 3 4 5*	*gesund*
gestresst	*1 2 3 4 5*	*entspannt*
traurig	*1 2 3 4 5*	*lustig*
ängstlich	*1 2 3 4 5*	*mutig*

Beispiele: **Gießener Beschwerdebogen (GBB)**: Fragebogen zur Erfassung des körperlichen Beschwerdebildes eines Patienten (Erschöpfung, Magenbeschwerden, Gliederschmerzen, Herzbeschwerden). **Short Form 36 Health Survey** (SF-36): Fragebogen zum Gesundheitszustand. Ein krankheitsübergreifendes Messinstrument zur Erfassung der gesundheitsbezogenen Lebensqualität (körperliche Funktionsfähigkeit, körperliche Rollenfunktion, Schmerzen, allg. Gesundheitswahrnehmung, Vitalität, soziale Funktionsfähigkeit, emotionale Rollenfunktion, psychisches Wohlbefinden).

4. **Leistungstests:**
Eine weitere Form psychologischer Tests sind Testverfahren, in denen die kognitive Leistung gemessen wird. Hierzu gehören z. B.: **Intelligenztests**,

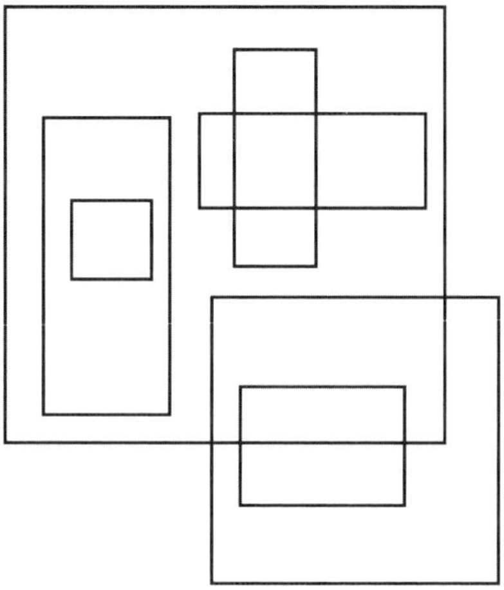

Abb. 1.12 Beispiel Leistungstest: Wie viele Rechtecke zählen Sie hier?

Aufmerksamkeitstests (z. B. d2-Aufmerksamkeits-Belastungs-Test, Zahlen-Verbindungs-Test), **Gedächtnistests** (z. B. Benton-Test, Verbaler-Lern-und-Merkfähigkeits-Test, Diagnosticum-für Cerebralschäden), spezielle Tests für die Bewerberauswahl bei der **Berufseignungsdiagnostik** (z. B. die Schlauchfiguren für das räumliche Denken beim ehemaligen Eingangstest für Medizinstudenten) oder Testverfahren aus der **Neuropsychologie:** (z. B. Aachener Aphasie Test, Demenz-Test, Mini-Mental, TÜLUC usw.). Ein typisches neuropsychologisches Verfahren ist der *Wisconsin Card Sorting Test.* Hier sollen Spielkarten mit Symbolen nach bestimmten Kriterien sortiert werden (z. B.: Farbe, Form, Anzahl). Der Proband muss das Sortierungskriterium selbst herausfinden, der Versuchsleiter sagt nur, ob das Ablegen einer Karte richtig oder falsch war. Das Kriterium wird dann mehrfach gewechselt. Der Test gilt als sensibel für Frontalhirnschäden. In dem obigen Test sind übrigens 19 Rechtecke versteckt.

Klinischer Bezug

Insbesondere bei Verdacht auf psychosomatische oder neurologische Krankheiten werden Patienten häufig zu konsiliarischen Untersuchungen zum Psychologen überwiesen. Für den Arzt ist es eine Notwendigkeit, Grundkenntnisse in psychologischer Diagnostik zu haben, um die Ergebnisse der Testverfahren richtig einschätzen zu können.

F02

→ Frage 1.98: Lösung D

Zu **(A)–(E)**: Hier werden die beiden Begriffe *„Projektion“* (ein psychoanalytischer Abwehrmechanismus) und *„Projektiver Test“* durcheinandergebracht.
Projektion: Ein verbotenes Bedürfnis wird auf Personen der Umgebung projiziert und dort wahrgenommen. Beispiel: Ein unordentlicher Student beschimpft die Mitglieder seiner Wohngemeinschaft, weil sie die Küche nicht aufgeräumt und den Mülleimer nicht hinaus gebracht haben.
Projektive Testverfahren: Die hinter den projektiven Testverfahren stehende Theorie geht davon aus, dass Personen ihre Motive auch auf vieldeutiges Material projizieren.
Der Ausdruck „Projektion“ stammt zwar von dem gleichnamigen psychoanalytischen Abwehrmechanismus ab, bei projektiven Testverfahren wird jedoch **nicht** dieser Abwehrmechanismus untersucht, sondern mittels der Projektion versucht man, bewusste oder unbewusste Motive zu erkennen.
Damit beschreiben die Lösungsmöglichkeiten (A), (B), (C) und (E) den Abwehrmechanismus Projektion und nur (D) die projektiven Testverfahren.

F97

→ Frage 1.99: Lösung B

Zu **(A), (C), (D)** und **(E):** Beim 16-PF (16 Persönlichkeitsfaktoren-Test), MMPI (Minnesota Multiphasic Personality Inventory), FPI (Freiburger Persönlichkeits Inventar) und EPI (Eysenck Personality Inventory) handelt es sich um Persönlichkeitsfragebögen, die auf faktorenanalytischer, d. h. statistischer Basis entwickelt wurden.
Zu **(B):** Der Rorschach-Test („Tintenklecksdeuteverfahren“) ist dagegen ein projektives Testverfahren.

F07

→ Frage 1.100: Lösung E

Zu **(A)**: Siehe Lerntext I.24.
Zu **(B)**: Gießener Beschwerdebogen (GBB): Fragebogen zur Erfassung des körperlichen Beschwerdebildes eines Patienten (Erschöpfung, Magenbeschwerden, Gliederschmerzen, Herzbeschwerden).
Zu **(C)**: Siehe Lerntext I.24.
Zu **(D)**: Neo-Fünf-Faktoren-Inventar (NEO-FFI): multidimensionales Persönlichkeitsinventar auf der Basis der „Big Five“ zur Erfassung von Neurotizismus, Extraversion, Offenheit für Erfahrungen, Verträglichkeit und Gewissenhaftigkeit.
Zu **(E)**: Short Form 36 Health Survey (SF-36): siehe Lerntext I.24.

H09

→ Frage 1.101: Lösung A

Zu **(A)**: Beim Wisconsin Card Sorting Test sollen Spielkarten mit Symbolen nach bestimmten Kriterien sortiert werden (z. B.: Farbe, Form, Anzahl). Der Proband muss das Sortierungskriterium selbst herausfinden, der Versuchsleiter sagt nur, ob das Ablegen einer Karte richtig oder falsch war. Das Kriterium wird dann mehrfach gewechselt. Der Test gilt als sensibel für **Frontalhirnschäden**. Im frontalen Cortex liegen insbesondere große Areale des Assoziationsdenkens und der logischen Intelligenz.
Zu **(B)**: **Okzipitale Läsionen** hätten Sehstörungen, meist Halbseitenblindheit, zur Folge.
Zu **(C)**: **Parietale Läsionen** führen z. B. zu Störungen des Lesens, Schreibens, Rechnens, der räumlichen Orientierung und der Objekterkennung.
Zu **(D)**: **Temporale Läsionen** haben z. B. Hörstörungen und Gedächtnisschwierigkeiten zur Folge.
Zu **(E)**: **Zentrale Läsionen** beziehen sich z. T. allgemein auf das Gehirn (ZNS), oft aber auf die Hirnmitte, z. B. den Thalamus. Letztere haben meist lebensbedrohliche Folgen oder führen zum Zusammenbruch von basalen Steuerungsmechanismen des Gehirns.

1.3.4 Untersuchungsplanung

I.25 Untersuchungsplanung

Stichprobe:
In einem sozialpsychologischen Experiment wartete eine Versuchsperson auf eine angebliche Geschicklichkeitsaufgabe. Währenddessen ging eine Frau mit einer Aluminiumleiter durch das Zimmer in den nächsten Raum. Wenig später hörte man lautes Scheppern, einen Knall und dann Stöhnen. Untersucht wurde, ob und wann der wartende Student in den angrenzenden Raum ging, um Hilfe zu leisten. Wichtigste Frage war, ob bibelfeste Studenten sich von nicht-religiösen hinsichtlich ihrer Hilfsbereitschaft unterscheiden würden? Sie taten es nicht. Viel entsetzlicher an dem Versuchsergebnis fand ich persönlich aber, dass nur 48 % der Probanden überhaupt aufstanden, um nachzusehen, was passiert war.
Wenn Sie für Ihre Doktorarbeit ein ähnliches Experiment durchführen wollen, dann brauchen Sie zunächst einmal eine Stichprobe, d. h. Probanden, die bereit sind, an der Untersuchung teilzunehmen. Will man die Aussagen später auf eine ganze Bevölkerungsgruppe generalisieren, dann muss die Stichprobe möglichst repräsentativ sein. Es gibt unterschiedliche Möglichkeiten dies zu erreichen:

1. Die **Quota-Stichprobe** soll ein verkleinertes Abbild der Grundgesamtheit sein. Hierzu braucht man zunächst Daten des statistischen Jahrbuchs über die Zusammensetzung der Bevölkerung, d. h. prozentuale Anteile von Männern u. Frauen, Altersklassen (bis 10, 11 – 20, 21 – 30, ...), Bildung (Sonderschule, Hauptschule, Realschule, ...), Berufstätigkeit (Selbständige, Beamte, Angestellte,...) und allen anderen Variablen, die der Wissenschaftler für relevant hält (Gewicht, Raucher/Nichtraucher, Krankheiten, Körpergröße, Kinderzahl, Herkunft ...). In der Stichprobe werden gleich große Prozentsätze benötigt. Dieses Verfahren ist äußerst aufwendig und verlangt in der Regel Stichprobengrößen von weit über 1.000 Probanden. Suchen Sie einmal einen evangelischen 52-jährigen, männlichen, geschiedenen Nichtraucher mit Hauptschulabschluss, der verbeamtet ist, drei Kinder und Übergewicht hat, mehr als 2.500 EURO im Monat verdient und an Fußpilz leidet.
2. **Wahrscheinlichkeitsauswahl (Zufallsstichprobe):** Hierbei geht man davon aus, dass bei einer zufälligen Stichprobe gleichfalls eine Repräsentativität gegeben ist, wenn diese Stichprobe sehr groß ist. Über Einwohnermeldelisten könnte man nach einem Zufallssystem Leute aussuchen und befragen. Hierbei muss sichergestellt werden, dass jede Bevölkerungsgruppe die gleiche Wahrscheinlichkeit hat, in die Untersuchung aufgenommen zu werden. Telefonbesitzer dürfen nicht überrepräsentiert sein, nur weil man die Auswahl anhand des Telefonbuches durchgeführt hat. Eine Zufalls-Befragung am Vormittag auf der Straße schließt die meisten Berufstätigen aus, usw.
3. **Mehrstufige Auswahlverfahren** beinhalten oft Quota- und Wahrscheinlichkeitsstichproben. Insbesondere bei Wahlprognosen macht man zunächst eine Quotenaufteilung nach Bundesländern, Städten oder Gemeinden; innerhalb dieser führt man dann Zufallsstichproben durch (z. B. auf der Straße). Ein ähnlicher Sonderfall ist die **„geschichtete Wahrscheinlichkeitsauswahl"** bei der die Grundgesamtheit zunächst in Schichten aufgeteilt wird, in der dann Zufallsstichproben erhoben werden. Eine weitere Form ist die **Klumpenauswahl** (*„cluster sample"*), bei der Bevölkerungsgruppen zu *„Klumpen"* zusammengefasst werden, z. B. nach Stadtteil.
4. **Bewusste Auswahlverfahren:** Wenn die Merkmale exakt bekannt sind, die Auswirkungen auf eine abhängige Variable haben, dann kann man eine bewusste Auswahl treffen. Wenn man in einer Untersuchung feststellen möchte, ob der Alkoholkonsum der bisherigen Bundeskanzler höher als der unserer Bundespräsidenten war, dann würde man die entsprechenden Probanden bewusst auswählen.
5. **Einzelfallverfahren:** Aufgrund besonderer Merkmale, z. B. Zugehörigkeit zu einer Extremgruppe oder Vorliegen einer sehr seltenen Krankheit, können ohnehin nur wenige bzw. einzelne Personen untersucht werden. Besonders beliebt in der Historiographie, d. h. der Analyse des Verhaltens historischer Persönlichkeiten. Hier wird nur ein einzelner, jedoch ganz besonders aussagekräftiger Fall geschildert. *„NeuroCase"* ist z. B. eine Zeitschrift, die sich auf besonders interessante neurologische Patienten spezialisiert hat.
6. **Totalerhebung:** Die Gruppe, für die das Untersuchungsergebnis repräsentativ sein soll, ist so klein, dass alle Probanden untersucht werden können. Dies wäre z. B. der Fall, wenn Sie die Studien-Zufriedenheit in Ihrer Seminargruppe prüfen möchten.
7. **Konsekutive Stichprobe** (konsekutiv = aufeinanderfolgend): In Krankenhäusern oder anderen therapeutischen Einrichtungen ist es oft nicht möglich, die gesamte Stichprobe auf einmal zu erheben, sondern man erhebt Patientendaten immer dann, wenn ein neuer Betroffener mit dieser Störung/Krankheit eingeliefert wird.

Experiment: Die Anfertigung einer Doktorarbeit stellt für viele Studenten ein erstrebenswertes Ziel dar. Die Durchführung von Experimenten erfreut sich hierbei stetiger Beliebtheit. **Wilhelm Wundt** definierte 1879 deshalb drei wesentliche Kriterien: 1. Willkürlichkeit, 2. Variierbarkeit und 3. Wiederholbarkeit. Das Experiment muss also willkürlich auslösbar sein, es muss eine unabhängige Variable geben, die vom Versuchsleiter variiert wird und das Experiment soll unter gleichen Bedingungen wiederholbar sein. In der Psychologie hat das Experiment die Aufgabe, **Kausalbeziehungen** zu überprüfen. Grundlage eines Experimentes sind Hypothesen über das menschliche Verhalten, die aus Theorien abgeleitet wurden.

Felduntersuchung: Experimente werden unter sehr künstlichen Bedingungen durchgeführt, die mit dem *„normalen Leben"* oft wenig zu tun haben. **Felduntersuchungen** (die übrigens durchaus auch in der Stadt gemacht werden können) stellen deshalb ein wesentliches Instrument der Datengewinnung über menschliches Verhalten dar. Eines der schönsten Beispiele: In dem *„Robbers Cave"* Feldexperiment trennte der Psychologe Muzafer Sherif in einer Jugendgruppe zunächst befreundete Jungen, brachte die ehemaligen Freunde über Wettkämpfe und Konkurrenz dann dazu, sich förmlich gegenseitig zu bekriegen und führte die beiden verfeindeten Gruppen durch geplant auftauchende äußere Feinde und Bedrängnisse soweit, sich schließlich wieder zu verbünden. Der Versuch zeigt, wie beeinflussbar Menschen sind. Viel mehr als trockene Laborexperimente lassen intelligent geplante Feldversuche eine Erklärung des menschlichen Verhaltens zu. Während man in Laboruntersuchungen die meisten unabhängigen Variablen kontrollieren kann, ist dies in Feldexperimenten allerdings kaum möglich, denn hier werden Personen ja direkt im Lebensumfeld beobachtet. Felduntersuchungen können entweder einzelne Individuen untersuchen, oder es können soziale **Aggregate** beobachtet werden, das sind Ansammlungen von Individuen, die aufgrund eines Merkmals zusammengehören, zwischen denen jedoch nur eine eingeschränkte Kommunikationsfähigkeit besteht, z. B. Zuschauer eines Fußballspiels oder alle Medizinstudenten eines Jahrganges.

Längs- und Querschnittsuntersuchungen: Felduntersuchungen können auf zwei Arten geplant werden:

I. Bei der **Längsschnittuntersuchung** werden dieselben Personen mehrmals in bestimmten Abständen geprüft, z. B. ein, zwei und fünf Jahre nach einem Mammakarzinom. Von **Panelstudie** spricht man, wenn die Daten durch eine wiederholte Befragung mit denselben Verfahren erhoben werden (Interview, Fragebogen). **Kohortenstudien** sind auch eine Sonderform der Längsschnittuntersuchung. Unter **Kohorte** versteht man eine Gruppe von Personen, die zum gleichen Zeitpunkt ein bestimmtes Lebensereignis erfahren hat, etwa Geburt (**Alterskohorten**), Heirat (**Heiratskohorten**) usw. Von diesen Kohorten werden (retrospektiv oder prospektiv) Längsschnittdaten erhoben. Werden mehrere Kohorten miteinander verglichen, so kann man u. U. Kohorteneffekte (Wirkungen auf die Personen, die sich aus ihrer Kohortenzugehörigkeit ergeben) von Alterseffekten (Wirkungen, die sich aus der Tatsache des Äterwerdens ergeben) trennen. Längsschnittstudien erlauben die Verfolgung von individuellen Verläufen (Intelligenz, Einstellungen) mit dem Alter. Allerdings sind sie sehr zeitaufwändig und die Stichproben schrumpfen im Lauf der Jahre zusehends.

II. Bei **Querschnittstudien** werden zu einem einzigen Zeitpunkt Personen unterschiedlichen Alters (z. B. 20-Jährige, 30-Jährige, ...) befragt. Querschnittuntersuchungen sind schneller als Längsschnittstudien, zeigen jedoch keine individuellen Verläufe und lassen sich dadurch meist nicht von Generationsunterschieden abgrenzen.

Tab. 1.5 Haben Sie sich nun längs oder quer geschnitten?

	Probanden	**Untersuchungs-zeitpunkt**
Querschnitts-untersuchung	verschiedene	zu einem Zeitpunkt
Längsschnitt-untersuchung	dieselben	zu mehreren Zeitpunkten

F09

→ **Frage 1.102: Lösung C**

Zu **(A)**: Konsekutive Stichprobe (konsekutiv = aufeinanderfolgend): In Krankenhäusern oder anderen therapeutischen Einrichtungen ist es oft nicht möglich, die gesamte Stichprobe auf einmal zu erheben, sondern man erhebt Patientendaten immer dann, wenn ein neuer Betroffener mit dieser Störung/Krankheit eingeliefert wird.

Zu **(B)**: Parallelisierung: hinsichtlich Alter, Geschlecht und anderer Variablen, die der Experimentator für wichtig hält, sollen beide Gruppen die gleichen Zahlen enthalten. Etwa gleichviel Männer und Frauen in jeder Gruppe; jedem 40-jährigen in der Experimentalgruppe wird ein 40-jähriger in der Placebogruppe zugeordnet usw.

Zu **(C)**: Bei der Quotenstichprobe soll die untersuchte Menge prozentual ebenso aufgebaut sein wie die Grundgesamtheit. Das wäre in dieser Frage der Fall.

Zu **(D)**: Randomisierung bedeutet, dass die Probanden nach einem Zufallsprinzip auf die Versuchsbedingungen zugeteilt werden. Durch die Randomisierung kann man den Stichprobenfehler relativ gering halten, wenn ausreichend große Stichproben vorliegen.

Zu **(E)**: Eine Stichprobe sollte immer repräsentativ sein für die Grundgesamtheit, aus der sie gezogen wurde, d. h. die Stichprobe sollte hinsichtlich Alter, Geschlecht und anderer wichtiger Variablen prozentual möglichst ebenso zusammengesetzt sein.

F98

→ **Frage 1.103: Lösung C**

Zu **(A)–(E)**: Siehe Lerntext I.25.

F94

→ **Frage 1.104: Lösung C**

Zu **(A)**: Retrospektive Befragung ist ein sehr fehlerbehaftetes Messinstrument, da Personen in ihrer Erinnerung dazu neigen, unangenehme Sachverhalte zu verdrängen und negativ bewertete Persönlichkeitseigenschaften positiv darzustellen.
Zu **(B)**: Projektive Testverfahren (z. B. Rorschach-Test, Thematischer-Apperzeptionstest, Familie-in-Tieren) sind ein psychodiagnostisches Messinstrument, um bewusste und unbewusste Motive zu erkennen. Projektive Tests sind umstritten, da die Interpretation des Testergebnisses sehr stark abhängig vom Experimentator ist.
Zu **(C)**: In einer prospektiven Längsschnittstudie könnte man zum Zeitpunkt „X" eine große Anzahl von Probanden mit Persönlichkeitsfragebögen untersuchen und dann zu einem späteren Zeitpunkt (z. B. 5, 10, 15 und 20 Jahre später) prüfen, ob bestimmte Charaktereigenschaften eine hohe Korrelation mit dem Auftreten spezifischer Krankheiten zeigen.
Zu **(D)**: In einem psychophysiologischen Experiment könnte man überprüfen, ob Leute mit bestimmten Charaktereigenschaften (z. B. hohe Introversion) in einer Stresssituation (Leistungstestbatterie) in Bezug auf bestimmte physiologische Parameter (z. B. Cortisolausschüttung) individualspezifisch reagieren. Dies würde aber nicht zwangsläufig beweisen, dass diese Leute später ein höheres Risiko haben, krank zu werden.
Zu **(E)**: Ein klinisches Interview ist in der Regel nicht standardisiert, sondern lässt freie Antworten zu. Die Daten sind dann wissenschaftlich kaum auszuwerten.

F07 ■

→ **Frage 1.105: Lösung D**

Zu **(A)**: Fall-Kontroll-Studie: Jeder Fall aus der untersuchten Patientengruppe wird mit einem Fall aus einer gesunden Kontrollgruppe verglichen. Dabei versucht man herauszufinden, ob die Erkrankten bestimmte Risikofaktoren häufiger zeigen als die Gesunden.
Zu **(B)**: Mit Hilfe von Interventionsstudien wird die Nützlichkeit von Therapien oder Präventivmaßnahmen, z. B. durch Änderung von Ernährungsgewohnheiten, Zu- oder Abnahme von körperlicher Aktivität oder Medikamente auf ihre Wirksamkeit geprüft. Interventionsstudien erfordern in der Regel eine Randomisierung, d. h. eine Zuordnung der Teilnehmer zur Placebo- oder Verumgruppe nach dem Zufallsprinzip.
Zu **(C)**: Ökologische Studie: Ökologie ist ein naturwissenschaftliches Arbeitsgebiet, das die Zusammenhänge zwischen allen Lebewesen, einschließlich der Menschen, in und mit ihrer Umwelt unvoreingenommen zu erforschen und zu verstehen versucht. Diese Aufgabe kann in der Regel nur fächerübergreifend bewältigt werden. Ökologische Studien berücksichtigen entsprechend verschiedene Sichtweisen eines Problems. Der Begriff "ökologische Studie" ist damit unscharf definiert, letztlich für einen Vergleich von Feindseligkeit und Morbidität prinzipiell aber anwendbar. Personen, die an einem Ort sind, ohne eine Beziehung zueinander zu haben, werden soziologisch als Aggregat bezeichnet.
Zu **(D)**: Kohortenstudie: Hier bilden Menschen mit hoher Feindseligkeit eine Kohorte. Prospektiv bedeutet nach vorne gerichtet (Gegenteil: retrospektiv, d. h. nachträgliche Analyse bereits vorliegender Längsschnittdaten).
Zu **(E)**: Randomisieren: Bei sehr großen Stichproben in einem Experiment geht man davon aus, dass sich zufällige Unterschiede bei der Zusammenstellung von Probandengruppen ohnehin gegenseitig ausgleichen, wenn man die Versuchspersonen nach einem Zufallsprinzip auf die Versuchsgruppen verteilt. Abweichungen tendieren in der Regel in beide Richtungen (jung/alt, klug/dumm, introvertiert/extravertiert ...). Bei einer randomisierten Zuteilung hofft man, dass sich diese Fehler gegenseitig kompensieren und die Stichproben damit vergleichbar sind. Eine kontrollierte Studie besitzt (mindestens) eine Verumgruppe (Experimentalgruppe), deren Daten mit einer Placebogruppe (Kontrollgruppe) verglichen werden.

H99 ■

→ **Frage 1.106: Lösung B**

Zu **(A)**: Ein Experiment müsste nach den Kriterien von Wilhelm Wundt mindestens drei Kriterien genügen: Willkürlichkeit, Variierbarkeit und Wiederholbarkeit. Der Doktorand müsste hierzu unterschiedliche Hirnschäden (Variierbarkeit) willkürlich setzen und dann prüfen, ob sich im Test irgend etwas verändert.
Zu **(B)**: Ex-post-facto: für bereits vorliegende Daten versucht man nachträglich die Erklärungen zu finden. Da die Hirnläsionen bereits bestehen und die Auswirkungen von dem Doktoranden lediglich nachträglich festgestellt werden, könnte es sich hier um eine Ex-post-facto-Studie handeln.

Zu **(C)**: Eine Feldstudie ist ein Experiment, dass nicht im Labor, sondern in der normalen Umwelt von Personen durchgeführt wird. Auch hier müssen unabhängige und abhängige Variablen definiert werden und die Kriterien von Wundt zutreffen.
Zu **(D)**: Kohorte: eine Bevölkerungsgruppe, die über mindestens ein gemeinsames Merkmal verfügt, z. B. alle Studenten, die im Frühjahr 2008 ihr Examen machen. Sinn einer Kohortenstudie ist der Vergleich unterschiedlicher Kohorten, d. h. die F-2008 Kandidaten werden mit den H-2008 und den F-2009 Prüflingen verglichen. Personen, die in der Kindheit einen Hirnschaden erlitten, könnten zwar theoretisch eine Kohorte bilden, für eine Kohorten**studie** fehlen aber die Vergleichsgruppen.
Zu **(E)**: Prospektive Studie: Ab einem bestimmten Zeitpunkt werden Daten für eine Längsschnittuntersuchung erhoben. Eine retrospektive Studie bemüht sich dagegen, früher bereits erhobene Daten mit aktuellen zu vergleichen.

F02

→ **Frage 1.107: Lösung B**

Zu **(A)**: Bei Querschnittsuntersuchungen werden zu einem festgesetzten Zeitpunkt Personen unterschiedlichen Alters (z. B. 20-Jährige, 30-Jährige ...) befragt. Ein Experiment („experimentelle Querschnittsuntersuchung") würde voraussetzen, dass irgendeine unabhängige Variable systematisch variiert wurde. Das ist bei der hier vorliegenden retrospektiven Untersuchung natürlich nicht der Fall.
Zu **(B)**: Fall-Kontroll-Studie: Jeder Fall aus der untersuchten Patientengruppe wird mit einem Fall aus einer gesunden Kontrollgruppe verglichen; hier der Vergleich von 300 Diabetikern mit 300 gesunden Personen. Dabei versucht man herauszufinden, ob die Erkrankten bestimmte Risikofaktoren häufiger zeigen als die Gesunden.
Zu **(C)**: Zu „Kohorten" werden Personen zusammengefasst, die zu demselben Zeitpunkt geboren wurden (oder ein anderes wichtiges Ereignis erlebt haben. Auch Kohortenstudien sind Längsschnittuntersuchungen, in denen über Jahre oder Jahrzehnte insbesondere entwicklungsbedingte Veränderungen untersucht werden.
Zu **(D)**: Eine Panelstudie ist eine Längsschnitt-Befragung, die in bestimmten Abständen an den gleichen Personen durchgeführt wird.
Zu **(E)**: Prävalenz: Häufigkeit einer bestimmten Krankheit in einer Population zu einem Zeitpunkt (z. B. Anzahl der Krebskranken in der BRD an einem festgesetzten Stichtag).

F07

→ **Frage 1.108: Lösung B**

Zu **(A)**: Eine Zufallsauswahl erfolgt, wie der Name schon sagt, rein randomisiert, eine Auswahl nach vorgegebenen Quoten erfolgt hier nicht; die Aussage ist also verkehrt.
Zu **(B)**: Bei einer Vollerhebung werden alle Individuen untersucht, die in Betracht kommen.
Zu **(C)**: Bei einer willkürlichen Auswahl werden, wie der Name schon sagt, Probanden nach willkürlich festgesetzten Kriterien untersucht. Damit hat nicht jeder Mensch in der Gesamtpopulation die gleiche Wahrscheinlichkeit, gezogen zu werden. Ein mir entfernt bekannter Professor für Biochemie greift sich mitunter Student(inn)en aus den Praktika heraus, die er dann prüft. Sonderbarerweise werden manche gar nicht geprüft, einige dafür sogar mehrfach. Trotz größter Mühen sind die Student(inn)en bislang noch nicht hinter das Prinzip der Auswahlkriterien gekommen. Noch sonderbarer ist vielleicht, dass noch nie jemand die Menschenrechtskommission der UNO hiervon informiert hat.
Zu **(D)**: Quotenstichprobe: Aus den Angaben des statistischen Jahrbuches über die Zusammensetzung der Bevölkerung wählt man dann eine Stichprobe mit gleichgroßen Prozentsätzen aus. Ob und in welchem Ausmaß dabei Verzerrungen auftreten, ist weniger von der Art der Stichprobenerhebung abgängig, sondern sehr viel mehr von der Stichprobengröße. Bei kleinen Stichproben kommt es zu größeren Verzerrungen als bei großen.
Zu **(E)**: Die Grundgesamtheit ist die Gesamtmenge aller Menschen, die theoretisch untersucht werden könnten. Da die Grundgesamtheit meist viel zu groß ist (alle Deutschen, alle Krebspatienten), zieht man daraus eine Stichprobe, die befragt wird. Diese Untersuchungspopulation sollte der Grundgesamtheit in wesentlichen Variablen möglichst stark ähneln, um Verzerrungen zu vermeiden.

1.26 Studiendesign

Ein Magenkrebs-Patient erhält eine Zweidrittel-Resektion nach Billroth und stirbt sechs Monate später; ein anderer kauft sich für 1.500,- Euro ein magisches Amulett und überlebt. Ist damit bewiesen, dass Schamanismus besser wirkt als moderne Medizin? Bei wissenschaftlichen Vergleichen kann es zu Fehlern kommen, durch die Ergebnisse stark verzerrt werden. Derartige verfälschende Einflüsse versucht man folgendermaßen zu kontrollieren:

1. **Kontrollgruppen:** Was macht ein Psychologen-Ehepaar mit Zwillingen? Das eine landet in der Experimental- und das andere in der Kontrollgruppe. Neben der Experimentalgruppe, die behandelt wird, sollte es eine oder mehrere **Kontrollgruppen** geben. Eine Gruppe erhält stets nur eine Scheinbehandlung, um den Placebo-Effekt (=Glaube an die Wirksamkeit) zu kontrollieren. Oft kann es notwendig sein, eine zweite Kontrollgruppe zu bilden, die weder das

Verum noch das Placebo erhält, um die Auswirkungen der labormäßigen Versuchsbedingungen zu kontrollieren (bei Testwiederholungen kann es z. B. passieren, dass durch Lerneffekte Probanden besser oder durch Ermüdungseffekte schlechter werden). Diese drei Gruppen dürfen sich hinsichtlich wesentlicher Basisvariablen wie Alter, Geschlecht, Schwere der Erkrankung usw. natürlich nicht von vorne herein wesentlich voneinander unterscheiden!

2. **Blind- und Doppelblindstudien:** Bei der einfachen Blindstudie weiß nur der Patient nicht, ob er eine echte Behandlung oder ein Placebo erhält. Der Therapeut, der die Behandlung verabreicht, weiß ob es ein Verum oder ein Placebo ist. Hierdurch kontrolliert man Effekte der Selbstsuggestion. Stellt man dann auch noch einen Versuchsleiter ein, der lediglich die Daten erhebt, ohne zu wissen, welcher Patient eine wirksame Substanz erhält, dann spricht man von einem **Doppelblindversuch**. Hierdurch lässt sich auch noch der Rosenthal-Effekt (Annahmen des Testleiters, s. u.) kontrollieren.

- **Ausbalancieren, Randomisieren und Parallelisieren:** Für die Durchführung eines Experimentes braucht man immer eine Stichprobe von Probanden. Menschen unterscheiden sich aber voneinander, so dass Veränderungen in der abhängigen Variable unter Umständen nicht auf die unabhängige Variable zurückgeführt werden können. Es kommt zum sogenannten Stichprobenfehler. Wenn man z. B. die Reaktionszeit von „normalen" Probanden an Medizinstudenten erhebt und mit der Reaktionszeit von manisch-depressiven Patienten vergleicht, dann kann es sein, dass die Unterschiede letztlich vom Alter abhängen und nicht vom Grad der psychischen Störung. Derartige Stichproben müssen deshalb vergleichbar sein. Dies erreicht man durch:
- **Randomisieren**: bei sehr großen Stichproben geht man davon aus, dass sich Unterschiede zwischen den Gruppen gegenseitig ausgleichen, wenn man die Versuchspersonen nach einem Zufallsprinzip auf die Gruppen verteilt. Abweichungen tendieren in der Regel in beide Richtungen (jung/alt, dick/dünn, klug/dumm, introvertiert/extravertiert,...).
- **Parallelisieren**: Bei kleinen Stichproben gleichen sich die Unterschiede wahrscheinlich nicht mehr zufällig aus. Hier muss parallelisiert werden, d. h. jedem Probanden aus der Versuchsgruppe muss ein gleichaltriger/gleichgroßer/gleichintelligenter/gleich-extravertierter (usw.) Proband aus der Kontrollgruppe zugeordnet werden. Natürlich können nur diejenigen Unterschiede parallelisiert werden, an die der Wissenschaftler gedacht hat.
- **Ausbalancieren**: In allen Gruppen des Experiments müssen gleiche Basis-Bedingungen herrschen. Da dies meist nicht der Fall ist, werden die Gruppen ausbalanciert. Hierzu gehören Techniken wie z. B. das Parallelisieren. Wenn ein Experiment die mehrfache Testung des Probanden verlangt, kann es durch Übung oder Ermüdung zu Veränderungen kommen, die nichts mit der eigentlichen unabhängigen Variable zu tun haben. In diesem Fall muss der Versuchsplan ausbalanciert werden, indem man die Reihenfolge der Bedingungen variiert (1→2→3; 2→3→1; 3→2→1; 1→3→2 usw.).

Zum Bereich Versuchsplanung sollten Sie sich außerdem folgende Fachbegriffe einprägen, die das IMPP zur allgemeinen Verwirrung der Prüflinge gelegentlich einsetzt:

Ein-Gruppen-Prä-Post-Design: Die behandelte Patientengruppe wird vor (prae) und nach (post) der Verabreichung der unabhängigen Variable (z. B. Therapie) untersucht und man prüft, ob und in welchem Ausmaß sich hier eine Veränderung der abhängigen Variable (z. B. Heilungserfolg) ergeben hat. Dies Design ist nur sinnvoll, wenn kein Placebo-Effekt zu erwarten ist.

Fall-Kontroll-Studie: Jeder Fall aus der untersuchten Patientengruppe wird mit einem Fall aus einer gesunden Kontrollgruppe verglichen, um herauszufinden, ob die Erkrankten bestimmte Risikofaktoren häufiger zeigen. Bei retrospektivem Design wird versucht, bestimmte Faktoren, die für die Entstehung der Krankheit von Bedeutung sein könnten, in der Vergangenheit zu ermitteln. Diese Faktoren dürfen dann bei der gesunden Gruppe nicht vorhanden gewesen sein. Die Gruppen sollten sich nicht im Alter, Geschlecht und anderen wesentlichen Faktoren unterscheiden. Die Untersuchungsrichtung geht bei der retrospektiven Fallkontrollstudie also von der Krankheit (oder einem anderen Effekt) zum vermuteten Risikofaktor.

Mit Hilfe von **Interventionsstudien** wird die Nützlichkeit von Therapien oder Präventivmaßnahmen geprüft (z. B. Sport, Ernährung, Medikamenteneinnahme, Psychotherapie).

Multivariate Studie: hier werden mehrere unabhängige und abhängige Variablen erhoben, deren Einzel- wie auch Wechselwirkungen dann untereinander getestet werden (z. B. Auswirkungen von Geschlecht, Alter, Schichtzugehörigkeit und Hautfarbe auf psychische und körperliche Krankheiten).

Quasiexperimentelle Studien werden häufig zum Vergleich von Therapieverfahren in Kliniken durchgeführt, wo ein Behandlungszwang besteht und man keine Placebogruppen prüfen darf. Oft werden unterschiedliche Behandlungsverfahren verglichen, es wird jedoch in der Regel keine randomisiert zugeordnete Kontroll- oder Wartegruppe mit einbezogen.

Evaluation ist die Überprüfung, ob eine neue Maßnahme (z. B. Therapie) zum erwünschten Erfolg

geführt hat. Die **Ergebnisevaluation** prüft dies erst am Ende, wenn alle Daten vorliegen. Die **Prozessevaluation** prüft dies begleitend zu der Intervention.
Katamnese (= **Follow-up**) ist eine nachträgliche Prüfung, ob Therapieeffekte nach einem definierten Zeitraum stabil geblieben sind. Beispiel: Hat ein Alkoholiker auch ein Jahr (zwei Jahre, drei Jahre...) nach Beendigung der Therapie nicht erneut zur Flasche gegriffen?
Metaanalyse: übergeordnete Untersuchung mehrerer Datensätze aus unterschiedlichen Quellen. Beispiel: Vergleich der Nützlichkeit von psychoanalytischer versus verhaltenstherapeutischer Behandlung von Ängsten anhand von sämtlichen publizierten wissenschaftlichen Studien.
Screening: Vortest zur Auswahl geeigneter Personen, die aufgrund bestimmter Eigenschaften dann an der eigentlichen Untersuchung teilnehmen. Auch als Vorsorge-Untersuchung z. B. Röntgen-Reihenuntersuchungen. In der Epidemiologie auch Erfassung von prämorbiden Krankheitsstadien.
Selektionseffekt: Fehler bei der Auswahl einer Stichprobe durch die merkmalsabhängige Eingliederung einer Person. Beispiel: Man will die Häufigkeit von Intimrasur in der Allgemeinbevölkerung untersuchen und macht hierzu eine Befragung im Internet durch Anschreiben zufällig-ausgewählter Email-Adressen in Chatgroups. Hinterher wundert man sich, dass überwiegend 20–30-jährige Männer den Test ausgefüllt haben, die nunmal im Zwischennetz überrepräsentiert sind.

Klinischer Bezug
Im Zeitalter der sogenannten „evidenzbasierten Medizin" muss jedes Diagnose- und Behandlungsverfahren nachweisen, dass es etwas taugt. Grundkenntnisse von experimentellen klinischen Studien sind daher wichtig.

H99 ■

→ **Frage 1.109: Lösung E**

Zu **(A):** Klinische Studien umfassen in der Regel mindestens eine Experimentalgruppe, welche die (vermutlich) wirksame Therapie erhält, und eine Kontrollgruppe, die das Placebo erhält. Diese Gruppen sollten hinsichtlich wesentlicher Variablen (z. B. Alter, Geschlecht) gleich sein. Bei randomisierter Zuteilung kann es aber vorkommen, dass dennoch Unterschiede zwischen den Gruppen auftreten, die notfalls durch willkürliche Zuteilung von Patienten zu einer Gruppe ausbalanciert werden müssen, um die Gleichheit zwischen Experimental- und Kontrollgruppe herzustellen.
Zu **(B):** Doppelblindversuch: siehe Lerntext I.26.
Zu **(C):** Parallelisierung: siehe Lerntext I.26.
Zu **(D):** Durch eine Zufallszuteilung (z. B.: Münzwurf, Lose) eines neuen Patienten auf die Experimental- oder Kontrollgruppe verkleinert man Stichprobenfehler. Randomisierung setzt relativ große Stichproben voraus, damit zufällige Abweichungen sich ausgleichen können.
Zu **(E):** Varianzanalyse ist eine statistische Methode zur Auswertung von Daten, um festzustellen, ob zwischen mehreren Gruppen (z. B. Experimental- und Placebogruppe) hinsichtlich der abhängigen Variablen Unterschiede zu finden sind und um zu klären, ob diese Unterschiede noch zufällig sein können oder durch die Variation der unabhängigen Variable erklärt werden können. Die Varianzanalyse dient nicht zur Kontrolle von Störeinflüssen.

F09 ■

→ **Frage 1.110: Lösung E**

Zu **(A)**: Als Moderatorvariable wird eine Bedingung bezeichnet, unter der eine bestimmte Kausalbeziehung unterschiedlich stark ausgeprägt ist (z. B. „Introspektionsfähigkeit" bei einem Experiment über Stimmungen). Die Patienten mit den üblichen Reha-Maßnahmen dagegen bilden die Kontrollgruppe.
Zu **(B)**: Die psychoedukative Intervention wäre die unabhängige Variable. Die abhängige Variable wäre die Reinfarktrate.
Zu **(C)**: Die Reinfarktrate wäre die abhängige Variable.
Zu **(D)**: Fall-Kontroll-Studie: Jeder Fall aus der untersuchten Patientengruppe wird mit einem Fall aus einer gesunden Kontrollgruppe verglichen. Dabei versucht man z. B. herauszufinden, ob die Erkrankten bestimmte Risikofaktoren häufiger zeigen als die Gesunden.
Zu **(E)**: Die Gruppe II, die nur die altbewährten Maßnahmen ohne Edukation bekommt, wäre die Kontrollgruppe.

H03

→ **Frage 1.111: Lösung B**

Zu **(A)**: Externe Validität: Die Beurteilung des Therapie-Erfolges durch unabhängige Beobachter dürfte gegen Placebo-Effekt und Spontanremission nicht helfen.
Zu **(B)**: Kontrollgruppe: Klinische Studien umfassen in der Regel mindestens eine Experimentalgruppe, welche die (vermutlich) wirksame Therapie erhält, und eine Kontrollgruppe, die das Placebo erhält. Placebo-Effekte und Spontanremission müssten

sich bei beiden Gruppen gleichermaßen zeigen. Erst dann würde die Überlegenheit der Experimentalgruppe zeigen, dass ein tatsächlicher Effekt vorliegt.
Zu **(C)**: Auch weitere Messzeitpunkte könnten weder Placebo-Effekt noch Spontanheilung herausdifferenzieren.
Zu **(D)**: Auch eine Präzisierung des Kriteriums für „Besserung" könnte weder die Effekte des Placebo-Denkens noch Spontanheilung herausfiltern.
Zu **(E)**: Eine Vergrößerung der Stichprobe hätte keinen Einfluss auf natürlichen Krankheitsverlauf, Erwartungseffekte oder zwischenzeitliche Ereignisse.

F02

→ **Frage 1.112: Lösung A**

Zu **(A)**: Ausbalancieren: siehe Lerntext I.26.
Zu **(B)**: Operationalisierung bedeutet festzulegen, wie eine theoretische Annahme (hypothetische Konstrukte wie z. B. *„Intelligenz"* oder *„Angstbereitschaft"*) gemessen werden kann.
Zu **(C)**: Parallelisierung: siehe Lerntext I.26.
Zu **(D)**: Quasiexperimentelle Studien: siehe Lerntext I.26.
Zu **(E)**: Randomisierung: siehe Lerntext I.26.

F05

→ **Frage 1.113: Lösung D**

Zu **(A)**: Einzelfallstudie: Untersuchung einer einzelnen Person mit besonders interessanter Symptomatik oder speziellem Krankheitsverlauf. Experimentell wird bei Einzelfallstudien z. B. eine Person phasenweise der Behandlung mit einem Verum oder einem Placebo ausgesetzt und es wird geprüft, ob sich nur während der Behandlungsphasen mit dem Verum Besserungen zeigen. Diese ist die einzige Möglichkeit, bei Einzelfallstudien auch den Placebo-Effekt zu kontrollieren.
Zu **(B)**: In einem Experiment werden Variablen (veränderliche Werte) untersucht. Die unabhängige Variable wird vom Versuchsleiter bewusst in unterschiedlichen Ausprägungen variiert; die abhängige Variable ist dann das, was gemessen wird (z. B. Verhalten des Probanden). Es handelt sich hier natürlich nicht um ein kontrolliertes Experiment, da die Gruppeneinteilung (neue/alte Produktivitätsmaßnahme) eher irrtümlich aufgetreten ist.
Zu **(C)**: Eine Panel-Studie ist eine Längsschnitt-Befragung, die in bestimmten Abständen an den gleichen Personen durchgeführt wird. In dem Beispiel der Frage fehlen mindestens diese gleichen Abstände. Der einmalige Vergleich nach einem Jahr reicht nicht.
Zu **(D)**: Quasiexperimentelle Studien: siehe Lerntext I.26. Auch bei dem Beispiel dieser Frage handelt es sich um eine solche quasiexperimentelle Studie.
Zu **(E)**: Randomisieren: siehe Lerntext I.26. Eine solche randomisierte Studie liegt in dem Beispiel auf gar keinen Fall vor.

F06

→ **Frage 1.114: Lösung C**

Zu **(A)**: Fall-Kontroll-Studie: siehe Lerntext I.26. Eine solche Paarung wird in der Prüfungsfrage nicht angesprochen.
Zu **(B)**: Katamnese (=Follow-up) ist eine nachträgliche Prüfung, ob Therapieeffekte nach einem definierten Zeitraum stabil geblieben sind.
Zu **(C)**: Prospektive Studie: Ab einem bestimmten Zeitpunkt werden Daten für eine Längsschnittuntersuchung erhoben. Eine retrospektive Studie bemüht sich dagegen, früher bereits erhobene Daten mit aktuellen zu vergleichen. Die Epidemiologie untersucht Art und Häufigkeit des Auftretens von Krankheiten in der Bevölkerung. In der Tat handelt es sich hier um eine solche prospektive epidemiologische Studie.
Zu **(D)**: Bei Querschnittsuntersuchungen werden zu einem festgesetzten Zeitpunkt Personen unterschiedlichen Alters (z. B. 20-Jährige, 30-Jährige ...) befragt, im Gegensatz hierzu werden bei Längsschnittuntersuchungen dieselben Personen über Jahre oder sogar Jahrzehnte hinweg immer wieder getestet. In der Frage wird eindeutig eine Längs- und keine Querschnittsstudie durchgeführt.
Zu **(E)**: Siehe Lerntext I.26. In dem Beispiel der Frage handelt es sich nicht um eine klinische Studie, da hier nicht unter kontrollierten Bedingungen in einem experimentellen Rahmen ein Medikament verabreicht wird.

H04

→ **Frage 1.115: Lösung A**

Epidemiologie („Seuchenkunde"): Wissenschaft über die Verbreitung von Krankheiten und deren Folgen auf die Bevölkerung. Die deskriptive Epidemiologie beschreibt die Krankheitsentstehung und den Krankheitsverlauf.
Zu **(A)**: Placebo-kontrolliert: Neben der Experimentalgruppe, die das Verum (wirksame Therapie) erhält, gibt es eine Kontrollgruppe, die lediglich ein Placebo (Scheintherapie) bekommt.
Doppelblind: Weder der Patient noch die MTA, die die Untersuchungsdaten erhebt, weiß, ob bei diesem Patienten das Verum oder das Placebo eingesetzt wurde. Epidemiologische Beobachtungsstudien können kein solch experimentelles Design haben.
Zu **(B)**: Prospektive Testung: Bei bekannten (oder vermuteten) Risikofaktoren versucht man, die Wahrscheinlichkeit vorauszusagen, ob ein Patient an einer bestimmten Störung erkrankt, und prüft

dies bevorzugt im Rahmen von Längsschnittstudien.
Zu **(C)**: Ausschaltung von Einflussgrößen: Bei bekannten Risikofaktoren versucht man diese zu reduzieren und prüft dann, ob sich die Anzahl der Neuerkrankungen („Inzidenz") langfristig senkt.
Zu **(D)**: Reproduzierbarkeit der Ergebnisse ist eine Forderung an alle wissenschaftlichen Studien und gilt dementsprechend auch für epidemiologische Beobachtungsstudien.
Zu **(E)**: Stärke des Zusammenhanges zwischen Einfluss- und Zielgröße: Personen, die dem Risikofaktor sehr stark ausgesetzt waren, müssten statistisch eine höhere Krankheitshäufigkeit haben als gering belastete (Kettenraucher versus Gelegenheitsraucher beim Lungen-CA).

H03 H98

→ **Frage 1.116: Lösung B**

Zu **(A)**: Epidemiologie („Seuchenkunde"): Wissenschaft über die Verbreitung von Krankheiten und deren Folgen auf die Bevölkerung. Die deskriptive Epidemiologie beschreibt die Krankheitsentstehung und den Krankheitsverlauf.
Zu **(B)**: Fall-Kontroll-Studie: Der Begriff wird verwendet bei nachträglicher Untersuchung einzelner Personen, die einem Risiko ausgesetzt waren, um zu prüfen, ob dieses die Wahrscheinlichkeit des Auftretens einer seltenen Erkrankung bedingt. Jedem Einzelfall wird hierzu ein ähnlicher Kontrollfall zugeordnet. Die Struktur ist ähnlich der Kohortenstudie.
Zu **(C)**: Screening: Vortest zur Auswahl geeigneter Personen, die aufgrund bestimmter Eigenschaften dann an der eigentlichen Untersuchung teilnehmen. Auch als Vorsorgeuntersuchung, z. B. Röntgenreihenuntersuchungen. In der Epidemiologie auch Erfassung von prämorbiden Krankheitsstadien.
Zu **(D)**: Kohortenstudie: Personen, die zu einem bestimmten Zeitpunkt einem gleichen Ereignis ausgesetzt wurden, bilden eine Kohorte, z. B. alle Frauen, die 1995 Mutter wurden, alle Medizinstudenten, die im Frühjahr 2010 ihr Physikum bestanden haben. Häufig werden Geburtsjahrgänge zur Bildung verschiedener Kohorten benutzt und bezüglich eines oder mehrerer Merkmale verglichen.
Zu **(E)**: Prospektive Studie: Die Studie dehnt sich in die Zukunft aus, z. B. Längsschnitterfassung des Krankheitsverlaufs. Gegensatz wäre die retrospektive Analyse vorliegender Daten.

F05

→ **Frage 1.117: Lösung C**

Zu **(A)**: Unter Dokumentenanalyse versteht man das Untersuchen von Dokumenten wie Akten, Operationsbefunden, Katalogen, Preislisten, Prospekten oder auch Internet-Seiten. Ein Vorteil ist, dass man rasch eine Fülle an Informationen hat und sich selbst die interessanten heraussuchen kann, ohne eine persönliche Befragung oder Untersuchung durchführen zu müssen. In der Informatik versteht man unter Dokumentenanalyse die automatische Umsetzung der Bildmatrixrepräsentation eines mittels Kamera oder Scanner aufgezeichneten Papierdokuments in eine strukturierte rechnerinterne Darstellung seiner textuellen und grafischen Bestandteile.
Zu **(B)**: Fall-Kontroll-Studie: siehe Lerntext I.26.
Zu **(C)**: Kohortenstudie: siehe Lerntext I.25.
Zu **(D)**: Mehrebenenforschung: Daten aus unterschiedlichen Ebenen zu derselben Fragestellung, z. B. Folgen des Rauchens auf anatomischer, biochemischer, psychologischer, soziologischer und physiologischer Ebene.
Zu **(E)**: Querschnittsuntersuchung: siehe Lerntext I.25.

H08 ■■

→ **Frage 1.118: Lösung C**

Zu **(A)**: Falsch, denn die abhängige Variable ist das Resultat, das gemessen werden soll. Die Intervention ist die unabhängige Variable, die variiert wird, um die Auswirkungen ihrer Veränderung zu prüfen.
Zu **(B)**: Falsch, denn die unabhängige Variable wird nicht erhoben, sondern variiert. Außerdem muss sie der abhängigen Variablen in zeitlicher Hinsicht vorausgehen, könnte also gar nicht gleichzeitig erhoben werden.
Zu **(C)**: Richtig: Eine Studie ist „kontrolliert", wenn es eine Kontrollgruppe gibt (meist Placebogruppe) und sie ist randomisiert, wenn die Zuteilung der Teilnehmer auf Experimental- oder Kontrollgruppe nach einem zufälligen Losverfahren erfolgt.
Zu **(D)**: Falsch, denn randomisierte kontrollierte Studien können sowohl als Längs- als auch als Querschnittuntersuchungen durchgeführt werden.
Zu **(E)**: Falsch, denn randomisierte kontrollierte Studien werden nur an Stichproben durchgeführt und verlangen überdies die Variation einer abhängigen Variable und die Zuteilung auf mehrere Versuchsgruppen. Prävalenzstudien sind reine Häufigkeitserhebungen.

F08

→ **Frage 1.119: Lösung B**

Zu **(A)**: Wenn sich der Lebensstil eines Teilnehmers der Experimentalgruppe nicht geändert hat, würde er nicht in die Experimentalgruppe gehören, sondern bestenfalls in die Kontrollgruppe. Ein Vergleich der Lebensstile müsste vor der Intervention (Lebensstilveränderung) stattfinden. Beide Gruppen (EG und KG) dürften sich vor dieser Intervention nicht signifikant unterscheiden.

Zu **(B)**: Wenn die Lebensstilveränderung einen signifikanten Einfluss hat, dann müssen sich EG und KG nach der Intervention signifikant unterscheiden, d. h. der Blutdruck der Experimentalgruppe müsste besser als der der Kontrollgruppe sein.
Zu **(C)**: Zum Prä-Zeitpunkt (vor der Intervention) muss der Blutdruck im Mittel bei beiden Gruppen (EG und KG) gleich sein, damit vergleichbare Startbedingungen herrschen. Eine Aussage hinsichtlich der Überlegenheit der Lebensstiländerung ließe sich daraus nicht ableiten.
Zu **(D)**: Wenn man nur den Prä- mit dem Posttest-Wert der Experimentalgruppe ansieht, könnte man keine Aussage dazu treffen, ob die Lebensstiländerung der wesentliche Faktor zur Normalisierung des Blutdrucks war. Dies ist nur möglich durch den Vergleich der Werte der Experimentalgruppe mit den Werten der Kontrollgruppe, die eine medikamentöse Standardtherapie erhalten hat.
Zu **(E)**: Wenn man nur den Prä- und Posttest-Wert der Kontrollgruppe ansieht, könnte man keine Aussage dazu treffen, ob die medikamentöse Standardtherapie der wesentliche Faktor zur Normalisierung des Blutdrucks war. Dies ist nur möglich durch den Vergleich der Werte der Kontrollgruppe mit den Werten der Experimentalgruppe, die hier eine Lebensstilveränderung durchgeführt hat.

H09

→ **Frage 1.120: Lösung D**

Zu **(A)**: Die **unabhängige Variable** ist immer das, was vom Versuchsleiter variiert wird. Das wäre hier die Teilnahme an Gruppentherapien (oder nicht).
Zu **(B)**: Die **abhängige Variable** ist das Ergebnis, das gemessen werden soll; in diesem Fall konkret die Anzahl erneuter Herzinfarkte.
Zu **(C)**: **Prospektive Studie**: Ab einem bestimmten Zeitpunkt werden Daten für eine Längsschnittuntersuchung erhoben (eine retrospektive Studie bemüht sich dagegen, früher bereits erhobene Daten mit aktuellen zu vergleichen). Die geplante Untersuchung wäre also in der Tat prospektiv.
Zu **(D)**: **Fall-Kontroll-Studie**: Jeder Fall aus der untersuchten Patientengruppe wird mit einem Fall aus einer gesunden Kontrollgruppe verglichen. Dabei versucht man z. B. herauszufinden, ob die Erkrankten bestimmte Risikofaktoren häufiger zeigen als die Gesunden. Das ist hier definitiv nicht gegeben.
Zu **(E)**: Klinische Interventionsstudien vergleichen meist eine Experimentalgruppe (neue Therapie/ Medikament) mit einer **Kontrollgruppe** (Placebo oder klassische Behandlung). Die zweite Gruppe ist also tatsächlich die Kontrollgruppe.

F08

→ **Frage 1.121: Lösung E**

Zu **(A)**: Äußere Störfaktoren kontrolliert man durch Standardisierung der Versuchsbedingungen und Kontrolle (d. h. Messung oder Stabilhaltung) aller Variablen, die das Messergebnis verfälschen könnten.
Zu **(B)**: Der Begriff „Validität" heißt soviel wie „Gültigkeit"; mit Kosten hat das nichts zu tun.
Zu **(C)**: Die Sicherheit des Kausalschlusses lässt sich nur mit bestimmter Wahrscheinlichkeit angeben, die über das Signifikanzniveau statistischer Verfahrn (z. B. t-Test, Varianzanalyse) berechnet wird.
Zu **(D)**: Testwerte sind im Allgemeinen fehlerbehaftet. Für jeden Messwert des Probanden besteht ein Bereich (Konfidenzintervall), der durch das Ausmaß des Messfehlers bedingt ist.
Zu **(E)**: Übereinstimmungsvalidität (externe Validität) bezieht sich einmal auf Tests und hinterfragt, ob das Ergebnis eines Tests mit einem Außenkriterium übereinstimmt. Externe Validität bei Studien bezieht sich darauf, ob sich das Ergebnis auch auf andere Situationen oder Populationen generalisieren lässt.

1.3.5 Methoden der Datengewinnung

I.27 Methoden der Datengewinnung

Fällt Ihnen eigentlich auf, wie häufig Sie sich beim Lernen irgendwo kratzen? Was verbirgt sich dahinter? Ekzem, Hautpilz, Krätze, Neurodermitis, Nervosität oder Mangel an körperlicher Zuwendung? Wenn wir die richtige Diagnose für Ihr Kratzen finden wollen, können wir unterschiedliche Methoden benutzen, z. B.:

1. **Verhaltensbeobachtung** (bei Experimenten auch mit Video-Aufzeichnung): Kratzen Sie sich häufiger wenn Sie Biochemie lernen als bei Psychologie?
2. Erhebung der **Krankheitsgeschichte**: Welche Hautkrankheiten hatten Sie bisher?
3. **Sozialanamnese**: Leben Sie in Wohnverhältnissen, in denen Läuse und Flöhe nichts sind, worüber man sich wirklich aufregt?
4. Freie **Exploration**, (un-)strukturiertes **Interview**: Gleicht das Kratzen einen Mangel an Zuwendung aus? Hat Ihre Mutter Sie als Kleinkind zu selten auf den Arm genommen? Dient das Kratzen als Selbststimulation durch den Mangel an sensorischer Reizung?
5. Durchführung psychologischer **Testverfahren**: Vielleicht sind Sie emotional besonders labil und daher anfällig für psychosomatische Hauterkrankungen bei Stress?
6. Medizinische und physiologische **Untersuchungsergebnisse**: Haben Sie zu hohe Ig E, nei-

gen Sie zu völlig übertriebener Ausschüttung von Histamin?

Hinsichtlich der Datengewinnung unterscheidet man außerdem ganz gerne noch:

Introspektion: Selbstbeobachtung, nützlich z. B. als Tagebuch mit Strichlisten beim Kratzen.

Individualdaten: an einzelnen Individuen erhobene Daten.

Aggregatdaten: an vielen Individuen erhobene Mittelwerte.

Primärdaten: vom Forscher mühsam selbst erhobene Ergebnisse.

Sekundärdaten: nachträgliche Analyse von Daten, die bereits zu anderen statistischen Zwecken erhoben wurden (z. B. aus dem Statistischen Jahrbuch).

Fremdbeurteilung: ein (im optimalen Fall speziell geschulter Beobachter) beurteilt das Verhalten einer Person.

Selbstbeurteilung: der Proband beurteilt sein Verhalten selbst, dies ist gängige Praxis in allen Persönlichkeitsfragebögen (z. B. FPI, MMPI, GT usw.).

Unter **Dokumentenanalyse** versteht man das Untersuchen von Dokumenten wie Akten, Operationsbefunden, Katalogen, Preislisten, Prospekten oder auch Internet-Seiten.

Mehrebenenforschung: Daten aus unterschiedlichen Ebenen zu derselben Fragestellung, z. B. Folgen des Rauchens auf anatomischer, biochemischer, psychologischer, soziologischer und physiologischer Ebene.

Klinischer Bezug

Methoden der Datengewinnung sind nicht nur für wissenschaftliche Studien interessant, bei der Diagnosefindung muss sich der Arzt Gedanken darüber machen, welche Daten benötigt werden und wie man diese gewinnen kann.

H98 ■

→ **Frage 1.122: Lösung B**

Primärdaten: siehe Lerntext I.27.
Nominalskala, Ordinalskala, Intervallskalenniveau, Verhältnisskala: siehe Lerntext I.19.
Die Daten werden hier direkt erhoben (primär) und haben ein aufsteigendes Skalenniveau ohne genaue Abstände (Ordinalskala).

1.3.6 Datenauswertung und Interpretation

I.28 Auswertungsverfahren

Quantitative Auswertungsverfahren:

Im Gegensatz zu Ihrer Briefmarkensammlung sind Datensammlungen kein Schatz, den man sich in seiner Freizeit gerne mal anguckt. Die erhobenen Daten müssen ausgewertet werden. Der Arzt wird die Werte des Patienten mit den Normalwerten vergleichen (quantitative Auswertung). Zur Beantwortung wissenschaftlicher Fragestellungen vergleicht man meist die Mittelwerte von zwei (oder mehr) Gruppen miteinander. So behauptet der Volksmund z. B. dass Brillenträger intelligenter sind als Nicht-Brillenträger. Wir stellen also vor Durchführung der Untersuchungsrehe die folgenden Hypothesen auf: **Nullhypothese** H_0 = Brillenträger und Nichtbrillenträger unterscheiden sich hinsichtlich ihrer Intelligenz nicht. **Alternativhypothese** H_1 = Brillenträger sind klüger als Nichtbrillenträger. Begründung: Der Volksmund behauptet dies seit Jahrhunderten und das muss seinen Sinn haben. Die zweite mögliche Alternativhypothese H_2 (*„Nicht-Brillenträger sind intelligenter als Brillenträger“*) lassen wir weg, da uns für deren Richtigkeit kein sinnvolles hypothetisches Konstrukt einfällt. Die Aufstellung von Alternativhypothesen, deren mögliches Zutreffen man nicht durch eine Theorie begründen kann, ist nicht legitim.

Wir unterziehen nun zwei gleich große Stichproben von Studenten einem Intelligenztest und berechnen für beide Gruppen Mittelwerte und die Standardabweichungen. Naturgemäß werden sich durch Mess- und Stichprobenfehler die IQ-Mittelwerte der Brillenträger versus Nicht-Brillenträger dezent voneinander unterscheiden. Man hat also für jede Gruppe eine (normal-)verteilte IQ-Kurve, beide Kurven werden sich vermutlich überlappen. Die Frage ist, wie groß muss diese Differenz zwischen den Mittelwerten der beiden Verteilungen sein, um wissenschaftlich bedeutsam (=signifikant) zu sein? Hierzu wird vorab ein **Verlässlichkeitsniveau** festgelegt, d. h. die untere Grenze der tolerierten Wahrscheinlichkeit, dass die Unterschiede zwischen den beiden Gruppen zufällig bzw. durch Messfehler bedingt sind. Dieser Grenzwert, auch als **Signifikanzniveau** bezeichnet, gibt die untere Grenze der Wahrscheinlichkeit an, dass trotz zutreffender Nullhypothese Daten auftreten, welche die Alternativhypothese zu bestätigen scheinen. Üblich sind Signifikanzniveaus von $\alpha = 0{,}05$ (5 % Fehlertoleranz), 0,01 (1 %) und 0,001 (0,1 %). Hierbei kann es zu zwei Arten von Fehlern kommen: **Alpha-Fehler**: Fehlentscheidung durch fälschliches Verwerfen einer an sich richtigen Nullhypothese. **Beta-Fehler**: Annahme der Nullhypothese, obwohl die Alternativhypothese richtig gewesen wäre. Die beiden Fehlerarten sind voneinander abhängig. Wählt der Forscher einen sehr kleinen Wert für das Alpha-Niveau, dann wird das Risiko für den Beta-Fehler größer und umgekehrt.

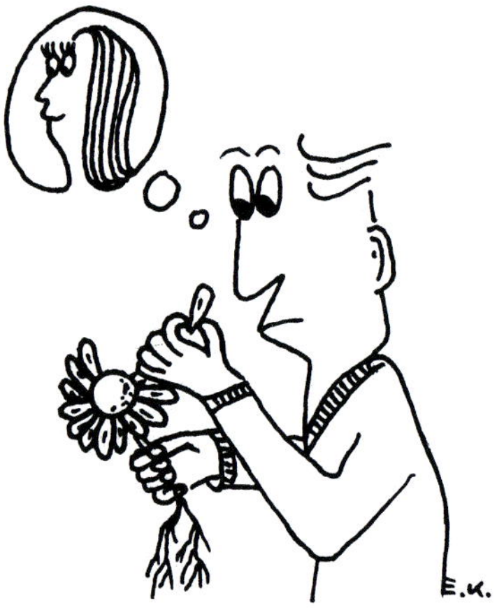

Abb. 1.**13** *„Sie liebt mich... Sie liebt mich nicht."* Früher zählte man das an den Blättern einer Blume ab; hierbei handelte es sich wissenschaftlich gesehen um Hypothese und Alternativhypothese, die dann durch Verhaltensbeobachtung geprüft werden. Ab einer gewissen Verlässlichkeit der Daten traut sich auch BWL-Student Heinrich G., die Angebetete mal ins Kino einzuladen.

Statistische Auswertung

Die **deskriptive Statistik** beschreibt lediglich Häufigkeiten (z. B. Anzahl vorkommender Ergebnisse, Mittelwerte, Prozentangaben) und unterscheidet sich von der **Inferenzstatistik**, welche die Daten analysiert und daraus allgemeingültige Aussagen von der Stichprobe auf die Gesamtheit generalisiert.

Um zu prüfen, ob der IQ-Unterschied zwischen den zwei Verteilungen (Fehlsichtige versus Normalsichtige) signifikant (Alternativhypothese trifft zu) oder zufällig (Nullhypothese trifft zu) ist, wird man sich eines biometrischen Tests bedienen. Am häufigsten benutzt werden z. B.:

Tab. 1.**6** Diese Tabelle löst endlich die Frage, was in Wahrheit richtig ist.

	In Wahrheit richtig ist ...	
Forscher entscheidet sich für Annahme der ...	**Nullhypothese H_0**	**Alternativhypothese H_1**
Nullhypothese H_0	Richtige Entscheidung Wahrscheinlichkeit $1-\alpha$	Fehlentscheidung Typ II Wahrscheinlichkeit β
Alternativhypothese H_1	Fehlentscheidung Typ I Wahrscheinlichkeit α	Richtige Entscheidung Wahrscheinlichkeit $1-\beta$

1. Chi-Qudrat-Test
2. Students t-Test
3. Kolmogoroff-Smirnov-Test
4. Vaianzanalyse
5. Kruskal-Wallis-Test.

... die Sie später ausführlich in dem Fach medizinische **Biometrie** durchnehmen werden und deren Darstellung ich mir hier ersparen möchte, um mir Ihre anhand der Trockenheit dieses Kapitels ohnehin strapazierte Sympathie nicht vollends zu verscherzen.

Wechselwirkung: Leider hat man oft nicht die klare Wirkung einer unabhängigen auf eine abhängige Variable, sondern mehrere unabhängige Variablen interagieren in ihrer Wirkung auf eine (oder mehrere) abhängige Variable. Die Interaktion beruht dabei nicht einfach auf einer Addition der unabhängigen Variablen. Wenn z. B. körperliche Aggressivität gemessen werden soll, dann haben die Variablen Geschlecht (Männer aggressiver als Frauen), Alter (Junge aggressiver als Alte) und Frustrationstoleranz darauf Auswirkungen. Die Auswirkungen solcher Wechselwirkungen untersucht man z. B. mit (multifaktoriellen) Varianzanalysen. Solche **multivariate statistische Verfahren** prüfen nicht nur die Auswirkung einer einzelnen unabhängigen auf eine abhängige Variable, sondern sie untersuchen die Auswirkungen und Wechselwirkungen mehrerer Variablen. Typische weitere Verfahren sind: Faktorenanalyse, Clusteranalyse, Diskriminanzanalyse, Hauptkomponentenanalyse

Effektstärke: Ausmaß der Wirkung eines Faktors in einem Experiment, meist Stärke des Einflusses der unabhängigen Variablen auf die abhängige Variable. Die Effektstärke ist nicht identisch mit der statistischen Signifikanz des Unterschiedes zwischen Experimental- und Kontrollgruppen. Effektstärke und Signifikanz hängen allerdings zusammen, weil geringe Effektstärken größere Versuchsgruppen erfordern, damit die Ergebnisse statistisch signifikant werden. Je kleiner die Effektgröße desto weniger Power hat eine Variation der UV auf die AV. Effektstärke wird berechnet als:

Effektstärke = (Mittelwert 1 - Mittelwert 2) / Gesamt-Standardabweichung

Nach Cohen sollte für die Effektstärke gelten: 1. Sie ist eine dimensionslose Zahl; 2. sie hängt nicht von der Maßeinheit der Ursprungsdaten ab; 3. sie ist unabhängig von der Stichprobengröße und 4. ihr Wert sollte nahe Null liegen, wenn die Nullhypothese des zugehörigen Tests angenommen wird (d. h. es besteht kein wesentlicher Unterschied zwischen Experimental- und Kontrollgruppe).

Qualitative Auswertungsverfahren

Nicht alle Daten lassen sich quantitativ auswerten. Oft ist (zunächst) nur eine qualitative Schau möglich, dies gilt z. B. für das Durchforsten von Krankenakten, Archivmaterialien oder mündlichen Berichten des Patienten. Für die Alltagsroutine reicht eine qualitative Analyse dieser Informationsquellen aus, für wissenschaftliche Fragestellungen wird der Forscher sich aber doch wieder bemühen, das qualitative in quantitatives Datenmaterial zu überführen, mindestens in Form reiner Häufigkeitsauszählungen (*„Wie viele Arztbesuche hat ein Colitis-ulcerosa-Patient pro Jahr im Gegensatz zu einem Morbus-Crohn-Patient?“, „Wie häufig sagt ein Partner in einer zermürbten Beziehung das Wort ‚aber'?“, „Wie oft beteiligt sich der Leitende Oberarzt in einer Gruppendiskussion und wie oft wird auf die Beiträge dieser Person gar nicht geantwortet?“*).

H07 ■■

→ **Frage 1.123: Lösung E**

Zu **(A)**, **(B)**, **(D)** und **(E)**: Siehe Lerntext I.28.
Zu **(C)**: Siehe Lerntext I.18.

H10 ■■

→ **Frage 1.124: Lösung C**

Zu **(A)** und **(D)**: Der **Unterschied der Mittelwerte** geht zwar in die Berechnung der Irrtumswahrscheinlichkeit ein, ein Signifikanzniveau von 5 % bedeutet aber nicht, dass der Unterschied der Mittelwerte maximal 5 % beträgt.
Zu **(B)**: Das **Signifikanzniveau** bezieht sich darauf, die Alternativhypothese **irrtümlich anzunehmen**, **nicht** sie irrtümlich **abzulehnen**.
Zu **(C)**: Zur Beantwortung wissenschaftlicher Fragestellungen vergleicht man meist die Mittelwerte von 2 (oder mehr) Gruppen miteinander. Man stellt vor Durchführung der Untersuchungsreihe die folgenden Hypothesen auf:

- **Nullhypothese H_0**: Die beiden Gruppen unterscheiden sich **nicht** signifikant voneinander.
- **Alternativhypothese H_1**: Die beiden Gruppen unterscheiden sich signifikant voneinander.

Ob ein Unterschied zufällig oder signifikant (bedeutsam) ist, wird vor der Versuchsdurchführung durch Festlegung eines **Signifikanzniveaus** bestimmt, d. h. der **Irrtumswahrscheinlichkeit** (meist 5 % bzw. **$p < 0{,}05$**), die man bereit ist, durch Akzeptierung einer eigentlich falschen Alternativhypothese notfalls in Kauf zu nehmen. Wie unter (C) beschrieben beträgt daher die Wahrscheinlichkeit, die Nullhypothese irrtümlich abzulehnen (= Alternativhypothese irrtümlich anzunehmen), unter 5 %.
Zu **(E)**: Wenn nur **5 %** der Patienten **mit der Behandlung zufrieden** waren, dürfte diese neue Therapie Probleme bekommen, anerkannt zu werden. Mit dem Signifikanzniveau hätte das jedoch nichts zu tun.

F10 ■■

→ **Frage 1.125: Lösung A**

Zu **(A)**: Die sog. **Effektstärke** beschreibt das Ausmaß der Wirkung eines Faktors in einem Experiment, genauer gesagt meist die Stärke des Einflusses der unabhängigen Variablen (z. B. Medikament) auf die abhängige Variable (z. B. Erkrankung). Je kleiner die Effektgröße, desto weniger Power hat eine Variation der unabhängigen Variable auf die abhängige Variable, d. h. umso weniger wirksam wäre z. B. ein neues Medikament. Die Effektstärke wird berechnet als:

$$\text{Effektstärke} = \frac{\text{Mittelwert 1} - \text{Mittelwert 2}}{\text{Gesamt} - \text{Standardabweichung}}$$

Zu **(B)**: Die **Differenz zwischen Messung nachher minus vorher nur in der Experimentalgruppe** alleine könnte keine Aussage zur Effektstärke treffen, da diese die Mittelwerte von Experimental- und Kontrollgruppe vergleicht.
Zu **(C)**: Diese Antwortmöglichkeit berührt das Thema **Messfehler**: Testwerte sind fast immer fehlerbehaftet, eigentlich müsste man zu jedem Ergebnis einer untersuchten Person ein **Konfidenzintervall** hinzurechnen, das durch die Größe des Messfehlers bedingt ist. Aus Standardabweichung und Reliabilitätskoeffizient berechnet man daher den Standardmessfehler des Verfahrens. Ein kleiner Messfehler hat also auch ein kleines Konfidenzintervall zur Folge.
Zu **(D)**: Die Effektstärke ist **nicht identisch mit der statistischen Signifikanz** (z. B. $p < 0{,}05$) des Unterschieds zwischen Experimental- und Kontrollgruppe. Effektstärke und Signifikanz hängen allerdings zusammen, weil geringe Effektstärken größere Versuchsgruppen erfordern, damit die Ergebnisse statistisch signifikant werden.
Zu **(E)**: **Verglichen werden die Mittelwerte beider Gruppen geteilt durch die Standardabweichung.** Bei der Antwort-Aussage könnte man auch herauslesen, dass für jeden einzelnen Studienteilnehmer die individuellen Differenzen verglichen werden, außerdem fehlt die Standardabweichung im Nenner.

I.29 Korrelationskoeffizient

Zwischen Merkmalsausprägungen von zwei oder mehr Variablen gibt es häufig Beziehungen. So behauptet eine Volksweisheit: *„Er lebt auf großem Fuße“*. Bedeutet dies, dass Menschen mit hohen Schuhgrößen mehr Geld ausgeben? Man kann nun mit einer Stichprobe eine Messung der Fußlänge durchführen und nachfragen, wie viel sie pro Woche ausgeben. Wenn man nun auf der X-Achse eines Diagramms die Schuhgröße einträgt und auf der Y-Achse die Ausgaben, dann lässt sich jede Person mit einem Punkt im Diagramm repräsentieren. Bereits anhand der **Punkteverteilung** ließe sich erahnen, ob ein Zusammenhang be-

steht. Mathematisch korrekter lässt sich dies durch Einzeichnen einer **Regressionslinie** aufzeigen, bei der die Summe der Quadrate der Abweichungen der Punkte von der Y-Achse ein Minimum bildet (Methode der kleinsten Quadrate für eine lineare Regression). Dieselbe Berechnung für die X-Achse ergibt eine zweite Regressionslinie. Der Korrelationskoeffizient orientiert sich letztlich an dem Winkel zwischen diesen beiden Regressionsgeraden: bei vollkommener Übereinstimmung der Geraden ist die Korrelation hoch (r = +1 oder r = –1). Wenn die Geraden senkrecht aufeinander stehen, dann ist die Korrelation gering (r = 0). Zwischen Schuhgröße und Geldausgabe bestünde dann kein Zusammenhang. Negative **Korrelationskoeffizienten** kommen vor, wenn ein gegenläufiger Zusammenhang besteht: So besagt z. B. eine andere Volksweisheit, deren Wortlaut ich mir aus Gründen des Jugendschutzes besser verkneife, dass Personen mit geringem Intelligenzquotienten mehr Sex haben. Wenn es stimmen würde, könnte man sich die ganzen Intelligenztests ersparen und müsste nur noch nach der wöchentlichen Frequenz fragen.
Ein wichtiger Hinweis noch: Korrelationskoeffizienten, das wird oft falsch verstanden, machen keine Aussagen über den kausalen Zusammenhang: Man gibt weder mehr Geld aus, weil man große Füße hat noch umgekehrt. Neben Wechselwirkungen ist insbesondere immer zu bedenken, ob beide Variablen möglicherweise von einer dritten abhängen, die nicht untersucht wurde. So beobachtete der deutsche Psychiater Kretschmer 1921 den statistischen Zusammenhang, dass Menschen mit einem schizothymen Temperament häufig einen leptsomen (=schlanken) Körperbau haben und zur Schizophrenie neigen, die Dicken („*Pykniker*“) wurden dagegen eher manisch-depressiv. Ein kausaler Zusammenhang lässt sich daraus jedoch nicht ableiten; die Korrelation könnte auch dadurch verursacht worden sein, dass die Erstmanifestation der Schizophrenie häufig in der späten Adoleszenz liegt und dass junge Leute eher einen schlanken Körperbau haben. Das erste Auftreten der manisch-depressiven Psychose liegt dagegen eher nach dem 40. Lebensjahr. Im letzten Jahrtausend trugen ältere Herren da oft schon mit Würde einen zu Fleisch mutierten Rettungsring um die Leibesmitte. Bei Korrelationen ist außerdem zu beachten, dass Zusammenhänge nicht gradlinig sein müssen, häufig finden sich z. B. auch Exponentialkurven, die durch Berechnung einer linearen Regressionslinie nur unzureichend beschrieben werden.
Varianz: Aus den Schwankungen der Messwerte um den Mittelwert lässt sich die Varianz berechnen (s. Lerntext I.21). Diese Varianz ist nicht nur durch Messfehler bedingt, ein Teil der Varianz kann durch den Einfluss anderer Variablen entstanden sein. Die aufgeklärte Varianz (=gemeinsame Varianz oder **Determinationskoeffizient**) ist der Anteil der Gesamtvarianz, der durch einen oder mehrere Prädiktoren erklärt werden kann. Man versteht darunter die gegenseitige Abhängigkeit zweier Variablen voneinander, d. h. inwieweit die Varianz eines Kriteriums die Varianz des anderen Kriteriums bestimmt und umgekehrt. Gemeinsame Varianz schlägt sich durchaus im Korrelationskoeffizienten nieder. Der Determina-tionskoeffizient lässt sich berechnet aus: $(r \times r) \times 100$. Beispiel: Die Korrelation beträgt zwischen Abiturnote und Bestehen der 1. ÄP $r = 0.30$; die gemeinsame Varianz der beiden Variablen (=Determinationskoeffizient) ist dann 9 %, d. h. die Zensur im Abitur erklärt 9 % der Einflüsse, ob jemand das Physikum schafft oder nicht.

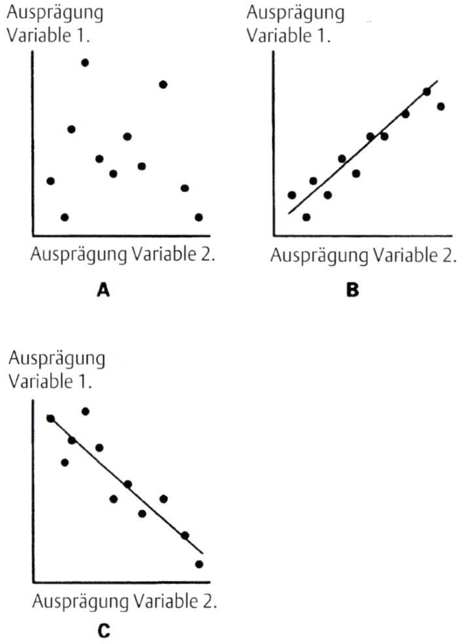

Abb. 1.14 Unterschiedliche Regressionsgeraden bedeuten unterschiedliche Korrelationskoeffizienten. A=keine Korrelation, B=hohe positive Korrelation, C=hohe negative Korrelation.

Der **Standardmessfehler**
Fred führt Montag die Form-A eines IQ-Tests durch und Dienstag Form-B. Obwohl beide Formen gleich schwer sind, erreicht er am Montag einen IQ von 108 und am Dienstag 112. Reliabilitätskoeffizienten, d. h. die Korrelation der Ergebnisse von Mehrfachmessung derselben Probanden mit demselben Test, betragen in der Regel nicht 1.0, sondern liegen darunter. Ursache hierfür sind u. a. **Messfehler**. Testwerte sind immer fehlerbehaftet und genaugenommen müsste man zum Messwert des Proban-

den einen Bereich (**Konfidenzintervall**) hinzufügen, der durch das Ausmaß des Messfehlers bedingt ist. Hierzu lässt sich ein **Standardmessfehler** berechnen. Dieser spielt eine bedeutende Rolle, wenn man entscheiden muss, ob sich zwei Gruppen von Versuchspersonen (z. B. männliche versus weibliche MedizinstudentInnen) in ihren Testwerten (z. B. Psychologie-Klausur) tatsächlich unterscheiden oder ob der Unterschied noch im zufälligen Bereich liegt, d. h. nur durch den Messfehler entstanden ist. Der Standardmessfehler SE (*standard error*) berechnet sich aus der Standardabweichung SD (*standard deviation*) und dem Reliabilitätskoeffizienten r nach der Formel:

$$\mathbf{SE} = \mathbf{SD}\sqrt{(\mathbf{1} - \mathbf{r})}$$

Klinischer Bezug
Auch in der ärztlichen Praxis können Krankheitssymptome korrelieren oder es liegen Korrelationen zwischen psychosozialen Einflüssen und Erkrankungsrisiko vor.

H10 ■

→ **Frage 1.126: Lösung D**

Zu **(A)** und **(B)**: Der Wert eines **Korrelationskoeffizienten** lässt sich nicht in dieser Form in eine Prozentangabe übertragen.
Zu **(C)**: Der Korrelationskoeffizient kann Werte zwischen -1,0 und +1,0 annehmen. Ein negativer Korrelationskoeffizient bedeutet einen starken gegenläufigen Zusammenhang (je besser die Stimmung, umso schlechter die Leistung), ein positiver Korrelationskoeffizient bedeutet einen starken gleichsinnigen Zusammenhang (je besser die Stimmung, umso besser die Leistung). Ein **Korrelationskoeffizient im Bereich 0** besagt, dass aufgrund der Ausprägung einer Variable (Stimmung) **keine Aussage** über die Ausprägung der anderen Variable (Leistung) möglich ist. Mit r = 0,80 ist der Korrelationskoeffizient aber recht hoch, es besteht daher mit hoher Wahrscheinlichkeit ein Zusammenhang.
Zu **(D)**: Der **Korrelationskoeffizient** sagt aus, wie hoch die Wahrscheinlichkeit ist, dass eine bestimmte Ausprägung einer Variablen (gute Stimmung) mit einer bestimmten Ausprägung einer anderen Variable (hohe Leistung) zusammen auftritt. Ein Korrelationskoeffizient von r = 0,80 ist positiv und recht hoch. Man kann also aus einer guten Stimmung ableiten, dass die Leistung hoch ist bzw. aus einer schlechten Stimmung, dass die Leistung gering ist.
Zu **(E)**: Wären niedrige Werte in dem Stimmungsfragebogen mit hohen Leistungen gepaart, wäre der **Korrelationskoeffizient negativ**, z. B. r = –0,80.

H06 ■■

→ **Frage 1.127: Lösung D**

Feldabhängigkeit: Diese Gestaltpsychologie unterscheidet feldabhängige von feldunabhängigen Personen. Feldabhängig ist eine Person, die in ihrer Wahrnehmung so stark durch Umgebungsreize geleitet wird, dass ihr eine vom umgebenden Feld unabhängige Wahrnehmungsleistung nicht gelingt.
Zu **(A)**: Gemeinsame Varianz schlägt sich durchaus im Korrelationskoeffizienten nieder. Allerdings berechnet sich der Determinationskoeffizient aus: $(r \cdot r) \cdot 100$, im vorliegenden Fall also: $(0{,}15^2) \cdot 100 = 2{,}25\,\%$ und nicht 30 %, dazu müsste die Korrelation etwa r = 0.55 betragen.
Zu **(B)**: Ein Korrelationskoeffizient von r = 0.15 ist sehr niedrig; daher kann man nicht sagen, dass hohe Feldabhängigkeit zu besserer Gedächtnisleistung führt.
Zu **(C)**: Korrelationskoeffizienten erlauben keine Aussage über kausale wenn-dann-Beziehungen; der Zusammenhang kann auch durch eine andere Variable (die eventuell gar nicht gemessen wurde) entstanden sein. Die Aussage, dass eine bessere Gedächtnisleistung eine höhere Feldabhängigkeit „erzeugt", ist daher nicht erlaubt.
Zu **(D)**: Ein Korrelationskoeffizient von r = 0.15 ist sehr niedrig; die Aussage, dass beide „einen eher niedrigen Zusammenhang" zeigen, ist daher richtig.
Zu **(E)**: Wenn eine schwache Gedächtnisleistung mit hoher Feldabhängigkeit einhergeht, dann müsste daraus ein negativer Korrelationskoeffizient resultieren; mit r = 0.15 ist dieser aber schwach positiv. Diese Aussage kann also nicht richtig sein.

H07 ■

→ **Frage 1.128: Lösung B**

Zu **(A)**: Der Anteil der Patienten, die nach der Intervention Normalwerte aufweisen, wäre die abhängige Variable (d. h. in diesem Fall das Ergebnis der Experimentalgruppe).
Zu **(B)**: Testwerte sind im Allgemeinen fehlerbehaftet. Rechnet man zu dem Testwert eines Probanden einen Bereich hinzu, der vom Ausmaß des Standardmessfehlers abhängt, ergibt sich ein Konfidenzintervall (Vertrauensintervall), in dem der fehlerfreie Wert wahrscheinlich liegt. Wird wie in der Aufgabe das 95 %-Konfidenzintervall für den Interventionseffekt angegeben, beschreibt dies den Bereich, in dem der wahre Effekt in der Population mit 95 %iger Sicherheit liegt. Siehe Lerntext I.29.
Zu **(C)** und **(D)**: Der Bereich, in dem 95 % der Blutdruckwerte liegen, ist viel größer als das Konfidenzintervall. Im Bereich ±1 Standardabweichung liegen definitionsgemäß nur 68 % der Messwerte.

Zu **(E)**: Die Wahrscheinlichkeit, mit der eine Forschungshypothese zutrifft, wird als Signifikanzniveau und nicht als Konfidenzintervall bezeichnet. Bei der Berechnung des Signifikanzniveaus spielt allerdings das Konfidenzintervall eine wichtige Rolle.

1.3.7 Ergebnisbewertung

I.30 Ergebnisbewertung

„*Erfolg ist das Ergebnis, er darf nicht das Ziel sein*", sagte Gustave Flaubert. Nichtsdestotrotz muss in der Wissenschaft wie im medizinischen Alltag jedes Ergebnis bewertet werden. Sollten Brillenträger wirklich intelligenter als Nicht-Brillenträger sein, so bedarf dies der kritischen Diskussion und des Vergleiches mit anderen Forschungsergebnissen. Wissenschaftliche Ergebnisse (und z.T. auch ärztliche Diagnosen) müssen hierbei verschiedenen Kriterien entsprechen:

Replizierbarkeit: das Ergebnis einer Versuchsreihe muss unter gleichen Bedingungen überall auf der Welt wiederholbar sein.

Generalisierbarkeit: ein wissenschaftlicher Versuch muss notgedrungen an einer überschaubaren Stichprobe erfasst werden. Das Ergebnis soll dann aber generalisierbar auf die Allgemeinheit sein.

Kreuzvalidierung: Überprüfung des Ergebnisses an mehreren unterschiedlichen Maßstäben der Gültigkeit.

Desweiteren müssen auch **Anwendungsprobleme** und oft **ethische Probleme** bedacht werden, wenn es um die Veröffentlichung von Forschungsdaten geht. So wäre z. B. zu fragen, ob eine neue Krebstherapie besser und nebenwirkungsärmer als herkömmliche Therapiemethoden ist und ob es ethisch gerechtfertigt ist, hier bei betroffenen Patienten Hoffnungen zu wecken.

Forscher stehen unter einem erheblichen Druck, die meisten Wissenschaftler haben nur befristete Stellen und es gilt der Leitsatz „*Wer schreibt, der bleibt*", d. h. Stellenverlängerungen gibt es oft nur für diejenigen, die wichtige Ergebnisse publizieren konnten. Die Verführung, nicht zu den eigenen Annahmen passende Forschungsdaten gerade zu biegen, ist erheblich; man spricht von ***„bias"*** (engl.: Voreingenommenheit). Am häufigsten als **„selection bias"**, einem Fehler bei der Auswahl der Versuchsteilnehmer durch Voreingenommenheit etwa hinsichtlich der Diagnose, **„sample bias"**, einer schrägen Zusammenstellung der Gruppen, **„publication bias"**, der vorurteilsbehafteten Darstellung von Versuchsergebnissen oder **„confirmation bias"**, dem Versuch die Datenlage so hinzubiegen, bis sie die eigenen Hypothesen unterstützt.

H07

→ **Frage 1.129: Lösung E**

Zu **(A)**: Die Genauigkeit, mit der durch eine Messung ein Zielkriterium erfasst werden kann, nennt man Reliabilität (Zuverlässigkeit).
Zu **(B)**: Der Grad der Übereinstimmung der Zielgröße mit einem Außenkriterium wird als externe Validität bezeichnet.
Zu **(C)**: Generalisierbarkeit (Übertragbarkeit auf andere Populationen oder Situationen) hat nichts mit interner Validität zu tun. Beide sind im Prinzip unabhängig, wobei eine Studie mit mangelhafter interner Validität wohl kaum auf andere Bevölkerungsgruppen übertragbar wäre.
Zu **(D)**: Eine Studie kann eine hohe interne Validität haben, aber klinisch völlig unbedeutend sein.
Zu **(E)**: Interne Validität hat ein Experiment, wenn es diejenige Kausalbeziehung prüft, für die es entwickelt worden ist. Somit ist (E), trotz umständlicher Formulierung, die richtige Lösung.

1.4 Theoretische Grundlagen

1.4.1 Biologische Grundlagen

I.31 Vergleichende Verhaltensforschung

Spätestens wenn zwei Autofahrer am Samstagvormittag in der City versuchen in dieselbe Parklücke einzuparken, merkt man, dass der Mensch vom Tier abstammt. Auch wenn wir ein ziemlich großes Großhirn haben, findet man beim *Homo sapiens* noch viele Verhaltensweisen, die aus der Urzeit stammen als wir noch auf Bäumen saßen (oder, nach Douglas Adams, noch nicht einmal das). Die Ethologie (vergleichende Verhaltensforschung) beschäftigt sich mit den biologischen Grundlagen des Verhaltens, insbesondere mit angeborenem **Instinktverhalten**, das allerdings durch Umwelteinflüsse modifiziert wird. Folgende Termini sind prüfungsrelevant:

Erbkoordinationen sind formkonstante Verhaltensweisen, die vom Tier nicht erst gelernt werden müssen (angeborenes Können). Sie sind kennzeichnend für eine Tierart (z. B. können nur Spinnen diese ekligen Netze häkeln) und werden bei hoher Motivation (B.: Hunger) oder einem entsprechenden Umweltreiz ausgelöst (B.: Balzritual des Stichlingmännchen).

Appetenzverhalten: Suchverhalten nach dem Auslöser einer Instinkthandlung. Erblich angelegte triebhafte Verhaltensweisen wie z. B. Sexualverhalten oder Aggression müssen gelegentlich abreagiert werden. Wenn sie am Ablauf gehindert werden, kommt es zur Aufstauung von Energie

und zur Suche nach einer Möglichkeit der Abreaktion.
Schlüsselreize: bestimmte Reize lösen ein angeborenes Verhaltensschema aus. Unbedeckte Frauenkörper führen geradlinig zur sexuellen Erregung bei Männern. Stichlinge greifen fischähnliche Objekte an, sogar wenn diese nur eine rote Unterseite haben. Drei Monate alte Säuglinge zeigen ein reflexhaftes soziales Lächeln, wenn man ihnen eine runde Pappscheibe mit zwei augenähnlichen Punkten entgegenhält.
Angeborene Auslösende Mechanismen (AAM): Auf einen bestimmten **Schlüsselreiz** reagiert das Tier mit einer spezifischen erblich vorprogrammierten Reaktion. Die aufgerissenen Schnäbel von Jungvögeln wirken für die Vogeleltern als Schlüsselreiz und bewirken das Fütterverhalten. Von **Konrad Lorenz** wurde das „**Kindchenschema**" (s. Abbildung) gefunden: Puppenköpfe mit großem Kopf, Pausbacken, übergroßen Augen und Stupsnase lösen den Mutterinstinkt aus. Durch übernormale (überoptimale) Schlüsselreize kann der AAM sogar noch stärker ausgelöst werden.

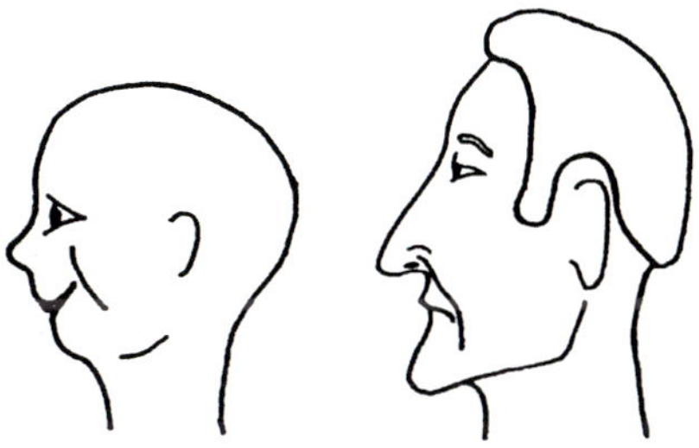

Abb. 1.15 Typisches Kindchenschema (links) nach K. Lorenz im Gegensatz zum kantigen Profil des Erwachsenen (rechts).

Leerlaufreaktion: Kann eine Triebhandlung über längere Zeit nicht durchgeführt werden, dann zeigt das Tier diese Aktivität auch ohne den Schlüsselreiz. Typisch ist z. B. das Balz- oder partnerlose Fortpflanzungsverhalten von isoliert gehaltenen Vögeln, Fischen und männlichen Studenten. Auch gut gefütterte Haushunde versuchen mitunter den Pantoffel ihres Herrchens zu erwürgen.
Übersprungshandlungen: Wird der normale Ablauf einer triebhaften Instinkthandlung gestört, kann es zu Übersprungshandlungen kommen. Ein Hahn, dem es trotz wiederholter Versuche nicht gelingt, seine Henne zu begatten, wird plötzlich beginnen, Körner zu picken. Zu Übersprungsbewegungen kommt es bei Konflikten zwischen widersprechenden Trieben. Wenn ein Hund sich unsicher ist, ob er dem Rivalen gewachsen ist, befindet er sich im Konflikt, er hört auf, gefährlich zu knurren und schnüffelt im Gras herum. Auch Menschen zeigen derartige Handlungen, z. B. Sich-kratzen oder Durch-die-Haare-fahren, wenn sie verlegen sind oder z. B. in einer Diskussion angegriffen werden.
Prägung: Nicht alle Schlüsselreize sind angeboren. Konrad **Lorenz** zeigte, dass es **sensible Phasen** gibt, in denen Schlüsselreize erlernt werden. Man unterscheidet:

- Motorische Prägung = z. B. Gesangsprägung, was der Jungvogel im Nest hört, wird er einmal nachsingen.
- Sexuelle Prägung = Zebrafinkenweibchen, die von Möwen aufgezogen wurden, balzen später Möwenmännchen an.
- Nachfolgeprägung = Entenküken folgt nach dem Schlüpfen demjenigen, der gerade dort steht (sensible Phase direkt nach dem Schlüpfen). Der berühmte Tierforscher Konrad Lorenz hielt ihnen in dieser Phase irgendetwas vor, z. B. einen Ball oder sich selbst. Dies hielten die Jungtiere dann fortan für ihre Mama. Das hatte den gravierenden Nachteil, dass Konrad Lorenz den Tieren das Schwimmen und Fliegen beibringen musste. Besonders Letzteres soll ihm angeblich dann doch eher schwergefallen sein.

Das Ergebnis der Prägung ist meist irreversibel, und lässt sich nur in bestimmten Grenzen modifizieren. Einige Verhaltensforscher sind der Ansicht, dass auch die menschliche Sprache einer Prägung unterliegt.

F03

→ **Frage 1.130: Lösung D**

Zu **(A)**–**(D)**: Siehe Lerntext I.31.
Zu **(E)**: Nach der Lerntheorie der operanten Konditionierung („Belohnungslernen") lässt sich durch Verstärker die Häufigkeit des Auftretens spezifischer Verhaltensweisen beeinflussen. Man unterscheidet: (1) Primäre Verstärker befriedigen primäre Bedürfnisse, z. B. Nahrung, Flüssigkeit, Zuwendung, Sexualität; (2) Sekundäre Verstärker befriedigen entsprechend sekundäre Bedürfnisse, wie Bedürfnisse nach Ehre, Macht, Reichtum oder akademische Titel.

F02

→ **Frage 1.131: Lösung B**

Zu **(A)**: Angeborene Auslösende Mechanismen (AAM): Die Frage beschreibt keine solche Relation zwischen Schlüsselreiz und dadurch ausgelöstem Verhalten. Es ist also in diesem Fall nicht der Anblick der Brust der Mutter, der das Kopfpendeln des Säuglings auslöst!
Zu **(B)**: Appetenzverhalten: Erblich angelegte triebhafte Verhaltensweisen wie Sexualverhalten und Aggression müssen gelegentlich ablaufen. Dieses Verhalten wird auch – wie in der Frage beschrieben

– spontan gezeigt, wenn gar kein entsprechender Schlüsselreiz anwesend ist.
Zu **(C)–(E):** Siehe Lerntext I.31.

I.32 Wahrnehmung

Der Ablauf von Wahrnehmungsprozessen wie Hören, Sehen, Riechen, Schmecken und Fühlen sollte jedem Medizinstudenten aus der Physiologie-Vorlesung bekannt sein. Dieser Lerntext beschränkt sich daher auf einige psychologische Besonderheiten der Wahrnehmung. Gestaltpsychologen postulierten, dass Wahrnehmung nicht das einfache Abbilden äußerer Stimuli im Gehirn ist, sondern dass es Gestaltgesetze gibt, nach denen dieser Input bewertet wird. Hierzu gehören z. B. das Prinzip der Geschlossenheit, der Nähe oder der Ähnlichkeit (links) und das Prinzip der guten Gestalt (Prägnanz, rechts):

+ O + O + O + O
+ O + O + O + O
+ O + O + O + O
+ O + O + O + O
+ O + O + O + O
+ O + O + O + O

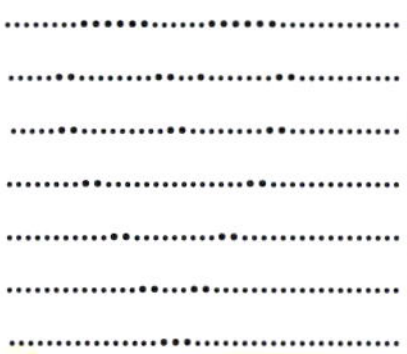

Subliminale Wahrnehmung: die subliminale (kurzzeitige-unterschwellige) Darbietung eines Reizes hat einen Effekt auf das nachfolgende Verhalten, selbst wenn man den Stimulus gar nicht bewusst wahrgenommen hat. So wurden in einem Experiment lächelnde oder böse Smileys so kurz gezeigt, dass eine bewusste Wahrnehmung nicht möglich war. Danach folgte eine sinnfreie Hieroglyphe. Bei lächelndem Smiley wurde dem Zeichen eine positive Bedeutung beigemessen, bei bösem umgekehrt.
Das Experiment, man habe den Cola-Absatz durch subliminale Werbung in spannenden Kinofilmen erhöhen können, konnte niemals reproduziert werden. Akustische **Subliminals** (B.: in Beruhigungsmusik unterschwellig gesagtes *„glücklich"*) werden in diversen Entspannungs-CDs angeboten. Immerhin weiß man, dass das Sehzentrum auf gefährliche Reize schon mit einer emotionalen Aktivierung reagiert, lange bevor unser Bewusstsein den Reiz überhaupt erkannt und benannt hat. Der Schreck ist also schon vor der bewussten kognitiven Verarbeitung da, was die Behandlung von Angststörungen erschwert. Demnach müssten gefährliche Stimuli zu einer physiologischen Aktivierung führen und schneller erkannt werden. Das ist nicht immer der Fall.
Nach dem Konzept der **Wahrnehmungsabwehr** (*perceptual defense*) kommt es oft zu einer Verzögerung, bis der Inhalt eines negativen Reizes (Tierquälerei, Krankheit, Tod) vom Probanden benannt werden kann. Experimentell wurden hierfür sexuelle Tabuworte, die ich leider auch in dieser Auflage aus Gründen des Jugendschutzgesetzes wieder nicht nennen darf, tachistokopisch dargeboten (= kurzzeitige Projektion) sie wurden schlechter oder zeitlich verzögert erkannt. Möglicherweise versteckt sich ein neurophysiologisches Korrelat des Unbewussten à la Sigmund Freud dahinter.
Feldabhängigkeit: Als feldabhängig bezeichnet man eine Person, die in ihrer Wahrnehmung durch Umgebungsreize derart geleitet wird, dass ihr eine vom umgebenden Feld unabhängige Wahrnehmungsleistung nicht gelingt. Der *„Embedded Figure Test"* prüft dies mit in Suchbildern versteckten Objekten. Neben der direkten Sinneswahrnehmung kann man das Ergebnis auch auf Kognitionen und Emotionen generalisieren.

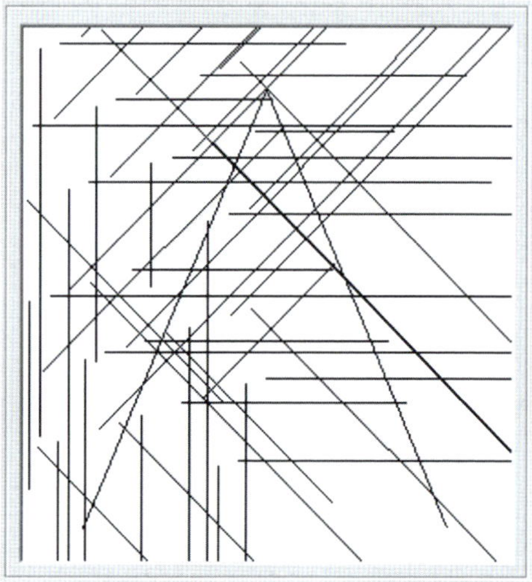

Abb. 1.**16** Sind Sie feldabhängig? Welcher Buchstabe ist hier versteckt?

H04

→ **Frage 1.132: Lösung B**

Zu **(A)–(E)**: Subliminale Wahrnehmung: siehe Lerntext I.32.

H00

→ **Frage 1.133: Lösung C**

Zu **(A):** Reizselektion: Aus der Vielzahl der Reize, die ständig auf uns einströmen (z. B. bei einem Spaziergang durch die Einkaufszone), müssen wir eine Auswahl treffen. Diese geschieht in der Regel aufgrund unserer Bedürfnisse und Motive.
Zu **(B):** Vertraute Reize werden schneller erkannt, nicht aber abgewehrt.
Zu **(C):** Siehe Lerntext I.32.

Zu **(D)**: Externe Attribution: Ursachenzuschreibung für eine Handlung auf externe Faktoren (Umwelt, andere Personen, Schicksal, Zufall).
Zu **(E)**: Verzerrte Attributionen: fehlerhafte Ursachenzuschreibung für Handlungsausgänge.

F09 H07

→ **Frage 1.134:** Lösung B

Zu **(A)**: In Leistungssituationen kann bei einer Person entweder die Hoffnung auf Erfolg oder die Furcht vor Misserfolg dominieren. Erfolgsmotivierte sind zuversichtlich, ein positives Ergebnis zu erzielen und suchen Leistungssituationen auf. Misserfolgsmotivierte Personen schreiben einen Misserfolg ihren eigenen Fähigkeiten zu, einen Erfolg jedoch sehen sie als zufällig durch gerade begünstigende Umweltbedingungen an.
Zu **(B)**: „*Embedded Figure Test*": siehe Lerntext I.32.

Zu **(C)**: Extrovertierte verhalten sich gesellig, kontaktbereit und benötigen ein hohes Maß an äußerer Stimulation, um auf ein als angenehm empfundenes Erregungsniveau zu kommen. Introvertierte verhalten sich schüchterner, zurückgezogener und meiden Stimulation.
Zu **(D)**: Offenheit für neue Erfahrungen gehört mit zu der „Big five"-Theorie der Persönlichkeit, ebenso wie Extraversion / Introversion, Neurotizismus, Verträglichkeit / Aggressivität und Rigidität (Gewissenhaftigkeit). Siehe Lerntext I.55.
Zu **(E)**: „Sensitizer" sind Menschen mit überempfindlicher Eindrucksfähigkeit für Erlebnisreize. Mit „Repression" wird ein Verhaltensstil bezeichnet, bei dem das angsterlebende Individuum diese soweit wie möglich unterdrückt. Der Repressor verleugnet Gefahren, der Sensitizer dagegen nimmt mögliche Gefahren geradezu übermäßig wachsam wahr.

I.33 Neuropsychologie

„*Ich, das ist die Person, die mein Gehirn sich ausgedacht hat*" (Querulix, 1946). Wie Menschen sich verhalten und was ihre Persönlichkeit ausmacht, ist letztlich im Gehirn verankert. Infolge einer Hirnverletzung kann es zu einer völligen Veränderung des Charakters kommen. **Phineas Gage**, ein kräftiger, bulliger Eisenbahnarbeiter, der es schaffte, sich selbst eine 1 Meter lange Eisenstange durch sein frontales Gehirn zu schießen, verhielt sich hinterher wie ein albernes, kleines Kind. Man unterscheidet vier Gehirnlappen (Frontal-, Temporal-, Parietal- und Okzipitallappen), deren Aussehen und Aufbau Sie aus der Anatomie besser kennen sollten als ich und die unterschiedliche Funktionen besitzen:

1. Frontallappen:

- Motorische Areale vor der Roland-Fissur dienen der direkten Steuerung bewusster Bewegungen. Infolge einer Schädigung kommt es z. B. zur Halbseitenlähmung.

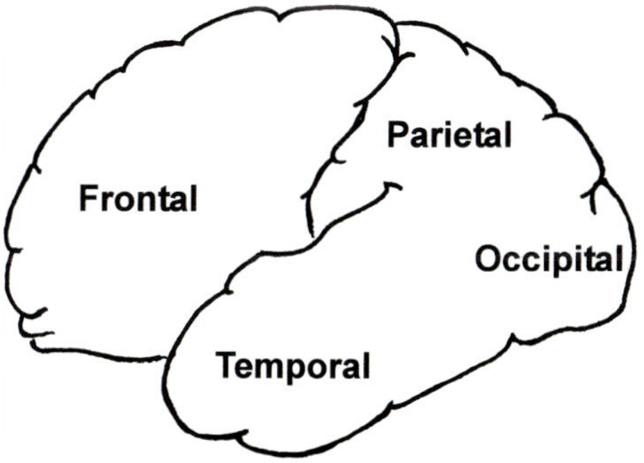

Abb. **1.17** Gehirn mit Frontal-, Parietal-, Temporal- und Okzipitallappen.

- **Prämotorische Areale** dienen der Bewegungskombination, z. B. Schwimmen, Fahrrad fahren Klavier spielen usw.
- **Präfrontale Areale**: flexible Anpassung an die Umwelt. Bei Schädigung kommt es zu verminderten Spontanbewegungen, geringer Mimik, stereotypem Bewegungsverhalten, geringem Anpassungsvermögen an veränderte Handlungsabläufe.
- **Frontales Sehfeld**: Koordination zwischen Sehen und Bewegen.
- **Orbitaler Cortex**: Persönlichkeit und Sozialverhalten. Bei Läsionen kommt es zu Persönlichkeitsveränderungen z. B.: Witzelsucht, Albernheit, Euphorie, verminderte Ängstlichkeit, Fehlen von sozialem Anstand, Gleichgültigkeit, Antriebsverlust.
- **Broca-Sprachzentrum:** bei einem Defekt kommt es zu gravierenden Wortfindungsstörungen („*Broca-Aphasie*"): mühsame Suche nach Worten, verlangsamte Sprechflüssigkeit, große Sprachanstrengung, ungrammatische Satzstrukturen, stark eingeschränkter Wortschatz, komplexe Formen werden durch einfachen Satzbau (Infinitiv) ersetzt. Schreiben und Denken sind ebenso.
- **Assoziationsfelder**: wichtige Funktionen für das „logisches Denken". Störungen führen zu inkompletten Handlungsabläufen; Eindruck sturer Persönlichkeiten, die stundenlang über einem Problem brüten, aber die Lösung nicht finden, da sie unfähig sind, die einmal eingeschlagene Denkbahn wieder zu verlassen. Das Vorausplanen einer Handlung gelingt nicht mehr angemessen.

2. Temporallappen:

- **Hören**: Im Temporallappen werden u.a. akustische Informationen verarbeitet (Geräusche, Sprache, Musik), z.B. in der Heschl-Windung sowie in der oberen und mittleren Temporalwindung. Nicht-Musiker verarbeiten musikalische Reize vorwiegend in der rechten Hemisphäre. Profi-Musiker dagegen benutzen auch die linke, analytisch-denkende.
- **Gedächtnis**: Strukturen wie Amygdala und Hippocampus sind für die Gedächtnisbildung verantwortlich. Bei einem Defekt können sich Patienten nichts Neues mehr merken. Die Merkspanne (kurzfristiges Behalten), aber auch das Altgedächtnis (Lebenslauf, Schul- und Berufswissen) bleiben dagegen meist unbeeinträchtigt. Das Arbeitsgedächtnis dagegen ist hoch defizitär: Prüfen Sie mal Ihr Arbeitsgedächtnis: Was haben Sie gestern zum Mittag gegessen? Und was vorgestern?

3. Parietallappen

- **Somatosensorische Wahrnehmung**. Prüfung z.B. mit der **Zwei-Punkte-Schwelle**. Schäden führen zu Anästhesien, verringerter Berührungs- und Schmerzempfindlichkeit.
- **Wernicke Sprachzentrum** im Übergang vom Temporal- zum Parietallappen. Bei einer Läsion kommt es zur Wernicke-Aphasie: Schwierigkeiten, sinnvolle Sätze zu bilden. Der Sprachinhalt ist defekt, nicht aber die Sprachproduktion. Die Patienten sind sich oft nicht bewusst, dass ihre Sprache fehlerhaft ist; viele sind in ihrem Redefluss kaum zu stoppen und sind beleidigt, tut man es doch.

Hat man sich den Scheitellappen kaputt gemacht, kann es auch zu vielen anderen Funktionseinschränkungen kommen, z.B.:

- **Orientierungsstörungen**, räumliche **Agnosien** (=nicht mehr erkennen), **Neglekt** (halbseitige Vernachlässigung), auch rechts-links-Verwechslung.
- **Alexie**: Es werden keine Buchstaben mehr erkannt.
- **Dyslexie**: Patient kann nicht mehr lesen.
- **Agraphie**: Unfähigkeit zu schreiben.
- **Akalkulie**: Patient kann nicht mehr rechnen.
- **Apraxie**: Unfähigkeit, Handlungsabläufe richtig durchzuführen (z.B. Zähneputzen, Butterbrot schmieren, Zigarette anzünden).
- **Astereognosie**: Objekte können durch Tasten nicht mehr erkannt werden.
- **Asomatognosie**: Benennung der eigenen Körperteile gelingt nicht mehr. Gliedmaßen werden als fremd empfunden.

4. Okzipitallappen

Im Okzipitallappen werden visuelle Eindrücke verarbeitet. Dieser Gehirnteil dient ausschließlich dem **Sehen**. Im Gehirn nimmt die Fovea (Ort des schärfsten Sehens, innere 2°) anatomisch den größten Raum ein, das periphere Gesichtsfeld dagegen nur einen kleinen Raum (**kortikaler Magnifizierungsfaktor**). Das visuelle System verzweigt sich weiter zu den extrastriären Anteilen (visuelle Areale V3, V4, V5 etc.), in denen Farbe, Form und Bewegung verarbeitet werden und die in anderen Gehirnlappen liegen.

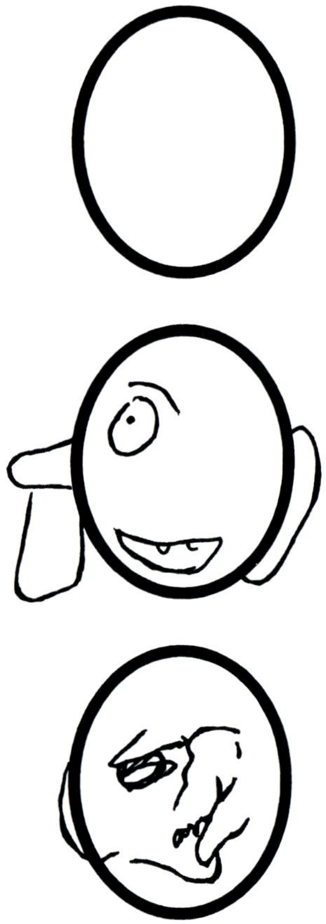

Abb. 1.**18** Vorlage (oben) und Versuche von zwei erwachsenen hirngeschädigten Patienten (53 bzw. 67J. alt) mit Schädigung des Parietallappens, ein Gesicht in das vorgegebene Oval zu zeichnen.

Sprachstörungen

Das IMPP fragt gerne nach unterschiedlichen Formen von Sprachstörungen, daher hier die wichtigsten vier ganz kurz und übersichtlich:

- Broca-Aphasie: Bei Schädigung des Broca-Sprachzentrums kommt es zu gravierenden Wortfindungsstörungen wie z.B. mühsame Suche nach Worten, verlangsamte Sprechflüssigkeit, große Sprachanstrengung.
- Wernicke Aphasie (rezeptive Aphasie): Verlust des Verständnisses für Sprache, reichliche und flüssige, aber inhaltsleere Sprache.

- Globale Aphasie: Kaum Sprachproduktion, wenige Automatismen oder Floskeln, Echolalie.
- Transkortikale Aphasie: Der Betroffene ist nicht in der Lage, selbstständige Sprache zu formulieren, kann aber nachsprechen. Das passive Sprachverständnis ist intakt.

Limbisches System

„Liebeskummer ist das Banalste von der Welt. Außer es ist der eigene." (Blanck, 1942). Jeder, der schon einmal Liebeskummer hatte, weiß, wie ra-tionales Denken von Gefühlen förmlich überrollt werden kann. Zu glauben, dass der Mensch ein rational handelndes Wesen sei, ist eine Illusion. Erstaunlich viele Lebensentscheidungen werden aus gefühlsmäßigen Gründen getroffen. Dazu gehört nicht nur die Partnerwahl, sondern oft sogar die Auswahl eines Berufes. Verantwortlich ist das limbische System, das tief innen im Gehirn sitzt, es ist stammesgeschichtlich älter als der Neokortex und hat dadurch eine urwüchsige Macht über unser Verhalten. Es kann praktisch alle anderen Systeme beeinflussen, neben dem ZNS auch das vegetative Nervensystem und über Hypothalamus und Hypophyse sogar das gesamte Hormonsystem. Das limbische System ist keine einheitliche Struktur, sondern es besteht aus einer Vielzahl von Strukturen:

1. **Amygdala** (Mandelkern) ist ein Teil des Limbischen Systems, sie liegt im Temporallappen und ist an der Entstehung von Angst beteiligt. Insbesondere spielt sie eine große Rolle im emotionalen Frühwarnsystem auf potenziell gefährliche Reize und bei der Wiedererkennung gefährlicher Situationen.
2. **Corpus mamillaria** (Mamillarkörper): Gedächtnis, Affektverhalten, Beeinflussung der Sexualfunktionen.
3. **Gyrus cinguli**: Antrieb, Beeinflussung vegetativer Vorgänge im Nervensystem.
4. **Hippocampus** (Ammonshorn): Gedächtnis, Orientierung, Bewusstsein.
5. **Parahippocampus**: Gedächtnis, Zuleitung von Sinnesinformationen zum Hippocampus.

Durch die enge Verschaltung mit dem Bulbus olfactorius (**Rhinencephalon**) haben Gerüche besonders starke Auswirkungen auf unsere Gefühle. Nichts kann soviel Ekel auslösen wie ein Gestank; ganze Industriezweige leben davon, angenehme Gerüche zu verkaufen. Auch der Geschmack ist intensiv mit dem limbischen System verbunden. Verdorbene Speisen lösen Übelkeit aus, Schokolade macht euphorisch. Bei Aufnahme kalorienreicher Nahrung belohnt unser Gehirn uns mit angenehmen Gefühlen und sichert so das Überleben. Ein biologisches Erbe, unter der Dickleibige noch heute leiden: das Verspeisen von Nuss-Nougat-Pralinen veranlasst das limbische System zur überschwänglichen Produktion von glücksbringenden Endorphinen, Kopfsalat lässt es dagegen völlig kalt. Darüber hinaus dient das limbische System **artspezifischem Verhalten.** Durch elektrische Reizung lassen sich bestimmte genetisch festgelegte Handlungsabläufe bei Tieren sehr zuverlässig auslösen. Abhängig davon, wo die Mikroelektrode stimuliert, können z. B. Geschlechtsverhalten (ohne Partner) oder auch Brunftkämpfe (ohne Rivalen) ausgelöst werden.

Transmitter

Zur Überbrückung des synaptischen Spalts werden biochemische Botenstoffe benutzt. Die wichtigsten sind:

Azetylcholin (ACh) hat im ZNS Wirkung auf Aktivität, Bewusstsein und Wachheitsgrad; ACh-Mangel steht mit Demenz in Verbindung. Es wirkt auf die Skelettmuskeln und ermöglicht willkürliche Bewegung. Die periphere Wirkung umfasst z. B. die Akkommodation des Auges, Frequenzabnahme des Herzens, Gefäßerweiterung, Zunahme der Magen-Darm-Mobilität und Kontraktion der Harnblase. Man unterscheidet Rezeptoren vom Nicotin- und vom Muskarin-Typ.

Mit **Aminosäuren** arbeiten rund zwei Drittel der Synapsen im Gehirn. Zu den erregend wirkenden gehören Aspartat, Glutamat und Glutamin. Glutaminsäure ist der bedeutendste exzitatorische (erregende) Transmitter. Hemmend wirken GABA (Gamma-Amino-Buttersäure) und Glycin. GABA vermindert die Impulsfrequenz der verschalteten Neuronen.

Monoamine sind relativ selten (1–2 %), aber für die Psychologie wichtig, da mit ihnen viele kognitive und emotionale Zustände gesteuert werden. Die Monoamine teilen sich in Katecholamine und Indolamine auf. Zu den Katecholaminen gehört das Dopamin, das gleichzeitig Vorstufe von Noradrenalin und Adrenalin ist. Adrenalin gibt es auch als Hormon. Alle drei sind nicht sehr rezeptorspezifisch, d. h. sie wirken auch untereinander. Zu den Indolaminen gehören Serotonin und Tryptophan. Serotonin spielt eine Rolle z. B. bei Stimmungen und Migräne. Viele psychedelische Drogen greifen an den Serotonin-Rezeptor. Schokolade hat eine leicht euphorische Wirkung, da es die Serotoninsynthese stimuliert.

Untersuchungsmethoden

- **Elektroencephalographie** misst Veränderungen von Funktionszuständen des Gehirns. Grundlage der Nervenzellfunktion ist ihre elektrische Aktivität, hierbei arbeiten oft große Zellverbände synchron. Die elektrische Aktivität ist dann so groß, dass man sie sogar noch auf der Kopfhaut nachweisen kann. Die Elektroden können auf zwei verschiedene Weisen miteinander verschaltet werden: 1. Bei der bipolaren Ableitung werden Potentialdifferenzen zwischen jeweils zwei Elektroden gemessen. 2. Bei der Referenzableitung gibt es eine Referenzelektrode, die z. B.

am Ohr angebracht ist. Zwischen dieser und jeder anderen Elektrode werden die Potentialschwankungen abgegriffen. Anhand der EEG-Kurven können Amplitude, Frequenz und Form der Wellen bestimmt werden. Hier unterscheidet man:

- **Beta-Wellen** (um 20 Hz): angespannte Wachheit mit offenen Augen, Erregung.
- **Alpha-Wellen** (um 10 Hz): entspannte Wachheit mit geschlossenen Augen.
- **Theta-Wellen** (um 6 Hz): dösend, tief entspannt, Einschlafstadium.
- **Delta-Wellen** (um 3 Hz): Tiefschlaf.
- **Gamma-Wellen** (etwa zwischen 30 und 80 Hertz) scheinen weiträumig verteilte Hirnbereiche zu synchronisieren und treten bei starker Konzentration oder Lernprozessen auf.

Ein **Spontan-EEG** registriert an der Schädeloberfläche messbare Spannungsschwankungen, die nicht durch äußere oder innere Ereignisse verursacht werden. Man unterscheidet das Spontan-EEG von **ereigniskorrelierten Potentialen** (*event related potential*): Die elektrische Aktivität des ZNS kann entweder spontan oder evoziert sein (=abhängig von äußeren Reizen). Zur Messung evozierter Potentiale werden z. B. gezielt akustische oder visuelle Stimuli gegeben. Das EEG muss hierfür mehrfach gemessen und das Ergebnis gemittelt werden, um das spontane Hintergrundrauschen auszumitteln.
Hirnelektrische Reaktionen werden in exogene („außenerzeugte") und endogene („innenerzeugte") Potentiale differenziert. Exogene ereigniskorrelierte Potentiale hängen von physikalischen Reizparametern (z. B. Lautstärke, Helligkeit) ab, hierzu gehören olfaktorisch, akustisch oder visuell evozierte Potentiale. Endogene ereigniskorrelierte Potentiale sind weitgehend unabhängig von den physikalischen Eigenschaften des auslösenden Reizes, sie werden durch psychologische Faktoren moduliert (z. B. Aufgeregtheit oder Arousal der Versuchsperson, Grad subjektiver Interessantheit des Stimulus usw.); hierzu gehören z.B. die P-300-Welle, die Contingente negative Variation und die Mismatch-Negativity. Langsame Potentiale (*slow waves* bzw. *slow potentials*) sind Änderungen der elektrischen Hirntätigkeit, die erst nach einer Latenz von über 500 ms beginnen, bis zu einigen Sekunden andauern können und eher plateauförmig ohne Gipfel verlaufen. Sie zeigen komplexe Informationsverarbeitungsprozesse an und teilen sich in (a) antizipatorische (z. B. Bereitschaftspotential und Contingente negative Variation) und (b) aufgabengeleitende Potentiale.
Bereitschaftspotential: Bei Handlungen entsteht vor der Ausführung ein negatives Bereitschaftspotential im EEG, dessen Komponenten Aspekte wie Planung, Entscheidung und Ausführung der Handlung widerspiegeln. Schon 350 ms vor der Bewegungsausführung lässt sich über dem motorischen Cortex ein nicht-bewusster Vorplanungsprozess ableiten. Erst ab einer gewissen Amplitudenhöhe wird die Handlungsintention auch bewusst wahrgenommen.
P-300 (P300 oder P3) ist eine positive Welle, die nach ca. 300 ms auftritt, wenn in einer Reihe gleichförmiger Hintergrundreize hin und wieder ein andersartiger Zielreiz eingestreut wird, auf den die Versuchsperson ihre Aufmerksamkeit lenken muss. Meist in Form eines 2-Stimulus-Diskriminations-Paradigma (ODDBALL-Phänomen).
Kontingente negative Variation: Die *contingente negative Variation* (CNV) ist ein langsamer, negativer Wechsel im EEG, der in der Periode zwischen der evozierten Reaktion auf gepaarte Stimuli auftaucht, wenn der erste Reiz ein Warnreiz ist und der zweite Reiz (imperativer Reiz) eine Reaktion verlangt. Die CNV fällt größer in Situationen aus, die nicht nur die Wahrnehmung, sondern auch die Diskrimination von Stimuli verlangt. Die CNV ist hauptsächlich von Aufmerksamkeitsprozessen und vom *Arousal* (=allgemeines Erregungsniveau) abhängig.

Bildgebende Verfahren:
Mit der **Computertomographie** (CT) werden Querschnittbilder des Körpers erstellt. Eine Röntgenröhre bewegt sich bogenförmig um den Patienten. Die Strahlung durchdringt die Körperteile und wird in Abhängigkeit von der Dichte des jeweiligen Gewebes teilweise resorbiert und dann von Detektoren aufgefangen. Ein Computer berechnet für jeden Punkt den Absorptionswert und stellt dies in unterschiedlichen Helligkeitsstufen des CT-Bildes dar. Vorteil ist die Möglichkeit, Abbildungen in speziellen Schnittebenen anzufertigen.
Bei der **Kernspin-** bzw. **Magnetresonanztomographie** (MRT) werden elektromagnetische Wellen verwendet, die Wasserstoffatome in Schwingungen versetzen; auch diese Schwingungen sind abhängig von der Dichte des Gewebes. Dadurch lässt sich dann ein Tumor oder eine Hirnblutung gut von gesundem Gewebe abgrenzen. MRT-Bilder sind deutlich schärfer als CTs.
Positronenemissionstomographie (**PET**) und **SPECT** („*single photon emissions computer tomography*"): Das Gehirn zieht rund 90 % seiner Energie aus der Oxydation von Glucose. Um die Aktivität des Gehirns zu messen, wird dem Probanden radioaktiv angereicherte Glucose mit einer extrem kurzen Halbwertszeit in eine der Arterien injiziert, die das Gehirn versorgen. Es ist entsprechend immer nur das Hirnteil zu sehen, das von diesem Blutgefäß versorgt wird. Sehr aktive Hirnteile verbrauchen mehr Glucose als wenig aktive. Durch Kernzerfall werden Photonen oder Positronen freigesetzt. Diese Quanten werden von speziellen Detektoren registriert und aus der zeitlichen Versetzung der Par-

tikel wird der Ursprungsort berechnet. Das Auflösungsvermögen liegt bei mehreren Minuten.
Das mit **funktioneller Magnetresonanz-Tomographie (fMRI)** gemessene Signal basiert auf der BOLD-Antwort des Gehirns („*blood-oxygen-level-dependent*"), d. h. der Sauerstoffverteilung im Blut. Je aktiver ein Hirnteil ist, um so mehr Sauerstoff wird verbraucht. Das BOLD-Signal erreicht bei „*event-related-designs*" etwa 4 Sekunden nach einer Stimulierung sein Maximum und benötigt rund 20 Sekunden, bis es wieder auf sein Ausgangsniveau zurückgekehrt ist, d. h. auch dieses Verfahren spiegelt nicht die Signalverarbeitung von Nervenzellen wider, die im Millisekundenbereich liegt.
Lateralisierung: Die beiden Hirnhälften haben unterschiedliche Aufgaben, die linke Hirnseite fühlt und steuert die rechte Körperhälfte (und vice versa), Sprache liegt meist in der linken Hälfte, räumliches Orientierungsvermögen oft eher rechts usw. Diese Zuordnung unterschiedlicher Funktionen wird als Lateralisierung bezeichnet. Bei einer frühkindlichen Hirnschädigung der linken Hemisphäre bildet sich häufig eine **Linkshändigkeit** aus (gesteuert von der normalerweise nicht-sprachbegabten rechten Hirnhälfte). Hierdurch kann es zu Sprachschwierigkeiten von Linkshändern kommen. Allerdings gibt es auch ein genetisch-angeborenes spiegelverkehrtes Gehirn ohne jegliche Beeinträchtigung.

Plastizität des Gehirns:
Verhalten muss sich ständig an neue Bedingungen anpassen, daher muss auch das Gehirn sich bis ins hohe Alter ständig verändern können. Wenn ein Mensch oder Tier eine bestimmte Bewegung über einen längeren Zeitraum übt, so lässt sich eine Vergrößerung des trainierten Hirnbezirkes zu Lasten benachbarter Bereiche nachweisen. Topographische Karten des Gehirns sind daher von Individuum zu Individuum verschieden, je nachdem welche bevorzugten Aktivitäten (Klavierspieler oder Gewichtheber) das Individuum hat. Je öfter eine Funktion durchgeführt wurde, umso dominanter und stabiler wird sie, aber auch umso änderungsresistenter. Ältere Menschen haben aufgrund ihrer Lebenserfahrung zwar mehr vorgefertigte Raster für Problemlösungen, sind aber nicht mehr so flexibel beim Erlernen neuer Fähigkeiten.
Auch nach einer **Hirnschädigung** können viele Funktionen durch langdauerndes Training zumindest wieder teilweise aufgebaut werden. Insbesondere bei Kindern ist das Gehirn so plastisch, dass Defizite sogar fast völlig ausgeglichen werden können. Auf Läsion reagiert das Gehirn mit Versuchen der Kompensation:

- **Verhaltenskompensation**: Anwendung neuer Verhaltensstrategien, um das Defizit auszugleichen (Beispiel: Notizen bei Gedächtnisdefizit).
- **„Sprouting"**: Aussprossen von Axonkollateralen, die neue Verknüpfungen schaffen. Im ZNS (im Gegensatz zur Peripherie!) in der Regel aber nur bis zur nächsten Gliagrenze.
- **Denervierungsüberempfindlichkeit**: Zunahme an Rezeptoren, dies führt zu einer verstärkten Reaktion auf die (wenigen) Transmitter.
- **Disinhibition** (Enthemmung): Aufhebung hemmender Einflüsse eines Systems durch die Läsion erhöht die Aktivierung eines anderen.
- **Nervenwachstumsfaktor** (NGF): Protein, das in der kindlichen Entwicklung das Wachstum von Axonen leitet. Es wird auch nach Läsion sezerniert und unterstützt möglicherweise das neuronale Wachstum.
- **Regeneration und „*rerouting*":** Axone oder ihre Kollateralen wachsen in neue Zielgebiete ein, nachdem die alten zerstört wurden.
- **Stille Synapsen**: Schaltstellen, die vorher schon vorhanden waren, aber keine besonders wichtige Funktion erfüllten, werden durch die Schädigung plötzlich wichtig (...etwa wie eine Nebenstraße, wenn die Autobahn gesperrt ist).
- **„Sparing":** Aussparung bestimmter Areale im eigentlich geschädigten Gebiet. Z. B. werden größere Zellen schwerer geschädigt als kleine. Es entstehen intakte „*Inseln*" im geschädigten Areal.
- **Substitution:** eine andere Region im Gehirn ist in der Lage, die Aufgabe des geschädigten Bereiches zu übernehmen. Meist handelt es sich um benachbarte Gehirnbereiche, z. B. aber auch um Bereiche in der anderen Hirnhälfte (z. B. wird Sprache meist auf die nicht-dominante Hirnhälfte umtrainiert).

Auch bei angeborenem Funktionsverlust eines Sinnesorgans (z. B. Hören oder Sehen) passen die Gehirnteile, die ursprünglich für die Verarbeitung dieser Informationen vorgesehen waren, sich an das Defizit an und „suchen" sich andere Aufgaben: Frühzeitige auditorische Deprivation führte im Tierversuch zu einer Reaktionsfähigkeit des auditorischen Cortex auf visuelle Reize. Bei taub-geborenen Menschen ließen sich visuell-evozierte Potentiale (VEPs) über dem temporalen Cortex ableiten. Bei Früherblindung kommt es zu keinerlei Degeneration des Okzipitalcortex, dieser übernahm andere Aufgaben: Bei Untersuchung mit auditorischen und taktilen Aufgaben wurde ein höherer Anstieg des Glukoseverbrauchs im Okzipitallappen gefunden.

Klinischer Bezug
Erleben und Verhalten sind letztlich von Hirnfunktionen abhängig. Daher sind Kenntnisse der Zuordnung von kognitiven Funktionen zu spezifischen Hirnarealen wichtig. Nicht zuletzt bietet dies die Basis für das Verständnis einer Vielzahl neurologischer Störungen.

F06 ■

→ **Frage 1.135: Lösung D**

Zu **(A)**: Die Fähigkeit, Gesichter zu erkennen, liegt nach heutiger Kenntnis im rechten unteren temporo-parietalen Bereich.
Zu **(B)**: Musikalisches Verständnis wird rechts-temporal verarbeitet; für musikalische Fähigkeiten gibt es frontale und parietale Hirnbezirke. Profi-Musiker verarbeiten Musik aber auch links-analytisch.
Zu **(C)**: Räumliche Wahrnehmung ist eine Leistung der Parietallappen, die eher rechts lateralisiert ist.
Zu **(D)**: Sprache liegt bei den meisten (rechtshändigen) Menschen weitgehend im linken Temporallappen, allerdings bei Linkshändern oft spiegelbildlich verdreht; bei Frauen eher bilateral.
Zu **(E)**: Negative Emotionen entstehen vermutlich im limbischen System, sie werden frontoorbital rechts verarbeitet, Euphorie dagegen mehr linksfrontal.

H02 ■

→ **Frage 1.136: Lösung A**

Zu **(A)**: Agnosie: Die Betreffenden sind trotz intakter Sinnesorgane unfähig, Wahrnehmungen zu interpretieren (ein Patient vermag eine Schere als spitzes metallenes Ding zu beschreiben, nicht aber als Schere zu benennen).
Zu **(B)**: Anterograde Amnesie: Gedächtnislücke für einen Zeitraum nach dem schädigenden Ereignis, z. B. Notarzt, Krankentransport und Intensivstation nach dem Fahrradunfall auf der Autobahn. Davon zu unterscheiden ist die retrograde Amnesie: Gedächtnislücke für den Zeitraum vor dem schädigenden Ereignis (z. B.: Ein Unfallopfer erinnert sich nicht mehr an die Minuten vor dem Unfall: *„Wie genau bin ich mit meinem Klapprad eigentlich auf die A1 gekommen?“*).
Zu **(C)**: Perseveration: ständige Wiederholung desselben Inhaltes. Die Gedanken „kleben“ an derselben Information, die immer und immer und immer und immer und immer und immer und immer und immer und immer und immer wieder erzählt wird. Häufig bei hirngeschädigten Patienten, Schwiegermüttern und offenkundig auch beim Patienten in dem Beispiel der Prüfungsfrage zu finden.
Zu **(D)**: Apraxie: Unfähigkeit, bestimmte Handlungen oder Bewegungen durchzuführen. Bei erhaltener Beweglichkeit können die Patienten nicht vormachen, wie man sich die Zähne putzt oder ein Butterbrot beschmiert; meist neurologische Ursache (Schädel-Hirn-Trauma, Demenz o. ä.).
Zu **(E)**: Interferenz: Lerninhalte behindern die Speicherung weiterer Informationen. Man unterscheidet a.) proaktive Hemmung (ein Lernvorgang behindert den darauf folgenden) und b.) retroaktive Hemmung (ein Lernvorgang behindert den zurückliegenden, insbesondere wenn der neue Lernvorgang in die Phase zwischen Speicherung und Reproduktion des zurückliegenden fällt).

F10

→ **Frage 1.137: Lösung D**

Zu **(A)**: Bei **Agnosie** sind die Betroffenen trotz intakter Sinnesorgane und unbeeinträchtigter Sprache **unfähig, Objekte oder Personen zu benennen** (ein Patient beschreibt eine Blüte als farbiges, gefaltetes Gebilde, kann es aber nicht als „Blume“ benennen).
Zu **(B)**: Mit dem Begriff **Agraphie** wird die **Unfähigkeit zu schreiben** bezeichnet. Hierbei kann das Schriftbild dem bei kindlicher Legasthenie ähneln.
Zu **(C)**: Die **Aphasie** bezeichnet ein Sprachversagen nach meist linksseitiger Hirnschädigung. Die folgenden Formen werden unterschieden:

1. **motorische** oder **Broca-Aphasie:** expressive Aphasie, Einschränkung bis zum Verlust der Sprachfähigkeit, Telegrammstil, vermehrte Sprachanstrengung
2. **sensorische** oder **Wernicke-Aphasie:** rezeptive Aphasie, Verlust des Verständnisses für Sprache, flüssige, aber inhaltsleere Sprache
3. **globale Aphasie:** kaum Sprachproduktion, wenige Automatismen oder Floskeln, Echolalie
4. sog. **amnestische Aphasie:** Spontansprache durch Wortfindungsstörungen leicht beeinträchtigt, geringgradige Störungen des Sprachverständnisses

Zu **(D)**: **Apraxie** beschreibt die **Unfähigkeit eines Patienten, bestimmte Handlungen oder Bewegungen durchzuführen.** Trotz erhaltener motorischer Funktionen können die Patienten z. B. nicht vormachen, wie man sich die Zähne putzt oder ein Butterbrot beschmiert. Die Ursache ist meist neurologisch (z. B. Schädel-Hirn-Trauma, Demenz).
Zu **(E)**: Unter **Perseveration** sind ständige Wiederholungen desselben Inhaltes zu verstehen. Die Gedanken „kleben“ an derselben Information, die immer und immer und immer und immer und immer und immer wieder erzählt wird. Sie wird häufig bei hirngeschädigten Patienten gefunden.

H06

→ **Frage 1.138: Lösung D**

Zu **(A)**: Agnosie: siehe Lerntext I.33.
Zu **(B)**: Aphasie: siehe Lerntext I.33.
Zu **(C)**: Interferenz: Lerninhalte behindern die Speicherung weiterer Informationen.
Zu **(D)**: Konfabulation: Gedächtnislücken werden mit falschen Phantasiegeschichten überspielt. Der Patient ist dabei allerdings subjektiv meist völlig von der Richtigkeit des Gesagten überzeugt. Konfabulation ist ein typisches Symptom des Korsakow-Syndroms.
Zu **(E)**: Perseveration ist die Neigung, Inhalte zu wiederholen.

H10

→ **Frage 1.139: Lösung D**

Zu **(A)**: Bei der **Broca-Aphasie** kommt es zu **gravierenden Wortfindungsstörungen** beim Sprechen und Schreiben.
Zu **(B)**: Im Rahmen einer **transkortikalen Aphasie** ist der Betroffene nicht in der Lage, selbstständig zu sprechen, kann aber nachsprechen. Das passive Sprachverständnis ist intakt.
Zu **(C)**: Bei Patienten mit **globaler Aphasie** ist sowohl das Sprachverständnis als auch die Sprachproduktion gestört.
Zu **(D)**: Bei der **Wernicke-Aphasie** (rezeptive Aphasie) ist das Sprachverständnis gestört, nicht jedoch die Sprachproduktion: Ergebnis ist eine reichliche und flüssige Sprachproduktion, aber mit inhaltsleerer Sprache.
Zu **(E)**: Das ständige Wiederholen weniger Worte oder dessen, womit der Satz des Gesprächspartners endete, wird als **Echolalie** bezeichnet.

F10 ■

→ **Frage 1.140: Lösung E**

Zu **(A)**: Ausgeprägte **Wortfindungsstörungen** sind das Hauptmerkmal der sog. **globalen Aphasie**. Weitere Kennzeichen hierfür sind eine **verringerte Sprachproduktion** und die **Sprachbeschränkung** auf wenige Automatismen oder Floskeln. Im Gegensatz zur Broca-Aphasie kommt es auch zur **Echolalie** (Wortwiederholungen).
Zu **(B)**: Zwar ist die Sprachproduktion auch bei der **Broca-Aphasie** eingeschränkt, das **Sprachverständnis** ist jedoch **weitestgehend erhalten**. Daher wird es sich bei diesen beiden Symptomen eher um eine globale Aphasie handeln.
Zu **(C)**: Eine **flüssige, aber inhaltsleere Sprache** mit sowohl phonematischen (Lautverdrehungen) als auch semantischen Paraphrasien (Wortverwechslungen) ist ein klassisches Zeichen für die **Wernicke-Aphasie** (rezeptive Aphasie). Anders als bei der Broca-Aphasie geht das Sprachverständnis verloren; die Betroffenen sind sich ihrer Fehler nicht bewusst.
Zu **(D)**: **Neologismen** (Wortneuschöpfungen) sind ein weiteres Kennzeichen der **Wernicke-Aphasie** (rezeptive Aphasie).
Zu **(E)**: Die **Broca-Aphasie** („motorische Aphasie") ist eine Sprachstörung nach einer (meist linksseitigen) Hirnschädigung. Es kommt zu einer ausgeprägten **Störung der Spontansprache** mit Entwicklung eines sog. **Telegrammstils** und **deutlich eingeschränkter Grammatik** sowie **fehlendem Satzbau**. Auch das **Nachsprechen** von Worten ist **gestört**. Das **Spachverständnis** ist bei Patienten jedoch weitestgehend **erhalten**, so dass das Krankheitsbewusstsein viel ausgeprägter ist als bei anderen Aphasiearten.

Die Lösung ist meines Ermessens jedoch nicht ganz eindeutig, da auch bei Broca-Aphasie ausgeprägte Wortfindungsstörungen auftreten können (A), allerdings nicht so massiv wie bei der globalen Aphasie.

H07 ■

→ **Frage 1.141: Lösung A**

Zu **(A)**: Die Amygdala (Mandelkern) ist ein Teil des limbischen Systems, liegt im Temporallappen und ist wesentlich an der Entstehung von Angst beteiligt. Insbesondere spielt sie eine große Rolle im emotionalen Frühwarnsystem auf potenziell gefährliche Reize und beim Wiedererkennen gefährlicher Situationen.
Zu **(B)**: Das Broca-Areal liegt im unteren Teil der dritten Windung des Frontallappens der dominanten Hirnhälfte und ist wesentlich an der Bildung von Sprache beteiligt. Broca-Aphasiker haben massive Wortfindungsstörungen.
Zu **(C)**: Das Kleinhirn (Cerebellum) lagert sich unterhalb des Okzipitalhirns an den Hirnstamm an. Es dient der Planung und Koordination von Bewegungsabläufen. Allerdings haben Kleinhirnschäden auch Auswirkungen auf höhere kognitive Prozesse.
Zu **(D)**: Das Okzipitalhirn liegt im Bereich des Hinterhauptes. Es dient dem Sehen. Läsionen führen z. B. zur Teilblindheit (homonyme Hemianopsie).
Zu **(E)**: Der Scheitel- oder Parietallappen liegt zwischen der Zentralfurche (Sulcus centralis) und dem Okzipitallappen. Er hat somatosensorische Funktionen, dient dem Erkennen von Gegenständen, hat Aufgaben im Bereich des räumlichen Denkens und spielt eine wesentliche Rolle beim Lesen, Schreiben und Rechnen.

H07

→ **Frage 1.142: Lösung A**

Zu **(A)**: Beim Wisconsin Card Sorting Test sollen Spielkarten mit Symbolen nach bestimmten Kriterien sortiert werden (z. B.: Farbe, Form, Anzahl). Der Proband muss das Sortierungskriterium herausfinden, wobei der Versuchsleiter lediglich mitteilt, ob das Ablegen einer Karte richtig oder falsch war. Das Kriterium wird während des Tests mehrfach gewechselt. Der Test gilt als sensibel für Frontalhirnschäden, da im frontalen Cortex große Areale des Assoziationsdenkens und der logischen Intelligenz lokalisiert sind.
Zu **(B)**: Okzipitale Läsionen haben Sehstörungen (meist Halbseitenblindheit) zur Folge.
Zu **(C)**: Parietale Läsionen führen z. B. zu Störungen des Lesens, Schreibens, Rechnens, der räumlichen Orientierung und der Objekterkennung.
Zu **(D)**: Temporale Läsionen haben z. B. Hörstörungen und Gedächtnisschwierigkeiten zur Folge.

Zu **(E)**: Zentrale Läsionen können zu lebensbedrohlichen Situationen durch den Zusammenbruch basaler Steuerungsmechanismen des Gehirns führen. Siehe Lerntext I.33.

F07 ■

→ **Frage 1.143: Lösung C**

Zu **(A)**: Acetylcholin hat im ZNS Wirkung auf Aktivität, Bewusstsein und Wachheitsgrad; ACh-Mangel steht mit Demenz in Verbindung.
Zu **(B)**: Adrenalin wird im ZNS nur selten als Überträgersubstanz benutzt, häufiger ist Noradrenalin, das mit Erregung und Angst zu tun hat.
Zu **(C)**: Dopamin ist der Botenstoff des mesolimbischen Selbstbelohnungssystems des Gehirns; es ist für die Motivation ausschlaggebend.
Zu **(D)**: GABA vermindert die Impulsfrequenz der verschalteten Neuronen und ist damit eher ein hemmender Transmitter mit beruhigender Wirkung.
Zu **(E)**: Oxytocin ist ein Hormon, das dafür verantwortlich ist, dass wir auf Partnersuche gehen und versuchen, attraktiv auszusehen. Es festigt die Bindung, verringert aber auch die Fähigkeit, vernünftig zu denken. Ich vermute, Sie kennen das, oder ...?

F07 ■■

→ **Frage 1.144: Lösung D**

Zu **(A)**: Bewegungs- und Handlungsmuster werden vom präfrontalen Cortex im Lobus frontalis gesteuert.
Zu **(B)**: Bewusste langfristige Handlungsplanung erfordert ein Zusammenspiel vieler Hirnteile und lässt sich nicht spezifisch einem Areal zuordnen. Störungen der Handlungsplanung beruhen sowohl z. B. auf Konzentrations- wie auf Gedächtnisdefiziten.
Zu **(C)**: Nach Schäden insbesondere des orbitofrontalen Kortex kann das Bild des ruhelos-impulsiven Patienten entstehen.
Zu **(D)**: Der Hippokampus, eine weitere Struktur im Temporallappen, beeinflusst das deklarative Gedächtnis (Lebenserinnerungen und Faktenwissen).
Zu **(E)**: Störungen der Feinmotorik resultieren z. B. aus einer Schädigung des motorischen Kortex (Frontallappen an der Rolandischen Furche).

H98

→ **Frage 1.145: Lösung D**

Ein bestimmter, netzartig verstreuter Bereich im mittleren Tegmentum wird als Formatio reticularis bezeichnet. Sie erstreckt sich von der Medulla bis ins Mittelhirn. Die Formatio reticularis erreichen Erregungen aller Sinnesqualitäten; insbesondere Schmerz, akustische, sensible, vestibuläre und optische Reize erregen sie. Gruppen von Nervenzellen der Formatio reticularis regulieren z. B. Atmung, Herzschlag, Blutdruck, es gibt außerdem ein Hemm- und ein Erregungszentrum für die Motorik. Das ARAS, aufsteigendes retikuläres Aktivierungssystem, übt zusätzlich über den Thalamus einen Einfluss auf den Wach-Schlaf-Zustand aus. Durch elektrische Reizung des Areals setzt schlagartig ein hellwacher Aktivierungszustand ein. Abhängig von der bevorzugten Transmittersubstanz existieren in der Formatio reticularis verschiedene Regulationssysteme, die stichwortartig in den Fragen beschrieben werden. Lediglich die Aussage (D) ist hierbei nicht richtig. Das adrenerge System ist eher für Aktivierung zuständig und nicht für den Tiefschlaf.

F01 ■

→ **Frage 1.146: Lösung C**

Zu **(A)** und **(B)**: Der Versuch beschreibt nicht einfache akustisch evozierte Potenziale, sondern die Anordnung zur Messung der kontingenten negativen Variation.
Zu **(C)**: Es handelt sich um kontingente negative Variation zur Prüfung von Aufmerksamkeitsprozessen.
Zu **(D)**: Eine Reizerkennung würde verlangen, dass die Studenten unterschiedliche Reize differenzieren müssen, beispielsweise nur bei einem Ton hoher Frequenz, nicht aber bei niedriger Frequenz reagieren.
Zu **(E)**: Langsame Hirnpotenziale werden hier gar nicht erfasst.

H98

→ **Frage 1.147: Lösung C**

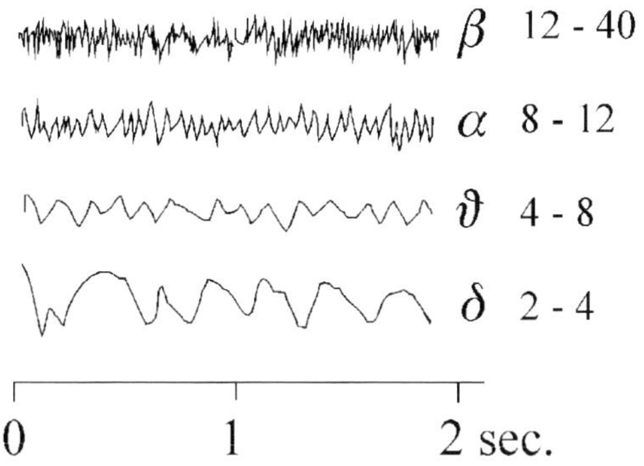

Abb. 1.19 EEG-Wellen

Zu **(A)**: Dies wäre z. B. der Fall bei einem evozierten Potential, z. B. EEG-Veränderung nach visueller Stimulation mit einem Lichtblitz. Allerdings heben sich z. B. auch Schlafspindeln deutlich vom EEG-Hintergrund ab.
Zu **(B)**: Ebenfalls ein evoziertes Potential, das hier durch sensorische Stimulation ausgelöst wird.

Zu **(C):** Der Wechsel von der Alpha- auf die Betaaktivität entspricht der Änderung vom entspannten Zustand zur Außenzuwendung.
Zu **(D):** Dies würde bedeuten, dass der Proband vom entspannten Wachzustand in den Schlaf fällt.
Zu **(E):** Amplitude: Schwingungsweite. Diese nimmt beim Wechsel von Alpha- zur Betaaktivität nicht zu, sondern eher etwas ab. Die Frequenz (Zahl der Schwingungen pro Zeiteinheit) dagegen nimmt zu.

F10 ■■

→ **Frage 1.148: Lösung E**

Zu **(A)**: Eine Ableitung evozierter Potentiale im **REM-Schlaf** („Traumschlaf") hätte wenig Sinn, da evozierte Potentiale voraussetzen, dass wir eine von außen provozierte Wahrnehmung verarbeiten.
Zu **(B)**: **100 ms nach dem Reiz** sollte man nicht das spontane EEG-Hintergrundrauschen ableiten, sondern exakt die **Reaktion**, die **durch den Stimulus** hervorgerufen wurde.
Zu **(C)**: Bei **evozierten Potentialen** wird nicht das Spontan-EEG gemessen, sondern die **elektrischen Wellen**, die **durch** einen visuellen oder akustischen **Reiz hervorgerufen** wurden.
Zu **(D)**: **Schlafspindeln** im EEG treten, wie der Name schon sagt, im Schlaf auf. Im Schlaf lässt sich kein evoziertes Potential messen, da diese die Reaktion auf einen externen Reiz prüft.
Zu **(E)**: Die Technik der **evozierten** (hervorgerufenen) **Potentiale** beruht darauf, dass ein Stimulus dargeboten wird (visuell, akustisch oder taktil) und dann das EEG über dem Hirnbereich abgeleitet wird, der für die neuronale Verarbeitung zuständig ist. Hierfür gibt es ein **enges Zeitfenster direkt nach der Reizdarbietung**.

H09 ■■

→ **Frage 1.149: Lösung B**

Zu **(A)**: Hirnelektrische Reaktionen werden in exogene („außenerzeugte") und endogene („innenerzeugte") Potentiale differenziert. **Exogene ereigniskorrelierte Potentiale** hängen von physikalischen Reizparametern (z. B. Lautstärke, Helligkeit) ab. Hierzu gehören olfaktorisch, akustisch oder visuell evozierte Potentiale. **Endogene ereigniskorrelierte Potentiale** sind weitgehend unabhängig von den physikalischen Eigenschaften des auslösenden Reizes. Sie werden durch psychologische Faktoren moduliert (z. B. Aufgeregtheit oder Arousal der Versuchsperson, Grad subjektiver Interessantheit des Stimulus usw.). Hierzu gehören z. B. die P-300-Welle, die contingente negative Variation und die Mismatch-Negativity.
Zu **(B)**: Die **contingente negative Variation** (CNV) ist ein langsamer, negativer Wechsel im EEG. Dem Probanden wird ein 1. Reiz (Warnreiz) angeboten, dem ein 2. Reiz (imperativer) Reiz folgt. Auf den 2. Reiz hin soll der Proband eine Reaktion ausführen. Die CNV taucht im EEG auf, während der Proband auf den 2. Reiz (imperativer Reiz) wartet und wird daher auch als „Erwartungspotential" bezeichnet.
Zu **(C)**: **Langsame Potentiale** (*slow waves bzw. slow potentials*) sind Änderungen der elektrischen Hirntätigkeit, die erst nach einer Latenz von über 500 ms beginnen, bis zu einigen Sekunden andauern können und eher plateauförmig ohne Gipfel verlaufen. Sie zeigen komplexe Informationsverarbeitungsprozesse an und teilen sich in (a) antizipatorische (z. B. Bereitschaftspotential und contingente negative Variation) und (b) aufgabengeleitende Potentiale. Für Reizleitungsstörungen in der neurologischen Diagnostik werden sie nicht benutzt.
Zu **(D)**: P-300 (P300 oder P3) ist eine positive Welle, die nach ca. 300 ms auftritt, wenn in einer Reihe gleichförmiger Hintergrundreize hin und wieder ein andersartiger Zielreiz eingestreut wird, auf den die Versuchsperson ihre Aufmerksamkeit lenken muss - meist in Form eines 2-Stimulus-Diskriminations-Paradigma (ODDBALL-Phänomen). Die **P-300-Welle** gehört mit zu den **endogenen ereigniskorrelierten Potentialen**.
Zu **(E)**: Ein **Spontan-EEG** registriert an der Schädeloberfläche messbare Spannungsschwankungen, die nicht durch äußere oder innere Ereignisse verursacht werden. Langsame Potentiale werden aber durch exogene bzw. endogene Stimuli evoziert.

F04

→ **Frage 1.150: Lösung A**

Zu **(A)–(E)**: Die CNV taucht nach einem Vorreiz im Spontan-EEG auf, während die Versuchsperson auf die eigentliche Aufgabe wartet. Demnach ist (A) richtig, da nur hier der Alarmreiz zuerst kommt.

H10 ■

→ **Frage 1.151: Lösung E**

Zu **(A)**: Das **Elektroenzephalogramm** (EEG) erfasst durch Messung mit außen an der Kopfhaut angelegten Elektroden elektrische Ströme (Potenzialänderungen) des Gehirns. Es erfolgt eine grafische Aufzeichnung der **Summationspotenziale** von Nervenzellen, die gleichzeitig aktiv sind.
Zu **(B)**: Zur **Messung evozierter Potenziale** werden z. B. gezielt akustische oder visuelle Reize (Stimuli) gegeben und über entsprechenden Hirnarealen abgeleitet. Evozierte Potentiale sind damit eine **Sonderform des EEG**.
Zu **(C)**: Die **funktionelle Magnetresonanztomografie** (fMRT) ist eine Weiterentwicklung der „konventionellen" MRT. Mit ihrer Hilfe kann die Durchblutung bestimmter Hirnareale aufgrund der unterschiedlichen **magnetischen Eigenschaften** von oxygeniertem und nicht-oxygeniertem Blut (**BOLD-Effekt**) gemessen werden. Da in stimulierten Kortex-

arealen die Durchblutung ansteigt, können daraus funktionelle Rückschlüsse gezogen werden.
Zu **(D)**: Die **Magnet(o)enzephalografie** (MEG) **misst** die **magnetische Aktivität des Gehirns**. Mit diesem aufwändigen, hauptsächlich für Forschungszwecke eingesetzten Verfahren, können ohne zeitliche Verzögerung lokale Gehirnaktivitäten nachgewiesen werden.
Zu **(E)**: Die **Positronenemissionstomografie** (PET) nutzt den Umstand, dass das Gehirn rund 90 % seiner Energie aus der Oxidation von Glukose bezieht. Dem Probanden wird radioaktiv angereicherte Glukose mit extrem kurzer Halbwertszeit injiziert, anschließend muss er während des Scans spezifische Aufgaben lösen. Sehr aktive Bereiche verbrauchen mehr Zucker als wenig aktive Hirnteile und sind so darstellbar.

F06 ■

→ **Frage 1.152: Lösung B**

Zu **(A)**–**(E)**: Siehe Lerntext I.33.

F07 ■■

→ **Frage 1.153: Lösung B**

Zu **(A)**: CT hat gar keine zeitliche, aber eine gute räumliche Auflösung.
Zu **(B)**: EEG hat eine gute zeitliche, aber eine geringe räumliche Auflösung.
Zu **(C)**: fMRI (functional magnetic resonance imaging) hat eine befriedigende zeitliche und auch räumliche Auflösung.
Zu **(D)**: PET hat eine schwache zeitliche und eine eher mittelmäßige räumliche Auflösung.
Zu **(E)**: Die minimale räumliche Auflösung liegt bei einigen Millimetern, die zeitliche etwa bei einer Minute.

F09 ■

→ **Frage 1.154: Lösung D**

(A)–**(C)** und **(E)**: Keine dieser Lösungsmöglichkeiten kann durch den Begriff der neuronalen Plastizität erklärt werden.
Zu **(D)**: Plastizität bedeutet Anpassungsfähigkeit. In der Neuropsychologie ist die Anpassungsfähigkeit des Gehirns an veränderte Umstände gemeint, z. B. nach einer Hirnschädigung. Auch beim normalen Menschen verändert stetiges Üben (z. B. Geige spielen) die Größe des zugehörigen Hirnareals, allerdings leider zu Lasten benachbarter Bereiche.

F09

→ **Frage 1.155: Lösung D**

Zu **(A)**: Autogenes Training beinhaltet eine Abfolge verschiedener Übungen mit selbst-suggestiven Gedankengängen wie z. B.: „Ich bin ganz ruhig", „Mein rechter Arm ist schwer", „Meine Stirn ist angenehm kühl".
Zu **(B)**: Biofeedback gibt den Patienten eine akustische oder visuelle Rückmeldung über physiologische Parameter, die sonst nicht oder kaum bewusst zur Kenntnis genommen werden (z. B. Atemfrequenz, galvanischer Hautwiderstand, EEG) und vermittelt den Patienten so ein direktes Bild ihrer physiologischen Maße. Durch die bewusste Beeinflussung dieser Reaktionen lernen die Patienten sich zu entspannen, was wiederum eine Heilung der psychosomatischen Krankheit zur Folge haben kann.
Zu **(C)**: Hypnose: Die hypnotische Trance ist ein von einem Therapeuten induzierter Zustand der tiefen Entspannung, der sich vom Schlaf eindeutig abgrenzen lässt, da die Person noch auf alle Umweltreize reagiert. Das Bewusstsein ist bei der Hypnose stark eingeengt, die Aufmerksamkeit ist auf eine innere Bilderwelt gelenkt. Trotzdem werden gegebene Suggestionen gut wahrgenommen, die zeitliche und örtliche Orientierung ist vorhanden. Das Erinnerungsvermögen ist ebenso vorhanden.
Zu **(D)**: Neuropsychologie: Feld zwischen Neurologie und Psychologie; beschäftigt sich mit der Erforschung von Hirnfunktionen, aber auch mit Diagnostik und Therapie Hirngeschädigter.
Zu **(E)**: Progressive Muskelentspannung: mehrere aufeinander aufbauende, leicht und schnell erlernbare Entspannungsübungen, die sich gut und unauffällig in das Alltagsleben integrieren lassen. Im ersten Schritt lernt der Patient bei diesem Training den Unterschied zwischen angespannter und entspannter Muskulatur kennen.

I.34 Zirkadianer Rhythmus und Schlaf

„*Dem Glücklichen schlägt keine Stunde*" schrieb Friedrich von Schiller. Ein Satz, den viele meiner Studenten offenbar als richtungsweisend empfinden, besonders wenn sie drastisch zu spät zur Vorlesung erscheinen. Nahezu alle Lebewesen zeigen rhythmische Zustandsänderungen von physiologischen Funktionen; man spricht von der biologischen Uhr, der erstaunlich viele Abläufe unterworfen sind, z. B. Blutdruck, Körpertemperatur, Hormonsystem (Cortison, Prolactin, Melatonin). Untersuchungen an Probanden, die längere Zeit ohne Uhr und Kontakt zur Außenwelt in Isolierkammern wohnten, zeigten, dass der zirkadiane Rhythmus sonderbarerweise bei den meisten Menschen etwas länger als 24 Stunden ist. Das führt dazu, dass sich im Urlaub Schlafengehen und Aufstehen immer weiter nach hinten verschieben. Aufgrund sozialer Faktoren ist der Mensch aber gezwungen, seine interne Periodik den äußeren Gegebenheiten anzupassen. Das fällt nicht nur am Montag-, Dienstag-, Mittwoch-, Donnerstag- und Freitagmorgen schwer, insbesondere Schichtarbeiter entwickeln in der Regel durch die ständigen Veränderungen der eigenen Chronobiologie psychosomatische Krankheiten und Schlafstörungen. Jetlag nach Transatlantik-Flügen ist ein weiteres Beispiel, zeigt aber, dass der zirkadiane Rhythmus sich innerhalb weniger Tage auch auf erhebliche Veränderungen umstellen kann.

Schlafphasen:
„Lieber zwei Stunden Soziologie-Vorlesung als gar kein Schlaf“ besagt eine studentische Weisheit. Schlaf ist nicht einfach ein Abschalten des Gehirns, sondern durch aufwändige Veränderungen von Botenstoffen narkotisiert das Gehirn sich für einige Stunden selbst. GABA fährt hoch, wenn wir müde werden und Melatonin wird ausgeschüttet, die meisten Monoamine sind im Schlaf abgesenkt, Azetylcholin steigt im Traumschlaf wieder dezent an, bei Alpträumen auch Noradrenalin. Während im EEG der wachen Person vorwiegend Beta-Wellen vorkommen, bei Entspannung zunehmend Alpha-Wellen, sind es im Schlaf die langsameren Delta- und Theta-Wellen. Traum- bzw. **paradoxer Schlaf** zeichnet sich durch schnelle Augenbewegungen aus ((REM-Phasen = **r**apid **e**ye **m**ovement). Der REM-Anteil wird beim Erwachsenen in 3 – 6 Phasen in durchschnittlich 20 % der gesamten Schlafdauer gefunden. Diese Phasen treten etwa alle 90 Minuten auf und dauern 10 – 30 min. Gegen Morgen, vor allem wenn man ausschlafen kann, nehmen die Traum-Phasen an Länge und Häufigkeit zu. Allerdings funktioniert im Schlaf das Gedächtnis nicht; an Träume kann man sich daher nur erinnern, wenn man aufwacht. Interessanterweise zeigen auch neugeborene Kinder und von Geburt an blinde Personen diese schnellen Augenbewegungen. Der Muskeltonus der peripheren Muskulatur ist im Schlaf außerordentlich niedrig (Schlafparalyse), damit geträumte Bewegungen nicht ausgeführt werden, Atemfrequenz und Herzschlag dagegen können in den REM-Phasen deutlich erhöht sein, wenn etwas Aufregendes geträumt wird. Die sensorischen Schwellen, z. B. für Lärm, sind in den REM-Phasen deutlich erhöht, wir wachen also durch Außenreize schlechter auf, wenn wir träumen, sondern diese finden oft Eingang in das Traumgeschehen. In **Non-REM-Phasen** (Tiefschlaf) geweckte Probanden berichten nur zu 20 % von Träumen, in REM-Phasen aber 80 %. Zwischen den REM- und Non-REM-Phasen gibt es Bewegungsphasen, in denen der Schläfer seine Lage wechselt. In diesen Phasen ist man leichter weckbar.

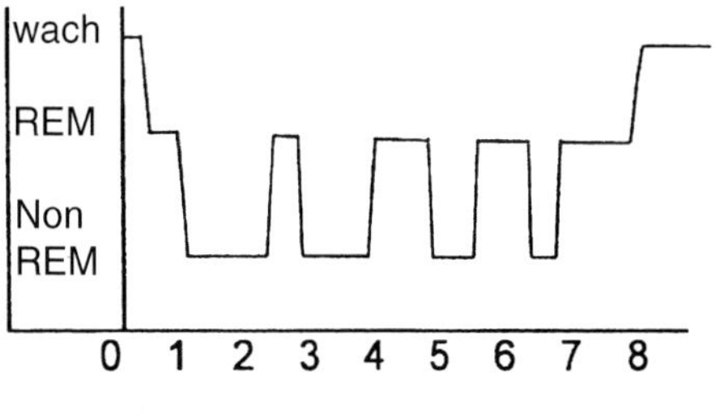

Abb. 1.**20** REM- und Tiefschlafphasen im Verlauf einer Nacht; Angabe in Stunden.

Schlafstadien: Dement und Kleitmann unterschieden:

- Wach: überwiegend Beta-Wellen.
- Entspannte Wachheit: Alpha-Wellen.
- Stadium 1 (Einschlafstadium, aber noch wach): die entspannten Alpha-Wellen verschwinden und werden allmählich durch Theta-Wellen ersetzt.
- Stadium 2 (leichter Schlaf): synchrone Schlafspindeln und K-Komplexe.
- Stadium 3 (mittlerer Schlaf): 10 % bis 50 % Delta-Wellen.
- Stadium 4 (Tiefschlaf): über 50 % der Zeit Delta-Wellen.
- REM-Stadium (Traumschlaf): niederamplitudes EEG, niedere Theta-Wellen (Sägezahnwellen), ähnlich dem Wachstadium ohne Alpha-Wellen, z.T. Betawellen.

Schlafentzug: Verhindert man, dass eine Person mehrere Nächte schläft, dann kommt es zu schweren Konzentrations- und Gedächtnisstörungen und in der darauffolgenden ungestörten Nacht vermehrt zum Tiefschlaf. Etwa ab vier Tagen völlig ohne Schlaf sterben Lebewesen an Schlafentzug, hierbei bricht u. a. das Immunsystem zusammen. Wir schlafen also nicht nur aus Gewohnheit, weil es in der Urgeschichte der Menschheit nachts immer dunkel war, sondern das Gehirn braucht den Schlaf zur Erholung. Offenbar werden im Schlaf unwichtige Erlebnisse aus dem Gehirn gelöscht, wichtige Ereignisse aber verankert. Hierbei hat nicht nur der Tiefschlaf eine Funktion, offenbar brauchen wir auch den Traum. Unterdrückt man die REM-Phasen (z. B. mit Barbituraten oder durch Alkohol) oder weckt man die Personen ständig wenn sie REM-Augenbewegungen zeigen, dann kommt es in der darauffolgenden ungestörten Nacht zu einer starken Erhöhung der REM-Phasen (Rebound). Bei längerem Traumentzug kommt es zu Irritierbarkeit, Angstzuständen, Halluzinationen bzw. Traum im Wachzustand. Kurzer Schlafentzug (nur 4 Std./Nacht) hat erstaunlicher Weise zunächst eine Aktivierung zur Folge und wird daher als Schlafentzugstherapie gegen Depression eingesetzt. Depressive schlafen viel zu viel und der apathische Sonntags-Zustand nach 12 Std. Schlaf dürfte auch Ihnen bekannt sein.

Schlafstörungen
Insomnie: Schwierigkeiten beim Ein- oder Durchschlafen bzw. zu frühes Aufwachen.

Parasomnie: Hierzu zählen Auffälligkeiten im Schlaf wie Alpträume, Schlafwandeln, Pavor nocturnus, u. a.
Schlafwandeln (Somnambulismus): nächtliches Aufstehen mit z.T. komplexer aber überwiegend sinnloser Betätigung an die am nächsten Tag keinerlei Erinnerung mehr vorhanden ist. Eine Sonderform ist der **„Schlafsex“**, bei dem im Zustand des Schlafwandelns sexuelle Handlungen ausgeführt werden.
Narkolepsie: Schlafattacken am Tag mit übermäßiger Tagesschläfrigkeit, Kataplexie (plötzlicher Tonusverlust, d. h. Lähmung der Muskeln), Schlafparalyse (Schlaflähmung) und hypnagoge Halluzinationen (im Halbschlaf auftretende extrem reale Trugbilder).
Schlafapnoe: vorübergehende Atemstillstände während des Schlafes, in schweren Fällen bis zu zwanzigmal in der Stunde jeweils über mehrere Minuten. Der Sauerstoffmangel führt zur Aktivierung und schlechtem Nachtschlaf; die Betreffenden wachen morgens mit Kopfschmerzen auf. Zwei Drittel der Apnoiker sind übergewichtig, oft Alkoholabusus in der Vorgeschichte (führt zur Erschlaffung der Rachenmuskulatur).

Schlaf und Alter
Im Verlauf des Lebens nimmt die Gesamtschlafdauer immer mehr ab. Neugeborene schlafen 16 Stunden pro Tag, Dreijährige 12, Zehnjährige 10, Erwachsene 8 und alte Menschen nur noch 6 Stunden pro Nacht. Auch der Anteil an REM-Schlaf ist bei Kleinkindern mit bis zu 50 % sehr viel höher und verringert sich auf 20 % beim Erwachsenen.
Sind **Träume** wirklich nur Schäume? Träume werden vom Sandmännchen nicht gerecht verteilt. Frauen können sich häufiger an ihre Träume erinnern als Männer, Junge mehr als Alte, Reiche mehr als Arme und kreative Menschen häufiger als künstlerisch Unbegabte. Männer träumen nur zu 33 % von Frauen, Frauen dagegen zu 48 % von Männern. Knapp 12 % der männlichen Träume beinhalten sexuelle Elemente, bei Frauen sind es noch nicht einmal 4 %. Frauen träumen doppelt so häufig von Kleidung und Männer fast viermal so oft von Waffen. Das Gedächtnis speichert die Phantasiegebilde nur ab, wenn der Träumer geweckt wird. Dann allerdings nicht nur das Schlussbild, sondern eine ganze Traumsequenz, die man beim Frühstück ausgiebig seinem Partner berichten kann oder, je nach Inhalt, besser verschweigt. 90 % der Träume beinhalten eine Ich-Beteiligung, bei der man sich als Handelnden erlebt; nur 10 % laufen ab wie ein Kinofilm. Die landläufige Meinung, die meisten Träume seien bizarr, stimmt nicht. Rund 30 % entsprechen der normalen Erfahrungswelt, weitere 40 % wären in der Realität durchaus möglich, beinhalten aber ungewöhnliche Elemente und lediglich 4 % sind wirklich bizarr. Sind Träume zu etwas nutze? M. Schredl zitiert in seinem Traum-Buch Beispiele von Menschen, die ihr Leben durch einen Traum veränderten. Eine Person träumte, wie sich ihre Mutter über ein Geschenk freute. Sie kaufte diesen Gegenstand und tatsächlich war die Mutter sehr glücklich darüber. Jemand träumte, wie er seinen kaputten PC am besten reparieren konnte und tatsächlich funktionierte es so. Ein junger Mann träumte von einem Mädchen an seiner Schule, die er attraktiv fand und dies gab ihm den Ansporn, sie einmal anzusprechen. Eine Frau träumte davon wie sich ihre Handtasche öffnete, alles fiel heraus. Sie wollte es wieder hineinstopfen, aber es war so viel, dass alles oben immer wieder hinausquoll. Nach diesem Traum entschloss sie sich, ihr Leben zu vereinfachen.

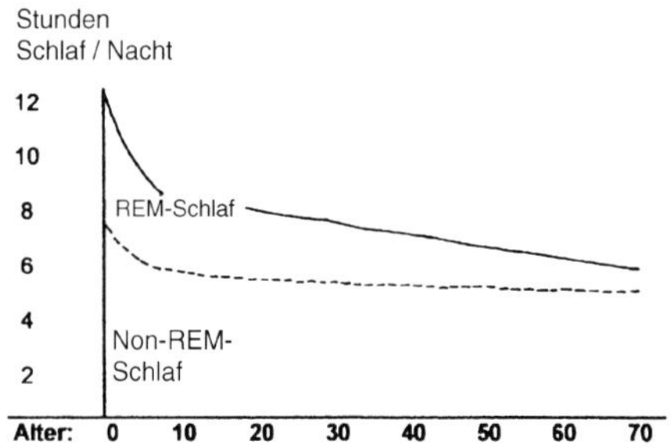

Abb. 1.21 Veränderungen des REM- und des Non-REM-Schlafs im Verlauf des Lebens.

Klinischer Bezug
Kenntnis von zirkadianen Rhythmen und Schlaf sind schon alleine angesichts der riesigen Häufigkeit von Schlafstörungen wichtig.

H01

→ **Frage 1.156: Lösung D**

Zu **(A)**, **(B)**, **(C)** und **(E)**: Siehe Lerntext I.34.
Zu **(D)**: Isolationsexperimente, bei denen Menschen ohne Tageslicht und äußere Zeitgeber völlig alleine waren, zeigten, dass der zirkadiane Rhythmus der meisten Menschen länger als 24 Stunden ist. Eine Feststellung, die nach Erich von Däniken die mysteriöse Frage aufwirft, ob Menschen eventuell gar nicht vom Planeten Erde, sondern von einem anderen Planeten mit etwas längerer Tagesdauer stammen? Eine Frage, die das IMPP zum Glück nicht stellt und die daher auch hier unkommentiert bleiben muss.

H07

→ **Frage 1.157: Lösung D**

Zu **(A)**: Ein desynchronisiertes EEG mit Frequenzen vorwiegend zwischen 4 – 7 Hertz spricht für REM-Schlaf.
Zu **(B)**: Im REM-Schlaf (paradoxer Schlaf) träumt man. Wird man dabei geweckt, kann man den Inhalt dieser Träume berichten. Im Gegensatz zu den Tiefschlafträumen sind die Träume des REM-Schlafes emotional, lebendig und durch aktive Handlungen gekennzeichnet.
Zu **(C)**: Ein niedrigamplitudiges, desynchronisiertes EEG spricht für REM-Schlaf.
Zu **(D)**: Im REM-Schlaf ist die Weckschwelle nicht niedrig, sondern im Vergleich zu den übrigen Schlafstadien am höchsten. Weckreize werden oft in den Traum eingebunden. Sigmund Freud nannte den Traum daher auch den „Hüter des Schlafes".
Zu **(E)**: Tonische Hemmung (Atonie) der quergestreiften Muskulatur: Damit geträumte Bewegungen nicht ausgeführt werden, kommt es zur Schlafparalyse.

H08

→ **Frage 1.158: Lösung B**

Zu **(A)**: Dement und Kleitmann unterscheiden folgende Schlafstadien:
1: Fehlen von Alpha-Wellen, niedrige, schnelle Beta-Aktivität und niedrige Theta-Aktivität.
2: niedrige, schnelle Aktivität mit Spindeln und später K-Komplexen.
3: 10 % bis 50 % der Zeit Delta-Wellen.
4: über 50 % der Zeit Delta-Wellen.
Diese Stadien werden normalerweise etwa fünfmal pro Nacht durchlaufen.
Zu **(B)**: REM-Phasen (rapid eye movement, Traumschlaf) sollten in der zweiten Nachthälfte zunehmen und auch länger werden.
Zu **(C)**: Die Atonie der Skelettmuskulatur (Schlafparalyse) ist wichtig, da man geträumte Bewegungen sonst ausführen würde.
Zu **(D)**: Erektionen auch ohne sexuelle Träume während REM-Phasen deuten nicht auf eine Schlafstörung hin.
Zu **(E)**: 20 % Traumschlaf pro Nacht stellt eine normale Größenordnung dar, es sei denn, man schläft deutlich mehr als acht Stunden.

H04 F02

→ **Frage 1.159: Lösung C**

Zu **(A)**–**(E)**: Siehe Lerntext I.34
Die in der Frage beschriebene EEG-Verteilung entspricht der Lösungsmöglichkeit (C). Dass der Patient eigentlich unter Schlafstörungen leidet, spielt bei der Beantwortung der Frage keine Rolle. Im Text steht ja eindeutig, dass das EEG erst nach zweistündigem Schlaf abgeleitet wird.

F00

→ **Frage 1.160: Lösung D**

Zu **(A)** und **(B)**: Im Verlauf des Lebens nimmt die Gesamtschlafdauer immer mehr ab.
Zu **(C)**: Gegen Morgen, vor allem sonntags, wenn man ausschlafen kann, nehmen die REM-Phasen erfahrungsgemäß an Länge und Häufigkeit zu.
Zu **(D)**: REM-Phasen treten etwa alle 90 Minuten auf und dauern zwischen zehn Minuten und einer halben Stunde. Der non-REM-Schlaf überwiegt also normalerweise beträchtlich.
Zu **(E)**: Kurzer REM-Entzug führt am folgenden Tag nach anfänglicher Müdigkeit interessanterweise zu einem hyperaktiven Zustand, jedoch mit verminderter Konzentrationsfähigkeit.

F99

→ **Frage 1.161: Lösung B**

Zu **(A)**: Idiopathische Insomnie: Schlaflosigkeit ohne erkennbare Ursache, bzw. Ursache ist nicht nachweisbar.
Zu **(B)**: Narkolepsie: zwanghaft anfallsweise Schlafattacken am Tage mit einer Dauer zwischen Sekunden und Stunden; typisch für Studenten der 8.00-Uhr-Vorlesung in abgedunkelten Hörsälen, wenn der Dozent viele langweilige Dias zeigt.
Zu **(C)**: Pseudoinsomnie: Der Patient berichtet lediglich von Schlafstörungen, die aber objektiv gar nicht nachweisbar sind oder von einem inkonsequenten Verhalten abhängen (z. B. mehreren Stunden Mittagsschlaf und dem Versuch, abends um 22.00 Uhr wieder ins Bett zu gehen).
Zu **(D)**: Schlaflähmung: Schlafparalyse durch Hemmung der Motorik während des Schlafs, damit geträumte Bewegungen nicht ausgeführt werden. Wacht man nachts auf, so hat man dadurch zunächst Bewegungsstörungen. Die Schlafparalyse verhindert aber, dass man bei Alpträumen dem Partner ein blaues Auge verpasst. Allerdings kann es durch unbequeme Lage (z. B. Druck des Kopfes auf den Nervus radialis im Oberarm) tatsächlich auch zu einer (meist in kurzer Zeit völlig reversiblen) Schlafdrucklähmung kommen. Dann kribbelts ganz furchtbar im Arm.
Zu **(E)**: Sekundäre Insomnie: Schlafstörung als Folge einer anderen Grunderkrankung (z. B. Depression) oder als Nebenwirkung eines Medikamentes (z. B. Theophyllin) oder Nachfolge von Drogen (z. B. Koffeinsucht).

H05

→ **Frage 1.162: Lösung E**

Zu **(A)**: Kataplexie ist der medizinische Fachausdruck für einen plötzlichen, kurzzeitigen Verlust des Muskeltonus. Dieser Verlust der für die Körperhaltung notwendigen Muskelspannung tritt oft nach Affekterlebnissen auf („Schrecklähmung"), er kann aber auch ein Zeichen für eine Narkolepsie sein.

Zu **(B)**: Narkolepsie: Schlafattacken.

Zu **(C)**, **(D)** und **(E)**: Siehe Lerntext I.34.

1.4.2 Lernen

I.35 Gedächtnis

Welchen Film haben Sie gestern Abend im Fernsehen gesehen? In wen waren Sie mit 16 furchtbar verliebt? Neben wem haben Sie in der dritten Grundschulklasse gesessen? Im Gedächtnis werden bestimmte Informationseinheiten gespeichert, die man als „chunk" bezeichnet (z. B. ein Buchstabe, eine Ziffer, ein Wort, ein Satz oder ein Bild). **Chunking** ist die Rückkodierung einzelner Items auf der Basis von Ähnlichkeit bzw. die Kombination größerer Muster auf der Basis von bereits vorhandenem Wissen. So können Sie die folgende Ziffernfolge 11092001 als 8 Einzeleinheiten ansehen oder, aufgrund Ihres historischen Wissens, als Datum einer bestimmt in Erinnerung gebliebenen Katastrophe in New York. Dann besetzt die Zahl nur noch eine einzige Informationseinheit.

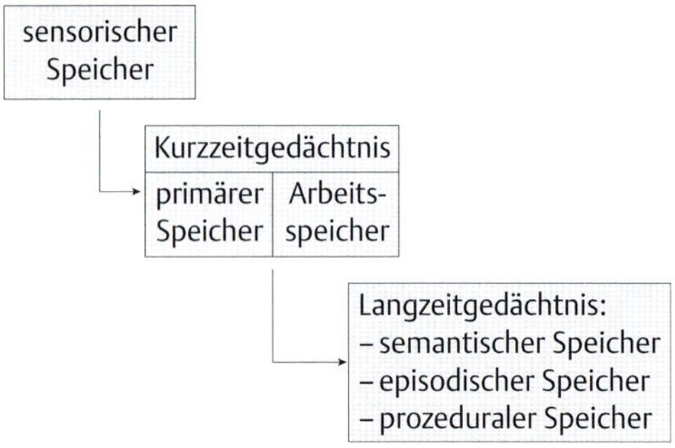

Abb. 1.22 Gedächtnisspeicher.

Man unterscheidet folgende Modelle von Gedächtnisspeichern:

1. Der **sensorische Gedächtnisspeicher** behält Informationen für einige kurze Augenblicke direkt in den Sinneszellen. Das ikonische Gedächtnis bezeichnet einen speziellen Ultrakurzzeitspeicher für **visuelle** Informationen. Es fungiert dabei als „Zwischenablage" und nimmt mehr Informationen auf, als verarbeitet werden. Die Bilder werden maximal eine Sekunde gespeichert. Das Vergessen tritt durch Verfallen oder Überschreiben der Information ein. Als **echoisches Gedächtnis** wird eine Entsprechung im auditiven Bereich bezeichnet.
2. **Kurzzeitgedächtnis** (primäres Gedächtnis): nach Ausblendung des Hintergrundrauschens kommt relevant erscheinende Information in einen Kurzzeitspeicher, in dem sie eine Weile bereitgehalten wird, ehe entschieden wird, ob sie wieder spurlos verschwinden darf oder etwas dauerhafter konserviert werden muss. Im Kurzzeitspeicher wird die Information maximal rund eine Minute gehalten. Diese Inhalte werden als vorübergehende Aktivierungen von Neuronen-Assemblies gespeichert. Test: eine Zufallsfolge von mehrstelligen Zahlen oder Worten merken und nachsprechen. Mehr als sieben Items (Mittelwert: 7±2) können die meisten Menschen nach einmaliger Wiederholung nicht im Kurzzeitspeicher behalten.
3. **Arbeitsgedächtnis:** Informationen aus dem primären Gedächtnis können in das sekundäre bzw. **Mittelzeitgedächtnis** überführt werden. Sie dienen dort zum Erledigen all der Dinge, die Sie eigentlich heute noch tun wollten. Das Gedächtnis erinnert uns dann meist erstaunlich pünktlich daran, dass das Badewasser läuft, wir eine Verabredung haben und die Miete noch bezahlen müssen. Nach Erledigung wird der Inhalt rasch aus dem Gedächtnis gelöscht.
4. **Tertiäres Gedächtnis** (**Altgedächtnis**): wichtige Informationen werden längerfristig behalten, wenn sie a) häufig wiederholt werden oder b) mit starken Emotionen verbunden sind (Interessantheitsgrad). Die zweite Methode ist zum Lernen meist einfacher und angenehmer: Wissen, das über einen spannenden Film vermittelt wurde, wird geradezu nebenbei gelernt. Im tertiären Gedächtnis wird die Information dauerhaft, d. h. Tage bis Jahrzehnte gespeichert. Für die Überführung werden die Informationen nach inhaltlichen (z. B. Assoziationen), aber auch nach auditiven und visuellen Gesichtspunkten geordnet kodiert. Abrufreize ermöglichen die Reorganisation des gespeicherten Materials. Ein bestimmter Song als Abrufreiz z. B. löst in uns die Erinnerung an einen längst vergangenen romantischen Abend aus. Nicht nur die Speicherkapazität, sondern auch die gelungene Organisation der Informationen ist entscheidend, ob man das Wissen

im fraglichen Moment richtig abrufen kann. Dieses Langzeitgedächtnis lässt sich einteilen in:

a) **Deklaratives Gedächtnis** (Wissensgedächtnis, explizites Gedächtnis): unterteilt sich in (a) episodisches, d. h. autobiographisches (wesentlichste Ereignisse der eigenen Lebensgeschichte) und (b) sematisches Gedächtnis, d. h. Erwerb von Faktenwissen.

b) **Nicht-deklaratives Gedächtnis**: motorische und kognitive Gewohnheiten. Das implizite bzw. nicht-deklarative Gedächtnis führt zu einer Leistungsverbesserung bei motorischen, perzeptuellen und kognitiven Anforderungen. Das **Prozedurale Gedächtnis** beinhaltet z. B. aufrechtes Gehen, Radfahren, Gitarre-spielen, Inliner-laufen. Es ist schon bei Tieren zu finden. **Perzeptives Lernen** umfasst Priming und Habituation. **Priming** (Bahnung): die Darbietung eines Reizes hat einen förderlichen Effekt auf den nachfolgenden Reiz, wenn dieser ähnlich ist, da dasselbe neuronale Netzwerk aktiviert ist. Das Priming-Gedächtnis hat damit zu tun, dass man Reize, denen man schon einmal begegnet ist, leichter wiedererkennt. Wird in einem Werbespot ein Artikel präsentiert, identifiziert ihn das Priming-Gedächtnis im Geschäft als irgendwie vertraut und das lässt den Kunden unbewusst zu diesem Produkt greifen. **Habituation** istdie Ausbildung von Verhaltensgewohnheiten. Auch **assoziatives Lernen** und **Konditionierung** gehören zum non-deklarativen, impliziten Gedächtnis.

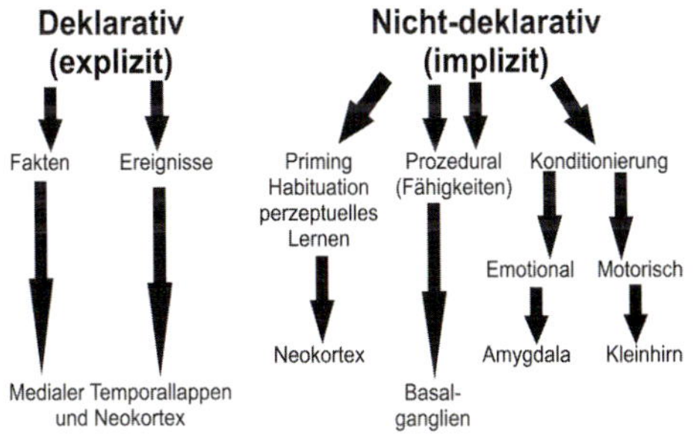

Abb. 1.23 Ob Sie das behalten werden? Einteilung der Gedächtnisspeicher nach Kandel, Schwarz & Jessel (2001).

Es besteht ein anatomischer Unterschied zwischen den Gedächtnisspeichern. Das deklarative Gedächtnis ist Hippocampus-abhängig, das nicht-deklarative Gedächtnis ist eher auf Neocortex, Kleinhirn und Basalganglien angewiesen. Der **Hippocampus** hat vermutlich die Aufgabe eines Arbeitsspeichers für deklarative Inhalte, der nur begrenze Kapazität hat und die Information dann im Neocortex ablegt ... oder eben auch nicht, wie Sie vom Biochemie-Lernen her kennen. Patienten mit Hippocampus-Läsion können sich keine neuen Inhalte mehr merken („*Wo hab ich mein Handy hingelegt?*"); Patienten mit Neocortex-Läsionen fehlt es an älteren Gedächtnisinhalten. Die Abspeicherung von Wissen geschieht über **Langzeitpotenzierung** gemäß der Hebb'schen Regel: „*What fires together, wires together.*" Je häufiger eine synaptische Verbindung benutzt wird, um so mehr stabilisiert und verfestigt sie sich. Für das Gedächtnis bedeutet dieses Phänomen: Je häufiger Sie einen Wissensstoff wiederholen, um so besser können sie diesen in der Prüfung.

Auch im ärztlichen Gespräch kommt es darauf an, dass der Patient die nötigen Informationen wirklich behält. Die Behaltensleistung hängt von der Art der Informationsübermittlung ab:

- Sinnhaftes wird besser behalten als Unsinniges,
- Angenehmes wird besser behalten als Unangenehmes (Freudsche Verdrängung),
- Emotionsbehaftetes wird besser behalten als Neutrales,
- Unerledigtes wird besser behalten als Erledigtes: **Zeigarnik-Effekt** (1927).

Folgende Methoden steigern die Behaltensleistung:

a) **Redundanz** (Wiederholung),
b) Plazierung am Anfang („**primacy effect**") oder am Ende des Gesprächs („**recency effect**").

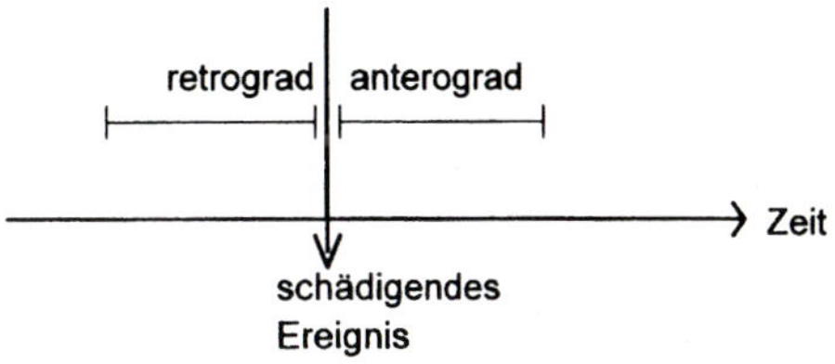

Abb. 1.24 Die retrograde Amnesie bezieht sich auf den Zeitraum vor einem schädigenden Ereignis (z. B. Unfall mit Schädel-Hirn-Trauma), die anterograde Amnesie auf den Zeitraum danach.

Gedächtnisstörungen:

A. **Interferenz**: Lerninhalte behindern die Speicherung weiterer Informationen. Man unterscheidet: (a) **Proaktive Hemmung** (ein Lernvorgang behindert den darauf folgenden) und (b) **retroaktive Hemmung** (ein Lernvorgang behindert den zurückliegenden, insbesondere wenn der neue Lernvorgang in die Phase zwischen Speicherung und Reproduktion des zurückliegenden fällt).

B. **Amnesie**: Bezeichnet den Ausfall der Gedächtnisleistung. Eine Amnesie, die hauptsächlich das Arbeitsgedächtnis (Mittelzeitgedächtnis) betrifft, findet man häufig nach Schlaganfällen, Schädel-Hirn-Traumen, bei Altersdemenzen oder dem Korsakow-Syndrom.

- **Retrograde Amnesie**: Gedächtnislücke für den Zeitraum vor dem schädigenden Ereignis (z. B.:

Ein Unfallopfer erinnert sich nicht mehr an die Minuten vor dem Unfall).

- **Anterograde Amnesie**: Gedächtnislücke für einen Zeitraum nach dem schädigenden Ereignis (z.B.: Ein Unfallopfer erinnert sich nicht mehr an die Fahrt in das Krankenhaus und die ersten Tage nach der Operation).
- **Psychogene Amnesie**: Auch Abwehrmechanismen (z.B. Verdrängung oder Verleugnung) führen zu partieller Amnesie, die mitunter nur bestimmte, traumatische Lebensereignisse umfasst.

Symptome einer Gedächtnisstörung können sein:
Perseveration: Neigung, dieselben Inhalte immer wieder zu wiederholen und immer wieder zu wiederholen und immer wieder zu wiederholen. Kommt im Alter, bei Ermüdung, nach Alkoholgenuss oder bei Vergiftungen vor.
Konfabulation: Gedächtnislücken werden mit Phantasiegeschichten überspielt, die oft uralten Erinnerungen entstammen. Der Patient ist subjektiv völlig von der Richtigkeit seiner Angaben überzeugt.

H07

→ **Frage 1.163: Lösung D**

Das Fassungsvermögen des Kurzzeitspeichers ist gering. Versuche konnten belegen, dass der Mensch sich nach einmaligem Anhören ungefähr 7 Buchstaben, Wörter oder Zahlen merken kann.
Zu **(D)**: Die Anzahl der Gedächtniseinheiten (Chunks), die übertragen werden können, entspricht daher am ehesten 7±2.

H08 ■

→ **Frage 1.164: Lösung B**

Zu **(A)**: Arbeitsgedächtnis: kurzfristiges Behalten von Informationen, die nach Erledigung wieder vergessen werden.
Zu **(B)**: Das episodische Gedächtnis umfasst Erinnerungen, die zur eigenen Biographie gehören, und dürfte bei Herrn L. am wahrscheinlichsten gestört sein. Das so genannte Weltwissen eines Menschen, z.B. in Herrn L.s Fall berufliche Kenntnisse wie Pflanzengattungen, bezeichnet man als semantisches Gedächtnis. Zusammen bilden sie das deklarative Gedächtnis, welches zusammen mit dem prozeduralen Gedächtnis (D) das Langzeitgedächtnis ausmacht.
Zu **(C)**: Priming (Bahnung): Die Darbietung eines Reizes hat einen förderlichen Effekt auf den nachfolgenden Reiz, wenn dieser ähnlich ist, da dasselbe neuronale Netzwerk aktiviert ist.
Zu **(D)**: Als prozedurales Gedächtnis bezeichnet man motorische und kognitive Fähigkeiten, die intuitiv ohne Nachzudenken ausgeführt werden.
Zu **(E)**: Der sensorische Gedächtnisspeicher ist in der Lage, Informationen für einige kurze Augenblicke direkt in den Sinneszellen zu behalten, die der Wahrnehmung dienen. Die Speicherdauer liegt eher im Millisekundenbereich.

F06 ■

→ **Frage 1.165: Lösung B**

Zu **(A)–(E)**: Siehe Lerntext I.35.

H09

→ **Frage 1.166: Lösung C**

Zu **(A)**: **Deklaratives Gedächtnis**: Gedächtnis für erworbenes Wissen, daher auch als Wissensgedächtnis oder explizites Gedächtnis bezeichnet. Es lässt sich unterteilen in: (1) autobiographisches bzw. episodisches Gedächtnis und (2) semantisches Gedächtnis.
Zu **(B)**: **Episodisches bzw. autobiographisches Gedächtnis**: Hier werden Ereignisse in dem raum-zeitlichen Kontext des eigenen Lebens gespeichert (z. B. ihr erster Lehrer).
Zu **(C)**: **Implizites Gedächtnis** (= prozedurales Gedächtnis, Verhaltensgedächtnis, Habit-Gedächtnis): speichert motorische und kognitive Gewohnheiten. Das implizite bzw. nicht-deklarative Gedächtnis führt zu einer Leistungsverbesserung bei bestimmten motorischen, perzeptuellen und kognitiven Anforderungen, oft ohne dass wir uns bewusst an die Erfahrungen erinnern, die zu diesen Leistungsverbesserungen geführt haben. Es ist auch bei Tieren zu finden.
Zu **(D)**: **Semantisches Gedächtnis**: Wissen über Wortbedeutungen, unser allgemeines Faktenwissen über die Welt. Teil des deklarativen Gedächtnisses.
Zu **(E)**: **Sensorisches Gedächtnis**: Informationen aus den Sinnesorganen werden zur Verarbeitung kurz (im Zehntelsekundenbereich) zwischengespeichert.

F98

→ **Frage 1.167: Lösung D**

Zu **(A)** und **(B)**: Siehe Lerntext I.35.
Zu **(C)** und **(D)**: Proaktive (nach vorne gerichtete) Hemmung: Ein Lernvorgang hindert den darauf folgenden. Retroaktive (nach hinten gerichtete) Hemmung: ein Lernvorgang behindert das Behalten des zurückliegenden Wissenerwerbs. Also dürfen Sie jetzt erst einmal ein Päuschen machen, ein Tässchen Kaffee schlürfen und einige Gummibärchen umweltfreundlich vernichten, damit beide Hemmungen sich nicht gegenseitig stören.
Zu **(E)**: Verdrängung: nicht oder nur unter Strafe zu befriedigende Bedürfnisse wie auch unangenehme

Zwischenfälle können verdrängt werden. An einen peinlichen Satz, den man tagsüber gesagt hat, kann man sich abends nicht mehr genau erinnern.

F02

→ **Frage 1.168: Lösung B**

Zu **(A)–(E)**: Agnosie: Die Betreffenden sind trotz intakter Sinnesorgane und unbeeinträchtigter Sprache unfähig, Objekte oder Personen zu benennen.
Zu **(B)**: Anterograde Amnesie: Gedächtnislücke für einen Zeitraum nach dem schädigenden Ereignis.
Zu **(C)**: Neglekt: halbseitige Vernachlässigung, meist nach rechts-hemisphärischer Schädigung des Parietallappens.
Zu **(D)**: Retrograde Amnesie: Gedächtnislücke für den Zeitraum vor dem schädigenden Ereignis.
Zu **(E)**: Aphasie: Sprachversagen nach einer meist linksseitigen Hirnschädigung.

F08

→ **Frage 1.169: Lösung D**

Zu **(A)**, **(C)**, **(D)** und **(E)**: Siehe Lerntext I.35.
Zu **(B)**: Demenz (z. B. senile Demenz vom Alzheimer Typ, vaskuläre Multi-Infarkt-Demenz, Pick'sche Erkrankung, etc.) setzt nicht unmittelbar durch einen Unfall ein, sondern entwickelt sich schleichend.

F01

→ **Frage 1.170: Lösung B**

Zu **(A)**: Beim normalen Menschen gibt es zu jedem Begriff unterschiedliche Assoziationen; die wichtigste hemmt dabei die weniger wichtigen. Beim Schizophrenen bricht diese Hemmung zusammen, sodass diese Patienten oft auf eher nebensächliche Aspekte einer Frage antworten.
Zu **(B)**: Negativer Transfer: Ein gelernter Sachverhalt wird auf ein anderes Problem übertragen, wo dieses Verhalten aber nicht weiterhilft. In der Frage wird ein lebensnahes Beispiel beschrieben. Dasselbe ist mir übrigens auch passiert, nachdem ich von meinem alten Torpedodreigang (18.000 km in sieben Jahren) auf das Shimano-24-Gang (300 km in bisher fünf Jahren gefahren) umgestiegen bin.
Zu **(C)**: Perseveration: Haften bleiben an Gedanken oder Vorstellungen. Verminderung der Umstellungsfähigkeit auf neue Aufgaben. Ständige Wiederholung derselben Sachverhalte besonders in sprachlichen Mitteilungen. Ursache ist in der Regel eine Schädigung im Bereich des Frontalhirns.
Zu **(D)**: Reizgeneralisation: Verallgemeinerung von einem Reiz (Wespenstich) auf unterschiedliche Reize (alle Fluginsekten werden für gefährlich gehalten: Bienen, Mücken, Hummeln, Fliegen, Schmetterlinge). Reizdiskrimination zeigt den umgekehrten Weg: Kleine Kinder erkennen nach einiger Zeit, dass Schmetterlinge doch harmlos sind.
Zu **(E)**: Lerninhalte behindern die Speicherung weiterer Informationen. Man unterscheidet: proaktive Hemmung (ein Lernvorgang behindert den darauffolgenden) und retroaktive Hemmung (ein Lernvorgang behindert den zurückliegenden, insbesondere wenn der neue Lernvorgang in die Phase zwischen Speicherung und Reproduktion des zurückliegenden fällt).

H02

→ **Frage 1.171: Lösung E**

Zu **(A)**: In Gruppen beeinflussen sich die Mitglieder untereinander, es werden Verhaltenserwartungen (Normen) an die einzelnen Mitglieder gestellt. Ziel ist Verhaltenskonformität (*conformis*, lat. = gleichförmig, ähnlich) der Gruppenmitglieder. Der Konformitätsdruck wird durch Sanktionen erreicht. Positive Sanktionen (Belohnung) dienen der Verstärkung erwünschten Verhaltens, negative Sanktionen werden zur Bestrafung von Verhalten angewandt, das den Normen nicht entspricht.
Zu **(B)**: Negativer Transfer: Ein gelerntes Verhalten wird auf eine ähnliche, neue Situation übertragen, wo es aber gar nicht wirkt. Bei dem Beispiel in der Frage könnte es sich auch um negativen Transfer handeln. Zwei Gründe sprechen aber dagegen: 1. Es wird keine neue Situation geschildert, auf welche die alte Handlung übertragen wird, und 2. ist es beim negativen Transfer so, dass die alte Handlung definitionsgemäß in der neuen Situation immer verkehrt ist. In dem Beispiel heißt es jedoch *„häufig ungeeignet ist"*.
Zu **(C)**: Regression: Zurückentwicklung in kindliche Stadien.
Zu **(D)**: Interferenz: Lerninhalte behindern die Speicherung weiterer Informationen. Man unterscheidet a.) proaktive Hemmung und b.) retroaktive Hemmung.
Zu **(E)**: Das Wort *„rigide"* bedeutet steif oder starr. Das sture Beibehalten einer Strategie, auch bei veränderten Umständen, bezeichnet man daher als Rigidität.

H93

→ **Frage 1.172: Lösung B**

Zu **(A):** Rigidität: unverändertes Festhalten an alten Einstellungen trotz veränderter Bedingungen.
Zu **(B):** Zeigarnik-Effekt: Unerledigte Handlungen werden besser erinnert als abgeschlossene.
Zu **(C):** Reaktionsbildung: psychoanalytischer Abwehrmechanismus. Ein bestraftes Bedürfnis wird durch ein völlig entgegengesetztes, extremes Verhalten ersetzt.
Zu **(D):** Interferenz: Beeinflussung eines Prozesses durch einen anderen. Eine fehlerhaft gelernte Information z. B. behindert die Abspeicherung der richtigen. Oder: Das Erkennen der Farbe des in grün ge-

schriebenen Wortes „ROT" wird durch den verbalen Inhalt des Wortes beeinflusst.
Zu **(E)**: Perseveration: ständige Wiederholung desselben Inhaltes. Die Gedanken „kleben" an derselben Information. Häufig bei hirngeschädigten Patienten zu finden und bei genervten Müttern („Hast du deine Zähne geputzt?"). Diese Frage wurde nur von 31 % der Examenskandidaten richtig beantwortet, viele tippten auf Lösung (D) oder (E).

H07

Frage 1.173: Lösung C

Zu **(A)**: Agnosie: Die Betroffenen sind trotz intakter Sinnesorgane und unbeeinträchtigter Sprache unfähig, Objekte oder Personen zu benennen.
Zu **(B)**: Unter Aphasie versteht man eine zentrale Sprachstörung. Häufigste Ursache einer Aphasie sind Schlaganfälle, gefolgt von Hirntraumen, -tumoren und Enzephalitiden.
Zu **(C)**: Konfabulation: Gedächtnislücken werden mit falschen Phantasiegeschichten überspielt. Der Patient ist dabei allerdings subjektiv meist völlig von der Richtigkeit des Gesagten überzeugt. Konfabulationen sind charakteristisch für Patienten mit Korsakow-Syndrom wie im vorliegenden Beispiel.
Zu **(D)**: Perseveration: ständige Wiederholung von Worten und Daten, die vorher im Gespräch verwendet wurden.
Zu **(E)**: Prosopagnosie: spezielle Unfähigkeit, Menschen anhand ihres Gesichts zu identifizieren. Oliver Sacks beschrieb einen Patienten, der Hydranten für Kinder hielt und Standuhren mit Menschen verwechselte.

H02

Frage 1.174: Lösung C

Zu **(A)**: Die retrograde Amnesie (Gedächtnisverlust) bezieht sich auf den Zeitraum vor einem schädigenden Ereignis (z. B. Unfall mit Schädel-Hirn-Trauma), die anterograde Amnesie auf den Zeitraum danach. Von Amnesie kann man in diesem Beispiel aber nicht sprechen.
Zu **(B)**: Kontrastfehler: Um die „Normalität" der Persönlichkeitseigenschaften eines Menschen bewerten zu können, benötigt man einen Vergleichsmaßstab. Statistische Normtabellen liegen dem Mann auf der Straße aber meist nicht vor, sodass man auf subjektive Maßstäbe ausweicht. Am häufigsten legen Menschen den Maßstab der Normalität dann durch Vergleich mit ihrem direkten individuellen Umfeld an. Ein Arzt, der bislang als Notarzt im Rettungshubschrauber schwere Verkehrsunfälle gewohnt war, wird daher aufgrund seiner Erfahrung viele Krankheitsbilder, die er in seiner neuen Tätigkeit in einer Kurklinik nun sieht, als vergleichsweise harmlos einstufen oder er wird die geschilderten Symptome als psychisch verursacht einschätzen bzw. seine Patienten als Hypochonder abstempeln.
Zu **(C)** und **(D)**: Interferenz: Lerninhalte behindern die Speicherung weiterer Informationen. Im Beispiel handelt es sich um retroaktive und nicht um proaktive Hemmung.
Zu **(E)**: Projektion: ein Freudscher Abwehrmechanismus. Hier werden eigene, meist negativ empfundene Eigenschaften oder selbst-verbotene Bedürfnisse auf andere Menschen projiziert und dort geradezu übersteigert wahrgenommen. Ein Student, bekleidet mit Seidensticker-Hemd, Rolex-Uhr, Boss-Hose, italienischen Designer-Schuhen und Joop-Gürtel, bezeichnet einen anderen Studenten als *„Angeber"*, weil dieser sich eine RayBan-Sonnenbrille zugelegt hat.

F01 ■

Frage 1.175: Lösung B

Zu **(A)**: Gesichter-Namen-Strategie: Zu Besonderheiten im Gesicht einer Person assoziiert man den Namen (Herr Busch hat buschige Augenbrauen, Frau Langemehl hat eine lange Nase und ein Gesicht so weiß wie Mehl, Herr Kugler hat einen kugelrunden Kopf, Frau Gruber hat ein Grübchen am Kinn usw.).
Zu **(B)**: Das kognitive Modell psychischer Störungen geht davon aus, dass dysfunktionale Gedankengänge Ursache vieler psychischer Störungen sind. Therapietechniken wie die kognitive Umstrukturierung oder die rational-emotive Therapie bemühen sich darum, negative, selbstzerstörerische oder hemmende Gedankengänge (*„Ich hab' erst 170 Prüfungsfragen beantwortet, das dauert ja noch ewig."*) durch positive zu ersetzen (*„Toll, ich hab' schon 170 Fragen beantwortet, das ging ja blitzschnell."*). Kognitives Umstrukturieren ist also eine Therapietechnik und kein Gedächtnistraining.
Zu **(C)**: Die *Loci*-Technik verlangt, dass man sich zu einem bestimmten Ort (z. B. einmal quer durch die Wohnung) einen bestimmten Wissensinhalt merkt. Beim (realen oder auch nur phantasierten) Abgehen der Orte nacheinander soll man sich dann an diese Gedächtnisinhalte erinnern.
Zu **(D)**: Visuelle Vorstellung (*„imagery"*): Listen von unzusammenhängenden Worten (Tisch, Baum, Mond, Pfarrer, Löwe, Papier ...) lassen sich besser merken, wenn man sie sich bildhaft vorstellt und versucht, eine möglichst sinnvolle Geschichte daraus zu bilden. Also, frei konfabuliert: *Der Tisch wurde aus einem Baum hergestellt, der von einem Pfarrer bei Mondschein gefällt wurde. Das Sternzeichen des Pfarrers war Löwe, was mich an Papiertiger erinnert ...*
Zu **(E)**: PQRST-Technik: 1970 von Robinson entwickelte Gedächtnis-Strategie, die sich gerade für Studenten gut eignet. P = *preview* (Überblick über den zu lernenden Text gewinnen), Q = *question* (Welche

prüfungsrelevanten Fragen sollen später anhand dieses Textes beantwortet werden?), R = *read* (Text genau lesen), S = *state* (Inhalt wiederholen) und T = *test* (Anfangsfragen abfragen).

H10

→ **Frage 1.176: Lösung B**

Zu **(A)**: Die **Wissensspeicherung im Langzeitgedächtnis** beruht zwar auf Langzeitpotenzierung, nicht jedoch der Abruf der Informationen.
Zu **(B)**: Die **Langzeitpotenzierung** (LTP) ist ein Phänomen, das sich an Synapsen zwischen Nervenzellen beobachten lässt, insbesondere an NMDA-Glutamat-Rezeptoren. Je häufiger eine synaptische Verbindung benutzt wird, umso mehr stabilisiert und verfestigt sie sich. Für das Gedächtnis bedeutet dieses Phänomen: Je häufiger Sie einen Wissensstoff wiederholen, umso besser können Sie diesen in der Prüfung.
Zu **(C)**: Informationen aus den Sinnesorganen werden zur Verarbeitung kurz (im Zehntelsekundenbereich) zwischengespeichert (**sensorisches Gedächtnis**) und verschwinden dann entweder oder werden im Arbeitsgedächtnis weiter verarbeitet. Das **stetige Überschreiben durch neue Informationen** zeigt, dass es sich hierbei nicht um eine Langzeitpotenzierung handelt.
Zu **(D)**: Die **individuelle Merkspanne** im sog. **Kurzzeitgedächtnis** liegt bei rund 7 Informationseinheiten (z.B. 7 Zahlen oder 7 Worte). Sie kann durch Memotechniken und Training verbessert werden, dies beruht aber nicht auf Langzeitpotenzierung, da im Kurzzeitgedächtnis stetig neue Informationen aufgenommen und alte gelöscht werden.
Zu **(E)**: Im **prozeduralen** oder **impliziten Gedächtnis** werden z.B. Bewegungsabfolgen wie Radfahren oder Schwimmen gespeichert. Langzeitpotenzierung spielt hierbei zwar eine wichtige Rolle, ist aber nicht synonym mit dem Begriff „implizites Gedächtnis".

I.36 Habituation und Adaption

„*Die Ehe ist der Sieg der Gewohnheit über die Liebe*" heißt ein interpretationswürdiges Sprichwort. Allerdings gewöhnt der Mensch sich ja bekanntlich an fast alles. Bei der Ausbildung von Gewohnheiten handelt es sich um einfache Lernprozesse. Bei Berührung zieht die *Aplysia* sich zusammen. Berührt man diese Meeresschnecke aber wiederholt, so kommt es zur **Habituation** (=Gewöhnung). Habituation setzt ein, wenn ein Individuum wiederholt einem Reiz ausgesetzt ist, der sich als unbedeutend erweist. Hiervon zu unterscheiden ist die **Adaptation** (=Anpassung), wenn ein Reiz kontinuierlich dargeboten wird. Bei der sensorischen Adaptation passt sich das Sinnesorgan an eine bestimmte Helligkeit bzw. an eine bestimmte Lautstärke an. Helles Licht blendet nur kurz und auch an laute Musik adaptiert man nach einiger Zeit. Im Gegensatz zur Adaptation auf sensorischer Ebene ist Habituation ein Lernprozess, denn hierbei verändert sich auch die Stärke neuronaler Schaltungen für längere Zeit. Auch ich gewöhne mich irgendwann immer an das Knallen am Silvesterabend. Lediglich bei sehr intensiven Reizen (z.B. Schmerzen) kommt es nicht oder nur in sehr geringem Ausmaß zur Habituation. Habituation darf man nicht mit Habilitierung verwechseln, sonst ist der Privatdozent, der die ganzen Seminare abhält, mit Recht ernsthaft beleidigt (es sei denn, er ist an diese Verwechslung bereits habituiert).

Reaktionsspezifität: Nach dem von Lacey formulierten Konzept der **individuellen Reaktionsstereotypie** unterscheiden sich Patienten darin, mit welchen Reaktionsmustern sie auf psychische Belastungssituationen reagieren. Jeder Patient zeigt z.B. eine erworbene oder angeborene individuelle Reaktionsstereotypie (B.: Kopfschmerzen, massives Schwitzen oder erhöhte Darmmotilität bei Stress), die dann für die Entstehung von psychosomatischen Erkrankungen des betreffenden Organs verantwortlich ist. Man unterscheidet:

- **Individualspezifität** = in völlig unterschiedlichen Belastungssituationen neigt dieselbe Person dazu, mit für sie typischen vegetativen Reaktionen zu antworten.
- **Reizspezifität** = gleiche Reize lösen gleiche Reaktionen bei verschiedenen Personen und zu verschiedenen Zeitpunkten aus.

F09

→ **Frage 1.177: Lösung D**

Zu **(A)**: Unter Adaption versteht man die allmähliche Anpassung, wenn der Reiz kontinuierlich dargeboten wird. Bei monotonen Geräuschen werden diese nach einiger Zeit gar nicht mehr wahrgenommen.
Zu **(B)** und **(D)**: Habituation: Abnahme der Reaktionsrate bei wiederholter Darbietung eines identischen Reizes. Die Darbietung eines neuen Reizes in einer Serie identischer Reize dagegen führt zur Dishabituation (Aufhebung der Gewöhnung).
Zu **(C)**: Löschung (Extinktion): Ein gelerntes Verhalten, das nicht mehr belohnt wird, wird allmählich immer seltener gezeigt.
Zu **(E)**: Sensitivierung: empfindlich machen oder werden; z.B. Sensitivierung auf ein Antigen, das dann eine Allergie auslöst. Die Sensitivierung gehört mit zur Lernart der klassischen Konditionierung.

F04

Frage 1.178: Lösung D

Zu **(A)**: Bei Stress kommt es zur EEG-Desynchronisation mit Alpha-Blockade. Alpha-Wellen im EEG treten dagegen bei entspannter Wachheit auf. Verbessertes Schlafverhalten liegt damit sicherlich nicht an der Alpha-Blockade.
Zu **(B)**: Defensivreaktion: Bei bedrohlichen Ereignissen kommt es zu einer verstärkten Aktivierung, die u. a. mit einer erhöhten Ausscheidung von Stresshormonen verbunden ist. Die Defensivreaktion besteht z. B. in der Vermeidung der angsterzeugenden Stimuli oder im Aufsuchen bzw. Beachten positiver Aspekte.
Zu **(C)**: Extinktion: Löschung eines gelernten Verhaltens, meist durch langfristiges Ausbleiben der Konsequenz.
Zu **(D)**: Habituation (Gewöhnung): Wird ein Reiz wiederholt dargeboten, dann schwächt sich die Orientierungsreaktion schnell ab. Der Patient hat sich an den Lärm habituiert.
Zu **(E)**: Beim plötzlichen Auftreten eines neuen Reizes kommt es zur Orientierungsreaktion mit Hinwendung zur Ursache der Reizquelle und Erhöhung des Aktivationsniveaus. Die Orientierungsreaktion ist eine Schreckreaktion mit Adrenalinausstoß und entsprechenden physiologischen Veränderungen, die darauf vorbereiten soll, notfalls zu fliehen oder zu kämpfen. Es kommt u. a. auch zur EEG-Desynchronisation, d. h. zur Alpha-Blockade.

F10 H08

Frage 1.179: Lösung A

Zu **(A)**: Individualspezifität: in völlig unterschiedlichen Belastungssituationen neigt dieselbe Person dazu, mit für sie typischen vegetativen Reaktionen zu antworten. Das ist hier der Fall.
Zu **(B)**: Plötzlich auftretende Reize rufen eine Orientierungsreaktion mit kurzfristiger Adrenalinausschüttung hervor. Plötzlicher Rückenschmerz ruft zwar auch eine Aktivation hervor, danach ist hier aber nicht gefragt.
Zu **(C)**: Propriozeption: Eigenwahrnehmung des Körpers (z. B. Haltung, Stellung der Gelenke) stellt eine Voraussetzung für die Wahrnehmung von Rückenschmerzen dar.
Zu **(D)**: Reizdiskrimination: Unterschiedliche Reaktion auf ähnliche Reize. Der Patient müsste hierzu unterschiedliche Arten von Rückenschmerzen unterscheiden lernen.
Zu **(E)**: Stimulusspezifische Reaktionen entstehen, wie der Name schon sagt, als spezifische Reaktion auf jeweils andere Stimuli (Gartenumgraben = Rückenschmerzen; Fernsehsessel = Nicht-Rückenschmerzen).

I.37 Lernarten

„Um etwas Gutes zu lernen, reicht oft ein ganzes Leben nicht; um etwas Schlechtes zu lernen, ist meist schon eine Minute genug" sagt mir ein Spruch in einem chinesischen Glückskeks. Wie wahr. Als Kinder lernen wir das Reden, aber nicht zwangsläufig auch das Zuhören; Autofahrer lernen das Hupen, aber deswegen noch lange nicht das Bremsen und Sie lernen gerade fürs Physikum, aber nicht unbedingt fürs Leben. **Lernen** ist ein hypothetisches Konstrukt, man versteht darunter jede Verhaltensänderung, die durch Erfahrung entstanden ist. **Verhaltensänderung** ist die Wahrscheinlichkeit, dass eine Verhaltensweise eines Individuums während eines Zeitintervalls zu- oder abnimmt. Es handelt sich also auch um einen Lernprozess, wenn eine Handlung nicht mehr gezeigt wird. Reifungsprozesse oder durch Drogen oder Pharmaka induzierte Verhaltensänderungen gehören dagegen nicht mit zu den Lernprozessen.
Bei Lernprozessen werden folgende Modelle unterschieden:
1. klassische Konditionierung (Lernen von Signalen),
2. operante Konditionierung (Lernen am Erfolg),
3. Imitationslernen (Lernen am Modell),
4. kognitives Lernen (Lernen durch Einsicht),

die wir nun eigentlich lernen müssten. Aber es ist 12:15 h und ich bekomme langsam Hunger. Wie wäre es jetzt mit einer kurzen Pause und einer kleinen Zwischenmahlzeit? Es wäre mir eine Ehre, Sie in die Mensa begleiten zu dürfen. Oder darf ich Sie ins Restaurant einladen? Was essen Sie denn gerne?

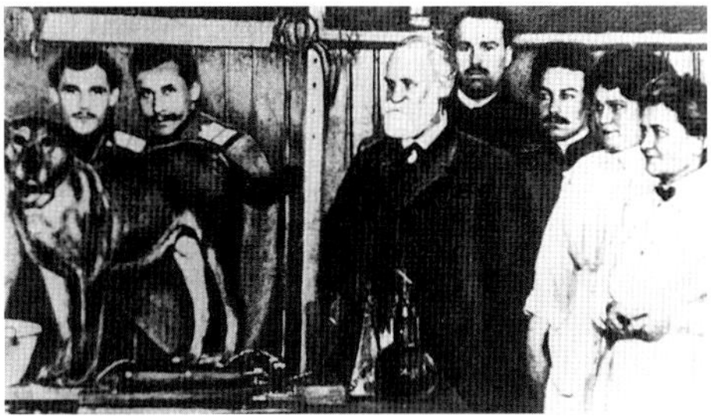

Abb. 1.25 J. P. Pawlow erfand das klassische Konditionieren und wurde mit einem noblen Preis dafür verehrt.

I.38 Klassische Konditionierung

Wenn Ihnen nun schon vor lauter Appetit der Speichel im Mund zusammenläuft und Sie noch ein kleines Weihnachtsglöckchen auf dem Dachboden finden, dann haben Sie die besten Voraussetzungen, um diesen Lerntext praxisnah zu verstehen. Die **klassische Konditionierung** (**„Signaller-**

nen") ist die „Urgroßmutter" jedes Lernverhaltens und schon bei vielen niederen Tierarten zu finden. Auch in der menschlichen Entwicklung kommt es häufig zur klassischen Konditionierung, die allerdings in der Regel weitgehend unbewusst verläuft. Ein typisches Beispiel: Auf dem Weg zur Frühschicht quälte sich der Verfasser dieses Buches lange Zeit morgens gegen 5:55 h todmüde und fast immer zu spät und abgehetzt zur Arbeit (um 6:00 h war Dienstbeginn!). Auf dem Weg zur Arbeitsstelle lag eine Bäckerei, in der es um diese Zeit stets nach Frischgebackenem duftete. Nach einigen Jahren dieser Tätigkeit weckte der Geruch frischer Brötchen dann plötzlich auch am Sonntagmorgen unangenehme Gefühle des abgehetzten Zuspätkommens.

Bestimmte Reize lösen reflektorisches Verhalten aus (B.: Lidschlagreflex). Dies wird als respondentes Verhalten (*respondere*, lat. = antworten) bezeichnet. Der russische Physiologe I. P. Pawlow zeigte, dass ein solches angeborenes Verhalten durch Lernprozesse ausgeweitet werden kann. Anblick und Geruch von Nahrung führt bei Hunden zur Speichelproduktion. Dagegen bewirkte ein Glockenton bei den Tieren zunächst lediglich eine Orientierungsreaktion (z. B. Aufschauen). Gab man nun wiederholt einem Hund seine Nahrung direkt nach dem Erklingen eines solchen Geräusches, so setzte der Speichelfluss schon beim Erklingen des Glockentons ein (=konditioniere Reaktion). Der Hund hatte gelernt, aufgrund des Tons eine baldige Nahrungslieferung zu erwarten. Voraussetzung für die klassische Konditionierung ist die Existenz eines angeborenen **Re**-flexes, an den das erlernte Verhalten gekoppelt werden kann. Dieser unbedingte Reflex besteht aus: a) einem **unbedingten Stimulus** (UCS, Nahrung in der Schnauze) und b) der dazugehörigen **unbedingten Reaktion** (UCR, Speichelfluss). „Unbedingt" heißt dieser Reflex deshalb, weil auf den Reiz zwangsläufig die entsprechende Reaktion folgt. Die klassische Konditionierung besteht nun darin, dass man den unbedingten Reiz mit einem neutralen Stimulus (NS, Glockenton) verknüpft. Tut man dies wiederholt, so entsteht die **bedingte, konditionierte Reaktion** (CR), d. h. Speichelfluss nur durch das Bimmeln. Durch die Konditionierung ist der neutrale Reiz (Glockenton) zum bedingten Reiz geworden und die unbedingte Reaktion (Speichelfluss) zur bedingten Reaktion. Jetzt kann die bedingte Reaktion (Speichel) nicht nur durch den unbedingten (Fleisch), sondern auch durch den bedingten Reiz (Glocke) ausgelöst werden.

Konditionierung höherer Ordnung: Mit einem bereits konditionierten Stimulus kann eine weitere Konditionierung verknüpft werden. Beispiel analog zu dem Hunde-Experiment von Pawlow: Ihr bester Freund hat gelernt, auf einen Glockenton hin Speichel zu produzieren, weil man jedesmal ein Glöckchen anschlug, wenn er Currywurstpommes bekam. Nun verknüpft man das Aufleuchten einer roten Lampe mit dem Glockenton, bis auch das rote Licht den Speichel tröpfeln lässt und man den Glockenton getrost weglassen kann. Solche Konditionierungen höherer Ordnung sind aber zum Glück meist sehr labil, sonst würde man ihren Freund aus dem Rotlicht-Center in Hamburg St. Pauli gar nicht mehr wegbekommen.

Vorwärtsgerichtete Konditionierung: Sie möchten, dass Ihnen jemand zublinzelt? Klatschen Sie in die Hände und pusten Sie ihm/ihr in die Augen, ein Lidschlagreflex ist die Folge. Das wiederholen Sie zehn Mal. Beim elften Mal klatschen Sie nur noch. Ab jetzt wird diese Person ihnen zublinzeln, wann immer Sie es möchten. Wie lange sollte der Zeitraum zwischen Klatschen und Pusten sein? Der neutrale Stimulus (NS) sollte dem unkontrollierten Stimulus (UCS) maximal 0,5 s. vorher dargeboten werden, damit Lernen ausgelöst wird. Längere zeitliche Abstände erschweren die klassische Konditionierung.

Preparedness: Bei einem Experiment verknüpfen Ratten nur den Geschmacksreiz mit Übelkeit, nicht aber audiovisuelle Reize. Umgekehrt verknüpfen sie nur die audiovisuellen Reize mit den durch einen elektrischen Schock verursachten Reaktionen, nicht jedoch den Geschmacksreiz: Die Verknüpfung zwischen konditioniertem und unkonditioniertem Stimulus ist also offensichtlich nicht beliebig, beide müssen zueinander „passen" nur dann wird auch gelernt. Seligman begründet dies damit, dass Ratten evolutionsbedingt eine biologisch-bedingte Bereitschaft (*preparedness*) zeigen, ganz bestimmte Konditionierungen zu erlernen. Durch diese genetische Basis sind z. B. auch Spinnenphobien deutlich häufiger als Phobien vor Steckdosen.

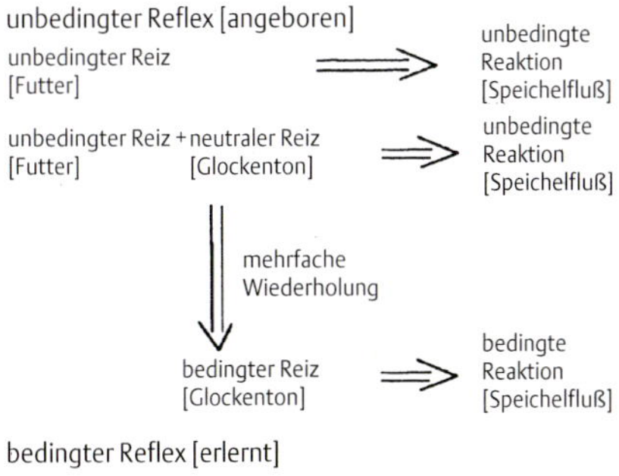

Abb. 1.**26** Ablaufschema der klassischen Konditionierung. Die wiederholte Darbietung eines neutralen Reizes in Zusammenhang mit der Auslösung einer unbedingten, angeborenen Reaktion (z. B. Reflex) führt zur Konditionierung. Die angeborene Reaktion lässt sich dann auch durch den neutralen Reiz auslösen.

Von **Reizgeneralisation** spricht man, wenn ein ähnlicher Reiz ebenfalls die bedingte Reaktion auslösen kann: Seit einem Autounfall meidet ein Angstpatient auch Züge, Straßenbahnen, Busse, U-Bahnen, S-Bahnen, Hubschrauber, Flugzeuge, Heißluftballons, Schiffe, Fähren, Pferde, Kutschen, Rikschas, Kamele, Reitelefanten, Rentierschlitten und öffentliche Sänften. Von **Reizdiskrimination** spricht man analog, wenn ein ähnlicher Reiz gerade nicht die bedingte Reaktion auszulösen vermag. Zum Beispiel könnte man das Pawlowsche Experiment so abwandeln, dass dem Hund (oder wahlweise auch einem Medizinstudenten, einem Professor oder ihrer Schwiegermutter) nach einem Glockenton der Höhe 400 Hertz Futter gegeben wird, nach einem Glockenton der Höhe 600 Hertz aber ein unangenehmer und nur moderat schmerzhafter Elektroschock verabreicht wird.

H08 ■

→ **Frage 1.180: Lösung B**

Zu **(A)–(D)**: Die klassische Konditionierung bestünde hier darin, dass z. B. eine Medizin (unkonditionierter Reiz, (A)) zur Schmerzreduktion (unkonditionierte Reaktion, (C)) führt. Die kleine weiße Pille wäre zunächst ein neutraler Stimulus. Durch wiederholte Paarung von Anblick/Schlucken der Pille und Schmerzreduktion kommt es zur klassischen Konditionierung. Schließlich bewirkt schon das Gefühl, eine Pille geschluckt zu haben, eine Schmerzreduktion (konditionierte Reaktion, (D)), selbst dann, wenn es sich um ein wirkstofffreies Placebo gehandelt hat. Die Pille wäre dann der konditionierte Reiz (B).
Zu **(E)**: Kontingenz (K) im SORKC-Modell beschreibt das Verhältnis zwischen Reaktion (R) und Konsequenz (C). Das kann kontinuierlich, intermittierend und nach Quoten- oder Intervallplan erfolgen und ist entsprechend löschungsanfällig.

H07 F05 ■

→ **Frage 1.181: Lösung B**

Zu **(A)**: Angst vor der Behandlung ist eine gelernte Reaktion. Der unkonditionierte Stimulus dagegen löst eine Reaktion aus, die gerade nicht gelernt werden muss, sondern angeboren ist.
Zu **(B)**: Unkonditionierter Stimulus: Derjenige Reiz, der den Reflex aufgrund einer genetisch vorgegebenen Konstellation auszulösen vermag. Das Zytostatikum bewirkt geradezu zwangsläufig Übelkeit, dies ist eine unkonditionierte (d. h. nicht gelernte) Reaktion, bei dem das Medikament der nicht-gelernte (unkonditionierte) Reiz ist.
Zu **(C)**: Übelkeit als Folge des Krankenhausgeruchs ist die konditionierte Reaktion, d. h. eine Reaktion, die erlernt wurde. Gefragt wurde aber nicht nach der konditionierten Reaktion, sondern nach dem unkonditionierten Stimulus.
Zu **(D)**: Übelkeit als Folge des Medikamentes ist die unkonditionierte Reaktion, d. h. eine Reaktion, die automatisch geschieht und nicht erlernt werden muss. Gefragt wurde aber nicht nach der Reaktion, sondern nach dem Stimulus, d. h. dem auslösenden Reiz.
Zu **(E)**: Die Wahrnehmung des Krankenhausgeruchs ist der konditionierte Stimulus, der durch klassische Konditionierung (Paarung mit dem Ablauf Medikament erzeugt Übelkeit) erlernt wurde und nun auch alleine, d. h. ohne das Medikament, Übelkeit ausgelöst wurde.

F99 ■■

→ **Frage 1.182: Lösung A**

Zu **(A)**: Konditionierung höherer Ordnung: siehe Lerntext I.38.
Zu **(B)**: Operante Verstärkung: Lernen am Erfolg. Belohnte Verhaltensweisen treten häufiger auf, bestrafte seltener, gelöschte verschwinden.
Zu **(C)**: Orientierungsreaktion: Neue Reize, z. B. ein plötzlicher Knall, verursachen eine Orientierungsreaktion. In erster Linie erfolgt eine Hinwendung zur Reizquelle, parallel kommt es zu Aktivitätsänderungen und zur Senkung der Wahrnehmungsschwellen.
Zu **(D)** und **(E)**: Siehe Lerntext I.38.

H04 ■

→ **Frage 1.183: Lösung B**

Zu **(A)**: Von Reizgeneralisation spricht man, wenn in der klassischen Konditionierung ein dem bedingten Reiz ähnlicher Reiz ebenfalls die bedingte Reaktion auslösen kann. Es handelt sich aber natürlich nicht um eine Generalisierung vom immunsuppressiven Medikament auf die Bonbons.
Zu **(B)**: Das Immunsystem, das letztlich die Verantwortung für alle allergischen Reaktionen trägt, ist sehr gut konditionierbar. Robert Ader zeigte als erster, dass ein Lernen der Verbindung zwischen immunsuppressiven Medikamenten und intensiven Geschmacksreizen möglich ist. Hierbei handelt es sich um eine klassisch konditionierte Reaktion.
Zu **(C)**: Der konditionierte Reiz wäre hier der Bonbongeschmack. Vor der Konditionierung war dieser Geschmack ein neutraler Reiz, nach der Konditionierung ist der konditionierte Reiz daraus geworden.
Zu **(D)**: Die unkonditionierte Reaktion in diesem Beispiel ist die Reduzierung der Immunantwort nach Gabe des immunsuppressiven Medikamentes.

Das geschieht automatisch, muss nicht erst erlernt werden und ist daher unkonditioniert.
Zu **(E)**: Das immunsuppressive Medikament ist der unkonditionierte Stimulus. Dieser Reiz wirkt zwangsläufig, ohne dass es einer Konditionierung bedarf. Ein anderer unkonditionierter Reiz ist z. B. der Schlag mit dem neurologischen Hämmerchen auf die Kniesehne, den Beinausschlag beherrscht man unmittelbar ohne großartige Lernprozesse.

H06 ■

→ **Frage 1.184: Lösung D**

Zu **(A)**: Klassische Konditionierung: Beim Signallernen wird ein neutraler Reiz (z. B. Glockenton) zum Auslöser für eine natürliche Reaktion/Reflex (z. B. Speichelfluss).
Zu **(B)**: Negative Identifizierung: Der Begriff wird je nach Fachrichtung unterschiedlich benutzt. Ein Gefängniswärter hat Interesse an positiver Identifizierung; ein Mörder bei der Gegenüberstellung jedoch Interesse an negativer Identifizierung. Gegenüber abgelehnten Bevölkerungsgruppen kann es zur negativen Identifizierung kommen; bei Kinofilmen kann sich der Zuschauer mit einer schlimmen Person negativ identifizieren. Mit dem gleichgeschlechtlichen Elternteil kann man sich positiv oder negativ identifizieren; bei manchen Frauen kommt es z. B. zur negativen Identifizierung mit der Weiblichkeit.
Zu **(C)**: Bei der Reizdiskrimination unterscheidet man zwischen ähnlichen Reizen.
Zu **(D)**: Reizgeneralisierung: Schluss vom Einzelnen auf die Masse. Wenn ein bestimmter Reiz eine Reaktion auslöst (Hamster = Angst), kann dies auf ähnliche Reize (Meerschweinchen, Zwergkaninchen, Kuscheltiere) generalisieren.
Zu **(E)**: Übertragung: In der psychoanalytischen Therapie werden frühkindliche Einstellungen zu nahen Bezugspersonen (Vater, Mutter, Geschwister) auf den Analytiker projiziert. Dementsprechend verhält sich der Patient gegenüber dem Analytiker, wie er sich diesen Personen gegenüber in früher Kindheit verhalten hat.

F10

→ **Frage 1.185: Lösung B**

Zu **(A)**: **Biographische Erfahrungen** sind natürlich notwendig, damit es überhaupt zu einer Konditionierung kommen kann. Mit der genetisch determinierten Vorbereitung haben sie nichts zu tun.
Zu **(B)**: **Preparedness**: Beim klassischen Konditionieren kann man nicht jeden beliebigen unkonditionierten und konditionierten Stimulus miteinander paaren, sondern nur bestimmte. So kann man nur Geruchsreize mit Übelkeit konditionieren, nicht jedoch akustische Stimuli. Eine Phobie auf Spinnen ist biologisch seit Jahrmillionen vorbereitet, auf moderne Schusswaffen ist sie es nicht.
Zu **(C)**: **Je häufiger ein Reiz** in der Lebensumwelt vorkommt, **um so größer die Wahrscheinlichkeit**, darauf **konditioniert** zu werden, um so eher wird diese Konditionierung aber auch wieder gelöscht. Mit der genetischen Vorbereitung unseres Gehirns, auf bestimmte Reize leichter konditioniert zu werden, hat das aber nichts zu tun.
Zu **(D)**: Die **objektive Gefährlichkeit der Reize** spielt nur eine Rolle, wenn der entsprechende Reiz schon vor Jahrtausenden in der Evolution des Menschen vorkam und gefährlich war. So entwickelt man eine Spinnen-, jedoch kaum eine Schmetterlingsphobie. Moderne Reize, egal wie gefährlich sie sind, führen nur selten zu einer phobischen Furchtreaktion (z. B. Steckdosen).
Zu **(E)**: Die Zugänglichkeit von Fluchtreaktionen würde eher in den Bereich des **operanten Konditionierens** gehören. Durch negative Verstärkung wird Vermeidungsverhalten aufgebaut, das die Entstehung von Furchtverhalten begünstigt.

H09 ■

→ **Frage 1.186: Lösung C**

Zu **(A)**: Tritt der **CS und der UCS gleichzeitig** auf, funktioniert die Ausbildung einer konditionierten Reaktion auch. Optimal wäre aber, wenn der CS dem UCS vorausgeht.
Zu **(B)**: Der CS sollte dem UCS vorausgehen.
Zu **(C)**: Pusten in die Augen (unkonditionierter Stimulus, UCS) erzeugt einen Lidschlagreflex (unkonditionierte Reaktion, UCR). Wenn man jedes Mal beim Pusten in die Hände klatscht (neutraler Stimulus), erzeugt dies nach einiger Zeit eine konditionierte Reaktion (CR): Das Klatschen (konditionierter Stimulus, CS) allein löst den Lidschlagreflex aus. Optimal für die Ausbildung einer konditionierten Reaktion ist es, wenn der **CS etwa 0,5 Sekunden vor dem UCS** auftritt. Bei Konditionierung des Skelettsystems werden 200 bis 500 Millisekunden Pause zwischen konditioniertem Reiz (CS) und unkonditionierter Stimulus (UCS) als optimal angesehen, bei Konditionierung vegetativer Reaktionen dagegen 2 bis 5 Sekunden.
Zu **(D)**: Der CS sollte dem UCS vorausgehen. 1 Minuten wäre viel zu lang.
Zu **(E)**: Der CS sollte dem UCS vorausgehen. 2 Minuten wären viel zu lang.

I.39 Operante Konditionierung

Der römische Philosoph Seneca soll gesagt haben *„Die Belohnung einer guten Tat ist, sie getan zu haben"*. Das gilt für Sie und mich natürlich heute noch. Das Verhalten aller anderen Menschen ist leider stur darauf ausgerichtet, für jede Zuarbeit sofort fürstlich belohnt zu werden. Die fünf Begriffe **„operante Konditionierung", „instrumentelle Konditionierung", „Verstärkungslernen", „Belohnungslernen"** und **„Lernen am Erfolg"** bezeichnen den gleichen Mechanismus: wenn Sie 25.000,- Euro im Preisausschreiben gewinnen, werden Sie künftig häufiger an solchen Preisausschreiben mitmachen. **Thorndike** entwickelte 1913 das Prinzip „Lernen am Erfolg", das sich folgendermaßen zusammenfassen lässt: 1. Eine Verhaltensweise, auf die ein als angenehm empfundener Zustand folgt, wird beibehalten und künftig häufiger gezeigt. 2. Eine Verhaltensweise, auf die ein als unangenehm empfundener Zustand folgt, wird künftig seltener gezeigt oder aufgegeben. Beispiel: Laborratten sind neugierige Tiere und probieren nach dem Prinzip „Versuch und Irrtum" (*trial and error*) Verhaltensweisen aus. Sie drücken irgendwann den Hebel A im Käfig und erhalten daraufhin Nahrung. Diese Konsequenz stellt eine Belohnung dar und der Hebel A wird nun häufiger betätigt. Nach Druck auf den Hebel B bekommen sie einen leichten Elektroschock (unangenehme Konsequenz). Dieser Hebel B wird verständlicherweise in der Folgezeit immer seltener benutzt. Als Verstärker werden in dieser Lerntheorie alle Ereignisse bezeichnet, die dazu führen, dass ein Lebewesen sein Verhalten ändert. Man unterscheidet:

I. Verstärker

Ein Verstärker ist alles, was die Auftretenshäufigkeit einer Handlung beeinflusst (häufiger oder seltener). B.: Ein vernachlässigtes Kind zeigt Verhaltensstörungen und wird dafür ausgeschimpft. In diesem Fall kann die Schimpfe aber besser sein als gar nicht beachtet werden, es dient also als positiver Verstärker und die Verhaltensstörung tritt nun noch häufiger auf. Man unterscheidet: (A) **Positive Verstärker**: Reize, die eine Verhaltensweise belohnen und damit zu einem häufigeren Auftreten führen: (A1) **Primäre Verstärker** befriedigen primäre Bedürfnisse, z. B. Nahrung, Flüssigkeit, Zuwendung, Sexualität. (A2) **Sekundäre Verstärker** befriedigen sekundäre Bedürfnisse, wie nach Ehre, Macht, Reichtum oder akademische Titel. Die Belohnung kann also durch das mesolimbische Belohnungssystem des Gehirns auch ausschließlich im eigenen Kopf stattfinden. Außerdem lassen sich unterscheiden: **Materielle Verstärker**: Waren, Geld, Geschenke. **Soziale Verstärker** sind Lob und Zuwendung. Bei der **verbalen Konditionierung** werden verbale Äußerungen als positive Verstärker für erwünschtes Verhalten eingesetzt. (B) **Negative Verstärker** sind Reize, die eine Verhaltensweise bestrafen und sie damit zum Verschwinden bringen können, z. B. Schläge, Schimpfen, Rüge, Tadel. Ob ein Stimulus ein positiver oder ein negativer Verstärker ist, hängt aber von der Reaktion des belohnten/bestraften Individuums ab.

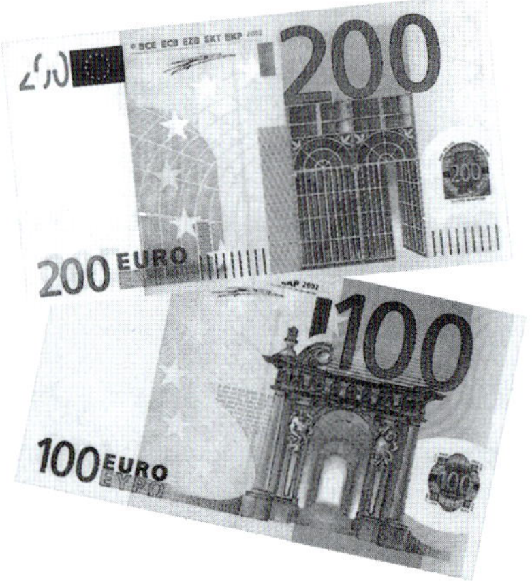

Abb. 1.27 Ein typisch positiver Verstärker, auf den auch Erwachsene fast immer reagieren.

II. Verstärkung

Positive Verstärkung bedeutet, dass eine erwünschte Verhaltensweise belohnt wird und häufiger auftritt. **Negative Verstärkung** bezeichnet die Beseitigung eines negativen Verstärkers, z. B. wird das Fernsehverbot aufgehoben, weil das Kind alle Vokabeln konnte. **Bestrafung**: Wird eine Verhaltensweise mit einem negativen Verstärker (Ohrfeige, Geldbuße) oder der Wegnahme eines positiven Verstärkers (Fernsehverbot, Ausgehverbot, Taschengeldentzug, Enterbung) beantwortet, so sinkt deren Auftretenswahrscheinlichkeit. Vorsicht: Häufig werden positive und negative Verstärk<u>er</u> mit Verstärk<u>ung</u> verwechselt! Außerdem wird immer wieder die negative Verstärkung mit Bestrafung verwechselt! Hier eine kurze tabellarische Übersicht:

Tab. 1.7 Der Einsatz und Entzug von Verstärkern hat Auswirkungen auf die Häufigkeit, mit der ein Verhalten künftig gezeigt wird.

Verstärker	Einsatz	Entzug
positiver Verstärker (z. B. 10.000,– Euro Monatsgehalt)	positive Verstärkung ☺ (Verhalten wird häufiger)	Bestrafung ☹ (Verhalten wird seltener)
negativer Verstärker (z. B. ständiger Tadel durch Chef)	Bestrafung ☹ (Verhalten wird seltener)	negative Verstärkung ☺ (Verhalten wird häufiger)

Das **Premack-Prinzip** kann man prima als Selbst-operante-Konditionierung beim Lernen fürs Physikum einsetzen. Es besagt, dass bevorzugte Aktivitäten positive Verstärker für weniger bevorzugte Aktivitäten sein können. Etwa 15 min. mit der Freundin telefonieren als Belohnung dafür, dass man zwei Stunden lang Prüfungsfragen durchge-

ackert hat. Setzen Sie sich ein Lernziel und wenn Sie's erreicht haben, dann tun Sie genau das, was Sie jetzt lieber tun würden als zu lernen. Dazu kann ich Ihnen auch gleich den Terminus **Belohnungsaufschub** („*deferred gratification*") erklären, das ist ein Begriff aus der Motivationsforschung, der besagt, dass Menschen kurzfristig Nachteile in Kauf nehmen (ständig lernen), um erst später eine sehr große Belohnung genießen zu können (Arzt sein).
Skinner (1938) dachte sich verschiedene **Verstärkungsstrategien** aus, damit das ganze noch besser klappt: 1. **Kontinuierliche Verstärkung**: Jede einzelne gewünschte Verhaltensweise wird verstärkt, 2. **Intermittierende Verstärkung**: Nur eine bestimmte Anzahl der gewünschten Verhaltensweisen wird verstärkt: a) in **unregelmäßigen** Abständen, b) **Quotenverstärkung**: Jede x-te gewünschte Verhaltensweise wird verstärkt, c) **Intervallverstärkung**: In einem bestimmten Zeitintervall wird nur einmal eine gewünschte Verhaltensweise verstärkt. Kontinuierliche Verstärkung bewirkt ein schnelleres Lernen, hinterlässt allerdings löschungsanfälligere Verhaltensweisen als intermittierende Verstärkung.

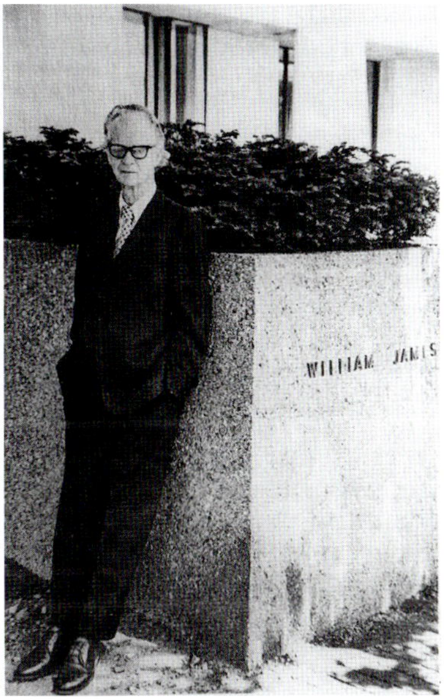

Abb. 1.28 Skinner entwickelte wesentliche Lerngesetze des operanten Konditionierens. Noch heute nennt sich ihm zu Ehren der Lernkäfig für Ratten „Skinner-Box".

Aus dieser Lerntheorie erwuchs Mitte des letzten Jahrhunderts der sogenannte **Behaviorismus**, der sich nur mit Ein- und Ausgangsvariablen beschäftigt und keine Aussagen darüber macht, was dabei eigentlich im Individuum geschieht. Dies wird als „**black-box**" Phänomen (engl.=schwarzer Kasten) bezeichnet. Nicht betrachtet wurden alle die Variablen, die in der Person selbst wirksam und damit nach Ansicht der Behavioristen nicht messbar waren. Wer sich nicht nur für schwarze Kästen, sondern für das Kasten-Phänomen ganz allgemein interessiert, sollte es nicht versäumen, auf meiner Homepage vorbeizuschauen: http://www.maodes.de/EriKasten oder der Kasten-Gesellschaft im www.studivz.net beizutreten.
Bitte merken Sie sich: Während das Klassische Konditionieren auf einem angeborenen Reflex basiert, setzt das operante Konditionieren voraus, dass ein Lebewesen irgendwann spontan ein Verhalten zeigt, das von der Umwelt belohnt oder bestraft wird. Bevor Sie nun weiterblättern, lesen Sie sich nochmals durch, was „negative Verstärkung" ist. Dieser Begriff wird regelmäßig vom IMPP abgefragt und die meisten Studenten kapieren's einfach nicht.

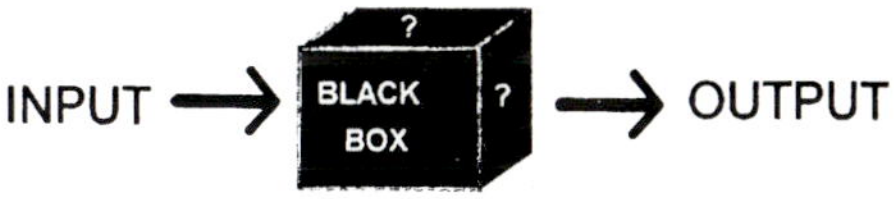

Abb. 1.29 Der Behaviorismus sieht das lernende Individuum als „black box" mit nicht näher interessierenden, innerpsychischen Vorgängen. Betrachtet werden nur Input und Output.F00

→ **Frage 1.187: Lösung C**

Zu **(A)–(E)**: Das *Effektgesetz* stammt von Thorndike: Wenn zwischen einem Reiz und einer Reaktion eine modifizierbare Verknüpfung entsteht, die von einem befriedigenden Zustand gefolgt wird, dann erhöht sich die Stärke dieser Verknüpfung („*satisfying state of affairs*"). Die Verknüpfungsstärke nimmt dagegen ab, wenn ein unbefriedigender Zustand folgt („*annoying state of affairs*"). Diesem Effektgesetz entspricht Lösung (C) am besten.

F03 ■

→ **Frage 1.188: Lösung B**

Zu **(A)**: Klassisches Konditionieren (Verbinden eines neutralen Reizes mit einem angeborenen Reflex durch mehrfache Wiederholung) spielt hierbei keine Rolle. Das Beispiel beschreibt keinen solchen Reflex.
Zu **(B)**: Durch operante Konditionierung (Belohnungslernen; belohnte Verhaltensweisen treten künftig häufiger auf, bestrafte seltener) wird das Zeigen von Schmerzen hier durch den Ehemann belohnt. Er umsorgt sie und macht den Haushalt,

wenn sie offensichtlich unter ihren Rückenschmerzen leidet. Man spricht auch von „sekundärem Krankheitsgewinn".
Zu **(C)**: Primäre Verstärker befriedigen primäre Bedürfnisse, solche Verstärker sind z.B. Nahrung, Flüssigkeit, Zuwendung, Sexualität. Der Begriff „primäre Verstärkung" ist ungebräuchlich; es gibt lediglich positive und negative Verstärkung.
Zu **(D)**: „Prompting" (to *prompt* (engl. = veranlassen, einflüstern): Ein angestrebtes Verhalten wird in der Verhaltenstherapie manipulativ direkt hergestellt (Beispiel: Führen der Hand eines schreibgestörten Kindes), um es dann zu verstärken.
Zu **(E)**: Reizgeneralisation: Verallgemeinerung von einem Reiz auf ähnliche. Beispiel: Medizinstudenten stellen oft Fragen → alle Studenten stellen ständig nervtötende Fragen.

H98 ■

→ **Frage 1.189: Lösung E**

Zu **(A)**: Diskriminationslernen: Unterscheidungslernen zwischen ähnlichen Stimuli.
Zu **(B)**: Klassische Konditionierung: siehe Lerntext I.38.
Zu **(C)**: Konditionierung höherer Ordnung: siehe Lerntext I.38.
Zu **(D)**: Lernen am Modell: Nachahmung von positiv bewerteten Personen, die mit ihrem Verhalten Erfolg haben.
Zu **(E)**: Operante Konditionierung: Belohnung von erwünschtem und Löschung (oder Bestrafung) von unangemessenen Verhaltensweisen. Ein Token-Programm, d.h. Münzverstärkungssystem, gehört zum Bereich dieser Lernart.

F01

→ **Frage 1.190: Lösung E**

Zu **(A)**: Gegenkonditionierung (reziproke Hemmung): Der bisher Angst auslösende Reiz wird mit einer angenehmen Situation gepaart, bis die Person ihre Angst allmählich verlernt.
Zu **(B)**: Übertragung: Konflikte aus der Kindheit (z.B. mit den Eltern oder Geschwistern) konnten nicht gelöst werden und werden nun ein Leben lang auf andere Situationen übertragen, d.h. sie werden in der neutralen Situation der Psychoanalyse auch auf den Therapeuten projiziert. Gegenübertragung: Der Analytiker reagiert nicht mehr neutral, sondern entsprechend der ihm durch den Patienten zugeschriebenen Rolle. Der Patient „überträgt" zwar das beim Chef gezeigte Verhalten nun auch auf seine Frau, dabei handelt es sich aber nicht um eine Übertragung im psychoanalytischen Sinne und schon gar nicht um Gegenübertragung.
Zu **(C)**: Modelllernen: Der Patient in diesem Beispiel ahmt nicht das Verhalten anderer Personen nach.
Zu **(D)**: Reizdiskrimination: siehe Lerntext I.38.
Zu **(E)**: Reizgeneralisation: ein schönes Beispiel. Nachdem der Patient bei seinem Chef Erfolg hatte, generalisiert er und versucht dasselbe bei seiner Ehefrau. Das sollte ich ja vielleicht auch einmal versuchen, leider stand in der IMPP-Frage nicht, wo man so etwas erlernen kann.

F96

→ **Frage 1.191: Lösung C**

Zu **(A)**: Zum Beispiel Nahrung oder Flüssigkeit.
Zu **(B)**: Geld zum Beispiel befriedigt keine direkten elementaren Bedürfnisse, ist also ein sekundärer Verstärker.
Zu **(C)**: Den Entzug eines aversiven Reizes bezeichnen wir als negative Verstärk*ung*. Ein sekundärer Verstärker dagegen befriedigt nur noch höhere Gelüste wie z.B. Macht oder Reichtum.
Zu **(D)**: Würden Sie für 500,– EURO auf der nächsten feucht-fröhlichen Party einen Striptease machen? Nein? Vielleicht für 5.000,– EURO?
Zu **(E)**: Beliebter Satz aus der Kindererziehung: „Warte nur, wenn Papa heute abend kommt, dann wird's was geben!"

F06 ■■

→ **Frage 1.192: Lösung B**

Zu **(A)**: Negative Bestrafung: Entfernen eines positiven Verstärkers (Belohnungsentzug).
Zu **(B)**: Negative Verstärkung: Entfernen eines negativen Verstärkers (Beendigung einer Bestrafung). Für Jana ist der Zahnarztbesuch eine unangenehme Situation, die mit Strafe gleichgesetzt werden kann. Durch ihr Geschrei schafft sie es, dass diese Situation beendet wird. Was wird sie beim nächsten Versuch tun, wenn sie gelernt hat, sich den Annäherungsversuchen des Zahnarztes auf diese Weise zu entziehen?
Zu **(C)**: Positive Bestrafung: Setzen eines Strafreizes.
Zu **(D)**: Positive Verstärkung: Gabe eines positiven Verstärkers (Belohnung).
Zu **(E)**: Sekundäre Verstärkung: Ein neutraler Reiz, der mit einer Bedürfnisbefriedigung assoziiert wird, wird zum sekundären Verstärker und kann nun als Belohnung eingesetzt werden.

H07 ■

→ **Frage 1.193: Lösung D**

Zu **(A)**: Die klassische Konditionierung würde voraussetzen, dass irgendwo ein angeborener Reflex bzw. eine unbedingte Reaktion vorhanden ist.
Zu **(B)**: Extinktion oder Löschung ist das Verlernen einer erlernten Verhaltensweise, die nicht mehr belohnt wird.
Zu **(C)**: Modelllernen würde voraussetzen, dass Herr R. ein Vorbild mit Rückenschmerzen hat, das er nachahmt oder sich seine Frau der Gartenarbeit

gleichfalls entzieht, indem sie behauptet, auch Rückenschmerzen zu haben.
Zu **(D)**: Negative Verstärkung bedeutet eine Belohnung durch Wegfall eines unangenehmen Reizes. Im vorliegenden Fall ist der unangenehme Reiz die Gartenarbeit. Durch den Wegfall der Gartenarbeit (von Angehörigen übernommen) wird das Klagen über Rückenschmerzen belohnt und tritt somit häufiger auf.
Zu **(E)**: Die positive Verstärkung setzt voraus, dass ein Verhalten von außen belohnt wird. Das wäre der Fall, wenn Herr R. immer dann direkte Zuwendung von seiner Familie bekäme, wenn er über Schmerzen klagt.

F10

→ **Frage 1.194: Lösung C**

Zu **(A)**: **Klassische Konditionierung** ist ein grundsätzlich einfaches Lernverhalten, bei dem ein bis dahin neutraler Umweltreiz durch die mehrmalige Kopplung mit einem angeborenen Reflex später auch alleine die Reaktion auslösen kann. Klassisches Beispiel ist der Speichelfluss nach einem Glockenton bei Hunden („Pawlowscher Reflex").
Zu **(B)**: Als **negative Verstärkung** wird ein Verhalten bezeichnet, das häufiger auftritt, weil dadurch eine unangenehme Situation vermieden werden kann (Beendigung eines Strafreizes). Es wäre negative Verstärkung, wenn der Patient über Schmerzen klagt und dann keine Gartenarbeit machen muss und dadurch Rückenschmerzen vermeidet.
Zu **(C)**: Wenn die Ehefrau den Mann lobt, wenn er trotz seiner Schmerzen körperlich aktiv ist, handelt es sich um **positive Verstärkung** (Belohnung). Die Ärztin hofft zu erreichen, dass der Mann dann häufiger aktiv wird.
Zu **(D)**: Das **Premack-Prinzip** besagt, dass bevorzugte Aktivitäten positive Verstärker für weniger bevorzugte Aktivitäten sein können, d. h. die Bestärkung einer mühsamen Tätigkeit durch ein anderes oft und gern gezeigtes Verhalten. Wenn ich 5 Stunden lang Prüfungsfragen kommentiert habe, lege ich persönlich zur Belohnung eine Pause ein und mähe den Rasen. Wenn ich dann erschöpft vom Rasenmähen bin, lege ich eine Pause ein, in der ich dann zur Belohnung Prüfungsfragen kommentieren darf.
Zu **(E)**: **Prompting** (to prompt, engl. = veranlassen): Ein angestrebtes Verhalten wird in der Verhaltenstherapie vom Therapeuten manipulativ direkt hergestellt (z. B. Führen der Hand eines Kindes, das lernen soll sich selbst anzuziehen), um diese Handlung dann positiv zu verstärken.

F98

→ **Frage 1.195: Lösung B**

Zu **(A)**: Verstärkerpläne legen fest, wann und wie oft ein Verhalten belohnt wird. Hierdurch kann man Einfluss darauf nehmen, wie schnell das neue Verhalten aufgebaut wird (kontinuierliche Verstärkung) und wie löschungsresistent es letztlich ist (intermittierende Verstärkung).
Zu **(B)**: Beim Quotenplan wird das neue Verhalten nur in bestimmten, vorher festgelegten Quoten belohnt und keinesfalls jedesmal.
Zu **(C)**: Wenn im Horoskop steht, dass Sie heute den Traumpartner Ihres Lebens kennenlernen und das dann gelegentlich hin und wieder tatsächlich einmal zutrifft, kann das als intermittierende Verstärkung aufgefasst werden und sie glauben künftig häufiger an den Wahrheitsgehalt von astrologischen Vorhersagen. Wussten Sie übrigens, dass möglicherweise gerade in diesem Jahr Ihre Sterne für das erfolgreiche Absolvieren von Prüfungen jeder Art extrem gut stehen? Für detailliertere Voraussagen hinsichtlich Ihres Physikums überweisen Sie bitte 25,– Euro (zuzügl. 19 % MwSt) an den Verfasser dieser Zeilen per Vorauskasse. Wir legen dann die Tarotkarten für Sie. Tun Sie es, denn es ist bestimmt kein Zufall, dass gerade SIE diese Zeilen JETZT lesen!
Zu **(D)**: Wenn ein Glockenton den Speichelfluss beim Pawlowschen Hund auslöst, so kann auch ein ähnlicher Glockenton, vielleicht sogar der Ton einer Flöte, diese Reaktion provozieren.
Zu **(E)**: Kontinuierliche Verstärkung, d. h. das neue Verhalten wird immer belohnt, festigt die neue Verhaltensweise besser als intermittierende (unterbrochene, unregelmäßige) Belohnung.

H07

→ **Frage 1.196: Lösung C**

Zu **(C)**: Ein langfristiger Erfolg bei dem übergewichtigen Kind wird am ehesten durch zunächst kontinuierliche Verstärkung erreicht, die später von Intervallverstärkung abgelöst wird.

F05 ■■

→ **Frage 1.197: Lösung C**

Zu **(A)**–**(C)**: Siehe Lerntext I.39.
Zu **(D)** und **(E)**: Siehe Lerntext I.38.

F07

→ **Frage 1.198: Lösung E**

Zu **(A)**: Akquisition: Gewinnung neuer Kunden oder Erwerb von Geschäftsanteilen unter unternehmensstrategischen Gesichtspunkten. Allgemein bedeutet Akquisition den Erwerb eines Produkts oder einer Dienstleistung.

Zu **(B)**: Modeling: therapeutisch angewandtes Modelllernen. Der Therapeut macht ein Verhalten vor, das nachgeahmt werden soll. Die erfolgreiche Nachahmung wird belohnt. Modelingeffekt: bessere Sichtbarmachung von Konturen oder Strukturen durch spezielle Beleuchtung, meist zwecks Fotografie. In der Akustik auch Klangverbesserung.
Zu **(C)**: Prompting (to *prompt*, engl. = veranlassen, einflüstern): Ein angestrebtes Verhalten wird manipulativ direkt hergestellt, um es dann zu verstärken.
Zu **(D)**: Reizgeneralisation: Verallgemeinerung von einem Reiz (erste Tonhöhe) auf ähnliche Reize (zweiter, etwas höherer Ton).
Zu **(E)**: Verbale Konditionierung: Eine Form der operanten Konditionierung (Belohnungslernen); hier werden verbale Äußerungen als positive Verstärker für erwünschtes Verhalten (Reden über körperliche Krankheiten) eingesetzt; nicht erwünschte Verhaltensweisen (Reden über psychische Probleme) werden gelöscht.

I.40 Extinktion, Dekonditionierung und Löschung

„*Verlernen ist das einzige, was man nicht lernen kann,*" ist auch ein kluger Spruch. Zum Glück können Lernvorgänge dennoch auch wieder rückgängig gemacht werden, dies bezeichnet man als **Löschung**, **Dekonditionierung**, **Extinktion** oder einfach Vergessen. Zur Löschung kann es bei allen Lernarten kommen. Konditionierte Verhaltensweisen verschwinden wieder, wenn entweder die Verknüpfung von unbedingtem und bedingtem Reiz (klassisch) oder die von Reaktion und Verstärker (operant) wieder aufgegeben wird.

a) Löschung bei klassischer Konditionierung: Erinnern Sie sich noch an den Versuch mit dem Augenblinzeln? Wenn Sie weiterhin klatschen ohne zu pusten, wird der Lidschlagreflex zunächst noch mehrmals auftreten, aber nach einiger Zeit lässt ihr Partner die Augen trotz Ihres enthusiastischen Klatschens wieder offen: das konditionierte Verhalten wurde wieder gelöscht.
b) Löschung bei instrumenteller Konditionierung: Einige Studentinnen konditionierten im Sommersemester ihren Professor. Jedesmal, wenn er einen Fuß auf einen Stuhl stellte, strahlten sie ihn an und beugten sich so vor, dass sie dezente Einblicke in ihr Dekolletee gewährten. Der Proff stand nach kurzer Zeit bei seinen Lehrveranstaltungen fast nur noch mit dem Fuß auf dem Stuhl. Das klappte im Wintersemester nicht mehr, da Rollkragenpullover und Schals keine erotischen Einblicke mehr erlaubten und der Proff ging wieder brav auf und ab.

Klassisches und operantes Konditionieren spielt in der Verhaltenstherapie eine große Rolle. Besonders wichtig kann die Löschung unangebrachter Verhaltensweisen sein. B.: Ein Kleinkind schreit jedesmal, wenn es im Supermarkt an den Regalen mit Süßigkeiten vorbeikommt. Manchmal kauft die Mutter ihm etwas. Löschung würde bedeuten, dass die Mutter prinzipiell nichts kauft, wenn das Kind sein Affentheater veranstaltet. Ein netter therapeutischer Ratschlag, aber man glaubt nicht, wie hartnäckig Kleinkinder sein können, wenn es darum geht die Eltern zu erziehen. Wie löschungsresistent Verhaltensweisen sind, hängt von der Art der vorangegangenen Verstärkung ab: 1. Verstärktes Verhalten ist löschungsresistenter als durch Bestrafung konditioniertes Verhalten. 2. Negativ verstärktes Verhalten ist löschungsresistenter als positiv verstärktes. 3. Intermittierend verstärktes Verhalten ist löschungsresistenter als kontinuierlich verstärktes. Je unregelmäßiger dabei die intermittierende Verstärkung, desto löschungsresistenter das Verhalten. 4. Je langsamer etwas gelernt wurde, desto löschungsresistenter das Verhalten.
Remission (Rückbildung): Eine durch Löschung zum Verschwinden gebrachte konditionierte Verhaltensweise kann mehr oder minder spontan irgendwann wieder auftreten (Spontanremission des konditionierten Verhaltens).

F09

Frage 1.199: Lösung C

Zu **(A)**: Bestrafung: Wird eine Verhaltensweise mit einem negativen Verstärker (Ohrfeige, Geldbuße) oder der Wegnahme eines positiven Verstärkers (Fernsehverbot, Taschengeldentzug) beantwortet, so sinkt deren Auftretenswahrscheinlichkeit. In der Frage wird das Verhalten von David nicht bestraft.
Zu **(B)**: Intermittierende Verstärkung: Das Verhalten wird in regelmäßigen oder unregelmäßigen Abständen belohnt. Die Mutter lobt David zunächst kontinuierlich (kontinuierliche Verstärkung), später gar nicht mehr. Intermittierende Verstärkung führt wie kontinuierliche Verstärkung zur erhöhten Auftretenswahrscheinlichkeit einer Verhaltensweise. Im Gegensatz zur kontinuierlichen Verstärkung hält der Lerneffekt aber bei intermittierender Verstärkung nach Ausbleiben der Belohnungen länger an.
Zu **(C)**: Löschung: Verlernen eines gelernten Verhaltens durch langfristiges Ausbleiben einer positiven Konsequenz. Dies geschieht bei zuvor kontinuierlicher Verstärkung (wie hier im Beispiel bei David) besonders schnell.
Zu **(D)**: Positive Verstärkung: Eine erwünschte Verhaltensweise wird belohnt, z. B. Lob der Mutter für das Zähneputzen. Dies erklärt nicht, warum das Kind letztlich nur noch flüchtig putzt.

Zu **(E)**: Es gibt primäre Verstärker, die primäre Bedürfnisse befriedigen, z. B. Nahrung, Flüssigkeit, Zuwendung, Sexualität. Das von der Mutter eingesetzte Lob wäre ein sekundärer Verstärker.

H04 ■■

→ **Frage 1.200: Lösung D**

Zu **(A)**: Bei wiederholten Lerndurchgängen ist der Lernzuwachs zunächst sehr groß und wird dann später immer geringer, da man mehr als „alles" nun einmal nicht wissen kann. Das bedeutet nicht, dass Sie jetzt mit der Paukerei aufhören dürfen, auch wenn Sie meinen, Ihr Lernkurvengradient kreuzt gerade die Wolkendecke.
Zu **(B)**: Vermeidungsreaktion: Negative Verstärkung bezeichnet die Wegnahme einer als unangenehm empfundenen Situation, dadurch wird ein Verhalten häufiger gezeigt. Dieses Vermeidungsverhalten verhindert aber oft auch, dass positive Erfahrungen gemacht und Ängste somit gelöscht werden könnten.
Zu **(C)**: Löschung: Extinktion eines gelernten Verhaltens.
Zu **(D)**: Remission (Rückbildung): Eine durch Löschung zum Verschwinden gebrachte konditionierte Verhaltensweise kann mehr oder minder spontan irgendwann wieder auftreten.
Zu **(E)**: Das wäre Reizdiskrimination.

F08

→ **Frage 1.201: Lösung A**

Zu **(A)**: Das Zwei-Faktoren-Modell von O. H. Mowrer beschreibt die Entstehung und Aufrechterhaltung von Ängsten. In dieser Theorie kommt es 1. durch eine Koppelung neturaler Stimuli mit der ursprünglichen angstauslösenden Situation zu einer Konditionierung. Hierdurch kann diese neue Situation die Funktion der Auslösung von Angst bekommen. Durch Generalisierung lösen im weiteren Verlauf schließlich auch ähnliche Stimuli ebenfalls die Angstreaktion aus. Der 2. Faktor besteht darin, dass Verhaltensweisen zur Reduktion von Angst (negativ) verstärkt werden, d. h. Vermeidungsreaktionen werden durch das Ausbleiben von Angst belohnt. Eine Löschung ist unmöglich, weil das Individuum nun nicht mehr versucht, ob die ursprünglichen Handlungen noch Angst auslösen.
Zu **(B)**: Wenn das Vermeidungsverhalten nur gelegentlich auftreten würde, könnte die Person irgendwann die Erfahrung machen, dass sie ihre Angst bewältigen kann. Das Zwei-Faktoren-Modell sieht dies gerade nicht vor.
Zu **(C)**: Reizgeneralisierung spielt zwar in der Zwei-Faktoren-Theorie auch eine Rolle, erklärt aber nicht die Resistenz gegen Löschung.
Zu **(D)**: Modelllernen kann eine Rolle spielen, hat aber kaum Auswirkungen auf die Löschungsresistenz.
Zu **(E)**: Traumatische Fixierung ist eher ein Begriff aus der Psychoanalyse. Das Zwei-Faktoren-Modell ist lerntheoretisch orientiert. Fixierung ist die Bindung an eine Phase aus der psychosexuellen Entwicklung (oral, anal, phallisch), wenn das Kind in dieser Phase zuviel oder zu wenig Befriedigung erhielt.

I.41 Modelllernen („modeling")

Die meisten menschlichen Verhaltensweisen lassen sich nicht durch klassisches oder operantes Konditionieren erklären. Stellen Sie sich vor, Sie müssten das Verabreichen einer Spritze vermittels *„trial and error"* erlernen: Sie stechen die Spritze aufs Geratewohl irgendwo ins Gesäß, treffen den Ischias und werden vom Patienten auf 100.000,- Euro Schmerzensgeld verklagt (negative Konsequenz). Folge: an derselben Stelle werden Sie die Spritze nie wieder ansetzen. Zufällig stechen Sie beim nächsten Mal in den äußeren, oberen Quadranten des Po und der Patient lobt sie, weil es fast gar nicht wehgetan hat (angenehme Konsequenz). Es wäre sehr mühevoll, wenn wir alle unsere Verhaltensweisen so lernen müssten. Zum Glück geht es auch einfacher: Verhaltensweisen können auch dann gelernt werden, wenn die Konsequenzen an anderen beobachtet werden. Dies wird **„stellvertretende Verstärkung"** genannt. Durch **„Lernen am Modell"** können neue Verhaltensweisen gelernt (*„modeling"*), alte gefördert und auch gelöscht werden. Dies wird auch als **Imitationslernen** bzw. **Beobachtungslernen** bezeichnet; vom kindlichen Spracherwerb bis zu differenziertem ethisch-moralischen Verhalten spielt es eine entscheidende Rolle. Das Verhalten eines beobachteten Modells wird in der Regel nur in das eigene Verhaltensrepertoire aufgenommen, wenn a) das Modell Erfolg hatte und b) das Modell vom Beobachter positiv bewertet wurde. Beim Imitationslernen handelt sich damit also lediglich um eine Spezialform der operanten Konditionierung.
Albert Bandura unterschied vier Phasen des Modelllernens:
- Aufmerksamkeitsphase,
- Behaltensphase,
- Handlungsphase (Reproduktion),
- Motivationsphase (Handlung auch später zu zeigen).

Klinischer Bezug

Eine Kenntnis der unterschiedlichen Lernarten ist wichtig, da auch Patienten lernen müssen mit ihren Krankheiten umzugehen. Zum anderen wird gerade bei psychischen und psychosomatischen Störungen Fehlverhalten auch gelernt.

F05 ■

→ **Frage 1.202: Lösung C**

Zu **(A)** und **(D)**: Auslösender Effekt (=reaktionserleichternder Effekt): Von einem Auslösungseffekt spricht man, wenn beim Beobachter Reaktionen und Handlungen ausgelöst werden, die er schon beherrscht, die aber einer gewissen Gruppenlenkung unterliegen.
Zu **(B)**: Enthemmender oder hemmender Effekt: Eine vorhandene Verhaltensweise tritt leichter auf bzw. wird je nach im Umfeld vorhandenen Modellen unterdrückt.
Zu **(C)**: Modellierender Effekt bzw. Modelllernen: Lernvorgang durch Beobachtung eines Modells; wenn das Modell Erfolg hat, wird das Verhalten vom Beobachter übernommen. Hierbei spielt die stellvertretende Verstärkung eine wichtige Rolle: Durch Identifikation mit dem Modell erlebt auch der Beobachter den Erfolg positiv.
Zu **(E)**: Richtungsweisender Effekt: Ganz bestimmt hätte es einen richtungsweisenden Effekt, wenn das IMPP den Fragenkatalog eindämmen würde und nicht Jahr für Jahr völlig neue Themengebiete hinzukämen, von denen selbst eingefleischte Fachleute absolut noch nie etwas gehört haben, die die Studenten in der Prüfung aber trotzdem wissen sollen, obwohl der reale Bezug zum ärztlichen Handeln ziemlich lächerlich ist. Ansonsten ist dem Verfasser der Begriff „richtungsweisender Effekt" zumindest als Fachwort im Bereich Modelllernen unbekannt. Aber das musste ja vielleicht trotzdem mal gesagt werden, oder?

H09 ■

→ **Frage 1.203: Lösung E**

Zu **(A)**–**(D)**: Albert Bandura bezeichnet das Modelllernen als einen kognitiven Lernprozess, bei dem ein Mensch (Beobachter) das Verhalten und sich daraus ergebende Konsequenzen bei anderen Menschen (Modell) beobachtet und daraufhin sich neue Verhaltensweisen aneignet bzw. eigene Verhaltensweisen ändert. Voraussetzung dafür ist, dass das Modell mit dem gezeigten Verhalten Erfolg hatte und das Modell vom Beobachter als positiv bewertet wird.
Albert Bandura unterschied **vier Phasen des Modelllernens**:

- **Aufmerksamkeitsphase**,
- **Behaltensphase**,
- **Handlungsphase** (Reproduktion),
- **Motivationsphase** (Handlung auch später zu zeigen).

Zu **(E)**: Antwortmöglichkeit trifft nicht zu. Welchen tieferen Sinn sollte die Widerstandsphase beim Imitationslernen auch haben?

1.4.3 Kognition

I.42 Lernen durch Einsicht

Sie sitzen ja immer noch brav hier, mit dem schwarzen Büchlein vor Ihrer Nase und lernen etwas über das Lernen. Nun, welche Lernart ist das denn? Klassische Konditionierung? Nein, keine Bindung an einen Reflex in Sicht, es sei denn der Anblick des Biochemie-Lehrbuches erzeugt bei Ihnen schon reflektorischen Schluckauf. Belohnungslernen? Vielleicht, aber das viele Geld, das Sie später einmal verdienen werden, wenn Sie das Physikum bestehen, ist heute noch Lichtjahre entfernt. Modelllernen? Nun gut, ein oder zwei Ihrer Kommilitonen lernen zwar auch, aber erklärt das wirklich Ihr Verhalten?
Beim Beantworten der IMPP-Fragen verlassen uns die bisherigen Lerntheorien und wir müssen noch eine weitere hinzufügen: das **kognitive Lernen** oder **Lernen durch Einsicht**. Sie versuchen diese psychologischen Theorien zu verstehen, eine direkt sichtbare Verhaltensänderung ergibt sich dadurch zwar nicht, dennoch haben Sie aber etwas gelernt, das Sie später wieder reproduzieren können. Lerntheorien wie die klassische und die operante Konditionierung suggerieren, dass Lernprozesse lediglich Verhaltensänderungen verursachen. Bei höheren Säugern hinterlässt Lernen aber auch veränderte Denkstrukturen, mit deren Hilfe in ähnlichen Situationen sehr viel leichter gelernt wird. Im Experiment von Tolman zum Beispiel konnten Ratten, die es gelernt hatten, durch ein Labyrinth zum Futter zu finden, viel schneller durch ein spiegelbildlich aufgebautes Labyrinth finden. Wenn Sie erstmal gelernt haben, wie man den Blinddarm entfernt, ohne den Patienten dabei umzubringen, dann ist eine Herztransplantation der reine Klacks für Sie. Es geht beim kognitiven Lernen also nicht um reine Verhaltensänderungen, sondern mehr um das kognitive Verstehen von logischen Zusammenhängen, insbesondere von kausalen Ursache-Wirkungsmechanismen, um den Ablauf dieser Welt vorhersagbar zu machen. Auch Bewertungen, innere Modelle und Erwartungen können nicht mehr mit Konditionierungstheorien allein erklärt werden, sondern sind ein Prozess des kognitiven Lernens. Mit solchen höheren Lernprozessen beschäftigen sich u.a. die Modelle zur Erklärung von Intelligenz.
Wissen Sie schon wieder nicht, was Sie zwei Seiten vorher im Biochemie-Lehrbuch mühsam zu behalten versucht haben? Beim kognitiven Lernen gibt es mehrere Gesetzmäßigkeiten, die das Behalten unterstützen:

1. Je öfter eine Information wiederholt wird, umso besser versenkt sie sich in den Gedächtnisspeichern.
2. Alles, was emotional ist, behält man besser (langweilige Vorlesung versus spannender Kinofilm). Wenn Sie sich furchtbar ärgern, dass etwas im Biochemie-Buch so schlecht erklärt wurde, behalten Sie das möglicherweise besser als etwas, das gut aber langweilig erklärt wurde.
3. Je mehr Sinneskanäle und Hirnfunktionen in die Informationen eingebunden sind, umso breiter wird das Wissen im Gehirn verankert. Wenn man Informationen nur hört, behält man bestenfalls 20%, wenn man sie nur liest, sind es auch nur 30%. Wenn man sie sieht und hört (z. B. Vorlesung mit PowerPoint-Unterstützung), wächst die **Behaltensleistung** auf 50%. Wenn man einen Sachverhalt sieht, hört und diskutiert, sind es bereits 70%. Und wenn man die zu lernende Aufgabe darüber hinaus auch noch aktiv selbst bearbeitet, dann liegt die Gedächtnisleistung sogar bei rund 90%!
4. Super sind also: aktives Bearbeiten des Lerntextes, Herausschreiben und Zusammenfassung wichtiger Teile auf Karteikarten, Formulierung von Fragen auf der Rückseite der Karteikarte und unbedingt Gründung einer **Lerngruppe**, in der man Sachverhalte diskutiert und sich in Form einer Prüfungs-Desensibilisierung gegenseitig abfragt!!!

I.43 Intelligenz

„*Intelligenz ist beschränkt, Dummheit endlos*“ meinte M. Bussek (1966). Das Konzept der Intelligenz geht ursprünglich auf **A. Binet** (1857–1911) zurück. Um analog zum körperlichen Entwicklungsgrad von Kindern auch ein Maß für die geistige Entwicklung zu haben, entwickelte er eine große Anzahl von Testaufgaben mit steigendem Schwierigkeitsgrad (Labyrinthe, Perlen auffädeln, Figuren abzeichnen, Worte nachsprechen). **Stern** (1912) entwickelte das Konzept weiter und berechnete dann erstmals den Quotienten, der dem IQ seinen Namen gab:

$$\text{Intelligenzquotient} = \frac{\text{Intelligenzalter}}{\text{Lebensalter}} \times 100$$

Pro gelöster Aufgabe vergab er zwei Monate **Intelligenzalter** und berechnete dann die Differenz zwischen Intelligenz- und wahrem Lebensalter. Ein 7-jähriges Kind, das 48 Aufgaben richtig löste, hätte demnach ((48×2):84)×100 = 114 einen IQ von 114. Die Hundert wurde in die Gleichung nur eingeführt, damit die Zahl größer aussieht; ein IQ von 1,14 würde ja ziemlich mickrig wirken. Dementsprechend liegt der Mittelwert bei 100, wenn das Intelligenzalter dem Lebensalter entspricht. Intelligenzquotienten unter 100 sind retardiert und über 100 akzeleriert.

Bei Erwachsenen wird die Berechnung dieses klassischen Intelligenzquotienten sinnlos: Ein 70-Jähriger, der die Leistung eines 93-Jährigen erbringt, wäre kein sinnvoller Vergleich. Daher führte Wechsler das Konzept des **Abweichungs-IQs** ein. Dieser besagt etwas über die relative Position eines Individuums im Vergleich mit seiner Altersgruppe. Grundlage ist die Normierung eines Intelligenztests und die Berechnung der Standardwerte. Durch Transformation des Testergebnisses eines Probanden in einen Standardwert (z. B. IQ, T-Wert) lässt sich aussagen, ob der Proband gut oder schwach abgeschnitten hat. Ein 10-Jähriger mit einem IQ von 130 muss also weniger (oder leichtere) Aufgaben richtig lösen als ein 25-Jähriger mit demselben IQ.

Intelligenztheorien: Eine einheitliche Theorie über das Konstrukt Intelligenz gibt es nicht. Verschiedene Wissenschaftler entwickelten unterschiedliche Modellvorstellungen über dieses mehrfaktorielle Persönlichkeitsmerkmal. Da hieraus unterschiedliche Tests resultierten, ist es durchaus gewöhnlich, dass verschiedene Testverfahren zu unterschiedlichen Resultaten bei demselben Probanden kommen können. Diese Unsicherheit über das Wesen der Intelligenz wurde gekrönt durch die operationale Definition von Boring, der schlichtweg aussagte: „*Intelligenz ist das, was der Intelligenztest misst.*“

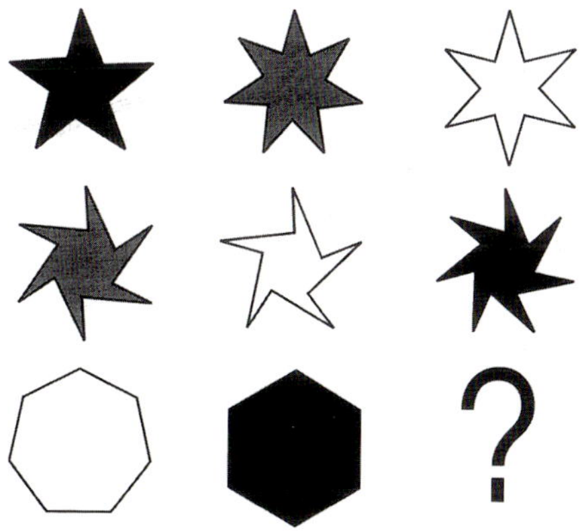

Abb. 1.**30** Intelligenztest: Welches Zeichen müsste rechts unten stehen, wenn die Anordnung einem logischen Gesetz folgt?

Folgende Theorien werden vom IMPP abgefragt:

- **Spearman** unterschied in seiner Zweifaktorentheorie (1927) (a) einen Generalfaktor der Intelligenz (*g-Faktor*) und (b) mehrere spezifische Faktoren (*s-Faktoren*).

- **Cattell** trennte (a) flüssige Intelligenz (*„fluid intelligence"*, logisches Denkvermögen) von (b) verfestigter Intelligenz (*„crystallized intelligence"*, bildungsabhängig). kristalline I.
- **Thurstone** entwickelte mit seiner 7-Faktoren-Theorie (1938) ein faktorenanalytisch berechnetes Modell der Intelligenzdimensionen: (a) Wortverständnis, (b) Wortflüssigkeit, (c) Rechenfertigkeit, (d) Schlussfolgerndes Denken (*„reasoning"*), (e) Auffassungsgeschwindigkeit, (f) Räumliches Vorstellungsvermögen und (g) Merkfähigkeit, das vom IMPP besonders gerne abgefragt wird.
- Meines Wissens bisher noch nie geprüft wurde das Modell von **Guilford** (1967), das aus satten 120 Faktoren besteht, die sich aus einer dreidimensionalen Matrix von 5×6×4 Faktoren zusammensetzen: (a) Operationsformen (Kognition, Merkfähigkeit, divergentes Denken, konvergentes Denken und Bewertung); (b) Produkte (Einheiten, Klassen, Beziehungen, Systeme, Transformationen und Implikationen) und (c) Inhalte (figural, figural, symbolisch, semantisch, Verhalten).

Mit dem Buch *„Emotionale Intelligenz"* prägte Daniel Goleman einen völlig neuen Begriff. Lange Zeit galt der IQ (Intelligenzquotient) als Maßstab für Erfolg, doch der EQ (Emotionaler Quotient) scheint eine eben so wichtige Rolle zu spielen. Emotionale Intelligenz ist die Fähigkeit, die eigenen Gefühle und die anderer Menschen zu verstehen und mit ihnen zu arbeiten. Verstand und Gefühl liegen dabei eng zusammen. Die emotionale Intelligenz eines Menschen kann viel ausschlaggebender für persönlichen und beruflichen Erfolg als der IQ sein. Eine weitere Überdehnung des ohnehin strapazierten Intelligenzkonstruktes ist die **„soziale Intelligenz"**: Personen mit hoher sozialer Intelligenz können soziale Beziehungen schneller durchschauen und sich entsprechend verhalten. Sie ecken selten an, haben viele Freunde und können auf dieser Basis auch große Macht ausüben. Bekanntlich gibt es ja Menschen, die einerseits kaum bis drei zählen können, sich aber in ihrem sozialen Umfeld so gut entwickeln, dass sie es zu führenden Positionen bringen. Andere, in theoretischen Fragen hochintelligente Menschen, scheitern im praktischen Umgang mit anderen Menschen völlig.

Intelligenztests: Es werden **power-Tests** mit ansteigendem Schwierigkeitsgrad der Aufgaben ohne Zeitbegrenzung von **speed-Tests** mit etwa gleichem Schwierigkeitsgrad aber knapper Zeitbegrenzung unterschieden. Die gebräuchlichsten Tests sind:

- **HAWIE-R**: Hamburg-Wechsler-Intelligenztest für Erwachsene (R = revidierte Form); HAWIK-R: derselbe für Kinder, HAWIVA: Hannover-Wechsler Intelligenztest für das Vorschulalter. Alle Wechsler-Tests sind unterteilt in einen **Verbalteil** (sprachlich-theoretische Intelligenz) und einen **Handlungsteil** (praktisch konkrete Intelligenz). Der Test hat sowohl power- wie auch speed-Aufgaben und gibt ein Leistungsprofil aus 11 Untertests: Allgemeines Wissen, Allgemeines Verständnis, Zahlennachsprechen, Rechnerisches Denken, Gemeinsamkeiten-finden, Wortschatz, Zahlen-Symbol-Test, Bilderordnen, Bilderergänzen, Mosaik-Test, Figuren-legen.
- **IST**: Intelligenz-Struktur-Test (IST) nach Amthauer, auch **IST 70** und **IST-2000**. Angelehnt an die Theorie von Thurstone mit insgesamt 9 Untertests: Satzergänzung, Wortauswahl, Analogien, Gemeinsamkeiten, Merkaufgaben, Rechenaufgaben, Zahlenreihen, Figurenauswahl, Würfelaufgaben. Im Handbuch werden berufstypische Intelligenzprofile angegeben.
- **LPS**: Leistungsprüfsystem, als Kurzform auch als **PSB** (Prüfsystem für Schul- und Bildungsberatung) von Horn. Gleichfalls eng an die 7-Faktoren-Theorie von Thurstone angelehnt. Insgesamt 15 Untertests, ausschließlich unter Zeitdruck durchgeführt, die später folgenden Skalen zugeordnet werden: Allgemeinbildung, Denkfähigkeit, Worteinfall, Technische Begabung, Ratefähigkeit, Wahrnehmungstempo.
- **PMT**: Progressiver Matrizen-Test (PMT) von Raven als *„Coloured"*, *„Standard"* oder *„Advanced Progressive Matrices"* für verschiedene Altersstufen. Diese power-Tests gelten als sprachfrei und sollen unabhängig von Kultur- oder Bildungseinflüssen nur den g-Faktor von Spearman erfassen.
- **K-TIM** von Melchers, Schürmann und Scholten: Kaufmans Test zur Intelligenzmessung für Jugendliche und Erwachsene mit den Untertests: Worträtsel, Symbole-lernen, logische Denkschritte, auditives Verständnis, Zeichen-entschlüsseln, doppelte Bedeutungen, figurales Gedächtnis, Persönlichkeiten.

Klinischer Bezug

Störungen der Intelligenz kommen bei einer Vielzahl von Krankheiten vor, z. B.: Oligophrenie, Demenz, Schlaganfall, Schädel-Hirn-Trauma, Entzündungen und Vergiftungen des Gehirns, Schizophrenie, manisch-depressive Psychose, Depression, vielen Stoffwechselerkrankungen, usw. Der Arzt sollte daher die gängigen Intelligenztests kennen, um entsprechende Befundberichte von Psychologen verstehen und interpretieren zu können.

H05 ■

→ **Frage 1.204: Lösung C**

Zu **(A)–(E)**: Der klassische IQ berechnet die Intelligenz aus der Formel:

$$\frac{\text{Intelligenzalter}}{\text{Lebensalter}} \times 100$$

Also

$$\frac{120\ \text{Monate}}{96\ \text{Monate}} \times 100 = 1{,}25 \times 100 = 125.$$

Damit ist Lösung (C) richtig.

H02

→ **Frage 1.205: Lösung A**

Zu **(A)**: Abweichungs-IQ: relative Position eines Individuums bezüglich seiner Altersgruppe. Der IQ sagt lediglich aus, ob und um wie viel die getestete Person besser oder schlechter als dieser Mittelwert abschneidet.
Zu **(B)**: Test-Standardwerte sind üblicherweise normalverteilt. Plusminus einer Standardabweichung um den Mittelwert herum liegt der Erwartungsbereich von 68 % der Eichstichprobe. Diese Standardabweichung ist aber durch die Standardnorm von vornherein rechnerisch festgelegt (z. B. ±15 beim IQ,±10 beim T-Wert) und stammt damit eben nicht aus dem Vergleich unterschiedlich normierter Verfahren.
Zu **(C)**: Gemeint sein könnte hier evtl. der klassische IQ: Pro gelöster Aufgabe eines Intelligenztests wird eine festgelegte Anzahl von Monaten *„Intelligenzalter"* vergeben und später die Differenz zwischen Intelligenz und Lebensalter berechnet: 8 Jahre Lebensalter und 96 Monate Intelligenzalter = IQ 100.
Zu **(D)**: Auch hiermit ist der klassische IQ gemeint. Das Modell geht davon aus, dass Intelligenz parallel zum Lebensalter stetig anwächst. Eine solche Berechnung ist schon bei Kindern etwas krumm, da das Denkvermögen wie das Körperwachstum nicht einfach gleichförmig linear ansteigt, und wird bei Erwachsenen natürlich schnell völlig sinnlos.
Zu **(E)**: Aus dem arithmetischen Mittel über verschiedene Untertests eines Intelligenztests lässt sich der Gesamt-IQ berechnen.

F01 ■

→ **Frage 1.206: Lösung D**

Zu **(A)–(E)**:
Einen Intelligenzquotienten von über 130 haben nach unten stehender Tabelle nur rund 2,2 % der Bevölkerung, d. h. rund zwei von 100 Kindern. Der Forscher braucht aber nicht zwei solcher Kinder, sondern fünfzigmal soviel (=100 Kinder). Überschlägig gerechnet: Er müsste also (gerundet) 50×100, d. h. etwa 5.000 Kinder prüfen, um 100 mit einem IQ von über 130 zu finden. Wenn wir den etwas genaueren Zahlenwert von 2,2 benutzen, kommt man auf die 4.400 Kinder, die in Antwortmöglichkeit (D) genannt wird. Da wird der Begabungsforscher schon ein paar Tage zu tun haben.

F10

→ **Frage 1.207: Lösung B**

Zu **(A)**: Der Begriff des **„allgemeinen Wissens"** bezieht sich auf schul- und bildungsabhängiges Wissen (gemessen z. B. mittels des Untertests „allgemeines Wissen" des Hamburg-Wechsler-Intelligenztests). Wenn Frau R. ihre Kreuzworträtsel noch gut lösen kann, ist dieser Intelligenzbereich noch intakt.
Zu **(B)** und **(C)**: Cattell unterschied die **„flüssige Intelligenz"** („fluid intelligence", logisches Denkvermögen) von der „verfestigten" oder **„kristallinen"**, bildungsabhängigen **Intelligenz** („crystallized intelligence"). Da Frau R. ihr erlerntes Wissen immer noch ohne Probleme anwenden kann, dürfte in diesem Fall im Wesentlichen die fluide Intelligenz defizitär sein.
Zu **(D)**: Ob die **Merkfähigkeit** bei Frau R. gestört ist, lässt sich aus ihrer Bemerkung nicht herauslesen. Merkfähigkeit ist ein unspezifischer Begriff und kann sowohl auf das Kurzzeit- wie auch auf das Arbeitsgedächtnis und die Übertragung von Inhalten in das Langzeitgedächtnis abzielen.
Zu **(E)**: **Verbale Intelligenz** bezeichnet die Fähigkeit, sprachgebundene Aufgaben zu lösen. Am häufigsten angewandte Untersuchungsmethode ist der **Hamburg-Wechsler-Intelligenztest** (HAWIE), der einen Handlungs- und einen Verbalteil unterscheidet. Letzterer prüft z. B. allgemeines Wissen, Zahlen-Nachsprechen, Wortschatz, rechnerisches Denken (Textaufgaben) und allgemeines Verständnis bzw. das Finden von Gemeinsamkeiten.

F02

→ **Frage 1.208: Lösung D**

Zu **(A)**: Diese Antwort gilt für die Auswertung aller psychometrischer Testverfahren. Der erreichte Wert wird immer in Bezug zum Mittelwert der vergleichbaren Altersgruppe aus der Eichstichprobe

zu Frage 1.206

Prozent je Abschnitt	0,13 %	2,14 %	13,59 %	68,26 %	13,59 %	2,14 %	0,13 %
Prozentrang	0,1 %	2 %	16 %	50 %	84 %	98 %	99,9 %
IQ (z. B. HAWIK)	55	70	85	100	115	130	145

gesetzt, um sagen zu können, ob das individuelle Ergebnis unter oder über dem Durchschnitt liegt.
Zu **(B)**: Die Hamburg-Wechsler-Tests teilen sich in zwei große Bereiche mit jeweils mehreren Untertests auf: 1. Verbalteil (allgemeines Wissen, Zahlen nachsprechen, Wortschatz-Test, rechnerisches Denken, allgemeines Verständnis, Gemeinsamkeiten finden) und 2. Handlungsteil (Bilderergänzen, Bilderordnen, Mosaik-Test, Figurenlegen, Zahlen-Symbol-Test).
Zu **(C)**: Die Hamburg-Wechsler-Tests lassen sich von einem Untersucher immer nur mit einer einzelnen Person durchführen. Andere IQ-Tests, z.B. das Leistungs-Prüfungssystem, funktionieren kostengünstiger auch als Gruppentestung.
Zu **(D)**: Multiple-Choice-Aufgaben kommen in den Hamburg-Wechsler-Tests gar nicht vor. Bei vielen anderen Intelligenztests dagegen (z.B. LPS, SPM) gibt es fast nur Multiple-Choice-Aufgaben.
Zu **(E)**: Das Areal von plus/minus einer Standardabweichung um den Mittelwert der Eichstichprobe herum nimmt man als Durchschnittsbereich an. Ergebnisse, die in diesen Bereich hineinfallen, werden entsprechend als durchschnittlich, d.h. unauffällig, oder „normal" eingestuft. Da es sich bei der Verteilungskurve um eine Normalverteilung handelt, liegen in diesem mittleren Bereich die meisten Fälle, exakt sind es 68% der getesteten Probanden. Beim Intelligenzquotienten, der ja zu den Standardwerten gehört, beträgt eine Standardabweichung 15 IQ-Punkte. Da der genaue rechnerische Mittelwert des Intelligenzquotienten willkürlich auf 100 festgelegt wurde, liegen also im Bereich von 100 ±15, d.h. zwischen 85 und 115, exakt 68% (oder *„rund zwei Drittel"*) der Fälle.

F02

→ **Frage 1.209: Lösung B**

Zu **(A)**, **(C)**, **(D)** und **(E)**: Thurstones 7-Faktoren-Theorie: siehe Lerntext I.43.
Zu **(B)**: *„Offenheit für Erfahrungen"* gehört nicht zu Thurstones Intelligenztheorie. Man sollte gerade im studentischen Alltag deswegen aber nicht völlig darauf verzichten.

H06 ■

→ **Frage 1.210: Lösung E**

Zu **(A)**: Der „g-factor" ist ein Begriff aus Spearman's Zweifaktorentheorie (1927).
Zu **(B)**: Der HAWIE beruht nicht auf den Annahmen von Herrn Thurstone, sondern basiert auf der Theorie von Wechsler.
Zu **(C)**: Klassischer Intelligenzquotient (IQ): Pro gelöster Aufgabe eines Intelligenztests wird eine festgelegte Anzahl von Monaten „Intelligenzalter" vergeben und später die Differenz zwischen Intelligenz und Lebensalter berechnet.
Hierbei handelt es sich nur um eine Transformation von Rohwerten in einen IQ, was nichts mit dem hinter dem Test stehenden Intelligenzmodell zu tun hat.
Zu **(D)** und **(E)**: Siehe Lerntext I.43.

I.44 Entwicklung der Intelligenz

Ich selbst bilde mir zwar ein, schon immer sehr klug gewesen zu sein, der Schweizer Naturforscher **J. P. Piaget** beschrieb die Intelligenzentwicklung bei Kindern aber dennoch in vier Phasen, die Sie kennen sollten, da sie gerne mal geprüft werden:

1. **sensumotorische Phase** (Geburt bis 2 Jahre): reflexartige Verhaltensweisen, unbewusste Verknüpfung von Mittel und Zweck, aktives Experimentieren, spontanes Erfinden.
2. Die **prä-operationale Phase** (2–7 Jahre) wird aufgeteilt in:

- **Vorbegrifflich-symbolisches Denken** (2–4 Jahre): Entscheidend ist das Entstehen von Vorstellungen und innerer Nachahmung. Das Denken ist sehr egozentrisch und stark am Konkreten, Realistischen orientiert. Symbolfunktionen werden erlangt (Voraussetzung für den Spracherwerb).
- **Anschauliches Denken** (4–7 Jahre): Das Denken erfolgt in Vorstellungen dem tatsächlichen Ablauf der Dinge. Es ist eingleisig und phänomengebunden. Vordergründig-aufdringliche Aspekte können noch nicht durch theoretische Beziehungen aufgelöst werden (gleiche Menge von Perlen in einem schmalen und breiten Gefäß wird nicht als gleich erkannt).

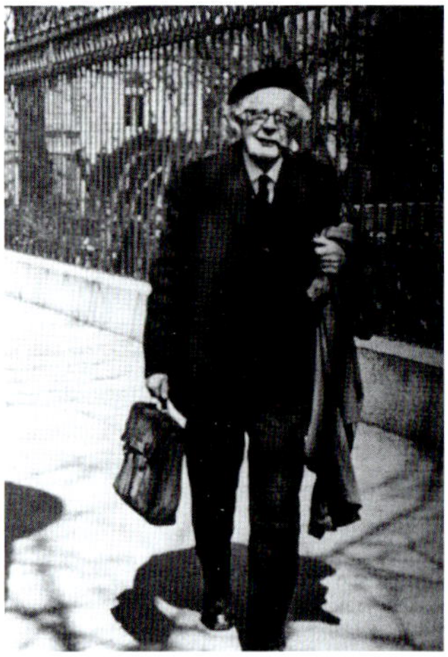

Abb. 1.31 Der Schweizer Psychologe J. P. Piaget entdeckte, dass die Intelligenz von Kindern sich schon von Geburt an immer weiter fortentwickelt.

3. **Konkret-operationale Phase** (7–11 Jahre): Das Kind berücksichtigt verschiedene Beziehungen bei einem Problem. Denkvorgänge werden reversibel. Logisch arithmetische Operationen (Addition, Subtraktion) werden verstanden, wenn sie konkreten Charakter haben. In dieser Phase zeigen sich Phänomene wie z. B. die **Reversibilität** (Umkehrbarkeit: nimmt man von allen Holzperlen die schwarzen weg, bleiben die weißen übrig; nimmt man erst die weißen weg, bleiben die schwarzen übrig) und **Invarianz** (Unveränderbarkeit: die Menge an Holzperlen bleibt gleich, unabhängig davon, ob sie in einem hohen oder in einem flachen Gefäß sind).
4. **Formal-operationale Phase** (ab 11. Lebensjahr): Denkoperationen werden unabhängig vom Gegenständlichen und müssen nicht mehr in der Realität geprüft werden. Kombinationen können gedanklich systematisch durchgespielt werden. Begriffe wie „Wahrscheinlichkeit" oder „Zufall" werden verstanden. Das formale Denken ist grundsätzlich hypothesengeleitet und deduktiv. Denkoperationen können mit abstrakten Inhalten durchgeführt werden. Das Denken stützt sich jetzt vorwiegend auf verbale Elemente und nicht mehr auf Gegenstände. Kinder können nun mit theoretischen Operationen arbeiten, z. B. über ihr eigenes Denken und die Form ihrer Argumentation nachdenken.

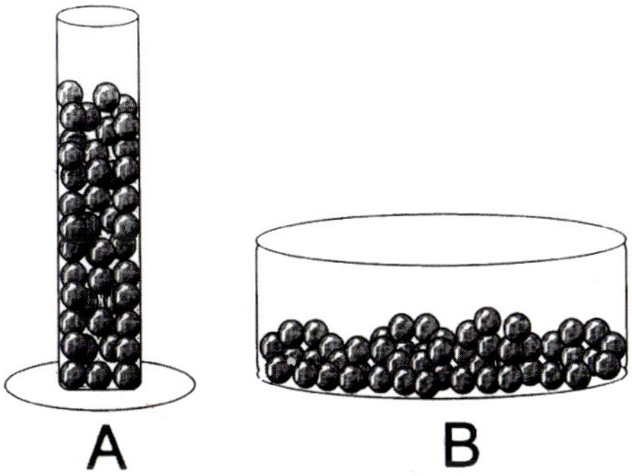

Abb. 1.32 Mengenverständnis. Auf die Frage: „In welchem Glasgefäß sind die meisten Murmeln?" werden Kinder in der Regel auf das höhere Gefäß A deuten. Das entspricht der Phase des anschaulichen Denkens nach Piaget.

F09 ■

→ **Frage 1.211: Lösung D**

Zu **(A)**–**(E)**: siehe Lerntext I.44.

F03

→ **Frage 1.212: Lösung D**

Zu **(A)**: Die vierte und letzte Phase nach Piaget ist die formal-operationale Stufe (ab dem 12. Lebensjahr).
Zu **(B)**: Hypothetisch-deduktives Denken ist keine Phase nach Piaget, lediglich das vierte Stadium der formalen Denkoperationen zeichnet sich durch hypothetisch-deduktives Vorgehen aus. Deduktives Schließen betrifft Konklusionen, die sich mit Sicherheit aus den Prämissen ableiten lassen. Deduktive Schlüsse werden aber auch durch Voreinstellungen und Vorwissen beeinflusst. Eine Schlussfolgerung, die unserem Vorwissen widerspricht, wird häufiger als falsch zurückgewiesen als eine Schlussfolgerung, die unser Vorwissen bestätigt unabhängig davon, ob sie den Regeln der Logik entspricht oder nicht.
Zu **(C)**: Die dritte Phase nach Piaget ist die konkret-operationale Stufe (7–12 Jahre).
Zu **(D)**: Die zweite Phase nach Piaget wird als präoperationale Phase bezeichnet und dauert vom 2. bis zum 7. Lebensjahr. Die Intelligenz ist hier zunächst noch sehr egozentrisch und stark am Konkreten, Realistischen orientiert. Das Denken folgt auch in den Vorstellungen dem tatsächlichen Ablauf der Dinge. Es ist eingleisig und phänomengebunden. Vordergründig-aufdringliche Aspekte können noch nicht durch theoretische Beziehungen aufgelöst werden Es kommt dann zum Entstehen von Vorstellungen, innerer Nachahmung und zum Spracherwerb.
Zu **(E)**: Die Phase der sensumotorischen Intelligenz umfasst die ersten beiden Lebensjahre.

F01

→ **Frage 1.213: Lösung E**

Zu **(A)**: Der Psychoanalytiker C. G. Jung erweiterte den Freudschen Begriff des Unbewussten um das *„kollektive Unbewusste"*, welches das intuitive Verstehen mythischer Symbole aus der Frühgeschichte der Menschen erlaubt. Der Archetyp ist die symbolische Repräsentation solcher Erfahrungen oder Objekte und steht in Verbindung mit instinktiven Empfindungen. Der *„Animus"* ist der männliche und *„Anima"* der weibliche Archetypus. Ich hoffe, diese kurze Schilderung animiert Sie, sich näher damit zu beschäftigen.
Zu **(B)**: Artifizielles Denken: Beispiel für das egozentrische Denken des Kindes. Bis zu 6 Jahren glauben Kinder, alle Dinge seien von irgendjemandem hergestellt worden. Ein Berg etwa ist von Gott durch Anhäufen von Erd- und Steinmassen entstanden, ein Flussbett ist ausgegraben worden.
Zu **(C)**: Phase des formal-operationalen Denkens (Denkoperationen unabhängig vom Konkreten, theoretisches Durchspielen von Möglichkeiten). Erst in dieser letzten Phase (ca. ab 12 Jahre) kommt

es zur Fähigkeit, hypothetisch-deduktiv zu denken, d. h. Fragestellungen von einer Vermutung (Hypothese) abzuleiten und dann folgerichtig zu lösen.
Zu **(D)**: Invarianz (Unveränderbarkeit) und Reversibilität (Umkehrbarkeit): Diese beiden Phänomene zeigen sich in der Phase der konkreten Denkoperationen zwischen dem 7. bis zum 12. Lebensjahr.
Zu **(E)**: Die Fähigkeit zu erkennen, dass Personen und Gegenstände auch außerhalb des Blickfeldes weiter existieren, wurde von Piaget als Objektpermanenz bezeichnet. Diese Fähigkeit bildet sich bis zum Ende des zweiten Lebensjahres heraus und gehört damit zur sensumotorischen Phase.

F00 ■

→ **Frage 1.214: Lösung C**

Zu **(A)**: Die Fähigkeit zu erkennen, dass Personen und Gegenstände auch außerhalb des Blickfeldes weiter existieren, wurde von Piaget als Objektpermanenz bezeichnet. Diese Fähigkeit bildet sich bis zum Ende des zweiten Lebensjahres heraus.
Zu **(B)**: Artifizielles Denken: Beispiel für das egozentrische Denken des Kindes. Bis zu 6 Jahren glauben Kinder, alle Dinge seien von irgend jemandem hergestellt worden. Ein Berg etwa ist von Gott durch Anhäufung von Erd- und Steinmassen entstanden, ein Flussbett ist ausgegraben worden.
Zu **(C)–(E)**: Piaget entwickelte eine Abstufung der Intelligenz von Kindern in vier Phasen:
Siehe Lerntext I.44.

1.4.4 Emotion

I.45 Emotion

Wir reden schüchterne Worte,
Wir sehn aneinander vorbei,
Scheu wie die erste Liebe
Macht uns der späte Mai.
Was zögerst du, was zagst du,
Wer weiß, bald fällt der Schnee,
Die ungeküssten Küsse,
Das ist das bitterste Weh.

Ein melancholisches Gedicht von Hermann Löns, das zeigt, dass auch unsere Urgroßväter schon ebenso verliebt sein konnten wie wir heute. Liebe ist eine Frage des Gefühls, auch Emotion oder Affekt genannt. Ekman & Friesen (1972, 1986) unterschieden mit dem **„Facial Action Coding System"** sieben **Basis-Emotionen** anhand des Gesichtsausdrucks:

Tab. 1.8 Versuchen Sie mal den in der Tabelle beschriebenen Gesichtsausdruck nachzuahmen und dann zu raten, welches Gefühl das sein soll.

	Fröhlichkeit	**Überraschung**	**Ärger**	**Ekel**	**Furcht**	**Traurigkeit**	**Verachtung**
angehobene Augenbrauen		X			X	X	
gesenkte Augenbrauen, gerunzelte Stirn			X		X	X	
oberes Augenlid ...		angehoben	angehoben		angehoben		
unteres Augenlid ...	angespannt		angespannt	angespannt			
Mundwinkel...	angehoben					gesenkt	
Mund geöffnet		X			X		
angehobene Oberlippe				X			
Mundwinkel angehoben & auf einer Seite angespannt							X

Primäre Emotionen: Plutchik (1980) unterschied acht Grunddimensionen der Emotionen: Furcht (Panik), Zorn (Wut), Freude (Ekstase), Kummer (Traurigkeit), Vertrauen (Billigung), Abscheu (Ekel), Neugierde (Erwartung) und Erstaunen (Überraschung). **Sekundäre Emotionen** entstehen durch eine erlernte Assoziation mit primären Emotionen, z.B. Neid, Stolz, Eifersucht, Hoffnungslosigkeit usw. In der emotionsfokussierten Therapie bezeichnet man als sekundäre Emotionen auch solche, die als Reaktion auf primäre Emotionen entstehen, wobei sekundäre Emotionen vor den tiefersitzenden primären schützen sollen.
Die **Cannon-Bard-Theorie** besagt, dass ein Reiz zwei Reaktionen hervorbringt, die physiologische Erregung und die Wahrnehmung der Emotionen. Die Theorie ging davon aus, dass die körperlichen Prozesse von den psychologischen unabhängig sind. Cannon und Bard formulierten die **Thalamustheorie** der Emotion: sensorische Informationen sollten nach dieser Theorie erst im Thalamus ihre emotionale Tönung erhalten. Würde der Cortex entfernt, so bleiben die Emotionen bestehen. Würde der Thalamus entfernt, bestünden keine Emotionen mehr. **James-Lange-Theorie**: William James und auch Carl Lange meinten, dass man fühlt, weil der Körper eine physiologische Reaktion zeigt: Wir sind traurig, weil wir weinen; wir sind wütend, weil wir zuschlagen und ängstlich, weil wir zittern. Gefühle sind hier nur Begleiterscheinungen körperlicher Vorgänge. In einem Versuch von **Schachter** und **Singer** wurde ein durch Adrenalin-Injektion hervorgerufener Erregungszustand abhängig von der kognitiven Bewertung der Situation jeweils völlig anders bewertet (z.B. als Wut oder als Freude). Nach dieser Theorie besteht jedes Gefühl aus zwei Komponenten: 1. der physiologischen Erregung und 2. der kognitiven Ursachenzuschreibung für die Erregung. Sämtliche dieser Theorien sind völlig veraltet, werden aber vom IMPP trotzdem abgeprüft.

Das **Expressed-Emotion-Modell** entstand aufgrund von Aussagen über Entstehung und Verlauf schizophrener Erkrankungen. Es klassifiziert emotionale Äußerungen von Angehörigen Schizophrener in zwei Extremgruppen: (1) **Low-Emotion**: geringes Ausmaß an emotionalen Äußerungen dem Patienten gegenüber. (2) **High-Emotion**: hohe Anzahl emotionaler Äußerungen mit Kritik und Feindseligkeit dem Patienten gegenüber. Zur Bestimmung der Ausprägung schätzte man auf der Basis von Videoaufnahmen die Aussagen des Angehörigen auf fünf Skalen ein: 1. Kritik, 2. Feindseligkeit, 3. Emotionales Überengagement, 4. Wärme und 5. Anzahl positiver Bemerkungen. Die Rückfallquote von Patienten aus der High-Emotion-Gruppe war deutlich höher. Man vermutet, dass das Konzept auch für andere psychische Erkrankungen gilt.

Was geschieht in unserem Gehirn bei Liebe, Hass, Stress oder Furcht? Mit diesen Fragen beschäftigt sich die **Psychophysiologie**. Man beachtet heute vor allem die individualspezifischen Reaktionsmuster: in unterschiedlichen Belastungssituationen reagieren Personen mit für sie typischen physiologischen und vegetativen Reaktionen. Je nachdem welcher Funktionsbereich (Kreislauf, Haut, Magen) hierbei besonders stark aktiviert wird, kann es im weiteren Verlauf zu bestimmten psychosomatischen Krankheiten kommen (Bluthochdruck, Hauterkrankungen, Magengeschwür). Im umgekehrten Schluss nutzt man diesen Sachverhalt wiederum für gezielte Entspannungsübungen: **Biofeedback** gibt den Patienten eine akustische oder visuelle Rückmeldung über physiologische Parameter, die sonst nicht oder kaum bewusst zur Kenntnis genommen werden (Herzschlag, Atemfrequenz, galvanischer Hautwiderstand, EEG) und vermittelt den Patienten so ein direktes Bild ihrer physiologischen Reaktionen. Durch die bewusste Beeinflussung dieser Reaktionen lernen die Patienten sich zu entspannen, was wiederum eine Heilung der psychosomatischen Krankheit zur Folge haben kann. Dasselbe Verfahren wird auch für **Lügendetektoren** verwandt.
Je nach Gefühl werden bestimmte Botenstoffen, insbesondere **Neuropeptide** ausgeworfen. Im menschlichen Gehirn ist das **limbische System** für Emotionen zuständig, hier ist die Dichte an Neuropeptid-Rezeptoren am höchsten. Da Neuropeptide chemisch identisch mit Immunpeptiden sind, ist verständlich, dass Gefühle Auswirkungen auf das Immunsystem haben. GABA wirkt am selben Rezeptor wie Alkohol und löst Entspannung aus; Noradrenalin führt zu Angst; ein niedriger Serotoninspiegel steht mit psychischer Labilität, Depressivität und Unglücklich-Verliebtsein in Verbindung; Opioide (z.B. Beta-Endorphin) verursachen Euphorie; das „Kuschelhormon" Oxytocin ist für Vertrauen, Bindungsfähigkeit und mütterliches Verhalten verantwortlich; Vasopressin fördert nicht nur die Gedächtnisbildung, sondern auch die eheliche Treue; Testosteron erhöht die Aggressionsbereitschaft und die sexuelle Begierde (bei beiden Geschlechtern!); β-Phenylethylamin (PEA) ist ein Hormon, das beim körperlichen Sex für das lustvolle Glücksgefühl verantwortlich ist, bis hin zur orgastischen Ekstase. Als hilfreicher Wink der Natur für eifrige Physikumskandidaten erscheint, dass es mengenweise auch in Schokolade enthalten ist, man kann sich die ganze Zeitverschwendung mit dem Verliebtsein also ersparen und nun weiterlernen.
Psychophysiologische Parameter: Auch die Messung psychophysiologischer Größen unterliegt typischen Untersuchungsfehlern und zeigt deshalb nicht immer hohe Reliabilität. B.: die Atemfrequenz ändert sich sofort, wenn dem Patienten ge-

sagt wird, dass man diese nun untersuchen will. Unter Erwartungsangst kann auch der Blutdruck und die Pulsfrequenz erheblich zu hohe Werte annehmen (sog. „*Weiße-Kittel-Hypertonie*"). Erfasst werden in der Psychophysiologie vor allem folgende Parameter:

- Kardiovaskuläre Aktivität (EKG, Herzfrequenz, Blutdruck).
- Respiratorische Aktivität (Atemfrequenz, Atemtiefe).
- Elektrodermale Aktivität (Hautleitfähigkeit, Hautpotential). Die Spontanfluktuationen der elektrodermalen Aktivität sind ein Maß der sympathischen Aktivierung. Die Hautleitfähigkeitsreaktion (*skin conductance response*, SCR) spiegelt momentane (phasische) Änderungen der elektrodermalen Aktivität wider. Das Hautleitfähigkeitsniveau (*skin conductance level*, SCL) dagegen ist ein Maß der basalen (tonischen) elektrodermalen Aktivität.
- Elektrische Muskelaktivität (Oberflächen Elektromyogramm).
- Hormonale Aktivitäten (z. B. Katecholamine, Kortikosteroide).
- Cerebrale Aktivität (Elektroenzephalogramm, evozierte Potentiale, Messung der Hirndurchblutung).

Befindlichkeitsindikatoren: Neben medizinischer Messung physiologischer Zustände existieren auch psychologische Indikatoren der subjektiven Befindlichkeit. Neben der einfachen Befragung („Wie geht's Ihnen denn heute?") kann man **Eigenschaftswörterlisten** („**check-lists**") vorlegen, man kann die Aktivierungsveränderungen auf einer Skala einschätzen lassen (**semantisches Differential** oder **Polaritätsprofil**: krank -3 2 -1 0 +1 +2 +3 gesund) oder auch Leistungsveränderungen messen (z. B. Reaktionszeiten, Konzentrationsvermögen).
Psychophysik: Vorsicht! Psychophysiologie sollte nicht mit **Psychophysik** verwechselt werden. Letztere beschäftigt sich mit dem direkten Zusammenhang zwischen einem äußeren Reiz und der subjektiven Empfindung, z. B. subjektive Helligkeitsschätzungen in Abhängigkeit von der Leuchtdichte einer Lichtquelle oder der Bestimmung der Schwelle, ab welcher Lautstärke eine Person einen Ton hören kann (Inkremental- und Dekrementalschwellen).

F09

→ **Frage 1.215: Lösung E**

Zu **(A)–(D)**: Sekundäre Emotionen entstehen durch eine erlernte Assoziation mit primären Emotionen, z. B. Neid, Stolz, Eifersucht, Hoffnungslosigkeit. Zum Teil (z. B. in der emotionsfokussierten Therapie) bezeichnet man als sekundäre Emotionen auch solche, die als Reaktion auf primäre Emotionen entstehen.
Zu **(E)**: Ekman & Friesen (1972, 1986) unterschieden sieben Basis-Emotionen anhand des Gesichtsausdrucks: Fröhlichkeit, Überraschung, Ärger, Ekel, Furcht, Traurigkeit und Verachtung. Plutchik (1980) unterschied acht Grunddimensionen der Emotionen: Furcht (Panik), Zorn (Wut), Freude (Ekstase), Kummer (Traurigkeit), Vertrauen (Billigung), Abscheu (Ekel), Neugierde (Erwartung) und Erstaunen (Überraschung). Trauer gehört somit zu den primären Emotionen.

H07

→ **Frage 1.216: Lösung B**

Zu **(A)**: Basisemotionen, zu denen auch Ekel gehört, sind angeboren und müssen nicht im Verlauf der Sozialisation gelernt werden.
Zu **(B)**: Ekman & Friesen (1972, 1986) und Plutchik (1980) ordnen Ekel als primäre Emotion ein.
Zu **(C)**: Ekel wird als eigene primäre Basisemotion eingeordnet und nicht als Mischemotion.
Zu **(D)**: Plutchik setzt Ekel und Abscheu gleich. Ekel und Scham werden allerdings nicht derselben Emotionsklasse zugeordnet.
Zu **(E)**: Sekundäre Emotionen entstehen als Resultat einer Lerngeschichte und unterliegen sozialen und kulturellen Einflüssen. Sie werden als Mischemotionen bezeichnet, da sie Anteile von verschiedenen Basisemotionen enthalten (z. B. Neid, Stolz, Eifersucht, Hoffnungslosigkeit).

H05

→ **Frage 1.217: Lösung B**

Zu **(A)**: Cannon-Bard-Theorie: siehe Lerntext I.45.
Zu **(B)**: William James und auch Lange: siehe Lerntext I.45.
Zu **(C)**: Aaron Beck entwickelte ein kognitives Modell der Depression, das dysfunktionale Überzeugungen und Denkweisen des Patienten in Frage stellt. Nach Beck führen insbesondere negative unlogische Gedankengänge über sich selbst und die Umwelt, selektive Wahrnehmung von Fehlern, Überbewertung von Misserfolgen und Übergeneralisierung einer negativ verlaufenden Handlung auf zukünftige Handlungen in die Depression.
Zu **(D)**: Seligman entwickelte 1975 das Konzept der gelernten Hilflosigkeit aus tierexperimentellen Studien. Hunde, die Serien von Elektroschocks nicht entkommen konnten, wurden passiv und ertrugen auch andere Situationen hilflos, in denen Möglichkeiten zur Flucht gegeben waren. Ähnliche Verän-

derungen zeigen sich auch bei einigen Arten der Depression.
Zu **(E)**: Selye hat im Tierversuch verschiedene Stadien der Stressreaktion untersucht: **1.** Alarmreaktion, **2.** Resistenzstadium (Widerstandsstadium), **3.** Erschöpfungsstadium.

F10

→ **Frage 1.218: Lösung C**

Zu **(A)**: **Kognitive Bewertungstheorien der Emotion** (z. B. Arnold, 1960) gehen davon aus, dass Emotionen nicht das Resultat physiologischer Erregung sind. Emotionen entstehen gemäß dieser Theorien aufgrund 1. einer faktischen Überlegung, dass ein besonderer Sachverhalt vorliegt und 2. einer bewertenden Kognition (z. B. positiv/negativ, sicher/unsicher, leicht/mittel/schwierig zu bewältigen).
Zu **(B)**: Die **Cannon-Bard-Theorie** besagt, dass ein Reiz zwei gleichzeitig ablaufende Reaktionen hervorbringt: die physiologische Erregung und die Wahrnehmung der Emotionen. Keine der beiden Reaktionen bedingt die andere. Die Theorie geht davon aus, dass die **körperlichen Prozesse von den psychologischen unabhängig** sind.
Zu **(C)**: **William James** und auch **Lange** vertraten den Standpunkt, dass man fühlt, nachdem der Körper reagiert hat. Wir sind traurig, weil wir weinen; wir sind wütend, weil wir zuschlagen, und ängstlich, weil wir zittern. **Gefühle** sind in dieser Theorie nur **Begleiterscheinungen körperlicher Vorgänge**.
Zu **(D)** und **(E)**: Nach Ansicht von **Schachter und Singer** besteht jedes Gefühl aus zwei Komponenten: 1. der physiologischen Erregung und 2. der (nachträglichen) kognitiven Ursachenzuschreibung für die Erregung. Diese Theorie wird auch als **Zwei-Faktoren-Theorie** der Emotion bezeichnet. (**Achtung**: Nicht verwechseln mit dem Zwei-Faktoren-Modell der Entstehung von Neurosen von Mowrer!)

H07

→ **Frage 1.219: Lösung B**

Zu **(A)**: Nach der Kognitions-Aktivationstheorie ist die Attribution von Emotionsauslösern von Merkmalen der Situation abhängig.
Zu **(B)**: Diese Annahme ist nicht richtig, da hierbei der interne Erregungszustand nicht berücksichtigt wird, sondern nur die äußere Situation.
Zu **(C)**: Nach Schachter und Singer bestimmen Kognitionen die Qualität des subjektiven Emotionserlebens.
Zu **(D)**: Die physiologische Erregung reicht allein für das subjektive Emotionserleben nicht aus.
Zu **(E)**: Für das Zustandekommen einer Emotion sind physiologische Erregung und kognitive Bewertung essenzielle Elemente.

F08

→ **Frage 1.220: Lösung D**

Zu (A): Diese Antwortmöglichkeit kann nicht richtig sein, da das Modell sich am Emotionsausdruck von Familienangehörigen orientiert und nicht direkt am Patienten.
Zu (B): Diese Antwortmöglichkeit kann nicht richtig sein, da das Modell nicht nur primäre, sondern auch sekundäre Emotionen umfasst.
Zu (C): Diese Antwortmöglichkeit kommt gar nicht in Betracht, da es nicht um Erziehungsstile, sondern um emotionale Äußerungen geht.
Zu (E): Es ist offensichtlich, dass die Lösung auf „Empathie“ abzielt und nicht auf negative Äußerung von Emotionen.

F10 ■■

→ **Frage 1.221: Lösung D**

Zu **(A)**: Die Bereitschaft zu **Aggressionen** wird z. B. durch **Testosteron** gefördert, aber auch ein hoher **Adrenalin**spiegel kann verstärkend wirken.
Zu **(B)**: Neugier- und **Exploration**sverhalten unterliegen vor allem dem Einfluss des Neurotransmitters **Dopamin**.
Zu **(C)**: Auf das **Leistungsverhalten** haben z. B. die **Schilddrüsen**hormone einen Einfluss.
Zu **(D)**: **Oxytocin**, scherzhaft auch „Kuschel-“ oder „Orgasmushormon“ genannt, ist nicht nur für die Uteruskontraktion und den Milcheinschuss verantwortlich, sondern **verstärkt** auch die **mütterliche Bindung an ihr Kind**. Es soll auch die Bindung zwischen Partnern verstärken.
Zu **(E)**: **Alarmbereitschaft** ist z. B. stark vom **Adrenalin**spiegel abhängig.

H88

→ **Frage 1.222: Lösung A**

Gefragt wird nach Psycho**physik**! Psychophysik beschäftigt sich mit dem direkten Zusammenhang zwischen einem äußeren Reiz und der subjektiven Empfindung.
Achtung: Im Examen Herbst ’88 wussten das nur 30 %, die meisten Prüflinge tippten auf Lösung (C) und verwechselten damit Psychophysik mit Psychophysiologie.

H09

→ **Frage 1.223: Lösung E**

Zu **(A)**: Die **elektrodermale Aktivität** zeigt Potentialänderungen der Haut und ist ein guter Hinweis auf psychophysische Aktivierung. Sie hängt u. a. von Schweißdrüsenfunktion und Hautdurchblutung ab. Die Richtung dieser Aktivierung (Glück, Hass, Liebe, Schreck) lässt sich daraus nicht entnehmen.

Zu **(B)**: **EEG-Grundaktivität** ist ein eher zufälliges Rauschen, je nach vorherrschendem Wellentyp (z. B. Alpha- oder Beta-Wellen) lassen sich Aussagen über die Wachheit eines Individuums machen – eine Differenzierung von Gefühlen ist damit nicht möglich.

Zu **(C)**: **Herzfrequenz** ist ein guter Hinweis auf psychophysische Aktivierung. Die Richtung dieser Aktivierung lässt sich daraus nicht entnehmen.

Zu **(D)**: **Herzratenvariabilität**: Das gesunde Herz passt sich an Erfordernisse (Ruhe, Arbeit, Sport) an und ändert entsprechend die Frequenz des Herzrhythmus.

Zu **(E)**: Ekman & Friesen unterschieden mit dem *„Facial Action Coding System"* sieben Basis-Emotionen anhand des **Gesichtsausdrucks**. So kennzeichnet sich Überraschung z. B. durch hochgezogene Augenbrauen, geöffneten Mund und angehobenes Augenlid.

I.46 Aktivation

Denken Sie jetzt doch einmal ganz intensiv an das Physikum! Bald ist es soweit!!! Haben Sie wirklich schon genug gelernt? Schaffen Sie das überhaupt noch? Für sein kompliziertes Gehirn bezahlt der Mensch den Preis, dass nicht nur aktuelle, sondern auch vorgestellte Stresssituationen zu einer **Aktivation** führen. Letztlich ist unsere Phantasie damit Schuld an Phobien, Zwangsstörungen und Magengeschwüren.

Plötzlich auftretende Reize rufen eine **Orientierungsreaktion** mit Adrenalinausschüttung hervor, der Mensch antizipiert aufgrund seiner Intelligenz Gefahrensituationen aber schon viel früher. Diese Aktivierung hatte im Laufe der Evolution den Sinn, ein Lebewesen möglichst schnell auf Flucht- oder Kampfreaktionen vorzubereiten („*fight or flight*"). Die meisten dieser Veränderungen entstehen durch Verstärkung der sympathischen und Hemmung der parasympathischen Aktivitäten („*Kampfnerv*" und „*Ruhenerv*"), daneben kommt es zu EEG-Veränderungen und Befindlichkeitsänderungen:

- EEG-Desynchronisation (Alphablockade)
- erhöhte Ausscheidung von ACTH
- erhöhte Katecholaminausschüttung
- Tonuserhöhung der Skelettmuskulatur
- periphere Vasokonstriktion
- wenig verzögert einsetzende Erhöhung der Herzfrequenz und Veränderung des Blutdrucks
- Erniedrigung der auditiven Reizschwelle
- Erhöhung der Atemfrequenz
- Pupillenerweiterung
- elektrodermale Aktivität (Sinken des Hautwiderstandes)
- Gefühl der psychischen Angespanntheit
- Verkürzung von Reaktionszeiten

Aktivation ist die Grundvoraussetzung für **Aufmerksamkeit** und Konzentration. Man unterscheidet: 1. **Alertness** (allgemeine Wachheit) trennt sich in **tonische Aktivierung** (allgemeine Wachheit in Abhängigkeit von der Tageszeit) und **phasische Aktivierung,** durch aktuelle Warnreize ausgelöst. 2. Selektive Aufmerksamkeit (*focused attention*) ist die Fähigkeit sich relevanten Merkmalen zuzuwenden und gleichzeitig irrelevante Aspekte zu ignorieren. 3. **Geteilte Aufmerksamkeit** (*divided attention*) ist die Fähigkeit, gleichzeitig mehrere Reizquellen zu beachten (z. B. Straßenverkehr, Tacho und Nachrichten im Autoradio). 4. **Vigilanz** ist die längerfristige Aufmerksamkeit bei niedriger Ereignishäufigkeit. Treten die kritischen Reize häufig auf, spricht man von **Daueraufmerksamkeit** (*sustained attention*). Vigilanz steht in engem Zusammenhang mit der tonischen Aktivierung.

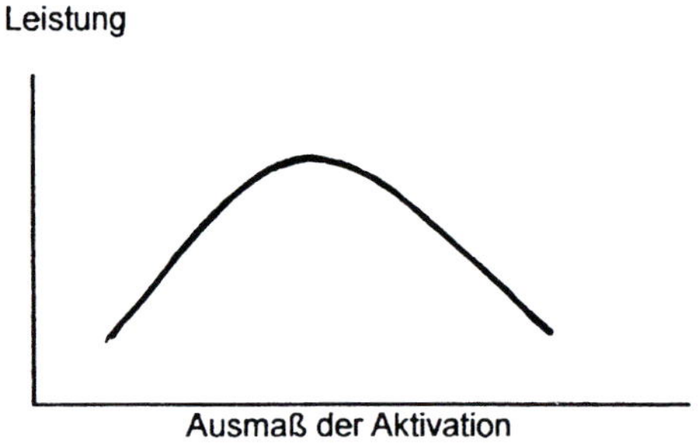

Abb. 1.33 Das Yerkes-Dodson-Gesetz postuliert eine umgekehrt U-förmige Beziehung zwischen Aktivation und Leistung. An welcher Stelle sind Sie gerade?

Eine typische Störung der Aufmerksamkeit ist ADHS, das Aufmerksamkeitsdefizit-Hyperaktivitäts-Syndrom. Es lässt sich kennzeichnen durch mangelnde Konzentrationsfähigkeit, hohe Impulsivität und Ablenkbarkeit und motorische Unruhe. In neuropsychologischen Testverfahren der Aufmerksamkeitsleistung zeigen die betroffenen Kinder bzw. Erwachsene deutliche Schwächen und insbesondere erhöhte Ablenkbarkeit, instabile Reaktionsgeschwindigkeit, Merkfähigkeitsschwierigkeiten und Probleme Zeitintervalle richtig abzuschätzen.

Yerkes-Dodson-Gesetz: Der Zusammenhang zwischen Leistung und Aktivation ist nicht linear. Von Yerkes und Dodson (1908) durchgeführte Untersuchungen an Mäusen, die mit Elektroschock stimuliert wurden, zeigten, dass eine umgekehrt U-förmige Beziehung besteht. Diese gilt auch für Menschen: Die Leistung nimmt zunächst mit dem Grad der Aktivation zu: müde Versuchspersonen lernen schlecht, wache besser, aber übererregte

zeigten dann wieder schlechtere Leistungen. Welches Aktivierungsniveau optimal ist, hängt u.a. von der Schwierigkeit der Aufgaben ab. Das **Yerkes-Dodson-Gesetz** postuliert, dass komplexe Aufgaben ein niedrigeres Aktivationsniveau fordern als einfache Aufgaben.
Behavioral-Activation-System: Aktivierung ist auch von eigenen Erwartungen abhängig (z. B. vor einer mündlichen Prüfung). Das **Behavioral-Activation-System** enthält Informationen über die gegenwärtige Situation und über erwartete/geplante Ereignisse. Das System vergleicht beide, bei einem *mismatch* kommt es zur Hemmung des laufenden Verhaltens und Erhöhung der Aktivierung. Die sensumotorische Informationssuche geht mit erhöhter Rezeptorsensität einher und besteht so lange, bis die Diskrepanz zwischen Input und Erwarteten aufgehoben ist.

F10

→ **Frage 1.224: Lösung D**

Zu **(A)** und **(B)**: Bei einer Orientierungsreaktion **sinkt** der galvanische **Hautwiderstand** (A), u.a. durch Schweißbildung der Haut, d.h. die **elektrische Leitfähigkeit steigt** (B).
Zu **(C)**: Orientierungsreaktionen bereiten auf die **„fight or flight"-Situation** vor, die **elektrische Muskelaktivität erhöht sich** also.
Zu **(D)**: Diese Aussage ist falsch, denn bei einer Orientierungsreaktion zeigt sich im EEG eine **Desynchronisation mit α-Blockade**. Kompatibel zur Orientierungsreaktion ist dagegen die β-Frequenz, sie entspricht Wachheit und Aufmerksamkeit.
Zu **(E)**: **P-300** (P300 oder P3) ist eine **positive Welle**, die **nach ca. 300 ms** auftritt, wenn in einer Reihe gleichförmiger Hintergrundreize hin und wieder ein andersartiger Zielreiz eingestreut wird, auf den die Versuchsperson ihre Aufmerksamkeit lenken muss. Das wäre eine spezielle Form der Orientierungsreaktion.

F09

→ **Frage 1.225: Lösung A**

Zu **(A)**: Eine Alpha-Blockade ist die Reduktion der Alpha-Wellen im Gehirn (die bei entspannter Wachheit dominieren). Eine Alpha-Blockade tritt mit einer Latenz von 150–200 ms auf.
Zu **(B)**: Bei der geringen Anzahl von Atemzügen, die man pro Minute macht, kann dies nicht die schnellste Reaktion sein.
Zu **(C)**: Die Fingerpulsamplitude hängt letztlich von der Herzfrequenz ab (s. Lösung (E)).
Zu **(D)**: Die Veränderung der Hautleitfähigkeit ist von Durchblutung und Schweißsekretion abhängig und verläuft eher träge im Sekundenbereich.
Zu **(E)**: Die erste Herzfrequenzänderung bei einer Orientierungsreaktion beginnt erst nach etwa 1–2 Sekunden.

F03

→ **Frage 1.226: Lösung D**

Zu **(A)**: Die Patientin ist aufgeregt und hat Angst, Alpha-Wellen (um 10 Hz) treten im EEG aber überwiegend nur im Zustand der entspannten Wachheit mit geschlossenen Augen auf. Auch eine Abnahme der Respiration ist mit Angst unvereinbar.
Zu **(B)**: Die Herzfrequenzzunahme wäre mit dem Zustand der Angst vereinbar, nicht aber die Abnahme der Hautleitfähigkeit und die Verringerung der Respiration.
Zu **(C)**: Die Respirationssteigerung würde damit übereinstimmen, dass die Patientin vor der Magenspiegelung aufgeregt ist; Tonusverringerung der Muskulatur und vermehrte Alpha-Aktivität würde dagegen für einen entspannten Ruhezustand sprechen.
Zu **(D)**: Im Zustand der Angst ist der Körper auf die *„fight or flight"*-Reaktion vorbereitet. Dies entspricht der Tonuserhöhung der Muskulatur und der Herzfrequenzzunahme. Schon alleine durch den Angstschweiß nimmt die elektrische Hautleitfähigkeit zu.
Zu **(E)**: Zunahme der Hautleitfähigkeit wäre zwar richtig, nicht jedoch die Verringerung des Tonus der Muskulatur.

H01 ■

→ **Frage 1.227: Lösung D**

Zu **(A)**: Dass beim Schauen eines Horrorfilmes aller Wahrscheinlichkeit nach die Augenmuskeln aktiviert werden, bedarf vermutlich keines speziellen Kommentars.
Zu **(B)**: Katecholamine sind z. B. Adrenalin, Noradrenalin und Dopamin. Die Freisetzung von Adrenalin in Stresssituationen – dazu gehört auch ein Horrorfilm – dürfte jedem geläufig sein.
Zu **(C)**: Beta-Wellen (um 20 Hz): angespannte Wachheit mit offenen Augen, Erregung. Beta-Wellen bei einem Horrorfilm sind also normal.
Zu **(D)**: Falsch: Der Hautwiderstand unter einer Stressbedingung steigt nicht, sondern sinkt!
Zu **(E)**: Unter psychischer Anspannung steigt der Blutdruck.

F08

→ **Frage 1.228: Lösung D**

Zu **(A)**: Eine Aktivierung der Hypothalamus-Hypophysen-Nebennieren-Achse ist eine typische Stressreaktion, die mit Sympathikus-Aktivierung einhergeht.

Zu **(B)**: Das Endothel (innere Wand von Blut- und Lymphgefäßen) wird durch hohen Blutdruck im Verlauf von Stressreaktionen geschädigt.
Zu **(C)**: Erhöhte Cortisolausschüttung gehört mit zu den Stressreaktionen; primär führt diese über Glukoneogenese zur Mobilisierung von Kraftreserven, sekundär wird allerdings bei langfristigem Stress das Immunsystem heruntergefahren.
Zu **(D)**: Bei stressbedingter Sympathikusaktivität ist die Herzfrequenz erhöht und nicht variabler.
Zu **(E)**: Erhöhter Blutdruck ist eine typische Stressreaktion, die auf „fight-and-flight" vorbereitet.

H04

→ **Frage 1.229: Lösung E**

Zu **(A)**: Adaptation: allmähliche Anpassung, wenn ein Reiz kontinuierlich dargeboten wird. Das Adaptationssyndrom gehört mit zu den Stressphasen nach Hans Selye Die kurzfristige Erregung der Patientin wegen familiärer Probleme führt sicherlich nicht zum Adaptationssyndrom, hierzu bedarf es langfristiger Stressbelastung.
Zu **(B)**: Seligman entwickelte 1975 das Konzept der gelernten Hilflosigkeit aus tierexperimentellen Studien. Hunde, die Serien von Elektroschocks auch mit Aufwendung aller Kräfte nicht entkommen konnten, wurden schließlich passiv und ertrugen dann auch andere Situationen hilflos, in denen Möglichkeiten zur Flucht gegeben waren.
Zu **(C)**: Nach Lazarus (*„Copingforschung"*) sind alle Reize Stressoren, die von einer Person subjektiv als bedrohlich empfunden werden. Ob eine Person eine schlimme Situation als bedrohlich, irrelevant, negativ oder sogar als positiv einschätzt, hängt demnach nur von der persönlichen Bewertung ab.
Zu **(D)**: Reaktionsspezifität: siehe Lerntext I.36.
Zu **(E)**: Leistungen müssen durch Aktivation nicht besser werden. Nach Untersuchungen von Yerkes und Dodson (1908) existiert eine umgekehrt U-förmige Beziehung. Die erregte Rechtsanwältin zeigt also schlechtere Leistungen.

H09 ■

→ **Frage 1.230: Lösung A**

Zu **(A)**: Das Aufmerksamkeitsdefizit-Hyperaktivitäts-Syndrom (ADHS) lässt sich kennzeichnen – wie der Name schon sagt – durch **mangelnde Konzentrationsfähigkeit**, **hohe Impulsivität**, Ablenkbarkeit und **motorische Unruhe**.
Zu **(B)**: ADHS fällt in der Regel schon sehr viel früher auf, weil die Betroffenen schon **als Kleinkinder** nicht stillsitzen und sich nie längere Zeit mit einem Spielzeug beschäftigen. Schulische Anforderungen potenzieren die Auffälligkeit.
Zu **(C)**: Es gibt eine eindeutige **familiäre Belastung** für ADHS. Monozygote Zwillingsstudien zeigten eine Konkordanz zwischen 50–80 %.
Zu **(D)**: ADHS-Kinder haben ein **erhöhtes Risiko, dissoziale Verhaltensweisen zu zeigen** oder süchtig zu werden. Unsicher ist, ob dies durch die Störung selbst verursacht wird oder durch den häufig fehlerhaften Umgang der Umwelt (Eltern, Lehrer) mit diesen meist sehr schwierigen Kindern.
Zu **(E)**: **Neuropsychologische Testverfahren** (z. B. der Aufmerksamkeitsleistung) zeigen deutliche Schwächen und insbesondere erhöhte Ablenkbarkeit, instabile Reaktionsgeschwindigkeit, Merkfähigkeitsschwierigkeiten und Probleme darin, Zeitintervalle richtig abzuschätzen.

I.47 Angst

„Mut heißt nicht, ohne Angst zu handeln, sondern trotz der Angst." – **Angst** ist vor allem in den letzten Stunden vor einer Prüfung ein ganz fieses Gefühl, denn es hilft einem nicht gerade weiter, wenn man ausgerechnet vor dem wichtigsten Termin seines ganzen Lebens kaum geschlafen hat, morgens nichts essen konnte und ständig aufs Klo muss. Das geht bis zu Magenkrämpfen, Diarrhö und Kopfschmerzen. Dass diese ganzen Symptome alleine auf Angst zurückzuführen waren, merkt man erst, wenn man sich nach dem (bestandenen) Examen plötzlich wieder topfit fühlt. Dennoch gibt es positive Aspekte: Angst hat eine wichtige Schutzfunktion. Als **Realangst** soll sie uns vor objektiv gefährlichen Situationen warnen und stellt durch die körperliche Begleitsymptomatik den Körper auf Flucht- oder Kampfreaktionen ein.
State anxiety bezeichnet momentane, situationsbezogene Angst, **trait anxiety** ist ein relativ stabiler Persönlichkeitsfaktor der Ängstlichkeit. Personen mit hoher *trait anxiety* neigen in allen Situationen dazu, eher ängstlich-vorsichtig zu reagieren.
Problematisch ist, dass wir in vielen Angstsituationen heute weder fliehen müssen, noch zu kämpfen brauchen (Prüfungen, Zahnarzt, Horrorfilme). Die vegetativen Symptome existieren aber trotzdem, obwohl sie hier gar nicht mehr sinnvoll sind. Neben der körperlichen Reaktion verspürt man psychisch das typische Angstgefühl, das als negative Verstärkung wirkt, und man neigt dazu, ähnliche Situationen künftig zu meiden. Dieses Verhalten kann bei konsequenter Weiterverfolgung zu neurotischen Störungen wie Phobie und Angstneurose führen. Alle neurotischen Störungen zeichnen sich durch übermäßige Angst aus. Ein Patient mit einer **Zwangsstörung** kontrolliert ständig z. B. sämtliche elektrischen Geräte in seiner Umgebung, da er Angst hat, es könne etwas passieren. Der **Hypochonder** projiziert seine Angst auf körperliche Krankheiten und entdeckt täglich neue Symptome an sich selbst. Bei der **Phobie** richtet die Angst sich auf spezifische Ob-

jekte. Solche Angststörungen sind durch Verhaltenstherapie gut zu behandeln, die postuliert: *„Angst wird man nur los, wenn man sie durchsteht!“*

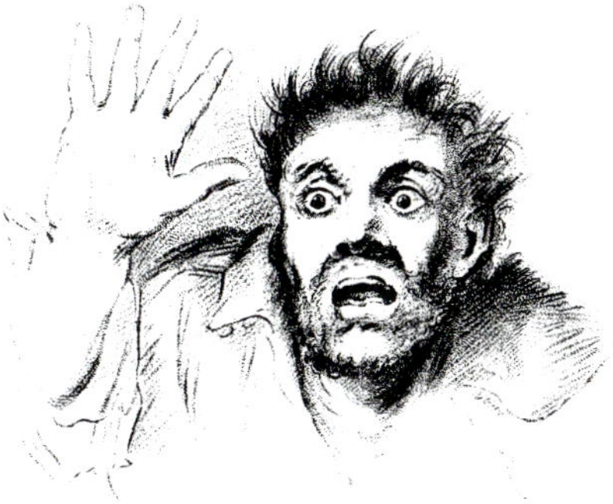

Abb. 1.**34** Leidet diese Person Ihrer Ansicht nach unter Trait oder unter State Anxiety, unter Furcht, Phobie oder einer Angststörung? [Aus: Hertl, 1993]

Das Teufelskreismodell der Angst geht davon aus, dass aufgrund eines äußeren Stimulus angsterregende Gedanken entstehen, die physiologische Veränderungen bewirken, deren Wahrnehmung wiederum die Angst verstärkt:

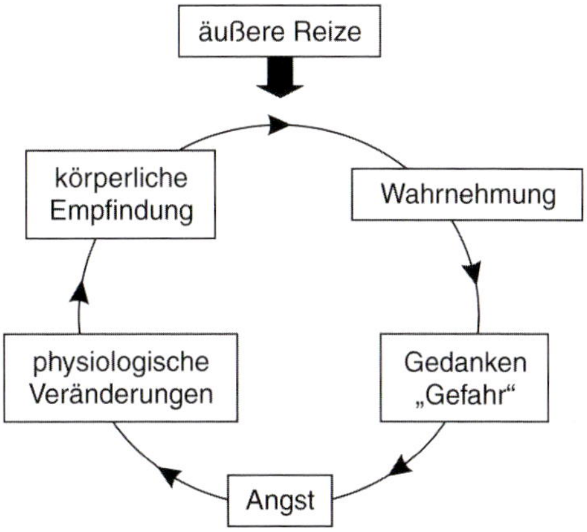

Abb. 1.**35** Angstkreislauf.

F10

→ **Frage 1.231: Lösung D**

Zu **(A)**: Die **8.-Monats-Angst** (sog. **„Fremdeln“**) tritt bei Kleinkindern plötzlich gegenüber fremden Personen auf und zeigt, dass das Kind zwischen bekannten und unbekannten Personen unterscheiden kann. Es handelt sich um eine völlig normale Entwicklungsphase.

Zu **(B)**: Die **generalisierte Angststörung** ist eine psychische Erkrankung, bei der **frei flottierend** Angst auftritt. Diese steht oft in Verbindung mit plötzlichen Vorstellungen, ein Familienangehöriger könnte gerade verunglückt sein oder ähnlichen belastenden Bildern. Die Betroffenen leben **ständig auf hohem Angstniveau.** Menschen mit hoher Trait Anxiety haben zwar ein höheres Risiko, an einer Angststörung zu erkranken, dies muss jedoch nicht zwangsläufig der Fall sein.

Zu **(C)**: Phobien zählen zu den Angststörungen. Bei der **isolierten Phobie** richtet die Angst sich auf spezifische Objekte, Personen oder Situationen (z. B. Arachnophobie).

Zu **(D)**: **„Trait-Anxiety“** ist das relativ stabile, situationsübergreifende Persönlichkeitsmerkmal der Ängstlichkeit. Betroffene Personen neigen in allen Situationen dazu, eher ängstlich-vorsichtig zu reagieren.

Zu **(E)**: Situative Angstzustände werden durch die sog. **„State-Anxiety“** beschrieben: Eine momentane, situationsbezogene Angst etwa in einer Prüfung (wie z. B. dem mündlichen Physikum…).

H09

→ **Frage 1.232: Lösung B**

Zu **(A)**: Dispositionell bedeutet eine angeborene oder erworbene Fähigkeit, unter bestimmten Umweltereignissen ein bestimmtes Verhalten zu zeigen. Eine **dispositionelle Ängstlichkeit** stellt also eine Neigung dar, in Stresssituationen leichter ängstlich zu reagieren als andere. Das wäre ein *Trait*-Merkmal (Angst als Persönlichkeitseigenschaft). Konsistente, d. h. zeitlich stabile Merkmale werden als *Traits* bezeichnet.

Zu **(B)**: Aktuelles **emotionales Befinden** stellt ein *State*-Merkmal dar (z. B. Angst als momentaner Zustand).

Zu **(C)**: **Extraversion** bedeutet, dass ein Mensch nach außen gerichtet ist, z. B. Kontakt sucht. Diese Menschen sind meist impulsiv, sie reden gerne und sind häufig auf der Suche nach Abenteuer und Abwechslung. Extraversion ist ein angeborenes und kaum veränderbares *Trait*-Merkmal.

Zu **(D)**: **Neurotizismus** ist eine *Trait*-Persönlichkeitseigenschaft, die sich durch emotionale Labilität kennzeichnen lässt mit hoher Ängstlichkeit, Unzufriedenheit und der Neigung, sich ständig Sorgen über Dinge zu machen, die eigentlich gar nicht besorgniserregend sind.

Zu **(E)**: **Selbstkonzept** umfasst die Wahrnehmung der eigenen Person (persönliche Eigenschaften, Fähigkeiten, Vorlieben, Gefühle, Verhalten). Es handelt sich dabei auch um ein *Trait*-Merkmal (relativ feststehende Persönlichkeitseigenschaft).

H09 ■

→ **Frage 1.233: Lösung C**

Zu **(A)**, **(B)**, **(D)** und **(E)**: Das Teufelskreismodell der Angst geht davon aus, dass aufgrund eines äußeren Stimulus angsterregende Gedanken entstehen, die physiologische Veränderungen bewirken, deren Wahrnehmung wiederum die Angst verstärkt: siehe Lerntext I.47.

Zu **(C)**: Eine Person, die sich aus eigener Motivation einer angstauslösenden Situation stellt (z. B. Achterbahn im Freizeitpark), käme nicht in den Teufelskreis der Angst. Die physiologischen Veränderungen würden dann vermutlich als interessantes Prickeln gedeutet werden.

I.48 Aggression

„*Angriff ist die beste Verteidigung.*" Geschichtsbücher lassen sich praktisch an jeder beliebigen Stelle aufschlagen, die Seite wird immer von Kriegen, Gewalt und Mord handeln. Auf diesem schönen blauen Planeten geht es seit Jahrmillionen ums Fressen oder Gefressen-werden. Das beginnt bei Einzellern und hört beim Tyrannosaurus längst nicht auf. Wie Angst, so hat auch Aggression ihre gute Seite: Letztlich ist die Brutalität der Raubtier-Ernährung immer Motor der Evolution gewesen. Der Gejagte musste sich weiterentwickeln, um nicht gefressen zu werden und der Jäger war gezwungen, nun auch noch etwas besser zu werden – oder zu verhungern. Menschliche Kulturen, in denen jahrhundertelang Frieden herrschte (etwa bei den Südsee-Insulanern) entwickelten sich kaum weiter. Die meisten technischen Errungenschaften der Frühzeit und des Mittelalters stammen aus dem von Kriegen heimgesuchten Europa. Auch wenn man den Nebenbuhler heute nicht mehr einfach totschlagen darf, spielt Konkurrenzdenken noch immer eine wichtige Rolle. Ganze Firmen werden von anderen „*gefressen*". Eine ganze Anzahl von Forschern hat versucht, die Ursachen für **Aggressionen** herauszufinden:

1. **Psychoanalytische Aggressionstheorie**: Sigmund **Freud** ging zunächst nur von einem Trieb aus, dem Eros, und glaubte alle Handlungen letztlich auf sexuelle Bedürfnisse zurückführen zu können. Erst im späteren Lebenswerk entwickelte er die Theorie eines Gegenspielers. Der **Thanatos** (Todestrieb) soll für alle zerstörerischen Handlungen verantwortlich sein. Wie alle Triebe verlangt er gelegentlich die Möglichkeit einer Abreaktion, kann man diese Energie nicht abreagieren, kommt es schließlich zu Jähzornanfällen ohne Grund. Die **Katharsistheorie** (Seelenreinigung) geht davon aus, dass man innere Konflikte und verdrängte Emotionen ausleben soll. Demnach müsste man bei blutrünstigen Computerspielen Aggressionen abreagieren können, was umstritten ist.
2. **Instinkttheorie**: **Konrad Lorenz** und **Irenäus Eibl-Eibesfeldt** entdeckten, dass Aggression im Tierreich eine arterhaltende Funktion hat, aggressive Lebewesen können sich besser durchsetzen als friedfertige. Lorenz unterscheidet **extraspezifische** Aggression gegen andere Spezies (zwecks Ernährung) von **intraspezifischer** Aggression, innerhalb der eigenen Art, z. B. Brunftkämpfe der Hirsche. Diese stellen einen innerartlichen Regelmechanismus dar, durch den das kräftigste (und aggressivste!) Tier sich besser vermehren kann als schwache Tiere. Letztlich ist auch der Mensch über Tausende von Jahren auf hohe Aggressivität gezüchtet worden; ein schweres biologisches Erbe!
3. **Lerntheorie**: **A. Bandura** wies darauf hin, dass insbesondere Modelllernen erhebliche Auswirkungen auf aggressives Verhalten hat. Kinder, die in einem Film aggressives Verhalten beobachtet hatten, benahmen sich hinterher erheblich feindseliger als die Kontrollgruppe.
4. **Frustrations-Aggressions-Theorie**: **Dollard** und **Miller** gehen davon aus, dass Aggression eine Folge von Frustration ist. Die Frustration ist dabei umso stärker, je größer das abgelehnte Bedürfnis ist und je näher die Person an der Befriedigung des Bedürfnisses war. Je stärker die Frustration, desto größer die nachfolgende Aggression, wobei mehrere kleine Frustrationen sich aufsummieren können. Die Aggression kann verschoben werden, so dass sie nicht unbedingt die frustrationsauslösende Person treffen muss. Aggression ist allerdings nur eine mögliche Folge von Frustration, ebenso können Depression, Regression oder Fixierung entstehen. **Frustrationsintoleranz**: Personen unter-

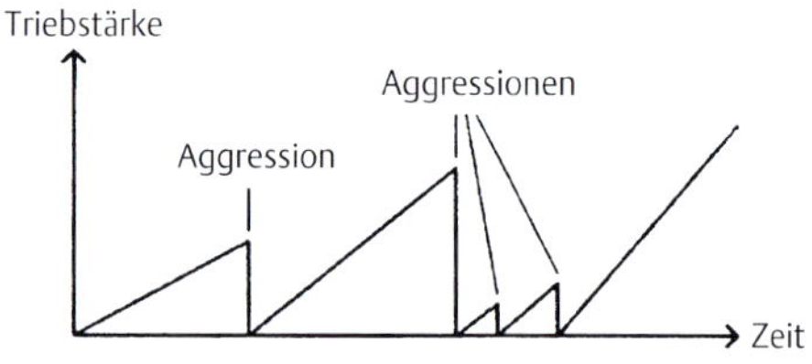

Abb. 1.**36** Sexuelles Verhalten muss der Mensch gelegentlich durchführen, um seinen Sexualtrieb abzureagieren. Freud postulierte dasselbe für eine vom Thanatos produzierte Aggressionsenergie, die wir immer wieder abreagieren müssen. Diese Triebenergie wird angesammelt, bis sie abgeführt werden kann. Kommt es lange Zeit nicht zur Aggressionsabfuhr, so ist eine entsprechend hohe Triebstärke vorhanden.

scheiden sich in dem Ausmaß, mit dem sie auf Frustrationen emotional reagieren. Frustrationstolerante bleiben bei Misserfolgen ruhig, Frustrationsintolerante tendieren zu starken Reaktionen. Wie haben Sie persönlich beim letzten Mal auf den berühmten Abschiedsbrief regiert („*Du weißt, ich liebe dich noch immer, aber ich sehe einfach keine Zukunft mehr für unsere Beziehung...*")?

5. **Bändigung der Aggression** durch Zivilisation: Norbert Elias skizzierte die Geschichte der Bändigung der Angriffslust durch Sport: griechisches Ringen, Fuchsjagd englischer Gentlemen oder Fußball sollen Aggressivität bändigen und den Menschen zivilisieren.

H97

→ **Frage 1.234: Lösung D**

Zu **(A):** Verbale wie auch physische Aggressivität kann gerade bei verhaltensgestörten Kindern und neuernannten Hochschulprofessoren zur dominanten Reaktion werden, mit der auf jede tendenziell frustrierende Situation reagiert wird.
Zu **(B):** Durch eine Verhinderung des externen Aggressionsabbaus kommt es oft zur Autoaggression.
Zu **(C):** Wenn eine Person ihre Interessen durch aggressive Verhaltensweisen immer wieder durchsetzen kann, kommt es zu einer (Selbst-)Verstärkung dieses Verhaltens.
Zu **(D):** Die Katharsistheorie geht davon aus, dass es nach der Abreaktion der Aggression zu einer Katharsis, d. h. Seelenreinigung, kommt. Das „Aggressions-Reservoir" muss erst wieder aufgefüllt werden, die Aggressivität tritt also zunächst kaum oder nur sehr schwach auf. Die Lerntheorie hat eine völlig gegenteilige Auffassung. Hier geht man davon aus, dass Personen, die sich durch aggressives Verhalten durchsetzen können, belohnt werden und dieses Verhalten also immer häufiger zeigen.
Zu **(E):** Komplizierter kann man diesen Sachverhalt nicht mehr ausdrücken! Natürlich gibt es auch gesellschaftlich angepasste Formen der Aggression, die durchaus mit sozialen Motiven einhergehen, etwa einem Polizeieinsatz gegen Rowdies, die unbescholtene Bürger belästigen.

H02

→ **Frage 1.235: Lösung D**

Zu **(A)**: Ambiguität bedeutet Mehrdeutigkeit von Wörtern, Werten, Motiven und Sachverhalten; Ambiguitätstoleranz entsprechend, diese Mehrdeutigkeit zu ertragen.
Zu **(B)**: Der erste Eindruck („*primacy effect*") bestimmt häufig die weitere Beurteilung einer Person. Gegenteil ist der „*recency effect*", d. h. der Einfluss neuerer Informationen über eine Person hat es meist schwer, sich gegen den ersten Eindruck durchzusetzen.
Zu **(C)**: Unter Vigilanz versteht man die gerichtete Daueraufmerksamkeit bei total monotonen Aufgaben wie etwa dem Schreiben dieser Kommentare hier.
Zu **(D)**: Frustrations-Aggressions-Theorie: Eine Person, die hohe Frustrationsintoleranz zeigt, reagiert schneller mit Aggressivität als eine hoch frustrationstolerante.
Zu **(E)**: Modell der Kompetenzerwartung („*self efficacy*"): Soziale Fertigkeiten („*social skills*") sind Reaktionsmuster, die es ermöglichen, sich bei der Interaktion mit anderen erfolgreich zu verhalten. Eines der häufigsten Probleme ist mangelnde Selbstsicherheit hinsichtlich der eigenen Kompetenz, eine Situation angemessen zu meistern. Hier wird ein soziales Kompetenztraining („*behavioral rehearsal*") empfohlen. Abweichendes Verhalten beruht oft auf Defiziten im Erlernen von sozialen Fertigkeiten im Kindesalter.

1.49 Schmerz

„*Nur im Schmerz verändern wir uns wirklich.*" (Brenjo, 1963). **Schmerz** wird zunächst nur mit unangenehmen Attributen versehen, hat aber auch seine sinnvollen Seiten. Er dient dem Schutz vor einer Verletzung des Körpers, warnt uns künftig vor ähnlichem Verhalten und gerade durch den Schmerz wird der Patient bereit, sein Verhalten zu ändern. Dies reicht von gesunder Lebensführung bis hin zu den lange ersehnten Verhaltensänderungen von verlassenen Machos durch „Herzschmerz". Aufgrund unterschiedlicher Typen von Schmerzrezeptoren lässt sich ein heller, stechender und gut lokalisierbarer Schmerz (**Primärschmerz** durch die A-delta-Fasern) unterscheiden von einem eher dumpfen und ausgebreiteten Schmerz (**Sekundärschmerz**, durch C-Fasern vermittelt). Der stechende Schmerz führt zum sofortigen Fluchtreflex, der dumpfe Schmerz erzwingt eine Schonhaltung. Außerdem unterscheidet man den Oberflächenschmerz (Haut), Tiefenschmerz (Kopfschmerzen) und den Eingeweideschmerz. Schmerz unterliegt kaum der Habituation oder der Adaptation, sondern wird über lange Zeiträume gespürt. Dennoch gibt es psychische Einflussgrößen: Konzentration auf einen zu erwartenden Schmerz verstärkt das Schmerzerleben (BITTE reden Sie mit Ihrem Patienten bei der Blutentnahme!!!!). Verletzungen, die man sich unmerklich bei handwerklicher Arbeit zuzieht, spürt man oft erst später. Je bedrohlicher einSchmerz erlebt wird, umso mehr tut er subjektiv weh. Interessanterweise kann Schmerzwahrnehmung durch soziale Faktoren verstärkt oder verringert werden. Masochisten empfinden bestimmte Schmerzreize als lustvoll. Bei ständiger mütterlicher Fürsorge für das Herzeigen kleiner Wunden verstärkt sich die Schmerzwahrnehmung von Kindern. Aus anthropologischen Untersuchungen ist bekannt, dass einzelne Völker sich die Schmerzwahrnehmung bei bestimmten kulturellen Handlungen geradezu abgewöhnen können (z. B.: „*Feuerlaufen*"). Auch veränderte Bewusstseinszustände können die Schmerzwahrnehmung abschwächen oder vergrößern, insbesondere der chronisch depressive Patient stellt sein Schmerzerleben häufig in den Vordergrund.

Das **Drei-Ebenen-Konzept** des Schmerzes umfasst:

1. subjektiv-psychologische Ebene (sprachliche Äußerungen bei Schmerz);
2. motorische Verhaltensebene (Schonhaltung, Gesichtsausdruck);
3. physiologisch-biologische Ebene (z. B. Entzündung, Muskelverspannung etc.).

Komponentenmodell des Schmerzes:

Die **Gate-Control-Theorie** geht davon aus, dass Schmerz von entsprechenden Rezeptoren ausgeht und über Rückenmark, Thalamus und Limbischem System bis zum Cortex verläuft. Jedem Durchgangsstadium entspricht eine spezifische Schmerzerfahrung.

- Die **sensorisch-diskriminative Komponente** beschreibt das Feuern von Nozizeptoren, deren Erregung Informationen über Beginn, Ende, Ort und Intensität des Schmerzreizes vermittelt.
- Die **vegetative Komponente** bezieht sich auf autonom ablaufende Veränderungen, z. B. der Hautgefäße, des Blutdrucks, der Herzfrequenz und der Atmung; beim viszeralen Schmerz auch Übelkeit, Erbrechen und Schweißausbruch.
- Die **motorische Komponente** beim Schmerzerleben umfasst insbesondere reflexives Zurückziehen des schmerzenden Körperteiles wie auch Fluchtreaktionen. Beim Tiefen- und Eingeweideschmerz kommt es oft zu Muskelverspannungen mit seltsamen Körperhaltungen; auch Schaukelbewegungen zur Schmerzeindämmung gehören hierher.
- **Affektive Komponente:** Schmerz löst fast immer unlustbetonte Emotionen aus. Das affektiv-motivationale System bewertet die Schmerzreize zum einen nach emotionalen Kriterien, zum anderen dient es der Handlungsvorbereitung.
- Die **kognitiv-bewertende Komponente** beurteilt das Schmerzerleben z. B. als *„nicht lebensbedrohlich"* bzw. als *„bedrohlich"* und vergleicht ihn mit früheren Schmerzen. Aufgrund dieser Bewertung wird eine Handlung angestrebt (oder nicht), z. B. ein Pflaster aufgeklebt, eine Schmerztablette eingenommen oder der Arzt aufgesucht.

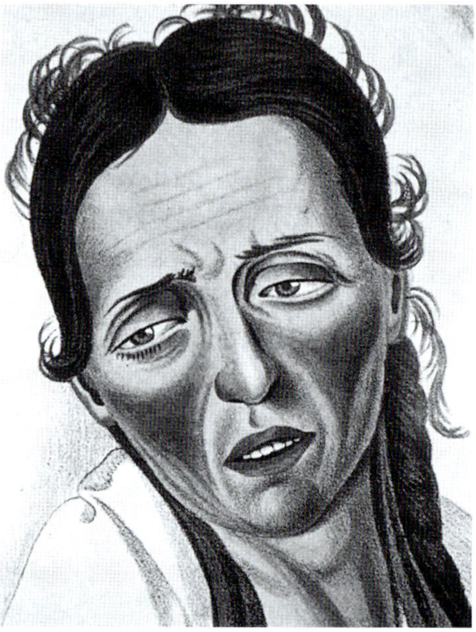

Abb. 1.37 Anhaltender Schmerz (Bäumgärtner, 1842) wirkt zermürbend. [Aus: M. Hertl, 1993]

Die subjektive **Schmerzintensität** kann vom Patienten erfragt werden. Bekannt ist das **McGill Pain Questionnaire**, das es auch in einer deutschen Version gibt. Es erfragt folgende Schmerzqualitäten auf einer vierstufigen Skala von 0 (kein Schmerz) bis 3 (starker Schmerz) in den Kategorien: I. Sensorischer Schmerzindex (klopfend, einschießend, stechend, scharf, klemmend, nagend, heiß/brennend, schmerzend, schwer, empfindlich, durchtrennend) und II. affektiver Schmerzindex (ermüdend/erschöpfend, Übelkeit-erregend, beängstigend und bestrafend/grausam).

Besser für wissenschaftliche Untersuchungen kann es sein, die Schmerzstärke auf einer Skala eintragen zu lassen.

Objektive Schmerzintensität: Schmerz ist ein subjektives Ereignis, dessen gefühlte Intensität sich nur schwer messen lässt. Die objektive **Algesimetrie** prüft u. a. motorische und vegetative Reaktionen, insbesondere aber evozierte Hirnpotentiale auf Schmerzreize.

Schmerzwahrnehmungsschwelle (Algometrie): Hier geht es darum zu prüfen, wann die Schmerzempfindung einsetzt. Dazu erhöht man z. B. langsam den Druck auf ein kleines Hautareal und prüft, ab welcher Intensität eine Person angibt, dass es wehtut. Z. B. ist die Wahrnehmungsfähigkeit für Schmerzreize bei älteren Menschen geringer als

bei jüngeren, bei Frauen höher als bei Männern und bei chronisch Kranken manchmal drastisch erhöht.
Schmerztoleranzschwelle: hier wird geprüft, wie lange ein unangenehmer Reiz noch toleriert werden kann. Messmethoden sind z. B. *„Cold-Pressure-Test“* (Eiswasser), leichte Elektroschocks oder Druck auf die Achillessehne.
Schmerzgedächtnis: Starker Schmerz kann dazu führen, dass sich ein Schmerzgedächtnis für die betroffene Körperstelle herausbilden kann. Dieses führt dazu, dass der Patient sensibilisiert wird und künftig häufiger Schmerz dieser Art spüren wird, eine oft chronische Belastung. Aus Sicht der Schmerzforscher ist es daher wichtig, Schmerz z. B. nach einer Operation medikamentös völlig zu unterdrücken, damit sich ein solches Schmerzgedächtnis nicht ausbilden kann. **Phantomschmerzen** entstehen, wenn ein chronisch-krankes Körperteil amputiert wird, die Person das nicht mehr vorhandene Glied aber dennoch spürt, da das dazu gehörige Hirnareal ja noch vorhanden ist.
In der Schmerztherapie wird der Patient gebeten, in einem **Schmerztagebuch** (meist mehrfach am Tag) das Ausmaß seiner Schmerzen zu protokollieren (z. B. auf einer Skala von 0 bis 10). Außerdem werden Besonderheiten eingetragen. Das Schmerztagebuch dient dem Arzt oder Psychotherapeuten dazu herauszufinden, welche kausalen Faktoren den Schmerz verstärken, aber auch wodurch der Schmerz geringer geworden ist.

Klinischer Bezug
Emotionale Veränderungen durch Angst, Wut oder Schmerz sind Bestandteil vieler Krankheiten und Leitsymptom psychischer Störungen.

F05 H03

→ **Frage 1.236: Lösung B**

Zu **(A)**: Die Analyse der affektiven Information gehört zur affektiven (gefühlsmäßigen) Komponente des Schmerzes.
Zu **(B)**: Identifikation von Lokalisation und Intensität des Schmerzes gehören zur sensorisch-diskriminativen Komponente.
Zu **(C)**: Beim Vergleich aktueller mit früheren Schmerzerfahrungen würde es sich um eine kognitive Komponente handeln, die in diesem Schmerzmodell jedoch nicht genannt wird.
Zu **(D)**: Die Integration der Schmerzwahrnehmung in das Verhalten bedeutet eine Anpassung an den Schmerz, z. B. eine Schonhaltung bei akuten Magenschmerzen oder Vermeidung bestimmter Tätigkeiten bei chronischen Rückenschmerzen.
Zu **(E)**: Bei der Unterscheidung chronischer von akuten Schmerzen würde es sich um eine kognitive Komponente handeln, die in diesem Schmerzmodell jedoch nicht genannt wird.

F08

→ **Frage 1.237: Lösung A**

Zu **(A)–(E)**: Siehe Lerntext I.49.

H08

→ **Frage 1.238: Lösung C**

Zu **(A)**: Als chronisch wird ein Schmerz bezeichnet, der über sechs Monate dauert.
Zu **(B)**: Chronischer Schmerz kann ein eigenständiges Symptom sein (z. B. Phantomschmerz nach Amputation; chronischer Kopfschmerz).
Zu **(C)**: Ausmaß der Organschädigung und Schmerzintensität korrelieren oft nur schwach und sind abhängig von der Fokussierung auf den Schmerz und Persönlichkeitsfaktoren. Mitunter liegt gar keine auffindbare organische Ursache vor.
Zu **(D)**: Dauerhafter Missbrauch von Kopfschmerztabletten kann zu Kopfschmerzen führen („medikamenteninduzierter Kopfschmerz“).
Zu **(E)**: Verhaltensmedizinische Interventionen sind z. B. Ablenkung vom Schmerz, Handlungen trotz Schmerz, Defokussierung des Denkens, Verminderung des sekundären Krankheitsgewinns, Erhöhung der Lebensqualität trotz der Schmerzen usw.

H10 ■

→ **Frage 1.239: Lösung C**

Zu **(A)**: **Muskuläre Reaktionen** lassen sich mit einem **Elektromyogramm** objektiv messen. Trotz Muskelverspannungen und Schonhaltung bei vielen Schmerzen ist dies aber keine gute Messmethode für das subjektive (!) Schmerzerleben.
Zu **(B)**: **Toleranz** bezeichnet den zugelassenen Betrag der Abweichung zwischen Soll- und Ist-Zustand. Gemessen werden kann die **Wahrnehmungsschwelle**, ab welcher Stärke ein Sinnesreiz zum Schmerz wird. In Schmerzexperimenten werden z. B. Daumenschrauben zugezogen und die Versuchsperson muss angeben, wann sich der Druck in Schmerz verändert. Überschreitet ein Betrag die Toleranzschwelle, wird die Motivation des Individuums geweckt, zu handeln. In dem beschriebenen Experiment geht es jedoch nicht um die **Schmerztoleranz**, sondern um die subjektive Wirkung eines Medikaments.
Zu **(C)**: **Adjektivlisten** sind z. B.: Der Schmerz ist ... dumpf - stechend - bohrend - brennend - malmend - dröhnend - pochend - scharf. Die subjektiv erlebte Qualität lässt sich am besten mit einer solchen Schmerzadjektivskala erfassen. Das **McGill-Pain-**

Questionnaire gibt es inzwischen auch in einer deutschen Version. Es erfragt folgende **Schmerzqualitäten** auf einer 4-stufigen Skala von 0 (kein Schmerz) bis 3 (starker Schmerz) in den Kategorien:

- **sensorischer Schmerzindex**: klopfend, einschießend, stechend, scharf, klemmend, nagend, heiß/brennend, schmerzend, schwer, empfindlich, durchtrennend
- **affektiver Schmerzindex**: ermüdend/erschöpfend, Übelkeit-erregend, beängstigend, bestrafend/grausam

Zu **(D)**: In einem **Schmerztagebuch** soll der Patient (meist mehrfach am Tag) das Ausmaß seiner Schmerzen protokollieren (z. B. auf einer Skala von 0–10). Außerdem werden Besonderheiten eingetragen. Das Schmerztagebuch dient dazu herauszufinden, welche kausalen Faktoren den Schmerz verstärken oder lindern.

Zu **(E)**: Eine **Analogskala** beinhaltet 2 gegensätzliche Bezeichnungen mit einer in der Regel völlig unbeschrifteten Skala dazwischen, z. B.:

kein Schmerz ———————————— unerträglicher Schmerz

Visuelle Analogskalen sind eine bewährte Methode, um das **subjektive Ausmaß** von Schmerzen zu messen. Gefragt wurde aber nach der subjektiv-**erlebten** Qualität der Schmerzen, diese lässt sich hiermit nicht so gut erfassen wie mit Adjektivlisten.

F05 ■

→ **Frage 1.240: Lösung B**

Zu **(A)**: Körperliche Aktivierung kann von der Schmerzwahrnehmung ablenken. Insbesondere Muskelschmerzen verstärken sich oft durch verspannte Schonhaltungen. Jede Handlung lenkt die Wahrnehmung des Patienten, die oft nur noch auf die Schmerzwahrnehmung fokussiert ist, in andere Bereiche und lässt den Schmerz abklingen.

Zu **(B)**: Im Sinne eines sekundären Krankheitsgewinns können Schmerzen sich verstärken, wenn der Patient dafür Zuwendung erhält. Besonders bei Kindern ist das ein häufig anzutreffendes Phänomen. Der Arzt sollte übersteigerte Äußerungen von Schmerzen daher keinesfalls mit Zuwendung belohnen. Sinnvoller ist es, den Patienten dazu zu bringen, sich statt auf die Schmerzen auf andere, nettere Lebensinhalte zu konzentrieren.

Zu **(C)**: Kontrakte sind verbindliche Absprachen zwischen zwei hierarchischen Ebenen für einen festgelegten Zeitraum über die zu erbringenden Leistungen oder zu erreichenden Wirkungen/Ergebnisse und die hierzu bereitgestellten Ressourcen. In der Therapie können mit Patienten Kontrakte geschlossen werden, d. h. Therapievereinbarungen, in denen das Ziel der Behandlung eindeutig festgelegt wird, aber auch das, was der Patient dafür tun muss.

Zu **(D)**: Die moderne Schmerzforschung geht davon aus, dass sich durch lang andauernde Schmerzen ein „Schmerzgedächtnis" ausbildet, wodurch die Schmerzen dann chronisch werden. Daher ist es wichtig, den Patienten von Anfang an völlig schmerzfrei zu halten. Dies entspricht aber der zeitkontingenten Medikation zur Aufrechterhaltung eines gleich bleibenden Medikamentenspiegels. Schmerzkontingente Medikation würde bedeuten, das Medikament erst zu geben, wenn der Patient Schmerz spürt. Das ist aus heutiger Sicht falsch.

Zu **(E)**: Symptomkontingente Arztbesuche würde bedeuten, dass der Patient den Arzt stets nur aufsucht, wenn er die Schmerzen nicht mehr aushalten kann. Im Sinne einer verhaltenstherapeutischen Intervention ist das nicht richtig; der Patient soll ja lernen, mit seinem Schmerz zu leben.

F06

→ **Frage 1.241: Lösung C**

Zu **(A)**: Objektive Schmerzintensität: Schmerz ist ein subjektives Ereignis, dessen gefühlte Intensität sich nur schwer messen lässt. Die objektive Algesimetrie prüft u. a. motorische und vegetative Reaktionen, insbesondere aber evozierte Hirnrindenpotenziale auf Schmerzreize.

Zu **(B)**: Schmerzqualität: Die Qualität der Schmerzen wird überwiegend für die Dimensionen **1.** sensorisch (schneidend, stechend, brennend, ziehend, pochend, hämmernd ...) und **2.** affektiv/emotional (beunruhigend, bedrohlich, quälend ...) erfragt. Daneben gibt es noch die vegetative (z. B. Erweiterung der Blutgefäße), die motorische (Zurückzucken, Schonhaltung einnehmen) und die kognitive Schmerzkomponente (intellektuelle Bewertung).

Zu **(C)**: Schmerztoleranzschwelle: Dieser Test wird angewandt, um zu prüfen, wie lange ein unangenehmer Reiz noch toleriert werden kann. Andere Messmethoden sind z. B. leichte Elektroschocks oder Druck auf die Achillessehne.

Zu **(D)**: Schmerzwahrnehmungsschwelle: Algometrie. Hier geht es darum zu prüfen, wann die Schmerzempfindung einsetzt. Das Eintauchen des Arms in Eiswasser prüft hier aber nicht die Wahrnehmungsschwelle für Schmerz, da das ja sofort schmerzhaft ist.

Zu **(E)**: Die subjektive Schmerzintensität kann vom Patienten erfragt werden; besser ist es für wissenschaftliche Untersuchungen, die gefühlte Schmerzstärke auf einer Skala eintragen zu lassen.

1.4.5 Motivation

I.50 Motivation

Der Jesuitenpater Albert Ziegler soll einmal gesagt haben: *„Die wichtigste Motivation der meisten Menschen, frühmorgens aufzustehen, besteht darin, dass sie mal pinkeln müssen."* Ich hoffe, dass Ihre Motivation, sich nun mit Motivation zu beschäftigen, weit über biologische Bedürfnisse hinausgeht. Viele Motive gehen auf biologische Grundbedürfnisse zurück. **Homöostase** dient der Konstanthaltung physiologischer Größen (Körpertemperatur, Blutzuckerwert, usw.) im Sinne eines Regelkreises mit Ist- und Sollwert. Bei homöostatischen Bedürfnissen muss immer ein physiologischer Mangelzustand vorhanden sein, dessen Befriedigung lebenswichtig ist. Sie gehören damit zu den **primären Motiven**, die der Selbsterhaltung dienen und angeboren sind (Essen, Trinken, Schlafen, Atmen, Zuwendung, Stimulation, körperl. Sexualität). **Sekundäre Motive** sind erlernte Bedürfnisse wie z. B. Leistungsmotivation, Besitz- oder Machtstreben, Streben nach Schönheit, Prestigestreben, platonische Liebe etc. Abhängig vom individuellen Mangelzustand eines Individuums (Hunger/Völlegefühl, durstig/betrunken, Langeweile/Überlastung, hoher/niedriger Testosteronspiegel, ...) kommt es zu anderen Motivationen.

A. **Maslow** war der Ansicht, dass der Mensch niemals einen Zustand der völligen Bedürfnisbefriedigung erreicht. Sobald ein Wunsch befriedigt wurde, taucht sofort ein anderer auf. Maslow erfand daher die **Bedürfnishierarchie**, bei der man sich erst den höheren Bedürfnissen zuwenden kann, wenn die unteren befriedigt sind:

1. Physiologische Bedürfnisse (Essen, Trinken, Schlafen,..)
2. Bedürfnis nach Sicherheit
3. Bedürfnis nach Zuwendung
4. Bedürfnis nach Anerkennung und Wertschätzung
5. Bedürfnis nach Selbstverwirklichung.

Volition (*„Wille"*): Eine Motivation alleine reicht nach Ansicht der Handlungstheoretiker nicht aus, um beim Menschen eine Aktion zu bedingen, sondern muss eine Schwelle überschreiten, um die Handlung auszulösen. Hierbei spielt der Wille (*„Volition"*) eine wesentliche Rolle. Das ist auch ganz gut so, denn ansonsten gäbe es einige Probleme, wenn wir sämtliche Bedürfnisse ohne willentliche Kontrolle frei ausleben würden. Andererseits kommen Neurowissenschaftler zunehmend mehr zu dem Schluss, dass es den freien Willen nicht wirklich gibt. Im Grunde ist auch der Mensch ein Sklave seiner Bedürfnisse und der freie Wille dient nur dazu, deren Befriedigung hinterher mehr oder minder sinnvoll zu begründen. Wollten Sie nicht aufhören, beim Lernen zu naschen?

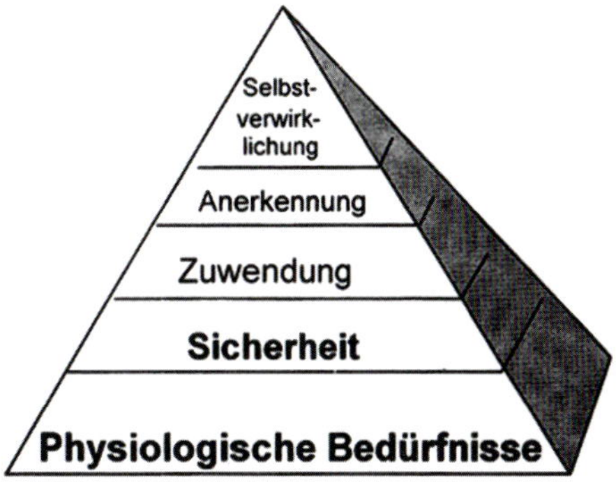

Abb. 1.**38** Diese Pyramide erinnerte Abraham Maslow an ein dringendes Bedürfnis.

Bedürfnisbefriedigung engt sich für die meisten Medizinstudenten gezwungenermaßen auf den Bereich der **Leistungsmotivation** ein. Das Ausmaß Ihrer Leistungsmotivation unterliegt auch nicht Ihrem freien Willen, sondern ist angeboren und anerzogen. Es bleibt lebenslang ein erstaunlich stabiles Persönlichkeitsmerkmal. Selbst wenn Ihr Verstand Ihnen sagt, dass diese Qual mit den ganzen Prüfungen nicht gut für Ihre Gesundheit ist, werden Sie es nicht schaffen, Ihr Studium jetzt hinzuschmeißen und eine alternativen Tätigkeit als Hippie auf Hawaii aufzunehmen. Der Ehrgeiz sitzt tief und man wird ihn eben so schwer los wie ein Alkoholiker den Suff. Letztlich basiert beides auf ähnlichem Suchtverhalten: Ihr mesolimbisches Belohnungssystem schüttet Glückshormone aus, wenn Sie eine Prüfung geschafft haben und genau danach sind Sie süchtig. Tut mir leid, aber irgendwer muss Ihnen das ja endlich mal sagen: Sie sind ein β-Endorphin-Junkie!
Glücksbotenstoffe werden aber nur ausgeschüttet, wenn man sich eine Leistung selbst auf die Fahnen schreibt. Genau darin unterscheiden sich Menschen. Die Theorie der **Kausalattribution** unterscheidet: 1. **Erfolgssuchende** schreiben Erfolg der eigenen Persönlichkeit zu, Misserfolg jedoch den Umweltbedingungen. 2. **Misserfolgsmeidende** tun das Gegenteil: Erfolg liegt daran, dass man ihnen eine zu leichte Aufgabe gab; Misserfolg beweist ihnen, dass sie zu nichts taugen. **Heider** (1958) weitete diese Idee aus, er glaubte, dass Handlungsausgänge von zwei Haupt- und vier Unterfaktoren abhängig sind (s. Tab. 1.**9**). Personen neigen dazu, ein

Tab. 1.9 Welcher dieser Faktoren motiviert Sie zum Lernen?

Personenfaktoren:	Fähigkeit	Motivation
Umgebungsfaktoren:	Schwierigkeit der Aufgabe	Zufall

Handlungsergebnis kausal überwiegend nur einem der vier möglichen Bereiche zuzuordnen. So erfolgen **Zufallsattributionen** besonders dann, wenn Handlungsergebnisse starken Schwankungen unterliegen. Auf Fähigkeit wird mehr attribuiert, wenn zwei Personen mit dem gleichen Einsatz zu unterschiedlichen Ergebnissen kommen.

Eine andere Einteilung der Leistungsmotivation stammt von **Heckhausen**. Er unterscheidet **intrinsische Lernmotivation**, die von der Interessantheit der Sache ausgeht (B.: Einzeller durch ein Mikroskop selbst beobachten) und **extrinsische Lernmotivation** (Vokabellernen wegen Belohnung durch die Eltern oder Angst vor dem Lehrer).

Motive spielen eine wichtige Rolle, wenn es um das Ändern von Verhaltensweisen von Patienten geht. Letzten Samstag habe ich meinen Schwager in der Reha-Klinik besucht. Er hatte vor drei Wochen einen Herzinfarkt und das Notfallteam musste den Defibrillator dreimal ansetzen, um das Herz zum Weiterschlagen zu überreden. In seinem Zimmer in der Klinik am Mühlenweg war er nicht. Nach längerer Handy-Telefoniererei fand ich ihn. Gegenüber der Klinik war ein Restaurantcafé mit dem wohlklingenden Namen „Tante Tina“. Da saß er mit seinen 105 kg Lebendgewicht und einem Zigarillo in der Hand vor einem großen Stück Bauerntorte und einer Tasse Kaffee und schimpfte ausgiebig über die nach Nichts schmeckende Schonkost in der Reha. Wir lernen daraus: Ohne Motivation keine Verhaltensänderung. Das **transtheoretische Modell** wurde von Prochaska und DiClemente (1984) bei der Behandlung von süchtigen Jugendlichen entwickelt und später auf andere Störungen ausgedehnt. Transtheoretisch heißt das Modell, da es Ansätze anderer Modelle integriert. Es repräsentiert drei Ebenen: (a) temporale, (b) kognitive und (c) prozessuale Ebene. Wichtig ist, dass Änderungen problematischer Verhaltensweisen nicht ohne Einsicht in das fehlerhafte Verhalten und Erzeugung einer Motivation erreicht werden können. Verhaltensänderungen werden als mehrstufiger Prozess angesehen, in dessen Verlauf es auch immer wieder zu Rückfällen kommen kann. Es ist wichtig, sich bewusst zu sein, auf welcher Stufe der Patient steht, um eine angemessene Intervention durchzuführen. Die fünf Stadien des Modells zeigt die Tab. 1.**10**.

Klinischer Bezug

Motivation spielt eine wichtige Rolle, da viele Behandlungsverfahren nicht passiv sind, sondern der Patient sich durch aktive Übungen oder durch Verhaltensänderungen daran beteiligen muss.

Tab. 1.**10** Fünf Stadien des transaktionalen Motivations-Modells zur Verhaltensänderung

Stufe	**Prozess der Veränderung**	**Interventionsstrategien**
Absichtslosigkeit (Präkontemplation)	Steigern des Problembewusstseins, Wahrnehmen förderlicher Umweltbedingungen	Gezielte Rückmeldung zu Problemverhalten, Aufklärung etc., Lenken der Aufmerksamkeit auf sich ändernde soziale Normen, Identifizierung von Personen und Bedingungen, die das Zielverhalten fördern
Absichtsbildung	Emotionales Erleben, Neubewertung der persönlichen Umwelt, Selbstneubewertung	Rollenspiele zur Herstellung persönlicher Betroffenheit, Fördern von Empathie, Führen von Tagebüchern, Protokollen, Reflexion eigener Wertvorstellungen, Orientierung an Modellpersonen, Imaginationsübungen
Vorbereitung	Selbstverpflichtung, Nutzen hilfreicher Beziehungen	Öffentliches Bekunden der Änderungsabsicht, Aufsetzen eines „Vertrags“ mit dem Berater, Übungen zur Förderung kommunikativer und sozialer Kompetenzen
Handlung	Kontrolle der Umwelt, schrittweises Ersetzen riskanter durch präventive Verhaltensweisen, (Selbst-)Verstärkung	Analyse der Bedingungen, die riskantes Verhalten auslösen, Plan zur aktiven Umgestaltung der persönlichen Umwelt, Sensibilisierung für Versuchungssituationen, Erarbeiten von Belohnungsreizen
Aufrechterhaltung	Rückfallprophylaxe	Unterstützung beim Finden und Implementieren von Strategien, um Rückfälle zu verhindern

F09

→ **Frage 1.242: Lösung A**

Zu **(A)**: Primäre Motive dienen der Selbsterhaltung, sie sind angeboren und direkt lebensnotwendig. Es handelt sich insbesondere um die Bedürfnisse nach: Essen, Trinken, Schlafen, Atmen und Umweltreizung. Homöostase dient der Konstanthaltung physiologischer Größen (Körpertemperatur, Blutzuckerwert) im Sinne eines Regelkreises mit Ist- und Sollwert. Bei homöostatischen Bedürfnissen muss immer ein physiologischer Mangelzustand vorhanden sein, dessen Befriedigung lebenswichtig ist. Homöostase ist damit die Grundlage für die meisten primären Bedürfnisse.
Zu **(B)**: Sekundäre Motive sind erlernte Bedürfnisse wie z. B. Leistungsmotivation, Besitz- oder Machtstreben, Streben nach Schönheit, Prestigestreben etc. Hierzu gehört auch die Suche nach sozialer Anerkennung.
Zu **(C)**: Anpassung des Menschen an die Umwelt mit Hilfe von Lernprozessen wäre kein primäres Motiv, da kein direkter physiologischer Mangel beschrieben wird. Primäre Motive müssen auch nicht erlernt werden.
Zu **(D)**: Das wäre Gruppen-Konformität.
Zu **(E)**: Hiermit meint das IMPP vermutlich die Volition (Wille): Eine Motivation alleine reicht nach Ansicht der Handlungstheoretiker nicht aus, um eine Aktion zu bedingen, sondern hierbei spielt auch der Wille eine wesentliche Rolle.

H02

→ **Frage 1.243: Lösung B**

Zu **(A)**–**(E)**: Siehe Lerntext I.50.

H06

→ **Frage 1.244: Lösung E**

Zu **(A)**: Anspruchsniveau: Ob man eine Leistung als Erfolg oder Misserfolg verbucht, hängt vom Anspruchsniveau ab. Wenn Sie es gewohnt sind, in einem Fach immer mit „sehr gut" abzuschneiden, sind Sie mit einem „befriedigend" unzufrieden. In meiner eigenen Schulzeit fand ich persönlich eine „4" in der Lateinarbeit dagegen „völlig o.k.".
Zu **(B)**: Wenn Sie bei einem Leistungstest versagen, für den zu lernen Sie dummerweise völlig vergessen haben, so wird dies anders attribuiert (Ursachenzuschreibung), als wenn Sie sich unter Aufwand aller Freizeit monatelang darauf vorbereitet haben und dann doch durchfallen.
Zu **(C)**: Das Ergebnis einer Prüfung kann man auf eigene Fähigkeiten (Intelligenz, Fleiß) oder auf Umwelteinflüsse (Laune des Prüfers, falsche Fragen usw.) zurückführen. Misserfolgsmotivierte attribuieren negative Leistungen gerne auf sich selbst, positive Leistungen dagegen auf zufällige Umweltereignisse. Erfolgsmotivierte machen es genau anders herum.
Zu **(D)**: Würden Sie jetzt hier für das Physikum lernen, wenn Sie keine Hoffnung auf Erfolg verspüren?
Zu **(E)**: Der Begriff primäre Motivation bezieht sich auf die Befriedigung angeborener, primärer Bedürfnisse wie z. B. Essen, Trinken, Schlafen. Für die Leistungsmotivation in unserer hochtechnisierten Zivilisation spielt das eine untergeordnete Rolle; meine Doktoranden vergessen manchmal das Abendbrot und arbeiten die halbe Nacht durch, weil sie regelrecht besessen von ihren Forschungsergebnissen sind.

F99 ■

→ **Frage 1.245: Lösung D**

Zu **(A):** Frustration entsteht durch aufgezwungenen Verzicht auf Triebbefriedigung und hat in der Regel depressives oder aggressives Verhalten zur Folge. Wie werden Sie reagieren, wenn Sie durch das Physikum fallen sollten: depressiv, aggressiv, regressiv oder einfach nur primitiv?
Zu **(B):** Kognitive Dissonanz: Zwei oder mehr Erkenntnisse desselben Individuums stehen im Widerspruch zueinander: *„Ich sollte jetzt lernen, aber ich denke immer nur an Susi."*
Zu **(C):** Nach der Theorie des *„health locus of control"* haben Überzeugungen und Erwartungen des Individuums hinsichtlich der Frage, ob die eigene Krankheit besiegt werden kann oder nicht, erhebliche Auswirkungen auf den weiteren Krankheitsverlauf.
Zu **(D):** Man unterscheidet erfolgssuchende und misserfolgsmeidende Personen. Erfolgssuchende schreiben Erfolg der eigenen Persönlichkeit zu *(„I'm the champion")*, Misserfolg jedoch dem IMPP *(„Die Fragen waren zu schwer")*. Misserfolgsmeidende tun das Gegenteil: Erfolg liegt daran, dass man ihnen eine zu leichte Aufgabe gab; Misserfolg beweist ihnen, dass sie zu nichts taugen. Oft suchen gerade sie sich Aufgaben heraus, die eigentlich zu schwierig für sie sind (z. B. das Physikum ...) und beweisen sich damit, dass ihr Vorurteil stimmt.
Zu **(E):** Mit Reaktanz bezeichnet man die Trotzreaktion, als vernünftig erkannte Forderungen nicht zu befolgen, da man sich in seiner Entscheidungsfreiheit eingeschränkt fühlt.

F09

→ **Frage 1.246: Lösung A**

Zu **(A)**: Kausalattribution: Ursachenzuschreibung für ein Handlungsresultat. Wenn die Mutter ihre Gereiztheit nicht auf interne (prämenstruelle Beschwerden), sondern auf externe Faktoren (nervige Kinder) zurückführt, ist dies ein gutes Beispiel für Kausalattribution.

Zu **(B)**: Reaktionsbildung (psychoanalytischer Abwehrmechanismus): Ein bestraftes Bedürfnis kann nicht mehr ausgeführt werden und wird nun durch eine Handlungsweise am entgegengesetzten Ende des Kontinuums ersetzt. So wird z. B. aus enttäuschter Liebe plötzlich hasserfülltes Verfolgen der ehemals geliebten Person.
Zu **(C)**: Von Reizgeneralisation spricht man, wenn ein dem bedingten Reiz ähnlicher Reiz ebenfalls die bedingte Reaktion auslösen kann: Die Mutter fühlt sich durch ihre eigenen Kinder genervt und meidet dann auch fremde Kinder, Jugendliche, Kindergärten, Schulen, und Spielplätze.
Zu **(D)**: Sensitization: Der sensitive Reaktionstyp („sensitizer") nimmt Gefahren übermäßig stark wahr und ist emotional viel damit beschäftigt. Gegenteil ist der Repressor.
Zu **(E)**: Verleugnung/Leugnung der Realität: Ein psychoanalytischer Abwehrmechanismus, der in der Literatur sehr verschieden definiert wird. Man versteht darunter: 1. Leugnung von Triebimpulsen, deren Ausleben verboten oder gesellschaftlich unerwünscht ist, z.B. homosexuelle Neigungen, 2. Leugnen unangenehmer Gefühle wie Minderwertigkeitsgefühle, Versagensängste oder auch Selbstunsicherheit.

H10

→ **Frage 1.247: Lösung A**

Zu **(A)** und **(C)**: Erfolge bzw. Misserfolge oder auch die eigene Gesundheit bzw. Krankheit können prinzipiell auf die eigene Leistung oder auf Umweltbedingungen zurückgeführt werden. Menschen, die wie der beschriebene Patient **external attribuieren** ((A), **externale Kontrollüberzeugung**), vermuten die Ursachen im Wesentlichen in den Umweltbedingungen oder in anderen Menschen. Menschen, die **internal attribuieren** (C), suchen die Ursachen bei sich selbst (**internale Kontrollüberzeugung**). In diesem Fall würde der Patient seine Lungenerkrankung ausschließlich dem Nikotinabusus zuschreiben.
Zu **(B)**: Der **fundamentale Attributionsfehler** (Korrespondenzverzerrung) beschreibt, dass Beobachter mit größerer Wahrscheinlichkeit bestimmte Handlungen internalen Faktoren zuschreiben (Persönlichkeit, Fähigkeit oder Motivation des Handelnden) als die Akteure dieser Handlungen. Den Akteuren sind externe Einflüsse bekannt, Beobachter gehen primär davon aus, dass der Akteur – sofern externe Einflüsse nicht direkt sichtbar sind – aus internen Motiven handelt. Beispiel: Die Freundin kommt zu spät zur Verabredung → Der **erste** Gedanke ist: „Die trödelt sicher herum.", nicht: „Ihr Auto ist sicher kaputt, sie kann nichts dafür.". Bei genauerer Überlegung korrigieren viele Beobachter diesen Fehler. In der Frage geht es aber um den Patienten selbst, insofern kann kein fundamentaler Attributionsfehler vorliegen.
Zu **(D)** und **(E)**: **Attributionen** müssen nicht immer nur intern oder extern sein, oft sind sie auch **variabel** (D), d. h. je nach Situation sieht der Proband die Ursache im eigenen Handeln oder in den Umweltbedingungen. Misserfolgsmotivierte Personen zum Beispiel schreiben einen Misserfolg ihren eigenen Fähigkeiten zu, einen Erfolg jedoch sehen sie als zufällig durch gerade begünstigende Umweltbedingungen an. Erfolgssuchende schreiben Erfolg der eigenen Persönlichkeit zu, Misserfolg jedoch den Umweltbedingungen. Letzteres wird auch als **Positivitätsfehler** ((D), selbstwertdienliche Verzerrung) bezeichnet.

H01 ■

→ **Frage 1.248: Lösung B**

Zu **(A)**: Aufwertungsprinzip (Steigerungsprinzip): Prinzip der Kausalattribution. Wenn ein Ereignis trotz widriger Faktoren eintritt, werden die Ursachenfaktoren als besonders stark angesehen.
Zu **(B)**: Fundamentaler Attributionsfehler: Eigene Handlungen schreibt man eher externalen Faktoren (d. h. der Situation oder der Handlung einer anderen Person) zu. Beobachter aber schreiben mit größerer Wahrscheinlichkeit dieselben Handlungen internalen Faktoren (Persönlichkeit, Fähigkeit oder Motivation des Handelnden) zu. Dieses Attributionsgesetz wird als Akteur-Beobachter-Verzerrung (*actor-observer*) bezeichnet. Hierbei machen die Beobachter den Fehler, nicht die Handelnden selbst.
Zu **(C)**: Stereotype, d. h. Bilder bzw. Vorurteile, die man von Angehörigen einer fremden Gruppe (Heterostereotype) oder der eigenen Gruppe (Autostereotype) hat. Diese Bilder sind stark verallgemeinernd und vereinfacht.
Zu **(D)**: Projektion: Bei der Projektion werden eigene Persönlichkeitseigenschaften auf andere Menschen projiziert.
Zu **(E)**: Wahrnehmungsabwehr (*„perceptual defense")*: Tabuworte werden bei tachistoskopischer Kurzzeitdarbietung später oder gar nicht erkannt bzw. schlechter oder nicht erinnert.

F10 ■■

→ **Frage 1.249: Lösung E**

Zu **(A)–(D):** Das **transtheoretische Modell** nach Prochaska und DiClemente zielt auf Motivationsveränderungen ab: Es sieht Verhaltensänderungen als mehrstufigen Prozess an, in dessen Verlauf es auch immer wieder zu Rückfällen kommen kann. Bei der Arbeit mit Patienten ist es wichtig, sich bewusst zu sein, auf welcher dieser Stufen der Betreffende steht, um eine angemessene Intervention durchzuführen. Die 5 wichtigsten Stadien der Verhaltensänderung sind:

1. **precontemplation** (vorbewusster Zustand, Absichtlosigkeit, situative Versuchung)
2. **contemplation** (Bewusstwerden, Absichtsbildung)
3. **preparation** (Vorbereitung, (B))
4. **action** (Handlung, (C))
5. **maintenance** (Aufrechterhaltung (D))

Zu **(E)**: **Selbstwirksamkeit** („self-efficacy") betont die **Überzeugung, dass man in einer bestimmten Situation die angemessene Leistung erbringen kann**. Die Selbstbewertung einer Person beeinflusst ihre Motivation und Leistung. Die Stärkung des Glaubens an die Selbstwirksamkeit kann zwar den Übergang von der 3. in die 4. Phase des transtheoretischen Modells fördern, ist aber kein eigentlicher Bestandteil des Modells.

F07 ■

→ **Frage 1.250: Lösung E**

Zu **(A)**: Hinzuziehen der Ehepartnerin würde in dieses Modell nur hineinpassen, wenn feststeht, dass diese das Zielverhalten fördern kann.
Zu **(B)**: Furchtappelle gehören nicht in dieses Modell; darüber hinaus hat sich gezeigt, dass solche angsterregenden Argumente eher zu Widerstand führen können.
Zu **(C)**: Das Erarbeiten eines Handlungsplans würde erst in die 4. Stufe gehören.
Zu **(D)**: Die Überbrückung der Intentions-Verhaltenslücke würde zum Übergang vom 3. ins 4. Stadium gehören.
Zu **(E)**: Der Übergang vom Stadium der Absichtslosigkeit in das Stadium der Absichtsbildung kann nach Prochaska und DiClemente am Besten gefördert werden durch: gezielte Rückmeldung zu Problemverhalten, Aufklärung, Lenken der Aufmerksamkeit auf sich ändernde soziale Normen und Identifizierung von Personen und Bedingungen, die das Zielverhalten fördern.

F08 ■■

→ **Frage 1.251: Lösung D**

Zu **(D)**: Selbstwirksamkeit („self-efficacy") betont die Überzeugung, dass man in einer bestimmten Situation die angemessene Leistung erbringen kann. Die Selbstbewertung einer Person beeinflusst ihre Motivation und Leistung. Stärkung des Glaubens an die Selbstwirksamkeit kann den Übergang von der dritten in die vierte Phase des transtheoretischen Modells fördern.
Zu **(A)**: Das wäre die zweite Phase der Absichtsbildung (Contemplation).
Zu **(B)**, **(C)** und **(E)**: Das würde noch in die Phase der Absichtslosigkeit (Precontemplation) fallen, in der ein Problembewusstsein über die Risiken des Lebensstils erst geweckt werden muss.

I.51 Konflikte

Ich persönlich streite mich am liebsten mit mir selbst, da ich dann wenigstens hin und wieder mal gewinne. **Lewin** geht davon aus, dass der Mensch sich häufig in Konflikten zwischen verschiedenen Motiven befindet. Er beschrieb Annäherungskräfte (Appetenz) oder Vermeidungskräfte (Aversion) und unterschied: **Appetenz-Appetenz-Konflikt**: Eine Person muss sich zwischen zwei gleichstarken positiven Möglichkeiten entscheiden: Kaufe ich mir von 50,- Euro (mehr Geld hab' ich nunmal nicht!) einen schicken Pullover oder eine flotte Hose? **Aversions-Aversions-Konflikt**: Entscheidung zwischen zwei negativen Möglichkeiten: *„Möchtest Du lieber abwaschen oder lieber das Geschirr abtrocknen?"* **Appetenz-Aversions-Konflikt** (=**Ambivalenzkonflikt**): Vor dem Erreichen eines positiven Ziels muss eine unangenehme Tätigkeit erledigt werden: Wenn Sie Ihr Examen bestehen wollen, müssen Sie diese Prüfungsfragen lernen. Zum **doppelten Ambivalenzkonflikt** kommt es, wenn gleich mehrere positive und negative Charakteristika des erstrebten Zieles vorhanden sind: Heiratskandidat(in) A. ist äußerst attraktiv aber echt arm; B. ist absolut hässlich, hat aber superreiche Eltern. Wen würden Sie nehmen? Die Lewin'schen Entscheidungskonflikte kommen auch in der Medizin häufig vor: Ein Patient, der von einer Krebserkrankung geheilt werden will, muss z. B. erst eine Operation und Chemotherapie durchstehen.
Festinger entwickelte das Modell der **kognitiven Dissonanz**, hierbei stehen im selben Individuum zwei Erkenntnisse im Widerspruch (=kognitive Dissonanz), die in Eintracht gebracht werden müssen (=kognitive **Konsonanz**). Häufig besteht Diskrepanz zwischen der Handlungskomponente (*„Ich rauche"*), der affektiven (*„Rauchen macht Spaß, man fühlt sich so erwachsen"*) und der kognitiven Komponente (*„Der Gesundheitsminister behauptet, dass Rauchen meine Gesundheit gefährdet."*). Nur selten wird die Handlungskomponente geändert, meist passt man seine Kognitionen nachträglich an das eigene Verhalten an: *„Es gibt Leute, die ihr Leben lang rauchen und trotzdem bis ins hohe Alter gesund bleiben. Solange es mir gut geht, kann ich weiter rauchen. Falls ich gesundheitliche Beschwerden bekomme, kann ich jederzeit mit dem Rauchen aufhören ..."*
Paradoxe Intention: Eine Intention ist die Ursache für eine Handlung. Bei der paradoxen Intention kommt es zum Verhalten trotz gegenteiliger Intention, d. h. man hilft auch einer Person, von der man glaubt, dass sie an ihrem Unglück selbst schuld ist (etwa einem Betrunkenen). Wenn Sie übrigens bei dem Heiratskandidatenbeispiel oben in diesem Lerntext A genommen haben, sind Sie vermutlich männlich und bei B mit Sicherheit typisch weiblich. Menschen sind so durchschaubar.

F06

Frage 1.252: Lösung A

Zu **(A)**: Appetenz-Aversions-Konflikt (=Ambivalenzkonflikt): Ein Ziel ist sowohl mit positiven wie mit negativen Aspekten besetzt. Das ist hier der Fall; das Examen ist positiv besetzt, die vom Vater aufgedrängte Berufswahl offenbar negativ.
Zu **(B)**: Appetenz-Appetenz-Konflikt: Eine Person muss sich zwischen zwei gleichstarken positiven Möglichkeiten entscheiden, z. B. die Wahl zwischen zwei Facharztrichtungen, die sie beide sehr interessieren.
Zu **(C)**: Aversions-Aversions-Konflikt: Entscheidung zwischen zwei negativen Möglichkeiten. Sie dürfen im Examen zwischen einer mündlichen Prüfung in Biochemie und Physiologie frei wählen.
Zu **(D)**: Zum doppelten Ambivalenzkonflikt kommt es, wenn gleich mehrere positive und negative Charakteristika des erstrebten Zieles vorhanden sind. Das wäre hier z. B. der Fall, wenn das Examen überdies noch extrem schwer wäre, der Student in seinem künftigen Beruf andererseits aber unglaublich viel Geld verdienen könnte.
Zu **(E)**: Selbstwertkonflikt: Das Selbstwertgefühl kann brüchig sein (passiver Modus) oder kompensatorische Anstrengungen zur Aufrechterhaltung des ständig bedrohten Selbstwertgefühls dominieren (pseudoselbstsicherer, aktiver Modus).

H00

Frage 1.253: Lösung D

Zu **(A)–(E)**: Siehe Lerntext I.51.

H97

Frage 1.254: Lösung B

Sie freuen sich darauf, irgendwann einmal Arzt/Ärztin zu sein, dies entspricht dem Appetenzgradienten (Annäherungsgradient), der früh beginnt und um so mehr ansteigt, je näher Sie dem ersehnten Ziel kommen. Allerdings haben Sie auch Angst vor den notwendigen Prüfungen wie z. B. dem bevorstehenden Physikum (Aversionsgradient, Abneigung). Dieser Gradient beginnt sehr spät, verläuft aber recht steil. Ein Konflikt entsteht, wenn sich zwei gleichstarke Handlungsalternativen gegenüberstehen, d. h. dort wo die Linien sich kreuzen. Dies entspricht der Lösungsmöglichkeit (B). Dieses simple Modell lässt sich im Tierversuch gut anwenden, scheitert aber beim Menschen schon alleine an der Beobachtung, dass Sie trotz des stetig ansteigenden Aversionsgradienten pünktlich zur Prüfung erscheinen werden.

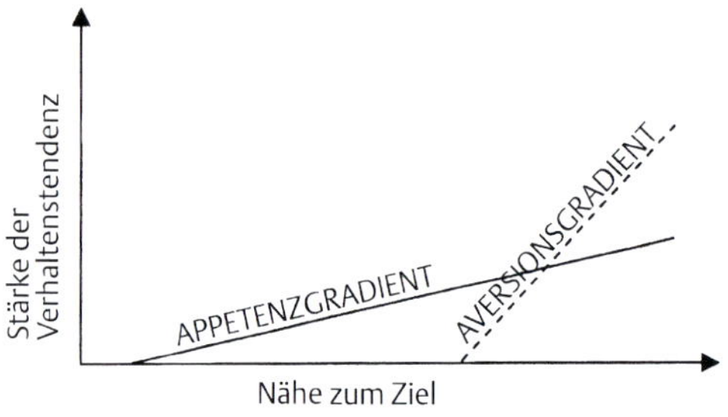

Abb. 1.39 Aversions-Appetenz-Gradient.

F10

Frage 1.255: Lösung E

Zu **(A)**: Das könnte z. B. das **transtheoretische Modell** nach Prochaska und DiClemente sein, das auf Motivationsänderungen abzielt.
Zu **(B)**: In **unteren Sozialschichten** finden sich **mehr gesundheitsschädigende Verhaltensweisen** als in mittleren und oberen sozialen Schichten. Das hat aber wenig mit der Theorie der kognitiven Dissonanz zu tun.
Zu **(C)**: Diese Aussage beschreibt die **Reaktanz-Theorie**.
Zu **(D)**: Abgesehen davon, dass diese **Aussage** ohnehin **nicht richtig** ist, hat sie nichts zu tun mit der kognitiven Dissonanz, bei der Menschen ja gerade versuchen, eine Lösung für Widersprüche zwischen gesundheitsbewussten Kognitionen und gesundheitsschädigenden Handlungsweisen zu finden (z. B. „Rauchen ist ungesund" und „Ich halte es jetzt nicht ohne Zigarette aus" → „Eine Zigarette schmeckt gut").
Zu **(E)**: Hier wird am ehesten Festingers Modell der „**kognitiven Dissonanz**" beschrieben, das einen **Lösungsansatz für Entscheidungskonflikte** darstellt. Hierbei stehen im selben Individuum **zwei Erkenntnisse im Widerspruch** (= kognitive Dissonanz: Trennung von der langjährigen Freundin + gerade schreibe ich ihr wieder eine SMS), die mit einer Erklärung in Eintracht gebracht werden müssen (kognitive Konsonanz), z. B. indem eine der beiden Erkenntnisse angezweifelt wird („Eigentlich liebe ich sie noch immer…"). Häufig besteht Diskrepanz zwischen der kognitiven, der affektiven und der Handlungskomponente eines Verhaltens. Nur selten wird die Handlungskomponente geändert, meist passt man seine Kognitionen nachträglich an das eigene Verhalten an.

H10

Frage 1.256: Lösung B

Zu **(A)**: Beim **Health-Belief-Modell** geht es darum einzuschätzen, ob ein Patient **bereit** ist, eine **präventive Maßnahme durchzuführen**, also z. B. eine Diät zur Gewichtsreduktion. Die Wahrscheinlichkeit, dass ein Patient dazu bereit ist, hängt von verschiedenen Faktoren ab, u. a.:

- die wahrgenommene Gefährlichkeit der Erkrankung
- der wahrgenommene Nutzen eigenen gesundheitsfördernden Verhaltens
- die subjektive Einschätzung der eigenen Krankheitsanfälligkeit
- die Wahrnehmung eigener Einschränkungen und „Opfer", die durch das präventive Verhalten bedingt sind („Kosten-Nutzen-Bilanzierung")
- der Glaube an die Effektivität und den Nutzen einer bestimmten Handlung

Die fehlende Bereitschaft, das Rauchen aufzugeben, lässt sich im beschriebenen Fall besser mit dem Konzept der kognitiven Dissonanz beschreiben.

Zu **(B)**: Bei der **kognitiven Dissonanz** stehen im selben Individuum zwei Erkenntnisse im Widerspruch. Diese müssen mit einer Erklärung in Einklang gebracht werden, z. B. indem eine der beiden Erkenntnisse angezweifelt wird. Häufig besteht Diskrepanz zwischen der kognitiven, der affektiven und der Handlungskomponente eines Verhaltens. Nur selten wird die Handlungskomponente geändert, meist werden die Kognitionen nachträglich an das eigene Verhalten angepasst, wie bei dem Raucher in der Prüfungsfrage.

Zu **(C)**: Nach dem Modell der **Kompetenzerwartung** werden Verhaltensweisen oder Handlungen, in denen sich das Individuum nicht kompetent fühlt, vermieden. Beispiel: Fühlt sich ein Büroangestellter unsicher beim Telefonieren mit fremden Menschen, wird er dazu neigen, Fragen per E-Mail zu klären.

Zu **(D)**: Menschen mit **internalen Kontrollüberzeugungen** glauben, dass die Gesundheit vom eigenen Verhalten abhängig ist. Menschen mit **externalen Kontrollüberzeugungen** halten Krankheit für fremdbestimmt, von anderen Personen, vom Schicksal oder vom Zufall abhängig.

Zu **(E)**: Das **Konzept der Selbstwirksamkeit** („Self-efficacy") befasst sich damit, ob und in welchem Ausmaß ein Mensch glaubt, mit eigenen Mitteln mit einer Störung der Befindlichkeit zurecht zu kommen. Auch der Glaube, durch eigenes Verhalten den Gesundheitszustand beeinflussen zu können, gehört hierzu (internale Kontrollüberzeugung). Der beschriebene Patient bemüht sich jedoch nicht um seine Gesundheit.

1.4.6 Persönlichkeit und Verhaltensstile

I.52 Persönlichkeitstypologien

Marcel trinkt gerne mal einen, er sitzt abends lange in den Kneipen, flirtet mit den Mädchen und kommt dann morgens regelmäßig zu spät zu den Vorlesungen. Eberhard dagegen ist eher Einzelgänger, er liest abends im Bett Lehrbücher und kommt stets 15 Minuten vor der Vorlesung schon in den Hörsaal. Menschen unterscheiden sich offenkundig in ihrem Verhalten. Um solche Unterschiede begründen zu können, bedient sich die Psychologie einer Fülle von Theorien.

Persönlichkeitstypologien teilen Menschen in unterschiedliche Kategorien ein. Grundlage sind hervorstechende Merkmale oder Ähnlichkeiten des Verhaltens und Erlebens. Diese alten Typologien spielen heute nur noch eine historische Rolle und werden entsprechend selten vom IMPP abgefragt. Der griechisch-römische Arzt **Galenos** unterschied schon im 2. Jahrhundert nach Christus vier Persönlichkeitstypen: 1. **Sanguiniker** (heiter, aktiv), 2. **Choleriker** (reizbar, unausgeglichen), 3. **Phlegmatiker** (bedächtig, behäbig) und 4. **Melancholiker** (verzagt, schwermütig). Im Mittelalter hatte **Porta** die Idee, dass Menschen, die Ähnlichkeiten mit Tieren haben, auch deren Charaktereigenschaften besitzen, z. B. der Löwen- oder der Schafsmensch. Der **Konstitutionstypologische Ansatz** versuchte aus der Ausprägung des Körperbaus, vor allem aber des Gesichts, auf Persönlichkeitseigenschaften zu schließen, z. B. ein vorstehendes Kinn sollte zeigen, dass jemand energisch und durchsetzungsfähig ist; das zurückweichende Kinn dagegen zeigt den Willensschwachen. Der Wiener **Franz Joseph Gall** (1757–1828) entwickelte diese **„Phrenologie"** weiter. Gall glaubte, dass unterschiedliche Formen des Schädelknochens auf unterschiedliche Größen des darunter liegenden Gehirns deuten und diese wiederum auf spezifische Talente. Gall entwickelte seine Theorie schon im knabenhaften Alter von neun Jahren, als er einen *„kuhäugigen"* Mitschüler beobachtete, der sich Fremdworte besser merken konnte als andere. Fortan hielt Gall vorstehende Augen und ein gutes verbales Gedächtnis für zusammengehörig. Diese Lehre hielt sich bis zum Ende des 19. Jahrhunderts und trieb seltsame Blüten, so versuchte man Kriminelle anhand der Ausbuchtungen ihres Schädels zu klassifizieren. **Kretschmer**, deutscher Nervenarzt, beobachtete 1921 Zusammenhänge zwischen Körperbau, Charakter und Neigung zu bestimmten psychiatrischen Erkrankungen: (A) **Leptosomer Typus** (schmalaufgeschossen, mager): emotional kühl, zurückhaltend, ungesellig, introvertiert → Neigung zur Schizophrenie. (B) **Athletischer Typus** (kräftig-derber Wuchs, betontes Muskelrelief): schwerfällig, phlegmatisch, explosibel, zuverlässig → Neigung zur Epilepsie. (C) **Pyknischer Typus** (gedrungene, runde Figur; weiches, breites Gesicht auf kurzem massigen Hals; fleischig-stumpfe Nase): gesellig, gemütvoll, praktisch-veranlagt, extravertiert → Neigung zur Zyklothymie (Affektive oder manisch-depressive Psychose). (D) **Dysplastischer Typus**: Mischtyp, der sich nicht eindeutig zuordnen lässt.

Tab. 1.11 Persönlichkeitstypologie nach C.G. Jung.

Funktionstyp	extravertiert	introvertiert
Denktypus	orientiert sich an objektiven Tatsachen	orientiert sich an subjektiven Ideen
Empfindungstypus	naiver Realismus	ahnungsreich, bedeutungsvoll
Fühltypus	an Normen angepasst, vernünftig	subjektbezogen, indirekte Anpassung
Intuitiver Typus	Treue zur Anschauung	Phantast, Träumer

C. G. Jung unterschied vier *„Versionstypen"* seelischer Grundfunktionen, die es jeweils in zwei Richtungen gibt: Der **Extravertierte** besitzt ein entgegenkommendes, offenes Wesen, er knüpft leicht neue Beziehungen. Der **Introvertierte** hat ein zögerndes, zurückgezogenes Wesen und lässt sich leicht in die Defensive abdrängen.
Der deutsche Psychiater K. **Schneider** teilte Menschen 1934 nach psychopathologischen Begriffen ein. Er unterschied: Hyperthymiker, Depressive, Selbstunsichere, Fanatiker, Geltungsbedürftige, Stimmungslabile, Explosible, Gemütlose, Willenlose und Asthenische Menschen.
Im Gegenzug zu diesen starren Klassifikationen betonte **Sigmund Freud** in seiner Psychoanalyse die Dynamik bewegter Persönlichkeitsteile. Allerdings schuf auch Freud eine Typologie. Er unterschied **Persönlichkeitstypen** nach dem Zeitpunkt der Fixierung (Festkleben) in einer der Phasen der psychosexuellen Entwicklung:

Tab. 1.12 Fixierung auf einer psychosexuellen Phase und Persönlichkeitstyp nach S. Freud.

psychosexuelle Entwicklungs-Phase	Persönlichkeits-Typ	Merkmale	Krankheit
orale Phase	oraler Charakter	passiv-abhängig	Schizophrenie, endogene Depression
anale Phase	analer Charakter	reinlich, pedantisch geizig, Eigensinn	Zwangsneurose
phallische Phase	phallischer Charakter	aggressiv, verwegen, entschlossen	Phobie, Hysterie

H93 F90

→ **Frage 1.257: Lösung E**

Links ist ein leptosomer Typus dargestellt. Diese Menschen haben ein schizothymes Temperament und neigen zur Schizophrenie. Rechts sieht man einen Pykniker mit zyklothymen Temperament und hohem Risiko zur manisch-depressiven Psychose. Leptosome neigen nach Kretschmer nicht zur Depression.

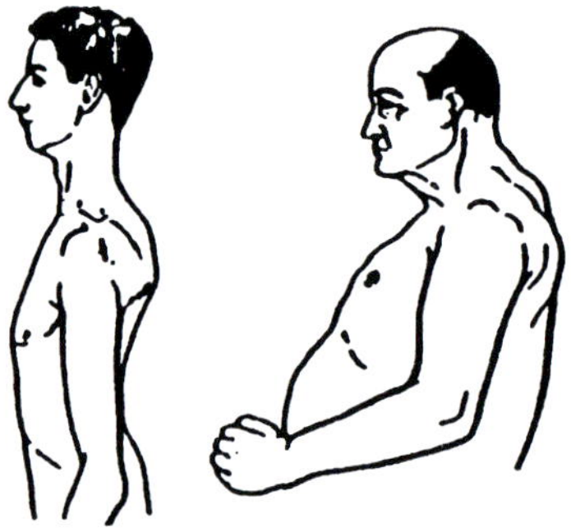

Abb. 1.40 Leptosomer und pyknischer Typus.

H03

→ **Frage 1.258: Lösung A**

Zu **(A)**: Autismus: Frühkindliche, schwere Entwicklungsstörung, die sich spätestens bis zum dritten Lebensjahr zeigt. Sie ist u. a. gekennzeichnet durch eine tiefgreifende Beziehungs- und Kommunikationsstörung, welche die Kinder unfähig macht, zu anderen Personen, selbst zu den eigenen Eltern, ein normales Verhältnis herzustellen. Autistische Kinder können zunächst keine Geste, kein Lächeln, kein Wort verstehen. Jede Veränderung in ihrer Umwelt erregt sie stark. Autistische Kinder können nicht spielen und benutzen ihr Spielzeug in immer gleicher, oft zweckentfremdeter Art und Weise. Sie entwickeln Stereotypen, z. B. Drehen und Kreiseln von Rädern, Wedeln mit Fäden oder Papier. Es handelt sich damit um eine Erkrankung, nicht um eine Charakterausprägung.
Zu **(B)**: Depressiver Charakter: resultiert nach Ansicht der Psychoanalytiker aus einer Fixierung in der oralen Phase.
Zu **(C)**: Hysterischer Charakter: resultiert nach Ansicht der Psychoanalytiker aus einer Fixierung in der phallischen Phase.
Zu **(D)**: Schizoider Charakter: resultiert nach Ansicht der Psychoanalytiker aus einer Fixierung in der oralen Phase.
Zu **(E)**: Zwanghafter Charakter: resultiert nach Ansicht der Psychoanalytiker aus einer Fixierung in der analen Phase.

F01 F94

→ **Frage 1.259: Lösung B**

Zu **(A)**: Das wäre eine Fixierung auf die anale Phase.
Zu **(B)**: Das ist die gefragte Fixierung auf die phallische Phase.
Zu **(C)**: Das wäre die Sublimierung von analen Triebimpulsen.
Zu **(D)**: Eine Perversionsform.
Zu **(E)**: Eine Fixierung auf die anale Phase.

I.53 Psychoanalytische Persönlichkeitsmodelle

Patientin zum Psychonalytiker: *„Ach, Herr Doktor, bitte, bitte geben Sie mir doch ein Küsschen!"* Der Arzt: *„Nein, das geht nicht. Strenggenommen dürfte ich ja nichtmal hier bei Ihnen auf der Couch liegen."*
Sigmund Freud erfand nicht nur die psychoanalytische Behandlungsmethode, sondern passend zu seinen Annahmen gleich mehrere Persönlichkeitsmodelle. Hierbei handelt es sich aber keinesfalls um reines Schubladendenken, sondern um bewegte Energien, deren Kräfte sich dynamisch verändern können und gegenseitig beeinflussen. (A) Das **Topographisches Modell** unterscheidet drei Teile der Persönlichkeit: 1. Das **Bewusste** bezieht sich auf augenblickliche Wahrnehmungen und Gedanken. 2. Das **Vorbewusste** umfasst Erinnerungen und Wissensinhalte, die durch Aufmerksamkeit ins Bewusste gebracht werden können. 3. Das **Unbewusste** (nicht „Unterbewusste"!) beinhaltet verdrängte traumatische Erinnerungen oder peinliche Triebwünsche. Diese sind dem Individuum nicht bewusst, da sie sonst seine Integrität in Frage stellen würden. Traumatisch-belastende Lebensereignisse und unerlaubte Wünsche werden ins Unbewusste verdrängt. Sie sind jedoch keinesfalls vergessen, sondern beeinflussen das Verhalten des Menschen subtil. Gegen das Bewusstwerden besteht sogar ein erheblicher Widerstand, d. h. die Erinnerung an verdrängte Komplexe ist angstauslösend. Durch die psychoanalytische Therapie sollen diese Erlebnisse, Wünsche oder Gedanken bewusst gemacht werden. In symbolisch veränderter Form zeigen sich unbewusste Inhalte im **Traum** (manifester Trauminhalt verbirgt den latenten Traumgedanken), im **Witz** (man spricht Peinlichkeiten aus, die man sonst nie sagen würde) und in **Fehlleistungen** (Vergessen, Versprechen, Vergreifen, Verlegen). Am bekanntesten ist der Freud'sche Versprecher (B. in der Anatomie-Vorlesung verwechselt der Dozent vor einer Reihe hübscher Studentinnen ***„der Organismus dieses Patienten..."*** mit: *„der Orgasmus dieses Patienten..."*).
(B) Das Freudsche **Instanzenmodell** trennt:
1. Das **Es** ist ab der Geburt vorhanden und funktioniert nach dem **Lustprinzip**, d. h. es verlangt sofortige Befriedigung aller lustvoller Aktivitäten und Leidenschaften. Alle Vorgänge im Es sind unbewusst, es ist der Sitz für **Eros** (Liebestrieb) und **Thanatos** (Todestrieb).
2. Das **Über-Ich** umfasst das **Gewissen** und das **Ich-Ideal.** Es ist mit einem übergeordneten Richter vergleichbar und bildet sich während der Erziehung durch Übernahme (Internalisierung) der elterlichen Gebote und Verbote, z. B. durch **Identifikation.** Das Über-Ich kann als Gegenspieler des Es gesehen

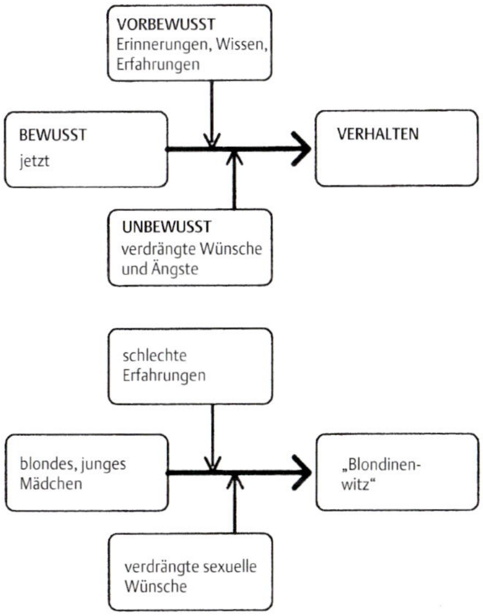

Abb. 1.**41** Das topographische Modell unterscheidet bewusste, vorbewusste und unbewusste Anteile der Persönlichkeit, die Auswirkungen auf das Verhalten haben können.

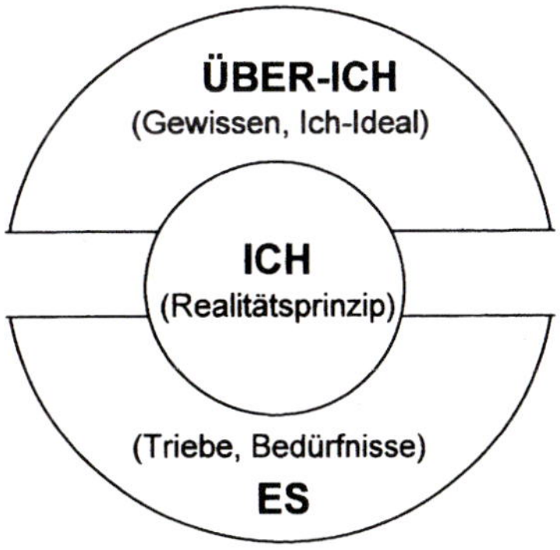

Abb. 1.**42** Das Instanzenmodell trennt das triebhafte „Es", das moralische „Über-Ich" und das dazwischen vermittelnde, realitätsorientierte „Ich" (muss realitätsorientiert immer dazwischen vermitteln, was bestimmt nicht immer so ganz easy ist).

werden. Es enthält sowohl bewusste, vorbewusste und unbewusste Anteile.
3. Das **Ich** ermöglicht die Anpassung der Wünsche des Es und der Gebote des Über-Ichs an die Realität (**Realitätsprinzip**) und kann deshalb als Vermittler betrachtet werden. Mit Hilfe der Abwehrmechanismen (Verdrängung, Konversion, Projektion usw.) lassen sich ungerechtfertigte Ansprüche der anderen beiden Instanzen abwehren. Auch das Ich hat sowohl bewusste wie auch unbewusste Anteile! Freud verglich das Ich mit einem Reiter, das Es mit dem Pferd.

H01

→ **Frage 1.260: Lösung B**

Zu **(A)**: Triebe: Freud nahm zuerst den Sexualtrieb als einzige Motivationsquelle an. Später unterschied er Eros (Liebestrieb) und Thanatos (Todestrieb). Triebziel ist das Ziel, durch welches der jeweilige Trieb sich entladen kann.
Zu **(B)**: Das topografische Modell: siehe Lerntext I.53.
Zu **(C)**: Primärprozesse gehören eher zum Unbewussten, Sekundärvorgänge eher zum Bewussten. In den psychischen Primärprozessen versucht die Libido des „Es", jedes Verlangen zu befriedigen; im Gegensatz dazu versucht das „Ich" in den Sekundärvorgängen, seine libidinösen Kräfte auf gemäßigtere Bahnen zu lenken.
Zu **(D)**: Angstabwehr: Freud betrachtete Angst als Folge unterdrückter sexueller Spannungen. Er meinte, dass libidinöse Triebenergie, die als gefährlich wahrgenommen wird, unterdrückt, abgeschnitten und zu Angst umgeformt werde.
Zu **(E)**: Das Freudsche Instanzenmodell: siehe Lerntext I.53.

F03

→ **Frage 1.261: Lösung B**

Zu **(A)**: Das „Selbst" im psychoanalytischen Sinn bezeichnet nach C. G. Jung den Gesamtumfang aller psychischen Phänomene im Menschen und entspricht damit nicht nur dem „Ich". Für die humanistische Psychologie ist das „Selbst" die nicht reduzierbare Einheit, aus der die Stabilität der Persönlichkeit hervorgeht. Demgegenüber trennte William James das Selbst in drei Einheiten: das materielle Ich, das soziale Ich, das spirituelle Ich. Nach Carl Rogers beinhaltet das Selbst insbesondere Konzepte, wie Menschen sich wahrnehmen und wie sie idealerweise sein möchten.
Zu **(B)**: Instanzenmodell: siehe Lerntext I.53.
Zu **(C)**: Sitz der Triebe ist das „Es", Teil der Persönlichkeit nach S. Freud (Es, Ich, Über-Ich), das kleinkindhaft nach sofortiger Triebbefriedigung drängt und dadurch mit den moralischen Vorstellungen des Über-Ich kollidiert. Was möchte Ihr „Es" denn jetzt gerade lieber tun als Prüfungsfragen zu büffeln?
Zu **(D)**: Träger des Lustprinzips ist ebenfalls das „Es". Während die bewussten Anteile Ihrer Persönlichkeit jetzt gerade mit Lernen beschäftigt sind, überlegt Ihr „Es" krampfhaft, ob irgendwo im Schrank vielleicht noch Gummibärchen versteckt sein könnten?
Zu **(E)**: Das Gewissen ist im Modell von S. Freud im „Über-Ich" beheimatet.

I.54 Lerntheoretische Persönlichkeitsmodelle

Die Konstitutionstypologien zu Beginn des 20. Jahrhunderts waren noch eindeutig einem genetischen Modell der Grundlage von Charaktereigenschaften verhaftet: bei Kriminellen und psychisch Kranken wurde zunächst der Stammbaum geprüft. Schon Sigmund Freud betonte die Wichtigkeit von Umweltereignissen insbesondere in den ersten Lebensjahren. Die seit den 1950er Jahren herausgearbeiteten lerntheoretischen Ansätze betonten einseitig den Einfluss von Erziehung und Lebensereignissen; man glaubte in den 1960er und 70er Jahren Unterschiede zwischen Menschen durch gezielte Förderprogramme völlig ausgleichen zu können. **Albert Bandura** entwickelte die **Theorie des soziale Lernens** und verwies auf die komplexe Interaktion von individuellen Faktoren und Umweltreizen. Hierbei spielt insbesondere das Beobachtungslernen eine große Rolle. Seine Theorie der Selbstwirksamkeit („**self-efficacy**") betont die Überzeugung, dass die Selbstbewertung einer Person ihre Motivation und Leistung beeinflusst. Auch **Walter Mischel** stützt sich in seiner Persönlichkeitstheorie auf Prinzipien der Lerntheorien und betont den Einfluss von Umweltvariablen. Seit den 1980er Jahren gibt es wieder eine starke Rückbesinnung auf genetische Grundlagen unseres Verhaltens. Erziehung kann unsere genetisch umrahmten Charaktereigenschaften zwar modellieren, aber tiefsitzende Temperamentsunterschiede lassen sich weder wegerziehen noch wegtherapieren. So klären Erbanlagen tatsächlich 50 % der Varianz kriminell oder psychisch krank zu werden.

I.55 Faktorenanalytische Persönlichkeitsmodelle

„*Die Unberechenbarkeit unserer Mitmenschen ist der zuverlässigste Persönlichkeitsfaktor*", schrieb P. E. Schumacher (1941). Während die älteren Typologien nur den schubladenmäßigen Ein- oder Ausschluss zuließen, benutzt man heute Persönlichkeitsdimensionen, bei denen die Ausprägung einer Charaktereigenschaft als Wert auf einer zweipoligen Skala festgehalten werden kann (z. B. Ausprägung von: psych. Stabilität ←→ Labilität). Da Persönlichkeit in mehrere solcher Faktoren aufgeteilt wird, erhält man **mehrdimensionale Persönlichkeitsmodelle**. Der Ausprägungsgrad der einzelnen Persönlichkeitsfaktoren entspricht dann Werten in einem Kontinuum von bipolaren Eigenschaften. Diese Modelle benutzen statistische Methoden zur Theoriebildung. Basis ist, dass sich das Konstrukt Persönlichkeitseigenschaft in Verhalten äußern muss, Verhalten ist beobachtbar oder erfragbar. Im einfachsten Fall werden Probanden Items über alltägliche Verhaltensweisen vorgelegt: *„Lieben Sie Partys?", „Halten Sie gerne Vorträge?", „Werden Sie leicht unsicher, wenn ein Vorgesetzter Sie kritisiert?"* Die Antworten einer Person korrelieren in irgendeiner Form untereinander. Jemand der nicht gerne auf Partys geht, wird möglicherweise bei Kritik leichter unsicher und vermeidet Referate. Man kann die Antwort jeder Frage mit jeder anderen korrelieren und erhält dann eine Matrix von Korrelationskoeffizienten. Mit der **Faktorenanalyse** lässt sich die riesige Anzahl der Korrelationen auf einige wesentliche Faktoren reduzieren, indem man prüft, welche Fragen hoch miteinander korrelieren und diese dann zu einem Faktor bündelt. Strenggenommen hängt es hierbei allerdings vom Wissenschaftler ab, welche Fragen er den Probanden vorlegt, wie viele Faktoren er extrahiert und wie er diese benennt. So gesehen ist auch die Faktorenanalyse nur eine Methode, die lediglich das ordnet, was man ihr zum Ordnen vorlegt. Daher gibt es sehr unterschiedliche faktorenanalytische Persönlichkeitsmodelle.

Nach Ansicht von **Cattell** spielen Person, Situation und Zeit eine Rolle. Mit der **P-Technik** untersucht man an einem Probanden viele Merkmale zu verschiedenen Zeitpunkten. Mit der **R-Technik** werden viele Menschen bezüglich mehrerer Merkmale in einer bestimmten Situation untersucht und mit der **Q-Technik** untersucht man viele Menschen bezüglich eines Merkmals zu verschiedenen Zeitpunkten. Cattell entwickelte den **16 PF-Test** mit folgenden Persönlichkeitsdimensionen: 1. Intelligenz, 2. Gewissenhaftigkeit, 3. Nüchternheit, 4. Selbstvertrauen, 5. Selbstsicherheit, 6. Selbstachtung, 7. Selbstbeherrschung, 8. Entspanntheit, 9. Umgänglichkeit, 10. Draufgängerhaftigkeit, 11. Kontaktbereitschaft, 12. Begeisterungsfähigkeit, 13. Selbstgenügsamkeit, 14. Selbstbehauptung, 15. Offenheit und 16. Beharrlichkeit. Diese wurden m.W. noch nie detailliert vom IMPP abgeprüft; ganz im Gegensatz zur folgenden Theorie, die seit Jahren Prüfungsfragenlieblingskind ist:

Eysenck entwickelte eine der bekanntesten Theorien, auf die sich auch viele Testverfahren beziehen. Er reduzierte Persönlichkeit auf vier Hauptdimensionen:

1. **Extraversion – Introversion:** Extravertierte verhalten sich gesellig und kontaktbereit, sie benötigen ein hohes Maß an äußerer Stimulation um auf ein als angenehm empfundenes Erregungsniveau zu kommen. Introvertierte dagegen scheinen eine sehr viel niedrigere Grenze zu haben, was den Übergang des Erregungsniveaus in unangenehme Bereiche betrifft. Sie verhalten sich daher schüchterner, zurückgezogener, meiden Stimulation und sind kontaktärmer.
2. **Stabilität – Labilität:** Emotionale Labilität (=**Neurotizismus**): dies ist die Tendenz, auf belastenden Situationen emotional instabil zu reagieren, d.h. z.B. durch erhöhte Ängstlichkeit, Reizbarkeit, Launenhaftigkeit usw. Den emotional Stabilen tangiert dagegen so leicht nichts.
3. **Realismus – Psychotizismus**: differenziert normales von psychotischem (schizophrenem und manisch-depressivem) Verhalten.
4. **Intelligenz**

Sensitizer und **Repressor**: Ein dem Konzept der Extra- und Introversion sehr ähnliches Modell. Der Sensitizer nimmt Risiken übermäßig wachsam wahr, der Repressor dagegen verleugnet Gefahren. Den Sensitizer sollte man daher keinesfalls mit *Sensation Seeking* verwechseln, dem individuellen Bedürfnis nach neuartigen, intensiven und komplexen Reizen und Situationen (Bungee-Jumping, S-Bahn-Surfen, Paragliding, Genitalpiercing, etc.).

Big Five: Jeder Psychologie-Professor, der etwas auf sich hält, entwickelt im Lauf seines Lebens mindestens ein Persönlichkeitsmodell. Über alle Modelle hinweg finden sich aber immerhin einige Eigenschaften, die sehr stabil immer wieder genannt werden, die *„big five":*

1. Extraversion / Introversion (Orientierung nach außen bzw. innen)
2. Neurotizismus (mangelnde emotionale Stabilität)
3. Verträglichkeit / Aggressivität
4. Rigidität (Gewissenhaftigkeit)
5. Offenheit für Erfahrung

... die Sie auswendig lernen sollten, da das IMPP sie gerne abprüft.

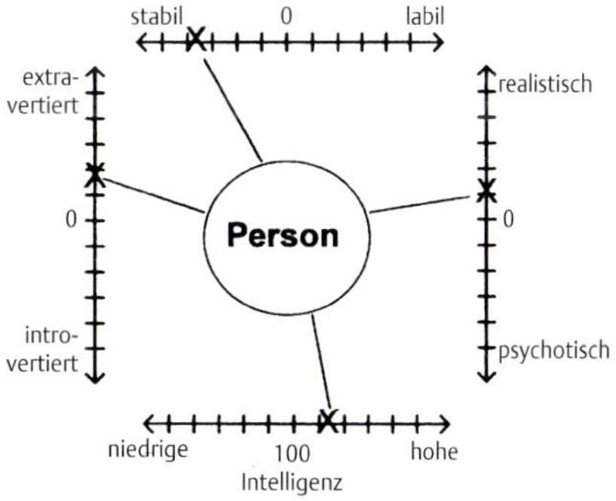

Abb. 1.**43** Eysenck unterschied vier Dimensionen der Persönlichkeit: Extraversion – Introversion, Stabilität – Labilität, Realismus – Psychotizismus und Intelligenz. Auf jeder dieser vier Skalen kann einer Person ein Wert (x) zugeordnet werden.

F03 ■

→ **Frage 1.262: Lösung E**

Zu **(A)**: Kognitive Persönlichkeitstheorien betonen die Wechselwirkung zwischen situationalen Umwelteinflüssen und Empfindungen, Wahrnehmungen und Denkprozessen des Individuums, die zu Veränderung der Persönlichkeit führen.
Zu **(B)**: Konstitutionstypologischer Ansatz: siehe Lerntext I.52.
Zu **(C)**: Lerntheoretische Ansätze: siehe Lerntext I.54.
Zu **(D)**: Psychodynamische Ansätze: Sigmund Freud unterschied gleich in mehreren Modellen verschiedene Teile der Persönlichkeit (Bewusstes, Vorbewusstes, Unbewusstes) oder im Instanzenmodell das bekannte Es, Ich und Über-Ich. C. G. Jung unterschied vier *„Versionstypen"* seelischer Grundfunktionen: Denken, Empfinden, Fühlen und Intuieren. Diese gibt es in zwei Richtungen, abhängig davon, ob die Person extravertiert oder introvertiert ist.
Zu **(E)**: Statistische Persönlichkeitsmodelle: siehe Lerntext I.55.

F95

→ **Frage 1.263: Lösung A**

Zu **(A):** Eysenck fand vier Grunddimensionen der Persönlichkeit: 1. Extraversion vs. Introversion, 2. Stabilität vs. Labilität, 3. Realismus vs. Psychotizismus und 4. Intelligenz.
Zu **(B):** Der Repressor verleugnet Gefahren, der Sensitizer nimmt sie übertrieben stark wahr.
Zu **(C):** Psychisch traumatische Erlebnisse lassen sich nach der psychoanalytischen Lehre ins Unbewusste verdrängen oder mit ausgleichenden Handlungen überkompensieren (siehe z. B. Adlers Theorie der Überkompensation bei Minderwertigkeit).
Zu **(D):** Neurasthenie: Erschöpfungssyndrom mit depressiven Zuständen z. B. nach chronischem Schlafentzug oder als Symptom bei Neurosen und Psychosen. Psychasthenie: psychische Überempfindlichkeit mit Neigung zu neurotischen Störungen und vegetativen Störungen.
Zu **(E):** Zyklothymie: periodische Stimmungsschwankungen von heiter bis zu traurig, jedoch noch nicht im Ausmaß der affektiven Psychose. Schizothymie: Veranlagung zur Schizophrenie mit entsprechenden, jedoch noch nicht krankhaften Symptomen.

F07

→ **Frage 1.264: Lösung C**

Zu **(A)**: Die Depressionsskala misst den Ausprägungsgrad von depressiver Stimmung (Selbstvorwürfe, Suizidgedanken, Minderwertigkeitsgefühle usw.). Die Beschäftigung mit diesem Thema lohnt erst, sollten Sie durch die Prüfung fallen.
Zu **(B)**: Extraversion/Introversion: Extravertierte verhalten sich gesellig und kontaktbereit, sie benötigen ein hohes Maß an äußerer Stimulation, um auf ein als angenehm empfundenes Erregungsniveau zu kommen. Introvertierte dagegen scheinen eine sehr viel niedrigere Grenze zu haben, was den Übergang des Erregungsniveaus in unangenehme Bereiche betrifft. Sie verhalten sich daher schüchterner, zurückgezogener, meiden Stimulation und sind kontaktärmer.
Zu **(C)**: Neurotizismus: mangelnde emotionale Stabilität; Tendenz, in belastenden Situationen neurotische Verhaltensweisen zu zeigen, um das meist zu hohe Ausmaß an Ängstlichkeit zu kompensieren.
Zu **(D)**: Psychotizismus: Neigung, schwer abweichendes Verhalten mit Verlust eines der äußeren Realität angemessenen Verhaltens zu zeigen (z. B. bei Schizophrenie und affektiver Psychose).
Zu **(E)**: Stroop-Test: Interferenztest. Ein Farbwort wird dargeboten („rot", „gelb", „grün" usw.); das Wort ist aber in einer anderen Farbe geschrieben, als der semantische Inhalt behauptet (z. B. das Wort „rot" in grüner Farbe). Genannt werden soll in der Regel die Farbe, nicht die Wortbedeutung. Hierbei interferieren zwei Informationen, von denen eine unterdrückt werden muss.

F09

→ **Frage 1.265: Lösung B**

Zu **(A)**: Die Konfrontation mit angstauslösenden Informationen und der dringenden Notwendigkeit einer Veränderung des Lebensstils würden eher dazu führen, dass der 50-Jährige die Gefahren noch mehr verleugnet.
Zu **(B)**: Der Repressor verleugnet Gefahren, der Sensitizer dagegen nimmt mögliche Gefahren geradezu übermäßig wachsam wahr. Die Konfrontation mit angstauslösenden Informationen würde eher dazu führen, dass der 50-Jährige die Gefahren noch mehr verleugnet. Der Arzt tut also gut daran, mit solchen Informationen nicht zu arbeiten.
Zu **(C)**: Es wäre fraglich, ob ein Psychotherapeut die Lebenseinstellung auf die Schnelle verändern kann. Repressor und Sensitizer sind relativ fest verankerte Persönlichkeitseigenschaften, die einer Psychotherapie nicht ohne weiteres zugänglich sind.
Zu **(D)**: Gesprächskontakte auf das Nötigste zu begrenzen würde die Einstellung des Patienten sicherlich nicht verändern.
Zu **(E)**: Möglichst umfassende medizinische Informationen sollte der Arzt jedem Patienten geben, unabhängig von den Persönlichkeitseigenschaften.

H08

→ **Frage 1.266: Lösung E**

Zu **(A)**: Als feldabhängig bezeichnet man eine Person, die in ihrer Wahrnehmung durch Umgebungs-

reize derart geleitet wird, dass ihr eine vom umgebenden Feld unabhängige Wahrnehmungsleistung nicht gelingt.
Zu **(B)**: Passiv-resignativer Stil: Bei Krebskranken unterscheidet man grob den aktiv-zupackenden vom passiv-resignativen Stil. Diese Zweiteilung hat bislang aber m. W. keine eigene Theorie begründet, sondern kommt als Unterfaktor z. B. in dem transtheoretischen Modell der Krankheitsverarbeitung von Heim (1983) vor.
Zu **(C)**: Unter „Repression" versteht man die Unterdrückung oder Verleugnung von Bedürfnissen oder Gefühlen.
Zu **(D)**: Sensation Seeking: individuelles Bedürfnis nach neuartigen, intensiven und komplexen Reizen und Situationen.
Zu **(E)**: Der „Sensitizer" (sensitiver Reaktionstyp) zeigt sich in überempfindlicher Eindrucksfähigkeit für Erlebnisreize. Bei Herrn L. könnte es sich um einen solchen sensitiven Typus handeln.

H09

→ **Frage 1.267: Lösung D**

Zu **(A)**: **Feldabhängigkeit:** Diese Typologie unterscheidet feldabhängige von feldunabhängigen Personen. Als feldabhängig bezeichnet man eine Person, die in ihrer Wahrnehmung durch Umgebungsreize derart geleitet wird, dass ihr eine vom umgebenden Feld unabhängige Wahrnehmungsleistung nicht gelingt.
Zu **(B)**: **Internale Kontrollüberzeugung** bedeutet, dass eine Person ein positives oder negatives Ereignis als Konsequenz des eigenen Verhaltens wahrnimmt. Externale Kontrollüberzeugung liegt dagegen vor, wenn dieses Ereignis als fremdbestimmt wahrgenommen wird, d. h. der eigenen Kontrolle entzogen erscheint.
Zu **(C)**: Unter **Repression** versteht man die Unterdrückung oder Verleugnung von Bedürfnissen oder Gefühlen. Ein *Sensitizer* (Sensitiver Reaktionstyp) zeigt sich in überempfindlicher Eindrucksfähigkeit für Erlebnisreize. Der *Repressor* verleugnet Gefahren, der Sensitizer dagegen nimmt mögliche Gefahren geradezu übermäßig wachsam wahr.
Zu **(D)**: **Sensation-Seeking** wird als individuelles Bedürfnis nach neuartigen, intensiven und komplexen Reizen und Situationen verstanden. Sensation-Seeker sind auf der ständigen Jagd nach möglichst extremen Arten neuer Stimulation. Das dürfte bei dem 22-jährigen Tom der Fall sein.
Zu **(E)**: **Sensitization**: Der sensitive Reaktionstyp (*„sensitizer"*) nimmt Gefahren übermäßig stark wahr und ist emotional viel damit beschäftigt. Gegenteil ist der Repressor.

H10 F09 H04 F04 F03 ■

→ **Frage 1.268: Lösung D**

Zu **(A)**: Extraversion: Extravertierte suchen ständig Stimulation und sind nach außen gerichtet und kontaktreich.
Zu **(B)**: Gewissenhaftigkeit: eine bereits von Cattell faktorenanalytisch festgestellte Persönlichkeitsdimension.
Zu **(C)**: Neurotizismus: Mangelnde emotionale Stabilität.
Zu **(D)**: Psychotizismus: Neigung zu schwer abweichendem Verhalten mit Verlust eines der äußeren Realität angemessenen Verhaltens. Psychotizismus gehört nicht zu den fünf ganz Großen.
Zu **(E)**: Verträglichkeit (Agreeableness) ist auch wichtig. Leider kenne ich jede Menge Leute, die zu wenig davon abbekommen haben. Schade.

F10

→ **Frage 1.269: Lösung B**

Zu **(A)**: Die Eigenschaften „interessiert, phantasievoll und kreativ" sprechen für eine starke Ausprägung der Persönlichkeitsdimension **„Offenheit für Erfahrung"**.
Zu **(B)**: Eine ausgeprägte und immer wiederkehrende „Unzufriedenheit mit der Gesamtsituation" gepaart mit übertriebener Nervosität auch in Normalsituationen sowie Verletzlichkeit passen zweifelsfrei zur Skala **„Neurotizismus"**.
Zu **(C)**: Sorglosigkeit, Unordentlichkeit und Unzuverlässigkeit deuten auf eine mangelnde Ausprägung des Merkmals **„Rigidität"** (Gewissenhaftigkeit) hin.
Zu **(D)**: Ein Mensch, der still, schüchtern und zurückgezogen lebt, liegt nahe beim Pol „Introversion" auf der Skala **„Extraversion/Introversion"**.
Zu **(E)**: Ein unfreundlicher, streitsüchtiger und hartherziger Mensch entspricht der unangenehmen Variante der Persönlichkeitsdimension **„Verträglichkeit/Aggressivität"**.

F10

→ **Frage 1.270: Lösung A**

Zu **(A)**: **Interferenzneigung** ist die **Beeinflussbarkeit durch dominierende, aber irrelevante Stimuli bei der Informationsverarbeitung.** Sie kann z. B. mit dem Stroop-Test gemessen werden: Ein Farbwort wird dargeboten („rot", „gelb", „grün" usw.); das Wort ist aber in einer anderen Farbe geschrieben als der semantische Inhalt behauptet (z. B. das Wort „rot" in grüner Farbe). Genannt werden soll in der Regel die Farbe, nicht die Wortbedeutung. Hierbei interferieren 2 Informationen, von denen eine unterdrückt werden muss. Mit Sensation Seeking hat die Interferenzneigung nichts zu tun.

Zu **(B)**: Unter „**Sensation Seeking**" wird ein individuelles Bedürfnis nach neuartigen, intensiven und komplexen Reizen und Situationen verstanden. Sensation Seeker (auch Adrenalin-Junkies genannt) sind auf der Jagd nach möglichst extremen Arten neuer Stimulation wie Bungee-Jumping, S-Bahn-Surfen etc. und **meiden** daher **monotone Tätigkeiten**.
Zu **(C)**: Die ständige **Suche nach Neuem** ist ein charakteristisches Merkmal für Sensation Seeker.
Zu **(D)**: Höher, weiter, schneller: Alle **Extreme** werden beim Sensation Seeking zu erreichen versucht.
Zu **(E)**: Die **Enthemmung** ist ebenfalls ein typisches Phänomen der Sensation Seeker.

I.56 Situationismus

„Je zerstrittener eine Partnerschaft, umso mehr fällt jedem ein, was der andere zur Verbesserung der Situation beitragen könnte." meinte P. Hohl (1941). Obwohl faktorenanalytische Persönlichkeitsmodelle heute noch Grundlage vieler Tests sind, gelten auch sie schon wieder als überholt. **Gutjahr** definierte Persönlichkeit als:

V = f(P,U)

d. h. Verhalten (V) als Funktion (f) von Persönlichkeit (P) und Umwelt (U). Konkretes Handeln ist also immer abhängig von der Persönlichkeit und der aktuellen Umweltsituation. Der „**Situationismus**" postuliert, dass Verhalten wesentlich von der momentanen Situation geprägt wird, allerdings zeigen unterschiedliche Personen in derselben Situation oft verschiedenes Verhalten. Der „**Interaktionismus**" vereint beide Ansätze: In stark strukturierten Situationen (z. B. Vorlesung) ist die Umwelt ausschlaggebend, in schwach strukturierten Situationen (Pause) dagegen eher die Persönlichkeit. **Kognitive Persönlichkeitstheorien** betonen die Wechselwirkung zwischen situationalen Umwelteinflüssen und Empfindungen, Wahrnehmungen und Denkprozessen des Individuums. So räumte **George Kelly** in seiner Persönlichkeitstheorie den individuellen Interpretationen von Situationen durch das Subjekt einen großen Stellenwert ein. Hierzu benutzen Menschen persönliche Konstrukte, um die Welt vorhersagbar zu machen.

F99 H95 F94 H92 H90 ■

→ **Frage 1.271: Lösung B**

Zu **(A)**: Aktionismus: Theorie, die davon ausgeht, dass jeder Empfindung ein motorischer Impuls zugrunde liegt. Erst durch Analyse der Motorik lassen sich seelische Erlebnisse verstehen.
Zu **(B)**: Interaktionismus: Theorie, die eine Wechselwirkung zwischen Persönlichkeitseigenschaften und Situation annimmt. In schwach determinierten Situationen (Pausen) kommen Persönlichkeitseigenschaften mehr zum Vorschein als in stark determinierten Situationen (Drill auf dem Kasernenhof).
Zu **(C)**: Situationismus: Theorie, die Umweltbedingungen (Situation) als ausschlaggebend für das Verhalten ansieht.
Zu **(D)**: Prädispositionismus: Theorien, die davon ausgehen, dass menschliche Charaktereigenschaften im wesentlich genetisch vorherbestimmt sind.
Zu **(E)**: Individualismus: Theorie, die das Individuum als einzige Grundlage aller gesellschaftlicher Erscheinungen betrachtet.

F96

→ **Frage 1.272: Lösung B**

Zu **(A)**: Kretschmer beschrieb den leptosomen, den pyknischen, den athletischen und manchmal auch noch den dysplastischen Typus.
Zu **(B)**: George Alexander Kelly (1905 – 1967) beschäftigte sich vor allem mit sozialpsychologischen Modellen von Motivation und Persönlichkeit; er entwickelte u. a. den „role-construct-repertory-test". Kelly ging u. a. davon aus, dass unsere Konstrukte weniger von der realen Umwelt, sondern sehr viel mehr von unserer eigenen Biographie herbeigeführt werden.
Zu **(C)**: Piagets kognitives Persönlichkeitsmodell geht davon aus, dass Entwicklung ein Reifungsprozess ist, der in Phasen verläuft, die sich durch bestimmte Denkstrukturen charakterisieren lassen.
Zu **(D)**: Eysenck entwickelte ein statistisch-faktorenanalytisches Persönlichkeitsmodell mit den Hauptachsen Extra-Introversion und Neurotizismus.
Zu **(E)**: Lersch entwickelte eine Schichtentheorie, die davon ausgeht, dass das Seelische in einander aufgelagerten Schichten aufgeteilt ist. Nachdem diese hochinteressante Theorie bedauerlicherweise mehrere Jahrzehnte lang gar keine Rolle mehr in der Psychologie spielte, wurde sie kurzfristig wieder aktuell, nachdem irgendjemand festgestellt hatte, dass ja auch das menschliche Gehirn aus verschiedenen physiologischen Schichten von Nervenzellen aufgebaut ist. Korrelationsstatistische Versuche, die Schichten von Lersch mit den anatomischen Hirnschichten in Übereinstimmung zu bringen, brachten jedoch bisher leider kein besonders sinnvolles Ergebnis.

I.57 Persönlichkeit und Krankheit

Unsere Charaktereigenschaften bestimmen unser Leben. Wenn jemand ständig latent aggressiv ist und in jeder Sekunde seines Lebens versucht andere zu dominieren, wenn er kritische Diskussionen lediglich als sportliche Ereignisse sieht, bei denen man gewinnen muss, es ihm absolut nichts ausmacht, Personen in seiner sozialen Umgebung massiv emotional zu verletzen und dieser Mensch seinen Lustgewinn vor allem daraus zieht, andere auszunutzen und über den Tisch zu ziehen, ohne an die langfristigen Konsequenzen zu denken: Glauben Sie, dass dieser Mensch im Alter auf ein glückliches Leben zurückblicken wird? Auch die Entstehung von Krankheiten kann durch den Charakter gefördert oder gehemmt werden. Schon seit Beginn des 20. Jahrhunderts versucht man Persönlichkeitseigenschaften zu finden, die den Betreffenden anfällig für psychosomatische Erkrankungen machen. So beschrieb schon der kanadische Arzt Sir William Osler (1849–1919) den typischen Herzinfarkt-Patienten als: „*...geistig wie körperlich gleichermaßen tätigen, energischen und ehrgeizigen Mann, dessen Maschinen immer Åvolle Kraft voraus, laufen.*“ **Friedman & Rosenman** untersuchten 1958 Herzinfarkt-Patienten und stellten eine ganz bestimmte Persönlichkeits-Struktur fest: **Typ A:** Leistungsorientiert; ständig unter Zeitdruck; hohes Konkurrenzstreben; zeigen beträchtliche Aggressivität und Feindseligkeit; andere beherrschen wollen; hohe selbstgesetzte Ziele; in erster Linie zählt die Arbeit; innerer Zwang zur Aktivität und Überzeugung, dass etwas nur klappt, wenn sie sich selbst darum kümmern; Warten-müssen macht sie aggressiv; sie sprechen und gestikulieren schnell; wackeln mit den Knien, trommeln nervös mit den Fingern; Glück machen sie nur an Macht und materiellen Gütern fest. **Typ B:** Sucht Erholung; braucht viel Ruhe; entspannt sich in der Freizeit; ausgewogene Begegnung mit anderen ohne Dominanzstreben. In der berühmt gewordenen **Western Collaborative Group Study** mit über 3.000 Männern bekamen 7% in dem 8-Jahres-Intervall eine Herzkrankheit; hiervon gehörten 2/3 zum Typ-A (d. h. 2,4fach erhöhtes Risiko). In einer weiteren Untersuchung wurde festgestellt, dass der Typ-A sogar ein 5fach erhöhtes Risiko für einen zweiten Herzinfarkt hatte.

Dies war Anlass, dass man auch für andere psychosomatische Krankheiten typische Persönlichkeitsstrukturen suchte; so sollten z. B. **Asthmatiker** Wut, Angst und Traurigkeit nicht ausdrücken können und hohe sozialer Konformität zeigen. **Neurodermitiker** waren empfindsam und doch angespannt, kontaktarm und doch zuwendungsbedürftig, vernunftbetont und doch zärtlichkeitshungrig. **Magengeschwüre** bekamen Menschen, die dazu neigen, Aggressionen zu vermeiden und ihre Wut in sich hineinzufressen.

Längsschnitt Untersuchungen stellten dann aber fest, dass die meisten „typischen“ Charaktereigenschaften nur im akuten Krankheitsschub vorhanden waren, in symptomfreien Zeiten konnten sie nicht mehr nachgewiesen werden. Sie waren also Folge und nicht Ursache der Krankheit. Das Typ-A/B-Modell wurde 1988 vehement angegriffen, als Ragland & Brand an den Männern, die in den 1960er Jahren an der *Western Collaborative Group Study* teilgenommen hatten, feststellten, dass letztlich mehr Typ-B Patienten an einer Koronarkrankheit verstorben waren! Dies ließ erheblichen Zweifel an der Richtigkeit des Modells aufkommen. Typ-A Todesfälle waren besonders hoch bei Probanden mit hoher Feindseligkeit, nicht aber bei Typ-A-Personen, die mit ihrem fleißigen Lebensstil durchaus glücklich waren.

Insbesondere für **essentielle Hypertonie** und auch für den **Angina pectoris** Anfall gibt es aber eine prädisponierende Lebensweise mit Hektik, Stress (Typ-A-Verhalten), aber auch mit falscher cholesterinhaltiger Ernährung, reichlichem Alkohol- und Tabakgenuss (eher Typ-B-Verhalten). Der Typ-B, der gerne mal „*Fünfe gerade sein lässt*“, zu spät zur Arbeit kommt, Aufgaben nicht pünktlich erledigt und kein Freund übermäßiger Anstrengung ist, hat ja auch so seine Probleme. Auf der anderen Seite kann der leistungsorientierte, oft sportliche Typ-A, der Erfolg im Leben hat, durchaus zufrieden sein und damit gesund bleiben. Auch hinsichtlich des **Magengeschwürs** kam die alte Ansicht der in sich hineingeschluckten Wut ins Wanken, als man feststellte, dass rund 80% der Erkrankungen an Ulcus ventriculi durch **Helicobacter-pylori**-Bakterien verursacht werden. Allerdings erholte sich die Psychosomatik als feststand, dass fast jeder zweite Mensch dieses Bakterium in sich trägt, nur 2% erkranken aber am Magengeschwür. Es muss also auch hier weitere Risikofaktoren geben, die dem Bakterium seine Arbeit erleichtern.

Obwohl das TypA/B-Konzept ins Wanken geraten ist, bleiben Persönlichkeitseigenschaften ausschlaggebend für die Erkrankungswahrscheinlichkeit. So erhöht Rauchen das Risiko für Herzinfarkte um das Vierfache, durch Rauchen plus hohem Cholesterinspiegel hat man schon ein 16faches Risiko und wenn noch stressbedingter Bluthochdruck hinzukommt liegt das Risiko beim 22fachen. Solche Risikofaktoren in Kauf zu nehmen oder zu vermeiden hat durchaus etwas mit Persönlichkeit zu tun.

H01 ■

→ **Frage 1.273: Lösung A**

Zu **(A)**: „Bedürfnis nach Nähe" gehört nicht zum typischen Verhalten der Typ-A-Persönlichkeit.
Zu **(B)**, **(C)**, **(D)** und **(E)**: Siehe Lerntext I.57.

I.58 Risikoverhalten

„*No risk no fun*" behauptet eine Internet-Weisheit. In dem heute gültigen **Multikausalitätsprinzip** bei der Erklärung der Verursachung von Krankheiten ist eine risikofreudige Persönlichkeitsstruktur nur eine von mehreren riskanten Faktoren.

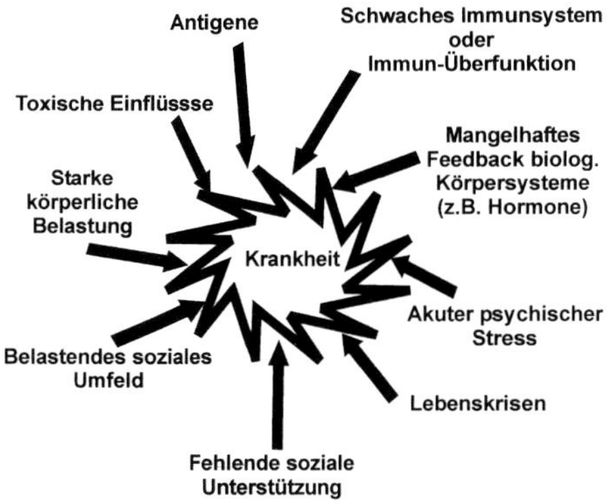

Abb. 1.44 Multikausalitätsprinzip: Die Ursache einer Erkrankung herauszufinden kann oft sehr schwer sein, da die meisten Krankheiten erst durch eine ungünstige Addition fieser Risikofaktoren entstehen.

Modell des Risikoverhaltens: Die Wahrscheinlichkeit eine gesundheitliche Störung zu bekommen erhöht sich durch Addition mehrerer Risikofaktoren (Übergewicht + Alkohol + Rauchen). Laien nehmen Risiken oft verzerrt wahr. So erfreuen sich Motorradfahren, Inliner-Laufen, Tattoos oder Ecstasy-Gebrauch trotz hoher Gefährlichkeit gleichbleibender Beliebtheit; dieselben Personen fürchten aber Zuhause, ihre neue Bettwäsche könnte Formaldehyd ausströmen und der auf Stand-by geschaltete Fernseher gefährliche elektromagnetische Wellen ausstrahlen.
Zur Aufspürung eines Risikos vergleicht man Risiko- versus Nicht-Risiko-Gruppen (z.B. Raucher/Nichtraucher). **Absoluten Vergleichen** liegt die Differenz unterschiedlicher Krankheitshäufigkeiten zwischen einer exponierten und einer nicht exponierten Gruppe zugrunde. **Relative Vergleiche** beruhen im Gegensatz dazu auf dem Verhältnis (ratio) zwischen der Krankheithäufigkeit der exponierten und der nicht exponierten Gruppe. Seit einigen Jahren fragt das IMPP dazu mit steigender Häufigkeit die folgenden Fachbegriffe ab. Vorsicht: Lernen Sie nicht die Buchstaben der Formeln auswendig; die untenstehende Tabelle wird mitunter auch mit vertauschten Achsen geschrieben!

- **Erkrankungsrisiko**: Wahrscheinlichkeit, aufgrund des Vorhandenseins bestimmter Risikofaktoren an einer bestimmten Erkrankung teilnehmen zu dürfen. Benutzen Sie beim Erstkontakt prinzipiell immer ein Kondom, selbst dann, wenn der/die Neue absolut nicht nach HIV aussieht?
- **Exzessives Risiko** (exzessiv = das Maß überschreiten): Erhöhung des Erkrankungsrisikos, wenn bestimmte Risikofaktoren das normale Maß überschreiten. Risikofaktoren addieren sich oft nicht, meist potenziert sich die Wahrscheinlichkeit eines Krankheitsausbruchs, wenn mehrere Risikofaktoren zusammenkommen (z. B.: Rauchen + Wohnen in der Großstadt + Einatmen von Desinfektions- oder Lösungsmitteln → Lungenkrebs).
- **Morbiditätsrisiko**: Risiko, eine bestimmte Erkrankung zu bekommen. Beispiel: Das Morbiditätsrisiko für neurotische Störungen im Lebenslauf beträgt für Männer 12 %, für Frauen dagegen satte 26 %.
- **Personale Risikodisposition**: meist genetisch vererbtes Risiko, an bestimmten Krankheiten zu erkranken. Wie viele Leute in Ihrer Verwandschaft sind an Krebs verstorben?
- **Absolutes Risiko**: Das absolute Risiko bezieht sich auf die Mortalität einer Gruppe zu allem untersuchten. Formeln für das absolute Risiko der Exponierten ist: Erkrankte Risikopersonen: (erkrankt + nicht-erkrankte Risikopersonen) oder a/a+c Die Formel für das absolute Risiko der nicht-Exponierten lautet: Erkrankte Nicht-Risiko-Personen: allen Nicht-Risikopersonen (d. h. erkrankt + nicht-erkrankt) oder b/b+d. Die **absolute Risikoreduktion** bezeichnet die absolute Veränderung eines Ereignisses durch eine Intervention bezogen auf alle Untersuchte. Wenn sich z. B. die Mortalität durch eine Intervention von 1 % auf 0,8 % verringert, dann verringert sich das absolute Risiko um 0,2 %.
- **Relatives Risiko**: lässt sich berechnen durch den Quotienten der Erkrankungshäufigkeit einer Risikogruppe (exponierte Personen): Gruppe, die dieses Risiko nicht hat (nicht-exponierte Personen), d. h. a+c/b+d. Bei der **relativen Risikoreduktion** wird die Kontrollgruppe mit 100 % definiert. Ein Unterschied der Mortalität von 1,0 zu 0,8

wäre also 20 %. Beispiele: Erhöhung des relativen Risikos durch Rauchen: Bronchialkrebs 10,8fach; Kehlkopfkrebs: 5,5; Mundhöhlenkrebs: 4,1; Blasenkrebs: 1,9fach. Das relative Risiko berechnet sich aus der Formel:
(exponierte Kranke/alle Exponierten) / (nicht exponierte Kranke / alle nicht Exponierten).

- Das **Odds Ratio** (Chancen-Verhältnis) macht Aussagen über die Stärke von Zusammenhängen. Eine tpische Anwendung ist der Vergleich von Personen mit einem potentiellen Risikofaktor für eine Erkrankung mit Personen ohne diesen Risikofaktor

	Anz. expon. Risikopersonen	Anz. nicht-expon. Personen ohne Risiko
Anz. Erkrankter	a	b
Anz. Nicht-Erkrankter	c	d

Odds Ratio = a : c / b : d = (a × d) / (b × c)

Das Odds Ratio drückt dann aus, um wie viel größer die Chance zu erkranken in der Gruppe mit Risikofaktor ist (verglichen mit der Gruppe ohne Risikofaktor). Das Odds Ratio nimmt Werte zwischen 0 und unendlich an. Ein Wert von 1 bedeutet ein gleiches Chancenverhältnis.

- NNT (**Number Needed to Treat**): Anzahl der Patienten, die im Rahmen einer Präventionsmaßnahme behandelt werden müssen, um bei einer Person einen negativen Ausgang zu vermeiden. Die NNT spezifiziert die Behandlungsart, Therapiedauer und das negative Ende, das verhindert werden soll. Die NNT ist insbesondere ein nützliches Maß, wenn eine herkömmliche mit einer neuen Therapie verglichen werden soll. Die Number needed to treat berechnet sich aus der Formel:

NNT = 1 / ((A/A+B) – (C/C+D))

Hierbei steht A für die Anzahl der Patienten, bei denen mit Maßnahme 1 das Ziel erreicht wurde, B für die Anzahl der Patienten, bei denen mit Maßnahme 1 das Ziel nicht erreicht wurde, C für die Anzahl der Patienten, bei denen mit Maßnahme 2 das Ziel erreicht wurde, D für die Anzahl der Patienten, bei denen mit Maßnahme 2 das Ziel nicht erreicht wurde. Der hintere Teil der Formel entspricht glücklicherweise der absoluten Risikoreduktion (ARR). Man kann die Formel also auch schreiben als:
NNT = 1 / ARR

- **Überschussrisiko**: Das Überschussrisiko berechnet sich aus der Differenz der Erkankungshäufigkeit: exponionierte nicht-exponierte Personen.
- **Zuschreibbares Risiko** (= **attributables Risiko**): bei bekanntem Kausalzusammenhang hat die Risikogruppe eine höhere Wahrscheinlichkeit eine Erkrankung zu bekommen als diejenige Gruppe, die dem Risiko nicht ausgesetzt war. Mathematisch ist das die Differenz zwischen dem Krankheitsrisiko der exponierten Risikofälle minus denjenigen der nicht-exponierten Gruppe, d. h. (a + c) – (b + d). Die **attributable Fraktion** gibt dann den Anteil der Erkrankungen in der Population an, die ohne die Exposition nicht aufträten.
- **Prospektive Testung:** Bei bekannten (oder vermuteten) Risikofaktoren versucht man die Wahrscheinlichkeit vorauszusagen, ob ein Patient an einer bestimmten Störung erkrankt und prüft dies bevorzugt im Rahmen von Längsschnittstudien.

Klinischer Bezug
Für viele Krankheiten gibt es einen engen Zusammenhang zwischen der Persönlichkeitsstruktur und dem Risiko zu erkranken.

F09 ■■

→ **Frage 1.274: Lösung A**

Zu **(A)**: Zuschreibbares Risiko (=attributables Risiko): Bei bekanntem Kausalzusammenhang hat die Risikogruppe eine höhere Wahrscheinlichkeit, eine Erkrankung zu bekommen als diejenige Gruppe, die dem Risiko nicht ausgesetzt war. Mathematisch ist das die Differenz zwischen dem Krankheitsrisiko der exponierten Risikofälle minus demjenigen der nicht exponierten Gruppe.
Zu **(B)**: Der Begriff „Inzidenz“ ist definiert als Anzahl der Neuerkrankungen an einer bestimmten Krankheit innerhalb einer Population und innerhalb eines Zeitintervalls. Inzidenzrate ist definiert als die Zahl der Erkrankten je 100.000 Erwerbstätige.
Zu **(C)**: Negative Korrektheit (=negativer prädiktiver Wert): Anteil von Personen, deren negatives Testergebnis korrekt war, an allen Personen mit negativem Testergebnis.
Zu **(D)**: Positive Korrektheit (=positiver prädiktiver Wert): Anteil von Personen, deren positives Testergebnis korrekt war, an allen Personen mit positivem Testergebnis.
Zu **(E)**: Relatives Risiko lässt sich berechnen durch den Quotienten der Erkrankungshäufigkeit einer Risikogruppe (exponierte Personen) mit einer Gruppe, die dieses Risiko nicht hat (nicht exponierte Personen).

F10 ■■

→ **Frage 1.275: Lösung C**

Zu **(A)**: **Zuschreibbares Risiko** (attributables Risiko): Bei bekanntem Kausalzusammenhang hat die Risikogruppe eine höhere Wahrscheinlichkeit eine Erkrankung zu bekommen als die Gruppe, die dem Risiko nicht ausgesetzt war (z. B. Rauchen und Lungenkrebs).
Zu **(B)**: Mit der Odds-Ratio lässt sich das relative Risiko abschätzen. **Odds Ratio** in einer Vierfeldertafel:

exponiert + krank	nicht-exponiert + krank
exponiert + gesund	nicht-exponiert + gesund

Zu **(C)**: Die **relative Risikoreduktion** besagt, um wie viel Prozent das Risiko durch eine Intervention verringert wird im Vergleich zu der Gruppe, die diese Intervention nicht erfahren hat (z. B. um wie viel % ist die Überlebenswahrscheinlichkeit höher, wenn Patienten mit Sepsis intensivmedizinisch behandelt werden?). Es handelt sich also nicht um eine einfache Differenzberechnung.
Zu **(D)**: Durch den Vergleich der Erkrankungshäufigkeit einer Risiko-Gruppe mit einer Gruppe, die dieses Risiko nicht hat, lässt sich das **relative Risiko** berechnen.
Zu **(E)**: **Inzidenz** (incidere, lat. = hineinfallen) ist definiert als die Anzahl der Neuerkrankungen an einer bestimmten Krankheit innerhalb einer Population und innerhalb eines Zeitintervalls (meist 1 Jahr). Das relative Risiko kann z. B. auch mit Angaben der **Prävalenz** (Gesamthäufigkeit) berechnet werden.

H05 H03 ■■

→ **Frage 1.276: Lösung B**

Zu **(A)**: Ein „relatives" Risiko kann logischerweise keinen „absoluten" Effekt haben. Das relative Risiko berechnet sich aus der Formel:

$$\frac{\text{exponierte Kranke}}{\text{alle Exponierten}} / \frac{\text{nicht exponierte Kranke}}{\text{alle nicht Exponierten}}.$$

Zu **(B)**: Relatives Risiko: Durch den Quotienten der Erkrankungshäufigkeit einer Risiko-Gruppe (exponierte Personen) mit einer Gruppe, die dieses Risiko nicht hat (nicht exponierte Personen), lässt sich das relative Risiko berechnen.
Zu **(C)**: Es gibt keine „normale" Krankheitshäufigkeit. Praktisch jede Krankheit entsteht aufgrund von Risikofaktoren. Damit ist es unmöglich, die Risikoträger von anderen zu trennen. Unterscheiden lassen sich lediglich unterschiedliche Risikofaktoren (z. B. genetisches Risiko, Risiko sich zu infizieren, privates oder berufliches Risiko, einen Unfall zu erleiden usw.).
Zu **(D)**: Das wäre lediglich eine Beschreibung der exponierten Gruppe, nicht aber des relativen Risikos.
Zu **(E)**: Aus der Kenntnis des relativen Risikos ließe sich oft eine Korrelation zwischen Ausmaß der Risikoexponierung und Ausmaß der Erkrankung berechnen. Dies ist jedoch erst der nächste Schritt.

F08 ■■

→ **Frage 1.277: Lösung A**

Zu **(A)**: Relatives Risiko: durch den Quotienten der Erkrankungshäufigkeit einer Risikogruppe (exponierte Personen) mit einer Gruppe, die dieses Risiko nicht hat (nicht-exponierte Personen), lässt sich das relative Risiko berechnen. Das wäre also 0,06/0,04 = 1,5. Definitionsgemäß setzt man das relative Risiko der Kontrollgruppe immer mit 100 % an. Wenn man das Risiko der Niedrig-Cholesteringruppe mit 100 % ansetzt, liegt die Hoch-Cholesteringruppe 50 % darüber.
Zu **(B)**: Das relative Risiko der Hoch-Cholesteringruppe wird in Relation zur Niedrig-Cholesteringruppe dargestellt. Es liegt aber nur 50 % und nicht 150 % darüber.
Zu **(C)**: Relatives Risiko: durch den Quotienten der Erkrankungshäufigkeit einer Risikogruppe (exponierte Personen) mit einer Gruppe, die dieses Risiko nicht hat (nicht-exponierte Personen), lässt sich das relative Risiko berechnen. Das wäre also 0,06/0,04 = 1,5. Die Hoch-Cholesteringruppe hat also ein anderthalbfaches Risiko. Wäre das relative Risiko nur 0,5, dann läge es ja unter dem der Nicht-Risikogruppe.
Zu **(D)**: Relatives Risiko: durch den Quotienten der Erkrankungshäufigkeit einer Risikogruppe (exponierte Personen) mit einer Gruppe, die dieses Risiko nicht hat (nicht-exponierte Personen), lässt sich das relative Risiko berechnen. Das absolute Risiko bezieht sich demgegenüber auf alle Untersuchten, es kann also mit dem relativen Risiko nur identisch sein, wenn kein Unterschied zwischen den Gruppen besteht.
Zu **(E)**: In diesem Fall lässt sich durchaus ein relatives Risiko berechnen.

H08 ■■

→ **Frage 1.278: Lösung A**

Zu **(A)**: Die absolute Risikoreduktion bezeichnet die absolute Veränderung eines Ereignisses durch eine Intervention bezogen auf alle Untersuchte. Im Gegensatz zur relativen Risikoreduktion, die immer von 100 % ausgeht, berechnet sich die absolute Risikoreduktion hier als 6 % – 4 % = 2 %.
Zu **(B)**: Als ätiologische oder attributable Fraktion (der Exponierten) bezeichnet man den Anteil aller Fälle, die einer spezifischen Exposition zugeordnet werden können. Zur Berechnung wird die Risikodif-

ferenz durch die Inzidenz in der exponierten Population dividiert. Die attributable Fraktion gibt dann den Anteil der Erkrankungen in der Population an, die ohne die Exposition nicht aufträten.
Zu **(C)**: Das Odds Ratio (Chancen-Verhältnis) macht Aussagen über die Stärke von Zusammenhängen. Eine typische Anwendung ist der Vergleich von Personen mit einem potentiellen Risikofaktor für eine Erkrankung mit Personen ohne diesen Risikofaktor. Dazu müsste man die Anzahl von Risiko- und Nicht-Risikopersonen haben und dazu jeweils die Anzahl Erkrankter/Nicht-Erkrankter.
Zu **(D)**: Relatives Risiko: lässt sich berechnen durch den Quotienten der Erkrankungshäufigkeit einer Risikogruppe (exponierte Personen): Gruppe, die dieses Risiko nicht hat (nicht-exponierte Personen).
Zu **(E)**: Bei der relativen Risikoreduktion wird die Kontrollgruppe mit 100 % definiert, man hätte also eine Risikoreduktion von rund 27 %.

F07 ■■

→ **Frage 1.279: Lösung A**

Zu **(A)**: Zuschreibbares Risiko (attributables Risiko): Bei bekanntem Kausalzusammenhang hat die Risikogruppe eine höhere Wahrscheinlichkeit, eine Erkrankung zu bekommen, als diejenige Gruppe, die dem Risiko nicht ausgesetzt war.
Zu **(B)**: Effektstärke: Ausmaß der Wirkung eines Faktors in einem Experiment. meist Einfluss der unabhängigen Variable auf die abhängige Variable. Die Effektstärke ist nicht identisch mit der statistischen Signifikanz des Unterschiedes zwischen Experimental- und Kontrollgruppe. Effektstärke und Signifikanz hängen allerdings zusammen, weil geringe Effektstärken größere Versuchsgruppen erfordern, damit die Ergebnisse statistisch signifikant werden. Je kleiner die Effektgröße, desto weniger Power. Effektstärke wird berechnet als:

$$\text{Effektstärke} = \frac{\textit{Mittelwert 1} - \textit{Mittelwert 2}}{\textit{Gesamtstandardabweichung}}$$

Zu **(C)**: NNT (Number Needed to Treat): Anzahl der Patienten, die behandelt werden müssen, um bei einer einzigen Person einen negativen Ausgang zu vermeiden.
Zu **(D)**: Odds Ratio (Chancen-Verhältnis): siehe Lerntext I.58.
Zu **(E)**: Relatives Risiko: Durch den Vergleich der Erkrankungshäufigkeit einer Risiko-Gruppe mit einer Gruppe, die dieses Risiko nicht hat, lässt sich das relative Risiko berechnen.

F10 ■■

→ **Frage 1.280: Lösung B**

Zu **(A)**: Die **NNT** ist eine **rein statistische Maßzahl**, die mit der subjektiven Risikowahrnehmung eines Patienten absolut gar nichts zu tun hat.
Zu **(B)**: Die **Number Needed to Treat** (NNT) ist die Anzahl der Probanden, die im Rahmen einer Präventionsmaßnahme behandelt werden muss, um bei 1 Probanden einen negativen Ausgang zu vermeiden (z. B. Koloskopie und Kolonkarzinom). Die NNT spezifiziert Behandlungsart, Therapiedauer und das negative Ende, das verhindert werden soll. Sie ist insbesondere nützlich, wenn eine herkömmliche mit einer neuen Therapie verglichen werden soll. Sie berechnet sich aus der Formel:

$$\text{NNT} = \frac{1}{\frac{A}{A+B} - \frac{C}{C+D}}$$

Hierbei steht:
- A für die Anzahl der Probanden, bei denen mit Maßnahme 1 das Ziel erreicht wurde,
- B für die Anzahl der Probanden, bei denen mit Maßnahme 1 das Ziel nicht erreicht wurde,
- C für die Anzahl der Probanden, bei denen mit Maßnahme 2 das Ziel erreicht wurde und
- D für die Anzahl der Probanden, bei denen mit Maßnahme 2 das Ziel nicht erreicht wurde.

Zu **(C)**: Die **NNT** erfordert eine **Behandlung mit Prüfung des positiven oder negativen Ausgangs der Therapiemaßnahme**. Eine Querschnittstudie dagegen würde den Patienten nur einmal untersuchen.
Zu **(D)**: Das **relative Risiko** lässt sich berechnen durch den Quotienten der Erkrankungshäufigkeit einer Risikogruppe (exponierte Personen) durch die Erkrankungshäufigkeit bei einer Gruppe, die dieses Risiko nicht hat (nicht-exponierte Personen), z. B. Lungenkrebsrisiko bei Rauchern und Nichtrauchern. Es bezieht sich also auf die **Erkrankungshäufigkeit**, die NNT dagegen zielt auf die Nützlichkeit von Therapiemaßnahmen ab.
Zu **(E)**: Die NNT sagt aus, wie viele Patienten mit der jeweiligen Therapie behandelt werden müssen, damit ein Patient weniger erkrankt oder stirbt. Es ist ein Unterschied, ob 100 Patienten eine Chemotherapie oder eine Operation erhalten müssen, damit 1 Patient weniger stirbt oder nur 5. Eine **kleine Zahl** ist hier also **besser** als eine große.

F08 ■■

→ **Frage 1.281: Lösung C**

Zu **(A)**: Zuschreibbares Risiko (attributables Risiko): bei bekanntem Kausalzusammenhang hat die Risikogruppe eine höhere Wahrscheinlichkeit eine Erkrankung zu bekommen als diejenige Gruppe, die dem Risiko nicht ausgesetzt war.
Zu **(B)**: Negativ prädiktiver Wert (negativer Vorhersagewert): Anteil Nichtbetroffener unter den Testnegativen; Wahrscheinlichkeit, dass eine Person mit negativem Wert tatsächlich gesund ist. Ein niedriger negativ-prädiktiver Wert würde also bedeuten, dass viel zu viele Gesunden als erkrankt eingestuft werden.

Zu **(C)**: NNT (Number Needed to Treat): Anzahl der Patienten, die (meist präventiv) behandelt werden müssen, um bei einer Person einen negativen Ausgang zu vermeiden.
Zu **(D)**: Positiv prädiktiver Wert (positiver Vorhersagewert): Anteil Betroffener unter den Testpositiven; Wahrscheinlichkeit, dass eine Person mit positivem Wert tatsächlich krank ist. Ein hoher positiv-prädiktiver Wert zeigt, dass viele Depressive richtig eingestuft wurden.
Zu **(E)**: Die relative Risikoreduktion besagt, um wie viel Prozent das Risiko durch eine Intervention verringert wird.

F09 ■■

Frage 1.282: Lösung D

Zu **(A)–(C)** und **(E)**: Diese Lösungsmöglichkeiten sind falsch.
Zu **(D)**: NNT (Number Needed to Treat) ist Anzahl der Patienten, die im Rahmen einer Präventionsmaßnahme behandelt werden müssen, um bei einer Person einen negativen Ausgang zu vermeiden. Die NNT spezifiziert die Behandlungsart, Therapiedauer und das negative Ende, das verhindert werden soll. Die NNT ist insbesondere ein nützliches Maß, wenn eine herkömmliche mit einer neuen Therapie verglichen werden soll. Die Number needet to treat berechnet sich aus der Formel:

$$\text{NNT} = \frac{1}{\frac{A}{A+B} - \frac{C}{C+D}}$$

Hierbei steht A für die Anzahl der Patienten, bei denen mit Maßnahme 1 das Ziel erreicht wurde, B für die Anzahl der Patienten, bei denen mit Maßnahme 1 das Ziel nicht erreicht wurde, C für die Anzahl der Patienten, bei denen mit Maßnahme 2 das Ziel erreicht wurde, D für die Anzahl der Patienten, bei denen mit Maßnahme 2 das Ziel nicht erreicht wurde.
Diese Formel nützt hier gar nichts, da die Einzelwerte nicht genannt werden, sondern nur die Zahlen für das Rezidivrisiko. Der hintere Teil der Formel entspricht aber glücklicherweise der absoluten Risikoreduktion (ARR). Man kann die Formel also auch schreiben als:

$$\text{NNT} = \frac{1}{ARR}$$

Wenn in der einen Gruppe ein Rezidivrisiko von 4 % und in der anderen von 8 % war, dann beträgt die relative Risikoreduktion 4 %. Dann haben wir also 25 Personen, die behandelt werden müssten:

$$\text{NNT} = \frac{1}{0{,}04} = 25$$

H09 ■■

Frage 1.283: Lösung C

Zu **(A)**: **Relatives Risiko** lässt sich berechnen durch den Quotienten der Erkrankungshäufigkeit einer Risikogruppe (exponierte Personen) : Gruppe, die dieses Risiko nicht hat (nicht-exponierte Personen). Es ist also nicht einfach der Anteil eines Risikos, der einem Risikofaktor zugeschrieben werden kann.
Zu **(B)**: Der Begriff „Inzidenz" ist definiert als Anzahl der Neuerkrankungen an einer bestimmten Krankheit innerhalb einer Population und innerhalb eines Zeitintervalls. In einer Risikogruppe wird die Inzidenz höher sein, d. h. die Inzidenz geht zwangsläufig in die Berechnung des **relativen Risikos** ein.
Zu **(C)**: Das **Odds-Ratio** (Chancen-Verhältnis) macht Aussagen über die Stärke von Zusammenhängen. Eine typische Anwendung ist der Vergleich von Personen mit einem potentiellen Risikofaktor für eine Erkrankung mit Personen ohne diesen Risikofaktor.

	Anz. Risikopersonen	Anz. Personen ohne Risiko
Anz. Erkrankter	a	b
Anz. Nicht-Erkrankter	c	d

$$\text{Odds ratio} = \frac{a:c}{b:d} = \frac{a \times d}{b \times c}$$

Das Odds Ratio drückt dann aus, um wie viel größer die Chance zu erkranken in der Gruppe mit Risikofaktor ist (verglichen mit der Gruppe ohne Risikofaktor). Das Odds Ratio nimmt Werte zwischen 0 und unendlich an. Ein Wert von 1 bedeutet ein gleiches Chancenverhältnis.
Zu **(D)**: Relatives Risiko lässt sich berechnen durch den Quotienten der Erkrankungshäufigkeit einer Risikogruppe (exponierte Personen): Gruppe, die dieses Risiko nicht hat (nicht-exponierte Personen). Die absolute Risikoreduktion bezeichnet die absolute Veränderung eines Ereignisses durch eine Intervention bezogen auf alle Untersuchten. Die **relative Risikoreduktion** besagt, um wieviel Prozent das Risiko durch eine Intervention verringert wird; sie geht bei der Kontrollgruppe immer von 100 % aus und berechnet erst dann die Differenz zur behandelten Gruppe. Relatives Risiko wird an Risikogruppen erhoben, das hat nichts zu tun mit Interventions- und Kontrollgruppen in klinischen Studien.
Zu **(E)**: Relatives Risiko lässt sich berechnen durch den Quotienten der Erkrankungshäufigkeit einer Risikogruppe (exponierte Personen) : Gruppe, die dieses Risiko nicht hat (nicht-exponierte Personen). Ein **relatives Risiko von 1** würde also aussagen, dass das Risiko der exponierten Gruppe ebenso hoch ist wie das der nicht-exponierten Kontrollgruppe (dessen Risiko mit 100 % festgelegt ist).

1.4.7 Entwicklung und primäre Sozialisation (Kindheit)

I.59 Entwicklungspsychologie

Die Entwicklungspsychologie beschäftigt sich mit der motorischen, kognitiven, sprachlichen und sozialen Entwicklung des Menschen von der Geburt bis in das Alter. Der momentane Entwicklungsstand eines Kindes setzt sich hierbei aus drei Faktoren zusammen: 1. **Genetische Disposition** (große Eltern haben große Kinder); 2. **Lebensalter** (Funktionsreifung des ZNS) und 3. **Sozialisationseinflüsse** (Erziehung, Umwelt).

Die IMPP-Prüfungsfragen beziehen sich überproportional häufig auf die Konzepte des Schweizer Entwicklungspsychologen Jean Piaget (s. auch: Entwicklung d. Intelligenz). Dieser beobachtete, dass ein kleines Kind die eigene Existenz zunächst als unabhängig von Ereignissen der Umwelt erlebt (kindlicher **Egozentrismus**). Im Verlauf der Entwicklung kommt es zu zwei Mechanismen: 1. Bei der **Akkommodation** (Anpassung an Umweltbedingungen, bekannt z. B. vom Auge) werden alte Schemen angepasst oder neue entwickelt: Ein Kind hat ein Schaukelpferd und sieht das erste Mal ein echtes Pony; es unterscheidet nun zwischen Spielzeug- und lebenden Tieren. 2. Bei der **Assimilation** werden neue Erfahrungen in vorhandenen Schemen einsortiert bzw. es kommt zur Verallgemeinerung eines gelernten Verhaltens auf neue Situationen oder Objekte: Sie haben gelernt mit dem Akkuschrauber umzugehen und treffen nun das erste Mal in Ihrem Leben auf eine Bohrmaschine. Nach Piaget unterliegen beide Mechanismen dem **Äquilibrationsprinzip** (Gleichgewichtsmodell). Entwicklung wird hierbei als fortlaufende Folge von Ungleichgewichtszuständen verstanden, die Neuordnung verlangen, um ein Gleichgewicht auf jeweils höherem Niveau herzustellen (majorierende Äquilibration).

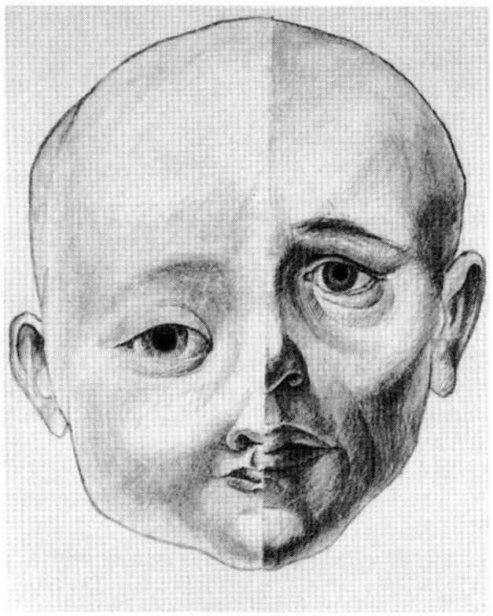

Abb. 1.45 Veränderungen der Gesichtsproportionen von der Kindheit bis ins Alter. [Aus: Hertl, 1993: Der Gesichtsausdruck des Kranken, Thieme-Verlag]

Entwicklungsstufen:
Die menschliche Entwicklung lässt sich in einzelne Stufen unterteilen. Am liebsten werden die Phasen nach **Erikson** geprüft, die sich über das gesamte Leben erstrecken:

1. **Urvertrauen versus Urmisstrauen** (1. Lebensjahr): entsprechend den Umweltbedingungen lernt das Kind seiner Umgebung zu vertrauen oder zu misstrauen.
2. **Autonomie versus Scham und Zweifel** (2. – 3. Lebensjahr): durch die Möglichkeit, die Umwelt unabhängig zu erforschen, kommt es zur Autonomie; bei übermäßiger Kritik oder Unterdrückung der kindlichen Neugier dagegen zu Scham und Zweifel.
3. **Initiative versus Schuldgefühl** (4. – 5. Lebensjahr): abhängig von Erziehungs- und Umweltbedingungen entsteht Initiative oder Schuldgefühl.
4. **Leistung versus Minderwertigkeit** (6. – 11. Lebensjahr): von Bedeutung sind nun auch Schule und Gleichaltrige. Bei Unterdrückung der Aktivitäten kommt es zu Minderwertigkeitsgefühlen.
5. **Identität versus Rollendiffusion** (12. – 18. Lebensjahr): der Jugendliche entwickelt seine eigene Identität, seine eigenen Ziele oder es entwickeln sich negative Weltbilder mit Rollendiffusion, z. B. Drogenabhängigkeit oder Kriminalität bei Jugendlichen.
6. **Intimität versus Isolation** (junges Erwachsenenalter): es entstehen emotionale, sexuelle oder moralische Bindungen an andere Personen oder aber Isolation und Einsamkeit.
7. **Zeugende Fähigkeit versus Stagnation** (mittleres Erwachsenenalter): Familie, Beruf und gesellschaftliche Interessen können im Mittelpunkt stehen oder es kommt zur Stagnation.
8. **Ich-Integrität versus Verzweiflung** (Alter): entweder beschließt der alte Mensch sein Leben mit Zufriedenheit und positiver Rückschau oder er reagiert mit Verzweiflung, da er seine Ziele im Leben nicht erreichen konnte.

Entwicklungspsychologie – Überblick in Stichworten:

Pränatal: ZNS-Reifung ca. ab der 3. Schwangerschaftswoche. Die meisten Reflexe und Sinnesorgane sind lange vor der Geburt funktionstüchtig; dadurch ist Klassische Konditionierung schon pränatal möglich. Das Kind hört z. B. auch Sprache der Mutter schon vor der Geburt. Prüfungsstress und Bässe in der Techno-Disko erlebt das ungeborene Kind live mit.

Geburt: Schon wenige Tage alte Säuglinge blicken komplizierte Muster länger an als einfarbige Flächen. Das Kind lernt schnell das angeborene Trinkverhalten zu optimieren. Körperkontakt schafft **Urvertrauen**. Die Sprachentwicklung beginnt mit Schreien bei Unlustgefühlen, beinhaltet aber schnell diverse andere Äußerungen (Wohligkeitslaut beim Trinken, regelmäßiger Schlaflaut, Mutter-Such-Laute usw.). Schon innerhalb der ersten vier Wochen lernt das Kind, in Bauchlage seinen Kopf kurz anzuheben.

3. Monat: Das Kind beginnt Gesichter anzulächeln, eine angeborene Verhaltensweise, die den **Muttertrieb** verstärkt. Dies **soziale Lächeln** wird aber auch Attrappen gegenüber gezeigt. Zufallseffekte (Geräusch beim Hauen gegen eine Rassel) werden aktiv wiederholt. Sprachlich treten langgezogene Vokale auf. Ständiges Strampeln trainiert die Motorik. Etwa ab dem 4. Monat kann das Kind mit Festhalten sitzen.

6. Monat: Das Kind beginnt zu robben oder zu krabbeln. In der Sprache kommt es zu **Silbengeplapper**, sog. *„Lallsprache"*. Das Kind ahmt Verhaltensweisen anderer nach. Dinge werden ergriffen und einige Zeit festgehalten, beim Greifen nach Objekten verschätzt es sich aber um mehrere Kilometer in der Entfernung.

8.-Monats-Angst: sog. „**Fremdeln**", das plötzlich gegenüber fremden Personen auftritt und zeigt, dass das Kind zwischen bekannten und unbekannten Personen unterscheiden kann. Außerdem lernt das Kind in diesem Alter aufzustehen, dabei hält sich z. B. an Möbeln fest. Das erste Wort ist meist *„da"* mit Zeigen auf etwas.

1 Jahr: Das Kind reagiert auf Lob und Tadel; erste Denkhandlungen (um den Tisch herumgehen, um den Keks zu bekommen) lassen sich beobachten. Einzelwörter (*„Mamama, dada, ada ada"*) treten auf und werden von den Eltern mit Zuwendung belohnt.

1;6 Jahre (=1 Jahr und 6 Monate!): Kind kann alleine gehen; nachahmendes Verhalten zeigt sich auch erst Stunden oder Tage verzögert. **Ein- und Zweiwortsätze** treten auf (*„Omma dehn"*), Abbildungen von Objekten werden erkannt. Die Fähigkeit zu verstehen, dass Personen und Gegenstände auch außerhalb des Blickfeldes weiter existieren, wurde von Piaget als **Objektpermanenz** bezeichnet, sie bildet sich bis zum Ende des zweiten Lebensjahres heraus.

2 Jahre: Treppen steigen, schnelles Laufen, Essen mit dem Löffel; das Kind kann einen Turm aus mehreren Bauklötzen bauen. Einfache Bilderbuchgeschichten werden verstanden. Das Kind sagt einfache Sätze mit Nomen und Verb, spricht aber von sich selbst oft noch in der dritten Person *(„Maike will Lokololade ham")*.

3.-5. Jahr: sog. **Fragealter**; Kind lernt Stuhl und Urin zu kontrollieren. Freundschaften mit Gleichaltrigen lösen Eltern als alleinige Bezugspersonen ab. Leistungsmotiviertes Verhalten wird gezeigt. Rollenspiele treten auf. Stabilisierung der **Erinnerungsfähigkeit** (praktisch keine Erinnerungen vor dem 3. Lebensjahr!). Sprachlich z.T. noch Probleme mit einzelnen Lautverbindungen, oft kommt eine Phase des **Entwicklungsstotterns** vor.

6.-10. Jahr: Durch die Einschulung kommt es zur weiteren kognitiven Entwicklung (Lesen-, Schreiben- und Rechnenlernen). Ausgeprägter Sinn für Leistung und Wettbewerb. Freundschaften werden wichtiger als die Eltern. Vorpubertät: Cliquen- und Bandenbildung: Jungen mit Jungen und Mädchen nur mit Mädchen. Telefonmanie bei Mädchen; Jungen leiden, weil ihre Bizeps zu dünn sind.

Pubertät: Umorientierung auf die Subkultur Jugendlicher. Aus Sicht der Pubertierenden werden Eltern plötzlich frech und akzeptieren einfach nicht, dass der/die 13jährige nun auch erwachsen ist. Ständige Konflikte mit Eltern, Lehrern, Vorgesetzten; gehäufte Schulprobleme stellen den Normalzustand dar. Ausprobieren von Alkohol, Tabak und Drogen. Die Gruppe der Gleichaltrigen („**peer group**") hat den maximalen Einfluss auf das Verhalten, während alles was Eltern und Lehrer sagen *per se* verkehrt ist. Schamhaftes Erwachen der Sexualität durch Veränderung der äußeren Geschlechtsorgane und erste Menstruation bzw. Pollution. Entstehung jugendlicher Liebe (HWH = *„häufig wechselndes Händchenhalten"*). Eine vorübergehende Phase **körperdysmorpher Störung** ist normal, hier findet der/die Pubertierende sich zu dünn, zu dick, die Nase ist zu hässlich, die Augen stehen zu eng, die Stirn zu flach, der Hinterkopf zu spitz, der Busen zu groß, der Penis zu winzig, die Hände zu riesig, die Beine zu kurz usw. Krisen des Selbstwertes treten gehäuft auf, wenn Eltern, Lehrer und (vor allem!) der/die angebetete Traumpartner(in) von der weiteren Entwicklung der Dinge völlig andere Vorstellung haben als man selbst. Enttäuschte Liebe kann bis zu Suizidversuchen führen oder im schlimmsten Fall auch die Anzahl der Pickel erhöhen. Seien Sie bloß froh, falls Sie Ihre Pubertät schon hinter sich haben sollten! Zwischen dem 16. und 20. Lebensjahr kommt es zur

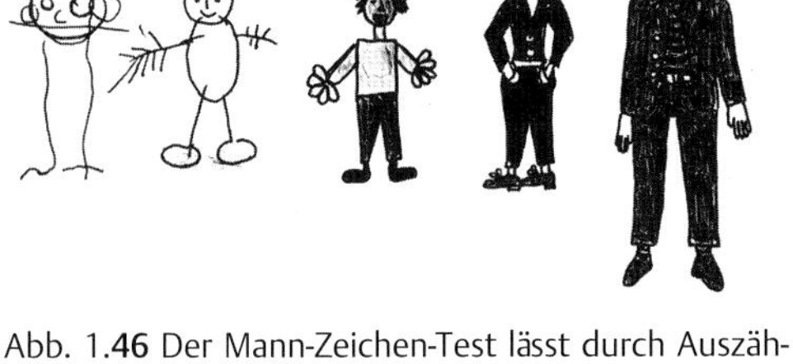

Abb. 1.46 Der Mann-Zeichen-Test lässt durch Auszählung von Details der Zeichnung in Relation zum Alter des Kindes die Berechnung eines Intelligenzquotienten zu. Von links nach rechts: ca. 3 Jahre, 5 Jahre, 7 Jahre, 10 Jahre, 13 Jahre.

typischen Phase des **Wanderdrangs** mit Fernweh, das vermutlich biologisch bedingt ist und der genetischen Durchmischung der Bevölkerung dient. Die Heranwachsenden sind fest überzeugt davon, dass es überall auf der Welt schöner ist als zu Hause, sie bewerben sich als Au-Pair-Mädchen in Spanien, machen Schüleraustausch mit Australien oder reisen mit dem Europaticket der Bundesbahn irgendwohin, Hauptsache möglichst weit weg von ihren Eltern. Unter dem Einfluss der Hormonveränderungen stellte die Pubertät die Lebensphase mit den intensivsten Emotionen dar, der man noch Jahrzehnte später mit nostalgischen Gefühlen nachhängt, oder, wie Wilhelm Busch trefflich sagte *„Doch schmerzlich denkt manch alter Knaster, der von längst vergangnen Zeiten träumt, an die Gelegenheit zum Laster, die er versäumt.“* Wie wahr, wie wahr...

H91

→ **Frage 1.284: Lösung B**

Säuglinge beginnen erst etwa nach dem sechsten Monat zu krabbeln.

F95

→ **Frage 1.285: Lösung D**

Zu **(A)–(E):**
ca. 6 Monate: Silbengeplapper („dadadadadadada“)
ca. 9 Monate: verstärkte Artikulation und Dehnung der Silben („daaaada“)
ca. 1 Jahr: Einzelwörter („mama“, „baba“, „ada ada“)
ca. $1^1/_2$ Jahre: Einwortsätze („fänsehn?“)
ca. 2 Jahre: einfache Sätze mit Nomen und Verb („Du Oma dehn?“)

H02

→ **Frage 1.286: Lösung E**

Zu **(A)–(E)**: Fremdeln, typische 8-Monats-Angst, die beim Kind plötzlich gegenüber fremden Personen auftritt und zeigt, dass das Kind zwischen bekannten und fremden Personen unterscheiden kann.

H02

→ **Frage 1.287: Lösung C**

Zu **(A)** und **(C)**: Assimilation und Akkommodation: Nach Piaget besagt der kindliche Egozentrismus, dass ein kleines Kind die meisten Ereignisse der Umwelt unabhängig von der eigenen Existenz und dem eigenen Verhalten erlebt. Es fällt ihm leicht, Objekte im Sinne der augenblicklichen Bedürfnisbefriedigung zu assimilieren, dagegen schwer, die eigenen Vorstellungen an die Umweltgegebenheiten zu akkommodieren. Bei der Akkommodation werden alte Schemen angepasst oder neue entwickelt.
Zu **(B)** und **(D)**: Ein Problem, das vor allem mit dem Fremdeln (8-Monats-Angst) zusammenhängt: Auf fremde Personen reagieren Kinder plötzlich ängstlich.
Zu **(E)**: Mutter-Kind-Bindung ist eher ein genetisch bedingtes, zum Teil instinkthaft ablaufendes Verhalten. Akkommodation bezieht sich auf kognitive Verarbeitungsprozesse.

H09

→ **Frage 1.288: Lösung C**

Zu **(A)**: **Akkomodation**: Anpassung eines Organs oder Wesens an den jeweiligen Zustand. Nach Piaget spielt Akkomodation eine Rolle in der kindlichen Entwicklung: Bei der Akkomodation werden alte Schemata angepasst oder neue entwickelt.
Zu **(B)**: Bei der **Assimilation** werden neue Erfahrungen in vorhandenen Schemata verarbeitet, bzw. es kommt zur Verallgemeinerung eines gelernten Verhaltens auf neue Situationen oder Objekte.
Zu **(C)**: Die Fähigkeit zu verstehen, dass Personen und Gegenstände auch außerhalb des Blickfeldes weiter existieren, wurde von Piaget als **Objektpermanenz** bezeichnet. Sie bildet sich bis zum Ende des zweiten Lebensjahres aus.
Zu **(D)**: **Perspektivenübernahme**: Nach Piaget ist der Abbau des kindlichen Egozentrismus mit der sich entwickelnden Fähigkeit verbunden, eigene Perspektiven von der anderer Personen zu unterscheiden. Zur moralischen Perspektiveübernahme sind Kinder aber nicht vor dem 9–12 Lebensjahr fähig.
Zu **(E)**: Der Fremde-Situations-Test ist ein standardisierter Test, der Verhaltensbeobachtung durch eine Einwegglasscheibe nutzt. Der Test dient der Erfassung der **Bindungsqualität** bei Kindern unterschiedlichen Alters. Bindungsstile sind: 1 = unsicher-vermeidend, 2 = sicher, balanciert, 3 = ambivalent-unsicher, 4 = desorganisiert, desorientiert.

F00

→ **Frage 1.289: Lösung B**

Zu **(A)–(E)**: Erikson gliederte die menschliche Entwicklung in acht Phasen, die sich über das gesamte Leben erstrecken (siehe Lerntext I.59).
Die Adoleszenz (Jugendalter) gehört damit in die Phase der Rollendiffusion (Lösung (B)).

I.60 Sexuelle Entwicklung

Sie beobachten ein etwa fünfjähriges Kind im Krankenhaus, das heftig masturbiert und nach einiger Zeit offenkundig einen Orgasmus erlebt. *„Ist das normal?“* werden Sie sich anschließend mit Recht fragen.
1905, einer Zeit, die von Prüderie geprägt war, wagte Sigmund Freud zu behaupten, dass schon

Kinder sexuelle Gefühle haben. Nach seiner Ansicht bestehen ab der Geburt Triebimpulse, deren Befriedigung Lustgewinn auslöst. Den Begriff Sexualität fasste er sehr weit und bezeichnete die stufenförmige Entwicklung, die er an seinen eigenen Kindern beobachtete, als „**psychosexuelle Phasen**". Bei Fixierung (=Festhalten) auf einer dieser Stufen kann es zu typischen Persönlichkeiten wie z. B. dem „analen Charakter" kommen. Zumindest einige Abschnitte waren allerdings kulturspezifisch für das beginnende 20. Jahrhundert. Neuere Untersuchungen fanden erhebliche Unterschiede. Die Abfolge oral-anal-genital lässt sich dennoch gut merken:

1. **Orale Phase** (1. Lebensjahr): Der Mund vermittelt die höchste Lustbefriedigung. Insbesondere das Saugen an der Mutterbrust oder Lutschen am Daumen vermittelt angenehme Gefühle. Die Phase ist wichtig zum Aufbau eines gesunden **Urvertrauens**. Getrennt wird die oral-erotische (1. Hälfte) von der oral-aggressiven Phase (2. Hälfte), in der das Kind auch Zähnchen hat und zubeißen kann. Zunächst agiert das Kind nur aus dem „Es" heraus, dann lernt es zwischen sich und anderen zu unterscheiden und das „Ich" legt sich wie eine Schale um das Es herum.
   In der **Narzisstischen Phase** (2. Jahr) entdeckt das Kind den eigenen Körper und entwickelt dabei autoerotische Lustgefühle. Dieses Verhalten ist die Urform der Selbstliebe (Narzissmus). Störungen können zur Verminderung des Selbstvertrauens führen. Diese narzisstische Phase wird mitunter als eigene Phase definiert, mitunter auch nicht.
2. **Anale Phase** (2.-3. Jahr): Die Ausscheidungsfunktionen stehen im Vordergrund. Das Kind erlebt die Entleerung als lustvoll. Später wird durch die Gebote der Eltern auch das Zurückhalten der Exkremente als lustvoll empfunden. Über die Ausscheidungsfunktionen lernt das Kind, dass es Macht über die Eltern hat. Es entwickelt sich Trotz, aber auch Kooperationsbereitschaft. In dieser Phase bildet sich das Über-Ich.
3. **Phallische (ödipale) Phase** (4.-5. Jahr): Der Ausdruck stammt von „*Phallus*", dem erigierten, männl. Geschlechtsorgan. Nach Freud gibt es eine ganze Anzahl von Phallusobjekten in unserer Kultur, wie z. B. Zigarren, Zeppeline, Füllfederhalter, Kugelschreiber und anderes. Bitte beachten Sie diesen symbolischen Charakter, wenn Sie in Stresssituationen dazu neigen, an ihrem Schreibutensil herumzukauen. Beide Geschlechter entdecken in der ödipalen Phase ihre erogenen Zonen und stimulieren diese durch **Masturbation**. Knaben sind zu Erektionen fähig. Sexuelle Höhepunkte sind in diesem Alter keine Seltenheit und völlig normal. Interessanterweise verdrängen die meisten Personen diese kindliche Betätigung später vollkommen und auch Eltern sprechen selten darüber.
   3a) Der **Knabe** verliebt sich in seine Mutter, er stellt fest, dass diese aber bereits mit dem Papa verheiratet ist und er hasst den Vater fortan (**Ödipuskomplex**). Irgendwann beobachtet er ein nacktes Mädchen und stellt fest, dass diese keinen Penis hat, sondern einen klaffenden Riss an derselben Stelle. Nach Freud löst dies eine **Kastrationsangst** aus. Der Junge glaubt, dass ihn diese Strafe auch ereilt, wenn er weiter mit dem Vater konkurriert. Stattdessen identifiziert er sich nun einfach mit seinem Papa und übernimmt hiermit dessen Werte und Anschauungen. Es bildet sich das Über-Ich weiter aus. Eine mögliche Ursache für Homosexualität soll nach Ansicht der Psychoanalytiker darin liegen, dass der Junge einen liebevoll-zärtlichen Vater und eine dominante, strenge Mutter hat. Ob es heute noch zur Kastrationsangst kommt, ist kaum glaubwürdig, da Fotos von nackten Frauen jede Litfasssäule schmücken und 5-jährige über die anatomischen Geschlechtsunterschiede bereits erstaunlich gut Bescheid wissen.
   3b) Das **Mädchen** verliebt sich in den Vater und konkurriert mit der Mutter (**Elektrakomplex**). Auch das Mädchen beobachtet irgendwann einen nackten Knaben oder Mann und sieht dessen Organ. Dies löst den **Penisneid** in ihr aus, sie möchte auch etwas derartiges haben („*Wann wächst mir denn sowas?*"). Die Identifikation mit der Mutter ist häufig erschwert, da auch das Mädchen sich zunächst mit dem dominanteren Familienmitglied identifiziert (...das war damals anscheinend noch der Vater?). Erst später kommt es zur Übernahme der weiblichen Rolle.
4. **Latenzzeit** (6 Jahre bis Pubertätsbeginn): Es tritt eine Unterbrechung der psychosexuellen Entwicklung ein, beide Geschlechter hören mit der Selbstbefriedigung auf, das erotische Interesse am eigenen Körper erlischt zunächst.
5. **Genitale Phase** (ab Pubertät): Es kommt zur reifen sexuellen Betätigung des Erwachsenen.

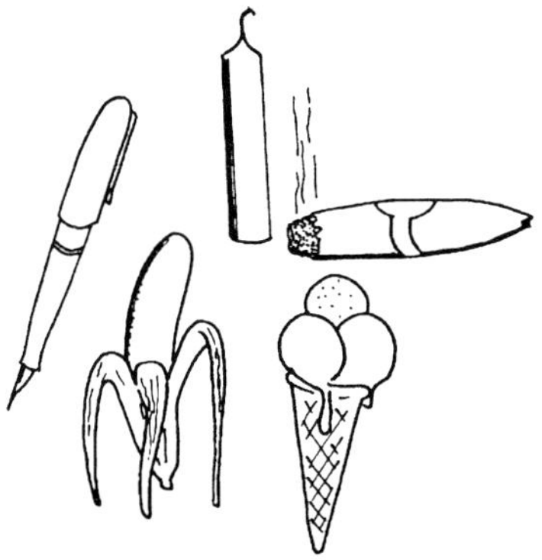

Abb. 1.**47** Einige typische Phallusobjekte nach Sigmund Freud.

F05

→ **Frage 1.290: Lösung B**

Zu **(A)–(E)**: Siehe Lerntext I.60.

F08

→ **Frage 1.291: Lösung C**

Zu **(A)**, **(B)**, **(D)** und **(E)**: Siehe Lerntext I.60.
Zu **(C)**: Phallische oder ödipale Phase (4.–5. Jahr): Das Kind verliebt sich in den gegengeschlechtlichen Elternteil und tritt in Konkurrenz zum gleichgeschlechtlichen. Wenn der Sohn von Herrn und Frau M. 4 Jahre alt ist und Mädchen und Jungen unterscheiden kann, fällt er in diese Phase.

I.61 Sozialisation

Zum dritten Mal hat jemand am DB-Haltepunkt Travemünde-Skandinavienkai sämtliche Glasscheiben eingeschlagen und die Reisenden dürfen nun frierend in der stürmischen Meeresbrise stehen. Man vermutet, dass es Jugendliche waren, die ohnehin auf der benachbarten Straße ständig Verkehrsschilder zusammenfalten oder Bauabsperrungen in den Bach kippen. Warum macht jemand so etwas?
Unter „**Sozialisation**" versteht man die Sozialisierung eines Sozialisanden durch einen Sozialisator habe ich mal in einem entwicklungspsychologischen Lehrbuch gelesen. Einfacher gesagt, bedeutet dies das Hineinwachsen des Kindes in das gemeinsame Normensystem. Ziel ist, dass äußere Anweisungen der Gesellschaft durch innere **Kontrollen** ersetzt werden und der Erwachsene sich an gemeinsamen **Werten** orientiert. Sozialisation beginnt mit der Geburt und ist ein lebenslanger Prozess der ständigen Anpassung an Wertvorstellungen, die sich verändern. Man unterscheidet:
Primäre Sozialisation: Erziehung durch die Kernfamilie. Das Kind lernt u. a.: Sprache, Sauberkeit, Vertrauen, Unterscheidung von Recht und Unrecht, Anpassung.
Sekundäre Sozialisation: durch (a) Kindergarten (Rücksichtnahme); (b) Schule (Lesen, Schreiben, Rechnen, Leistungsanforderung) und (c) Gleichaltrige, „**peer-group**" (Kameradschaft).
Tertiäre Sozialiation: Beruf (Produktion, Unterordnung, Verantwortung).
Außerdem lässt sich die **geschlechtsspezifische Sozialisation** abgrenzen: Jungen werden anders als Mädchen erzogen, Aggression wird bei Jungen eher toleriert, Weinen mehr bei Mädchen. Mädchen bekommen eine Puppenstube zum Geburtstag, der Junge einen Werkzeugkasten. Beides dient auch heute noch der Vorbereitung auf das geschlechtsspezifische Verhalten der Erwachsenen.

Unter einer **Kernfamilie** versteht man den engsten Familienkreis von Großeltern, Eltern und Kindern. Der subjektive Wert von Ehe und Familie besteht wesentlich darin, dass sie intime Lebensgemeinschaften sind, in denen affektive und persönliche Beziehungen vorherrschen. Als gesellschaftliche Institution erfüllt die Familie Ordnungs- und Orientierungsfunktionen. Die Kernfamilie bietet persönliche und soziale Sicherheit. Ein Zusammenbruch familiärer Beziehungen erhöht die Gefahr von psychischen Störungen bis hin zu Selbstmord oder Suchtmissbrauch. Obwohl die Kernfamilie an Bedeutung eingebüßt hat, zeigen Studien, dass Verheiratete weniger krank sind und länger leben als Unverheiratete. Interessanterweise leben nach einer aktuellen Studie aus der Schweiz allerdings verheiratete Männer 2 Jahre länger als unverheiratete; verheiratete Frauen dagegen starben 18 Monate eher als unverheiratete. Sollte sich das herumsprechen, haben wir Männer langfristig ein echtes Problem. Sollten Sie bereits verheiratet sein, hilft der Ausstieg nichts: Geschiedene Männer haben eine um 6 Jahre verminderte Lebenserwartung, bei Frauen allerdings nur minus 3 Jahre.

H88

→ **Frage 1.292: Lösung C**

Elternhaus gehört zur **primären** Sozialisation.

H98

→ **Frage 1.293: Lösung D**

Zu **(A):** Gewissensbildung: Übernahme von Normen und Geboten in das eigene Über-Ich. Bei Verstößen straft das Über-Ich mit Schuldgefühlen. Dies könnte zutreffen, nicht jedoch die Stereotypisierung: Stereotype sind Bilder, die man von Angehörigen einer fremden Gruppe (Heterostereotype: alle Italiener sind ...) oder der eigenen Gruppe (Autostereotype: alle Ärzte sind ...) hat. Diese Bilder sind stark verallgemeinernd (=generalisiert) und vereinfacht.
Zu **(B):** Gewissensbildung unter (A). Verhaltenskonvergenz: zielgerichtetes Verhalten zur Lösung eines Problems.
Zu **(C):** Sozialisation: Prozess der Aneignung gesellschaftlicher Werte, Normen und Handlungsmuster. Dies könnte zutreffen, nicht jedoch die bereits unter (A) erklärte Stereotypisierung.
Zu **(D):** Richtige Lösung. Sozialisation: s. o.; Verinnerlichung von Normen: Übernahme elterlicher Gebote und Verbote und gesellschaftlicher Anforderungen in die eigene Persönlichkeit.
Zu **(E):** Siehe unter (B) und (D).

H05

→ **Frage 1.294: Lösung A**

Zu **(A)**: Der Begriff „Akkulturation" bezeichnet das Hineinwachsen einer Person in ihre kulturelle Umwelt. In der Regel bezieht sich der Begriff auf Heranwachsende. Es kann aber auch der Assimilationsprozess Erwachsener gemeint sein, die sich als Immigranten mit einer ihnen fremden Kultur vertraut machen. Akkulturation vollzieht sich überwiegend durch Erziehung, teilweise aber auch durch umgebungsbedingtes Lernen. Erziehung dient auch dazu, Heranwachsende mit den Traditionen der eigenen Kultur vertraut zu machen. Am Ende einer gelungenen Akkulturation ist der junge Mensch mit der eigenen Kultur vertraut, kennt ihre ungeschriebenen Gesetze und ist „gesellschaftsfähig". In der Migrationsforschung und der sozialpsychologischen Akkulturationsforschung wird Akkulturation allerdings auch als das Aufeinandertreffen von Menschen aus unterschiedlichen Kulturen verstanden. Nach John W. Berry lassen sich vier Akkulturationsstrategien unterscheiden, definiert über die Fragen, ob die Minderheitengruppe die eigene Kultur beibehalten will oder nicht und ob eine Form des Kontakts zwischen Mehrheit und Minderheit bestehen soll oder nicht.

Zu **(B)**: Internalisation: Verinnerlichung. Der Begriff wird gerne in der Psychoanalyse benutzt (z. B. Internalisation von elterlichen Geboten in das eigene Über-Ich).

Zu **(C)**: Mobilität (Beweglichkeit): Soziale Mobilität ist der Wechsel von einer Schicht zur anderen. Vertikale Mobilität bezeichnet Auf- und Abstiegsbewegungen in sozialen Schichten. Studentische Mobilität umfasst unlenkbare Massenwanderungen vom zentralen Hörsaalgebäude in die Mensa ausgerechnet zu einem Zeitpunkt, in dem ich eigentlich dort auch essen wollte.

Zu **(D)**: Die Legitimation bezeichnet eine Erlaubnis, eine Handlung durchführen zu können. Normalerweise stellt jemand eine Legitimation als Berechtigung für jemand anderen aus, z. B. eine Echtheitserklärung, Beglaubigung oder einen Ausweis. In der Soziologie ist damit u. a. auch die Rechtfertigung bestehender Ordnungen, Regeln und Herrschaftsansprüche gemeint. Höchste Ehrung in diesem Leben ist, wenn der eigene PC einen als System-Administrator anerkennt. Leider eine Art von Legitimation, die mir bislang verweigert wurde.

Zu **(E)**: Konformität: Übereinstimmung mit den Normen der Gruppe. Hierzu übt jede Gruppe einen gewissen Konformitätsdruck aus, abweichendes Verhalten wird mit Sanktionen bestraft. Nonkonformität: bewusstes Nicht-Anpassen an die Normen einer Gruppe.

I.62 Erziehungsstile

Kinder von Lehrern, Psychologen und Sozialarbeitern gelten gemeinhin als *„schwierig"*. Nach meiner subjektiven Erfahrung besteht dieses Stereotyp durchaus nicht zu Unrecht. Wie man Kinder richtig erzieht wird wohl eine Frage bleiben, die weder die Psychologie noch die Pädagogik wirklich endgültig zu beantworten vermag. Im Übrigen erscheint es dem Autor nach langjähriger Erfahrung ohnehin so, dass Kinder sehr viel mehr ihre Eltern erziehen als das umgekehrt der Fall ist. Dennoch prüft das IMPP gelegentlich folgende Erziehungsstile ab:

Autokratisch: maximal hohes Maß an Autorität gegenüber dem Erziehenden, Eigeninitiative oder Mitbestimmung werden völlig unterdrückt.

Autoritär: Dieser Erziehungsstil setzt stark auf Kontrolle, Belohnungen und Bestrafungen; Diskussionen sind möglich, die Meinung des Erziehers ist aber letztendlich ausschlaggebend. Es werden strenge Regeln aufgestellt. Die Autorität darf nicht hinterfragt werden. Bei den so erzogenen Kindern wurde festgestellt: Größere Aggression und Dominanz der Kinder untereinander, begrenzter Zusammenschluss, individuelles Besitzstreben. 82 % des Sprachverhaltens war egozentrischer Natur (häufiger *„ich", „mein", „mir"; als: „wir", „unser", „uns"*). Größere Erwartungen an das Geführtwerden; größere Intoleranz gegenüber Andersdenkenden oder Minoritäten.

Autoritativ: Warmherzigkeit, Aufmerksamkeit, Gespür für den Entwicklungsstand des Kindes, aber auch autoritär erscheinende Dinge wie Monitoring also kontrollieren, wo sich das Kind herumtreibt und mit wem es befreundet ist. Autoritative Elternn reden viel und ermuntern zum Reden. Sie unterscheiden streng zwischen Verhalten und Persönlichkeit, nie beantworten sie schlechtes Benehmen mit Angriffen auf die Person. Zugleich verlangen sie von ihren Kindern ein hohes Maß an Kooperation und angemessenen sozialen Umgangsformen.

Demokratisch bzw. **liberal**: Erziehung soll für alle Beteiligten transparent sein; das Kind wird als Gesprächspartner betrachtet und soll zum eigenverantwortlichen Handeln erzogen werden. Grenzen werden gesetzt, aber erklärt. Gegenseitiger Respekt ist wichtig.

Egalitär: Erzieher und Kind haben dieselben Rechte und Pflichten. Die Meinung des zu Erziehenden hat dasselbe Gewicht wie die des Erziehers.

Permissiv (durchlässig, nachsichtig): gemäßigte Form des Laissez-faire; der Erzieher hält sich zurück und setzt nur selten Grenzen. Hohe Akzeptanz und Toleranz des kindlichen Verhaltens bei geringer Kontrolle und kaum Bestrafungen. Die Kinder zeigen oft wenig Selbstverantwortung.

Laissez-faire bzw. **antiautoritär**: Neill, A. S., der 1920 die Internatsschule Summerhill gründete, war der Grundüberzeugung, ein Kind kann am besten aus eigenen Erfahrungen lernen. Die Freiheit des Einzelnen endet dort, wo die Freiheit des Anderen beginnt. Antiautoritäre Erziehung war nicht mit Zügellosigkeit gleich zu setzen, sondern mit dem Ziel, kritisch denkende, selbstständige Menschen zu erziehen, die fähig sind auch gegen den Strom zu schwimmen. Das Kind bekommt größtmögliche Freiheit und ihm wird sehr große Wertschätzung entgegen gebracht. So erzogene Kinder scheitern meist an den starren Normen unserer Gesellschaft.
Vernachlässigend: Die Eltern investieren nur wenig Zeit in die Erziehung des Kindes und sind stark distanziert, aber wenig kontrollierend. Oft sind sie so sehr mit den eigenen Problemen beschäftigt, dass sie sich aus der Kindererziehung völlig zurückgezogen haben. Die Kinder haben oft Probleme im Bindungsverhalten und Defizite von Selbstwert und intellektueller Entwicklung.
Negierend: kein bewusster Erziehungsstil; es besteht kein Interesse an dem Kind oder an irgendwelchen Erziehungsmaßnahmen.

F03

→ **Frage 1.295: Lösung C**

Zu **(A)**–**(C)**: Antiautoritäre Erziehung: siehe Lerntext I.62.
Zu **(D)**: Ein liberaler Erziehungsstil beruht auf Kooperation und Dialog sowie auf Respekt und gegenseitiger Achtung sowie Anerkennung.
Zu **(E)**: Permissiv: durchlässig, nachgiebig, wenig kontrollierend. Der Begriff wird für einen entsprechenden Erziehungsstil und eine aufstiegsdurchlässige Gesellschaft verwendet.

H10 ■

→ **Frage 1.296: Lösung B**

Zu **(A)**: In der **autoritären Erziehung** befiehlt ein Elternteil autoritär Aktivitäten, bestimmt die Normen und wacht über Sanktionierungen. Die Autorität darf nicht hinterfragt werden. Betroffene Kinder neigen später selbst häufig zu Aggressionen und mangelnder Sozialkompetenz.
Zu **(B)**: Der **autoritative** (sozialintegrative) **Erziehungsstil** umfasst Warmherzigkeit, Aufmerksamkeit, **Gespür für den jeweiligen Entwicklungsstand des Kindes**, aber auch autoritär erscheinende Dinge wie **Monitoring** – also das Wissen z. B., was ein Kind anstellt, wenn es nicht zu Hause ist, wie seine Freunde heißen, wo es nach der Schule spielt. Autoritative Mütter und Väter reden viel und ermuntern zum Reden. Sie unterscheiden streng zwischen Verhalten und Persönlichkeit, nie beantworten sie schlechtes Benehmen mit Angriffen auf die Person. Zugleich verlangen sie von ihren Kindern ein hohes Maß an Kooperation und angemessenen sozialen Umgangsformen.
Zu **(C)**: Eltern mit **permissivem Erziehungsstil** sind durchlässig, nachgiebig und wenig kontrollierend. Grenzen werden selten gesetzt.
Zu **(D)**: Der Begriff **„postkonventionell"** bezieht sich auf die **Entwicklungsstufen der Moral** nach Lawrence Kohlberg, der ein präkonventionelles, ein konventionelles und ein postkonventionelles Stadium trennte. Im postkonventionellen Stadium besteht ein Bemühen, **moralische Werte und Prinzipien** zu finden, die ihre **Gültigkeit und Bedeutung unabhängig von der Autorität anderer** haben. Menschen auf diesem Niveau eignen sich moralische Normen, Werte und Prinzipien an, die über ihre eigene Gesellschaft hinaus gültig sind und handeln in autonomer Verantwortung. Das Individuum ist hier auch in der Lage, bestehende Regeln zu hinterfragen.
Zu **(E)**: Bei der **vernachlässigenden Erziehung** sind die Eltern in jeder Hinsicht unbeteiligt und oft so sehr mit den eigenen Problemen beschäftigt, dass sie sich aus der Kindererziehung völlig zurückgezogen haben.

I.63 Entwicklung der Moral

„Das Schicksal kennt keine moralischen Bedenken" besagt eine grausame Lebensweisheit. Trotzdem prüft das IMPP hin und wieder ab, wie sich moralisches Verhalten beim Menschen entwickelt. Bei vielen Menschen, die ich in meinem Leben kennengelernt habe (sonderbarerweise ausgerechnet meist Vorgesetzte), war das allerdings weniger eine Frage des *„wie"*, sondern eher eine des *„ob"*. Immerhin heißt es ja auch *„Wer Moral predigt, hat sie meist nicht"* (Luck, 1920).

Mit dem Schweizer **Jean Piaget** sind wir ja inzwischen schon fast befreundet. Er unterschied drei Phasen der Moral-Entwicklung:

1. **Moralischer Realismus**: moralische Regeln werden als etwas Festes von außen übernommen; das Kind hält sich an Gebote und Verbote von Autoritäten, um Strafe zu vermeiden.
2. **Heteronome Moral**: das Kind entwickelt im Umgang mit Gleichaltrigen eine kooperative Moral, die auf Wechselseitigkeit besteht. Es entwickeln

sich erste, noch relativ starre Gerechtigkeitsvorstellungen.
3. **Autonome Moral**: mit 11 bis 12 Jahren überwiegt der Gerechtigkeitsbegriff der *„Billigkeit"*; das Kind ist in der Lage starre Regeln abzuwandeln und diese der Situation anzupassen. Es hat Einsicht in den Sinn von Wertvorstellungen und zeigt soziale Verantwortung.

Lawrence Kohlberg (1963) macht es uns nicht so leicht, er trennte gleich sechs Stufen der moralischen Entwicklung:

I. Praekonventionelles Stadium:
   1. Orientierung an Strafe und Gehorsam.
   2. Naiver instrumenteller Hedonismus (*„hedone"* gr. = Lust).

II. Konventionelles Stadium
   3. Moral des *„braven Kindes"*, wobei Wert auf gute Beziehungen zu den Erwachsenen und auf ihren Beifall gelegt wird.
   4. Autoritätsgestützte Moral.

III. Postkonventionelles Stadium
   5. Moral des Vertrages (Abkommen) und des demokratisch akzeptierten Gesetzes.
   6. Moral der individuellen Gewissensgrundsätze.

Im postkonventionellen Stadium eignen sich die Personen (Heranwachsende und Erwachsene) moralische Normen, Werte und Prinzipien an, die über ihre eigene Gesellschaft hinaus gültig sind und handeln in autonomer Verantwortung danach. Das Individuum ist hier auch in der Lage bestehende Regeln zu hinterfragen.

F92

→ **Frage 1.297: Lösung E**

Zu **(A)**–**(E)**: Siehe Lerntext I.63.

F98

→ **Frage 1.298: Lösung C**

Zu **(A)**, **(B)**, **(D)** und **(E)**: Voraussetzungen zur Entwicklung der Leistungsmotivation.
Zu **(C)**: Siehe Lerntext I.63.

H99

→ **Frage 1.299: Lösung E**

Kohlberg entwickelte 1963 eine Stufenlehre moralischer Entwicklung (siehe Lerntext I.63).
Zu **(A)**: Das wäre die 1. Stufe.
Zu **(B)**: Das wäre die 2. Stufe.
Zu **(C)**: Das wäre die 5. Stufe.
Zu **(D)**: Das wäre die 6. Stufe.
Zu **(E)**: Das ist die gefragte 3. Stufe.

I.64 Hospitalismus

Bereits 1798 berichtete **C.W. Hufeland**, dass von 7.000 Findelkindern eines Waisenhauses in Paris nach zehn Jahren nur noch 180 lebten, trotz ausreichender Pflege und Ernährung. „Psychischer Hospitalismus" bezeichnet Folgen von längerem Heim- oder Krankenhausaufenthalt bei Kindern, die durch sensorische Deprivation und Mangel an emotionaler Zuwendung entstehen. **Pfaundler** (1925) beschrieb drei Stadien:

1. Phase der **Unruhe** (lautstarker Protest nach der Trennung von der Mutter)
2. Phase der **Resignation** (Verleugnung, das Kind wirkt oberflächlich angepasst)
3. Phase der **Verzweiflung** (das Kind zieht sich völlig zurück, wird depressiv, verfällt körperlich und stirbt im schlimmsten Fall)

René Spitz (1960) beschrieb die **anaklitische Depression**, die im Säuglingsalter durch die Trennung von der Mutter auftaucht. Besonders gefährdet sind Kinder zwischen dem 6. und 11. Lebensmonat. Je länger die Trennung andauert und je größer die **Deprivation** (Reizentzug) ist, umso stärker wird der psychische Schaden. Kurze Trennungen nach dem 5. Lebensjahr haben geringere Folgeschäden, wenn das Kind bis dahin ein hohes Maß an Vertrauen aufbauen konnte.

- **Frühsymptome des Hospitalismus** sind körperliche, geistige, sprachliche **Retardierung** (=Entwicklungsverzögerung); Appetitlosigkeit; überängstliche Reaktionen gegenüber Neuem; **Kontaktverweigerung**; Verhaltensstörungen (Daumenlutschen, Nägelbeißen); **Autoaggressionen** (selbstzerstörerisches Verhalten); depressive Verhaltensweisen und Apathie; monotone Schaukelbewegungen (**Jactationen**) und **Marasmus** (körperl. und geistiger Verfall).
- **Dauerfolgen**: Bei Trennungen von mehr als fünf Monaten Dauer bei jüngeren Kindern kommt es oft zu irreversiblen Schäden: bleibende intellektuelle Defizite, Stimmung des Misstrauens gegen alles Fremde, Bindungs- und Kontaktunfähigkeit oder Distanzlosigkeit, mangelnde Empathie, geringe Frustrationstoleranz, hohes Risiko für: Drogenabhängigkeit, Neurosen, Delinquenz (=Kriminalität).

Die Experimente von **Harlow** an Affen, die sechs Monate in völliger Isolation aufgezogen wurden, zeigten ebenfalls gestörtes Verhalten. Arbeiten von

Schanberg (1988) an Ratten bewiesen einen Rückgang an Somatotropin und Beta-Endorphinen im Gehirn durch den Mangel an Zuwendung. Bereits das Bestreichen mit einem feuchten Pinsel konnte bei den Rattenbabys Deprivationserscheinungen verhindern. In einer klinischen Studie an Frühgeborenen im Brutkasten entwickelten sich Babys deutlich besser, wenn man ihnen mehrmals täglich den Rücken sanft massierte. Braun & Bogerts (2001) konnten zeigen, dass es durch mangelnde Zuwendung in früher Kindheit zu einer Unter- oder Fehlfunktion des Limbischen Systems kommt, die später nicht mehr auszugleichen ist, aber den Betroffenen für psychische Störungen prädestiniert. In meinem Buch über „Die irreale Welt in unserem Kopf" lässt sich ausführlich nachlesen, dass auch bei gesunden, erwachsenen Probanden eine totale Deprivation z. B. in Isolationskammern oder Einzelhaft innerhalb weniger Tage zu psychotischen Zuständen mit Halluzination und Wahn und Verminderung geistiger Leistungen führt. Patienten, die den ganzen Tag nur die Krankenhausdecke anstarren, geht es nicht viel anders. Der Mensch ist ein soziales Wesen und braucht Kontakt und Zuwendung. Übrigens auch während der Zeit, in der man für's Physikum lernt!

Klinischer Bezug
Mit Kindern hat so ziemlich jeder Arzt irgendwann mal zu tun. Daher sind grundlegende Kenntnisse der Entwicklungspsychologie wichtig.

F04

→ **Frage 1.300: Lösung D**

Zu **(A)**: Information ist in der Regel angstmindernd. Je mehr Information Sie z. B. über den Ablauf und Inhalt einer Prüfung haben, umso furchtloser werden Sie dieser entgegensehen. Bis zu bestimmten Grenzen ist das bei medizinischen Behandlungen nicht anders.
Zu **(B)**: Rooming-in: Mitaufnahme der Mutter oder einer anderen nahen Bezugsperson verhindert Hospitalismusschäden.
Zu **(C)**: Konstante Betreuung: In Kinderkrankenhäusern sollte jedes Kind eine bestimmte, geringe Anzahl von Schwestern als Bezugspersonen haben. Ein ständiger Wechsel von immer anderen Krankenschwestern, die ins Zimmer kommen, ist hier nicht sinnvoll.
Zu **(D)**: Krankheitsbezogene Information sollte natürlich nicht vermieden werden. Es erhöht die Compliance auch von Kindern, wenn man sie zum Fachmann für ihre eigene Krankheit heranbildet.
Zu **(E)**: Soweit möglich reduziert die vorherige spielerische Auseinandersetzung Ängste und erleichtert das Einleben in dieser ungewohnten Umgebung.

1.4.8 Entwicklung und Sozialisation im Lebenslauf

I.65 Entwicklung im Lebenslauf

Der ganze Blödsinn, den wir in der Jugend verzapft haben, verwandelt sich irgendwann auf myseriöse Weise und nennt sich im Alter dann plötzlich „Lebenserfahrung". Ich finde das genial. Auch nach der Kindheit gibt es typische Phasen. Die **Adoleszenz** ist eine unklar definierte Übergangsphase zwischen Kind und Erwachsenem. Sie dient im Wesentlichen Schul- und Berufsausbildung und ersten sexuellen Erfahrungen (*Können Sie sich noch an Ihren ersten Kuss erinnern?*). Typisch sind hohes Risiko für Alkohol- oder Drogenmissbrauch und kleinkriminelle Delikte – oft nur aus Neugier. Juristisch kann man ab 14 strafrechtlich zur Verantwortung gezogen werden; bis 18 greift das Jugendstrafrecht. *Sensation Seeking* ist bei vielen Subkulturen Adoleszenter normales Verhalten.
Modell der Kompetenzerwartung (*„self-efficacy"*): Soziale Fertigkeiten (*„social skills"*) ermöglichen es, sich bei der Interaktion mit anderen erfolgreich zu verhalten. Gerade junge Erwachsene zeigen oft mangelnde Selbstsicherheit hinsichtlich der eigenen Kompetenz, schwierige Situationen zu meistern. Hier wird ein soziales Kompetenztraining (*„behavioral rehearsal"*) empfohlen. Auch abweichendes Verhalten beruht oft auf Defiziten sozialer Fertigkeiten. Über je mehr *„social skills"* eine Person verfügt, umso eleganter schlängelt sie sich durch das Leben. Erfolg und Misserfolg und damit auch Lebenszufriedenheit oder Depression hängen eng damit zusammen, welche Erwartungen (a) eine Person an sich selbst stellt und (b) von der Umwelt an sie gestellt werden und (c) in welchem Ausmaß diese Erwartungen erfüllt werden können.
Im **Erwachsenenalter** (in der BRD ab 18 J.) kommt es meist zur endgültigen Loslösung vom Elternhaus, dadurch aber oft Beruhigung des innerfamiliären Konfliktpotentials. Typisch sind zunehmen-

de Selbständigkeit, Hineinwachsen in berufliche Aufgaben und länger andauernden Partnerschaften, die mitunter sogar bis zur **Heirat** und Übernahme der Elternrolle führen können. Jeder vernunftbegabte Mensch wird sich allerdings vor der Eheschließung fragen: *Gibt es ein Leben nach der Hochzeit?* Es gibt! Die Anzahl der **Scheidungen** lag 1992 bei 135.000 und betrug im Jahr 2004 schon über 213.000. Die Menge kompletter Familien mit Kindern hat sich in den letzten zehn Jahren von 10.5 auf 8,8 Millionen verringert. Die Zahl **Alleinerziehender** stieg von 2,2 auf über 2,6 Millionen. Die Anzahl nichtehelicher Lebensgemeinschaften mit Kindern hat sich seit 1996 von 500.000 auf 770.000 erhöht, eine Form des Zusammenlebens, für die man noch vor hundert Jahren enterbt worden wäre.

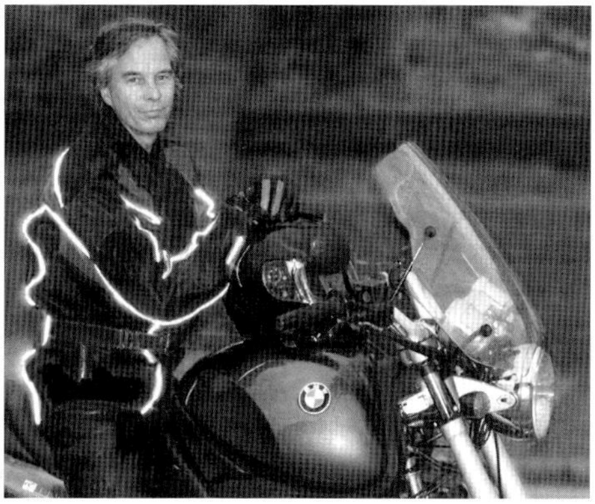

Abb. 1.**48** Basisausstattung zum Bewältigen der Midlife-Crisis, für die Harley hat's nicht ganz gereicht.

H. E. Richter beschäftigte sich mit den Auswirkungen von defekten Familien (*„broken home"*). Im Vorfeld der Scheidung versucht jeder Elternteil das Kind als Bundesgenossen zu gewinnen. Dies belastet das Kind massiv, da es dann automatisch zum Gegner des anderen Elternteils wird. Bei Streitigkeiten erfüllt das Kind mitunter eine Sündenbockfunktion, bei der die eigentliche Ursache für die kaputte Ehe auf das Kind projiziert wird. Durch psychosomatische Krankheiten (z. B. Magersucht) halten Kinder mitunter zerstrittene Eltern zusammen, da diese sich Sorgen um das Kind machen müssen. Bei geschiedenen Familien kann das Kind leicht zum Partnerersatz werden, eine Rolle, in der es hoffnungslos überlastet ist.

Oberhalb des 40. Lebensjahrs besteht mit der **Midlife-Crisis** eine weitere typische Lebensphase. Basis ist das Gefühl, unaufhaltsam älter zu werden. Bei Männern führt dies zum Rückfall in pubertäre Verhaltensweisen wie Motorrad- oder Cabrio-Fahren und albern wirkenden Versuchen mit Mädchen anzubändeln, die jünger sind als die eigenen Töchter. Ihre Altersangabe in Internet-Flirtpages unterliegt dann der heisenbergschen Unschärferelation. Männer kommen definitionsgemäß in die besten Jahre, wenn ihnen auffällt, dass ihre Schulfreunde die Haare verlieren. Zwanghafte Eitelkeit führt zum **Adonis-Komplex** mit überraschendem Besuch der Mucki-Bude und Diäten bei Männern, die bis dahin stolz auf ihren Bierbauch waren. Die Skala der Verhaltensweisen reicht von Haarefärben über Antifalten-Creme bis zum operativen Fettabsaugen. Seltener endet die Midlife-Crisis in Alkoholismus, Depression oder Suizid.

Krisen in der Lebensmitte entstehen insbesondere, wenn sich private und berufliche Schwierigkeiten addieren: Trojan und Hildebrandt (1989) betonten, dass bei der Entstehung von Krankheit nicht nur (1.) individuelle Faktoren wie z. B. Ressourcen und Kompetenzen zu berücksichtigen sind, sondern (2.) auch soziokulturelle Faktoren wie Leistungsdruck im Beruf (*„job strain"*), Rollenanforderungen und mangelnde soziale Unterstützung. Das **Anforderungs-Kontroll-Modell** (Karasek, 1979) unterscheidet drei Dimensionen der beruflichen Belastung: 1. niedriger versus hoher Entscheidungsspielraum, 2. wenig versus stark belastende Tätigkeit und 3. passive versus aktive Tätigkeit. Niedrige Kontrolle bei hoher Belastung hat krankmachende Wirkung. Wenn übermäßige Anforderungen gestellt werden (= hohe Verausgabung), aber nur eine niedrige Belohnung vorhanden ist, kann es zur **Gratifikationskrise** kommen (Siegrist, 1996). Zu den ausbleibenden Belohnungen gehören: Ausbildungsadäquate Beschäftigung, Lohngerechtigkeit, Arbeitsplatzsicherheit, Weiterbildungs-, Karriere- und Einflussmöglichkeiten.

Hinsichtlich der Verausgabungen unterschied Rothe außerdem noch 1. extrinsische (hohe Anforderungen bei geringer Kontrolle) und 2. intrinsische Faktoren (hohe eigene Leistungsbereitschaft bei kritischem Bewältigungsstil). Bei ständiger Überlastung, Frustrationen, Nichterreichen von Zielen kommt es zum **„Burnout-Syndrom"** mit Erschöpfung, Niedergeschlagenheit, Versagensängsten, Schlafstörungen und psychosomatischen Beschwerden. Der beruflich Ausgebrannte zieht sich privat immer mehr zurück. **Kumulationsmodell** (= Modell der Risikoketten): Oft addieren sich die Belastungen im Verlauf der Entwicklung (Belastungskarriere). Z. B. haben Kinder aus unteren sozialen Schichten oft schon pränatale Schäden (rauchende Mütter) und sind auch in späteren Lebensphasen mehr gesundheitlichen Risiken ausgesetzt.

Unter **Prekarisierung** (prekär = unsicher) versteht man die wachsende Anzahl ungeschützter Beschäftigungsverhältnisse z. B. befristete Tätigkeiten, Leih- und Zeitarbeit, (Schein-) Selbstständigkeit, Niedriglohnjobs usw. Dem steht der Rückgang unbefristeter Vollzeitbeschäftigungsverhältnisse mit gesetzlichen Schutzrechten gegenüber. Die Lebensumstände der von Prekarisierung betroffenen

Menschen sind oft unbefriedigend. Aber auch infolge von **Arbeitslosigkeit** kommt es gehäuft zu depressiven Reaktionen, Flucht in Alkohol und Drogen.
Wachsender Leistungsdruck erhöht auch den Druck der Kollegen untereinander; es kommt zum „**Mobbing**" oder „**Bullying**", dem Psychoterror am Arbeitsplatz, z. B. durch Verbreitung falscher Gerüchte oder soziale Isolation durch die Kollegen. Geschieht dies durch den Chef, spricht man mitunter auch von „**Bossing**", z. B. Zuweisung sinnloser Arbeitsaufgaben, ständige Kritik, Lächerlichmachen des Mitarbeiters in der Dienstversammlung usw.
Negative Lebensbilanzen (Scheidung, Alter, Arbeitslosigkeit, chron. Krankheiten, Alkoholismus, Schulden usw.) können zum sog. **Bilanzsuizid** führen, plötzlich eintretende, unkontrollierbare Ereignisse hoher Unerwünschtheit (z. B.: Partner ist fremdgegangen) zum **Kurzschlussselbstmord**. In den 1980er Jahren gab es rund 18.000 Selbstmorde jährlich, seitdem ist die Anzahl auf etwa 11.000 gesunken. Hiervon sind drei Viertel Männer. Aber auf jeden Suizid eines Mannes entfallen statistisch 5,5 Selbstmordversuche; auf jede Frau, die sich selbst getötet hat, dagegen 18 Versuche. Damit ist der Suizidversuch bei Frauen häufiger, die tatsächliche Selbsttötung dagegen bei Männern. Häufigste Methoden sind: Erhängen/Ersticken 50 %, Sturz 10 %, Medikamente 8 %, Erschießen 5 %, vor Zug/Auto werfen 5 % und Abgase ins Auto leiten 2 %.

Klinischer Bezug
Lebenskrisen können zu beträchtlichen psychischen/psychosomatischen Störungen führen. Der Arzt darf nicht zögern, den Patienten auch nach seiner privaten und beruflichen Lebenszufriedenheit zu befragen.

H09 F07 ■

→ Frage 1.301: Lösung A

Zu **(A)**: Anforderungs-Kontroll-Modell: Hohe Anforderungen bei niedriger Kontrollmöglichkeit führen zu Stress und damit zu einem erhöhten Risiko für psychosomatische Erkrankungen wie z. B. Herzinfarkt.
Zu **(B)**: Berufliche Gratifikationskrise: unangenehme Kombination von hoher beruflicher Verausgabung und gleichzeitig viel zu niedriger Belohnung für diese Verausgabung.
Zu **(C)**: Prekäre Beschäftigung siehe Lerntext I.65
Zu **(D)**: Relative Deprivation : bezieht sich auf subjektiv wahrgenommene Benachteiligung in Relation zu einer Bezugsgruppe. Wenn Sie als Bauer in Äthiopien leben, werden Sie es im Vergleich nicht als Benachteiligung empfinden, wenn Sie keinen Laptop haben. Wenn Sie als deutscher Student heute keinen eigenen PC haben, fühlen Sie sich schon hin und wieder mal benachteiligt.
Zu **(E)**: Soziale Vergleichsprozesse: Laut Festinger (1954) sind Personen bestrebt, eigene Kognitionen mit den Einstellungen anderer Menschen zu vergleichen, sofern man diese nicht direkt an der Realität prüfen kann. Zum Abgleich dienen allerdings vorwiegend Menschen, die der Person ähnlich sind.

F09

→ Frage 1.302: Lösung E

Zu **(A)**: Personen, die nur geringe Anerkennung für Arbeitsleistungen bekommen, können durchaus zufrieden sein und gesund bleiben, wenn sie gleichzeitig auch wenig tun und gut bezahlt werden.
Zu **(B)**: Personen, die Führungspositionen besitzen, haben ihre Ziele in der Regel erreicht; sie haben daher in der Regel weniger Stress als jemand, der jeden Tag um Anerkennung kämpfen muss.
Zu **(C)**: Personen mit hoher Kontrolle über ihren Arbeitsplatz sind eher gesünder, was krank macht sind Gefühle von Kontrollverlust und Hilflosigkeit.
Zu **(D)**: Personen, die sich stark im Beruf verausgaben, müssen deshalb keinesfalls krank werden, da sie oft ja auch Ruhm, Ehre, Anerkennung, Lob und vor allem Geld dafür bekommen. Das macht zufrieden und zufriedene Menschen sind seltener krank.
Zu **(E)**: Diese Frage zielt auf das Konzept der beruflichen Gratifikationskrise ab. Wenn hohe berufliche Anforderungen (hohe Verausgabung) gestellt werden, andererseits aber nur eine niedrige Belohnung vorhanden ist, kann es zur Gratifikationskrise kommen, die psychische und/oder psychosomatische Störungen nach sich ziehen kann. Hierzu gehört auch die koronare Herzerkrankung aufgrund ständig zu hohen Blutdrucks.

F06

→ Frage 1.303: Lösung D

Zu **(A)**: Ergebniserwartung ist ein Begriff aus der Kausalattribution. Abhängig davon, welches Ergebnis Sie erwarten, wird das erzielte Handlungsresultat als gut, angemessen oder schlecht bewertet. Beispiel: Wie reagieren Sie auf die Zensur *„ausreichend (4)"* im Physikum?
Zu **(B)**: Die sog. *„Attributionstheorie"* beschäftigt sich mit der Ursachenzuschreibung. Die Gedanken über die Entstehung der Erkrankung und auch über die Behandlungsmöglichkeiten können in den Bereich a) der externalen Kontrollüberzeugung gehören, d. h. außenstehende Mächte oder das Schicksal werden verantwortlich gemacht, oder b) der inter-

nalen Kontrollüberzeugung, d. h. man sieht die Verantwortlichkeit in sich selbst.
Zu **(C)**: Eine Intention ist die Ursache für eine Handlung.
Zu **(D)**: Modell der Kompetenzerwartung (*„self efficacy“*): Soziale Fertigkeiten (*„social skills“*) sind Reaktionsmuster, die es ermöglichen, sich bei der Interaktion mit anderen erfolgreich zu verhalten. Auch in dem Beispiel äußert die Patientin die Kompetenz, dass sie es schaffen wird, mit dem Rauchen aufzuhören, und wird es dann wohl auch schaffen.
Zu **(E)**: Volition (*„Wille“*): Eine Motivation alleine reicht nach Ansicht der Handlungstheoretiker nicht aus, um eine Aktion zu bedingen, sondern muss eine Schwelle überschreiten, um die Handlung auszulösen. Hierbei spielt der Wille (*„Volition“*) eine wesentliche Rolle.

F09 ■

→ **Frage 1.304: Lösung C**

Zu **(A)**: Anforderungs-Kontroll-Modell: Hohe Anforderungen bei niedriger Kontrollmöglichkeit führen zu Stress und damit zu einem erhöhten Risiko für psychosomatische Erkrankungen wie z. B. Herzinfarkt.
Zu **(B)**: Kumulationsmodell (=Modell der Risikoketten): Oft addieren sich die Belastungen im Verlauf der Entwicklung (Belastungskarriere). Z. B. haben Kinder aus unteren sozialen Schichten oft schon pränatale Schäden (rauchende Mütter) und sind auch in späteren Lebensphasen mehr gesundheitlichen Risiken ausgesetzt.
Zu **(C)**: Gratifikation sind Sonderzuwendungen des Arbeitgebers an den Arbeitnehmer für besondere Leistungen. Bleiben trotz hoher Anstrengungen erwartete Gratifikationen aus oder drohen sogar negative Sanktionen, kommt es zur Gratifikationskrise mit depressiven Symptomen.
Zu **(D)**: Relative Deprivation bezieht sich auf subjektiv wahrgenommene Benachteiligung in Relation zu einer Bezugsgruppe. Im Vergleich zu Äthiopien jammern die Armen in Deutschland auf einem hohen Niveau.
Zu **(E)**: Soziale Vergleichsprozesse: Laut Festinger (1954) sind Personen bestrebt, eigene Kognitionen mit den Einstellungen anderer Menschen zu vergleichen, sofern man diese nicht direkt an der Realität prüfen kann. Zum Abgleich dienen allerdings vorwiegend Menschen, die der Person ähnlich sind.

H10 ■

→ **Frage 1.305: Lösung C**

Zu **(A)**, **(B)**, **(D)** und **(E)**: **Einfluss**, **Macht**, **Herrschaft** und **sozialer Rückhalt** gehören nicht zu den Belohnungen des Modells nach Siegrist.
Zu **(C)**: Siegrist entwickelte das Modell der **Gratifikationskrise**: Ein Mensch, der sich in seinem Job stark verausgabt, dafür aber nicht in angemessener Weise entschädigt/belohnt wird, hat ein erhöhtes Risiko für psychosomatische Erkrankungen. Zu den **Belohnungen** in diesem Modell gehören: Ausbildungsadäquate Beschäftigung, Lohngerechtigkeit („**Geld**“), Arbeitsplatzsicherheit, **Anerkennung der Leistung** sowie Weiterbildungs-, **Karriere**- und Einflussmöglichkeiten.

I.66 Altern

„Das Alter, das man gerne haben möchte, verdirbt einem oft das Alter, das man gerade hat“ (P. v. Heyse). Sonderbarerweise ist man mit seinem Alter nie zufrieden; in der Jugend möchte man gerne etwas älter sein, im Alter lieber ganz viel jünger. Noch seltsamer ist, dass man sich in seinem Denken mit wachsender Zahl Lebensjahre oft Jahrzehnte jünger fühlt als es dem Äußeren entspricht. Um Platz zu schaffen für junges Leben hat die Natur es aber nunmal so eingerichtet, dass die DNA allmählich zerfranst, die Telomere, die die Gene vor Schaden bewahren, schrumpfen. Schließlich geht bei jeder Zellteilung beim Kopieren der Information etwas verloren, die nachfolgenden Zellen funktionieren schlechter, der körperliche Zerfall nimmt zu. Aus dem Spiegel grinst uns irgendwann etwas Faltiges an, mit Doppelkinn und Ringen unter den Augen, das nicht dem Bild des eigenen Selbst entspricht. Die meisten Organe verfügen über eine **funktionelle Reservekapazität**, d. h. sie können Schäden über einen langen Zeitraum ausgleichen. Diese Fähigkeit lässt im Alter nach, wobei insbesondere die Reservekapazität unterschiedlicher Organsysteme schwächer wird, was das Risiko für Multimorbidität erhöht. **Komorbidität** ist das gemeinsame Auftreten von zwei (oder mehr) Erkrankungen, die weitgehend voneinander unabhängig sind (z. B. Herzinfarkt und Depression). Sie können völlig unabhängig oder weitgehend unabhängige Folgen einer gemeinsamen Grunderkrankung sein (z. B. Herzinfarkt und Schlaganfall durch Arteriosklerose). Neben der Bewältigung der körperlichen Veränderung kommt hinzu, dass in einer schnelllebigen, sich ständig verändernden Welt Lebenserfahrung und Weisheit nur noch wenig zählen; unsere Kultur setzt einseitig auf Flexibilität und Dynamik. Neurobiologisch funktioniert unser Gehirn so, dass es sich eine gefundene Problemlösung merkt und später nur ungern davon abweicht. Das funktioniert heute spätestens dann gar nicht mehr, wenn Windoofs ein neues Betriebssystem auf den Markt bringt. Gerade alte Menschen greifen aber bevorzugt auf bekannte Konzepte zurück. Das Alter beinhaltet daher diverse Probleme:

1. Die **Aktivitätstheorie** von Tartler (1961) behauptet, dass nur jemand glücklich ist, der produktiv sein kann. Funktionsverlust und Inakti-

vität im Alter führen zur Depression. Typisch ist der „**Pensionierungsschock**“: Bis dahin arbeitstätige Menschen wissen nicht, was sie mit ihrer Freizeit anfangen sollen.

2. Die **Disengagement-Theorie** von Cumming & Henry (1961) meint, dass Menschen im Alter von sich aus dazu neigen, Kontakte zu reduzieren und die Produktivität einzustellen. Die allmähliche Entbindung sei wichtig als Vorbereitung auf den Tod.
3. Das **Defizitmodell**, entwickelt in den 1930er Jahren an Querschnittuntersuchungen mit einem IQ-Test, fand ein Absinken der Intelligenz schon oberhalb des 30. Lebensjahres. 60-Jährige lagen unter dem Niveau der 18-Jährigen. Spätere Studien konnten das Defizitmodell nicht unterstützen; lediglich Reaktionsschnelligkeit und Arbeitsgeschwindigkeit sinken mit dem Alter ab, das Allgemeinwissen bleibt erhalten.
4. Die **Kontinuitätstheorie** von Atchley geht davon aus, der Mensch habe ein grundlegendes Bedürfnis nach Kontinuität innerer und äußerer Strukturen – sofern diese nicht belastend sind. Brüche der Kontinuität verursachen Krisen. Innere Strukturen beziehen sich auf das subjektive Orientierungssystem, auf kognitive Fähigkeiten, Persönlichkeitseigenschaften usw., äußere Strukturen auf die soziale und physikalische Umwelt. Kontinuität meint nicht Konstanz, sondern schließt Anpassungsprozesse (auch an das Älterwerden) mit ein.
5. Die **Kompetenztheorie des Alterns** geht davon aus, dass Kompetenz in den höheren Lebensjahren unter Rückgriff auf Erfahrungen sogar noch ausgebaut wird. Es wird die Bildung von Seniorengenossenschaften und Expertenbüros empfohlen. Dass Alter auch Krankheit, Schwäche und Hilfsbedürftigkeit bedeuten kann, bleibt hier unberücksichtigt.
6. **Theorie des differenziellen Alterns**: gleichaltrige Frauen und Männer oder Arme und Reiche weisen häufig enorme Unterschiede auf: das Altern verläuft differenziell. Dem Altern ist man nicht passiv ausgeliefert, sondern es wird als ein Schicksal gesehen, das man meistern kann und mit dem man sich auf verschiedenen Ebenen auseinandersetzen muss. Altern wird als biologisches, soziologisches, ökonomisches, epochales sowie ökologisches Schicksal betrachtet. Die Theorie führt von einem rein defizitär geprägten Altersbegriff weg.

H01

→ **Frage 1.306: Lösung C**

Zu **(A)**: Durch Wegfall der Erwerbstätigkeit kommt es auch zu einer Verminderung der Anzahl der unterschiedlichen Rollen, die eine Person inne hat. Der „Rollenhaushalt“ wird hierdurch entlastet; es bestehen ja überwiegend nur noch die privaten Rollen weiter.
Zu **(B)**: Den erworbenen Status erwirbt man sich durch Fähigkeiten und Leistung. Er hängt entsprechend von der Ausbildung ab. Beispiele sind Titel (Prof. Dr. med.) oder Berufspositionen (Abteilungsleiter, Chefarzt). Durch den Übergang in den Ruhestand wechselt man also in der Regel auch den erworbenen Status.
Zu **(C)**: Der zugeschriebene Status wird einer Person ohne ihr Zutun von der Gesellschaft zugeschrieben, z. B. Geschlecht, Alter, soziale Herkunft. Dieser wird durch den Übergang in den Ruhestand kaum berührt.
Zu **(D)**: Bezugsgruppe: An diese Gruppe ist das Mitglied emotional stark gebunden. Es bezieht von ihr seine Werte für sein Denken und Verhalten (z. B. Hartmann-Bund für Ärzte). Da viele solcher Bezugsgruppen nur durch die berufliche Zugehörigkeit entstehen, fallen sie aufgrund der Beendigung der Erwerbstätigkeit unter Umständen weg.
Zu **(E)**: Arbeitstätigkeit strukturiert den Tagesablauf sehr stark. Durch den Wegfall der Erwerbstätigkeit kommt es zwangsläufig zu einer völligen Umstrukturierung. Dies gilt auch im sozialen Bereich, da die meisten Personen auch im Beruf Freunde und Bekannte haben, die sie nun mehr oder minder nicht mehr treffen.

H05 F04

→ **Frage 1.307: Lösung B**

Zu **(A)–(E)**: Siehe Lerntext I.66.

H04

→ **Frage 1.308: Lösung B**

Zu **(A)**: Erhöhtes Sturzrisiko: durch eine Vielzahl orthopädischer Krankheiten (Bandscheibendefekte, Gelenkabnutzung etc.) und cerebrovaskuläre Durchblutungsstörungen.
Zu **(B)**: Man unterscheidet die kristalline *„crystallized“* Intelligenz (Schulwissen und Allgemeinbildung) von der flüssigen *„fluid“* Intelligenz (allgemeines Denkvermögen, Problemlösefähigkeit). Weisheit der Demenz: Im Alter verschlechtert sich die flüssige Intelligenz, während die kristallisierte stabil bleibt.
Zu **(C)**: Multimorbidität: Personen, die unter einer Vielzahl von Erkrankungen gleichzeitig leiden, findet man gehäuft bei älteren Menschen.
Zu **(D)**: Schlafstörungen: Das Schlafbedürfnis sinkt bei alten Menschen auf sechs Stunden und weniger. Subjektiv empfundene Schlafstörungen in der Nacht sind daher eher die Regel als die Ausnahme, besonders wenn noch das berüchtigte Mittagsschläfchen dazu kommt, das im Alter tatsächlich zum Schlafen dient.

Zu **(E)**: Chronische Erkrankungen: Insbesondere bei orthopädischen Erkrankungen ist oft keine vollständige Heilung möglich; schon alleine dieses führt zu dauerhaften, chronischen Problemen.

F09

→ **Frage 1.309: Lösung A**

Zu **(A)**: Da viele Alterserkrankungen heute gelindert werden können, werden Menschen immer älter und vereinen im letzten Lebensabschnitt diverse Krankheiten auf sich (Multimorbidität).
Zu **(B)**: Die kristalline Intelligenz (Faktenwissen) bleibt bis ins hohe Alter erhalten, die fluide Intelligenz (logisches Denk- und Abstraktionsvermögen) nimmt eher ab.
Zu **(C)**: Die Schwankungsbreite der gesundheitlichen Situation gleichaltriger Menschen ist massiv unterschiedlich.
Zu **(D)**: Eine ungünstige finanzielle Situation und Altersarmut ist zum Glück noch nicht die Regel.
Zu **(E)**: Die funktionellen Reservekapazitäten nehmen im Alter immer weiter ab.

I.67 Einstellungen

Betrachten Sie nun einmal einen 500-Euroschein, ein pornographisches Bild oder den Berg von noch nicht abgewaschenem Geschirr in Ihrer Küche. Was empfinden Sie? Ein Gegenstand ist in der komplizierten menschlichen Welt nicht einfach ein Gegenstand, sondern daran knüpfen sich Emotionen und Kognitionen. Die innerpsychische Wahrnehmung eines Objektes wird durch folgende, im Verlauf der Sozialisation erworbene Faktoren beeinflusst:

1. **Motivation** und **Werthaltungen** (moralische Einstellung). B.: Wenn Sie durch eine fremde Stadt gehen und Hunger haben, werden Ihnen Imbissbuden auffallen, die Sie sonst völlig übersehen hätten (= **selektive Wahrnehmung**).
2. **Persönlichkeitseigenschaften**, z. B.: ein Professor mit narzisstischer Persönlichkeitsstruktur findet es völlig angemessen, sich für die Leistungen eines seiner Mitarbeiter einen Preis überreichen zu lassen; jemand mit altruistischer Denkstruktur fände so etwas schäbig.
3. **Soziales Umfeld**: Gruppen üben auf ihre Mitglieder einen Konformitätsdruck aus, der auch Wahrnehmungsinhalte umfasst, etwa Stereotype (z. B. Feindbilder).
4. Individuelle **Lerngeschichte**: konkrete Erfahrungen mit Objekten oder Personen erzeugen Einstellungen.

Festinger teilte Einstellungen in drei unterschiedlichen Komponenten auf: 1. kognitive, 2. affektive und 3. Handlungskomponente. Sie werden im Lauf des Lebens durch Erfahrung entwickelt. Ein großer Teil der *„small talk"*-Kommunikation dient dazu, eigene Einstellungen mit denen seiner Subgruppe zu vergleichen und bei Bedarf zu modifizieren. Zu den Einstellungen gehören u. a. auch:
Stereotype, d. h. Bilder bzw. Vorurteile, die man z. B. von Angehörigen einer fremden Gruppe (Heterostereotype) oder der eigenen Gruppe (Autostereotype) hat. Diese Bilder sind stark verallgemeinernd und vereinfacht, z. B.: *„Alle Schotten sind geizig"*.
Soziale **Stigmatisierung** (*stigma*, lat.-gr. = Zeichen, Brandmal): Menschen mit bestimmten Merkmalen (z. B. Behinderte, Ausländer, Blondinen) werden Eigenschaften zugeschrieben, die sie gar nicht zwangsläufig haben und die sie oft erniedrigen. B.: Treffen sich zwei Blondinen, sagt die eine: *„Ich hab gestern einen Schwangerschaftstest gemacht."* Fragt die andere: *„Und? Waren die Fragen schwer?"*

F90 F88

→ **Frage 1.310: Lösung D**

Zu **(A):** Mit sozialer Wahrnehmung bezeichnet man die Tatsache, dass unsere Wahrnehmung nicht ein Objekt selbst abbildet, sondern ein Objekt quasi durch eine gefärbte Brille sieht. Dabei wird die Wahrnehmung gefärbt durch: Werthaltungen und Motivation, Persönlichkeitseigenschaften, soziales Umfeld und individuelle Lerngeschichte.
Zu **(B):** Prägung beschreibt allgemein den Einfluss von Bildungs- und Sozialwelt auf einen Menschen. Die hier beschriebene Einstellung kann das Ergebnis einer Prägung sein!
15 % der Examensteilnehmer kreuzten (B) falsch an!
Zu **(C):** Motivationen müssen nicht überdauernd sein, oder sind Sie jetzt immer noch so hoch motiviert wie am Anfang des Buches?
Zu **(D):** Einstellungen: richtige Lösung.
Zu **(E):** Fähigkeiten sind zwar in der Regel überdauernd und durch Lernprozesse geformt, beinhalten aber keine komplexen Systeme von Anschauungen.

H08

→ **Frage 1.311: Lösung E**

Zu **(A)**: Attribution wäre eine Ursachenzuschreibung; danach ist hier nicht gefragt.
Zu **(B)**: Internalisierung bedeutet die symbolische Einverleibung eines Objektes oder Verinnerlichung gesellschaftlicher Werte. Hierbei geht es um einen Verarbeitungsprozess, danach fragt das IMPP aber nicht.
Zu **(C)**: Kontrollüberzeugung**:** Nach der Theorie des Health-Locus-of-Control gibt es Menschen mit externalen (sie erleben Krankheit als fremdbestimmt) und internalen Kontrollüberzeugungen (sie glau-

ben, Gesundheit sei abhängig vom eigenen Verhalten).
Zu **(D)**: Soziale Normen sind gruppenspezifische Verhaltensanweisungen, d.h. konkrete Vorschriften über Handlungen in sozialen Situationen.
Zu **(E)**: Stereotype: Vorurteile, die man z.B. Angehörigen einer fremden Gruppe (Heterostereotype) oder der eigenen Gruppe (Autostereotype) gegenüber hat.

F03

→ **Frage 1.312: Lösung E**

Zu **(A)**: Aggravation: absichtliche Übertreibung tatsächlich vorhandener Krankheitssymptome. Im Gegensatz zur Simulation liegt hier tatsächlich eine Störung vor, die aber zweckgerichtet verstärkt dargestellt wird.
Zu **(B)**: Attribution: Die Attributionstheorie beschäftigt sich mit der Ursachenzuschreibung für ein Ereignis. Die Gedanken über die sekundären Folgen einer psychiatrischen Erkrankung könnten z.B. aus folgenden Bereichen stammen: (a) externale Kontrollüberzeugung (d.h. außenstehende Mächte oder das Schicksal werden verantwortlich gemacht), (b) internale Kontrollüberzeugung, d.h. man sieht die Verantwortlichkeit in sich selbst.
Zu **(C)**: Devianz: Bei Personen, die aus der Norm der produktiven Mitglieder herausfallen, spricht man von sozialer Abweichung oder Devianz.
Zu **(D)**: Rollenstress: Kann sich aus Rollen-Sets, in denen die Anforderungen nicht gut miteinander verträglich sind, entwickeln. Die Rollenpflichten können die Leistungsfähigkeit einer Person überfordern.
Zu **(E)**: Stigmatisierung: Ein Stigma ist ein negativ bewertetes Merkmal, so werden z.B. soziale Randgruppen (z.B. Skinheads), Behinderte (Stotterer), Erkrankte (Alkoholiker) oder Angehörige anderer Kulturen (z.B. Zigeuner) häufig sozial stigmatisiert. In dem IMPP-Beispiel reagiert die Umwelt mit Stigmatisierung auf einen Patienten mit psychiatrischer Vorgeschichte.

H10

→ **Frage 1.313: Lösung B**

Zu **(A)**: Der Begriff „**Heuristik**" (gr. *heurísko* = „ich finde") befasst sich mit Entscheidungsstrukturen von Menschen. Es ist meist schwierig, alle rationalen Faktoren zu berücksichtigen, daher greift man intuitiv oft auf „Daumen-Regeln" zurück. Heuristiken sind Strategien, die das **Finden von Lösungen für Probleme auf der Basis bruchstückhaften Wissens** ermöglichen, ohne dass eine absolut sichere Basis erarbeitet werden konnte. Man unterscheidet z.B. die Verfügbarkeitsheuristik auf der Basis von Erinnerungen, die Repräsentativheuristik aufgrund von Ähnlichkeitsprinzipien oder eben die **Anker-Heuristik**. Letztere sagt aus, dass ein Anker-Wert (= eine bestimmte Information) immer ausschlaggebend dafür ist, wie eine Entscheidung ausfällt.
Zu **(B)**: **Stereotype** sind Bilder, die man von Angehörigen einer fremden (Heterostereotype) oder der eigenen Gruppe (Autostereotype) hat. Diese Bilder sind **stark verallgemeinernd** und **vereinfacht** (z.B. alle „Neger" sind Drogendealer ...). Wenn der Arzt aus dem Geschlecht der Patientin darauf schließt, dass sie wohl keinen Herzinfarkt, sondern eher eine psychosomatische Krankheiten hat, entspricht dies einem Stereotyp.
Zu **(C)**: Die **Projektion** zählt zu den **tiefenpsychologischen Abwehrmechanismen**: Ein verbotenes Bedürfnis wird auf Personen der Umgebung projiziert und dort übersteigert wahrgenommen. Insbesondere bei Fehlern, die so gravierend sind, dass sie das eigene Selbst verletzen würden, projiziert der Betroffene dann auf andere und gibt diesen die Schuld.
Zu **(D)**: Der erste Eindruck („**Primacy Effect**") bestimmt häufig die weitere Beurteilung einer Person. Der „**Recency Effect**", also der **Einfluss neuerer Informationen** über eine Person, hat es meist schwer, sich gegen den ersten Eindruck durchzusetzen. In der Fallbeschreibung ist der Arzt dem „Primacy Effect" erlegen: Er sieht die Patientin und denkt sofort an eine psychosomatische Erkrankung. Die Informationen des „Recency Effects" (kardiovaskuläre Risikofaktoren: Übergewicht und Nikotinabusus; Stärke der Schmerzen) dringen nicht zu ihm durch.
Zu **(E)**: Der **Rosenthal-Effekt** (Pygmalion-Effekt) beschreibt eine Veränderung der Leistung aufgrund der Erwartungen des Versuchsleiters. In einer Reihe von Experimenten konnte Rosenthal seit 1967 demonstrieren, dass z.B. die Erwartungen des Lehrers die Leistungen eines Schülers beeinflussen können.

1.4.9 Soziodemographische Determinanten des Lebenslaufs

I.68 Soziodemographische Determinanten

Unbestätigten Gerüchten zufolge heißt das Volk deswegen „Volk", weil es dem Wahnwitz der Politiker so brav *folgt*. Die **Demographie** (demos, griech. = das Volk) befasst sich mit der Veränderung von Bevölkerungsstrukturen in Städten, Regionen oder Ländern infolge von Geburten/Tod oder Ein-/Auswanderungen. Seit prähistorischen Urzeiten fragt das IMPP hier mit wachsender Begeisterung den **demographischen Übergang (=demographische Transformation)** ab, der über die Jahrhunderte hinweg fünf Phasen der Bevölkerungsentwicklung unterscheidet:

1. **Prätransformative Phase (Vorbereitung)**: In Deutschland etwa von 1815–1877. Hohe Ge-

Tab. 1.13 Bevölkerungsentwicklung

	1955	1990	2025 (geschätzt)
Weltbevölkerung	2,7 Milliarden	5,3 Milliarden	8,5 Milliarden
Entwicklungsländer	1,8 Milliarden	4,1 Milliarden	7,1 Milliarden
Industrieländer	0,9 Milliarden	1,2 Milliarden	1,4 Milliarden
Deutschland	68 Millionen	80 Millionen	72 Millionen

burten- und Sterberaten; hohe Umsatzziffer (= Summe von Geburten- und Sterbeziffer in einem Kalenderjahr im Verhältnis zur Gesamtbevölkerungszahl); geringes, in einigen Phasen sogar negatives Wachstum. Kaum medizinische Kenntnisse, schlechte Hygienebedingungen; landwirtschaftlich geprägt, viele Kinder als Arbeitskräfte.

2. **Frühtransformative Phase (Einleitung)**: etwa 1877–1900. Fallende Sterberate; konstante bis leicht zunehmende Geburtenzahl; ansteigendes Bevölkerungswachstum. Bessere Ernährungsgrundlagen und -verteilung, verbesserte hygienische Bedingungen, medizinische Fortschritte.
3. **Mitteltransformative Phase (Umschwung)**: etwa 1900–1915. Weiterer Sterblichkeitsrückgang; einsetzender Geburtenrückgang; Phase des größten Wachstums. Zeit des wirtschaftlichen Aufschwungs; Mittelschicht versucht, ihren Kindern durch eine bessere Ausbildung einen sozialen Aufstieg zu ermöglichen; Schulpflicht; Verbot der Kinderarbeit; Einführung eines Sozialversicherungssystems.
4. **Spättransformative Phase (Einlenken)**: 1915–1945. Rapider Abfall der Geburtenzahlen; nur noch leichter Rückgang der Sterbeziffern; stark sinkende Wachstumsraten. Medizinischer Fortschritt, Emanzipation der Frau; zunehmender Gebrauch von Verhütungsmitteln.
5. **Posttransformative Phase (Ausklingen)**: ab 1945. Einpendeln von Sterbe- und Geburtenziffern auf niedrigem Niveau; sogar leichter Bevölkerungsrückgang. Umsatzziffer gering bis abnehmend. Industriegesellschaft; Wirtschaftswunder.

Problem ist, dass viele Entwicklungsländer die letzten Phasen noch nicht erreicht haben. Die Entwicklung der Weltbevölkerung sieht daher z. Zt. prognostisch folgendermaßen aus:
Aus der **Bevölkerungspyramide** lässt sich die absolute Anzahl einer Altersklasse (z. B. Kohorte der 54-Jährigen) getrennt nach dem Geschlecht ablesen. Man erkennt Geburtenausfälle (Kriege, Pillenknick), Frauen- oder Männerüberschuss und das Problem der Altersversorgung.
Zum Verständnis von Maßzahlen der medizinischen Soziologie ist es nicht schädlich, folgende Termini auseinander zu halten:

- **Index**: Eine Variable, welche mehrere Teildimensionen nach einer spezifischen Rechenvorschrift (z. B. Summierung, Mittelwert, Quotient) zusammen fasst, wird als Index bezeichnet. B.: Schichtindex, Employment-Index, Human-Development-Index.
- **Quote/Rate/Ratio/Verhältnis/Ziffer**. Trotz z.T. widersprüchlicher Verwendung drücken alle Maße dasselbe aus: Summe aller Fälle einer Subgruppe im Verhältnis zur Gesamtgruppe, meist bezogen auf 100, 1.000 oder 100.000. Z. B. Arbeitslosenquote, Fruchtbarkeitsrate, Geburtenziffer, Sterberate = Summe aller Sterbefälle in einer Altersgruppe. Die Berechnung erfolgt über: Anzahl der Personen der Subgruppe geteilt durch Bezugs- oder Gesamtpopulation mal Standardwert (meist 100, 1.000 oder 100.000). Rohe Ziffern/Raten/Quoten beziehen sich in der Regel auf die Gesamtpopulation, spezifische Ziffern/Raten/Quoten nur auf bestimmte Vergleichsgruppen (z. B. nur Frauen, nur Gleichaltrige, nur Mütter). Im Grunde wären Verhältnis, Quote oder Ratio die treffendsten Begriffe, da es sich mathematisch um das Ergebnis einer Division handelt. Merken sollte man sich, dass mit „Ziffer“ keinesfalls der Rohwert gemeint ist.

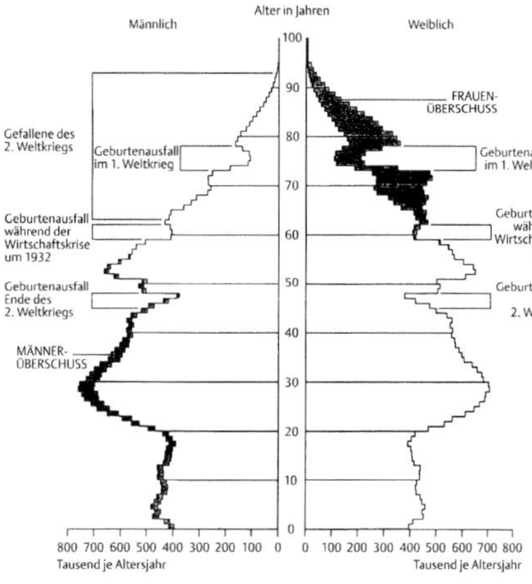

Abb. 1.49 Bevölkerungspyramide der Bundesrepublik Deutschland (aus: Statistisches Jahrbuch 1994, Statistisches Bundesamt).

- **Rohe Ziffern** sind kein einfacher Rohwert. Ein Rohwert ist eine unverrechnete Häufigkeit. Im Jahr 2004 ließen sich in China immerhin 1,6 Millionen Paare scheiden. Das ist ziemlich viel, aber lassen sich Chinesen nun öfter scheiden als Russen, die nur 600.000 Scheidungen aufzählten? Der Rohwert muss also immer auf ein Zeitintervall und eine Grundgesamtheit bezogen werden. Das tun rohe Ziffern/Quoten/Raten usw. So bedeutet z. B. die rohe **Scheidungsrate** = die Zahl der Ehescheidungen pro Jahr je 1.000 Einwohner einer Population.

Bevölkerungsveränderungen werden mit folgenden Begriffen beschrieben:

I. Bevölkerungsmaße

Daten über die Bevölkerungsstruktur erhält man überwiegend aus bereits vorliegenden Statistiken (z. B. Einwohnermeldeamt) oder aus dem **Mikrozensus** = Befragung einer repräsentativen Auswahl von Einzelpersonen oder Haushalten. In Deutschland wird diese „Repräsentativerhebung der Bevölkerung und des Erwerbslebens" seit 1957 (im Osten seit 1991) jährlich durchgeführt. Hierbei werden 1 Prozent aller Haushalte nach dem Zufallsprinzip ausgewählt und befragt. Die letzte große Volkszählung war 1987; aufgrund der massiven Widerstände hat sich seitdem niemand mehr getraut so etwas zu machen. Man erhält Daten über:

Mittlere Gesamtbevölkerung=untersuchte Basis-Population (z. B. alle Deutschen, alle Schleswig-Holsteiner, alle Travemünder). Die Mittelung der Gesamtbevölkerung ist nötig, da sich die Bevölkerungszahl über das Jahr ändert. Dieser Wert steht in der Regel im Nenner des Quotienten von Ziffer, Rate oder Quote. Als **Mittlere Bevölkerung** wird oft auch die durchschnittliche Altersstruktur der Bevölkerung bezeichnet; normalerweise sollte der Median zwischen 20 und 30 Jahren liegen. Durch Überalterung verschiebt er sich immer weiter nach hinten.

Die **Bevölkerungsdichte** gibt die Anzahl der Bewohner pro Flächeneinheit (meist Quadratkilometer) an. Mitunter werden dabei nur Gebiete berücksichtigt, die überhaupt bebaut werden können oder dürfen (= **physiologische Bevölkerungsdichte**). Die **Bevölkerungsverteilung** meint die Streuung der Bevölkerung im Raum. Während die Bevölkerungsdichte nur einen ungenauen Mittelwert darstellt, zeigt die Bevölkerungsverteilung insbesondere **Ballungsräume** auf.

Mit dem Begriff **Bevölkerungsstruktur** wird die Verteilung von Bevölkerungsgruppen mit bestimmten Merkmalen innerhalb einer Gesamtpopulation bezeichnet, meist nach Alter und Geschlecht getrennt, z.T. auch nach Beruf, Bildungsstand oder Einkommen. Die Zusammensetzung einer Bevölkerung nach Geschlecht, Alter, Familienstand usw. an einem bestimmten Stichtag nennt sich **Bevölkerungsstand**.

Das **Bevölkerungswachstum** wird beeinflusst durch Fruchtbarkeit, Heiratshäufigkeit und Generationsabstand. Von einem **natürlichen Bevölkerungswachstum** spricht man, wenn ein leichter Überschuss der Geburten über Sterbefälle vorhanden ist. Als **Bevölkerungsoptimum** bezeichnet man eine ökologisch und ökonomisch optimale Bevölkerungsgröße. Bei einer **Überbevölkerung** werden die Grenzen der Tragfähigkeit einer Region erreicht. **Bevölkerungsexplosion** beschreibt ein zu rasches Bevölkerungswachstum.

Bei der Bevölkerungsbewegung (= **Mobilität**) unterscheidet man (1) **natürliche Bevölkerungsbewegung**=Anzahl von Geburten und Sterbefällen in einer Population und (2) **räumliche Bevölkerungsbewegung**=Anzahl von Zu- und Abwanderungen in einer Population. Die **allgemeine Mobilitätsrate** (*general mobility rate*) bezeichnet die Gesamtzahl der durch Bevölkerungsbewegungen verursachten Vergrößerung oder Verkleinerung in einem Zeitintervall (meist 1 Jahr) bezogen auf 1.000 Personen in einem vorgegebenen Raum (z. B. Deutschland).

Die **demographische Bilanzgleichung** (= **demografische Komponentengleichung**) ist eine Grundformel für die Veränderung einer Bevölkerungsgröße in einem Zeitintervall. Hierbei berücksichtigt man sowohl die natürliche Bevölkerungsbewegung (Geburten und Sterbefälle) als auch die räumliche Bevölkerungsbewegung (Zu- und Abwanderungen).

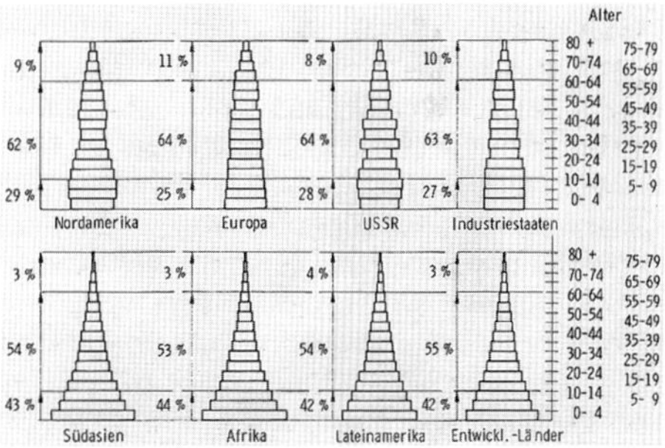

Abb. 1.50 Die Bevölkerungspyramide der Industriestaaten unterscheidet sich sehr von derjenigen der Entwicklungsländer, dies ist z. B. abhängig vom Geburtenüberschuss und der Sterbeziffer [Aus: Schaefer &Eth; Blohmke, 1978; Sozialmedizin, Thieme-Verlag]

II. Altersmaße

Das **Durchschnittsalter** ist das arithmetisches Mittel des Alters aller Personen dieser Population zu einem bestimmten Zeitpunkt. Das Durchschnittsalter der dt. Bevölkerung betrug um 1900 noch 27 Jahre, 1950 rund 35 und 1985 lag es bereits bei 37 und heute bei über 42 Jahren. Uganda hat ein Durchschnittsalter von 15 Jahren, Kambodscha 20 J., Mexiko 25 J., Argentinien 30 J., USA 36,5 J.,

Frankreich und England 40 J., Japan 43 J. und Monaco 45 Jahre.
Die **Berentungsquote** ist der Anteil von Personen einer Altersklasse, die in einem vorgegebenen Zeitintervall ihr Erwerbsleben beenden und in Rente gehen.
Der **Abhängigkeitsquotient** (*dependency ratio*) bezeichnet das Verhältnis der wirtschaftlich abhängigen Altersgruppen (Kinder, Jugendliche, Rentner) zur Bevölkerung im erwerbsfähigen Alter. Der **Jugendabhängigkeitsquotient** vergleicht die Unter-15-Jährigen mit den Erwerbstätigen; der **Altersabhängigkeitsquotient** (= **Altersbelastungsquotient**) vergleicht die Über-65-Jährigen mit den Erwerbstätigen (15 – 65 Jahre). In Industrienationen wird die erwerbsfähige Phase z.T. nur von 20 – 60 Jahre gesetzt. Der Abhängigkeitsquotient gibt an, wie hoch die Belastung einer Volkswirtschaft im produktiven Alter durch die nicht produktive Bevölkerung ist. In Zeiten wachsender Arbeitslosigkeit und Mini-Jobs kommt das nur noch ungenau hin.
Unter **demographischem Altern** verstehen die Soziologen die Verschiebung der Altersverteilung. Als Anfang des 20. Jahrhunderts die Geburten in Deutschland rückläufig wurden und die durchschnittliche Lebenserwartung sich erhöhte, veränderte sich auch die Verteilung der Altersgruppen in der Bevölkerungspyramide. Die aktuelle Lebenserwartung liegt für männliche Neugeborene bei 76 und für weibliche bei 82 Jahren. Im Alter von 20 können Männer noch auf weitere 57 J. und Frauen auf weitere 62 J. hoffen. Im Alter schrumpft dieser Unterschied. Mit 60 Jahren steht Männern noch eine weitere statistische mittlere Lebenserwartung von 20 Jahren zu und Frauen von 24 Jahren. Erreicht man das 80. Lebensjahr, dann dürfen Männer noch auf 7 und Frauen auf 9 Jahre hoffen. 1970 betrug der Anteil der über 65-Jährigen knapp 5 %, heute liegt er bei 20 % und im Jahre 2030 voraussichtlich bei 30 %. Durch diese Entwicklung wird bald einer großen Gruppe von Rentnern und Pensionären eine verhältnismäßig kleine Gruppe von Erwerbstätigen gegenüberstehen. Das treibt sowohl die Kosten der Renten, als auch des Gesundheitssystems in die Höhe. Die Bevölkerungspyramide wandelt sich dadurch von einem Dreieck bzw. einer Glockenkurve langsam in ein Quadrat, was als „**Rektangularisierung**" bezeichnet wird. Allein zwischen 1871 und 1986 stieg der Anteil von deutschen Männern und Frauen, die mindestens 70 Jahre alt wurden, um über 300 %, der 80-Jährigen um über 600 % und der 85-Jährigen um weit über 1.000 %. Immer mehr Menschen stoßen im Zuge der Rektangularisierung der Überlebenskurven bis an die Grenzen der biologischen Lebenshülse vor.

III. Fertilitätsmaße
Fertilität bedeutet Fruchtbarkeit. Die **allgemeine Fertilitätsrate** (=Fruchtbarkeitsziffer, *general fertility rate*) gibt die Zahl der lebend geborenen Kinder je 1.000 Frauen im gebärfähigen Alter (meist 15 – 45 J.) an, meist pro Jahr. Die **Gesamtfertilitätsrate** (=Gesamtfruchtbarkeitsrate, zusammengefasste Geburtenziffer, *total fertility rate*) ist komplizierter zu verstehen. Sie gibt an, wie viele Kinder eine Frau im Laufe ihres Lebens durchschnittlich bekommen würde, wenn die für den gegebenen Zeitpunkt maßgeblichen altersspezifischen Fruchtbarkeitsverhältnisse als konstant angenommen werden. Sie wird berechnet als Summe der altersspezifischen Fertilitätsraten in einem Bezugszeitraum. Die höchste Geburtenziffer hat Westafrika mit 7,4; die niedrigste mit 1,2 Singapur. Deutschland liegt derzeit knapp über 1,3. Diese Gesamtfertilitätsrate betrug für Westdeutschland im Jahr 1950: 2,1 Kinder, 1960: 2,4, 1970: 2,0, 1980: 1,4, 1990: 1,5 und 2000: 1,4 frischgeborene Schreihälse. Leider bekommen Frauen ihre Kinder ja nicht alle auf einmal, sondern über Jahrzehnte verteilt. Da man 1960 nicht in die Zukunft gucken und vorhersehen konnte, dass die Anzahl der Geburten drastisch absinken würde, berechnete man die Gesamtfertilitätsrate also auf dem damaligen Stand der Geburten und ging davon aus, dass dieser stabil bleiben würde. Im 1. Quartal 2007 standen 76.700 Geburten von Jungen 72.600 Geburten von Mädchen gegenüber, durch höhere Sterblichkeit männlicher Babies glich sich das früher aus.
Die **Nettoreproduktionsziffer** (*net reproduction rate*) gibt an, ob bei gegebenen Fertilitätsverhältnissen die Bevölkerung schrumpft, stagniert oder wächst. Dazu fragt man, in welchem Maße Frauen im Fertilitätsalter (15 – 45 J.) sich durch die Geburt eines Mädchens „reproduzieren". Ein Wert von 1 bedeutet, dass eine Müttergeneration vollständig durch eine Töchtergeneration ersetzt wurde.
Die **Bruttoreproduktionsrate** gibt an, wie viele Töchter eine Frau durchschnittlich in ihrem Leben zur Welt bringen würde, wenn die altersspezifischen Fertilitätsziffern als konstant angenommen werden. Die Bruttoreproduktionsrate ist also die auf die weiblichen Nachkommen beschränkte Gesamtfruchtbarkeitsrate (s. o.).

IV. Geburtenmaße
Geburtenhäufigkeit: Viele Kinder waren in traditionellen Kulturen eine Art Rentenversicherung für die Eltern. Um 1900 war es normal, fünf bis zehn Kinder zu haben; seit der Jahrtausendwende liegt die Zahl bei 1,4 Kinder pro reproduktionsfähiger Frau. Wie das Kommavier-Kind aussieht, stellen wir uns jetzt besser nicht so ganz genau vor. Das durchschnittliche Erstgebäralter liegt heute bei 29 Jahren; das ist deutlich später als in sämtlichen früheren Gesellschaftsformen, wo Mädchen

meist schon kurz nach Einsetzen der ersten Regelblutungen als „heiratsfähig" galten und schwanger wurden.
Rohe Geburtenziffer (= **rohe Geburtenrate**): Anzahl der Lebendgeburten pro Jahr pro 1.000 Einwohner; Formel: (Lebendgeborene: Einwohner) mal 1.000. BITTE merken: Im Unterschied zur o. g. Fertilitätsrate werden die Geburten auf die Gesamtpopulation bezogen und nicht nur auf Frauen im gebärfähigen Alter.
Geburtenüberschuss: Geburtenziffer minus Sterbeziffer. Formel: Anzahl Lebendgeborener pro 1.000 der mittleren Bevölkerung eines Jahres minus Anzahl Gestorbener pro 1.000 der mittleren Bevölkerung eines Jahres.
Geschlechtsspezifische Geburtenziffer: Summe aller weiblichen Lebendgeburten geteilt durch mittlere Gesamtbevölkerung.
Die **Sexualproportion** gibt das Verhältnis von männlichen zu weiblichen Geborenen an. Normalerweise werden mehr Jungen als Mädchen geboren (ca. 105 zu 100). Ein Wert von unter 100 zeigt einen Frauenüberschuss an, bei über 100 liegt Männerüberschuss vor. Falls Sie sich unter dem Begriff „*Sexualproportion*" nun etwas völlig anderes vorgestellt haben, will ich Sie nicht gänzlich enttäuscht zurücklassen. Ich weiß, dass das jetzt zwar nicht hierher gehört, aber dieser Sozio-Text ist so langweilig, dass man zwischendurch einfach mal was Interessantes schreiben muss. Also: Die durchschnittliche Länge des zentraleuropäischen Penis beträgt entgegen aller Übertreibungen im erigierten Zustand lediglich 14,5 cm (Bauchdecke bis Harnröhre und bitte nicht mogeln!). Asiaten haben im Mittel einen etwa 1,5 cm kürzeren Mannesstolz, aber Afrikaner bringen es gut und gerne auf über 1,5 cm mehr. Interessanterweise beträgt die Länge des Standardkondoms satte 18 cm. Warum das so ist, weiß niemand. Was für ein männlicher Mann man ist, kann man übrigens neuerdings nicht nur an dem implantierten Brust-Toupet, sondern auch an der Längenrelation zwischen Zeige- und Ringfinger erkennen. Bei Frauen ist beides gleichlang, je kürzer der Zeige- im Vergleich zum Ringfinger ist, umso mehr ist der Körper von Testosteron geprägt worden und um so männlicher ist der Mann. Je kürzer der Zeigefinger, umso mehr Sperma ist vorhanden und umso mehr Nachkommen werden gezeugt. Und nun viel Spaß bei der Suche nach dem Maßband.

H03

→ **Frage 1.314: Lösung A**

Zu **(A)**: Index: z. B. der Schichtindex, der sich aus verschiedenen quantitativ erfassbaren Merkmalen (Ausbildung, berufliche Position und Höhe des Einkommens) zusammensetzt, die nach einer spezifischen Rechenvorschrift dann zur Einstufung einer Person in eine Sozialschicht führen.
Zu **(D)**: Skala: Maßstab, um eine Variablenausprägung quantitativ zu erfassen. Beispiel: Geschlechtsausprägung wird auf einer Nominalskala gemessen.
Zu **(B)**, **(C)** und **(E)**: Siehe Lerntext I.68.

F10 ■■

→ **Frage 1.315: Lösung A**

Zu **(A)–(C):** Die Entwicklung von Sterbe- und Geburtenziffern im Verlauf der Modernisierung einer Gesellschaft wird durch den sog. **demographischen Übergang** beschrieben: siehe Lerntext I.68.
Zu **(D)**: **Nettoreproduktionsziffer**: Diese Messgröße gibt an, ob bei Fertilitätsverhältnissen eines Jahrgangs die Bevölkerung schrumpft, gleich groß bleibt oder wächst. Dazu fragt man, in welchem Maße Frauen sich durch die Geburt eines Mädchens „reproduzieren". Das Fertilitätsalter wird zwischen 15 und 45 Jahren angesetzt. Die Nettoreproduktionsziffer nimmt im Verlauf der demographischen Transformation zunehmend ab.
Zu **(E)**: Die **Säuglingssterblichkeit** ist definiert als Sterbefälle im Alter zwischen 0 und 1 Jahr/Lebendgeborene eines Jahres. Sie hat eigentlich in keiner Phase der demographischen Transformation zugenommen, sondern ist beständig geringer geworden.

F08

→ **Frage 1.316: Lösung A**

Zu **(A)–(E)**: Gemäß Lerntext I.68 gehören die Lösungsalternativen (B), (C), (D) und (E) in die zweite Phase des demographischen Überganges. Nicht dazu gehört (A), der Aufbau eines Sozialversicherungssystems.

F01

→ **Frage 1.317: Lösung E**

Bevölkerungsbewegung: Veränderungen in der Zusammensetzung der Bevölkerung.
Zu **(A)**: Das wäre die soziale Mobilität oder auch die vertikale Mobilität: Es wird zu einem besseren oder schlechteren Statusmerkmal gewechselt, dementsprechend verändert sich auch die Schichtzugehörigkeit.
Zu **(B)**: Demografischer Übergang: siehe Lerntext I.68.
Zu **(C)**: Geografische Mobilität. Aus- und Einwanderungen zählen nicht zu den natürlichen Bevölkerungsbewegungen.
Zu **(D)**: Geografische Mobilität.

Zu **(E)**: Natürliche Bevölkerungsbewegung: Darunter versteht man speziell die Veränderung der Bevölkerungszahlen durch Geburten und Sterbefälle über Jahre, Jahrzehnte oder Jahrhunderte hinweg.

H06 ■

→ **Frage 1.318: Lösung C**

Zu **(A)**: Der Begriff „Akkulturation" bezeichnet das Hineinwachsen einer Person in ihre kulturelle Umwelt. In der Regel bezieht sich der Begriff auf Heranwachsende. Akkulturation vollzieht sich überwiegend durch Erziehung, teilweise aber auch durch umgebungsbedingtes Lernen. Erziehung dient auch dazu, Heranwachsende mit den Traditionen der eigenen Kultur vertraut zu machen. Am Ende einer gelungenen Akkulturation ist der junge Mensch mit der eigenen Kultur vertraut, kennt ihre ungeschriebenen Gesetze und ist „gesellschaftsfähig".
Zu **(B)**: Demographische Transformation: siehe Lerntext I.68.
Zu **(C)**: Epidemiologische Transition: Die unmittelbaren Ursachen des Sterbens sind vom medizinischen und sozialen Entwicklungsstand der Gesellschaft abhängig, in der die Menschen leben. Der Prozess der Veränderung der Haupttodesursachen im Laufe gesellschaftlicher Entwicklung wird als epidemiologische Transition bezeichnet. So war z. B. die Sterblichkeit im vorindustriellen Europa durch Hungersnöte und Seuchen bedingt. Im 19. Jahrhundert änderten sich die Bedingungen grundlegend. Die Menschen leben heute länger und sterben eher an Kreislauferkrankungen und Krebs.
Zu **(D)**: Intergenerative Mobilität ist die Statusveränderung zwischen zwei Generationen: Der Vater ist Universitätsprofessor, der Sohn treibt sich als alternativer Punk auf öffentlichen Plätzen herum.
Zu **(E)**: Sozialer Gradient: Viele Erkrankungen zeigen eine direkte Abhängigkeit von der Zugehörigkeit zur sozialen Schicht. Während um 1900 fast nur Menschen aus der Oberschicht geraucht haben, sind es heute deutlich mehr Menschen aus den unteren Sozialschichten: 37 % in der Unter-, 33 % in der Mittel- und 28 % in der Oberschicht.

F08

→ **Frage 1.319: Lösung A**

Zu **(A)**: Der Altenquotient gibt das Verhältnis der Anzahl älteren Menschen zur Anzahl jüngerer Menschen in einer Gesellschaft an. Das trifft die Definition ganz gut.
Zu **(B)**: Der Altersaufbau einer schrumpfenden Bevölkerung muss logischerweise nach unten immer dünner werden, hat also z. B. Pilz-, Baum- oder Glühbirnenform.
Zu **(C)**: Die Geburtenziffer wird als Anzahl der Lebendgeborenen pro Jahr bezogen auf 1000 Einwohner angegeben.
Zu **(D)**: Fertilitätsrate ist ein statistischer Mittelwert, der angibt, wie viele Kinder die mathematische Durchschnittsfrau im Laufe ihres Lebens zur Welt bringt.
Zu **(E)**: Mit der Säuglingssterblichkeit erfasst man den Anteil der Kinder, die vor Erreichung des ersten Lebensjahres sterben.

H06

→ **Frage 1.320: Lösung E**

Zu **(A)–(D)**: Siehe Lerntext I.68.
Zu **(E)**: Der Altersbelastungsquotient (auch Altersabhängigkeitsquotient genannt) setzt den Anteil der Über-65-Jährigen in Relation zu dem Anteil der 15-bis-64-Jährigen. Dieser Quotient nimmt natürlich durch die stetige Überalterung unserer westlichen Bevölkerung immer weiter zu, nicht aber ab.

H95

→ **Frage 1.321: Lösung D**

Zu **(D):** Die Nettoreproduktionsziffer gibt an, in welchem Ausmaß sich die Fruchtbarkeit von Frauen durch die Geburt weiblicher Nachkommen reproduziert. Das Fertilitätsalter wird dabei zwischen 15 und 45 Jahren angenommen. Diese Definition wird durch Antwortmöglichkeit (D) am besten beschrieben.

H09 ■

→ **Frage 1.322: Lösung C**

Zu **(A)**: Der **Altenquotient** gibt das Verhältnis der Anzahl älterer Menschen zur Anzahl jüngerer Menschen in einer Gesellschaft an. In Deutschland steigt dieser Quotient. Im Jahr 2001 standen 100 Erwerbstätigen noch 27,5 Rentner gegenüber, im Jahre 2050 werden es voraussichtlich 50 sein.
Zu **(B)**: **Fertilität** = Fruchtbarkeit. Fertilitätsrate (Geburtenziffer) ist ein statistischer Mittelwert, der angibt, wie viele Kinder eine Frau durchschnittlich im Laufe ihres Lebens zur Welt bringt. Die höchste Fertilitätsrate ist in Westafrika mit 7,4; die niedrigste mit 1,2 in Singapur zu verzeichnen. Deutschland liegt derzeit knapp über 1,3.
Zu **(C)**: **Geburtenziffer**: Anzahl der Lebendgeborenen pro Jahr bezogen auf 1000 Einwohner; liegt in Deutschland bei etwa 1,3 bis 1,4 Kinder pro Frau.
Zu **(D)**: Die **Lebenserwartung** steigt im Moment etwa 2,5 Lebensjahre pro Dekade, das wären rund 3 Monate pro Jahr.
Zu **(E)**: Im 1. Quartal 2007 standen 76.700 **Geburten von Jungen** 72.600 Geburten von **Mädchen** gegenüber.

H07

→ **Frage 1.323: Lösung E**

Zu **(A)**: Demographischer Übergang: siehe Lerntext I.68.
Zu **(B)**: Mit der Industrialisierung setzte nicht nur ein wirtschaftlicher Strukturwandel, sondern auch eine soziale Umwälzung ein. Durch Aufhebung der Heiratsschranken, mehr Erzeugung von Nahrungsmitteln sowie medizinische und hygienische Verbesserungen wuchs die Bevölkerung schlagartig. Dies führte zur Bevölkerungsexplosion, keinesfalls aber zur Rektangularisierung der Bevölkerungspyramide.
Zu **(C)**: Rektangularisierung beruht letztlich darauf, dass wenige Sterbefälle einer verminderten Anzahl von Geburten gegenüberstehen. Die in der IMPP-Frage genannte „Veränderung der Relation von Geburten- und Sterbeziffer" könnte aber auch das Gegenteil ausdrücken.
Zu **(D)**: Morbidität: Erkrankungshäufigkeit; Mortalität: Sterblichkeit. Heute führen viele Krankheiten, an denen man früher in jungen Jahren gestorben ist, nicht mehr zum Tod. Auch das spielt bei der Rektangularisierung eine Rolle. Auch hier ist die IMPP-Frage aber so formuliert, dass ebenso gut das Gegenteil gemeint sein könnte.
Zu **(E)**: Rektangularisierung: die Anzahl alter Menschen in unserer Gesellschaft hat in den letzten Jahren explosionsartig zugenommen. Die Bevölkerungspyramide wandelt sich dadurch von einem Dreieck bzw. einer Glockenkurve langsam in ein Quadrat, was als „Rektangularisierung" bezeichnet wird.

F05

→ **Frage 1.324: Lösung A**

Zu **(A)**: Der Altenquotient ist das Verhältnis der Zahl der über Sechzigjährigen zur Zahl der Zwanzig- bis Sechzigjährigen.
Zu **(B)**: Als Jugendlicher im Sinne dieses Gesetzes gilt eine „unreife" Person im Alter zwischen 16 und 21 Jahren. Da im Nenner des Bruches 20- bis 60-jährige genannt werden, kann diese Gleichung nicht als Alten-Jugendlichen-Verhältnis bezeichnet werden.
Zu **(C)**: Belastungsquotient: Beziehung zwischen einer Belastung und vorhandener Kapazität. Der Begriff wird in sehr vielen unterschiedlichen Bereichen verwandt und bezieht sich u. a. auf die Auslastung von Hotelbetten und Straßen, wie auch auf die Belastung des Erdbodens durch toxische Stoffe. In der Medizin und Psychologie gibt dieser Wert die relative Häufigkeit der Belastungssymptome wieder.
Zu **(D)**: Berentungsquote: Anteil von Personen einer bestimmten Altersgruppe, die ihr Erwerbsleben beenden und in Rente gehen. Die Berentungsquote kann auch auf spezifische Erkrankungen bezogen werden, z. B. Anteil von Berentungen nach kardiovaskulären Krankheiten. Interessant ist dann z. B., ob Reha-Maßnahmen diese Berentungsquote senken im Vergleich zu einer parallelisierten Gruppe mit derselben Krankheit ohne Reha-Maßnahme.
Zu **(E)**: Drittes Lebensalter: Nach Jugend und Erwachsenenalter ist hier das Rentnerdasein gemeint. In dieser Lösungsmöglichkeit wird nicht definiert, was eigentlich der Quotient sein soll?

I.69 Morbidität und Mortalität

Dummheit ist bekanntlich ansteckend und ich vermute, wir leben diesbezüglich schon seit Jahren in einer Epidemie; sonderbarerweise hat das außer mir noch niemand bemerkt. Eine **Epidemie** ist das massenweise Auftreten einer Krankheit, zur **Pandemie** kommt es bei weltweiter Verbreitung. Hiermit beschäftigt sich die **Epidemiologie**. Das IMPP bittet freundlichst, sich folgende Fachtermini einzuprägen:

I. Morbidität

Morbidität (*morbidus*, lat. = krank) ist definiert als Auftretenshäufigkeit von Krankheit innerhalb einer Population über einen bestimmten Zeitraum. Morbidität teilt sich auf in:
(1) **Inzidenz**=Anzahl der Neuerkrankungen. Die **Inzidenzrate** ist definiert als die Zahl der an einer bestimmten Krankheit Erkrankten innerhalb einer Population und innerhalb eines Zeitintervalls (meist Jahresinzidenz: Anzahl der Neuerkrankungen pro Jahr) je 100.000. Die **Inzidenzdichte** (= *Force of Morbidity*) ist ein Maß für die Intensität bzw. „Geschwindigkeit" des Erkrankungsgeschehens, z. B. Anzahl neuer Fälle pro Gesamtzahl der Personenjahre unter Risiko (B.: Unfälle bei Bauarbeitern nach x Arbeitsjahren). **Kumulative Inzidenz** ist ein personenbezogenes Risikomaß. Hierdurch wird die Wahrscheinlichkeit ausgedrückt, dass eine Person in einem bestimmten Zeitraum erkrankt. Berechnet aus dem Quotienten zwischen Anzahl erkrankter Personen im Zeitraum und dem Anfangsbestand gesunder Personen.
(2) **Prävalenz** (= **Krankenstandsquote**) ist die Gesamthäufigkeit der Anzahl von Personen mit einer bestimmten Krankheit innerhalb einer Population zu einem Zeitpunkt (Stichtag). Die **Periodenprävalenz** wird bestimmt durch einen Zeitraum wie: *„in den letzten 7 Tagen"*, *„im geschlechtsreifen Alter"* oder *„im Senium"*, *„im letzten Jahr"* (Jahresprävalenz) oder *„während des gesamten Lebens"* (Lebenszeitprävalenz). Die **Punktprävalenz** wird definiert durch einen genau bestimmten Zeitpunkt, z. B. zu einem gegebenen Stichtag. Wie gesund fühlen Sie

sich genau heute, jetzt, in diesem Moment eigentlich?
Inzidenz und Prävalenz werden am allerliebsten vom IMPP abgeprüft, aber außerdem sollte man noch Folgendes kennen:
Fallziffer ist die Anzahl der Fälle einer bestimmten Krankheit pro Jahr je 100.000 Personen. Sie erfasst jene Personen mehrmals, die im Bezugszeitraum mehrfach erkrankt sind (im Gegensatz zur Prävalenz).
Multimorbidität: gerade ältere Menschen leiden gleichzeitig unter mehreren Krankheiten (Diabetes, Glaukom, Arteriosklerose, Bandscheibenvorfall, Herzinsuffizienz, Gedächtnisstörungen...).
Expositionsrate: Bei einer Expositionsrate wird eine Anzahl demographischer Ereignisse auf diejenige Teilpopulation bezogen, die in dem zu untersuchenden Zeitintervall auch tatsächlich dem Risiko unterlag, die Krankheit zu bekommen. Beispielsweise unterliegen Ledige einem hohen Risiko irgendwann heiraten zu müssen. Die Ersttheiratsrate wird daher nur auf diese Risikogruppe lediger Menschen bezogen. Bei **Nichtexpositionsraten** sind dagegen nicht alle Mitglieder der Bezugspopulation dem Risiko der Erkrankung ausgesetzt. So bezieht z. B. die rohe Geburtenrate die Anzahl der Geburten auf die Gesamtbevölkerung, obwohl Männer, Kinder und Alte eher nicht an Schwangerschaften erkranken.

II. Mortalität

Mortalität (Sterblichkeit) hat erhebliche Auswirkungen auf Bevölkerungsveränderungen. Obwohl wir nur einmal sterben können, fällt unser Tod dann gleich in ein rundes Dutzend unterschiedlicher Maße der Sterblichkeit. Man unterscheidet:
(a) **Letalitätsziffer** (*letalis*, lat. = tödlich) ist definiert als Anzahl an einer bestimmten Krankheit Verstorbener, bezogen auf 1. 000 an dieser Krankheit Erkrankte innerhalb eines Zeitintervalls.
(b) **krankheitsspezifische Sterbeziffer** (=todesursachenspezifische Sterbeziffer), diese ist definiert als Anzahl an einer bestimmten Krankheit Verstorbener bezogen auf die mittlere Bevölkerung dieses Jahres.
Die **Sterberate** betrug im Jahr 2008 z. B. in Deutschland pro Jahr: 10,8 pro 1.000 Einwohner; Verkehrstote 8 pro 100.000, Säuglingssterblichkeit 4 von 1.000; Müttersterblichkeit 12 pro 100.000 Gebärende. Sie wird berechnet nach der Formel: Anzahl Verstorbener im Zeitraum T: mittlere Gesamtbevölkerung im Zeitraum T. Diese allgemeine oder **rohe Sterberate** (=*mortality rate*) berücksichtigt nicht die Geschlechtsverteilung und den Altersaufbau der untersuchten Populationen, dafür hat man spezifische Sterberaten. Z. B. bezieht die **altersspezifische Sterberate** sich immer nur auf eine Alterskohorte in einem bestimmten Zeitraum. Formel: Anzahl Verstorbener im Zeitraum T im Alter X: mittlere Gesamtbevölkerung im Zeitraum T im Alter X.
Bevölkerungsstrukturen weisen meist eine unterschiedliche Alters- und Geschlechtsstruktur auf (z. B. im Vergleich Stadt vs. Land; Entwicklungsländer vs. hochtechnisierte Staaten). Um die Todesursachenstatistik vergleichbar zu machen, berechnet man die **standardisierte Sterberate** (=standardisierte **Mortalitätsratio, SMR**). Diese gibt an, wie hoch die Sterberate in einem bestimmten Zeitraum gewesen wäre, wenn die Bevölkerungsstruktur hinsichtlich Alter und Geschlecht einer vorgegebenen **Standardbevölkerung** entsprochen hätte; dazu kann man z. B. die Daten der letzten Volkszählung zugrundelegen. Hierbei können Sterbefälle entsprechend dem Anteil in der Standardbevölkerung dann unterschiedlich gewichtet werden. Diese Ziffer drückt das Verhältnis zwischen tatsächlicher Fallzahl und der Fallzahl bei Mortalität der Standardpopulation (=erwartete Fallzahl) aus. Bei SMR = 1,0 existiert kein Unterschied zwischen Untersuchungspopulation und Standardgruppe.

Bedingte Sterblichkeitswahrscheinlichkeit: Wahrscheinlichkeit, im x+y-ten Lebensjahr zu sterben, wenn man das x-te Lebensjahr bereits hinter sich hat. Im Gegensatz zur durchschnittlichen Lebenserwartung hat man nach der bedingten Sterblichkeitswahrscheinlichkeit eine umso höhere Lebenserwartung, je älter man bereits geworden ist. Mit Hilfe einer **Sterbetafel** lassen sich solche Sterblichkeitsverhältnisse einer Population darstellen. Die Grundgesamtheit besteht aus Personen, die zum gleichen Zeitpunkt geborenen wurden. Die Sterbetafel gibt dann an, wie viele Personen in einem bestimmten Lebensalter noch am Leben sein würden, wenn die Sterblichkeitsverhältnisse als konstant angenommen werden. Aus Sterbetafeln kann man damit nicht nur die Lebenserwartung bei Geburt abschätzen, sondern auch die Wahrscheinlichkeit zu sterben, wenn man bereits x Jahre erreicht hat. Die Wahrscheinlichkeit, im nächsten Jahr zu sterben liegt für Sie zum Beispiel bei 0,08 %, für einen 90-Jährigen dagegen bei 15 %. Generell hat man auf der Basis der momentanen Altersverteilung bei der Geburt eine durchschnittliche Lebenserwartung von 87 J. (weibl.) bzw. 83 Jahren (männl.). Ein (e) gesunde(r) 70-Jährige(r) hat aber bereits eine Lebenserwartung von 89 (w) bzw. 87 Jahren (m). Jemand, der das 90. Lebensjahr erreicht hat, kann im statistischen Mittel noch auf fünf weitere Jahre hoffen; 100-Jährige immerhin noch auf zwei weitere Geburtstagsfeiern. Die Sterbetafeln gehen von gleichbleibenden Bedingungen aus, was aber nicht korrekt ist. Die durchschnittliche Lebenserwartung wird immer höher. Bei stetig gleichbleibender Verlängerung unserer Lebensspanne hat ein heute geborenes Mädchen voraussichtlich eine durchschnittliche (!) Lebenserwartung von 105 Jahren.

Das Konzept der „**verlorenen Lebensjahre**" basiert auf dieser Sterbetafel; es beschreibt die Auswirkungen eines Krankheitsgeschehens auf eine Population. In der einfachen Version geht man von der durchschnittlichen Lebenserwartung aus und bildet dann die Differenz zum Todeszeitpunkt. Etwas komplizierter ist die Zugrundelegung der o.g. Sterbetafel, da diese berücksichtigt, dass man um so länger noch zu leben hat, je älter man bereits geworden ist.
Um nicht nur vom Sterben zu reden, hier mal ein positiver Wert: Die **Überlebensziffer** benennt den Anteil derjenigen Personen einer Population (z. B. Krebskranke), die sowohl zu Beginn eines Betrachtungszeitraums als auch an dessen Ende noch leben.
Schrecklicher ist, dass man auch sterben kann, bevor das Leben überhaupt angefangen hat. Man unterscheidet die prae- (vor), peri- (während) und postnatale Sterblichkeit (nach der Geburt). Die **perinatale Sterblichkeit** wird hierbei sehr breit gefasst und bezeichnet die Summe aller Sterbefälle zwischen der 28. Schwangerschaftswoche und der ersten Lebenswoche bezogen auf 1.000 Lebend- und Totgeburten. Die **Säuglingssterberate** ist die Summe aller Sterbefälle im Alter zwischen Geburt und einem Jahr Alter geteilt durch die Summe aller Lebendgeborenen. Die Säuglingssterberate sank in den alten Bundesländern weiterhin von 23,4 pro 1.000 Lebendgeborene (1970) auf 7,1 pro 1.000 Lebendgeborene (1990) und 4,0 im Jahr 2006.
In den Entwicklungsländern sterben sehr viel weniger Menschen an Krebs als bei uns in Zentraleuropa. Liegt das an Elektrosmog und Autoabgasen? Woran werden Sie eines Tages sterben? Das Risiko hat sich in den letzten 100 Jahren beträchtlich verändert. Der Begriff **Epidemiologische Transition** bezeichnet die Veränderung des Überwiegens von Infektionskrankheiten zu Unfällen und chronischen, altersbedingten Erkrankungen. Man kann diesen Wandel in drei Phasen einteilen: (1) Das Zeitalter der Seuchen und Hungersnöte (18. bis Mitte 19. Jahrhundert), mit Infektionskrankheiten als häufigste Todesursache. (2) Das Zeitalter der zurückgehenden Pandemien (Mitte 19. bis Anfang 20. Jhd.), geprägt durch die Abnahme der Häufigkeit der Infektionskrankheiten als häufigste Todesursache. (3) Das Zeitalter der degenerativen und gesellschaftlich verursachten Krankheiten, geprägt durch Herz-Kreislauf-Erkrankungen, Krebs und Unfälle als häufigste Todesursache. Todesursachen gegen Ende des 20. Jahrhunderts waren: 1. Herz-Kreislauf-Krankheiten (50 %); 2. Krebs (bösartige Neubildungen: 25 %). Dagegen machten Infektionskrankheiten nur noch 0,9 % aus! Herz-Kreislauf-Erkrankungen und bösartige Tumoren konnten im 19. Jahrhundert nicht wesentliche Todesursachen sein, da die Menschen nur selten das Alter erreichten, in dem diese Krankheiten sich häufen (über 60 Jahre Alter). Dies gilt auch für viele Entwicklungsländer heute noch, die Rate z. B. für Krebserkrankungen ist hier niedriger als in den Industrieländern, da die meisten Menschen dort schon vor dem 60. Lebensjahr sterben. **Todesfälle in jungen Jahren** (es gibt einen ersten Sterblichkeitsgipfel im Alter zwischen 20 und 25) sind meist bedingt durch: Unfälle, Selbstmorde (häufiger bei Männern) und Gewalttätigkeit. Falls Sie das überleben, werden Sie also vermutlich an kardiovaskulären Krankheiten sterben oder an Krebs.
Kompression der Morbidität: Altern ist heute nicht mehr geprägt von zahnlosem Siechtum; viele alte Menschen sind aktiv und gesund. Die allgemeine Verlängerung der Lebenserwartung wird begleitet von einem Hinausschieben und einer Verkürzung der Lebensphase, in der mit schweren gesundheitlichen Beeinträchtigungen zu rechnen ist. Gemäß dieser These bleiben die älteren Menschen trotz steigender Lebenserwartung länger von Einschränkungen verschont; die Phase des greisenhaften Siechtums komprimiert sich auf das allerletzte Ende des Lebens.

Klinischer Bezug
Die stetige Veränderung der Bevölkerungspyramide hat dazu geführt, dass sich die Zusammensetzung der Patienten im Wartezimmer des Arztes dramatisch verändert hat. Während es sich früher um jüngere Menschen mit Infektionskrankheiten und Unfällen gehandelt hat, machen alte Menschen mit chronischen Erkrankungen des Kreislaufs und des Muskel- und Skelettsystems heute das Gros der Kranken aus.

F01 F98 H90 H87

→ **Frage 1.325: Lösung E**

Zu **(A)–(D):** Siehe Lerntext I.69.
Zu **(E):** Im Fragetext wird die Inzidenz definiert.

H10 H05 H03

→ **Frage 1.326: Lösung E**

Zu **(A)** und **(B)**: Inzidenz (*incidere*, lat. = hineinfallen) ist definiert als Anzahl der Neuerkrankungen an einer bestimmten Krankheit innerhalb einer Population und innerhalb eines Zeitintervalls.
Die Inzidenzdichte (auch „*Force of Morbidity*") ist ein Maß für die Intensität bzw. „Geschwindigkeit" des Erkrankungsgeschehens.
Inzidenzrate ist definiert als die Zahl der Erkrankten je 100.000 Erwerbstätige.
Zu **(C)**: Zuschreibbares Risiko (attributables Risiko): Bei bekanntem Kausalzusammenhang hat die Risikogruppe eine höhere Wahrscheinlichkeit, eine Er-

krankung zu bekommen, als diejenige Gruppe, die dem Risiko nicht ausgesetzt war.
Zu **(D)**: Das Überschussrisiko berechnet sich aus der Differenz der Erkrankungshäufigkeit exponierter und nicht exponierter Personen.
Zu **(E)**: Prävalenz (*praevalere*, lat. = das Übergewicht haben) ist die Häufigkeit einer bestimmten Krankheit innerhalb einer Population innerhalb eines Zeitintervalls oder zu einem Zeitpunkt.

F07 ■

→ **Frage 1.327: Lösung B**

Screening: Vortest zur Auswahl geeigneter Personen, die aufgrund bestimmter Eigenschaften dann an der eigentlichen Untersuchung teilnehmen, auch als Vorsorge-Untersuchung (z.B. Röntgen-Reihenuntersuchungen), in der Epidemiologie auch Erfassung von prämorbiden Krankheitsstadien.
Zu **(A)**: Objektivität bedeutet, dass ein Testergebnis abhängig von den Testleistungen und nicht abhängig von der Stimmung und dem Wohlwollen des jeweiligen Versuchsleiters ist, der den Test mit einem Probanden durchführt. Das hat nichts mit der Krankheitshäufigkeit zu tun.
Zu **(B)**: Positiv prädiktiver Wert (positiver Vorhersagewert): Anteil Betroffener unter den Testpositiven; Wahrscheinlichkeit, dass eine Person mit positivem Wert tatsächlich krank ist. Je häufiger die Erkrankung auftritt, um so höher ist auch die Wahrscheinlichkeit, dass sie bei dem Screening richtig erkannt wird.
Zu **(C)**: Sensitivität: Genauigkeit eines psychologischen oder medizinischen Tests, kritische Personen möglichst gut herauszufiltern.
Zu **(D)**: Spezifität: Die Wahrscheinlichkeit, dass bei einem Nicht-Merkmalsträger (z.B. gesunder Patient) das diagnostische Verfahren ein negatives Ergebnis hat, heißt Spezifität des Tests.
Zu **(E)**: Reliabilität, d.h. die Zuverlässigkeit eines Testverfahrens.

F03

→ **Frage 1.328: Lösung B**

Zu **(A)–(E)**: Siehe Lerntext I.69.

H02 H96

→ **Frage 1.329: Lösung C**

Zu **(A)**: Die durchschnittliche Lebenserwartung entspricht natürlich nicht der durchschnittlichen Anzahl von Jahren, welche die Menschen eines Jahrganges (z.B. alle im Jahre 1908 Geborenen) noch zu leben haben. Die Lebenserwartung eines 95-Jährigen kann ja nicht mehr an der durchschnittlichen Lebenserwartung gemessen werden, die erheblich niedriger liegt.
Zu **(B)**: Aus den jeweiligen altersspezifischen Sterblichkeiten berechnet man die Sterbetafel. Sie bildet die Grundlage zur Berechnung der Lebenserwartung.
Zu **(C)**: Lebenserwartung wird definiert als: 1. Die zum Zeitpunkt seiner Geburt erwartete geschlechtsspezifische Lebensdauer eines Neugeborenen oder 2. für jede Altersklasse und für jedes Geschlecht noch zu erwartende Lebensjahre. Sie liegt zur Zeit etwa bei 85 Jahren. Da haben Sie, im Gegensatz zum Kommentator dieser Fragen, ja noch einiges vor sich!
Zu **(D)**: Welches Alter Sie persönlich erreichen werden, das kann Ihnen nur der liebe Gott sagen, aber keine Statistik.
Zu **(E)**: Der Begriff „mittlere Gesamtbevölkerung" klingt zwar wie ein Widerspruch in sich selbst, ist aber wirklich ein Terminus der Soziologen. Die Mittelung der Gesamtbevölkerung ist nötig, da sich die Bevölkerungszahl über das Jahr ändert.

H08

→ **Frage 1.330: Lösung A**

Zu **(A)**: Die Lebenserwartung steigt im Moment um etwa 2,5 Lebensjahre pro Dekade, das wären rund 3 Monate pro Jahr.
Zu **(B)**: Gemäß der These von der Kompression der Morbidität bleiben die älteren Menschen trotz steigender Lebenserwartung länger von funktionalen Einschränkungen verschont, da u.a. auf Grund einer gesünderen Lebensweise (Ernährung, Arbeitswelt, Hygiene) und des medizinischen Fortschritts die Manifestation chronischer Behinderungen verzögert und in ihrer Schwere gemildert wird.
Zu **(C)**: Frauen werden rund 5–6 Jahre älter als Männer.
Zu **(D)**: Die Lebenserwartung steigt stetig, siehe (A).
Zu **(E)**: Seit 1900 ist die durchschnittliche Lebenserwartung um satte 30 Jahre gestiegen.

H10

→ **Frage 1.331: Lösung D**

Zu **(A)**: Das **Anforderungs-Kontroll-Modell** besagt, dass hohe Anforderungen bei niedriger Kontrollmöglichkeit zu Stress führen und damit zu einem erhöhten Risiko für psychosomatische Erkrankungen (z.B. Reizdarmsyndrom).
Zu **(B)**: Das **demografische Altern** bezeichnet das in den letzten 100 Jahren in den Industrienationen zu beobachtende Phänomen der Zunahme des durchschnittlichen Lebensalters der Bevölkerung.
Zu **(C)**: Im Rahmen der **epidemiologischen Transition** haben die chronischen, altersbedingten Erkrankungen und Unfälle die Infektionskrankheiten als häufigste Ursache für Morbidität und Mortalität abgelöst. Diese Entwicklung hat in Westeuropa und Nordamerika schon im 19. Jahrhundert begonnen,

inzwischen zeigen aber auch viele Schwellen- und Entwicklungsländer eine solche Veränderung.
Zu **(D)**: Gemäß der These von der **Kompression der Morbidität** bleiben ältere Menschen trotz steigender Lebenserwartung länger von funktionalen Einschränkungen verschont als in früheren Zeiten. Ursachen sind u. a. eine gesündere Lebensweise (Ernährung, Arbeitswelt, Hygiene) und der medizinische Fortschritt, der die Manifestation chronischer Behinderungen verzögert und diese in ihrer Schwere mildert.
Zu **(E)**: Die **Medikalisierung** beschreibt einen gesellschaftlichen Veränderungsprozess, bei dem früher „medizin-ferne" Bereiche in den Bereich medizinischer Aufmerksamkeit rücken (z. B. Depressionen, Anti-Aging-Medizin).

F10 ■

→ **Frage 1.332: Lösung B**

Zu **(A)**: Der schottische Theologe Malthus sagte 1798 ein enormes Bevölkerungswachstum voraus, das zu Kriegen und Hungersnöten führen werde. Er forderte daher eine Senkung der Fertilität durch sexuelle Enthaltsamkeit (**Malthus-Gesetz**).
Zu **(B)**: Die **epidemiologische Transition** bezeichnet die Veränderung des Überwiegens von Infektionskrankheiten im Vergleich zu Unfällen und chronischen, altersbedingten Erkrankungen bei den Todesursachen. Diese Entwicklung hat in Westeuropa und Nordamerika schon im 19. Jahrhundert begonnen; inzwischen zeigen aber auch viele Länder der „Dritten Welt" eine solche Veränderung.
Zu **(C)**: Die **Medikalisierung** bezeichnet den Übergang von früher medizinfernen Gebieten zu Gegenständen der medizinischen Aufmerksamkeit (z. B. Impotenz, Geburt, psychische Probleme).
Zu **(D)**: Die **Modernisierung** ist ein unspezifischer Begriff für Erneuerung in diversen Bereichen.
Zu **(E)**: **Multimorbidität** (Polymorbidität) bezeichnet das gleichzeitige Bestehen mehrerer Erkrankungen bei demselben Patienten.

H08

→ **Frage 1.333: Lösung B**

Zu **(A)–(E)**: Nicht unbedingt eine psychologische Frage, denn zur Beantwortung muss man lediglich wissen, wann das erste Antibiotikum erfunden wurde. Fleming beobachtete schon 1928, dass ein Schimmelpilz Staphylokokken am Wachstum hinderte und gewann das erste Penicillin daraus. Aber erst 1938 machten sich Florey, Chain und Heatley daran, diesen Stoff ernsthaft zu untersuchen. Der erste Patient wurde dann 1941 damit behandelt. Die Verringerung von Infektionskrankheiten durch verbesserte Pharmakotherapie war also im ersten Drittel des 20. Jahrhunderts noch nicht gegeben.

I.70 Geschlecht und Krankheit

Die Welt ist ungerecht und wie lange Sie leben werden, stand schon bei Ihrer Geburt im großen Buch des Lebens verzeichnet. Ganz schlechte Karten haben Sie, wenn Sie XY-Chromosomen haben: Männer sterben rund fünf Jahre früher und haben ein vierfach höheres Suizidrisiko, sie erleiden öfter Autounfälle und erkranken leichter an Leberzirrhose und Prostatakrebs als Frauen. Leidigerweise können Männer obendrein aber durchaus auch an einem Mammakarzinom erkranken. Bei Frauen kommen dafür **Depressionen** doppelt so häufig vor wie bei Männern (ca. 25:12 %). Zu dieser höheren Häufigkeitsrate tragen u. a. hormonelle Faktoren bei (Menstruationszyklus, Menopause). Viele Frauen sind zusätzlichen Belastungen durch Pflichten zu Hause und am Arbeitsplatz, als alleinerziehende Mütter und durch die Betreuung von betagten Eltern ausgesetzt. Männer reagieren auf Frustrationen eher mit Aggressionen oder flüchten sich in den **Alkohol**, so sind 14 % der Männer, aber nur 5 % der Frauen alkoholgefährdet. Frauen zeigen wiederum eine höhere Morbidität, z. B. für Krankheiten wie Diabetes, Magen-Darm-Beschwerden, Mager- und Fettsucht, Rheuma, Inkontinenz oder Alzheimer Demenz. Letztlich findet man häufigere Arztbesuche von Frauen und Verordnung von mehr verschreibungspflichtigen Medikamenten.
Die Unterschiede der Morbidität und Mortalität sind biologisch aber auch soziologisch bedingt. Die drei großen K's im Leben einer Frau (Kinder-Küche-Kaufen) stimmen heute nicht mehr. Frauen sind viel häufiger erwerbstätig: 1963 arbeiteten zwar 70 % der jüngeren Frauen unter 20 Jahren, aber damals konnten Frauen durch die höhere Kinderzahl dann nur noch die Aufgaben als Hausfrau und Mutter erfüllen. 1963 waren nur knapp über 40 % der Frauen berufstätig, heute sind es rund 70 %. Durch Kinderlosigkeit oder geringere Kinderzahl und verbesserte Kinderbetreuung arbeiten seit den 1970er Jahren viel mehr Frauen als früher im Beruf. Infolge der hohen Arbeitslosenquote stagniert diese Anzahl aber seit Anfang der 1990er Jahre. Solche gesamtgesellschaftlichen Umstrukturierungen haben auch Auswirkungen auf Krankheiten. **Herzinfarkt** war früher eine typische Männererkrankung. Da weibliche Sexualhormone eine protektive Wirkung haben, sind junge Frauen noch heute seltener betroffen. Im höheren Lebensalter gleichen sich die Zahlen an; Frauen unterliegen inzwischen oft demselben Berufsstress wie Männer und sie rauchen häufiger als früher. Männer überleben den Infarkt aber eher. Das liegt wahrscheinlich daran, dass der weibliche Herzinfarkt in seiner Symptomatik oft untypisch ist und häufig nicht rechtzeitig erkannt wird; Frauen bekamen deutlich seltener eine Re-

perfusionstherapie, die den Blutfluss wiederherstellt. 1997 verstarben in der Bundesrepublik 37.248 Personen an **Lungenkrebs**, hiervon 76 % Männer und 24 % Frauen. Bei Männern wurden 90 % und bei Frauen 60 % aller Lungenkrebserkrankungen dem Rauchen zugeschrieben. In den letzten 10 Jahren haben sich diese Zahlen drastisch verändert; offenbar rauchen immer weniger Männer aber immer mehr Frauen. Bei Frauen hat sich der Lungenkrebs seit den 1980er Jahren verdoppelt; bei Männer sind die Zahlen rückläufig. Eine dänische Studie zeigte, dass Rauchen bei Frauen mehr Schäden als bei Männern verursacht. Rauchende Frauen haben ein doppelt so hohes Risiko für Lungenkrebs wie rauchende Männer.

H05

→ **Frage 1.334: Lösung B**

Zu **(A)**: 14 % der Männer und 5 % der Frauen sind als alkoholgefährdet einzuschätzen.
Zu **(B)**: Bei Frauen kommen Depressionen doppelt so häufig vor wie bei Männern.
Zu **(C)**: Männer sind häufiger und in früherem Alter von einem Herzinfarkt betroffen (fast 10 Jahre eher als Frauen), sonderbarerweise sterben nach aktuellen Zahlen aber deutlich mehr Frauen als Männer an der Myokardnekrose. Männer überleben den Infarkt häufiger.
Zu **(D)**: 1997 verstarben in der Bundesrepublik 37.248 Personen an Lungenkrebs, hiervon 76 % Männer und 24 % Frauen.
Zu **(E)**: 7939 Männer und 2794 Frauen nahmen sich 2004 nach Information der Deutschen Gesellschaft für Suizidprävention das Leben. Aber auf jeden Suizid eines Mannes entfallen statistisch 5,5 Selbstmordversuche, auf jede Frau, die sich selbst getötet hat, dagegen 18 Versuche. Damit ist Suizidversuch bei Frauen häufiger, die tatsächliche Selbsttötung dagegen bei Männern.

H10

→ **Frage 1.335: Lösung B**

Zu **(A)**: **Männer** sind häufiger und in früherem Alter von **Herzinfarkten** betroffen (im Durchschnitt fast 10 Jahre früher als Frauen).
Zu **(B)**: Bei **Frauen** sind **Depressionen doppelt so häufig wie bei Männern.** Dazu tragen möglicherweise **hormonelle Faktoren** bei (z. B. Menstruationszyklus, Schwangerschaft, Wochenbett, Prämenopause und Menopause). Viele Frauen sind auch **zusätzlichen soziokulturellen Belastungen** durch Pflichten zu Hause und am Arbeitsplatz, als alleinerziehende Mütter oder durch die Pflege betagter Eltern ausgesetzt.
Zu **(C)**: **Krebserkrankungen** (220 000 im Jahr 2008) sind in Deutschland nach den kardiovaskulären Erkrankungen (ca. 350 000 im Jahr 2008) die **zweithäufigste Todesursache**. Die häufigsten Diagnosen bei krebsbedingten Sterbefällen waren Bronchial-, Kolon- und Mammakarzinom.
Zu **(D)**: Die aktuelle **Lebenserwartung** (Stand 2008) liegt für männliche Neugeborene bei 76 Jahren und für weibliche Neugeborene bei 82 Jahren.
Zu **(E)**: Der **Herzinfarkt** gilt heute nicht mehr als typische „Manager-Krankheit" – dazu bemüht sich die obere Sozialschicht zu sehr um ein gesundheitsbewusstes Leben. Die koronare Herzkrankheit und der Herzinfarkt sind **in unteren Sozialschichten häufiger**. Ursachen sind eine höhere Prävalenz von Nikotinabusus und fehlerhaften Ernährungsgewohnheiten sowie ein höherer Stresspegel.

1.4.10 Sozialstrukturelle Determinanten des Lebenslaufs

I.71 Soziale Rolle

„Wer eine Maske trägt, kann nicht erwarten, dass man seine Tränen sieht" besagt eine kluge Weisheit. Menschen neigen dazu, sich hinter Masken, Uniformen, Kitteln und Positionen zu verstecken. Das Leben lässt sich als großes Schauspiel sehen, in dem wir selten so sein können, wie wir wirklich sind und in dem jeder Teilnehmer diverse schauspielerische Rollen mit entsprechender Verkleidung übertragen bekommt. In der Rolle als Redner beim Kongressvortrag würge ich mich in Anzug und Krawatte, für die Rolle als Psychotherapeut tun's auch Jeans und Pulli, wenn ich den Gärtner spielen darf, steht mir der Overall ganz prima. Soziale **Rolle** nennt man die Summe derjenigen Verhaltensweisen und Einstellungen, die für die jeweilige soziale Position erwartet werden und typisch sind. Man unterscheidet:
Eine **formelle Rolle** nennt man die festgelegten Rechte und Pflichten des Inhabers einer zugeschriebenen Position (z. B. Polizist, Professor, Papst), sie sind oft durch Vorschriften, Erlasse oder Gesetzestexte festgelegt.
Eine **informelle Rolle** nennt man die weniger festgelegten, bewussten oder unbewussten Erwartungen an Mitglieder einer bestimmten, oft nur zufälligen Bezugsgruppe, z. B. einer Jugendclique.
Rollendifferenzierung: Wenn sich eine Gruppe neu bildet, werden auch die entsprechenden Rollen herausgearbeitet und verteilt (z. B. Aufgabenverteilung, Leiter der Gruppe etc.).
Rollensektor (= **Rollensegment**): Ein und dieselbe Rolle (z. B. Professor) besitzt mehrere Segmente (= Anteile), die sie ausmachen. Rollensegmente sind Handlungserwartung einer Bezugsgruppe an eine Rolle. So stellen Hochschulverwaltung, Studenten, Kollegen jeweils andere Ansprüche an

dieselbe Rolle. Diese Ansprüche machen die Rollensegmente bzw. die Rollensektoren einer Rolle aus. Widersprüchliche Segmente führen zum Intrarollenkonflikt (s. u.).
Rollenset: Eine soziale Position (z. B. Bürgermeister) beinhaltet oft sehr unterschiedliche Komplementärrollen (Verwaltungsaufgaben, Redner, Politiker), die in einem Rollenset zusammengefasst werden.
Rollensequenz: Unterschiedliche Ansprüche an eine Rolle können zu unterschiedlichen Zeitpunkten nacheinander abgearbeitet werden, dies vermindert den Intrarollenkonflikt.
Rollenkonformität: Die Einhaltung von Normen wird durch die Mitglieder einer entsprechenden Bezugsgruppe kontrolliert. Dies geschieht mit Sanktionen. Wenn Mitglieder einer Gruppe sich dann so verhalten, wie es ihrer Rolle entspricht, so verhalten sie sich rollenkonform. Im Rahmen von Rollenkonformität entsteht **Uniformität**, d. h. Gruppenmitglieder verhalten sich auf einigen Ebenen fast identisch (z. B. Kleidung, Sprache).
Rollendistanz: Hier zeigt die Person, dass sie sich nicht mit ihrer Rolle identifiziert. Beispiel: ein Prüfling, der unpünktlich zu seiner mündlichen Promotionsverteidigung mit Iron-Maiden-T-Shirt, kurzen Hosen und Turnschuhen erscheint.
Rollenkonflikte: Häufig gibt es Schwierigkeiten bei der Erfüllung der Verhaltenserwartungen, die mit einer Rolle verbunden sind. Man unterscheidet: (1) **Interrollenkonflikte** (*inter*, lat. = zwischen): Jeder Mensch hat nicht nur eine, sondern mehrere Rollen gleichzeitig zu erfüllen. Zwischen diesen Rollen kann es zu Konflikten kommen, die man Interrollenkonflikte nennt. Zum Beispiel kann es für eine Frau schwierig sein, gleichzeitig die Rollen als Mutter, Ehefrau, Elternbeiratsvorsitzende in der Schule und Ärztin befriedigend zu erfüllen, z. B. wenn zum gleichen Zeitpunkt unterschiedliche Erwartungen daran geknüpft werden: der Mann möchte mit ihr ins Theater, die Kinder wollen nicht alleine zu Hause bleiben, ein Patient ruft an und braucht sofortige Hilfe. (2) **Intrarollenkonflikte** (*intra*, lat. = innerhalb): Rollen können aus verschiedenen Rollensegmenten bestehen. Die Arztrolle zum Beispiel setzt sich aus Verhaltenserwartungen zusammen, die (a) vom Patienten, (b) von den Angehörigen des Patienten, (c) von der Krankenkasse oder (d) vom Arbeitgeber des Patienten an den Arzt gestellt werden. Zum Beispiel kann es für einen Arzt schwierig sein, dem Wunsch eines Patienten zu folgen, der bei einer Bagatellerkrankung eine Arbeitsunfähigkeitsbescheinigung wünscht. Einerseits möchte er dem Patienten helfen, andererseits erwartet der Arbeitgeber des Patienten vom Arzt, dass dieser den Patienten nur im Notfall von der Arbeit befreit. Auf der dritten Seite erwartet die Krankenkasse Kosteneinsparungen.

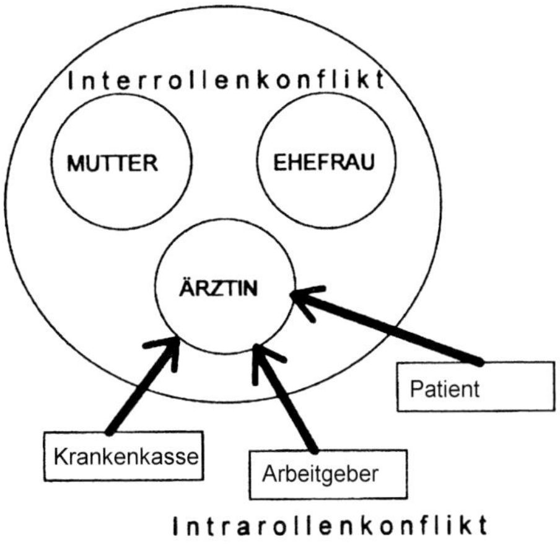

Abb. 1.51 Jede Person ist Träger mehrerer Rollen, an die von außen her Erwartungen herangetragen werden. Dies führt zu Intra- und Interrollenkonflikten.

Klinischer Bezug
Mit dem Eintritt ins Medizinstudium haben Sie die Rolle eines Fachkundigen übernommen, an den die unbedarften Kommilitonen anderer Studiengänge sich mit ihren Symptomen ratsuchend wenden. Sie stehen auf jeder Party im Mittelpunkt!

H04 ■

→ **Frage 1.336: Lösung D**

Zu **(A)**: Soziale Position: Stellung einer Person in einer sozialen Schicht. Soziale Rolle: Bündel von Normen, die sich auf eine bestimmte soziale Position beziehen, z. B. als Ehepartner, als Elternteil, als Arzt/Ärztin, als Student/Studentin usw. An viele soziale Positionen ist damit logischerweise auch eine unterschiedliche soziale Rolle geknüpft.

Zu **(B)**: Rollenkonflikte: siehe Lerntext I.71 und Lösung (D).

Zu **(C)**: Richtige Definition. Soziale Rollen sind ein Bündel von Normen, die sich auf eine soziale Position beziehen.

Zu **(D)**: Wenn Patienten und Arztkollegen widersprüchliche Erwartungen an einen Arzt stellen, dann handelt es sich um einen Intra- und nicht um einen Interrollenkonflikt. Damit ist (D) falsch.

Zu **(E)**: Richtige Aussage. Gemeint sind Inter- und Intrarollenkonflikte.

F09

→ **Frage 1.337: Lösung B**

Zu **(A)**: Inter-Rollenkonflikt: Konflikt zwischen unterschiedlichen Rollen, die von derselben Person eingenommen werden, z. B. Arzt, Ehemann, Vater.
Zu **(B)**: Intra-Rollenkonflikt: Konflikt, der durch die Ansprüche verschiedener Personen an dieselbe Rolle (hier als Arzt) entsteht. Der Patient möchte vom Arzt die optimale, aber teure Therapie verschrieben bekommen, die Krankenkassen verlangen, dass der Arzt preisgünstige Medizin verschreibt.
Zu **(C)**: Von Rollendistanz spricht man, wenn eine Person zwar eine bestimmte soziale Rolle einnimmt (z. B. arbeiten als Putzhilfe), sich aber durch Verhalten oder Sprache immer wieder davon distanziert („Eigentlich habe ich das ja gar nicht nötig").
Zu **(D)**: Rollenidentifikation: Mit einer bestimmten sozialen Rolle (als Ehepartner, als Elternteil, als Arzt/Ärztin, als Student/Studentin usw.) muss man sich identifizieren, um die Rolle tragen und ausführen zu können. Gegenteil: Rollendistanz.
Zu **(E)**: Soziale Differenzierung: Aufteilung einer Gesellschaft in Kasten, Klassen oder Schichten anhand bestimmter Merkmale. Am gebräuchlichsten ist z. Zt. die Einteilung in Ober-, Mittel- und Unterschicht.

H96 F94

→ **Frage 1.338: Lösung B**

Zu **(A)**: Soziale Distanz würde ein Vorurteil gegen eine andere Gruppe beinhalten.
Zu **(B)**: Richtige Angabe.
Zu **(C)**: Reattribuierung/Reattribution (=Neuzuschreibung): kognitive Technik in der Verhaltenstherapie, bei der „verzerrte Realitätswahrnehmung" durch Neuzuschreibung des Bedeutungsgehaltes der Therapie zugänglich gemacht wird. Haben Sie das etwa alles schon wieder vergessen?
Zu **(D)**: Kognitive Dissonanz: siehe Lerntext I.51.
Zu **(E)**: Rollenkonflikt: siehe Lerntext I.71.

H99

→ **Frage 1.339: Lösung C**

Zu **(A)**: Rollenidentifikation: Wie groß ist das Ausmaß, in dem Sie sich mit Ihrer Rolle als Fernsehzuschauer identifizieren?
Zu **(B)**: Rollenschöpfung: Übernahme von einzelnen Rollen (Führer, Mitläufer, Außenseiter) in einer neu gebildeten Gruppe, z. B. in Ihrer Seminargruppe im ersten Semester.
Zu **(C)**: Rollensektor: Teil einer Rolle. Als Arzt/Ärztin hat man zu unterschiedlichen Zeitpunkten (Noteinsatz, Visite, Bereitschaftsdienst) dieselbe Rolle unterschiedlich auszuführen. Auch verschiedenen Personen gegenüber (Patienten, Kollegen, Arzthelferinnen, Krankenschwestern usw.) gibt es unterschiedliche Sektoren derselben Rolle.
Zu **(D)**: Rollensequenz: Eine Person durchläuft eine Reihe unterschiedlicher Rollen, z. B. in Abhängigkeit von der Tageszeit.
Zu **(E)**: Statusinkonsistenz: Inkongruenz zwischen Ausbildung und Verdienst (z. B.: habilitierter Sinologe und später Sozialhilfeempfänger oder: Sonderschulabschluss und Maximalverdienst auf dem Kiez in St. Pauli).

I.72 Soziale Gruppe

Das Lernen für das Physikum in einer Gruppe hat eine Menge Vorteile. Man kann sich gegenseitig helfen, Bücher untereinander ausleihen, Mitschriften vergleichen, Arbeitsmaterial austauschen, man entdeckt Lücken schneller, das Lernen macht sehr viel mehr Spaß, wenn man sich gegenseitig abfragt und man kann echt nette Leute dabei kennenlernen. Eine Gruppe besteht aus zwei oder mehr Personen, die durch gemeinsame Ziele, Interessen oder Eigenschaften miteinander in sozialer Beziehung stehen. Man unterscheidet folgende soziale Gruppenarten:

- Eine **Primärgruppe** beruht auf wichtigen emotionalen Bindungen (Familie, Lebensgemeinschaft).
- Eine **Sekundärgruppe** besteht aus weniger eng verbundenen Mitgliedern, sie beruht auf gemeinsamen Aufgaben und Traditionen (Arbeitsgruppen, z. B. Gruppe der Ärzte einer Klinik).
- **Formelle Gruppen** werden von außen gebildet. Rollenverteilung und Interaktion der Gruppenmitglieder sind bis zu einem gewissen Maße vorstrukturiert (z. B. Forschungs-Team, Ärzte und Pflegekräfte auf einer Station).
- **Informelle Gruppen** werden von ihren Mitgliedern aufgrund von Sympathie gebildet (Jugendcliquen). In formellen Gruppen bilden sich oft informelle Untergrüppchen nach gegenseitiger Zuneigung.
- **Peer group** (*peer*, engl. = Ebenbürtiger): Eine Gruppe von Personen mit gleichem Alter, Status oder Berufszugehörigkeit (z. B.: jugendliche Clique, Peer-Group der Professoren).
- **Interessengruppe**: Die Mitglieder finden sich aufgrund eines gemeinsamen Interesses zusammen und bemühen sich um Durchsetzung (Lobby, z. B.: Patientenschutzbund).
- **Bezugsgruppe**: An diese Gruppe ist das Mitglied emotional stark gebunden. Es bezieht von ihr seine Werte für sein Denken und Verhalten (z. B.: Hartmann-Bund für Ärzte).
- **Aggregat**: Personen, die an einem Ort sind, ohne miteinander in Beziehung zu treten (Bahnhofswartehalle, Wartezimmer eines Arztes) werden soziologisch nicht als Gruppe aufgefasst, sondern als Aggregat!

Modell des sozialen Vergleichsprozesses: Personen sind bestrebt, ihre Kognitionen über sich und die Welt mit den Urteilen anderer zu vergleichen. Dies ist eine wichtige Aufgabe der Gruppen, denen man angehört. Sofern die Richtigkeit nicht an Umwelteffekten direkt überprüft werden können, sucht man den Vergleich mit den Einstellungen anderer Personen, da negative Folgen von Fehlurteilen befürchtet werden.

Wie würden Sie ein Alien aus dem Andromeda-Nebel begrüßen, das aus quallenartigem Gelee besteht, keine Hände hat und sich durch schnellen Farbwechsel einer Öffnung in der Körpermitte zu verständigen scheint? Das Einhalten erlernter sozialer Verhaltensweisen erlaubt uns, nicht jedes Mal stundenlang darüber nachdenken zu müssen, wie wir bestimmte einfache Dinge signalisieren können. Das gilt nicht nur für Außerirdische. Wie begrüßen Sie am Morgen ihre/n Lieblings-Kommilitonen/in und wie dagegen ihren Professor? Soziale Normen sichern ab, dass wir uns bei solchen wiederkehrenden Handlungen stets korrekt verhalten.

In Gruppen beeinflussen sich die Mitglieder untereinander, es werden Verhaltenserwartungen an die einzelnen Mitglieder gestellt. Die Befolgung von diesen Normen wird durch Sanktionen kontrolliert. **Positive Sanktionen** (Belohnung) dienen der Verstärkung erwünschten Verhaltens, **negative Sanktionen** werden zur Bestrafung von Verhalten angewandt, das den Normen nicht entspricht. Das Ziel von Sanktionen ist **Verhaltenskonformität** (*conformis*, lat. = gleichförmig) der Gruppenmitglieder. Je stärker die emotionale Bindung eines Mitglieds an eine Gruppe, desto größer ist der normierende Einfluss der Gruppe auf das Mitglied.

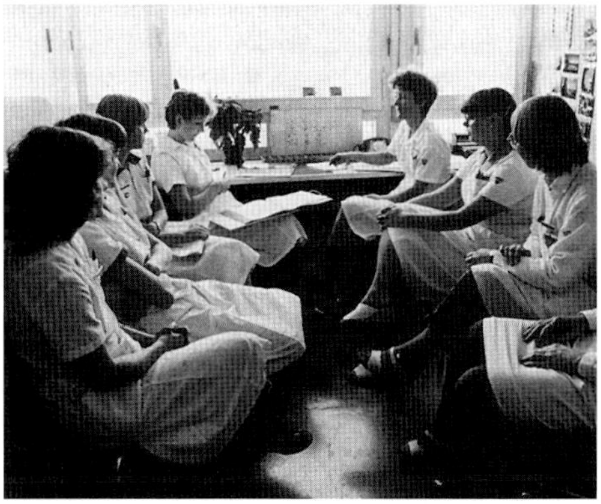

Abb. 1.52 In einer Gruppe herrscht eine eigene Dynamik. Welche Stellung haben Sie in den Gruppen, denen Sie angehören? [Aus: Juchli, 1987; Krankenpflege. Thieme-Verlag]

Führungsstile:
Möchten Sie einmal Boss werden? Derjenige, der so richtig etwas zu sagen hat? Wie werden Sie sich dann verhalten? Sind Sie eher der nette, kollegiale Chef oder mehr eine richtige Autorität? Man unterscheidet nach Kurt Lewin folgende Führungsstile:

- **Autoritärer, autokratischer** bzw. **hierarchischer Führungsstil**: Der Gruppenführer befiehlt, bestimmt die Gruppennormen und verteilt Sanktionen. Die Mitglieder sind unzufrieden, da sie selbst lediglich Befehlsempfänger sind. In Notstandsituationen (Armee, Notfallchirurgie) kann dieser Führungsstil dennoch nützlich sein.
- **Laissez-faire-Stil**: Der Gruppenleiter greift kaum ein, die Mitglieder der Gruppe haben maximale Freiheit ihre Aufgaben auszuführen (oder auch nicht...), eine Kontrolle findet kaum statt. Aufgaben werden weniger effektiv bewältigt. Die Zufriedenheit wird durch den Mangel schließlich immer geringer..
- **Demokratischer Führungsstil**: Arbeitsaufgaben werden demokratisch verteilt unter Berücksichtigung der Meinung aller Gruppenmitglieder. Der Gruppenführer unterstützt Entscheidungsprozesse. Die Mitglieder sind meist zufrieden, die Effektivität ist zufriedenstellend.

Weitere Ansätze unterscheiden außerdem folgende Führungsstile:

- **Aufgaben-** bzw. **sachorientierter Führungsstil**: Es wird Wert auf maximalen Arbeitsoutput gelegt; der Chef stellt hohe Ansprüche und herrscht mit eiserner Hand.
- **Personen-** bzw. **beziehungsorientierter Führungsstil**: Der Boss sieht in seinen Untergebenen Partner, mit denen Aufgaben im Team gemeinsam bewältigt werden. Der Chef setzt sich für seine Mitarbeiter ein und gibt viel Anerkennung.
- **Patriarchalischer Führungsstil**: Autorität und Güte des „Vaters" der Firma stehen im Vordergrund, er herrscht aufgrund seines Alters- und Erfahrungsvorsprungs.
- **Charismatischer Führungsstil**: Oberguru mit hoher Ausstrahlungskraft, dem die Untergebenen voller Freude folgen und jedes Opfer bringen.
- **Bürokratischer Führungsstil**: Verwaltungsabläufe stehen im Vordergrund; der Vorgesetzte verschanzt sich hinter eng geregelten Dienst- und Weisungsbefugnissen. Kaum Flexibilität, wenig Effizienz.

Klinischer Bezug
Letztlich ist ein Arzt auch Vorgesetzter und muss sich in seinem Verhalten für einen Führungsstil entscheiden.

H06

→ **Frage 1.340: Lösung D**

Zu **(A)–(E)**: Informelle Gruppen bilden sich durch Sympathie, während formelle Gruppen eine gemeinsame Arbeitsaufgabe haben und durch die Hierarchie im Betriebsablauf der Arbeitsstätte vorgegeben sind. Das Pflegeteam im Krankenhaus (A), der Aufsichtsrat (B), ein eingetragener Verein (C) und sogar eine Schulklasse bilden also formelle Gruppen. Wenn einige Teilnehmer einer Busreise mit Verkaufsausstellung in die Lüneburger Heide sich etwas anfreunden und zusammen Kaffee trinken gehen, dann bilden sie aber nur eine informelle Gruppe.

F04

→ **Frage 1.341: Lösung D**

Zu **(A)**: Seligman entwickelte 1975 das Konzept der gelernten Hilflosigkeit aus tierexperimentellen Studien. Hunde, die Serien von Elektroschocks auch mit Aufwand aller Kräfte nicht entkommen konnten, wurden schließlich passiv und ertrugen dann auch andere Situationen hilflos, in denen Möglichkeiten zur Flucht gegeben waren. Das Modell kann sicherlich auch zur Erklärung herangezogen werden, warum Ärzte häufiger depressiv werden als Angehörige anderer Berufsgruppen.

Zu **(B)**: Dissonanz: Im selben Individuum stehen zwei Erkenntnisse im Widerspruch (=kognitive Dissonanz), die mit einer Erklärung in Eintracht gebracht werden müssen, um kognitive Konsonanz zu erreichen. Eine solche besteht hier zwar auch (die Assistenzärzte sind todmüde, arbeiten aber trotzdem), die Frage beschreibt aber hierfür keinen Lösungsansatz, wie die kognitive Dissonanz aufgelöst werden könnte.

Zu **(C)**: Nach einem psychologischen Schulleistungstest wurde dem Lehrpersonal mitgeteilt, welche Schüler als „hochbegabt" einzustufen wären. Die Namen der Schüler waren nach dem Zufallsprinzip ausgewählt worden, entsprachen also nicht einer tatsächlichen „Höherbegabung". Während in den höheren Klassen die Lehrererwartung eine geringe Rolle spielte, wiesen die vermeintlich „Hochbegabten" in den unteren Schulstufen einen deutlichen Leistungsvorsprung auf ihre KollegInnen auf. Diese Tendenz psychologischer Testergebnisse, das Umfeld der Testpersonen so zu beeinflussen, dass die Test-Prognose auch tatsächlich eintritt, ist bekannt unter dem Namen *self-fulfilling-prophecy*. Diese *sich selbst erfüllende Prophezeiung* kann als Sonderfall des Rosenthal-Effekts gesehen werden.

Zu **(D)**: Konformität: Übereinstimmung eines Individuums mit den Normen der Gruppe. Nonkonformität: bewusstes Abgrenzen. Der Konformitätsdruck der restlichen Gruppe führt dazu, dass die Assistenzärzte sich dieser Überlastung nicht entziehen können.

Zu **(E)**: Geplantes Verhalten: Diese Antwortmöglichkeit ist vom IMPP möglicherweise als (schlechter?) Scherz gemeint. Tatsache ist, dass die Universitätsverwaltung diese billigen Überstunden der Assistenzärzte durchaus einplant und ohne sie das System der ärztlichen Versorgung schnell zusammenbrechen würde. Eine interessante Form der modernen Leibeigenschaft.

F08

→ **Frage 1.342: Lösung E**

Zu **(A)**: Kohäsion ist die soziale Bindungsstärke von Gruppenmitgliedern. Durkheim (1897) definierte hier den Begriff der „Anomie", dem Abriss sozialer Beziehungen, der in enger Verbindung mit Suizid steht. So begehen z. B. verwitwete, alleinstehende Menschen häufiger Selbstmord als andere.

Zu **(B)** und **(C)**: Kohäsion ist die soziale Bindungsstärke von Gruppenmitgliedern. Eine starke Kohäsion geht einher mit Vertrauen und Hilfsbereitschaft.

Zu **(D)**: Diese Aussage ist korrekt. Ein hoher Gruppenzusammenhalt (soziales Netz) gilt als Protektivfaktor.

Zu **(E)**: Strukturelle Deprivation (=Armut) entsteht durch die unterschiedliche Aufteilung der Einkommenshöhe auf die einzelnen Bevölkerungsgruppen. Relative Deprivation dagegen bezieht sich auf subjektiv wahrgenommene Benachteiligung in Relation zu einer Bezugsgruppe. Soziale Kohäsion ist also keine Form struktureller Deprivation.

I.73 Soziale Schichten

„*Alle Menschen sind gleich*" schwärmte Francois-Marie Voltaire im 17. Jahrhundert. Vergleichen Sie jetzt doch mal den Inhalt ihres Portemonnaies mit dem Ihres Nachbarn. Wie wäre es mit einem kleinen, sozialistischen Finanzausgleich, so dass Sie beide dasselbe besitzen? Oder besser lieber doch nicht? „*Gleichheit ist das Ende der Gerechtigkeit*" konterte Friedrich Nietzsche nicht ganz zu unrecht. Sowohl materielle Güter (z. B. Einkommen) als auch immaterielle Eigenschaften (z. B. soziales Prestige, Bildung, gesundheitliche Risiken am Arbeitsplatz) sind in einer Gesellschaft nicht gleich verteilt. Man spricht von **sozialer Ungleichheit.** Inwieweit diese Ungleichverteilung Einfluss auf Krankheiten hat, ist eine für die Medizin relevante Frage. Je nach Geschichtsepoche lassen sich folgende **Gesellschaftsformen** differenzieren:

1. **Kastengesellschaft:** vorwiegend in Indien werden aufgrund der Zugehörigkeit bei der Geburt Kasten unterschieden: Brahmanen (Priester), Kshatriyas (Krieger, höhere Beamte), Vaishyas (Händler, Grundbesitzer), Shudras (Handwer-

ker, Tagelöhner) und die Paria (Unberührbare, Ausgestoßene). Wichtige Informationen im **www.studivz.net** unter der Gruppe „Kasten-Gesellschaft".
2. **Ständegesellschaft:** ein Stand ist eine Gruppe im Zeitalter des Feudalismus mit gemeinsamen Standesbewusstsein. Stände werden gebildet nach Herkunft (Geburt), wirtschaftlicher Lage, Beruf und Bildung, z. B.: Adel, Klerus (Priester), Bürgertum, Bauern, Leibeigene/Proletariat.
3. **Klassengesellschaft:** Der Begriff bezieht sich auf die junge Industriegesellschaft des 19./Anfang 20. Jahrhunderts in Europa. Ein wichtiger Baustein der Klassen-Theorie von Karl Marx und Friedrich Engels war die Verfügbarkeit über Produktionsmittel. Man unterschied Bourgeois und Proletarier bzw. Kapitalisten und Lohnarbeiter. Die Einteilung ist heute schwierig, da auch Arbeiter Aktien kaufen können.
4. **Schichtungsgesellschaft:** Gebräuchliches Modell der modernen Gesellschaft. Einteilung meist 1. vertikale Differenzierung in drei **soziale Schichten**: Ober-, Mittel- und Unterschicht oder 2. horizontale Differenzierung nach der Aufgabenverteilung (Spezialisierung) innerhalb von Angehörigen derselben Schicht.

Sozialer Status ist die Position eines Individuums in der Schichtungshierarchie. Man unterscheidet (1) den schon bei der Geburt vorhandenen zugeschriebenen Status (Geschlecht, Alter, Herkunft) vom (2) erworbenen Status (berufliche Position, akadem. Titel). Die Ermittlung von **Statusmerkmalen** geschieht meist nach der **meritokratischen Triade**: 1. Einkommen, 2. Ausbildungsstand und 3. Berufsposition des Haushaltsvorstands werden mit Punkten bewertet. Die Summe erlaubt eine Zuordnung in eine soziale Schicht. Religionszugehörigkeit, Rasse, Familienstand oder ähnliches werden nicht zu den Statusmerkmalen gezählt. Neben der meritokratischen Triade gibt es auch die **soziale Selbsteinstufung** (Kleining/Moore) bei der Probanden sich in vorgegebene Prestigegruppen selbst einstufen. Man trennt: O = Oberschicht; OM = obere Mittelschicht; MM = mittlere Mittelschicht; UMni = untere Mittelschicht nicht industriell; UMi = untere Mittelschicht industriell; OUni = obere Unterschicht nicht industriell; OUi = obere Unterschicht industriell; UU = unter Unterschicht und SV = sozial Verachtete. Grob lässt sich die Mittelschicht mit einem Jahreseinkommen zwischen 20.000,- bis 40.000,- Euro definieren. Problematisch bei der Einteilung in soziale Schichten ist aber immer die Festlegung von Grenzen: Ab wie viel Euro Monatseinkommen fängt die soziale Oberschicht heute wirklich an? In welche Sozialschicht gehören eigentlich Medizinstudenten? Für Übergänge im menschlichen Leben haben Glaser & Strauss den Begriff **„Statuspassage"** geprägt. So sind z. B. der Eintritt ins Studium wie auch das Ende des Berufslebens solche Passagen, bei denen es auch zu Veränderungen der Selbstdefinition kommt.

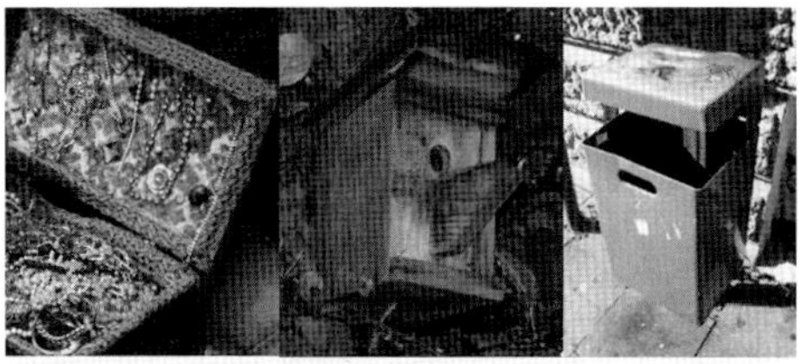

Abb. 1.53 Übertragung des indischen Kastensystems auf die moderne Schichteinteilung.

Statusmerkmale können übereinstimmend oder widersprüchlich sein. Man unterscheidet:

a) **Statuskonsistenz (Statuskristallisation)**: Personen, deren Statusmerkmale auf dem gleichen Niveau sind, z. B.: Ein promovierter Oberarzt hat einen Jahresbruttoverdienst von 70.000,- Euro.
b) **Statusinkonsistenz**: Personen, bei denen sich Statusmerkmale (Ausbildung/Einkommen) in ihren Niveaus deutlich unterscheiden. Negativbeispiel: Aufgrund der Buhlman'schen 12-Jahresfrist, einer der haarsträubendsten Regelungen, die jemals von einer deutschen Regierung verabschiedet wurden, konnte der Arbeitsvertrag eines hochbegabten, fleißig-forschenden, dynamischen und sympathischen Privatdozenten nicht verlängert werden, er ist arbeitslos geworden und lebt nun, da er nix besseres als Forschung gelernt hat und an keiner deutschen Universität mehr angestellt werden darf, den Rest seiner Tage von HARTZ-IV. Positivbeispiel: nach dem Sonderschulabschluss wird jemand zunächst ungelernter Hilfsarbeiter im Hamburger Hafen. Über entsprechende Kontakte in der Kraftmaschinenabteilung einer Muckibude in St. Pauli erlernt er dann den freien Beruf als selbständiger Zuhälter und verdient ca. 250.000,- EURO jährlich (... selbstverständlich abzüglich Steuern).

Lebensstile als Statusmerkmal: Nach Ansicht von Pierre Bourdieu (1930–2002) ist der Lebensstil eines Menschen der beste Prädiktor, um Personen einer sozialen Klasse zuzuordnen. Für die Darstellung der Sozialstruktur benutzt Bourdieu das Konstrukt des **sozialen Raums**, in dem sich gesellschaftliche Positionen und Lebensstile abzeichnen. Für die Konstruktion des sozialen Raums sind in der 1. Dimension das ökonomische und das kulturelle Kapital von entscheidender Bedeutung. Die 2. Dimension wird durch einen intellektuellen und einen ökonomischen Pol gebildet und in seiner 3.

Dimension berücksichtigt Bourdieu eine zeitliche Komponente (kollektive Laufbahneffekte). Individuen mit räumlicher Nähe in diesem Raum haben mehr Umgang miteinander, daraus lassen sich Klassen bilden, die sich wiederum in Fraktionen aufgliedern lassen. Nach Bourdieu entspricht jeder Positionsklasse eine **Habitusklasse**. Die Lebensstile der Individuen sind nur die äußere Erscheinung des dahinterstehenden Habitus. Habitus ist ein System von Dispositionen wie die äußere Erscheinung, das Verhalten und Auftreten eines Menschen. Beispiele sind Körpersprache, Kleidung, Ess- und Trinkgewohnheiten, Gesundheitsverhalten wie z. B. Bereitschaft Alkohol- und Drogenkonsum, Hobbys. Zum äußerlich sichtbaren Habitus gehört die dahinterstehende Denk-, Wahrnehmungs-, Beurteilungs- und Handlungsmatrix, die sich letztlich auch auf die Entstehung von Krankheiten auswirkt. Der Habitus ist die geronnene Erfahrung der Geschichte eines Individuums; hierbei spielt u.a. auch die soziale Herkunft eine Rolle. Bourdieu entwickelte drei Richtungen eines guten Geschmacks, die er für ein verbindendes Moment innerhalb der Klassen hielt: 1. Der legitime Geschmack bei Menschen mit großem Kapitalvermögen; 2. der mittlere Geschmack und 3. der populäre Geschmack. Innerhalb der herrschenden Klasse differenzierte Bourdieu zwischen zwei Lebensstilen: (a) asketischer Aristokratismus und (b) Sinn für Luxus. Die herrschende Klasse zeichnet sich durch Leichtigkeit, Selbstbewusstsein und Natürlichkeit aus, über die nur diejenigen verfügen, die mit den selbst definierten Normen spielerisch umgehen können. Der mittlere Geschmack des Kleinbürgertums zeigt dagegen Schwerfälligkeit, Zwanghaftigkeit und das Bemühen, die Geschmacksnormen der herrschenden Klasse zu kopieren. Der „populäre Geschmack" („Notwendigkeitsgeschmack") ist am häufigsten in den unteren Schichten mit niedrigem Bildungskapital zu finden. Hier wird nur gewünscht, was auch erfüllbar ist. Das Konzept von Bourdieu wurde vielfach erweitert, da sich in modernen Gesellschaften eine Pluralisierung und Individualisierung von Lebensstilen beobachten lässt, so gehen auch Menschen aus bildungsarmen Schichten ins Museum und ins klassische Konzert und Menschen mit hoher Bildung hören Schlager.

Mobilität: Zwischen den einzelnen Schichten kann ein Individuum hin und her wandern. Dies bezeichnet man als **„vertikale Mobilität"**. Beispiel: stufenweiser Aufstieg eines Doktoranden mit $^1/_2$ Stelle zum PostDoc, Habilitatus und schließlich zum W3-Professor. **Horizontale Mobilität** ist der Wechsel zu einem gleichwertigen Status ohne eine Veränderung der Schichtzugehörigkeit. Beispiel: Ein Bäcker schult um und wird Schuster. Diese schichtorientierten Mobilitäten sollten nicht verwechselt werden mit der **geographischen Mobilität**, selbige umfasst alle Bewegungen von Menschen im geographischen Raum, z. B. Ein- und Auswanderungen oder Umzüge von einer Stadt in eine andere, wenn dies zu einer Bevölkerungsveränderung führt. d. h. hierzu zählen nicht temporäre geographische Bewegungen wie etwa die Ausflüge sämtlicher Bewohner der Hamburger Innenstand an unseren ohnehin überfüllten FKK-Strand hier am Brodtener Ufer in Travemünde oder die mittägliche Völkerwanderung der Studenten in die Personalkantine der Universität Lübeck, immer wenn ich auch gerade dort essen wollte. Hinsichtlich Mobilität unterscheidet die Mikro-Soziologie außerdem, ob es sich um den sozialen Auf- oder Abstieg einer Person handelt (Intra-Generationen-Mobilität), oder um eine Statusverbesserung/-verschlechterung zwischen zwei Generationen (**Inter-Generationen-Mobilität**). Beispiel für letztere: Der Vater war Hafenarbeiter und aus dem Sohn wird ein Professor (**intergenerative Aufwärtsmobilität**).
Im **Wohlfahrtsstaat** werden weitreichende Maßnahmen zur Verbesserung des sozialen, materiellen und kulturellen Wohlergehens seiner Bürger ergriffen. Hierzu zählen z. B. Fürsorgemaßnahmen. Das Wort **Opportunitätsstruktur** kommt vom lat. „opportun" = angemessen, vorteilhaft und bezeichnet die Summe der Chancen, die eine Gesellschaft ihren Mitgliedern zur Lebensgestaltung zur Verfügung stellt. Die Opportunitätsstruktur untersucht soziale Kontexte und ihre relative empirische Bedeutung zueinander, um z. B. die Dynamik kollektiven Handelns zu erklären. Man trennt externe (unterschiedliche Kontexte, z. B. verschiedene Berufe) und interne Opportunitätsstruktur (z. B. Unterschiede innerhalb desselben Berufs).

Soziale Ungleichheit ist ein soziologisches Lieblingsthema, bei dem man davon ausgeht, dass viele Menschen aufgrund ungerecht verteilter Chancen unfreiwillig in Armut absinken. Allerdings ist es schwierig, den Status unterschiedlicher Bevölkerungsgruppen wirklich zu vergleichen. Zur Definition von Armut wird das Konstrukt **"Äquivalenzeinkommen"** herangezogen. Mit Hilfe einer **Äquivalenzskala** werden die Einkommen nach Haushaltsgröße gewichtet, da größere Familien Einspareffekte nutzen können (z. B. durch gemeinsame Benutzung von Wohnraum oder Haushaltsgeräten). Das durchschnittliche Nettoäquivalenzeinkommen bezeichnet den pro Kopf verfügbaren Geldbetrag, 2003 betrug es 1.564,- Euro pro Familienmitglied. Legt man die Armutsgrenze bei 50 % dieses Einkommens, dann sind 7 % der West- und 10 % der Ost-Bundesbürger arm. Armut ist nicht mit Armseligkeit gleichzusetzen; letztere findet man leider unter den Gutbetuchten viel häufiger.
Sozialer Gradient: Die Lebenserwartung steigt mit höherer Schulbildung und höherem Einkommen; in unteren Sozialschichten finden sich mehr Er-

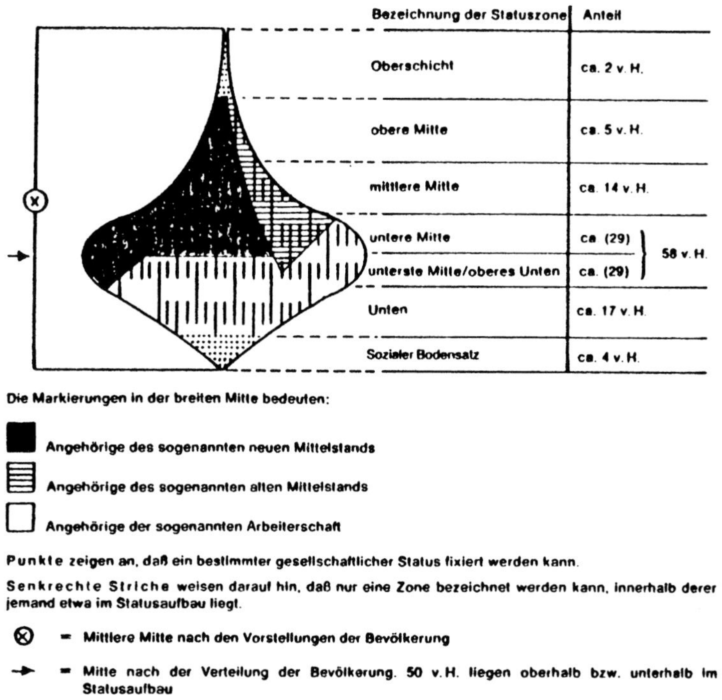
Bezeichnung der Statuszone
Anteil
Oberschicht
ca. 2 v. H.
obere Mitte
ca. 5 v. H.
mittlere Mitte
ca. 14 v. H.
untere Mitte
ca. (29)
58 v. H.
unterste Mitte/oberes Unten
ca. (29)
Unten
ca. 17 v. H.
Sozialer Bodensatz
ca. 4 v. H.
Die Markierungen in der breiten Mitte bedeuten:
Angehörige des sogenannten neuen Mittelstands
Angehörige des sogenannten alten Mittelstands
Angehörige der sogenannten Arbeiterschaft
Punkte zeigen an, daß ein bestimmter gesellschaftlicher Status fixiert werden kann.
Senkrechte Striche weisen darauf hin, daß nur eine Zone bezeichnet werden kann, innerhalb derer jemand etwa im Statusaufbau liegt.
= Mittlere Mitte nach den Vorstellungen der Bevölkerung
= Mitte nach der Verteilung der Bevölkerung. 50 v. H. liegen oberhalb bzw. unterhalb im Statusaufbau

Abb. 1.**54** Statusaufbau der Bevölkerung der Bundesrepublik ohne neue Länder (aus: K. M. Bolte, S. Hradil: „Soziale Ungleichheit in der Bundesrepublik Deutschland", Leske + Budrich, Opladen 1988).

krankungen als in höheren Sozialschichten. Der soziale Gradient nimmt aber nicht geradlinig im Lauf des Lebens zu, da z. B. die Kindersterblichkeit höher ist, Angehörige der Unterschichten in ihrem Beruf oft ein höheres Unfallrisiko haben oder gesundheitsschädigenden Arbeitsbedingungen ausgesetzt sind, die gesundheitlichen Folgen von Armut sich oft erst im Alter aufaddieren und Menschen aus den unteren Sozialschichten früher sterben

Soziale Ungleichheit gibt es nicht nur zwischen sozialen Schichten. Letztlich sind die Deutschen auf einem sehr hohen Niveau *„arm"*. Ein HARTZ-IV-Empfänger würde zu den Wohlhabenden gehören, dürfte er z. B. nach Äthiopien auswandern (mittleres Einkommen: 90,- $ pro Jahr!!!). Man spricht von **Einkommensdisparität**, d. h. dem Auseinanderklaffen des Einkommens verschiedener Staaten oder Bevölkerungsgruppen. So ist das durchschnittliche Einkommen in den USA etwa siebenmal so hoch wie in Mexiko. In den Entwicklungsländern klafft vor allem das mittlere Einkommen der Land- und der Stadtbevölkerung stark auseinander.

Multikulturelle Aspekte: Als ich vor einigen Monaten in München am Hauptbahnhof aus dem Zug stieg und mich auf die Suche nach dem Hotel machte, hatte ich einige Zeit lang das intensive Gefühl, mich in der Stadt geirrt zu haben und wähnte mich in Istanbul oder Ankara. Vom typischen bayerischen Ureinwohner mit Gamsbart am Hut war nichts zu sehen, dafür reihte sich ein türkischer Feinkostladen und Gyros-Grill an den nächsten. Stadtteile mit hohem Anteil an Immigranten gehören heute fast in jeder größeren Stadt zu den Problembezirken und die nach Deutschland eingewanderten Ausländer haben ein besonders hohes Risiko für das Absinken in untere Sozialschichten. Der Begriff **Akkulturation** bezeichnet das Hineinwachsen einer Person in ihre kulturelle Umwelt. In der Regel bezieht sich der Begriff auf Kinder und Jugendliche. Es kann aber auch der **Assimilationsprozess** Erwachsener gemeint sein, die sich als **Immigranten** mit einer ihnen fremden Kultur vertraut machen müssen. Akkulturation vollzieht sich durch Erziehung wie auch durch ungeplantes Lernen. Am Ende ist der Mensch mit der entsprechenden Kultur vertraut und kennt ihre ungeschriebenen Gesetze. Die **Migrationsforschung** beschäftigt sich mit dem Aufeinandertreffen von Menschen aus unterschiedlichen Kulturen. Eines der wesentlichsten Probleme von Migrantenfamilien liegt darin, das Verhältnis sowohl zur eigenen Kultur wie auch zur Aufnahmegesellschaft zu gestalten. Nach John W. Berry lassen sich vier Akkulturationsstrategien unterscheiden definiert über die Fragen, ob die Minderheitengruppe die eigene Kultur beibehalten will oder nicht und ob irgendeine Form des Kontakts zwischen Mehrheit und Minderheit bestehen soll oder nicht: Bei **Integration** und **Assimilation** ist das Verhalten mehr auf die aufnehmende Gesellschaft bezogen. **Separation** bedeutet starke Abgrenzung zur aufnehmenden Gesellschaft bei gleichzeitiger Hinwendung zur eigenen Kultur. **Marginalisierung** (*margin* = Rand) ist durch eine Abgrenzung sowohl von intra- als auch interkulturellen Beziehungen gekennzeichnet. Ergebnisse vieler Studien sprechen dafür, dass Marginalisation und Separation mit höheren psychischen Belastungen verbunden sind als Integration und Assimilation. **Geographische Segregation** (Abspaltung) ist das Gegenteil von Integration und führt z. B. zur **Ghettobildung** überwiegend von ausländischen Bevölkerungsanteilen.

F07

→ **Frage 1.343: Lösung B**

Zu **(A)**: Vertikale Mobilität bezeichnet Auf- und Abstiegsbewegungen in sozialen Schichten. Um sich im Schweiße seines Angesichts ein Stück weit nach oben durchzukämpfen, hilft in Europa stark die schulische und berufliche Qualifikation.
Zu **(B)**: Diese Aussage ist falsch, denn Statusinkonsistenz bedeutet, dass dieselbe Person sich in Statusmerkmalen (z. B. Ausbildung und Einkommen) in ihren Niveaus deutlich unterscheidet; die Person ist dann keiner Schicht mehr eindeutig zuzuordnen.
Zu **(C)**: Der zugeschriebene soziale Status wird durch die Geburt (z. B. als Adliger) erworben.
Zu **(D)**: Die Ermittlung von Statusmerkmalen geschieht oft nach der meritokratischen Triade.
Zu **(E)**: Seinen Mercedes Benz sollte man schon herzeigen, damit ein jeder sieht, was für ein toller Hecht man ist.

H96

→ **Frage 1.344: Lösung B**

Die „Versorgungsklasse" erhält eine Versorgung von der Gemeinschaft, da diese Menschen vorübergehend oder dauernd nicht in der Lage sind, sich selbst zu versorgen. Dies stimmt mit der Lösungsmöglichkeit (B) überein. Die übrigen Antworten beschreiben überwiegend Bevölkerungsteile, die sich selbst versorgen bzw. sogar noch andere mitversorgen könnten.

F06

→ **Frage 1.345: Lösung E**

Zu **(A)**: Interrollenkonflikt: Jeder Mensch hat nicht nur eine, sondern mehrere Rollen gleichzeitig zu erfüllen. Zwischen diesen Rollen kann es zu Konflikten kommen. Hinsichtlich der Rollen des 55-Jährigen wird hier aber nur auf eine Rolle, die des Facharbeiters, verwiesen.
Zu **(B)**: Intrarollenkonflikt: Zwischen unterschiedlichen Rollensegmenten kann es zu Konflikten kommen. Ein Bezug auf unterschiedliche Anforderungen an eine Rolle ist hier gleichfalls nicht vorhanden.
Zu **(C)**: Rollendistanz: innere Distanz zu den Rollenerwartungen, die an den Inhaber einer bestimmten Rolle gestellt werden, oft mit dem Resultat, dass der Betreffende gegen diese Erwartungen verstößt. Da der 55-Jährige unfreiwillig ausscheiden musste und möglicherweise gerne gearbeitet hat, ist hier keine Rollendistanz zu sehen.
Zu **(D)**: Statuskristallisation: einheitliche Ausprägung mehrerer Statusmerkmale auf verschiedenen Dimensionen (z. B. hohe Bildung, hohes Einkommen, großer Einfluss, großes Auto). Durch die Arbeitslosigkeit ist das in dem Beispiel nicht mehr gegeben.
Zu **(E)**: Statusverlust: sozialer und/oder beruflicher Abstieg. Durch die vorzeitige Berentung unterliegt der Facharbeiter einem Statusverlust.

H08

→ **Frage 1.346: Lösung C**

Zu **(A)**: Inter-Generationen-Mobilität ist die Statusverbesserung/-verschlechterung zwischen zwei Generationen. Hier ist die Intra-Generationen-Mobilität beschrieben.
Zu **(B)**: Intra-Generationen-Mobilität ist die Statusverbesserung/-verschlechterung innerhalb derselben Generation, d. h. eines Individuums. Hier ist die Inter-Generationen-Mobilität beschrieben.
Zu **(C)**: Soziale Mobilität ist der Wechsel von einer Gesellschaftsschicht zur anderen.
Zu **(D)**: Soziale Mobilität ist der Wechsel von einer Schicht zur anderen. Hier ist die Statusinkonsistenz beschrieben.
Zu **(E)**: Vertikale Mobilität bezeichnet Auf- und Abstiegsbewegungen in sozialen Schichten. Hier ist die horizontale Mobilität beschrieben.

H05

→ **Frage 1.347: Lösung B**

Zu **(A)**: Äquivalenzeinkommen: siehe Lerntext I.73.
Zu **(B)**: Einkommensdisparität: Auseinanderklaffen des mittleren Einkommens der Bürger verschiedener Staaten oder Bevölkerungsgruppen. So ist das durchschnittliche Einkommen in den USA etwa siebenmal so hoch wie in Mexiko. In den Entwicklungsländern klafft v. a. das mittlere Einkommen

der Land- und der Stadtbevölkerung stark auseinander. Die Zahlen für Deutschland nennt uns freundlicherweise die IMPP-Frage.
Zu **(C)**: Statusinkonsistenz: Widersprüche zwischen Herkunft, Ausbildung, Lebensstandard und Einkommen.
Zu **(D)**: Transfereinkommen (Übertragungseinkommen) sind Leistungen, die ohne direkte Gegenleistung gezahlt werden. Im Bereich des Staates sind dies z. B. Wohngeld, Kindergeld, Arbeitslosengeld, Sozialhilfe, Rentenzahlungen, aber auch Stipendien an Studenten. Private Transfereinkommen umfassen Transfers unter Privatpersonen (z. B. unter Verwandten) und karitative Leistungen. Vom Transfereinkommen unterscheidet man das Faktoreinkommen (Leistungseinkommen).
Zu **(E)**: Vertikale Mobilität bezeichnet Auf- und Abstiegsbewegungen in sozialen Schichten. Zu solchen Auf- und Abstiegen kann es innerhalb einer Generation kommen oder auch im Vergleich zu den Ahnen.

F07

→ **Frage 1.348: Lösung D**

Zu **(A)**: Horizontale Mobilität ist definiert als Veränderung eines Menschen (z. B. des Berufs), ohne dass diese Person dabei in eine andere Schicht wechselt. Die Aussage ist also richtig.
Zu **(B)**: Inter-Generationen-Mobilität (*inter* = zwischen) ist die Statusverbesserung/-verschlechterung zwischen zwei Generationen (Eltern-Kinder). Die Aussage ist also richtig.
Zu **(C)**: Intra-Generationen-Mobilität (*intra* = innerhalb) ist die Statusverbesserung/-verschlechterung im Verlauf des Lebens eines Menschen, der mehrere Generationen durchläuft. Die Aussage der „Berufsbiografie" ist also auch richtig.
Zu **(D)**: Soziale Mobilität bezeichnet den Wechsel von einer Schicht zur anderen. Die Aussage ist verkehrt; die in der Frage genannte Definition bezeichnet Statusinkonsistenz.
Zu **(E)**: Soziale Mobilität bezeichnet den Wechsel von einer Schicht zur anderen. Die Stände im Mittelalter waren ab Geburt zugeschrieben und kaum zu verändern. Demgegenüber gibt es heute einen erfrischenden Wechsel. Die Aussage ist also richtig.

H00

→ **Frage 1.349: Lösung C**

Zu **(A)–(E)**: Vertikale Mobilität: siehe Lerntext I.73.

H10 ■

→ **Frage 1.350: Lösung E**

Zu **(A)**: Nach Ansicht von **Pierre Bourdieu** (1930–2002) ist der **Lebensstil** eines Menschen der beste **Prädiktor, um Personen einer sozialen Klasse zuzuordnen**. Kultur ist für Bourdieu das entscheidende Medium zur Reproduktion der Klassenstrukturen in kapitalistischen Gesellschaften. Für die Darstellung der Sozialstruktur benutzt Bourdieu das **Konstrukt des sozialen Raums**, in dem sich gesellschaftliche Positionen und Lebensstile abzeichnen. Ein wichtiger Faktor in diesem Konstrukt ist neben ökonomischen Aspekten die **Bildung**.
Zu **(B)**: Das Konzept von Bourdieu wurde vielfach erweitert, da sich in modernen Gesellschaften eine **Pluralisierung und Individualisierung von Lebensstilen** beobachten lässt: So gehen auch Menschen aus bildungsarmen Schichten ins Museum und ins klassische Konzert und hochgebildete Menschen hören Schlager.
Zu **(C)**: Der **Lebensstil**, also die regelmäßig wiederkehrende Gesamtheit der Verhaltensweisen, Interaktionen, Meinungen, Wissensbestände und bewertenden Einstellungen eines Menschen in seinem Alltag, steht in ständiger **Wechselwirkung mit der Umwelt**: Die **soziale Gruppierung** beeinflusst den Lebensstil, gleichzeitig beeinflusst auch der Lebensstil die soziale Gruppierung.
Zu **(D)**: Der Lebensstil ist ein wichtiges Mittel der Identitätsdarstellung und damit auch der Abgrenzung gegenüber anderen. Dies trifft sowohl für die individuelle als auch die gesellschaftliche Ebene zu.
Zu **(E)**: Der **Lebensstil** ist sehr wohl **relevant für das Gesundheitsverhalten**, z. B. sind Rauchen, Alkohol und Drogen oder auch „Wellness-Aktivitäten" Ausdruck verschiedener Lebensstile.

H10

→ **Frage 1.351: Lösung E**

Zu **(A)**: Auch das **Erreichen individueller Lebensziele** (A), z. B. die Berufswahl, die Karrierechancen oder auch der Erwerb von Luxusgütern werden von der das Individuum umgebenden Gesellschaft beeinflusst.
Zu **(B)**: Die **Handlungsoptionen des Einzelnen** sind durch die vorgegebenen Grenzen der Gesellschaft festgesetzt.
Zu **(C)** und **(E)**: Der Begriff **Opportunitätsstruktur** (von lat. „*opportunus*" = angemessen, vorteilhaft) bezeichnet die **Summe der Chancen, die eine Gesellschaft ihren Mitgliedern zur Lebensgestaltung zur Verfügung stellt** (C). Untersucht werden die sozialen Kontexte und ihre relative empirische Bedeutung zueinander, um z. B. die Dynamik kollektiven Handelns zu erklären. Die **eigene Opportunitätsstruktur** kann vom Individuum **nicht selbst festgelegt** werden, sondern ist von den gesellschaftlichen Strukturen vorgegeben (E).
Zu **(D)**: Selbstverständlich kann diese Art des äußeren „Zwanges" auch die **Gesundheit** eines Menschen beeinträchtigen.

F06

→ **Frage 1.352: Lösung D**

Zu **(A)–(E)**: Der Begriff Akkulturation bezeichnet das Hineinwachsen einer Person in ihre kulturelle Umwelt. In der Regel bezieht sich der Begriff auf Heranwachsende, also Kinder und Jugendliche in der Phase der Adoleszenz.
Marginalisierung (von *margin* = Rand, *marginal* = am Rand befindlich): Eines der wesentlichsten Probleme von Migrantenfamilien liegt darin, das Verhältnis sowohl zur eigenen Kultur wie auch zur Aufnahmegesellschaft zu gestalten. Dabei lassen sich vier Möglichkeiten unterscheiden: Bei Integration (B) und Assimilation (A) ist das Verhalten mehr auf die aufnehmende Gesellschaft bezogen. Separation bedeutet starke Abgrenzung zur aufnehmenden Gesellschaft bei gleichzeitiger Hinwendung zur eigenen Kultur (C). Marginalisierung ist durch eine Abgrenzung sowohl von intra- als auch interkulturellen Beziehungen gekennzeichnet. Ergebnisse vieler Studien sprechen dafür, dass Marginalisation und Separation mit höheren psychischen Belastungen verbunden sind als Integration und Assimilation (E).
Damit schildert Lösungsmöglichkeit (D) die Marginalisierung am besten.

I.74 Schichtspezifisches Verhalten und soziale Benachteiligung

„Selbst die Gerechtigkeit bekommt nicht immer Recht" behauptete H. Schäferling (1957) und man sollte in der Tat in diesem Leben besser nicht davon ausgehen, dass es gerecht zugeht. Auch Reichtum, Prestige und Prüfungszensuren sind höchst ungleich verteilt. Aus der Verteilung von Statusmerkmalen lässt sich ein zwiebelförmiges **Schichtungsmodell** der Gesellschaft konstruieren, bei dem die Mittelschicht am stärksten vertreten ist. Die einzelnen Schichten sind nicht scharf voneinander abgrenzbar, sondern die Übergänge sind fließend. Gehört man zur oberen Spitze dieser gesellschaftlichen Zwiebel, dann wird man das überaus nett vom Schicksal finden. Leider muss irgendjemand aber auch die Zwiebelbasis bilden. Diese Unterschicht zeichnet sich durch Armut aus. Unter **vertikaler sozialer Ungleichheit** werden Unterschiede von Bildung, beruflichem Status und Einkommen verstanden. Die **horizontale soziale Ungleichheit** teilt die Bevölkerung nach Merkmalen wie Alter, Geschlecht, Nationalität oder Kinderzahl ein. Soziologen haben einige interessante Fragen geprüft: Lassen sich Schicht-Unterschiede hinsichtlich Erziehungsstil, Sprachgewohnheiten, sexuellen Normen oder Gesundheitsverhalten finden? Hier eine Übersicht:
Die Soziologie geht davon aus, dass sich die Sprache der sozialen Unterschicht von der Mittel- und Oberschicht unterscheidet. Man trennt (1) den **restringierten Sprachcode** (Unterschicht): kurze, oft unfertige, starre Sätze, dürftige Syntax; mangelhafte Unterscheidung von Begründung und Folgerung; traditionelle Floskeln und Redensarten, kontextgebunden-defizitär. Und (2) den **elaborierten Sprachcode** (Mittel- & Oberschicht): grammatisch komplex-, stark differenzierter Wortschatz, unterscheidet zwischen Begründung und Folgerung; häufige Verwendung unpersönlicher Fürwörter, Konjunktionen und Präpositionen, kontextunabhängig-autonom. Auf Kritik wird z. B. im restringierten Sprachcode mit *„Lass mich doch mit deinem Mist in Ruh'!"* und im elaborierten Code mit *„Würden Sie Ihre Argumentation bitte noch einmal überdenken!"* geantwortet. Dies hat insbesondere in der Schule Auswirkungen, da Lehrer zur Mittelschicht gehören und den elaborierten Sprachcode bevorzugen. Hierdurch kommt es zur sozialen Benachteiligung von Unterschichtskindern. Aber auch zwischen Arzt und Patient kann es manchmal hapern. Problematisch ist, dass im Zuge wachsender Arbeitslosigkeit immer mehr Mittelschichtsangehörige in die Unterschicht abdriften, dort aber ihre Sprach- und Verhaltensgewohnheiten beibehalten und damit das kulturelle Niveau der Unterschicht anheben, so dass viele klassische Unterschiede gar nicht mehr zum Tragen kommen.

Die **soziale Benachteiligung** der Unterschicht beruht oft auf Randgruppen-Zugehörigkeit (Arbeitslose, Kranke, Behinderte, Immigranten). Strukturelle Deprivation, d. h. Mangelzustände, die vom gesellschaftlichen System erzeugt werden, führen zur Benachteiligung bestimmter Gruppen der Bevölkerung. **Strukturelle Deprivation** entsteht durch die unterschiedliche Aufteilung der Einkommenshöhe auf die einzelnen Bevölkerungsgruppen. Die strukturelle Deprivation wird besonders auffällig in Hinblick auf Wohnbedingungen (Elendsviertel, soziale Brennpunkte, nicht-sanierte Altbauviertel). Relative Deprivation dagegen bezieht sich auf subjektiv wahrgenommene Benachteiligung in Relation zu einer Bezugsgruppe. Armut in Deutschland ist eine **relative Deprivation**, gemessen an einem bestimmten Durchschnittseinkommen. Verglichen mit der Armut in Ländern der Dritten Welt, wo Eltern zusehen müssen wie ihre Kinder verhungern, haben wir hier relativ reiche Arme. Dennoch fordert auch in der BRD Armut ihren Tribut: Arme sind doppelt so oft krank wie Personen aus mittleren und hohen Einkommensgruppen. Die „Managerkrankheit" mit Bluthochdruck und Infarktrisiko tritt bei Armen dreimal häufiger als bei Managern auf, denn die Stressbelastung unter miserablen Lebensbedingungen macht krank.

Tab. 1.14 Merkmale typischer Verhaltensweisen von Angehörigen aus der sozialen Unter- und Mittelschicht.

Merkmal	Unterschicht	Mittelschicht
Erziehungsziele	Gehorsam, Regelbefolgung, Ordnung	Eigenverantwortung, Selbständigkeit
Erziehungsverhalten	Reaktion auf faktisches Verhalten, eher körperliche Sanktionen	Reaktionen auf Handlungsabsichten, eher verbale Argumentationen und Liebesentzug als Sanktionsmittel
Zukunfts-Orientierung	eher gegenwartsbezogene Haltung, niedriges Anspruchsniveau	eher zukunftsorientierte Haltung; Bereitschaft, Belohnungen aufzuschieben, hohes Anspruchsniveau
Sprachstil	eher restringierter Sprachcode	eher elaborierter Sprachcode

Wer geringes Einkommen und geringe Bildung hat, stirbt deutlich früher als der Rest der Bevölkerung: In einer Studie an Herzinfarkt-Patienten zwischen 30 und 70 Jahren starben 15 % der Unterschicht aber nur 4 % aus den anderen Schichten. Laut der National Longitudinal Mortality Study (Boston, 2008) reduziert niedrige Bildung (hier: weniger als 12 Jahre Schulbildung) die Lebenserwartung von Männern und Frauen signifikant.

Sex und Schicht: Aktuelle Studien zeigten, dass Kinder aus unteren Sozialschichten deutlich früher sexuell aktiv sind als Gymnasiasten, sie konsumierten häufiger Pornographie, benutzen seltener Kondome und zeigten weniger Zärtlichkeit beim Sex. Teilweise wird hier sogar von „sexueller Verwahrlosung" der Unterschicht gesprochen, ein Schlagwort, das umstritten ist, da es stark stigmatisiert. 84 % aller männlichen und 60 % der weiblichen Jugendlichen sehen sich Porno-Bilder im Internet an – unabhängig von der sozialen Schicht aus der sie stammen.

Schicht und Krankheit: Nach Daten des sozioökonomischen Panels liegt die durchschnittliche Lebenserwartung für Männer aus der Unterschicht 9 Jahre und für Frauen 5 Jahre unter der anderer Schichten. Darüber hinaus besteht eine hohe Korrelation von rund r = 0.6 zwischen Dauer der Arbeitslosigkeit und Lebenserwartung. Während Rauchen Ende des 19. Jahrhunderts noch ein Privileg der Reichen war, rauchen heute vor allem Personen mit geringer Bildung und niedrigerem Status (Arbeitslose, Sozialhilfeempfänger). Beispielsweise rauchen 44 % der Personen mit Hauptschulabschluss gegenüber 22,5 % mit Studium. Der Durchschnitt verlorener Lebenszeit eines Rauchers liegt bei acht Jahren. Hauptschüler trinken außerdem annähernd doppelt so viel Alkohol wie gleichaltrige Gymnasiasten. Adipositas tritt bei den Frauen in der unteren Schicht häufiger auf als in höheren Schichten. In einer Untersuchung in Nordrhein-Westfalen waren 66 % der Unterschichtsfrauen übergewichtig. Ursachen hierfür sind weniger Obst, dafür mehr Fastfood. Außerdem wird in der Unterschicht deutlich weniger Sport betrieben. Das Risiko für chronische Krankheiten ist in der Unterschicht etwa doppelt so hoch. Sind Angehörige der Unterschicht einmal erkrankt, verläuft ihr Heilungsprozess schlechter. Früher waren mangelnde ärztliche Versorgung und krankmachende Arbeitsbedingungen die Gründe dafür. Heute ist der schlechte Gesundheitszustand der Unterschicht keine direkte Folge der Armut mehr, sondern des Mangels an Disziplin. Die Unterschicht lebt im Hier und Heute und kümmert sich weniger um die Zukunft. Allerdings gibt es auch invertierte Risikokonstellationen: Einige allergische Erkrankungen wie die *Rhinitis allergica* treten in der Oberschicht deutlich häufiger als in der Unterschicht auf.

Klinischer Bezug
Die Einteilung der Bevölkerung in Schichten ist wichtig, da zumindest einige Störungen gehäuft in bestimmten Schichten auftreten und anhand der Schichtzugehörigkeit oft auch vermutet werden kann, welche Ressourcen ein Patient noch hat.

F10 H07

→ **Frage 1.353: Lösung D**

Zu **(A)**: Anomie bezeichnet in der Soziologie einen Zustand fehlender oder geringer sozialer Normen und Ordnung.

Zu **(B)**: Gratifikationskrise: hierzu kann es beispielsweise im Berufsleben kommen, wenn für den Arbeitsplatzinhaber ein Ungleichgewicht zwischen seinem persönlichen Einsatz und den erhaltenen Gratifikationen (Belohnungen) besteht. Gratifikationen können finanzielle Vergütung oder auch soziale Anerkennung sein.

Zu **(C)**: Von Statuskonsistenz (auch Statuskongruenz) spricht man, wenn sich die einzelnen Statusmerkmale einer Person etwa auf dem gleichen Niveau befinden, z. B. hohes Ausbildungsniveau und gutes Einkommen.

Zu **(D)**: Deprivation bezeichnet einen Mangelzustand. Dieser kann bei der relativen Deprivation auch ein Entbehrungszustand im subjektiven Vergleich mit anderen sein. Bei der strukturellen Deprivation kommt es durch strukturelle Desintegration und sozioökonomische Faktoren zu einer relativen Deprivation. Der Begriff „strukturelle Deprivation" bezeichnet somit den Tatbestand der deutlichen Benachteiligung einer gesellschaftlichen Gruppe im Vergleich zu anderen, bezogen auf Güter und Dienstleistungen, am zutreffendsten.
Zu **(E)**: Subsidiarität (lat. zurücktreten) stellt individuelle Freiheit und Verantwortung vorrangig vor staatliches Handeln.

F00

→ **Frage 1.354: Lösung C**

Lösung (C) ist nicht korrekt. Es sind die Mittelschichtler, die bereits sanktionierend auf Verhaltensabsichten reagieren. Die Unterschichtsmütter reagieren erst sauer, wenn's schon passiert ist.
Siehe Tabelle im Lerntext I.74.

H02 ■

→ **Frage 1.355: Lösung B**

Zu **(A)**: Paradoxe Interventionen umfassen z. B. Symptomverschreibungen: Einem Zwangsneurotiker wird dringend empfohlen, spätestens alle 30 Minuten sämtliche Elektrogeräte im Haus zu kontrollieren.
Zu **(B)**: Elaborierter Sprachcode: Die für den Patienten völlig unverständliche, gestelzte medizinische Kunstsprache des Arztes ist ein schönes Beispiel dafür. Gegenteil ist der restringierte Sprachcode.
Zu **(C)**: Restringierter Sprachcode (Unterschicht): siehe Lerntext I.74.
Zu **(D)**: „*double bind*": Bei der Doppelbindung befindet sich die aufgeforderte Person in einer Zwickmühle zwischen widersprüchlichen verbalen und nonverbalen Aufforderungen (paradoxe Kommunikation) und kann nur falsch handeln (Opferposition). Der einzige Ausweg aus dieser Zwickmühle wäre, die Beziehungsstruktur beim Namen zu nennen und Metakommunikation zu betreiben. Charakteristisch für die Doppelbindungssituation ist aber, dass dieser Ausweg unmöglich ist, da die Personen in einer engen Abhängigkeitsposition stehen (z. B. Kind zur Mutter). Ständiges Double-bind in der Kindheit wurde lange Zeit als Auslöser für Schizophrenie diskutiert.
Zu **(E)**: Introjektion ist ein psychoanalytischer Abwehrmechanismus. Es handelt sich um die phantasierte Einverleibung eines geliebten Objektes, das jedoch nicht mehr verfügbar ist (z. B. Daumenlutschen als Ersatz für die Mutterbrust).

F03

→ **Frage 1.356: Lösung A**

Zu **(A)**: Underachiever (to *achieve* (engl. = leisten) sind Personen, deren Leistungen unter dem zu erwartenden Niveau liegen.
Zu **(B)**: Personen aus unteren sozialen Schichten bezeichnet man nicht als Underachiever, sondern als Unterschichtsangehörige.
Zu **(C)**: Das wäre eine narzisstische Persönlichkeitsstörung.
Zu **(D)**: Diese Lösungsmöglichkeit dürfte meine persönliche akademische Karriere recht gut definieren.
Zu **(E)**: Ein weiterer Beweis dafür, dass die abstrakt-theoretischen Aufgaben vieler IQ-Tests nicht unbedingt mit dem wahren Leben korrelieren müssen. Nach meiner persönlichen Erfahrung korrelieren gute Leistungen in der Schul- und Berufsausbildung dagegen hoch mit den didaktischen und sozialen Fähigkeiten des zugehörigen (Hochschul-) Lehrers.

H10

→ **Frage 1.357: Lösung A**

Zu **(A)**: Das **Modell der sozialen Verursachung** geht davon aus, dass Armut krank macht. Menschen in den unteren Sozialschichten sind häufiger von Krankheiten betroffen, ihre Lebenserwartung ist gegenüber der Mittel- und Oberschicht reduziert (**sozialer Gradient**).
Zu **(B)**: Es gibt zwar diverse **Zusammenhänge zwischen Geschlecht und Krankheit**, diese fließen aber nicht direkt in den sozialen Gradienten ein, da ja beide Geschlechter in allen Sozialschichten zu finden sind.
Zu **(C)**: Der soziale Gradient ist natürlich **nicht in allen Altersgruppen gleich ausgeprägt**, da z. B. einerseits die Kindersterblichkeit bei Armen höher ist und andererseits die gesundheitlichen Folgen von Armut sich oft erst im Alter aufaddieren. Im mittleren Lebensalter sind die Unterschiede am geringsten.
Zu **(D)**: Der soziale Gradient nimmt nicht einfach im Lauf des Lebens zu, da z. B. die **Kindersterblichkeit** bei Armen **höher** ist als bei Angehörigen der Mittelschicht.
Zu **(E)**: Hier wird die sog. **Drift-Hypothese** angesprochen. Laut ihr trifft das Gegenteil zu: „Krankheit macht arm". Chronisch Kranke steigen im Verlauf ihrer Erkrankung sozial ab, da sie z. B. nicht mehr ihrem Beruf nachgehen können.

H06

→ **Frage 1.358: Lösung A**

Zu **(A)**: Brustkrebs zeigt keine direkte lineare Abhängigkeit zu Sozialschichten; ein wesentlicher Faktor ist die genetische Disposition, die schichtunabhängig ist.

Zu **(B)**: Depression (nicht nur bei Frauen) ist stark abhängig von Lebensbedingungen, sozialem Umfeld und Ressourcen der Bewältigung. Von daher ist einsichtig, dass Depression in unteren Sozialschichten drastisch häufiger zu finden ist.
Zu **(C)**: Diabetes mellitus hängt eng mit Ernährungsgewohnheiten zusammen. Da Übergewicht heute in den unteren sozialen Schichten deutlich mehr als in der Oberschicht vertreten ist, zeigt sich auch hier eine direkte Abhängigkeit zwischen Erkrankungshäufigkeit und Schichtzugehörigkeit.
Zu **(D)**: Während die koronare Herzkrankheit früher als typisches Managersyndrom galt, hat sich der soziale Gradient heute umgekehrt: Je höher die Schichtzugehörigkeit, desto niedriger die Quote an Herzinfarkten.
Zu **(E)**: Da erheblich mehr Personen aus den unteren Sozialschichten rauchen, gibt es dort auch deutlich mehr Lungenkrebs-Neuerkrankungen.

H09 F09 F06 ■

→ **Frage 1.359: Lösung C**

Zu **(A)**: Nach Daten des sozioökonomischen Panels liegt die durchschnittliche Lebenserwartung im unteren versus oberen Einkommensviertel bei 72:81 Jahren für Männer bzw. 81:86 Jahren für Frauen. Interessanterweise ergab sich hier eine hohe Korrelation von rund r = 0,6 zwischen Dauer und Häufigkeit der Arbeitslosigkeit und Lebenserwartung.
Zu **(B)**: Einfache Arbeiter haben im Vergleich zu Managern ein dreimal so hohes Risiko, einen Herzinfarkt zu erleiden.
Zu **(C)**: Für Allergien gibt es keine klare Häufung nach sozialen Schichten. Einige allergische Erkrankungen wie die *Rhinitis allergica* treten in der Oberschicht deutlich häufiger als in der Unterschicht auf.
Zu **(D)**: Während Rauchen Ende des 19. Jahrhunderts noch ein Privileg der Reichen war, rauchen heute v. a. Personen mit geringerer Bildung, geringem Einkommen und niedrigerem beruflichem Status sowie Arbeitslose und Sozialhilfeempfänger.
Zu **(E)**: Übergewicht und Adipositas tritt v. a. bei den Frauen in der unteren sozialen Schicht häufiger auf als in höheren Schichten.

F10 ■

→ **Frage 1.360: Lösung A**

Zu **(A)**: **Brustkrebs** findet sich in allen Sozialschichten.
Zu **(B)**: **Depressionen** sind in den unteren Sozialschichten häufiger. Ursachen sind Armut, Chancenlosigkeit und schlechte Lebensbedingungen.
Zu **(C)**: **Diabetes mellitus** findet sich durch fehlerhafte Ernährungsgewohnheiten häufiger in unteren Sozialschichten.
Zu **(D)**: **Koronare Herzkrankheit und Herzinfarkt** sind in unteren Sozialschichten häufiger, was am Rauchen, fehlerhaften Ernährungsgewohnheiten und höherem Stress (z. B. Wohnen im Ghetto-Hochhaus, Arbeitslosigkeit) liegt.
Zu **(E)**: **Lungenkrebs** ist in unteren Sozialschichten häufiger (höherer Raucheranteil).

H09

→ **Frage 1.361: Lösung E**

Zu **(A)**: **Herzinfarkte treten bei Männern etwas häufiger** und oft auch etwas früher als bei Frauen auf; einen Gipfel der Herzinfarktverteilung für Frauen im mittleren Erwachsenenalter gibt es nicht, lediglich die Kombination Rauchen plus Antikonzeptiva (Pille) erhöht das Risiko für Schlaganfall und Herzinfarkt in jungen Jahren beträchtlich.
Zu **(B)**: **Bösartige Neubildungen** (Krebs) sind nach kardiovaskulären Erkrankungen die **zweithäufigste** Todesursache.
Zu **(C)**: Todesfälle durch Infektionskrankheiten haben seit Einführung der Antibiotika an Bedeutung verloren, dagegen steigt die Häufigkeit von **chronisch-degenerative Erkrankungen** an (z. B. Rückenschmerzen, Gelenkerkrankungen, Osteoporose, Demenz).
Zu **(D)**: Im Jahr 2008 betrug die **durchschnittliche Lebenserwartung** von neugeborenen Jungen 77,6 Jahre und von Mädchen 82,7 Jahre (Weltbank – World Development Indicators). Im 65. Lebensjahr beträgt die Lebenserwartung für Männer noch 17,1, für Frauen noch 20,4 Jahre (statistisches Bundesamt Deutschland, Stand 2006/2008).
Zu **(E)**: Laut der National Longitudinal Mortality Study (Boston, 2008) reduziert **niedrige Bildung** (hier: weniger als 12 Jahre Schulbildung) die Lebenserwartung von Männern und Frauen signifikant.

H01 ■

→ **Frage 1.362: Lösung A**

Zu **(A)**: Laienätiologie und Laienzuweisung: Alltagsvorstellungen, die sich Personen über Krankheitsursachen bilden, werden mit Laienätiologie bezeichnet. Dementsprechend ist die Art und Weise, wie Personen auf Krankheitszeichen reagieren, von Ratschlägen und Einstellungen ihres Verwandtschafts- oder Bekanntschaftskreises abhängig. Dies bezeichnet man als Laienzuweisung. Derartige naive Laienätiologien finden sich eher bei Angehörigen der unteren Sozialschichten.
Zu **(B)**: Compliance (Zusammenarbeit, Mitarbeit) im medizinischen Sinne bedeutet die Befolgung therapeutischer oder diagnostischer Anweisungen wie z. B. Medikamenteneinnahme, Termineinhaltung, Diätvorschriften. Die Nicht-Befolgung ärztlicher Anweisungen wird entsprechend Non-Compliance ge-

nannt. Sie findet sich in der Tat häufiger in unteren Sozialschichten.

Zu **(C)**: Eine richtige Aussage. Schon alleine durch die (meist) längere Ausbildungsdauer von Angehörigen der oberen Sozialschichten sind oft auch bessere Kenntnisse über gesunde Lebensführung vorhanden.

Zu **(D)**: Unterschichtsangehörige partizipieren in der Tat seltener an Maßnahmen der primären Prävention.

Zu **(E)**: Krankheiten wie Alkoholismus, Nikotinabusus oder Adipositas finden sich heute bei Unterschichtsangehörigen deutlich häufiger als bei Personen aus den oberen Sozialschichten.

F05

→ **Frage 1.363: Lösung B**

Zu **(A)**: Angelernte haben in der Regel Arbeitsplätze mit drastisch höherer Gesundheitsbelastung (Unfallgefahr, Lärm, toxische Stoffe etc.) als höher qualifizierte Angestellte, die eher in der Verwaltung arbeiten und sich bestenfalls den Zeigefinger in der Computertastatur einklemmen können.

Zu **(B)**: Relative Benachteiligung ist ein Zustand, der entsteht, wenn das Erreichte abweicht von dem, was man hätte erreichen können. Diese Erwartungshaltung trägt man mit sich und vergleicht sie (bewusst oder unbewusst) mit dem derzeitigen Status. Manifestierte Unzufriedenheit und anderes Verhalten sind nicht so sehr Antworten auf relative Benachteiligung, sondern v. a. auf akut gefühlte Ungerechtigkeit. Dieses Konzept besagt also nicht, dass sich Gesundheitsrisiken nur auf die untersten Sozialschichten beschränken. Auch mittlere und höhere Sozialschichten haben Gesundheitsrisiken, aber andere als die Unterschicht.

Zu **(C)**: Natürlich variieren gesundheitliche Risiken mit der beruflichen Position; der Straßenarbeiter kann dummerweise dem Bagger mal im Weg stehen, der Bauer erkrankt durch Einatmen von Pestiziden, der Arbeiter im Chemiewerk lebt wohl auch nicht gerade gesund, der Polizist kann am Verkehrsunfall sterben, der Manager, der sein Handy stets am Ohr hat, lebt mit dem Risiko eines Hirntumors, der Chirurg kann sich AIDS holen und ein Politiker könnte eventuell erschossen werden, v. a. wenn er bis dahin im Gesundheitsministerium tätig war.

Zu **(D)**: Drifthypothese: Psychiatrische Erkrankungen finden sich gehäuft in unteren Sozialschichten.

Zu **(E)**: Siehe Lerntext I.74.

I.75 Veränderungen der Bevölkerungsstruktur

„Nichts ist so beständig wie die stetige Veränderung“. Auch die Struktur der Bevölkerung verändert sich laufend. Veränderlich ist auch die Bedeutung des Begriffs **Soziogenese**, zu dem man leider unterschiedliche Definitionen findet: (A) Staatenbildungsprozess durch Macht-Monopolisierung. (B) Entwicklung von gesellschaftlichen Systemen aus Vorformen, z. B. Entwicklung des Kapitalismus aus Handel und Geldwirtschaft. (C) Entwicklung von Krankheiten auf der Basis gesellschaftlicher Einflüsse.

Kennen Sie diese seltenen Nächte, die noch nach Jahrzehnten wie einsame Inseln aus dem Meer der Gleichförmigkeit herausragen? Es gab Momente in meinem Leben, in denen ich gerne in die Zukunft geschaut hätte, vor allem damals, als ich Maureen gerade kennengelernt hatte. Prophetische Weissagungen erfreuen sich nicht nur im Liebes-Horrorskop, sondern gerade in der Soziologie hoher Beliebtheit und der schottische Theologe **Malthus** sagte deshalb schon 1798 ein enormes Bevölkerungswachstum voraus, das zu Hungersnöten führen werde, da die Landwirtschaft sich seiner Ansicht nach durch steigende Technisierung nicht im gleichen Ausmaß steigern ließe. Geprüft wird vom IMPP ständig das Modell des Wandels der Erwerbsstruktur von **Fourastié**, der den Erwerbsbereich in den 1930er Jahren in drei Sektoren einteilte: 1. **Primärer Sektor**: Land- und Forstwirtschaft, Produktionsbereich mit mittlerem technischen Fortschritt; 2. **Sekundärer Sektor**: Industrie, Produktionsbereich mit starkem technischen Fortschritt; 3.**Tertiärer Sektor**: private und öffentliche Dienstleistungsberufe, geringer technischer Fortschritt. Fourastié prophezeite einen Wandel der Erwerbsstruktur: Je größer die Technisierung eines Sektors, desto geringer der Personalbedarf. Je stärker die Nachfrage, desto größer ist der Personalbedarf. Dies habe zur Folge: 1. In der Forst-/Landwirtschaft sei die Nachfrage wenig steigerbar, der technische Fortschritt nimmt mäßig zu. 2. In der Industrie nehme die Nachfrage durch neue Produkte zwar zu, durch den starken technischen Fortschritt komme es aber zu einem Verlust von Arbeitsplätzen. 3. Im Dienstleistungsbereich sei die Nachfrage steigerbar und die Technisierungsmöglichkeiten gering. Daher werde es einen Erwerbstätigenzuwachs geben. Unter **Tertiärisierung** versteht man eine Verlagerung des wirtschaftlichen Schwerpunktes einer Gesellschaft hin zum Dienstleistungssektor. Dieser Strukturwandel betrifft neben den personenbezogenen insbesondere die produktionsorientierten Dienstleistungen (z. B. Planung, Konstruktion, Marketing etc.).

Auch Ihnen wird aufgefallen sein, dass Deutschland sich in einer Wirtschaftskrise befindet und dass wir für unser Taschengeld immer weniger

Benzin für das heißgeliebte Motorrad bekommen. Solche phasenhaft auftretenden Wirtschaftskrisen hat schon **Karl Marx** sehr treffen prognostiziert. Er dachte sich das „Gesetz des Falls der Profitrate" aus, da die Kapitalisten sich aufgrund freier Konkurrenz stetig gegenseitig unterbieten müssen, dann aber ihren Arbeitern immer weniger bezahlen können, was letztlich zum Einsatz billigerer Maschinen zwinge. Nach dem etwas neueren **Gesetz des abnehmenden Grenznutzens** kann es nicht unbegrenzt möglich sein, die Weltwirtschaft stetig weiter zu steigern. Irgendwann ist eine obere Grenze erreicht, auch wenn die Bemühungen immer weiter gesteigert werden. Dann kann die Weltwirtschaft nur noch um den Preis der Selbstzerstörung weiter wachsen, da auch bei riesigem Input nicht mehr als der maximal mögliche Output herauskommen kann.

Durch gesellschaftliche Veränderungen ändert sich auch die Zusammensetzung von Familien. Dies beschreibt z. B. das **Kontraktionsgesetz**. In vorindustriellen Zeiten (bzw. auch heute noch in den ärmeren Ländern) hatten Familien zur Alterssicherung viele Kinder. Technisierung und damit höherer Wohlstand machen dies nicht nur überflüssig, sondern sehr viele Kinder sind heute wegen der zunehmenden Überbevölkerung sogar schädlich. Es kommt also zur Verminderung (Kontraktur) der Familiengröße. Mit der hübschen Maureen, falls Sie das interessiert, hat sich dann übrigens doch nichts entwickelt und vielleicht war es gut, dass ich nicht wie die Soziologie-Propheten in die Zukunft hatte schauen können.

H00

→ **Frage 1.364: Lösung D**

Zu **(A)–(E)**: Siehe Lerntext I.75.

H08 ■

→ **Frage 1.365: Lösung B**

Zu **(A)–(E)**:
Fisher, Clark und Bell unterteilten Wirtschaftssektoren in
1) primärer Sektor: Landwirtschaft der vorindustriellen Gesellschaft;
2) sekundärer Sektor: Güterproduktion der industriellen Gesellschaft;
3) tertiärer Sektor: Dienstleistungen wie Verkehr, Erholung;
4) quartärer Sektor: Dienstleistungen wie Banken und Versicherungen;
5) quintärer Sektor: Gesundheits- und Bildungswesen.
Tätigkeiten in der Industrie würden demnach in den sekundären Sektor gehören.

F02

→ **Frage 1.366: Lösung B**

Zu **(A)**: Siehe Lerntext I.75.
Zu **(B)**: Siehe Lerntext I.75.
Zu **(C)**: Poisons *„Gesetz der großen Zahl"* besagt, dass eine bestimmte Abweichung der beobachteten relativen Häufigkeit von der erwarteten Wahrscheinlichkeit um so seltener auftreten wird, je größer die Anzahl der unabhängigen Experimente ist.
Zu **(D)**: In dem Artikel „Das englische Fabriksystem" definierte Karl Marx 1857 auch das Gesetz der Konzentration. *„Der durchschnittliche Zuwachs von Fabriken, der von 1838 bis 1850 pro Jahr 32 betragen hatte, stieg von 1850 bis 1856 um fast das Dreifache und erreichte 86 jährlich. Hand in Hand mit dem allgemeinen Wachstum vollzieht sich ein örtlicher Rückgang, was in vielen Grafschaften und Städten bis zum völligen Verschwinden von früher bestehenden Fabriken geführt hat. Das allgemeine Gesetz, welches diese Veränderungen sowohl des Verfalls als auch des Wachstums regelt, ist das gleiche, das die moderne Industrie in allen ihren Zweigen durchdringt das Gesetz der Konzentration. Wenn man die Zunahme der Pferdestärken mit der der Fabriken vergleicht, so wird die Konzentration der Wollindustrie in einigen wenigen Händen augenscheinlich. Obwohl es 1856 nur acht Wollfabriken mehr gab als 1850, hat sich die in ihnen angewandte Kraft in der gleichen Zeit um 3.757 Pferdestärken erhöht."*
Zu **(E)**: Soziodynamik ist ein Begriff aus dem Psychodrama, einer Methode der Gruppenpsychotherapie und Einzeltherapie, die vom Arzt Jakob Levi Moreno (1889–1974) seit den zwanziger Jahren zunächst in Wien und dann in den USA entwickelt wurde.

H09

→ **Frage 1.367: Lösung D**

Zu **(A)**: Das Konzept der **Dienstleistungsgesellschaft** wird z. B. in dem Wandel der Erwerbsstruktur nach Fourastié beschrieben.
Zu **(B)**: **Sozialer Status** ist definiert als Position eines Individuums in der Schichtungshierarchie einer Gesellschaft. Das Modell sozialer Schichten soll ein Abbild der Vergesellschaftungssituation schaffen.
Zu **(C)**: **Schichtspezifisches Handeln**: In Bezug auf die Schichteinteilung gibt es z. B. Unterschiede zwischen den einzelnen Schichten bezüglich Erziehungsstil, Arbeitsteilung in der Familie, Sprachgewohnheiten, Konsumverhalten, sexuelle Normen, Zukunftsorientierung und Gesundheits- und Krankheitsverhalten.

Zu **(D)**: **Produktionsmittelbesitz** spielte vor allem in der Klasseneinteilung von Karl Marx („Kapitalisten") eine wesentliche Rolle.
Zu **(E)**: Max Weber unterscheidet a) **zweckrationales**, b) wertrationales, c) affektuelles und d) traditionelles **Handeln**. Zweckrationales Handeln bedeutet *„verständliches Sichverhalten zu Objekten für Akteur und Beobachter"*. Wertrationales Handeln ist das, was den Menschen zu einer moralischen Person machen soll. Unter *„sozialem Handeln"* versteht M. Weber außerdem ein Verhalten, welches nach dem vom Handelnden gemeinten Sinn auf das Verhalten anderer bezogen wird oder in seinem Ablauf daran orientiert ist.

F05

→ **Frage 1.368: Lösung D**

Zu **(A)**: Geburtenhäufigkeit: Viele Kinder waren in traditionellen Kulturen eine Art Rentenversicherung für die Eltern. Anfang des 20. Jahrhunderts war es normal, fünf bis zehn Kinder zu haben. Mitte des 20. Jahrhunderts hatten die meisten Familien im Durchschnitt nur noch 2,5 Kinder, am Anfang des 21. Jahrhunderts lag die durchschnittliche Zahl nur noch bei 1,4 Kinder pro reproduktionsfähiger Frau.
Zu **(B)**: Frauen, die arbeitstätig sind und gleichzeitig Pflichten als Mutter und Hausfrau erfüllen müssen, unterliegen einer Doppelbelastung. Fraglich ist allerdings, ob diese Doppelbelastung wirklich ein Merkmal moderner Gesellschaften ist, da Frauen auch in primitiven Kulturen schon zur Ernährung der Familie z. B. im Rahmen von Ackerbau beitragen mussten. Umstritten ist außerdem, ob diese Doppelbelastung in der modernen Gesellschaft wirklich real vorhanden ist? Infolge rasanten Zuwachses der Arbeitslosigkeit werden ohnehin zunehmend mehr Frauen wieder in die Kinder-Küchen-Kaufen-Rolle abgedrängt. Aufgaben für Hausarbeit und Kinderbetreuung sind heute auch für einen Mann obligatorisch. Untersuchungen haben ergeben, dass Männer etwa zwei Stunden täglich Aufgaben daheim übernehmen. Das ist weit mehr, als nicht berufstätige Frauen bei ihren Männern objektiv wahrnehmen. An die tägliche Freizeitdauer nicht erwerbstätiger Hausfrau-Mütter kommen Männer bei weitem nicht heran. Belastet fühlen sich natürlich Paare, die beide einen Vollzeitjob ausüben. Gibt es hier die Doppelbelastung der Frau? Männer und Frauen haben eine unterschiedliche Bewertungsskala, was Hausarbeit ist. Das Ausschmücken der Wohnung, das Dekorieren der Möbel, die Pflege der Blumen auf den Fensterbänken, die Kompostierung des Blumenverschnitts wird von vielen Frauen als Hausarbeit angesehen, von Männern nicht. Für sie ist das Hobby, vergleichbar mit ihren Bastelarbeiten im Keller.
Zu **(C)**: Spätphase: Letzte Phase einer Entwicklungsstufe, Krankheit, Gesellschaftsform usw. Der Begriff ist in dieser Form hier nicht interpretierbar, da unklar ist, worauf er sich bezieht. So gibt es z. B. eine Spätphase der frühen Kindheit, eine Spätphase der späten Adoleszenz, eine Spätphase der Reproduktionsfähigkeit oder eine Spätphase des Erwerbslebens.
Zu **(D)**: Das durchschnittliche Erstgebäralter liegt heute bei 29 Jahren; das ist deutlich später als in sämtlichen früheren Gesellschaftsformen, wo Mädchen meist schon kurz nach Einsetzen der ersten Regelblutungen als „heiratsfähig" galten und schwanger wurden.
Zu **(E)**: Ende der 90er Jahre wurden in Deutschland rund 500.000 nicht-eheliche Lebensgemeinschaften mit Kindern unter 18 Jahren festgestellt, eine Form des Zusammenlebens, für die man in früheren Zeiten verprügelt worden wäre.

F05

→ **Frage 1.369: Lösung E**

Zu **(A)**: Normierung: Um entscheiden zu können, ob das Testergebnis eines Untersuchten (z. B. 63,5 von 122 maximal erreichbaren Punkten) ganz prima oder nicht so propper ist, führt man den Test zunächst an einer großen Eichstichprobe von Probanden durch.
Zu **(B)**: Rationalisierung: psychoanalytischer Abwehrmechanismus. Ein unvernünftiges Verhalten (z. B. wenn Sie jetzt mit dem Lernen aufhören) wird vor sich selbst oder anderen mit einer scheinlogischen Begründung aufrechterhalten, etwa: *„Ich muss jetzt unbedingt meinen Freund/meine Freundin anrufen!"* oder *„Ich muss jetzt erst mal was essen!"* und solche überflüssigen Ausreden.
Zu **(C)**: Unter Repression versteht man die Unterdrückung oder Verleugnung von Bedürfnissen oder Gefühlen. Ein „Sensitizer" (sensitiver Reaktionstyp) zeigt sich in überempfindlicher Eindrucksfähigkeit für Erlebnisreize.
Zu **(D)**: Sozialisierung ist eine Bezeichnung für den Prozess des Kindes, in das Normensystem der Gesellschaft hineinzuwachsen. Um Sozialisierung kann es sich hier nicht handeln, da dies eine individuelle Prozedur ist; in der IMPP-Frage wurde aber nach geschichtlichen Prozessen gefragt. Achtung: In der Soziologie bezeichnet Sozialisierung (Vergesellschaftung) aber auch die Überführung von Privateigentum, insbesondere von Eigentum an Produktionsmitteln, in gesellschaftliches Gemeineigentum mit dem Ziel, Arbeit und Produktion der privaten Verfügungsgewalt zu entziehen und einer gesellschaftlichen bzw. öffentlichen Kontrolle zu unterstellen.
Zu **(E)**: Elias beschäftigt sich im wesentlichen mit einer neuen Art von Moral zur Bändigung, d. h. Zivilisierung eines unbändig und unzivilisiert verlau-

fenden Prozesses der Globalisierung. Norbert Elias hat den „Prozess der Zivilisation" als einen Wandel des Verhältnisses von Ich-Identität und Wir-Identität beschrieben. In dem Band *„Quest for Excitement"* skizziert Norbert Elias z. B. die Geschichte der Bändigung der Angriffslust durch Sport. Die Texte handeln vom griechischen Ringen, von der Fuchsjagd englischer Gentlemen, von mittelalterlichen Formen des Ballspiels bis zum heutigen Fußball, die sämtlich eine dem Menschen gegebene Aggressivität bändigen und zivilisieren soll.

1.5 Kommentare aus Examen Frühjahr 2011

F11

→ **Frage 1.370: Lösung D**

Zu **(D)**: **Konstrukte** sind theoriegeleitete Erklärungen für Ursachen, die mess- oder beobachtbare Variablen beeinflussen. Sie können nicht direkt beobachtet, sondern nur durch ausgewählte empirische Indikatoren wie z. B. Verhaltensbeobachtung oder Persönlichkeitsfragebögen indirekt erfasst werden. Beispiele sind gesundheitsbezogene **Lebensqualität**, Intelligenz, Introversion und Neurotizismus.

Zu **(A)** – **(C)** und **(E)**: Die übrigen Parameter sind direkt mess- oder berechenbar und daher keine Konstrukte:

- Der **Body-Mass-Index** (BMI, Quetelet-Index (A)) wird nach folgender Formel aus messbaren Größen berechnet:

$$BMI = \frac{\text{Körpergewicht (kg)}}{\text{Körpergröße (m)}^2}$$

- Die **Körpergröße** (B) ist direkt messbar.
- Das **Lebensalter** (C) ist anhand des Geburtsdatums direkt berechenbar.
- Das **monatliche Nettoeinkommen** (E) ist eine anhand der Gehaltsbescheinigung direkt sichtbare Variable.

F11 ■

→ **Frage 1.371: Lösung A**

Zu **(A)**: Die **abhängige Variable** ist das Resultat, das gemessen wird. Im Beispiel hängt die Morbidität vom Ausmaß der (unabhängigen) Variable „gesundheitsschädigendes Verhalten" ab.

Zu **(E)**: Die **unabhängige Variable** bezeichnet das, was im Rahmen der Studie bewusst verändert wird. Im Beispiel ist das Ausmaß der gesundheitsschädigenden Verhaltensweisen die unabhängige Variable.

Zu **(B)** – **(D)**: Das Verhältnis von abhängiger und unabhängiger Variable wird auch durch weitere Faktoren beeinflusst, die sog. **Störvariablen**, die nach Möglichkeit in Betracht gezogen werden müssen, da sie einen nicht existierenden Zusammenhang zwischen der abhängigen und der unabhängigen Variablen vortäuschen können. Dabei können 2 Fälle unterschieden werden:

- **Intervenierende Variablen** (Mediatoren, (B)) üben ebenso wie die unabhängige Variable und mehr oder weniger unabhängig von ihr einen Einfluss auf die abhängige Variable aus. Im Fragenbeispiel wäre z. B. das Alter ein Mediator: Die Morbidität älterer Menschen im Allgemeinen ist – weitgehend (natürlich nicht vollständig) unabhängig von gesundheitsschädigendem Verhalten – höher als die junger Menschen.
- **Moderatorvariablen** (C) beeinflussen den Effekt der unabhängigen auf die abhängige Variable, ohne selbst diesen Effekt zu haben. Hier wäre das z. B. eine bestimmte genetische Konstellation (z. B. schnelle vs. langsame Acetylierer), von der abhängt, wie stark eine Substanz toxisch auf den Körper einwirkt.

F11

→ **Frage 1.372: Lösung C**

Zu **(C)**: **Laborwerte** (z. B. Anzahl der Erythrozyten) sind i. A. quantitative Daten auf Intervall- oder Rationalskalenniveau. Die Likert-Skala dagegen liefert nur Ordinalskalenniveau. Daher würde man Datengenauigkeiten verschenken, wenn die Ergebnisse nur in Form einer Likert-Skala angegeben würden (z. B. sehr wenige – wenige – normal viele – zu viele – viel zu viele Erythrozyten).

Zu **(A)**: Bei der **Likert-Skala** (numerische Ratingskala) wird die Intensität einer Einstellung bzw. die Ausprägung eines Merkmals auf einer graduellen Abstufung auf Ordinalskalenniveau gemessen. Die Endpole oder auch jede Stufe werden i. d. R. verbal beschrieben. Zum Beispiel:
Diese Frage finde ich:

schlecht	–2	–1	0	+1	+2	**gut**

Zu **(B)**: **Einstellungen** sind ein klassisches Beispiel für einen Parameter, der sich gut auf Likert-Skalen messen lässt. Zum Beispiel:
Meiner persönlichen Meinung nach sind Kernkraftwerke...

sehr unsicher	0	1	2	3	4	5	6	7	8	9	10	**sehr sicher**

Zu **(D)**: Eine Variable, die mehrere Teildimensionen nach einer spezifischen Rechenvorschrift (z. B. Summierung) zusammenfasst, wird als **Index** bezeichnet. Ein Beispiel ist ein Schichtindex aus den Variablen Ausbildung, Beruf und Einkommen, für die jeweils Punkte vergeben werden. Ausbildung und

Beruf können mittels Likert-Skalen „quantifiziert" werden (z. B. Realschulabschluss = 1, Gymnasium = 2, Fachhochschule = 3), das Einkommen müsste in diesem Fall in Bereiche eingeteilt werden, für die dann wieder Punkte vergeben werden (z. B. < 1000 € = 1 Punkt, 1000–1500 € = 2 Punkte usw.).
Zu **(E)**: Skalierungen werden hierarchisch geordnet, dabei werden unterschieden:

1. Auf **Nominalskalenniveau** werden qualitative Werte willkürlich einer Skala zugeteilt (z. B. a = ledig, b = verheiratet, c = geschieden). Es kann eine Häufigkeit der einzelnen Werte angegeben werden (häufigster Wert = Modalwert), ein Durchschnitt oder eine Reihenfolge ist nicht erkennbar.
2. Auf **Ordinalskalenniveau** ((E), Rangskala) werden qualitative Werte einer intuitiv erkennbaren Abstufung zugewiesen. Aussagen über die Größe der Unterschiede zwischen den einzelnen Abstufungen lassen sich nicht treffen. Der Median ist der mittelste Wert, unter und über dem jeweils 50 % aller Werte liegen. Beispiele sind die Likert-Skala und die Schulbenotung.
3. Bei **Intervallskalen** gibt es eine hierarchische Abstufung mit gleichen Abständen zwischen den Skaleneinheiten, jedoch keinen absoluten Nullpunkt. Beispiele sind Intelligenztests oder die Temperaturskala nach Celsius. Die Berechnung eines arithmetischen Mittelwerts ist möglich.
4. **Verhältnisskala** (Rational- oder Proportionalskala): Zusätzlich zur Intervallskala gibt es hier auch einen absoluten Nullpunkt. Beispiele sind die meisten Laborparameter, die Temperaturskala nach Kelvin oder das Körpergewicht. Auf diesem Niveau können weitergehende Berechnungen angestellt werden, z. B. Verhältnisbetrachtungen.

F11 ■■

Frage 1.373: Lösung C

Zu **(C)**: **„Zentrale Tendenz"** bezeichnet den Gipfel einer Häufigkeitsverteilung. Maße für die zentrale Tendenz sind z. B. der arithmetische Mittelwert, der Modalwert und der Median. Der **Modalwert** ist der Wert, der in einer Verteilung (z. B. bei einer Befragung mit einer Likert-Skala) am häufigsten vorkommt. Er kann bei allen Skalentypen bestimmt werden. Im Optimalfall ist eine Verteilung unimodal (1 Häufigkeitsgipfel), mitunter kommen aber auch andere Werte sehr häufig vor, so dass die Verteilung auch bimodal (2 Gipfel) oder multimodal (mehrere Gipfel) sein kann.
Achtung: Mit „zentraler Tendenz" kann auch ein Beurteilungsfehler gemeint sein: Gemeint ist dann die Tendenz von Probanden, bei Fragebögen eher den mittleren Wert anzukreuzen.
Zu **(A)**: **Cohen's d** ist ein Maß für die Effektstärke (Effektgröße): Diese erlaubt eine Aussage darüber, ob ein signifikantes Ergebnis auch wirklich einen Unterschied in der Wirkung anzeigt, da bei sehr großen Stichproben auch sehr kleine Unterschiede signifikant sein können. Ein Beispiel:. Studie mit 5 Mio. Probanden: Eine neue Therapie verkürzt den Krankheitsverlauf signifikant, allerdings nur um 0,1 Tage: Die Effektstärke ist trotz eines signifikanten Unterschieds sehr gering. Cohen's d erlaubt also **Aussagen zu Unterschieden von Mittelwerten**, nicht über diese selbst. Die Berechnung erfolgt nach folgender Formel:

$$d = \frac{\text{Mittelwert 1. Gruppe} - \text{Mittelwert 2. Gruppe}}{\text{Gesamtstandardabweichung}}$$

Zu **(B)**: Eine Verteilung (z. B. Pulswerte von 100 Probanden nach 10 Liegestützen) lässt sich in 4 Quartile unterteilen, die jeweils 25 % der Werte umfassen. Der **Interquartilsbereich** liegt dabei zwischen dem 1. und dem 3. Quartil. In diesem Bereich liegen daher die „mittleren" 50 % der Verteilung. Die Differenz des Werts des 3. von dem des 1. Quartils ist der **Interquartilsabstand** (Spannweite). Er ist ein Maß für die Streuung einer Verteilung.

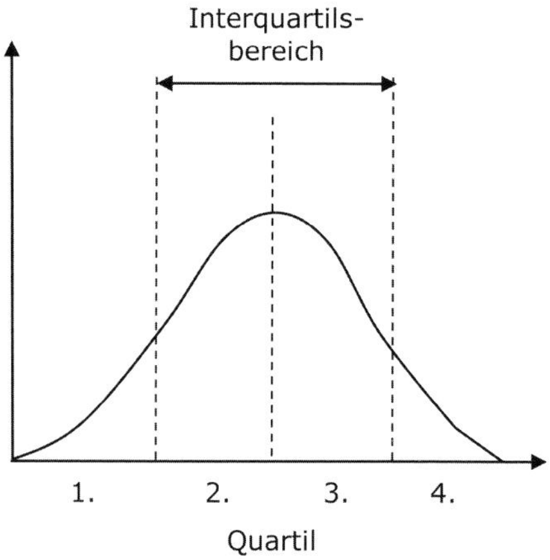

Interquartilsbereich.

Zu **(D)**: Die **Standardabweichung** gibt bei intervallskalierten Messwerten die durchschnittliche Streuung der einzelnen Messwerte um ihren Mittelwert an. Sie ist definiert als die Wurzel aus der Varianz.
Zu **(E)**: Die **Varianz** ist die Schwankung der Messergebnisse um einen Mittel- bzw. Erwartungswert. Sie ergibt sich aus der Summe der quadrierten Abweichungen vom Mittel- bzw. Erwartungswert geteilt durch die Anzahl der Messwerte.

F11

Frage 1.374: Lösung E

Zu **(E)**: Bei **Querschnittstudien** werden **zu einem bestimmten Zeitpunkt** bestimmte Personen z. B. unterschiedlichen Alters oder unterschiedlicher Herkunft zu einem Thema befragt oder untersucht. Es resultiert eine **„Momentaufnahme“** (z. B. Sonntagsfrage). Theoretisch wäre es möglich, den Einfluss psychosozialer Belastungen der Ärzte auf die Qualität medizinischer Versorgung zu prüfen, indem man z. B. einige Kliniken mit unterschiedlichem Ausmaß von Belastung vergleicht. Allerdings wären dabei unzählige Störvariablen zu bedenken, die das Ergebnis verfälschen könnten. Interessanter wäre z. B. eine Längsschnittstudie (Untersuchung/Befragung der gleichen Probanden über einen längeren Zeitraum), in der die psychosoziale Belastung variiert wird (z. B. Einführung von noch mehr Formularen oder Reduktion der Wochenarbeitszeit) und dann testet, wie sich die Patientenzufriedenheit ändert.

Zu **(A)**: Die **Ergebnisqualität** im Gesundheitsbereich gibt an, inwieweit sich der Gesundheitszustand des Patienten durch die Intervention gebessert hat und wie zufrieden er mit der Behandlung ist. Die Lebensqualität (z. B. messbar mit Fragebögen) ist ein Teilbereich der Ergebnisqualität. Die Ergebnisse zur Befragung bezüglich der Lebensqualität der Patienten im Anschluss an die Behandlung kann methodisch in Relation zu den psychosozialen Belastungen der Krankenhausärzte gesetzt werden.

Zu **(B)**: Die **abhängige Variable** ist die, die sich nach Variation der unabhängigen Variable verändern soll. In dieser Frage ist die psychosoziale Belastung der Ärzte die unabhängige, also zu variierende Variable, von der die abhängige Variable, also die Qualität der medizinischen Versorgung abhängen soll.

Zu **(C)**: Nach dem **Anforderungs-Kontroll-Modell** von Karasek (1979) hängt die Arbeitszufriedenheit von psychischen Anforderungen (z. B. Zeitdruck, Umgang mit Sterbenden) und persönlichen Kontrollmöglichkeiten (z. B. Möglichkeit, die eigenen Fähigkeiten anzuwenden, Entscheidungsspielräume, Einbringen von Kreativität) ab. Folgende Dimensionen der beruflichen Belastung werden unterschieden:

1. niedriger vs. hoher Entscheidungsspielraum
2. wenig vs. stark psychisch belastende Tätigkeit
3. passive vs. aktive Tätigkeit

Dieses Modell ist in der Tat gut zur Erfassung der psychosozialen Belastung von Krankenhausärzten geeignet.

Zu **(D)**: Mit einer **beruflichen Gratifikationskrise** ist gemeint, dass Arbeitnehmer, an die hohe berufliche Anforderungen (hohe Verausgabung) gestellt werden, die dafür aber nur wenig belohnt werden, eher erkranken. Da diese Situation in deutschen Krankenhäusern praktisch der Regelfall ist, eignet sich dieses Modell gut zur Erfassung der psychosozialen Belastung von Krankenhausärzten.

F11 ■

→ **Frage 1.375: Lösung E**

Niedriges Einkommen ist ein Risikofaktor für erhöhte Morbidität, hohe **Einkommensunterschiede** sind daher für die Gesundheit der sozial schlechter gestellten Menschen nicht förderlich.

Zu **(E)**: **Aggregatdaten** sind Sammeldaten von Personen, die in derselben Situation sind (z. B. Ausländer in einer Stadt, Menschen im selben Stadtteil), aber nicht direkt miteinander in Beziehung treten. Aus Aggregatdaten kann nicht mehr auf die Werte der Einzelpersonen geschlossen werden (z. B. Mittelwert). **Ökologische Studien** haben verwirrenderweise nichts mit Ökologie zu tun, sondern sind eine Sammelbezeichnung für Studien, die sich mit Aggregatdaten aus regionalen Einheiten (z. B. Stadtteil, Region, Land) befassen.

Zu **(A)**: Nach Daten von 2008 der Organisation für wirtschaftliche Zusammenarbeit und Entwicklung (OECD) hat die **Einkommensungleichheit** in Deutschland in den letzten 2 Jahrzehnten schneller **zugenommen** als in den meisten anderen von der OECD beobachteten Ländern. In Deutschland geht die „Einkommensschere“ immer weiter auseinander: Das Einkommen der reichsten Deutschen nimmt kontinuierlich zu, der Anteil der „Mittelschicht“ schrumpft und die Zahl der Armen (Jahreseinkommen < 10 000 €) nimmt zu.

Zu **(B)**: Mit Hilfe der **Odds-Ratio** lässt sich das relative Risiko von Personen abschätzen, z. B. krank zu werden. Meist wird hier eine Risikogruppe mit einer Gruppe verglichen, die dem Risiko nicht ausgesetzt war. Die Odds-Ratio selbst ist keine Maßzahl für Einkommensungleichheit, man könnte niedriges Einkommen aber als Risikofaktor verwenden und in einer Vierfeldertafel das relative Risiko berechnen.

Zu **(C)**: Der Begriff **„soziales Kapital“** wurde 1983 von Pierre Bourdieu geprägt und meint die Gesamtheit sozialer Beziehungen eines Menschen, das Vertrauen, das er in seine Sozialkontakte setzt, und die Vorteile, die er daraus zieht: Je mehr soziales Kapital jemand hat, umso besser ist der Zugang zu den Ressourcen des sozialen und gesellschaftlichen Lebens wie z. B. Unterstützung, Anerkennung, Geschenke, Gefälligkeiten, Besuche bis hin zum Finden von Arbeits- und Ausbildungsplätzen. Ob ein Mensch niedriges oder hohes Einkommen hat, spiegelt sich nicht zwangsläufig in seinem sozialen Kapital wider.

Zu **(D)**: Die **individuelle Einkommenshöhe** kann logischerweise nur in Relation zu Durchschnittswerten als Ausdruck einer Einkommensungleichheit interpretiert werden. Armut wird hier zum relativen Begriff: Im Vergleich zum bundesdeutschen Durchschnitt steht ein Hartz-IV-Empfänger schlecht da; im Vergleich zu manchen Entwicklungsländern wäre er geradezu reich. Armut hängt jedoch auch entscheidend von den Lebenserhaltungskosten in der jeweiligen Umgebung ab!

F11

→ **Frage 1.376: Lösung B**

Zu **(B)**: Typisch für das **Schlafstadium 2** (leichter Schlaf) im EEG ist eine niedrige, schnelle Aktivität (Thetawellen mit einer Frequenz von 4–8 Hz) mit Schlafspindeln (zu- und abnehmende Entladungen mit einer Frequenz von 12–14 Hz über 1–2 Sekunden) und K-Komplexen (einzelne stark positive und nachfolgend negative Ausschläge).
Zu **(A)**: Im **Stadium 1** (Einschlafstadium) fehlen die im entspannten Wachstadium dominierenden Alpha-Wellen, Theta-Wellen nehmen zu.
Zu **(C)**: Im **Stadium 3** (mittlerer Schlaf) beginnen langsame Delta-Wellen (2–4 Hz) mit hoher Amplitude.
Zu **(D)**: Im **Schlafstadium 4** (Tiefschlaf) sind Delta-Wellen > 50 % der Zeit nachweisbar.
Zu **(E)**: Typisch für den **REM-Schlaf** (Traumschlaf) ist eine elektrische Aktivität mit niedriger Amplitude und niedrigen Theta-Wellen (Sägezahnwellen).

F11

→ **Frage 1.377: Lösung E**

Zu **(E)**: Als **Devianz** (soziale Abweichung) werden Verhaltensweisen bezeichnet, die von der Norm der Mitglieder einer Gemeinschaft abweichen, z. B. auch „verrückte“ Verhaltensweisen im Rahmen einer psychischen Erkrankung. Primäre Devianz ist dabei die eigentliche abweichende Handlung, **sekundäre Devianz** weitere „deviante“ Handlungen als Folge einer Stigmatisierung durch den Rest der Gemeinschaft.
Zu **(A)**: **Aggravation** bezeichnet ein Übertreiben von Krankheitsanzeichen, z. B. um in den Genuss sekundären Krankheitsgewinns, einer Krankschreibung oder einer Frührente zu kommen. Zu unterscheiden ist sie von der **Simulation**, dem Vortäuschen einer Erkrankung durch einen Gesunden.
Zu **(B)**: Festinger entwickelte das Modell der „**kognitiven Dissonanz**“ als Theorie über Entscheidungskonflikte: In einem Individuum stehen zwei Erkenntnisse im Widerspruch (Dissonanz), die mit einer nicht immer rationalen Erklärung in Eintracht gebracht werden müssen (→ Konsonanz). Beispiel: Ein Raucher weiß, dass Rauchen schädlich ist, „will“ aber nicht damit aufhören. Also behauptet er, es „schmecke“ so gut.
Zu **(C)**: **Reaktionsbildung** ist ein psychoanalytischer Abwehrmechanismus: Ein bestraftes oder angstauslösendes Bedürfnis wird vom Ich oder Über-Ich nicht zugelassen und durch eine Handlungsweise am entgegengesetzten Ende des Kontinuums ersetzt. Beispiel: Ein Arzt kann einen Patienten nicht ausstehen, gesteht sich dies aber nicht ein und kümmert sich nun gerade um diesen Patienten rührend.
Zu **(D)**: Auch **Regression** ist ein psychoanalytischer Abwehrmechanismus: In einer Belastungssituation zeigt der Betroffene Verhaltensformen aus einer früheren Phase der psychosexuellen Entwicklung (z. B. „animistisches“ Beschimpfen von nicht-funktionierenden Gegenständen). Auch die Institution Krankenhaus löst oft eine Regression aus, wenn Patienten wie unmündige Kinder behandelt werden.

F11 ■

→ **Frage 1.378: Lösung D**

Zu **(D)**: Der Begriff „**soziales Kapital**“ wurde 1983 von Pierre Bourdieu geprägt und umfasst die Gesamtheit der sozialen Beziehungen eines Menschen, das Vertrauen, das er in seine Sozialkontakte setzt, und die Vorteile, die er daraus zieht. Je höher das soziale Kapital eines Menschen ist, umso besser ist sein Zugang zu den Ressourcen des sozialen und gesellschaftlichen Lebens (z. B. Unterstützung, Anerkennung, Geschenke, Besuche). Ein hohes Ausmaß an sozialem Vertrauen vermindert das Krankheitsrisiko und die vorzeitige Sterblichkeit.
Anmerkung: Ökologische Studien haben verwirrenderweise nichts mit Ökologie zu tun, sondern sind eine Sammelbezeichnung für Studien, die sich mit Sammeldaten aus regionalen Einheiten (z. B. Stadtteil, Region, Land) befassen.
Zu **(A)**: Deprivation bezeichnet einen Mangelzustand. Die **absolute** (strukturelle) **Deprivation** beobachtet das objektive Ausmaß des Mangelzustandes eines Individuums, also z. B. desolate Wohnsituation, niedriges Einkommen.
Begriffsklärung: Ein verwandter Begriff ist die relative Deprivation, also ein Mangel, den der Betroffene erst im Vergleich mit anderen feststellt („Ich mache bessere Arbeit als mein Kollege, er wird aber mehr gelobt.“). Soziale Deprivation bezeichnet eine soziale (gesellschaftliche) Ausgrenzung. In der Psychologie bezeichnet „sensorische Deprivation“ den Entzug von Sinnesreizen bzw. Deprivation allgemein die emotionale Vernachlässigung von Kindern.
Zu **(B)**: Mit **Sozialintegration** ist (nach Lockwood) die Eingliederung von einzelnen Menschen (z. B. Kriminellen) bzw. Gruppen von Menschen (z. B. Migranten) in die vorhandenen gesellschaftlichen Strukturen eines Landes oder Staates gemeint. Unterschieden wird davon die **Systemintegration**, bei der ein bestehendes System in ein anderes integriert wird, also z. B. die Moralvorstellungen einer Migrantengemeinschaft in die der Aufnahmegesellschaft.
Zu **(C)**: **Soziale Gradienten**, also die Abhängigkeit eines Faktors von der jeweiligen sozialen Schicht, sind in vielen Bereichen zu beobachten (z. B. höhere

Morbidität, niedrigere Lebenserwartung und niedrigere Bildung in unteren sozialen Schichten).
Zu **(E)**: Der Begriff des **sozialen Netzwerks** ist die Grundlage des sozialen Kapitals, geht aber weniger weit: Er umfasst die Gesamtheit der sozialen Kontakte eines Menschen, nicht aber dessen Vertrauen in eben diese Kontakte und die Vorteile, die er daraus zieht.

F11 ■

→ **Frage 1.379: Lösung A**

Zu **(A)**: **Allostase** bezeichnet eine langfristige Anpassung des Organismus an chronische Belastungen. Typisches Beispiel ist die hormonelle Anpassung an einen hohen Stresspegel im Modell von H. Selye. Hierbei handelt es sich natürlich nicht um einen protektiven Schutzmechanismus: Der Körper tut zwar „sein Bestes", um mit dem Problem fertig zu werden, verschlimmert es aber in Wirklichkeit noch.
Zu **(B)**: Die Erwartungshaltung bzw. Grundeinstellung kann in vielen Fällen das Handeln bzw. den Ausgang einer Situation beeinflussen („Self-fulfilling Prophecy"). Geht jemand aufgrund seiner Persönlichkeitskonstitution (Disposition) davon aus, dass schwierige Situationen „schon irgendwie gut gehen" werden, wird er in vielen Fällen mehr Erfolg haben, als jemand, der „schwarz" sieht. Dieser **dispositionelle Optimismus** ist (in Maßen!) durchaus ein Schutzfaktor.
Zu **(C)**: Das Konzept der **Selbstwirksamkeit** (Perceived Self-Efficacy) besagt, ob und in welchem Ausmaß eine Person glaubt, mit eigenen Mitteln mit einem Problem oder einer Störung der Befindlichkeit fertig zu werden. Der Glaube, durch eigenes Verhalten den Gesundheitszustand beeinflussen zu können („Wenn ich mit dem Rauchen aufhöre, werde ich länger leben.") gehört hierzu und ist ein wirksamer Schutzfaktor.
Zu **(D)**: Mit **sozialer Integration** ist einerseits generell die Einbindung eines Individuums in sein soziales Umfeld gemeint, andererseits die Eingliederung von einzelnen Menschen (z. B. Kriminellen) bzw. Gruppen von Menschen (z. B. Migranten) in die vorhandenen gesellschaftlichen Strukturen eines Landes oder Staates. Eine große Menge an Sozialkontakten und die Einbindung in lokale Gesellschaftsstrukturen ist auf jeden Fall förderlich für den Erhalt bzw. die Wiedererlangung der Gesundheit.
Zu **(E)**: **Soziale Unterstützung** („Social Support") geschieht durch das direkte soziale Umfeld (z. B. Familie, Freunde, Kollegen), also alle diejenigen, zu denen der Patient in sozialem Kontakt steht. Diese können z. B. Anerkennung aussprechen, Werte und Hilfeleistungen vermitteln. Auch dies wirkt protektiv auf die Gesundheit.

F11

→ **Frage 1.380: Lösung A**

Zu **(A)**: Jeder Mensch hat nicht nur eine, sondern mehrere Rollen gleichzeitig zu erfüllen (hier: Assistenzarzt und Elternteil). Die Ziele von „Ihnen" in den jeweiligen Rollen müssen nicht übereinstimmen, es kann zu Konflikten kommen, den sog. **Interrollenkonflikten** (*inter* lat. = zwischen).
Zu **(B)**: Auch innerhalb ein- und derselben Rolle (z. B. als „Assistenzarzt") können Konflikte entstehen, die sog **Intrarollenkonflikte** (*intra* lat. = innerhalb): Sie ergeben sich aus den unterschiedlichen Erwartungen bzw. Anforderungen verschiedener Personen oder Instanzen (z. B. „Ich würde aus medizinischen Gründen den Patienten noch stationär behalten, aber dann krieg ich Mecker vom Chefarzt, weil die Kosten ansteigen.").
Zu **(C)**: Die **Rollendistanz** bezeichnet die Distanz einer Person zu ihrer Rolle. Sie ist das Ergebnis von Zweifeln an der Rolle an und für sich, an sich selbst in dieser Rolle oder generell einer kritischen Auseinandersetzung mit dem jeweiligen Rollenbild (z. B. durch Zeigen von eigenen Gefühlen vor einem Patienten: „Also ehrlich, ich würde jetzt auch lieber nach Hause gehen, als die ganze Nacht Ambulanzdienst zu haben").
Zu **(D)**: Im Rahmen der **Rollenidentifikation** werden die mit einer (neuen) sozialen Rolle verbundenen Rechte, Pflichten und Verhaltensweisen übernommen („Jetzt bin ich Mutter, da kann ich nicht mehr jeden Samstag in die Disko.").
Zu **(E)**: Eine **Rolle** kann auch wieder **verloren** gehen, z. B. bei der Pensionierung oder dem Tod eines Angehörigen. Generell können Rollenwechsel mit schweren Krisen und Selbstzweifeln einhergehen, unabhängig davon, ob die Veränderung positiv oder negativ ist (Anpassungsstörung, F43.2).

F11

→ **Frage 1.381: Lösung D**

Zu **(D)**: Im Rahmen der **Sublimierung** (Sublimation) werden primitive, unerwünschte oder unerfüllbare Formen der Triebbefriedigung in sozial akzeptierten Formen ausgelebt, z. B. künstlerisch: Herr K. wird seine belastenden Gedanken „los", indem er sie künstlerisch ausdrückt. Freud betrachtete diesen Abwehrmechanismus als die Hauptmotivation für künstlerisches und intellektuelles Schaffen überhaupt.
Zu **(A)**: Bei der **Projektion** werden Gefühle gegenüber sich selbst (z. B. Versagensangst) oder „verbotene" Bedürfnisse (z. B. Mordgedanken gegenüber dem Chef) unbewusst auf andere Personen projiziert, dort bewusst wahrgenommen und beurteilt.
Differenzierung zur sehr ähnlichen Verschiebung: Hier geht es um Gefühle anderen gegenüber.

Zu **(B)**: Die **Rationalisierung** bezeichnet den Vorgang, wenn für ein bestimmtes, triebgesteuertes Verhalten (mehr oder weniger krampfhaft) rationale Argumente gesucht werden, mit denen das Verhalten dann begründet wird. Beispiel: Sie sollten eigentlich fürs Physikum lernen, Ihre „Triebe" führen Sie jedoch mit Freunden ins Kino. Dafür haben Sie natürlich gute Gründe, die nichts damit zu tun haben, dass Sie eben keine Lust mehr aufs Lernen haben („der Film ist gut", „die Freunde hab ich schon so lang nicht gesehen", „den ganzen Tag lernen bringt ja ohnehin nichts" usw.).
Zu **(C)**: Bei der **Reaktionsbildung** wird ein Triebwunsch vom Gewissen (Über-Ich) als unmöglich/unerwünscht empfunden, verdrängt und durch ein gegenteiliges Verhalten ersetzt. Beispiel: Sie ekeln sich eigentlich vor anatomischen Präparaten, können sich das aber selbst nicht eingestehen und werden nun Tutor im Sezierkurs.
Zu **(E)**: Im Rahmen der **Verdrängung** werden unerwünschte/unerlaubte Bedürfnisse ins Unbewusste „verbannt" und bewusst nicht wahrgenommen.

F11 ■■

→ **Frage 1.382: Lösung B**

Zu **(B)**: Trotz des vielleicht verwirrenden Begriffs geht es in der **Objektbeziehungstheorie** nicht um die **Beziehungen zu** Gegenständen, sondern zu **Menschen**.
Zu **(A)** und **(C) – (E)**: Die Objektbeziehungstheorie der Psychoanalyse geht auf Melanie Klein zurück. Während für Sigmund Freud die Triebtheorie im Mittelpunkt des Interesses stand, sah Klein die Auswirkungen frühkindlicher sozialer Beziehungen (C), v. a. die frühe **Mutter-Kind-Dyade**, als entscheidend für die weitere Entwicklung an. Wie und mit welchen Erwartungen ein Mensch die Welt wahrnimmt, wird durch enge frühe Bezugspersonen („Objekte") entscheidend beeinflusst. Grundlegend ist hier ein angeborenes Bedürfnis nach sozialen Beziehungen und Bindungen, durch das natürlich auch, teilweise unbewusste, **Konflikte** zwischen dem Kind und den Eltern entstehen, die verinnerlicht werden und deren Bewältigung die weitere Entwicklung prägt ((D), (E)). Aus Störungen in dieser frühen Entwicklungsphase kann später **Angst in sozialen Situationen** resultieren (A).

F11

→ **Frage 1.383: Lösung C**

Persönlichkeitsstörungen sind laut ICD-10 „tief verwurzelte, anhaltende Verhaltensmuster, die sich in starren Reaktionen auf unterschiedliche persönliche und soziale Lebenslagen zeigen. Sie verkörpern gegenüber der Mehrheit der betreffenden Bevölkerung deutliche Abweichungen im Wahrnehmen, Denken, Fühlen und in den Beziehungen zu anderen. Solche Verhaltensmuster sind meistens stabil und beziehen sich auf vielfältige Bereiche des Verhaltens und der psychologischen Funktionen. Häufig gehen sie mit einem unterschiedlichen Ausmaß persönlichen Leidens und gestörter sozialer Funktionsfähigkeit einher."
Zu **(C)**: Eine **„dissoziative Persönlichkeitsstörung"** existiert nicht. Dissoziation bedeutet Zerfall oder Spaltung. Der Begriff kommt z.B. als dissoziative Störung (Dissoziationsneurose) vor: Abweichungen vom normalen Bewusstseinszustand wie psychogene Amnesie (Vergessen der eigenen Lebensgeschichte) und Somnambulismus (Schlafwandeln), Trance- und Besessenheitszustände.
Zu **(A)**: Menschen mit **abhängiger** (dependenter, asthenischer) **Persönlichkeitsstörung** (ICD-10 F60.7) sind stark von anderen Menschen abhängig und unfähig selbstständige Entscheidungen zu treffen. Sie „klammern" sich daher an einen anderen Menschen, ordnen sich diesem völlig unter und leiden unter Minderwertigkeitskomplexen, Trennungsängsten und Gefühlen der Hilflosigkeit.
Zu **(B)**: Bei einer **zwanghaften** (anankastischen) **Persönlichkeitsstörung** (F60.5) neigen Betroffene zu großem Perfektionismus, bestehen darauf, dass alles so gemacht wird, wie sie es haben wollen, und kontrollieren möglichst alles noch mal nach. Geistig sind sie unflexibel, vorsichtig und halsstarrig. Sie sind kaum in der Lage, Freundschaften zu schließen, denn Arbeit ist ihnen wichtiger als Vergnügen.
Zu **(D)**: Patienten mit **histrionischer Persönlichkeitsstörung** (F60.4, *histrio* lat. Schauspieler) neigen dazu, sich übertrieben dramatisch und „hysterisch" zu verhalten und damit Aufmerksamkeit auf sich zu ziehen. Sie begeben sich in Abhängigkeiten und stellen dann rücksichtslos laufend Forderungen an den anderen, die sie mit emotionalen Ausbrüchen zu unterstreichen pflegen. Es besteht eine Tendenz zu Egozentrik, Genusssucht, erhöhte Kränkbarkeit und Mangel an Rücksichtnahme.
Zu **(E)**: Die **paranoide Persönlichkeitsstörung** (F60.0) zeigt sich durch lebenslang bestehendes und völlig übersteigertes Misstrauen, Überempfindlichkeit bei Kritik und ewiges Nachtragen bei einer Kränkung. Die Betroffenen verdächtigen andere, ihnen Schlechtes zu wollen, und beharren starrsinnig und streitsüchtig auf eigenen Rechten. Ihr Selbstwertgefühl und ihre Selbstbezogenheit sind tendenziell überhöht.

F11

→ **Frage 1.384: Lösung C**

Laut dem Motivationsforscher Abraham Maslow erreicht der Mensch niemals einen Zustand der völligen Bedürfnisbefriedigung: Sobald ein Wunsch befriedigt ist, taucht sofort ein anderer auf, um seinen Platz einzunehmen. Maslow ordnete diese Bedürfnisse hierarchisch. Der Mensch kann sich seiner

Meinung nach erst den höheren Bedürfnissen zuwenden, wenn die unteren in ausreichendem Maße befriedigt sind:

1. Stufe: **physiologische Bedürfnisse** (B): z. B. Essen, Trinken, Schlafen
2. Stufe: Bedürfnis nach **Sicherheit** (D): z. B. feste Regeln, Angstfreiheit, Ordnung
3. Stufe: Bedürfnis nach Zuwendung, also **soziale Bedürfnisse** (E) wie Liebe und Zuneigung
4. Stufe: Bedürfnis nach Anerkennung und Wertschätzung
5. Stufe: Bedürfnis nach **Selbstverwirklichung** (C), also nach der Umsetzung möglicht vieler eigener Ziele und Wünsche

F11

→ **Frage 1.385: Lösung D**

Zu **(D)**: Jean **Piaget** entwickelte ein **Modell der kognitiven Entwicklung** von Kindern:

- 0–2 Jahre: **Phase der sensumotorischen Intelligenz**: Entwicklung der Objektpermanenz, Werkzeugdenken
- 2–7 Jahre: Phase der präoperationalen Repräsentation: vorbegrifflich-symbolisches und anschauliches Denken
- 7–12 Jahre: Phase der konkret-logischen Denkoperationen
- ab 12 Jahre: Phase der formalen Denkoperationen: abstrakte Denkvorgänge, hypothetische Fragestellungen

Zu **(A)**: Sigmund **Freud** entwickelte die berühmte **Phasenlehre zur psychosexuellen Entwicklung**:

- orale Phase (0–2 Jahre): Befriedigung durch Nahrungsaufnahme
- anale Phase (2–3 Jahre): Befriedigung durch Ausscheiden bzw. Zurückhalten des Kots
- phallische/ödipale Phase (3–5 Jahre): Begehren des gegen- und Konkurrenz mit dem gleichgeschlechtlichen Elternteil; Ödipuskomplex mit Kastrationsangst (Jungen) bzw. Elektrakomplex mit Penisneid (Mädchen)
- **Latenzphase** (6–12 Jahre bzw. Pubertät): Triebenergie wird auf „kulturelle" Ziele wie Lesen- und Schreibenlernen gerichtet.
- genitale Phase (ab 12 Jahre bzw. Pubertät): „Wiederentdeckung" der Genitalien, Partnersuche außerhalb der Familie

Zu **(B)**: Erik **Erikson**, dessen Modell auf der Phasenlehre Freuds aufbaut, gliederte die **psychosoziale Entwicklung** in 8 Phasen, die sich über das gesamte Leben erstrecken:

1. Urvertrauen vs. Urmisstrauen (orale Phase): Ziel ist die emotionale Bindung an eine Bezugsperson.
2. Autonomie vs. Scham und Zweifel (anale Phase): Regeln und Kontrollfähigkeit werden erlernt.
3. Initiative vs. Schuldgefühl (phallische Phase): Das Selbstvertrauen entwickelt sich.
4. Leistung vs. Minderwertigkeit (mittlere Kindheit): starke Orientierung an Leistung
5. **Identität vs. Identitätsdiffusion** (Adoleszenz): Das Selbstkonzept entwickelt sich stark weiter.
6. Intimität vs. Isolation (junges Erwachsenenalter): Die Partner- bzw. Gemeinschaftssuche steht im Vordergrund.
7. zeugende Fähigkeit (Generativität) vs. Stagnation (mittleres Erwachsenenalter): Interesse an der nächsten Generation, Familiengründung
8. Ich-Integrität vs. Verzweiflung (höheres Erwachsenenalter): Rückschau auf das eigene Leben, Bilanzziehen

Zu **(C)**: Das **postkonventionelle Niveau** bezieht sich auf die **Hauptentwicklungsstufen der Moral** nach Lawrence **Kohlberg**:

1. präkonventionelles Stadium („Autoritätsmoral": Vermeidung von Bestrafung und Anstreben von Belohnung
2. konventionelles Stadium („Gruppenmoral"): Anerkennung von Regeln, die innerhalb des sozialen Gefüges Geltung haben, damit dieses erhalten bleibt.
3. **postkonventionelles Stadium** („Grundsatz-/Prinzipienmoral"): Bemühen, moralische Werte und Prinzipien zu finden, die ihre Gültigkeit und Bedeutung unabhängig von der Autorität anderer haben. Jugendliche und Erwachsene, die dieses Niveau haben, eignen sich moralische Normen, Werte und Prinzipien an, die über ihre eigene Gesellschaft hinaus gültig sind und handeln in autonomer Verantwortung danach. Das Individuum kann auch beginnen, bestehende Regeln zu hinterfragen.

Zu **(E)**: Dieser Begriff stammt aus der **Entwicklungspsychologie der Moral** von Jean **Piaget**. Die Theorie von Kohlberg ist eine Weiterentwicklung der Entwicklungsstufen nach Piaget, daher sind viele Ähnlichkeiten erkennbar:

1. moralischer Realismus (amoralisches Stadium, bis ca. 5. Lebensjahr): Moralische Regeln werden als etwas Festes von außen übernommen; das Kind hält sich an Gebote und Verbote von Autoritäten, um Strafe zu vermeiden.
2. **heteronome Moral** (bis ca. 10. Lebensjahr): Das Kind entwickelt im Umgang mit Gleichaltrigen eine kooperative Moral, die auf Wechselseitigkeit besteht. Es entwickeln sich erste, noch relativ starre Gerechtigkeitsvorstellungen.
3. autonome Moral (ca. ab dem 11. Lebensjahr): Es überwiegt der Gerechtigkeitsbegriff der „Billigkeit": Starre Regeln werden abgewandelt und der Situation angepasst. Soziale Verantwortung entwickelt sich und der Sinn von Wertvorstellungen wird eingesehen.

F11

→ **Frage 1.386: Lösung E**

Zu **(E)**: Lawrence Kohlberg (1963) trennte 3 Hauptstufen der **moralischen Entwicklung** mit jeweils 2 Unterteilungen. Das **postkonventionelle Stadium** entspricht der höchsten Hauptentwicklungsstufe, die nur von etwa 25 % der Erwachsenen erreicht wird: Diese Menschen eignen sich moralische Normen, Werte und Prinzipien an, die über ihre eigene Gesellschaft hinaus gültig sind und handeln in autonomer Verantwortung danach. Sie sind auch in der Lage, bestehende Regeln zu hinterfragen und auf ihren Wert für die Allgemeinheit zu überprüfen.

Zu **(A)** – **(D)**: Im Folgenden finden Sie eine kurze Übersicht über die Stufen der moralischen Entwicklung:

- **präkonventionelles Stadium**
  1. Orientierung an Strafe und Gehorsam (**gehorsamsorientierte Moral**, (B)): Gebote werden befolgt, um Strafe zu vermeiden.
  2. instrumentell-relativistische Orientierung (**interessensgeleitete Moral**, (D)): Die Gegenseitigkeit des menschlichen Handelns wird anerkannt, Prinzip ist das „wie du mir, so ich dir".
- **konventionelles Stadium**
  3. Moral des „braven Kindes" (interpersonale Konkordanz): Zusätzlich werden nun auch moralische Erwartungen anerkannt, bei deren Nichterfüllung Schuldgefühle entstehen, auch wenn keine direkte Bestrafung erfolgt. Die Moral ist auf das eigene soziale Gefüge ausgerichtet, insofern passt hier die **familienorientierte Moral** (A) am besten.
  4. Orientierung an Gesetz und Ordnung (**gesetzeskonforme Moral**, (C)): Die in der Gesamtgesellschaft geltenden Normen werden anerkannt, die Aufrechterhaltung des bestehenden sozialen Gefüges ist wichtig.
- **postkonventionelles Stadium** (E)
  5. Orientierung am Sozialvertrag: Die gesetzliche Autorität wird in Frage gestellt, wenn sie menschliche Grundrechte beschneidet.
  6. Orientierung an universalen ethischen Prinzipien: Die Handlungen richten sich nicht nach vorgegebenen Regeln sondern nach möglichst allgemeingültigen ethischen Grundsätzen (z. B. kategorischer Imperativ: „Handle nur nach derjenigen Maxime, für die du zugleich wollen kannst, dass sie ein allgemeines Gesetz werde."). Im Zentrum steht die zwischenmenschliche Achtung.

F11 ■

→ **Frage 1.387: Lösung B**

Als ultima Ratio bei schwerer, therapieresistenter, generalisierter Epilepsie kann das **Corpus callosum durchtrennt** werden, das die linke und rechte Gehirnhälfte verbindet. Dies hat im täglichen Leben erstaunlich wenige Auswirkungen, die in klinischen Untersuchungen bei **„Split-Brain-Patienten"** auftretenden Besonderheiten sind jedoch ein beliebtes Prüfungsthema.

Zu **(B)**: Objekte, die in der linken Gesichtsfeldhälfte gesehen werden, werden im rechten Okzipitalpol verarbeitet. Da das Sprachzentrum bei den meisten Menschen in der linken Gehirnhälfte sitzt, haben Split-Brain-Patienten Schwierigkeiten diese Objekte zu benennen. Wird einem Split-Brain-Patienten in der rechten Gesichtsfeldhälfte daher eine andere Information als in der linken angeboten (z. B. rechts ein halbes altes Männer- und links ein halbes attraktives Frauengesicht), wird der Patient es als Mann bezeichnen. Auf die Frage, ob er die abgebildete Person gerne küssen würde, käme er aber in Zweifel, da die rechte Hirnhälfte erotisches Interesse empfindet. Dies kann **Konfabulationen** auslösen, also unbewusst „erfundene" Geschichten, um einen logischen Zusammenhang herzustellen. Der Patient ist dabei von der Richtigkeit des Gesagten überzeugt. Typisch sind Konfabulationen auch bei schweren Gedächtnisdefiziten und insbesondere beim **Korsakow-Syndrom** bei chronischen Alkoholikern.

Zu **(A)**: Ein Ignorieren des linken Gesichtsfelds oder auch der gesamten linken Körperhälfte kommt als **Neglect** nach rechtshemisphärischen Hirninfarkten vor. Dies hat aber nichts mit dem emotionalen oder krankheitsspezifischen Gehalt der Wahrnehmung zu tun.

Zu **(C)**: Hier wird die Symptomatik einer **Wernicke-Aphasie** (rezeptive oder sensorische Aphasie) beschrieben: Durch eine Läsion des für das Sprachverständnis entscheidende Wernicke-Zentrums im Temporallappen der dominanten Hemisphäre (also meistens links) verstehen die Patienten gesprochene und geschriebene Sprache nicht mehr. Die Sprachproduktion ist ungestört, typisch ist eine flüssige, aber inhaltsleere Sprache (der Patient versteht auch sich selbst nicht!) bis hin zur Logorrhö mit vielen Neologismen. Die Sprachproduktion im Rahmen einer Konfabulation ist unauffällig, der Inhalt ist häufig unwahrscheinlich, aber nicht völlig sinnlos.

Zu **(D)**: Durch **elektrische Stimulation des motorischen Sprachzentrums** im Temporallappen können sprachliche Reaktionen ausgelöst werden, dies hat aber nichts mit Konfabulationen oder Split-Brain-Patienten zu tun!

Zu **(E)**: Aus **Läsionen** der meist linksseitig lokalisierten **Sprachzentren** resultieren Aphasien:

- motorische Aphasie (expressive oder Broca-Aphasie): Störung der Sprachproduktion bei erhaltenem Sprachverständnis
- sensorische Aphasie (s. o.)
- globale Aphasie: Störung von Sprachwahrnehmung und -produktion

F11

→ **Frage : Lösung E**

Zu **(E)**: Nach einer Theorie von **Yerkes und Dodson** existiert eine umgekehrt U-förmige Beziehung zwischen psychischer Aktivierung und Leistung. Die Leistung nimmt zunächst mit dem Grad der Aktivierung zu, nimmt dann aber bei hoher Erregung wieder ab. Sie kennen das ja selber: Wenn Sie zu müde sind, merken Sie sich beim Lernen nichts. Geraten Sie aber in Panik vor dem Physikum, bleibt auch nichts mehr hängen. Auch bei der ängstlichen Frau M. kann dies ihre Gedächtnisleistungen verschlechtert haben.

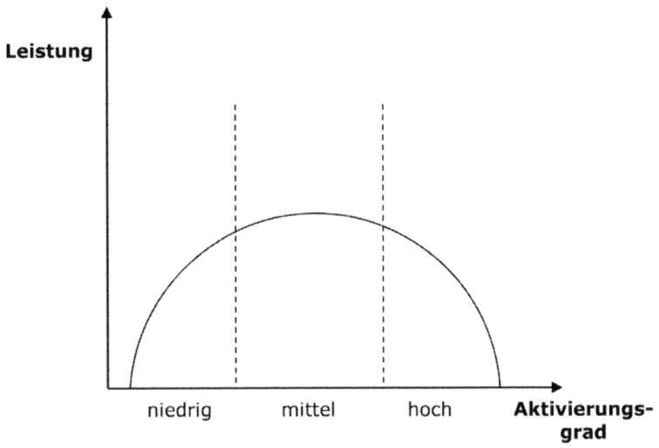

Yerkes-Dodson-Regel.

Zu **(A)** und **(B)**: Wenn ein Lernprozess einen anderen behindert, wird dies in der Gedächtnisforschung als **Interferenz** oder Hemmung bezeichnet. 2 Formen werden unterschieden:

- **proaktive Interferenz** (A): Ein Lernvorgang behindert den darauf folgenden: Sie können sich zwar den Inhalt dieser Frage merken, den der nächsten aber deshalb nicht mehr.
- **retroaktive Interferenz** (B): Ein Lernvorgang behindert das Behalten oder die Wiedergabe des bereits Gelernten: Sie merken sich den Inhalt dieser Frage, haben aber dafür den der letzten Frage schon wieder vergessen.

Zu **(C)**: **Transfer** bedeutet in der Gedächtnisforschung die Fähigkeit, die im Zusammenhang mit einer Aufgabe gelernten Vorgänge auf eine andere Aufgabe zu übertragen. Dies kann bei der Lösung helfen (positiver Transfer) oder aber gerade hinderlich sein (**negativer Transfer**).

Zu **(D)**: Die **selektive Aufmerksamkeit**, d. h. Richtung der Aufmerksamkeit auf ein bestimmtes Objekt der Umwelt, wird insbesondere von Motiven und Bedürfnissen beeinflusst. Es strömen ständig unendlich viele optische, akustische, taktile und olfaktorische Reize auf uns ein, von denen das Gehirn automatisch die unwichtigen ausfiltert und nur die wichtigen ins Bewusstsein leitet. Welche dieser bewussten Reize dann jedoch gespeichert werden, hängt nicht mehr direkt von der selektiven Aufmerksamkeit ab: Frau M. wird wohl dem Arzt zugehört haben und nicht ihre Aufmerksamkeit z. B. auf das Tropfen eines Wasserhahns im Besprechungszimmer gerichtet haben - trotzdem kann sie sich an das Gesagte kaum mehr erinnern.

F11

→ **Frage 1.389: Lösung C**

Zu **(C)**: Behindert ein Lernprozess einen anderen, wird dies in der Gedächtnisforschung als **Interferenz** oder Hemmung bezeichnet. Bei der **retroaktiven Interferenz** behindert ein Lernvorgang das Behalten bzw. den Abruf von zuvor Gelerntem: Bei Andreas haben die (für ihn wahrscheinlich interessanteren) astronomischen Informationen das Mathe-Wissen wieder aus dem Kopf „hinausgeschoben".

Zu **(B)**: Die andere Form der Interferenz ist die **proaktive Interferenz**, bei der ein Lernvorgang den darauf folgenden behindert: Bei Andreas wäre auch möglich gewesen, dass er sich zuerst die spannende Astronomiesendung ansieht, danach versucht zu lernen und sich nichts merkt, weil er bewusst oder unbewusst in Gedanken noch im Weltall ist.

Zu **(A)** und **(D)**: Beide Amnesieformen sind i. A. mit einem das Gehirn schädigenden Ereignis verbunden, für das bei Andreas kein Anhalt besteht.

- Bei der **anterograden Amnesie** (A) ist für einen bestimmten Zeitraum die Speicherung von neuen Inhalten in das Gedächtnis gestört, es besteht daher eine Gedächtnislücke für den Zeitraum **nach** dem schädigenden Ereignis (z. B. erinnert sich ein Unfallopfer zwar an den Unfallhergang selbst, nicht aber an die Fahrt ins Krankenhaus und die ersten stationären Tage, obwohl er in dieser Zeit bei Bewusstsein war).
- Bei der **retrograden Amnesie** (D) wird durch ein Ereignis (z. B. Unfall) das primäre Gedächtnis gelöscht, wodurch eine Gedächtnislücke für den Zeitraum **vor** dem schädigenden Ereignis entsteht (z. B. erinnert sich ein Unfallopfer nicht mehr an die Minuten vor dem Unfall).

Insbesondere bei Schädel-Hirn-Traumata können beide Formen kombiniert vorkommen.

Zu **(E)**: Das **echoische Gedächtnis** (echoischer sensorischer Speicher) speichert akustische Informationen für 4–18 Sekunden im **sensorischen Gedächtnisspeicher**, danach werden sie durch neue Informationen „überschrieben". Die Ursache ist, dass oft mehr Informationen eintreffen, als bearbeitet werden können, weshalb sie in einem „Arbeitsspeicher" bereit gehalten werden. Beispiel: Jemand sagt etwas, Sie verstehen nicht sofort und fragen sofort nach („Wie bitte?"). Noch während Sie fragen, hat Ihr Gehirn die Informationen jedoch schon „nachbearbeitet" und Sie wissen, was gemeint war.

F11

→ **Frage 1.390: Lösung E**

In der Gedächtnisforschung wird das **Langzeitgedächtnis** in das deklarative (explizite, bewusste) und das nicht-deklarative (implizite, unbewusste) Gedächtnis unterteilt.

Zu **(E)**: Das **deklarative Gedächtnis** umfasst alle Inhalte, die sich in Sprache abrufen lassen. Dabei werden das semantische und das episodische Gedächtnis unterschieden. Im **semantischen Gedächtnis** (Wissensgedächtnis) ist das allgemeine Faktenwissen, also alles was wir unabhängig von unserer persönlichen Erfahrung gelernt haben, abgespeichert (z. B. die Fakten über Gedächtnistheorie, die Sie gerade pauken) – also auch die Namen von Sehenswürdigkeiten.

Zu **(A)**: Das **episodische** (autobiographische) **Gedächtnis** beinhaltet Erinnerungen aus der eigenen Lebensgeschichte (also z. B. nicht die Fakten über Gedächtnisforschung, sondern dass Sie beim Lesen dieser Frage Tee getrunken haben und Kopfschmerzen hatten).

Zu **(B)** und **(C)**: Das **implizite** (**non-deklarative**) **Gedächtnis** umfasst alle unsere nicht-sprachlich ausdrückbaren Erinnerungen, also z. B. Fähigkeiten wie Radfahren oder das Zusammenzucken, wenn ein Hund plötzlich laut bellt.

Zu **(D)**: Ein Teil des nicht deklarativen Gedächtnisses ist das **prozedurale Gedächtnis**, in dem Fähigkeiten und Fertigkeiten, die wir irgendwann einmal gelernt haben, abgespeichert sind (z. B. Radfahren, das Spielen eines Instruments, das Finden einer Vene zum Blutabnehmen) und die wir unbewusst jederzeit (mehr oder weniger gut) reaktivieren können.

F11

→ **Frage 1.391: Lösung E**

Zu **(E)**: Hier wird eine typische **Panikattacke** beschrieben, die plötzlich, ohne speziellen Auslöser und situationsunabhängig auftritt. „Klassisch" ist ein Beginn mit Herzrasen, Erstickungsgefühlen, Schwindel und Entfremdungsgefühlen (Depersonalisation oder Derealisation). Sekundär kann auch Todesangst oder Angst, wahnsinnig zu werden, entstehen. Bei wiederholten, schweren Panikattacken kann eine Panikstörung (ICD-10 F41.0) diagnostiziert werden.

Zu **(A)**: Das **allgemeine Adaptationssyndrom** nach H. Selye ist ein Versuch des Körpers, sich an lange andauernden Stress anzupassen. Unterschieden werden dabei die Phasen Alarmreaktion, Widerstands- und Erschöpfungsstadium.

Zu **(B)**: Eine **depressive Episode** (F32.-) äußert sich durch eine gedrückte Stimmung, eine Verminderung von Antrieb, Aktivität, Appetit, Fähigkeit zur Freude, Interessen und Konzentration, ausgeprägte Müdigkeit, Schlafstörungen, beeinträchtigtes Selbstwertgefühl und Selbstvertrauen, Schuldgefühle und Gedanken über die eigene Wertlosigkeit. Zusätzlich können „somatische" Symptome wie Früherwachen, Morgentief der Stimmung, psychomotorische Hemmung oder Agitiertheit sowie Gewichts- und Libidoverlust auftreten. Panikattacken sind zwar während depressiver Episoden möglich, hier gibt es jedoch keinerlei Hinweise auf eine Depression.

Zu **(C)**: Leitsymptom des **Korsakow-Syndroms** sind schwere Gedächtnisstörungen, die durch Konfabulationen, also spontan „erfundene" Geschichten ausgeglichen werden, von deren Richtigkeit der Patient überzeugt ist. Die Geschichten sind oft nicht völlig erfunden, sondern beruhen auf einer zeitlich falschen Zuordnung alter Erinnerungen, von denen der Patient überzeugt ist, es sei gerade eben geschehen. Typisch tritt es bei chronischen Alkoholikern aufgrund eines Thiamin- (Vitamin B_1-)Mangels auf.

Zu **(D)**: Symptome der **Opiatintoxikation** (z. B. Heroin-Überdosis) sind eine Bewusstseinsstörung bis zur Bewusstlosigkeit, ein Absinken der Atemfrequenz bis hin zum Atemstillstand, eine Verengung der Pupillen („Stecknadelpupillen"; bei starkem Sauerstoffmangel auch weite Pupillen) sowie ein Absinken von Blutdruck, Herzfrequenz, Körpertemperatur und Muskeltonus.

F11

→ **Frage 1.392: Lösung D**

Zu **(D)**: Das **transaktionale Stressmodell** des amerikanischen Psychologen R. **Lazarus** geht davon aus, dass Stress v. a. von der subjektiven Situationsbewertung abhängt, und integriert damit das Individuum und dessen subjektive Einschätzung der Gefahr und der eigenen Ressourcen. Wichtige Einflüsse sind Persönlichkeitsfaktoren (z. B. Selbstbewusstsein, Tatkraft) und Situationsdeutungen (z. B. Überforderung, Ängstlichkeit, Optimismus). Folgende Elemente werden unterschieden:

- **primäre Bewertung** (Primary Appraisal): Ersteinschätzung der Situation als Herausforderung, Bedrohung oder Schädigung?
- **sekundäre Bewertung** (Secundary Appraisal): Welche Bewältigungsstrategie wähle ich (z. B. Aggression oder Flucht)?
- **Neubewertung**: Wie sieht die Situation nach Anwenden der Bewältigungsstrategie aus? Ist aus der Bedrohung eine Herausforderung geworden oder umgekehrt?

Beispiel: Sie empfinden das Physikum als Bedrohung, Ihre Bewältigungsstrategie besteht in fleißigem Lernen. Nach 1 Woche sehen Sie erste Erfolge und empfinden das Examen nunmehr als bewältigbare Herausforderung.

Zu **(A)**: Diese drei Begriffe können aus einer **Emotionstheorie** stammen: Die Intensität einer Emotion

(z. B. Aggression) wird durch die Stärke des verursachenden Reizes determiniert, während die Qualität der Emotion von der subjektiven Interpretation abhängt.
Zu **(B)**: Die Phasen Alarmreaktion, Widerstands- und Erschöpfungsstadium entsprechen dem **allgemeinen Adaptationssyndrom**, mit dem H. Selye menschliche Reaktionen auf chronischen Stress zu erklären versuchte.
Zu **(C)**: Diese Begriffe sind der **physiologischen Stressachse** zuzuordnen: Der **Hypothalamus** schüttet CRH (Corticotropin-releasing Hormone) aus, das im **Hypophysenvorderlappen** die Freisetzung von ACTH (adrenokortikotropes Hormon) auslöst. ACTH bewirkt in den **Nebennieren** u. a. die vermehrte Synthese und Ausschüttung des zentralen Stresshormons Cortison.
Zu **(E)**: Hier könnte das **Konzept der erlernten Hilflosigkeit** gemeint sein, das von Seligman zur Erklärung der Entstehung von Angststörungen und Depressionen entwickelt wurde: Individuen, die in der Kindheit gelernt haben, dass sie sich einem Strafreiz durch eigenes Handeln nicht entziehen können (**Kontrollverlust**), verhalten sich später auch dann in belastenden Situationen passiv, wenn eine Lösung möglich wäre, da sie sich in ihrer **subjektiven Bewertung** der Situation hilflos ausgeliefert fühlen. Sie haben nie gelernt, dass man seine Situation durch eigenes Handeln verbessern kann.

F11

→ **Frage 1.393: Lösung C**

Zu **(C)**: Das **Kohärenzgefühl** („Sense of Coherence") ist im **Konzept der Salutogenese** von A. Antonovsky eine globale Orientierung, die zum Ausdruck bringt, in welchem Umfang jemand ein generalisiertes, überdauerndes und dynamisches Gefühl des Vertrauens besitzt,

- dass die eigene innere und äußere Umwelt vorhersagbar ist,
- dass genügend Ressourcen vorhanden sind, um sich den Anforderungen des Lebens zu stellen und
- dass die Probleme des Lebens als Herausforderungen angesehen werden, deren Bewältigung sich lohnt.

Eine solche Orientierung dem Leben gegenüber wird als Bewältigungsressource betrachtet und soll zusammen mit weiteren generalisierten Widerstandsquellen („Generalized Resistance Resources") wie Wohlstand, Wissen, Intelligenz, Ich-Identität, Flexibilität und sozialer Unterstützung Menschen widerstandsfähiger gegenüber stressbedingten Krankheiten machen, da dadurch Ressourcen mobilisiert werden können, um mit Belastungen besser zurecht zu kommen.
Zu **(A)**: **Allostase** bezeichnet langfristige Anpassungen eines Organismus an chronische Belastungen. Ein typisches Beispiel ist die körperliche und psychische Anpassung an Stress (Adaptationssyndrom) im Modell von H. Selye.
Zu **(B)**: Im **Anforderungs-Kontroll-Modell** nach R. Karasek steht das Verhältnis von Anforderungen und Kontrollmöglichkeiten im Vordergrund: Hohe Anforderungen bei niedriger Kontrollmöglichkeit führen zu Stress und erhöhen damit das Morbiditätsrisiko.
Zu **(D)**: **Strukturelle Deprivation**, also Armut, entsteht durch die unterschiedliche Aufteilung der Einkommenshöhe auf die einzelnen Bevölkerungsgruppen. Die Morbidität von Menschen in Armut ist generell höher, ihre Lebenserwartung ist kürzer als bei Angehörigen der „Mittelschicht".
Zu **(E)**: Zum **sozialen Rückhalt** („Social Support") zählen z. B. Familie, Verwandtschaft, Freunde, Kollegen und Nachbarn, alle die also, zu denen ein Patient in sozialem Kontakt steht. Sozialer Rückhalt wirkt protektiv gegenüber Erkrankungen und ermöglicht einen besseren Heilungsverlauf.

F11 ■

→ **Frage 1.394: Lösung A**

Zu **(A)**: Das **Anforderungs-Kontroll-Modell** des amerikanischen Soziologen R. Karasek besagt, dass sich in einem Arbeitsmilieu mit hohen psychischen Anforderungen bei gleichzeitig niedriger subjektiver Kontrollmöglichkeit (z. B. wenig Raum für Kreativität, strikte Arbeitszeitregelungen) leicht ein ungesunder Stress (Disstress) ausbilden kann. Dieser soll das Risiko für negative Gesundheitseffekte erhöhen, die von Ermüdung und Angst über Depression bis hin zu körperlichen Erkrankungen (z. B. Herzinfarkt) reichen können.
Zu **(B)**: Zu einer **beruflichen Gratifikationskrise** kann es bei der Kombination aus hoher beruflicher Verausgabung und viel zu niedriger Belohnung für diese Verausgabung kommen. Ein typisches Beispiel ist Ihre zukünftige Arbeitssituation als Assistenzarzt: Die Arbeitsbelastung ist sehr hoch, aber in den meisten Kliniken können Sie lange darauf warten, bis sich irgendjemand bei Ihnen dafür bedankt! Folgen davon können z. B. innere Kündigung oder Depressionen sein.
Zu **(C)**: Der **Health Action Process Approach** ist ein sozialkognitives Prozessmodell für gesundheitliches Handeln (Schwarzer, 1996). Dabei werden folgende Phasen unterschieden:
1. Am Anfang steht die Handlungsintention (**motivationale Phase**), die von der subjektiven Risikowahrnehmung („Schadet Rauchen meiner Gesundheit?"), der Handlungsergebnis- („Werde ich mich besser fühlen, wenn ich nicht mehr rauche?") und der Selbstwirksamkeitserwartung („Werde ich das durchhalten?") beeinflusst wird.
2. In der **volitionalen Phase** (Willensphase) werden eine Planungs- (wie? wann? wo?), eine Handlungs-

und eine Aufrechterhaltungsphase (z. B. auch bei Stress oder beim Fortgehen nicht mehr rauchen) unterschieden. Vor allem in der letzteren spielt die subjektiv wahrgenommene Selbstwirksamkeit (Wie weit kann ich mein eigenes Verhalten beeinflussen?) eine wesentliche Rolle.
Zu **(D)**: Als sozialer Rückhalt („**Social Support**") wird die Gesamtheit der Sozialkontakte eines Menschen bezeichnet. Viele Sozialkontakte sollen nach dem Social-Support-Modell die Gesundheit fördern.
Zu **(E)**: Ein **Wohlstandsmodell** umfasst die Vorstellungen einer Gesellschaft hinsichtlich der Entstehung von Wohlstand für (möglichst) alle Bürger. Als Beispiel sei das ökologische Wohlstandsmodell genannt: Wohlstand entsteht durch Umweltbewusstsein in der Bildung und im Konsumverhalten und durch den Fokus auf nachhaltige Entwicklung im Bereich von Wirtschaft, Innovationen und Technologie.

F11

→ **Frage 1.395: Lösung B**

Zu **(B)**: Für Cumming und Henry (1961) ist **Disengagement** (sozialer Rückzug) die Voraussetzung für „erfolgreiches" Altern. Die daraus resultierende Disengagement-Theorie behauptet, dass alte Menschen (ca. ab 80 Jahren) von sich aus dazu neigen, ihre Sozialkontakte zu reduzieren und die eigene Produktivität einzustellen. Die allmähliche Entbindung von sozialen Aufgaben sei wichtig als Vorbereitung auf den Tod.
Zu **(A)**: Nach der **Aktivitätstheorie** von Tartler (1961) suchen im Gegensatz dazu auch alte Menschen soziale Integration und streben Produktivität an. Körperliche und soziale Funktionsverluste sowie Inaktivität führen zu Depressionen. Später wurde verdeutlicht, dass v. a. die Übereinstimmung der individuell gewünschten und der tatsächlich möglichen sozialen Teilhabe wichtig ist für die Zufriedenheit im Alter.
Zu **(C)**: Die Erwartungshaltung bzw. Grundeinstellung kann in vielen Fällen das Handeln bzw. den Ausgang einer Situation beeinflussen („Self-fulfilling Prophecy"). Geht jemand aufgrund seiner Persönlichkeitskonstitution (Disposition) davon aus, dass schwierige Situationen „schon irgendwie gut gehen" werden (**dispositionaler Optimismus**), wird er in vielen Fällen mehr Erfolg haben, als jemand, der „schwarz" sieht.
Zu **(D)**: Entsprechend der **Kontinuitätstheorie** des Alterns bleibt die Grundhaltung gegenüber dem Leben auch im Alter erhalten: Sozial engagierte, aktive Menschen sind zufrieden, wenn sie auch im Alter aktiv am Leben teilnehmen, zurückhaltende Menschen ziehen sich im Alter eher noch weiter zurück und sind damit zufrieden.
Zu **(E)**: Fourastier unterschied 1949

- einen primären, produktiven Sektor (z. B. Land- und Forstwirtschaft)
- einen sekundären, verarbeitenden Sektor (Industrie und Handwerk) und
- einen tertiären Sektor der Dienstleistungen (z. B. Gesundheitssystem, Konstruktion, Marketing, Finanzdienstleistungen, Informationsverarbeitung, Tourismus).

Die **Tertiarisierung** (Tertiärisierung) bezeichnet eine Verlagerung des wirtschaftlichen Schwerpunkts hin zum Dienstleistungssektor, eine Entwicklung, die seit ca. 1970 in allen Industrienationen zu beobachten ist.

F11 ■

→ **Frage 1.396: Lösung B**

Zu **(B)**: Es ist (derzeit noch!) eher umgekehrt: Rund 2/3 der Pflegebedürftigen werden von Familienangehörigen oder ambulanten Diensten betreut. **Nur knapp 1/3** befindet sich **in Pflegeheimen**.
Zu **(A)**: In Deutschland gibt es je nach dem pflegerischen Zeitaufwand 3 Pflegestufen: Je höher die Pflegestufe ist, desto mehr zahlt die Pflegeversicherung. Dabei wird das „**Pflegegeld**", eine allgemeine finanzielle Unterstützung für den Pflegebedürftigen bzw. „nicht-kommerzielle" Pflegende, und die „**Pflegesachleistung**", eine finanzielle Unterstützung zur Bezahlung eines professionellen ambulanten Pflegedienstes, unterschieden.
Zu **(C)** und **(D)**: In **Hospizen** wird versucht, die Lebensqualität in der letzten Lebensphase zu verbessern und ein „menschlicheres" Sterben zu ermöglichen: Es wird versucht, auch unter Einbeziehung der Familienangehörigen, den Sterbenden eine bestmögliche, palliative medizinische Betreuung (z. B. **Schmerztherapie**) in angenehmer Atmosphäre zu bieten. Die Sterbenden sollen sich möglichst „zu Hause" fühlen, auch **psychologische und religiöse Angebote** sind ein Teil des Konzepts.
Zu **(E)**: Die primäre Zielsetzung der **Palliativmedizin** ist die Erhaltung bzw. Steigerung der Lebensqualität im finalen Krankheitsstadium (z. B. durch Schmerztherapie). Nach der WHO ist sie definiert als „aktive, ganzheitliche Behandlung von Patienten mit einer weit fortgeschrittenen Erkrankung und einer begrenzten Lebenserwartung zu der Zeit, in der die Erkrankung nicht mehr auf eine kurative Behandlung anspricht und die Beherrschung von Schmerzen, anderen Krankheitsbeschwerden, psychologischen, sozialen und spirituellen Problemen höchste Priorität besitzt."

F11 ■

→ **Frage 1.397: Lösung C**

Zu **(C)**: Die **Letalität**, also die „Tödlichkeit" einer bestimmten Erkrankung, ist das Verhältnis der Anzahl der an der Erkrankung Verstorbenen zur Anzahl der Erkrankten. Sie ist nur bei akuten Krankheitsfällen sinnvoll zu berechnen, da sie nur nach „Abschluss" der Krankheit durch Heilung oder Tod zu bestimmen ist. In der Regel gibt man die Letalitätsrate an als Anzahl Verstorbener pro 1000 neue Krankheitsfälle.

Zu **(A)**: Der relative Anteil einer bestimmten Todesursache an der Gesamtzahl der Toten in der Bezugspopulation ist die **relative Mortalität** einer Krankheit. Beispiel: In einer Stadt sind innerhalb von 1 Jahr 1000 Menschen gestorben, 100 davon an Lungenkrebs. Die relative Mortalität von Lungenkrebs beträgt daher in diesem Fall 10 %.

Zu **(B)**: Die Häufigkeit einer Todesursache, gesehen auf die gesamte (lebende) Bezugspopulation, ist die **Mortalitätsziffer** (Sterbeziffer), meist angegeben als Gestorbene pro 100 000 Einwohner. Beispiel: Hat die erwähnte Stadt 100 000 Einwohner, beträgt die Mortalitätsziffer für Lungenkrebs 100.

Zu **(D)** und **(E)**: Die **Mortalität** (Sterblichkeit) ist die Gesamtzahl der Sterbefälle geteilt durch die Gesamtbevölkerung. Sie wird häufig alters- oder gruppenspezifisch angegeben, z. B. Säuglings- oder Müttersterblichkeit.

F11 ■

Frage 1.398: Lösung C

Zu **(C)**: Die Todesursachen werden statistisch entweder nach den einzelnen Diagnosen oder nach Diagnosegruppen (europäische Kurzliste) aufgelistet. Beide Listen orientieren sich am ICD-10. Die **häufigste Todesursache bei Frauen** und übrigens auch bei Männern in Deutschland (über alle Altersgruppen) waren im Jahr 2009 - nach der europäischen Kurzliste, auf die in dieser Frage Bezug genommen wird – **Krankheiten des Kreislaufsystems** (I10–I99, 206 128 Todesfälle bei Frauen in Deutschland). Die häufigste Todesursache bei den Einzeldiagnosen ist bei Frauen und Männern die **chronische ischämische Herzkrankheit** (ICD-10 I25).

Zu **(A)**, **(B)**, **(D)** und **(E)**: Erkrankungen der weiteren hier genannten Organsysteme sind seltener die Todesursache. In der Tabelle sehen Sie die **häufigsten Todesursachen bei Frauen** in Deutschland über alle Altersgruppen (absolute Zahlen).

Anzahl	Erkrankungsgruppe
102 747	Neubildungen
30 325	**Krankheiten des Atmungssystems** (B)
21 349	**Krankheiten des Verdauungssystems** (E)
16 912	**endokrine, Ernährungs- und Stoffwechselkrankheiten** (A)
13 014	psychische und Verhaltensstörungen
12 199	Verletzungen, Vergiftungen und bestimmte andere Folgen äußerer Ursachen
11 006	**Krankheiten des Nervensystems** und der Sinnesorgane (D)

F11

Frage 1.399: Lösung B

Zu **(B)**: Das **demografische Altern** bezeichnet in der Soziologie die Verschiebung der Altersverteilung innerhalb einer Gesellschaft hin zu einem höheren Durchschnittsalter (Stichwort „Überalterung" der Gesellschaft). Die beiden wichtigsten Faktoren sind die in den Industrienationen ständig zunehmende Lebenserwartung und die seit Mitte der 60er-Jahre ständig abnehmende Geburtenzahl.

Zu **(A)**: Als **Kompression der Morbidität** wird das Phänomen bezeichnet, dass aufgrund der besseren medizinischen Versorgung nicht nur die Lebenserwartung ansteigt, sondern sich auch die Lebensphase in „voller Gesundheit" verlängert: Erkrankungen treten erst in einem höheren Lebensalter auf. Die Überlebenskurve wird „rektangularisiert": Die Überlebenswahrscheinlichkeit der Gesamtbevölkerung ist im Lebensverlauf über viele Jahre konstant hoch und fällt im hohen Alter dann relativ plötzlich ab. Es wird demnach keine Aussage über das Alter der Menschen, sondern über deren durchschnittlichen Gesundheitszustand gemacht.

Zu **(C)**: Die **Mortalität** (Sterblichkeit) ist die Gesamtzahl der Sterbefälle geteilt durch die Gesamtbevölkerung. Im Rahmen des demografischen Alterns versterben aber gerade weniger Menschen, die Gesamtmortalität sinkt ab.

Zu **(D)**: Die **Nuptialität** (Heiratshäufigkeit) gibt Auskunft über das Heiratsverhalten einer Bevölkerung. Der gebräuchlichste Indikator dafür ist die Ersheiratsziffer. Die Gesamtzahl an Eheschließungen ist jedoch seit den 60er-Jahren deutlich rückläufig. Der Zeitpunkt der Eheschließung verschiebt sich – ähnlich wie der der Geburt des ersten Kindes – nach hinten. Die Heiratshäufigkeit gibt auch keinen direkten Aufschluss über die Bevölkerungsentwicklung, sondern erlaubt nur indirekte Rückschlüsse (frühe Eheschließung → viele Kinder).

Zu **(E)**: Der **soziale Gradient** zeigt ein **Versorgungsgefälle** z. B. bezüglich Gesundheit oder Bildung von hohen zu niedrigen Schichten: Die Morbidität und Mortalität von Menschen in Armut sind signifikant höher als bei Angehörigen der Mittelschicht. Die in den letzten Jahren zu beobachtende Zunahme des sozialen Gradienten (z. B. Zunahme der Einkommensungleichheit) und die damit verbundene Abnahme der Lebenserwartung in den unteren sozialen Schichten wirkt der demografischen Alterung eher entgegen.

F11

Frage 1.400: Lösung C

Zu **(C)**: Mit **Statusinkonsistenz** sind Widersprüche zwischen Herkunft, Ausbildung, Lebensstandard und Einkommen gemeint. Beispiel: Ein Akademiker arbeitet als Kassierer im Supermarkt. Die **Schichtzu-**

gehörigkeit ist definiert z. B. durch Ausbildung, Einkommen, berufliche Position und Sozialstatus und daher bei von Statusinkonsistenz Betroffenen schwierig festzulegen.

Zu **(A)**: Mit Hilfe von Schichtindizes können schichtspezifische Unterschiede (**Ungleichheitsindikatoren**) analysiert werden. So können z. B. Differenzen in der höchsten abgeschlossenen Bildung von Angehörigen der Unter- und Mittelschicht verglichen werden.

Zu **(B)**: Auch Unterschiede in Mortalität und Morbidität können mit Hilfe von Schichtindizes untersucht werden: Je niedriger die Schichtzugehörigkeit eines Individuums ist, umso höher ist das Morbiditäts- und Mortalitätsrisiko.

Zu **(D)**: Die **vertikale Differenzierung** bezieht sich auf die Einteilung einer Gesellschaft in Schichten. Ursprüngliche Schichtmodelle berücksichtigten dabei nur die finanzielle Situation, heutige Modelle berücksichtigen daneben auch den Bildungsstand und die berufliche Position.

Zu **(E)**: Ein zentrales Ziel von Schichtindizes ist die Veranschaulichung von **sozioökonomischen Differenzen** und deren Folgen.

F11

Frage 1.401: Lösung A

Zu **(A)**: Ein **Risikofaktor begünstigt eine Erkrankung**, löst sie i. A. jedoch nicht (mono)kausal aus. Beispiel: Rauchen erhöht das Lungenkrebsrisiko, der Zusammenhang ist jedoch nicht monokausal, sonst würde jeder Raucher erkranken. Ein Beispiel für einen **monokausalen Zusammenhang** ist das Down-Syndrom: Liegt bei einem Individuum das Chromosom 21 dreifach vor, hat es Down-Syndrom.

Zu **(B)**: In der Regel löst ein Risikofaktor alleine noch keine Erkrankung aus, sondern muss auf andere „begünstigende" Faktoren, z. B. genetische Disposition, psychischen Stress, Alter und Geschlecht treffen.

Zu **(C)**: Je mehr Risikofaktoren aufeinandertreffen, umso höher ist die statistische Wahrscheinlichkeit, dass es tatsächlich zur Erkrankung kommt (**Multikausalitätsprinzip**).

Zu **(D)**: Die **Exposition** ist das Ausmaß, in dem eine Person einem bestimmten Risikofaktor ausgesetzt ist (z. B. berufliche Strahlenexposition).

Zu **(E)**: Risikofaktoren werden u. a. identifiziert, indem die **Korrelation** zwischen Ausmaß, Stärke und Häufigkeit von Risikofaktoren mit der Krankheitshäufigkeit berechnet wird.

F11

Frage 1.402: Lösung D

Zu **(D)**: Mit **Statuskristallisation** (Statuskonsistenz) wird eine einheitliche Ausprägung mehrerer Statusmerkmale auf verschiedenen Dimensionen (z. B. hohe Bildung, hohes Einkommen, großer Einfluss, großes Auto) bezeichnet. Sie ist keine Erklärung für gesundheitsschädigende Verhaltensweisen bei Jugendlichen.

Zu **(A)**: **Krisen des Selbstwertgefühls und des Selbstkonzepts** sind in der Adoleszenz häufig (Stadium von Identität vs. Identitätsdiffusion nach Erikson) und können u. a. zu Alkohol- und Drogenkonsum oder zu riskanten Verhaltensweisen wie Selbstverletzungen oder „Rasen" beim Autofahren führen.

Zu **(B)**: Bestimmte **Persönlichkeitseigenschaften** (z. B. emotionale Instabilität, hohe Depressionswerte, starke soziale Introversion) können ebenfalls gesundheitsschädigendes Verhalten fördern.

Zu **(C)**: Der **soziale Druck** durch die Peer-Group der Gleichaltrigen verführt z. B. häufig zum ersten Nikotin-, Alkohol- oder Drogenkonsum.

Zu **(E)**: Eine **unvollständige familiäre Sozialisation**, insbesondere in unvollständigen Patchwork-Familien („Broken Home"), führt zu Defiziten im Sozialverhalten, durch die der Jugendliche „aneckt" und Schwierigkeiten bekommt (z. B. kleinkriminelle Verhaltensweisen, Drogenkonsum).

F11

Frage 1.403: Lösung E

Zu **(E)**: Die **Punktprävalenz** ist definiert als die Gesamthäufigkeit einer Erkrankung innerhalb einer Population zu einem bestimmten Zeitpunkt (z. B. 20.3.2011). Zur Erfassung ist eine Querschnittsstudie, bei der zu diesem Zeitpunkt „repräsentative" Personen einmalig befragt oder untersucht werden, gut geeignet.

Zu **(A)** und **(D)**: Bei der Prävalenz geht es nur um die Häufigkeit einer Erkrankung, nicht um die **Ursachen** (D) oder **Risikofaktoren** (A).

Zu **(B)**: **Prä-Post-Vergleiche** können nur im Rahmen von **Längsschnittstudien**, wo z. B. der Verlauf einer Erkrankung oder der Einfluss prophylaktischer oder therapeutischer Maßnahmen untersucht wird, gemacht werden.

Zu **(C)**: Zur Bestimmung der Prävalenz ist kein **Experiment** notwendig, es geht ausschließlich um die Erfassung von gegebenen Häufigkeiten.

F11 ■■

Frage 1.404: Lösung D

Die **Number needed to treat** (NNT, Anzahl der notwendigen Behandlungen) ist eine statistische Maßzahl, die die Anzahl der Patienten angibt, die behandelt werden müssen, um bei 1 Person das erwünschte (Therapie-)Ziel zu erreichen. Sie sollte daher möglichst klein sein. Die NNT ist insbesondere nützlich, wenn eine herkömmliche mit einer neuen Therapie verglichen werden soll. Sie wird nach folgender Formel berechnet:

$$NNT = \frac{1}{A/(A+B) - C/(C+D)}$$

A bzw. C: Anzahl der Patienten, bei denen mit Maßnahme 1 bzw. 2 das Ziel erreicht wurde
B bzw. D: Anzahl der Patienten, bei denen mit Maßnahme 1 bzw. 2 das Ziel nicht erreicht wurde
A/(A + B) bzw. C/(C + D): **Mortalitätsrisiko** unter Maßnahme 1 bzw. 2
Die Mortalitätsrisiken hat das IMPP freundlicherweise schon als Prozentzahlen (2 % = 0,02 bzw. 1,5 % = 0,015) angegeben. Die Berechnung lautet also:
NNT = 1/(0,020 – 0,015) = 1/0,005 = **200**
In diesem Beispiel entspricht Maßnahme 1 keiner Behandlung, Maßnahme 2 der lipidsenkenden Therapie.
Das bedeutet also: 200 Patienten müssen mit Lipidsenkern behandelt werden, damit 1 Patient weniger stirbt als wenn alle keine Behandlung erhalten hätten.

F11 ■■

→ **Frage 1.405: Lösung D**

Zu **(D)**: Die **Sensitivität** (Richtig-positiv-Rate) ist ein Maß für die **Empfindlichkeit** eines Testverfahrens, also dafür, wie viele der wirklich Erkrankten bzw. Merkmalsträger mit einer Methode erfasst werden, unabhängig davon, wie viele Gesunde zusätzlich erfasst werden (falsch positive Ergebnisse).
Zu **(A)**: Der **negative Vorhersagewert** (negative Korrektheit, negativer prädiktiver Wert) gibt an, bei wie vielen der Personen, deren Testergebnis negativ ist, dieses Ergebnis korrekt ist.
Zu **(B)**: Der **positive Vorhersagewert** (positive Korrektheit, positiver prädiktiver Wert) ist der Anteil von Personen, deren positives Testergebnis korrekt war, an allen Personen mit positivem Testergebnis. Hier werden im Unterschied zur Sensitivität die falsch positiven Ergebnisse nicht einberechnet.
Zu **(C)**: Die **Prävalenz** gibt die Häufigkeit einer bestimmten Krankheit innerhalb einer Population innerhalb eines Zeitintervalls oder zu einem Zeitpunkt an. Sie hat nichts mit Testwahrscheinlichkeiten zu tun.
Zu **(E)**: Die **Spezifität** (Richtig-negativ-Rate, kennzeichnende Eigenschaft) ist die Wahrscheinlichkeit, dass ein gesunder Patient wirklich ein negatives Ergebnis hat. Nicht berücksichtigt wird hier die Zahl der Kranken, die fälschlicherweise ein negatives Ergebnis haben.
Zur Wiederholung: Ein **idealer Test** hat also sowohl eine sehr hohe Spezifität als auch eine hohe Sensitivität. Dies ist in der Praxis schwierig, daher wird häufig zuerst ein Test mit hoher Sensitivität gemacht, der möglichst viele Verdachtsfälle herausfiltert. Anschließend folgt dann ein Bestätigungstest mit hoher Spezifität, der möglichst alle falsch-positiv getesteten Personen herausfiltert.
Hier nochmals die **Formeln zur Berechnung** der genannten Wahrscheinlichkeiten:

	Patient wirklich krank	**Patient wirklich gesund**
Testergebnis positiv (krank)	richtig positiv (a)	falsch positiv (b)
Testergebnis negativ (gesund)	falsch negativ (c)	richtig negativ (d)

- **Sensitivität** (A): a/(a + c)
- **Spezifität** (E): d/(b + d)
- **negativer Vorhersagewert** (B): d/(c + d)
- **positiver Vorhersagewert** (C): a/(a + b)

F11

→ **Frage 1.406: Lösung B**

Zu **(B)**: Hier wird korrekt die Definition der **Inzidenz** beschrieben: Anzahl der **Neu**erkrankungen an einer bestimmten Krankheit innerhalb einer Population während eines bestimmten Zeitintervalls (meistens 1 Jahr).
Zu **(C)**: Die **Prävalenz** ist definiert als die **Gesamthäufigkeit** einer bestimmten Krankheit innerhalb einer Population innerhalb eines Zeitintervalls oder zu einem Zeitpunkt.
Merke: Die **Inzidenz** bezieht sich immer auf die **neu** aufgetretenen Erkrankungsfälle, die **Prävalenz** auf alle vorliegenden Fälle in dem gegebenen Zeitraum.
Zu **(A)** und **(D)**: Das **attributable Risiko** (zuschreibbares Risiko, (A)) und das **relative Risiko** (D) geben Unterschiede in der Erkrankungswahrscheinlichkeit exponierter und nicht exponierter Personen an. Sie erlauben also Aussagen über Kausalzusammenhänge.

- Das **attributable Risiko** ist die Differenz der relativen Erkrankungshäufigkeit mit und ohne Exposition.
- Das **relative Risiko** ist der Quotient aus der relativen Erkrankungshäufigkeit mit und ohne Exposition.

Ein Beispiel: Die Häufigkeit von Lungenkrebs bei Nichtrauchern betrage 2 %, die bei Rauchern 20 %. Das relative Risiko wäre daher 20 %/2 % = 10, d.h. Raucher hätten ein 10-fach höheres Lungenkrebsrisiko als Nichtraucher. Das attributable Risiko wäre 20 %– 2 % = 18 %, d.h. 18 % aller Lungenkrebsfälle sind auf das Rauchen zurückzuführen.
Zu **(E)**: **Sensitivität** ist die Empfindlichkeit eines psychologischen oder medizinischen Tests: Sie gibt an, wie viele der wirklich Erkrankten bzw. Merkmalsträger mit einer Methode erfasst werden, unabhängig davon, wie viele Gesunde bzw. Nicht-Merkmalsträger zusätzlich erfasst werden (falsch positive Ergebnisse).

F11 ■■

→ **Frage 1.407: Lösung A**

Zu **(A)**: Die Frage ist etwas unglücklich formuliert, da die absolute Risikoreduktion nicht 2 ist, sondern 2 % bzw. 0,02. Trotzdem trifft Lösung (A) noch am ehesten zu. Die **absolute Risikoreduktion** (ARR) bezeichnet die Veränderung der Auftretenswahrscheinlichkeit eines Ereignisses (hier: Myokardinfarkt) durch eine Intervention (hier: Cholesterinsenker) bezogen auf alle Untersuchten (hier: 100). Die ARR wird aus der Differenz der Auftretenswahrscheinlichkeit ohne und mit Intervention gebildet, angegeben ist hier nur das Ergebnis. Ohne Intervention haben z. B. 6 von 100 Patienten (6 %) einen Herzinfarkt erlitten, mit Intervention nur 4 von 100 (4 %). Die ARR beträgt also 2 % bzw. 0,02.

Zu **(B)** und **(E)**: Das **attributable Risiko** (zuschreibbares Risiko, (B)) und das **relative Risiko** (E) geben Unterschiede in der relativen Erkrankungswahrscheinlichkeit exponierter und nicht exponierter Personen an. Sie erlauben also Aussagen über Kausalzusammenhänge in deskriptiven Studien. Hier wird allerdings eine interventionelle Studie beschrieben, die Antwortmöglichkeiten fallen daher weg.

Zu **(C)**: Die **Number needed to treat** (NNT, Anzahl der notwendigen Behandlungen) ist die Anzahl der Patienten, die behandelt werden müssen, um bei 1 Patienten einen negativen Ausgang zu vermeiden. Sie ist der Kehrwert der ARR, also in diesem Beispiel 1/0,02 = 50. 50 Patienten müssen behandelt werden, um einen Herzinfarkt zu vermeiden.

Zu **(D)**: Die **Odds Ratio** (**OR**, Chancen-Verhältnis) kann sowohl in deskriptiven als auch in interventionellen Studien verwendet werden und erlaubt Aussagen über die Stärke von Zusammenhängen. Sie ist das Verhältnis aus der Quote von Erkrankten zu Nicht-Erkrankten mit und ohne Therapie (s. u.).

Mathematische Berechnung:

- A bzw. C: Anzahl der Patienten, die ohne bzw. mit Therapie keinen Herzinfarkt hatten
- B bzw. D: Anzahl der Patienten, die ohne bzw. mit Therapie einen Herzinfarkt hatten
- A/(A + B) bzw. C/(C + D): **Herzinfarktrisiko** ohne bzw. mit Therapie

$ARR = A/(A + B) - C/(C + D)$

$NNR = 1/ARR$

$$OR = \frac{A}{C} \Big/ \frac{B}{D} = \frac{A \times D}{B \times C}$$

F11

→ **Frage 1.408: Lösung B**

Zu **(B)**: Bei der Kausalattribution geht es darum, ob die Ursache für Zustände oder Veränderungen bei sich selbst (internal) oder der Umgebung (external) gesucht wird. Bei dem Patienten wird eine typische **externale Attribuierung** beschrieben. Er fokussiert dauerhaft auf eine einzige Ursache. Die Attribuierung ist daher **stabil**.

Zu **(A)**: Mit dem **fundamentalen Attributionsfehler** (Korrespondenzverzerrung) ist gemeint, dass Probanden ihr eigenes Verhalten eher durch externale Faktoren (d. h. durch die Situation oder das Verhalten anderer) beeinflusst sehen, bei anderen Menschen jedoch mit größerer Wahrscheinlichkeit bei demselben Verhalten von internalen Ursachen ausgehen (z. B. Persönlichkeitsfaktoren, Fähigkeiten oder Motivation des Handelnden).

Zu **(C)**: Bei einer **internalen** Attribuierung würde der Patient die Ursache seiner Krebserkrankung in eigenem Verhalten sehen, also z. B. „Ich habe 30 Jahre lang geraucht, davon kommt wohl der Krebs.".

Zu **(D)**: **Variabel-external** wäre die Ursachenzuschreibung, wenn der Patient wechselweise unterschiedliche außen liegende Ursachen für seine Krebserkrankung verantwortlich machen würde (z. B. zunächst Autoabgase, dann radioaktive Strahlung, später auch Nahrungskonservierungsmittel)

Zu **(E)**: **Variabel-internal** wäre die Ursachenzuschreibung, wenn der Krebspatient wechselweise verschiedene internale Ursachen verantwortlich machen würde (z. B. genetische Veranlagung, Sorglosigkeit hinsichtlich krebserregender Substanzen, beruflichen Stress, mangelnde Inanspruchnahme von Vorsorgeuntersuchungen).

2 Ärztliches Handeln

2.1 Arzt-Patient-Beziehung

2.1.1 Professionalisierung des Arztberufes

II.1 Professionalisierung des Arztberufes

„*Prostitution is the world's oldest profession*" las ich kürzlich zufälligerweise, als ich eigentlich gerade im Internet auf der Suche nach einer Packung neuer Staubsaugerbeutel herumsurfte. Dieser Internetspruch widerspricht leider der Definition, die das IMPP gerne hört. Demnach bedeutet die Professionalisierung hochqualifizierter Berufsgruppen: (1) hohe, in der Regel wissenschaftliche Qualifikation; (2) eine genormte Ausbildung führt zu bestimmten Titeln, hohem Sozialprestige und Abgrenzung gegenüber anderen Berufsgruppen und (3) es gibt einen Berufsverband, der einen Verhaltenskodex bestimmt und kontrolliert und die Interessen seiner Mitglieder wahrt.
Am Beispiel des Arztberufes bedeutet dies:
1. der Ärzteverband bestimmt die Kriterien der ärztlichen Qualifikation;
2. der Ärzteverband kontrolliert die Ausbildung von Medizinern und beigeordneter Berufsgruppen;
3. der Arztberuf genießt hohes Sozialprestige.

Wenn Sie möchten, können Sie sich auch gleich merken, was ein **Duales Prinzip** ist: In der Arzt-Ausbildung versteht man darunter gleichzeitige berufspraktische wie auch schulisch-theoretische Ausbildung. Das heutige Medizinstudium baut vermehrt auf die Synergie aus Theorie und Praxis. Von Deprofessionalisierung spricht man, wenn die wesentlichen Kriterien einer Profession untergraben und ausgehöhlt werden. Durch zunehmende Kontrolle der ärztlichen Tätigkeit durch äußerer Instanzen kommt es ebenso zur Deprofessionalisierung wie durch Übertragung ehemals ärztlicher Kompetenzen an andere Berufsgruppen.

H06

→ **Frage 2.1: Lösung C**

Zu **(A)**: Sozialisation ist die Aneignung von Werten, Normen und Handlungsmustern einer spezifischen Kultur. Man unterscheidet primäre (Familie) und sekundäre Sozialisation (Schule, Beruf). Natürlich werden auch Ärzte sozialisiert, dies ist aber kein spezifisches Charakteristikum des Arztberufes.
Zu **(B)**: Institutionalisierung ist der Prozess der Bildung sozialer Normen und Verhaltensmuster, die durch konkrete Handlungsziele definiert werden sowie durch allgemeine Ordnungsmechanismen zusammengehalten werden. So ist z. B. Schulbesuch und Ausbildung in Deutschland weitgehend institutionalisiert.
Zu **(C)**: Professionalisierung hat nichts damit zu tun, dass in einer Uni so furchtbar viele Professoren herumlaufen. Professionalisierung bedeutet die Entwicklung eines Berufs zu einer Profession. Merkmale sind hoher Grad an beruflicher Organisation (Standesorganisation), persönliche Gestaltungs- und Entscheidungsfreiheit in der Tätigkeit sowie eine eigene Berufsethik. Die Profession wird abgegrenzt gegen den „Job" (befristete Tätigkeit zum Gelderwerb) und zum „Beruf", der lediglich den Lebensunterhalt sichern soll.
Zu **(D)**: Statuskristallisation ist die einheitliche Ausprägung mehrerer Statusmerkmale auf verschiedenen Dimensionen (z. B.: hohe Bildung, hohes Einkommen, großer Einfluss, dickes Auto). Bei Ärzten kommt es heute nicht mehr zwangsläufig zur Statuskristallisation (steigende Unkosten bei mangelhafter Einkommenssituation, besonders in freien Praxen); darüber hinaus ist dies kein Kriterium für den Prozess der Ausbildung.
Zu **(E)**: Tertiarisierung (Tertiärisierung): siehe Lerntext I.75.

F07

→ **Frage 2.2: Lösung D**

Zu **(A)**: Richtige Aussage: Die Ärztekammern erlassen eine Berufsordnung für ihre Mitglieder.
Zu **(B)**: Berufspflichten werden u. a. von der Ärztekammer definiert. Diese kann auch Sanktionen gegen einen Arzt aussprechen, wenn sich allzu viele Patienten beschweren.
Zu **(C)**: Bei Fehl(be)handlungen hat die Ärztekammer die Möglichkeit einzuschreiten.
Zu **(D)**: Die Approbationsordnung wird per Gesetz von Vater Staat beschlossen. Daran können selbst die Ärztekammern nichts ändern.
Zu **(E)**: Psychologen und die meisten Ärzte müssen derzeit 50 Stunden Fortbildung pro Jahr nachweisen; sonst droht der Entzug der Kassenzulassung.

F09 F07

→ **Frage 2.3: Lösung D**

Aus Kostengründen werden immer mehr Arztleistungen auf Pflege-, Heilhilfsberufe, den Patienten und seine Angehörigen delegiert (was nach Ansicht der Bundesärztekammer nicht immer eine Erhöhung der Effizienz und Patientenfreundlichkeit zur Folge hat). Man spricht hier von einer Ent- bzw. Deprofessionalisierung des Arztberufs.

Zu **(A)**: Das alleinige Recht zur Krankschreibung ist eine Arzttätigkeit, welche die Professionalität unterstreicht.
Zu **(B)**: Hohe Autonomie ist ein Kennzeichnen der Arztprofession.
Zu **(C)**: Die Aussage stimmt nicht, denn Deprofessionalisierung bedeutet ja gerade, dass nicht mehr die Ärzte alleine die ambulante Versorgung Kranker sicherstellen.
Zu **(D)**: Verbesserungen medizinischen Wissens in der Bevölkerung rauben dem Arzt sein Wissensmonopol und führen in der Tat zu einer Deprofessionalisierung. Inzwischen gibt es schon PC-Programme, in die man auch als Laie seine Symptome eintippen kann. Dann spuckt das Programm die Diagnose aus. Ganz ohne mühsames Medizinstudium wird man so zum Fachmann.
Zu **(E)**: Eigene Berufsgerichte sind typisches Kennzeichen einer Profession.

2.1.2 Arztrolle

II.2 Arztrolle

Der alte Arzt sprach Latein. Der moderne Arzt spricht Englisch. Der gute Arzt spricht die Sprache seines Patienten. **Talcott Parsons** beschrieb 1961 fünf gesellschaftliche Verhaltenserwartungen an den Arzt (1.) **Funktionale Spezifität**: Der Arzt hat nur zum Zweck des Erkennens und der Beseitigung von Krankheiten zu handeln. (2.) **Uneingeschränkte Hilfsbereitschaft** (universelle Wertorientierung, Universalität): Ein Arzt soll alle Patienten gleich behandeln, ungeachtet ihrer sozialen Stellung und persönlichen Eigenarten. (3.) **Affektive** (gefühlsmäßige) **Neutralität**: Die Hilfeleistungen des Arztes dürfen weder durch Sympathie noch Antipathie beeinträchtigt werden. (4.) **Fachliche Kompetenz/Vorgegebenheitsorientierung** („Respektierung des Auftrages“): Vom Arzt werden Wissen und Fähigkeit zum Erkennen und Behandeln von Krankheiten erwartet. Er hat sich aber auf fachliche Belange zu beschränken, von denen er etwas versteht. (5.) **Kollektivitätsorientierung/Altruismus**: Der Arzt hat uneigennützig zu handeln und darf die Notlage des Patienten nicht zu seinen Gunsten ausnutzen.

Auf der Basis dieser Verhaltenserwartungen lassen sich fünf Ziele eines **ärztlichen Gespräches** beschreiben: (1) Aufbau einer Beziehung zum Patienten; (2) Gewinnung von Informationen; (3) Informierung des Patienten; (4) Entlastung und emotionale Stützung; (5) Sicherung der Compliance (Zusammenarbeit). Diese Ziele werden nicht immer erreicht, denn die Beziehung zwischen Arzt und Patient ist asymmetrisch (**Basisasymmetrie**); der Arzt tritt als Fachautorität in der Position des Gebenden auf. Der Patient ist durch seine Krankheit behindert und kommt in der Position des Nehmenden. Hierin liegt Konfliktpotential. Typisch ist die Chefvisite im Krankenhaus, während der mit lateinischen Fachausdrücken ÜBER den Patienten gesprochen wird, statt MIT ihm. Man spricht hier auch von „**asymmetrischer Kontingenz**“: ein Interaktionspartner agiert nach vorher festgelegten Zielen, der zweite reagiert lediglich auf den ersten. Es gibt aber verschiedene Interaktionsstile zwischen Arzt und Patient: 1. **Gefälligkeitsmedizin** (Patient dominiert); 2. **patriarchalische Medizin** (Arzt dominiert) und 3. **partnerschaftliche Medizin** (Kooperation).
Manche Krankheiten entstehen durch ärztliches Verhalten (=**iatrogen**). Der Begriff „iatrogene Probleme“ bezieht sich z. B. auf fehlerhaft durchgeführte Operationen, falsche Pflege oder medikamentös fehlerhaft eingestellte Patienten. Der Terminus **Iatrogenesis** beschreibt durch das Verhalten des medizinischen Personals bedingte Krankheiten bzw. Verschlimmerung, z. B. durch den übertriebenen Einsatz apparativ-technischer Mittel oder durch verängstigende oder verletzende Bemerkungen. Beispiel: Sagt der Patient: *„Herr Doktor, sind Sie sicher, dass diese Moorbäder mir helfen werden?“* Antwortet der Arzt: *„Nein, aber Sie können sich schonmal an das Gefühl gewöhnen, in dunkler, feuchter Erde zu liegen...“* Bei der „**iatrogenen Fixierung**“ kommt es zur übermäßigen Bindung des Patienten an den Arzt. Von „sozialer Iatrogenesis“ spricht man, wenn durch das Verhalten des Arztes der Willen des Kranken untergraben wird, an seiner Heilung selbst mitzuarbeiten. Der Patient wird dadurch zum passiven Konsumenten medizinischer Dienstleistungen. Der Begriff „strukturelle Iatrogenesis“ (=kulturelle Iatrogenesis) meint, dass die Autonomie des einzelnen Patienten durch das westliche Gesundheitssystem (Professionalismus) verhindert wird. Der Kranke tritt seine Eigenverantwortung an den ärztlichen Fachmann ab.

Klinischer Bezug
Der Arzt muss sich über seine Rolle bewusst sein, um Aufbau und Ablauf des ärztlichen Gespräches genau zu planen und die Zusammenarbeit zu sichern.

H02

→ **Frage 2.4: Lösung E**

Zu **(A)–(D)**: Siehe Lerntext II.2.
Zu **(E)**: Der Grundsatz universeller Wertorientierung geht davon aus, dass jedem Kranken, ungeachtet seiner Herkunft, seiner sozialen Schicht, seiner Religionszugehörigkeit und seiner Krankenkassenzugehörigkeit uneingeschränkt geholfen werden

muss. Der Kommentator dieser Frage neigt natürlich auch dazu, jeden seiner Studenten wie einen König zu behandeln. Dafür werden wir Hochschullehrer ja schließlich bezahlt, oder?

F91

→ **Frage 2.5: Lösung A**

Der Arzt handelt zum einen nicht uneigennützig (Altruismus) und zum anderen dient sein Handeln nicht nur der Erkennung und Beseitigung der Krankheit (funktionale Spezifität). Über seine Kompetenz und affektive Neutralität wird im Text nichts ausgesagt.

F09

→ **Frage 2.6: Lösung D**

Zu **(A)**: Paternalistisches Modell (Eltern- oder Priestermodell): Nur der Arzt weiß, was das Beste für den Patienten ist.
Zu **(B)**: Stereotype sind erstarrte Formen der Wahrnehmung, z. B. in Form von Vorurteilen Andersdenkenden gegenüber. Dieses Verhalten entspricht dem Informativen Modell (technisches oder Konsumentenmodell): Der Arzt fungiert als Experte, der dem Patienten fachliche Detail-Informationen darbietet.
Zu **(C)**: Selektive Informationsverarbeitung bedeutet, nur diejenigen Informationen weiter zu verarbeiten, die den eigenen Bedürfnissen oder Annahmen entsprechen.
Zu **(D)**: Mit iatrogener Fixierung (vom griechischen „iatros“ = Arzt) ist eine übermäßig starke Bindung des Patienten an den Arzt gemeint. Hierdurch kann es u. a. dazu kommen, dass Krankheitssymptome über lange Zeiträume aufrechterhalten werden, um den Arzt weiter aufsuchen zu können.
Zu **(E)**: Das wäre ein gutes Beispiel für die Reaktanz-Theorie.

H10

→ **Frage 2.7: Lösung A**

Zu **(A)**: Mit **iatrogener Fixierung** (gr. „iatros“ = Arzt) ist eine übermäßig starke Bindung des Patienten an den Arzt gemeint. Dadurch werden u. a. Krankheitssymptome („iatrogene Krankheiten“) über lange Zeiträume aufrechterhalten, um den Arzt weiter aufsuchen zu können.
Zu **(B)**: Ein Placebo ist ein Scheinmedikament, frei von Wirkstoffen. Äußerlich entspricht es aber dem wirkstoffhaltigen Medikament (Pille, Kapsel, Saft). Eingesetzt werden Placebos in klinischen Studien (Placebo-kontrollierte Studien), um den sog. Placeboeffekt zu vermeiden: Durch die Tatsache, dass die Patienten ein Medikament erhalten, „glauben“ sie an ihre Heilung und gesunden. Insbesondere bei psychischen Erkrankungen wirken Placebos oft erstaunlich gut: Bei leichten und mittelschweren depressiven Episoden ist der Effekt oft kaum von dem der „echten“ Wirkstoffe zu unterscheiden.
Zu **(C)**: Als **Reaktanz** wird eine Trotzreaktion bezeichnet, bei der Gebote nicht befolgt werden, da sich der Betroffene in seiner Entscheidungsfreiheit eingeschränkt fühlt. Das Verhalten gewinnt durch das Verbot an Attraktivität und wird daher *„nun erst recht!“* durchgeführt.
Zu **(D)**: Der **Rosenthal-Effekt** (Pygmalion-Effekt) beschreibt eine Veränderung der Leistung aufgrund der Erwartungen des Versuchsleiters. Genetisch identische Ratten erzielten schnellere Reaktionszeiten, nur weil dem Versuchsleiter weisgemacht wurde, in der einen Gruppe seien die „klügeren“ und in der anderen die „dümmeren“ Tiere zusammengefasst.
Zu **(E)**: **Somatisierung** bezeichnet eine Abdrängung von psychischen Symptomen/Problemen ins Körperliche. Aufgrund der Stigmatisierung psychischer Störungen durch die Umwelt schildern Patienten beim Arzt häufig nur die somatische Seite ihrer Störungen (sehr häufig bei Depressionen: Schlaf- und Appetitlosigkeit, Kopfschmerzen usw.). Die beschriebene Patientin somatisiert ganz offensichtlich (d. h. sie glaubt, nicht an einer psychischen Erkrankung zu leiden), es wird aber danach gefragt, wieso sie sich in dieser Meinung **bestärkt** fühlt - und das ist eben die iatrogene Fixierung.

II.3 Ärztliche Ethik

Der dumme Scherz im letzten Lerntext war ethisch nicht gerade einwandfrei und daher müssen wir uns nun einmal Gedanken über Ethik machen! Ärztliches Handeln muss ethisch sein; glücklicherweise unterscheidet man verschiedene Ethikbegriffe, von denen schon einer passen wird:
Die **Verantwortungsethik** zielt auf die Verantwortung des Handelnden. Sie rechnet (im Gegensatz zu anderen Modellen) dabei auch mit den Schwächen der Menschen, denn es gibt kein Recht, Perfektion vorauszusetzen. Ein Arzt, der nach bestem Wissen bemüht ist, dem Patienten keinen Schaden zuzufügen, handelt gemäß dieser Verantwortungsethik.
Der **Utilitarismus** stellt eine Ethik dar, die von materiellen Zwecken her bestimmt wird. Grundlage ist ein Kosten-Nutzen-Kalkül. Die Erlangung äußerer Glücksgüter (Reichtum, Ernährung, Wohnen, Schutz, Gesundheit, Stärke, langes Leben) muss in Relation zum Aufwand stehen und ggf. zum Schaden bei anderen.
In der **postmaterialistischen Ethik** reicht der Besitz materieller Güter alleine nicht mehr zum Glücklichsein aus, sondern werden durch höhere Werte einer konsumkritischen Lebensorientierung ergänzt (z. B. Gesundheit, Freiheit, Glück, Tier-, Kinder-, Umweltschutz). Leisten können sich das nur Angehörige der besser verdienenden Ober- und Mittelschichten.

Universalismus: Die Richtigkeit einer Handlung hängt davon ab, welchen Einfluss sie auf die weitere Entwicklung von allen Individuen hat, die von der Handlung betroffenen werden. Eine Selbstverbrennung wäre damit ethisch vertretbar, wenn sich dadurch politisch etwas Gravierendes verändert; andererseits wäre sie unethisch, da sie als weltweites Vorbild dienen könnte.
Zukunftsethik fragt nach der Nachhaltigkeit unseres Verhaltens. Ethisches Handeln muss pro-spektiv (zukunftsblickend) vertretbar sein. Ein Großteil der Gefährdung der Lebensbedingungen kommender Generationen resultiert aus den heutigen, oft kurzsichtigen Veränderung natürlicher Lebensbedingungen: Erschöpfung von Ressourcen, Meeresverschmutzung, Zerstörung der Ozonschicht, Einsatz riskanter Technologien, Überbevölkerung.
Deontologische Ethik (griech. deón: Pflicht): Oberster Grundsatz sittlichen Handelns ist die Pflicht zum Guten ohne Rücksicht auf Konsequenzen. Sie beruht auf der Logik des kategorischen Imperativs von Immanuel Kant, wonach zwar das Vollkommenste zu tun ist, das dem Einzelnen möglich ist, gleichzeitig aber alles zu unterlassen sei, wodurch die größtmögliche Vollkommenheit verhindert werden könnte. Demnach wäre die Ermordung eines Tyrannen verboten, selbst wenn dadurch ein Krieg verhindert werden könnte.
Die **Gesinnungsethik** stellt das Motiv über den tatsächlichen Erfolg der Handlung. Typisches Beispiel sind (christliche) Märtyrer, die ihr Leben hätten retten können, wenn sie eine andere Meinung bekundet hätten als sie wirklich haben.
Nach der **libertären Ethik** hat jedes Individuum das Recht, mit seinem Leben und seinem Besitz zu tun, was es möchte, solange dadurch andere Individuen nicht verletzt werden.

Klinischer Bezug

Gerade ethische Probleme tauchen in der Medizin häufig auf. Sollen Raucher höhere Krankenkassenbeiträge bezahlen? Ist es ethisch, wenn zur Prüfung neuer Krebsmedikamente eine Hälfte der Patienten lediglich ein Placebo bekommt? Darf man bei einem hirngeschädigten Koma-Patienten das Beatmungsgerät abschalten?

F04

→ **Frage 2.8: Lösung D**

Zu **(A)–(E)**: Siehe Lerntext II.3.

H07 H05

→ **Frage 2.9: Lösung B**

Zu **(A)**: Deontologische Ethik: siehe Lerntext II.3.
Zu **(B)**: Utilitarismus: siehe Lerntext II.3.
Zu **(C)**: Universalismus: siehe Lerntext II.3.
Zu **(D)**: Verantwortungsethik: siehe Lerntext II.3.

Zu **(E)**: Konservativ (lat. = bewahrend) bedeutet „am Hergebrachten festhaltend“ oder auch „althergebracht“. Eine wertkonservative Orientierung bezieht sich darauf, althergebrachte Werte möglichst beizubehalten.

2.1.3 Krankenrolle

II.4 Krankenrolle

„*Gesundheit ist die Summe aller Krankheiten, die man nicht hat*“ meinte Uhlenbruck (1929). Daher definiert man **Gesundheitsverhalten** als das Verhalten von sich gesund fühlenden Individuen, mit dem Ziel, Krankheiten zu vermeiden. **Krankheitsverhalten** dagegen ist das Verhalten von sich krank fühlenden Personen, mit dem Ziel, die Krankheit zu bekämpfen. In dem Prozess zwischen erstem Krankheitsgefühl und Genesung spielen folgende Stadien eine Rolle: 1. Symptomwahrnehmung, 2. Symptombewertung (Selbstdiagnose), 3. Entscheidung für oder gegen eine Behandlung (ggf. Selbstmedikation) und 4. Coping (Krankheitsbewältigung). Eine exakte Definition von „Krankenrolle“ stammt von **Talcott Parsons**: (1) Krankheit ist ein unerwünschter Zustand, der den Kranken von seinen Alltagsverpflichtungen entbindet. (2) Der Kranke kann entsprechend für seine Minderleistungen nicht verantwortlich gemacht werden. (3) Der Kranke hat Genesungswillen zu zeigen und entsprechend zu handeln (Aufsuchen eines Arztes). Jede Erkrankung hat typische Veränderungen zur Folge. Nach Ansicht von **Lazarus** (1979) werden hier im Wesentlichen aufgezählt: 1. Unmittelbare Lebensbedrohung und Angst zu sterben; 2. Bedrohung der körperlichen Intaktheit und Unversehrtheit; 3. Belastung durch die Notwendigkeit der Anpassung an neue Umwelten wie das Krankenhaus usw.; 4. Bedrohung des Selbstkonzeptes und der Zukunftsplanungen; 5. Veränderungen des gewohnten Handlungssystems und infolgedessen Gefährdung der Erfüllung bisher ausgeübter Rollen und Tätigkeiten und damit verbundene Trennung von der Familie, den Freunden sowie anderen bisher vorhandenen Bezugspersonen und sozialen Unterstützungssystemen. Als typisches **Krankheitsverhalten** ergeben sich nach **Schmidt** (1984) daraus dann:„*Versuche zur Reduktion der Bedrohlichkeit der krankheitsbedingten Umweltbedingungen und Aktivierung von Kräften zur Genesung, wobei das Verstehen der medizinischen Probleme und der daraus folgenden Behandlungsanweisungen von zentraler Bedeutung ist.*“

Krankheiten haben nicht immer nur negative Folgen. Schon aus Ihrer frühen Kindheit wissen Sie, dass taktisches Fehlen vor der entscheidenden Mathematikarbeit am Ende des Schuljahres manchmal noch die Versetzung retten konnte. Psychosomatische Bauchschmerzen tun witzigerweise wirklich weh; sie retteten nicht nur vor der Klassenarbeit, sondern auch die Mami blieb zu Hause und kochte Kamillentee. **Sigmund Freud** beschäftigte sich mit Möglichkeiten, aus einer Erkrankung auch einen Gewinn ziehen zu können. Er untersuchte dies primär an Neurotikern, das System lässt sich aber auf fast alle Erkrankungen anwenden. Mit **primärem Krankheitsgewinn** bezeichnete Freud die inneren Vorteile, die ein Neurotiker aus seinen neurotischen Symptomen zieht: So verringert Händewaschen die Angst vor dem Angestecktwerden beim Zwangsgestörten. Interessanter ist der **sekundäre Krankheitsgewinn**, damit bezeichnete Freud die äußeren Vorteile, die ein Patient aus Symptomen ziehen kann, insbesondere die Zuwendung, die ein Kranker von seiner Umgebung erhält. Sowohl primärer als auch sekundärer Krankheitsgewinn stehen einer Heilung entgegen. Im Gegenteil, ein Mensch, der sich durch das Vorzeigen von Krankheitssymptomen vor Stress und Belastungen schützen kann und obendrein auch noch durch Zuwendung belohnt wird, wird diese Möglichkeit aller Wahrscheinlichkeit immer häufiger anwenden.

Krankheit kann auch zu Rückzug führen. **Regression** bezeichnet einen Rückschritt in frühere (kindliche) Verhaltensweisen, der in Kliniken gefördert wird durch: (a) Institutionelle Faktoren (alle wesentlichen Entscheidungen sind dem Patienten abgenommen); (b) Situative Faktoren (der Patient verbringt den ganzen Tag im Bett und wird gepflegt) und (c) Individuelle Faktoren (z. B. sekundärer Krankheitsgewinn).

Die Oberschwester kommt aufgeregt ins Arztzimmer gerannt: *„Der Simulant in Zimmer 23 ist gerade verstorben!"* – *„Donnerwetter"*, sagt der Stationsarzt, *„jetzt übertreibt er aber gewaltig!"*

Simulanten sind gesund, sie ahmen aber Krankheitssymptome nach, da sie sich hiervon einen Vorteil versprechen. **Aggravation** ist das massive Übertreiben von Krankheitsanzeichen bei einer Person, die tatsächlich (leicht) erkrankt ist, z. B. um in den Genuss sekundären Krankheitsgewinns, einer Krankschreibung, einer Frührente oder Schmerzensgeld zu kommen. Unter **Dissimulation** (Nicht-Simulation) versteht man dagegen das Verheimlichen von Symptomen, z. B. um im Besitz des Führerscheins zu bleiben, seinen Job nicht zu verlieren oder (bei psychiatrischen Erkrankungen) nicht sozial stigmatisiert zu werden.

Spontanerholung: Von den meisten häufigen Erkrankungen erholen Patienten sich leider auch spontan wieder, d. h. völlig ohne Arzt! Damit die Patienten das nicht wissen und weiter den Doktor aufsuchen, belegt man diese Krankheiten mit komplizierten lateinischen Begriffen (z. B. *„Rhinitis"* statt Schnupfen oder *„Gastroenteritis"* für Bauchschmerzen) und verschreibt ihnen trotzdem etwas. Möglichst ein Medikament mit furchtbar vielen unerwünschten Nebenwirkungen; dann kommen sie auf jeden Fall wieder und die Praxis floriert trotz der Spontanremission.

F09

→ **Frage 2.10: Lösung E**

Zu **(A)**: Es gibt eine Vielzahl von mehr oder minder harmlosen Symptomen, die im Tagesverlauf ebenso schnell verschwinden wie sie aufgetaucht sind.
Zu **(B)**: Die Entscheidung zum Arzt zu gehen ist ein multifaktorielles Ereignis, das auch von Emotionen mitgetragen wird.
Zu **(C)**: Alltagsvorstellungen, die sich Personen über Krankheitsursachen bilden, werden mit Laienätiologie bezeichnet. Natürlich haben auch diese Vorstellungen Einfluss auf den Entschluss zum Arztbesuch.
Zu **(D)**: Ohne Frage eine richtige Aussage.
Zu **(E)**: Diese Annahme ist nicht richtig. Selbst bei relativ starken Symptomen (z. B. Blut im Urin, massive Herzschmerzen) sucht leider nur ein Teil der Betroffenen den Arzt auf.

F02

→ **Frage 2.11: Lösung C**

Zu **(A)**, **(B)**, **(D)** und **(E)**: Krankenrolle nach Parsons: siehe Lerntext II.4.
Zu **(C)**: Der Begriff Krankenrolle bezieht sich natürlich auf akut wie auch auf chronisch Kranke.

H94

→ **Frage 2.12: Lösung D**

Zu **(D)**: Richtige Definition des primären Krankheitsgewinns.
Zu **(A)**, **(B)**, **(C)** und **(E)**: Sekundärer Krankheitsgewinn.

F10

→ **Frage 2.13: Lösung D**

Zu **(A)**: Unter einer **beruflichen Gratifikationskrise** wird eine unangenehme Kombination von **hoher beruflicher Verausgabung** und gleichzeitig **viel zu niedriger Belohnung** für diese Verausgabung verstanden.
Zu **(B)**: **„Hardiness"** ist ein Konzept, in dem Persönlichkeitsmuster gesucht wurden, die Stress-Resistenz ermöglichen.
Zu **(C)**: Die **Health-Locus-of-Control-Theorie** wurde von der Attributionstheorie (Ursachenzuschreibung) abgeleitet:

- **Personen mit internalen Kontrollüberzeugungen** gehen davon aus, dass Gesundheit vom eigenen Verhalten abhängig ist.
- **Personen mit externalen Kontrollüberzeugungen** sehen Krankheit als fremdbestimmt, von anderen Personen, vom Schicksal oder vom Zufall abhängig an.

Zu **(D)**: Hier liegt eindeutig ein **Krankheitsgewinn** vor. Es werden der primäre und der sekundäre Krankheitsgewinn unterschieden:

- Der **primäre Krankheitsgewinn** ist durch innere Vorteile gekennzeichnet, die ein Neurotiker aus seinen Symptomen (z. B. Kontrollzwang) zieht, meist in Form von Angstreduktion.
- Der **sekundäre Krankheitsgewinn** beinhaltet die sog. äußeren Vorteile, die ein Patient aus bereits bestehenden Symptomen ziehen kann, insbesondere die Zuwendung, die ein Kranker von seiner Umgebung erhält.

Zu **(E)**: **Soziale Unterstützung** („social support") geschieht durch das direkte soziale Umfeld (Familie, Verwandtschaft, Freunde, Kollegen und Nachbarn); also alle diejenigen, zu denen der Patient in sozialem Kontakt steht. Diese können z. B. Anerkennung aussprechen, aber auch Werte und Hilfeleistungen vermitteln.

H10

→ **Frage 2.14:** Lösung A

Zu **(A)**: Als **Aggravation** wird das Übertreiben von Krankheitsanzeichen bezeichnet, um in den Genuss sekundären Krankheitsgewinns (z. B. einer Krankschreibung, einer Frührente oder von Schmerzensgeld) zu kommen. Das dürfte bei Herrn M. der Fall sein.

Zu **(B)**: Unter **Dissimulation** wird dagegen das Herunterspielen von Symptomen verstanden, um z. B. im Besitz des Führerscheins zu bleiben, den Job nicht zu verlieren oder (bei psychiatrischen Erkrankungen) nicht sozial stigmatisiert zu werden.

Zu **(C)**: **Regression** zählt einerseits zu den psychodynamischen Abwehrmechanismen und bezeichnet einen psychologischen **„Rückfall" in kindliche Stadien** (z. B. Abhängigkeit, Erlöserdenken). Regression kann auch ein psychoanalytischer Abwehrmechanismus sein. Die Institution Krankenhaus erzeugt oft eine Regression, wenn Patienten wie unmündige Kinder behandelt werden. Andererseits ist **Regression** auch ein **statistisches Verfahren**: Durch die Regressionsanalyse wird die Abhängigkeit zwischen zwei Merkmalen eines Objektes einer Regressionsgleichung angepasst. Beide Begriffe haben keinen Zusammenhang mit der Fragestellung.

Zu **(D)** Ein **Sensitizer** (sensitiver Reaktionstyp) besitzt eine sehr starke Eindrucksfähigkeit für Erlebnisreize und achtet in mehrdeutigen Situationen stark auf beziehungsrelevante Hinweise der Kommunikation. Das psychologische Gegenteil ist der Repressor.

Zu **(E)**: Ein Patient mit hoher **Symptomtoleranz** nimmt Symptome abwartend hin und entzieht sich häufig der ärztlichen Versorgung. Dies ist bei dem beschriebenen Patienten ja eben nicht der Fall.

F10

→ **Frage 2.15:** Lösung B

Zu **(A)**: **Aggravation** ist das Übertreiben von Krankheitsanzeichen, z. B. um in den Genuss sekundären Krankheitsgewinns, einer Krankschreibung, einer Frührente oder von Schmerzensgeld zu kommen.

Zu **(B)**: Unter **Dissimulation** versteht man das Verheimlichen von Symptomen, z. B. um im Besitz des Führerscheins zu bleiben, seinen Job nicht zu verlieren oder (bei psychiatrischen Erkrankungen) nicht sozial stigmatisiert zu werden.

Zu **(C)**: Mit **primärem Krankheitsgewinn** bezeichnete Sigmund Freud die inneren Vorteile, die ein Neurotiker aus seinen neurotischen Symptomen zieht: Danach liegt der Neurose ein Konflikt zu Grunde, der intrapsychische Spannung erzeugt. Diese unbewusste Spannung kann durch Symptombildung verringert werden.

Zu **(D)**: Mit **sekundärem Krankheitsgewinn** bezeichnete Freud die äußeren Vorteile, die ein Neurotiker aus bereits bestehenden Symptomen ziehen kann, wie z. B. die Zuwendung, die ein Kranker von seiner Umgebung erhält, und die Befreiung von Alltagsverpflichtungen.

Zu **(E)**: Unter **Simulation** versteht man das Vortäuschen von Krankheitssymptomen, die gar nicht vorhanden sind, um in den Genuss von Vorteilen zu kommen (z. B. Frühberentung, Versicherungsgelder).

II.5 Krankheitsverarbeitung

Ein einziger Krankheitstag kostet 1 Milliarde Euro! 2005 war jeder deutsche Arbeitnehmer im Schnitt 12,2 Tage arbeitsunfähig; hochgerechnet auf 30 Millionen Pflichtversicherte hat das 12,5 Milliarden Euro Kosten verursacht. Rechnet man den Produktivitätsausfall hinzu, kommt man auf ein Gesamtdefizit von 66 Milliarden Euro für ein Jahr. Der Schuldenberg der BRD ließe sich flink abbauen, wenn wir einfach alle gesund bleiben würden. Meinen letzten Magendarminfekt habe ich persönlich daher am Wochenende genommen; leider macht das nicht jeder so. Über den volkswirtschaftlichen Schaden hinaus stellt jede Krankheit aber auch eine persönliche Bedrohung für den Betroffenen dar. Nach Cohen und **Lazarus** (1980) betrifft dies insbesondere: (1) das Leben, (2) die körperliche Unversehrtheit (Operationen, Schmerzen, bleibende Behinderung), (3) Selbstkonzept und Zukunftspläne, (4) die emotionale

Intaktheit (Angst, Unsicherheit), (5) soziale Rolle und Aktivitäten, sowie (6) die geforderten Anpassungen (z. B. Arztbesuch, Krankenhaus, Mehrbettzimmer, Intimsphäre).

Krankheit verlangt Anpassungsprozesse des Betroffenen. Gerdes & Weis (2000) konkretisierten die Grundannahmen einer **Theorie der Krankheitsverarbeitung**: 1. Krankheitsverarbeitung ist ein kontinuierlicher Prozess der Auseinandersetzung mit der Krankheit, ihren Belastungen und Folgen. 2. Krankheitsverarbeitung kann auf den Ebenen des Denkens, Fühlens und Handelns erfolgen. 3. Krankheitsverarbeitung wird durch Bewertungsprozesse des Individuums gesteuert. 4. Krankheitsverarbeitung wird durch personale Ressourcen wie dispositionelle Persönlichkeitsfaktoren, Lerngeschichte, früheres Copingverhalten u. a. beeinflusst. 5. Krankheitsverarbeitung kann durch soziale Ressourcen (Partner, Familie, Freunde, professionelle Helfer) unterstützt, aber auch behindert bzw. negativ beeinflusst werden (z. B. übermäßige Fürsorge).

Krankheit und diese damit verbundenen Bedrohungen müssen verarbeitet werden. Das **Coping**-Konzept von Lazarus (1966) unterscheidet mehrere Bewältigungsreaktionen: (a) Informationssuche (im medizinischen Wörterbuch nachschlagen, den Arzt fragen). (b) Direkte Aktionen (Medikamente einnehmen, Selbsthilfegruppe aufsuchen). (c) Aktionshemmung (Rückzug, Verminderung von Arbeitstätigkeiten) und (d) intrapsychische und kognitive Prozesse (Ignorieren der Krankheit, Herunterspielen oder Überbewertung der Symptome). Nach Ausführung einer Bewältigungsreaktion kommt es zu einer Neubewertung der Situation, die ggf. weitere Bewältigungsmechanismen zur Folge haben mit erneuter Neubewertung usw. (Kreisprozess).

Heim et al. (1983) beschreiben ähnliche Reaktionen, die als **Transaktionales Modell** der Krankheitsverarbeitung bekannt wurden und den zeitlichen Aspekt mitberücksichtigen:

Phase 1. Wahrnehmung: Am Anfang der Erkrankung steht die Wahrnehmung von Symptomen.

Phase 2. Kognitive Verarbeitungen: Die Veränderung des Gesundheitszustandes wird bewertet.

Phase 3. Bewältigungsformen: Hier werden drei Möglichkeiten unterschieden:

3.1 Handeln: Kompensation (sich etwas Gutes gönnen), Zuwendung-suchen, Rückzug, Wut-ausleben, Altruismus (anderen helfen), Zupacken („*Damit werde ich schon fertig*!“);

3.2 Kognition: Dissimulieren (Krankheit herunterspielen), Ablenken (Aufmerksamkeit auf etwas anderes lenken), Valorisieren (sich selbst aufwerten), Problemanalyse (vernünftiges Abwägen und Entscheiden), Vermeiden (Problem aus dem Wege gehen), Rumifizieren (ständiges Grübeln über Krankheit), Stoizismus (mit Fassung tragen);

3.3 Intrapsychisch-emotional: z. B. Haltung-bewahren (Selbstkontrolle), Auflehnung (Protest), Selbstbeschuldigung (Fehler suchen), Emotionen ausdrücken, Religiosität (Halt im Glauben), Fatalismus (alles ist vorherbestimmt und im großen Buch des Lebens schon im Augenblick der Geburt verzeichnet) und Aufgeben/Resignieren (Sich in sein Schicksal ergeben).

Wer pflegt Sie, wenn Sie in Ihrem Studentenwohnheim morgens mit 40 ° Fieber aufwachen? Eine wichtige Rolle bei der Krankheitsverarbeitung spielt die **soziale Unterstützung**, d. h. Fremdhilfen durch das direkte soziale Umfeld. Stabilität, Dichte und Qualität des sozialen Netzwerkes einer Person bestimmen, wie gut man mit einer Erkrankung klarkommt. Cohen & Wills (1985) unterschieden: I. strukturelle soziale Unterstützung (Größe des soziales Netzwerk, Familien, Zahl der Freunde) und II. funktionelle soziale Unterstützung (Qualität der Beziehung, emotionale Zuwendung). Das „**Haupteffektmodell**“ (=additives Modell, **Direktmodell**) geht davon aus, dass soziale Unterstützung sowohl in Alltags- wie auch Krisensituationen, einen direkten, positiven Effekt auf die psychische Befindlichkeit hat. Menschen mit guter sozialer Einbindung zeigen bei Krisen geringere Belastungsreaktionen als Menschen mit mangelhaftem Netzwerk. Die „**Puffertheorie**“ platziert die soziale Unterstützung als Puffer zwischen belastenden Lebensereignissen und subjektivem Befinden. Dabei kann soziale Unterstützung die Rolle eines Stress-Moderierungsfaktors, eines Stress-Hemmungsfaktors oder eines Ausgleichsfaktors übernehmen. Das Modell macht u. a. Aussagen, dass belastende soziale Interaktionen Depressivität verstärken, was krankmachend wirkt.
Zur Wichtigkeit sozialer Unterstützung gibt es eine Fülle medizinpsychologischer Untersuchun-gen, z. B.: Studenten mit hoher Einsamkeit wiesen während der Abschlussprüfung herabgesetzte Immunfunktionen auf. Nach einer Impfung (Hepatitis-B) zeigten sozial-integrierte Studenten stärkere Immunreaktionen als unintegrierte. Ältere Menschen mit hoher sozialer Unterstützung zeigten positiveres Gesundheitsverhalten (z. B. gesunde Ernährung, Nichtrauchen, mäßiger Alkoholgenuss). Herzpatienten, die niemanden hatten, mit dem sie reden konnten, starben dreimal häufiger als die

sozial integrierte Kontrollgruppe. Krebspatienten mit hoher sozialer Unterstützung hatten eine bessere Prognose. Todesfälle nach einem Herzinfarkt bei Männern korrelierten hoch mit mangelnder sozialer Unterstützung.

Klinischer Bezug
Krankheit ist nicht alleine ein körperlicher Defektzustand, sondern zwingt den Patienten zum Prozess der Krankheitsverarbeitung. Der behandelnde Arzt sollte helfen Ressourcen zu aktivieren.

F09

→ Frage 2.16: Lösung D

Zu **(A)**: Das Allgemeine Adaptationssyndrom beschreibt eine typische Abfolge von drei Phasen: die Alarm-, die Widerstands- und die Erschöpfungsphase. Die unterschiedlichen Reaktionen der Patientinnen auf die geplante Transplantation lassen sich mit diesen Phasen nicht erklären.
Zu **(B)**: Nach Cannon ist ein Lebewesen im Stresszustand auf die „fight or flight"-Reaktion vorbereitet. Diesem dienen z. B. Tonuserhöhung der Muskulatur, Herzfrequenzzunahme, Angstschweiß, Veränderung der elektrischen Hautleitfähigkeit usw. Spezifische Stressreaktionen, die von Individuum zu Individuum verschieden sind, werden hier in der Regel nicht berücksichtigt.
Zu **(C)**: Durch Stress werden verschiedene Systeme im Körper angesprochen: Cortisol-, Katecholamin- und Testosteronsystem. Henry entwickelte folgendes Modell:

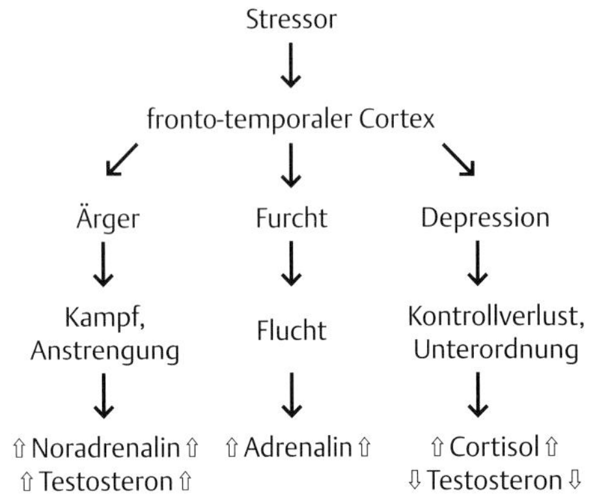

Zu **(D)**: Lazarus beschäftigte sich mit kognitiven Reaktionen eines Menschen auf Stress, dazu gehören auch verschiedene Strategien der Krankheitsbewältigung. Er unterschied: „knowledge" (z. B. funktionales, emotionsfreies Wissen über die Symptome einer Krankheit, sog. „kalte Kognitionen") und „appraisal" (persönliche Betroffenheit, sog. „heiße Kognitionen"). Es werden folgende Parameter des Umgangs mit einer Krankheit unterschieden:
1. Symptomwahrnehmung
2. Attributionen
3. Einschätzung der Bedrohlichkeit
4. Kontrollüberzeugung
5. Selbstwirksamkeit
6. Krankheitsschemata

Die beiden Patientinnen im Text zeigen deutlich unterschiedliche Arten des Copings (der Krankheitsbewältigung).
Zu **(E)**: Stimulusspezifische Reaktionen entstehen, wie der Name schon sagt, als spezifische Reaktion auf jeweils andere Stimuli (Gartenumgraben = Rückenschmerzen; Fernsehsessel = Nicht-Rückenschmerzen).

H04

→ Frage 2.17: Lösung B

Zu **(A)**: Kompensation: Ausgleichen. Hierzu müsste die Patientin einen Weg gefunden haben, ihren Schmerzen im Bereich der Lendenwirbelsäule etwas Positives entgegenzusetzen.
Zu **(B)**: Relativieren: abschwächen, vermindern, relativ sehen. Selbsthilfegruppen von Personen mit derselben Krankheit z. B. können durch Erfahrungsaustausch helfen, den Leidensdruck zu relativieren. In dem Beispiel der Prüfungsfrage geht es der Patientin vergleichsweise besser als ihrer Mutter, hierdurch schwächt sich ihre eigene Symptomatik ab, wird also relativ gesehen.
Zu **(C)**: Rumifizieren: ständiges Grübeln über Krankheit (aus dem „Transaktionalen Modell der Krankheitsverarbeitung" von Heim et al., 1983).
Zu **(D)**: Stoizismus: mit Fassung tragen (aus dem „Transaktionalen Modell der Krankheitsverarbeitung" von Heim et al., 1983).
Zu **(E)**: Valorisieren: sich selbst aufwerten (aus dem „Transaktionalen Modell der Krankheitsverarbeitung" von Heim et al., 1983). Diese Lösung ist nicht ganz verkehrt, da Frau M. ihren eigenen Zustand durch den Vergleich zu ihrer Mutter in gewisser Weise ja auch aufwertet. Allerdings fragt das IMPP nach der „besten" Lösung und das ist Alternative (B). Eine echte Valorisierung wäre eher gegeben, wenn jemand auf seinen Zustand regelrecht stolz wäre, z. B. indem damit geprahlt wird, welche Schmerzen durchgestanden wurden.

F06

→ Frage 2.18: Lösung B

Zu **(A)**: Soziale Integration im Freundeskreis kann auch zu gesundheitlichen Risiken verführen. Bekannteste Beispiele sind Rauchen, Alkohol trinken, Drogenkonsum und Inline-Skating.

Zu **(B)**: Eine Vielzahl wissenschaftlicher Studien zeigt, dass soziale Unterstützung bei Belastungen und Krisen protektiv wirkt. Damit ist diese Antwort richtig.
Zu **(C)**: Unter Stress (z. B. durch Prüfungen) hat man leider auch zu leiden, wenn man einen prima Freundeskreis hat.
Zu **(D)**: Soziale Unterstützung vermindert nach wissenschaftlichen Studien zwar auch das Risiko für viele Erkrankungen und psychische Störungen, das ist aber nicht „unabhängig" von jeglicher Stressbelastung zu sehen.
Zu **(E)**: Dass Stress via Suppression des Immunsystems an der Entstehung vieler Krankheiten beteiligt ist, dürfte heute unumstritten sein. Gefragt wurde aber nach dem Wirkmechanismus des Stress-Puffer-Modells.

II.6 Erlernte Hilflosigkeit

Mein Motorrad schafft eine Spitzengeschwindigkeit von weit über 180 km/h; der „Rasende Roland" im benachbarten Hansaland fährt gerade mit 50 km/h. Trotzdem hasse ich Achterbahnfahren, die viel höhere Geschwindigkeit auf dem Motorrad dagegen stört mich gar nicht. Warum ist das so? Es ist eine Frage der Handlungsfähigkeit. Solange wir den Ablauf der Dinge steuern können, bleiben wir gelassen. Dem Rasenden Roland bin ich hilflos ausgeliefert. Sobald er losgefahren ist, hilft auch lautes Schreien nicht mehr, das tun sowieso alle beim ersten Looping. Falls Sie sich zwar nicht dem Rasenden Roland, wohl aber dem bevorstehenden Physikum hilflos ausgeliefert fühlen, dann sind Sie hier genau richtig! Martin **Seligman** entwickelte 1967 das Konzept der **gelernten Hilflosigkeit** in tierexperimentellen Studien. Hunde, die Serien von Elektroschocks auch mit Aufwendung aller Kräfte nicht entkommen konnten, wurden schließlich passiv und ertrugen dann auch Situationen hilflos, in denen Möglichkeiten zur Flucht gegeben waren. Seligman übertrug diese Ergebnisse auf die Depression beim Menschen. Kinder, die lernen, dass sie aversiven Reizen (z. B. Frustrationen, Schlägen, Triezen durch Mitschüler) ohnehin nicht entgehen können, flüchten sich in eine passiv-abwartende Rolle. Auch im weiteren Leben glauben solche Personen, dass sie geringe Kontrollmöglichkeiten auf ihre Umwelt haben. Inzwischen hat man in den Gehirnen der hilflosen Versuchstiere Veränderungen des Serotonin- und Noradrenalinspiegels festgestellt, die sich auch bei Depression zeigen. In der reformulierten Fassung der Theorie nahm Seligman die folgenden Ursachen für Ereignisse an:
A. Ursprung (1. internale Attribuierung: der Mensch betrachtet sich selbst als Ursache eines Ereignisses; 2. externale Attribuierung: andere Menschen, das Schicksal oder die Umstände sind verantwortlich).
B. Wirkungsdauer (1. stabile Attribuierung: zeitlich stabile oder immer wiederkehrende Faktoren werden für das Ereignis verantwortlich gemacht; 2. variable Attribuierung: variable oder zufällige Ursachen führten zum Handlungsausgang).
C. Wirkungsbreite (1. spezifische Attribuierung: die Auswirkungen bleiben auf ein Ereignis beschränkt; 2. globale Attribuierung: das Ereignis hat Auswirkungen auf viele Bereiche).
Hierbei können bestimmte Zuschreibungen zur Depression führen, z. B. wenn eine Person Erfolge stabil und global nur extern, Misserfolge aber immer intern attribuiert. Wem geben Sie die Schuld, wenn Sie mal irgendwo durchfallen?

Engel und Schmale veröffentlichten 1978 ein vergleichbares Prinzip des **Selbstaufgebens** (**given up giving up**), dem das Gefühl der eigenen Hoffnungslosigkeit zugrunde liegt: 1. Der Patient erlebt sich nicht mehr als intakte, leistungsfähige Persönlichkeit. 2. Die Beziehungen zur Umwelt erscheinen ihm als unbefriedigend. 3. Erfahrungen aus der Vergangenheit verlieren ihren Wert als Leitlinie. 4. Der Patient verliert das Vertrauen in die Zukunft. 5. Es kommt zum Wiederaufleben von ähnlichen Gefühlen aus der Vergangenheit. Nach Engel und Schmale geht diese Selbstaufgabe psychosomatischen und psychiatrischen Krankheiten voraus.

Klinischer Bezug

Auch Patienten sollten das Gefühl haben, den Krankheitsverlauf durch eigenes Handeln beeinflussen zu können. Dies vermittelt Sicherheit. Gefühle des hilflosen Ausgeliefertseins dagegen erzeugen Depressionen und verstärken Krankheiten.

F04

→ **Frage 2.19: Lösung C**

Zu **(A), (B), (D) und (E)**: siehe Lerntext II.6.
Zu **(C)**: Das Coping-Modell von Lazarus (1966) unterscheidet mehrere Bewältigungsreaktionen: **a)** Informationssuche (im medizinischen Wörterbuch nachschlagen, den Arzt fragen), **b)** direkte Aktionen (Medikamente einnehmen, Selbsthilfegruppe aufsuchen), **c)** Aktionshemmung (Rückzug, Verminderung von Arbeitstätigkeiten) und **d)** intrapsychische und kognitive Prozesse (Ignorieren der Krankheit, Herunterspielen oder Überbewertung der Symptome).

H90

→ **Frage 2.20: Lösung A**

Zu **(A)**: Aggressive Gespanntheit gehört nicht zum Konzept von Engel und Schmale. Siehe Lerntext II.6.
Zu **(B)–(E)**: Richtige Aussagen.

2.1.4 Kommunikation und Interaktion

II.7 Verbale und nonverbale Kommunikation

„Die interessantesten Reden sind die Ausreden" behauptete L. Peppel (1964). Reden ist eine Form der **Kommunikation**, die kluge Menschen als „Übermittlung von Informationen zwischen einem Sender und einem Empfänger" definiert haben. Man unterscheidet verbale und nonverbale Kommunikation.

1. Nonverbale Kommunikation (= **Körpersprache**): Über **Körperkontakt** können wir elementarste Bedürfnisse (Liebe, Hass) viel intensiver als mit Worten zeigen. Der **Gesichtsausdruck** spielt beim Menschen eine zentrale Rolle, da wir im Gespräch mehr auf das Gesicht als auf den restlichen Körper achten. Bei **Mimik** handelt es sich um eine angeborene Verhaltensweise, die auch blinde Kinder zeigen. Aus dem Gesichtsausdruck des Kranken kann man erste Diagnosen ableiten (Schmerzen, Verzweiflung, Depression). Insbesondere der **Blickkontakt** sagt viel über das Verhältnis zwischen Menschen aus: der fiese Chef sieht den Untergebenen an, dieser blickt eher weg. Jemand der lügt, vermeidet meist den Blickkontakt. Schizophrene blicken dem Gesprächspartner stur in die Augen. Auch die Beobachtung der **Körperhaltung** und **Gestik** (Stinkefinger, Abwinken, Vogel-zeigen) gibt untrüglichen Aufschluss über Stimmungen. Sogar vermittels von **Gegenständen** betreiben wir Kommunikation. Der Ehering zeigt, dass man gebunden ist; Schmuck soll auf Reichtum deuten. Mit dem vergoldeten Klingelknopf zeigen Sie schon am Praxiseingang jedem Patienten, wie es mit Ihren Finanzen bestellt ist. Der depressive Mensch greift eher zu trister, grauer **Kleidung**. Erotische Triebwünsche bei Studentinnen korrelieren mit der Größe des Ausschnittes der Bluse. Der weiße Arztkittel als **Uniform** vermittelt Selbstsicherheit, da man nun als Teil einer Institution auftritt. Auch räumliche **Nähe** oder **Distanz** zwischen Personen sagt etwas über ihre Beziehung aus. Sympathie verringert Distanz, bei Antipathie vergrößert man sie intuitiv. Die Unterschreitung der persönlichen **Intimdistanz** (etwa eine Armeslänge) wird als unangenehm empfunden. Gerade Ärzte sind aber gezwungen, die Intimdistanz bei körperlichen Untersuchungen ständig zu durchbrechen. Aspekte der nonverbalen Kommunikation werden oft nicht bewusst wahrgenommen, obwohl sie bessere Informationen über emotionales Erleben liefern als verbaler Austausch. Ein intensiver Blick kann eine viel eingehendere Liebeserklärung sein als der abgenutzte Dreiwortsatz.

2. Verbale Kommunikation: Sprache ist für Menschen einer der wichtigsten Informationsträger. Hier unterscheidet man den **linguistischen** (Inhalt, Grammatik, Vokabular) und den **paralinguistischen Aspekt** (Rhythmus und Tempo der Sprache, Betonungen, Stimmqualität). Auch Schriftsprache zählt zur verbalen Kommunikation. Statt der Paralinguistik kann man hier graphologische Merkmale berücksichtigen (...insofern der Text noch mit der Hand geschrieben wurde, z. B. ein Arztrezept!). Außerdem gibt es **mediale Kommunikation**, d. h. über ein Medium (Zettel, Brief, E-Mail, SMS usw.)

Jones und Gerard (1967) unterschieden vier **Interaktionsniveaus**: (1) **Pseudokontingente Interaktion**: Die Verhaltensweisen werden nur durch eigene Verhaltenspläne bestimmt. Die wesentliche Interaktion besteht darin, zu warten, bis der Gesprächspartner aufhört zu sprechen. (2) **Asymmetrische Kontingenz**: Ein Interaktionspartner agiert nach vorher festgelegten Zielen, der zweite reagiert lediglich auf den ersten. Typisches Beispiel sind einseitig ärztliche Fragen bei der Arztvisite im Krankenhaus. (3) **Reaktive Kontingenz**: Es gibt zwar eine wechselseitige Orientierung auf die Aussagen des Partners, jedoch ohne eigene Ziele. Die Interaktion verläuft sprunghaft spontan, häufig in Zusammenhang mit starken Emotionen. (4) **Wechselseitige Kontingenz**: Die Interaktionspartner verfolgen eigene Vorstellungen, sie sind jedoch bemüht, diese anhand der Interaktion mit ihren Gesprächspartnern zu verändern. Es kommt zum gemeinsamen Problemlösen mit echtem Austausch von Beziehungen.

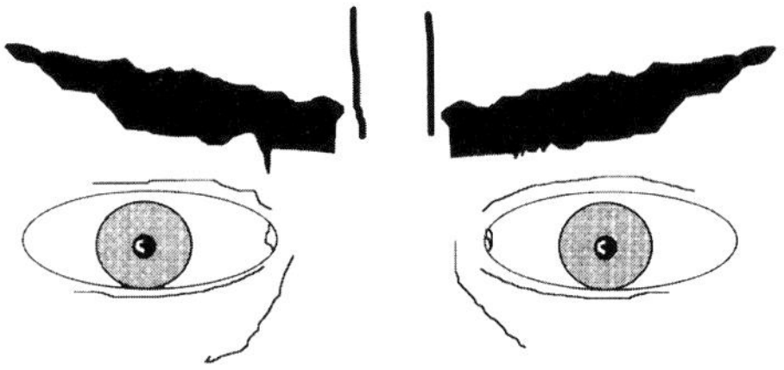

Abb. 2.1 Augen als Möglichkeit der nonverbalen Kommunikation. So sollte Ihr Professor während der Prüfung möglichst nicht blicken.

Außerdem fragt das IMPP gelegentlich noch die direkte bzw. **indirekte Kommunikation** ab. Statt direkt zu sagen: *„Kannst Du mal 'nen Kaffee kochen"* sagen gerade Frauen oft nur: *„Irgendwie hab' ich gerade 'ne Müdigkeitsphase..."* Männer verstehen diese Bemerkungen meist nicht (oder falsch!), hierdurch kommt es zu gravierenden Missverständnissen zwischen den Geschlechtern.

F02

→ **Frage 2.21: Lösung A**

Zu **(A)**: Korrekte Definition der paraverbalen Kommunikation.
Zu **(B)**: Gesten, Mimik und Körperhaltung gehören zur non-verbalen Kommunikation.
Zu **(C)**: Paul Watzlawick unterschied die Inhaltsebene (das, was gesagt wird) von der Beziehungsebene, durch die eine Aussage oft überhaupt erst interpretiert werden kann. So kann der Satz *„Du siehst ja wieder mal toll aus heute ..."* völlig anders gemeint sein, als es sich auf den ersten Blick anhört.
Zu **(D)**: Die Aussage *„Du kleines Ferkel!"* kann auf der Beziehungsebene als liebevolle Schelmerei ebenso als kräftige Beleidigung verstanden werden.
Zu **(E)**: Kommunikation über Kommunikation (*„Warum widersprichst Du immer, wenn ich etwas sage?"*) bezeichnet man als Meta-Kommunikation.

II.8 Analyse der Kommunikation

Am letzten Sonntagabend habe ich bei dem Anruf einer nervtötenden Patientin mit anklammernder Persönlichkeitsstörung einfach flink den Anrufbeantworter eingeschaltet, als ich ihre Nummer auf dem Display sah. Sie wird mich heute danach fragen. Was werde ich ihr erzählen? Menschen sagen aus unterschiedlichsten Gründen nicht immer die Wahrheit. In verschiedenen Untersuchungen stellte man fest, dass Probanden in einem 10-minütigen Gespräch im Mittel dreimal Dinge berichteten, die nicht exakt der Wahrheit entsprachen. Andere Studien fanden, dass rund in einem Drittel unserer Gespräche im Tagesablauf eine regelrechte Lüge erzählt wird. Sogar wenn wir uns für ehrliche Menschen halten, zwingt dieses Leben uns hin und wieder dazu, Dinge zu sagen, die nicht so ganz genau der Wahrheit entsprechen. Der amerikanische Psychologe **Paul Watzlawick** beschäftigte sich nicht mit dem Lügen, er unterschied aber folgende Grundgesetze der Kommunikation:

1. *„Man kann nicht nicht-kommunizieren"*. Jedes Verhalten ist Kommunikation. Sowohl Worte und Schweigen als auch Handeln oder die trotzige Weigerung zu antworten haben Kommunikationscharakter.
2. *„Kommunikation hat einen Inhalts- und einen **Beziehungsaspekt**."* Neben der reinen inhaltlichen Aussage lässt sich aus jeder Kommunikation etwas über die Beziehung der Interaktions-partner aussagen. Abhängig vom Gesichtsausdruck, Lautstärke, Tonfall und anderen paralinguistischen Begleitphänomenen (Lachen, Weinen, Seufzen, Stöhnen) muss etwa der Satz *„Du Ferkel!"* dadurch sehr unterschiedlich interpretiert werden. Probieren Sie das jetzt ruhig mal aus, auch wenn Sie dieses Buch gerade in der vollen U-Bahn lesen.
3. *„Kommunikationspartner neigen dazu, Kommunikationsabläufe unterschiedlich zu interpunktieren"*, d. h. sie nehmen unterschiedliche Teile des Gesprächs als wichtig wahr und geben damit auch unterschiedliche Deutung. Jeder Interaktionspartner sieht in seinen Äußerungen/Handlungen nur die Reaktion auf das, was der Interaktionspartner zuvor gesagt/getan hat. Dies erschwert die Antwort auf die Schuldfrage bei zerstrittenen Paaren erheblich.
4. *„Menschliche Kommunikation bedient sich digitaler und analoger Modalitäten. Digitale Kommunikationen* (=verbale Kommunikation) *haben eine komplexe und vielseitige logische Syntax, aber auf dem Gebiet der Beziehungen eine unzulängliche Semantik. Analoge Kommunikationen* (=nonverbal) *dagegen besitzen dieses semantische Potential, ermangeln aber die für eine eindeutige Kommunikation erforderliche logische Syntax."*
5. *„Zwischenmenschliche Kommunikationsabläufe sind entweder symmetrisch oder komplementär* (=ergänzend), *je nachdem ob die Beziehung zwischen den Partnern auf Gleichheit oder Unterschiedlichkeit beruht."*

Verbale und nonverbale Informationsanteile in einer Interaktion können sich widersprechen. Dies bezeichnet man als **„paradoxe Kommunikation"**. Typisch für den überlasteten Allgemeinarzt ist das:

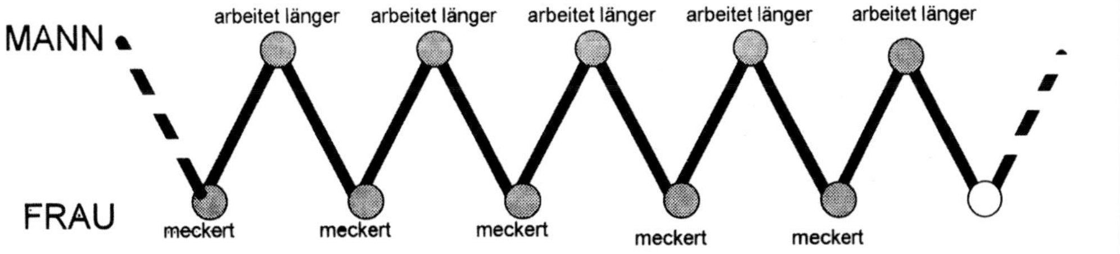

Abb. 2.2 Unterschiedliche Interpunktion der Kommunikationspartner. Die Frau meckert, weil der Mann ständig zu lange arbeitet und sie dann meist alleine zu Hause ist. Der Mann arbeitet länger, weil er die Meckerei seiner Frau zu Hause nicht erträgt.

„Bitte sprechen Sie doch weiter!" mit häufigen Blicken auf die Armbanduhr. Bekannt ist auch das **„Sei spontan!"-Paradoxon**, das nicht ausführbar ist, da man auf einen Befehl hin nicht mehr spontan handeln kann.
Als **Metakommunikation** bezeichnet man die Kommunikation über die Kommunikation. Manredet darüber, wie man eigentlich miteinander spricht. Wie gehen Sie mit Ihrem Partner um, warum führen lapidare Feststellungen *(„Du hast wieder den Klodeckel nicht zugemacht!")* zu endlosen Streitigkeiten? Hierbei analysiert man Widersprüche zwischen verbaler und nonverbaler Interaktion.
Beim **„double-bind"** befindet sich die aufgeforderte Person in einer Zwickmühle zwischen widersprüchlichen verbalen und nonverbalen Aufforderungen (paradoxe Kommunikation, s. o.) und kann nur falsch handeln (Opferposition). Der einzige Ausweg aus dieser Zwickmühle wäre, die Beziehungsstruktur beim Namen zu nennen und Metakommunikation zu betreiben. Charakteristisch für die Doppelbindungssituation ist aber, dass dieser Ausweg unmöglich ist, da die Personen in einer engen Abhängigkeitsposition stehen (z. B. Kind zur Mutter). Ständiges Double-bind in der Kindheit wurde lange Zeit als Auslöser für Schizophrenie diskutiert.

Klinischer Bezug
Ärzte kommunizieren auf unterschiedlichen Ebenen mit ihren Patienten und sollten daher die typischen Fettnäpfchen kennen.

H02

Frage 2.22: Lösung B

Zu **(A)–(E)**: Als Metakommunikation bezeichnet man die Kommunikation über die Kommunikation. Man spricht darüber, wie man eigentlich miteinander spricht.

H99 ■

Frage 2.23: Lösung C

Zu **(A)**: Der Soziologe Parsons beschrieb 1961 fünf Verhaltenserwartungen an den Arzt, darunter auch die Affektive Neutralität: Sympathie oder Antipathie dürfen die Leistungen des Arztes nicht beeinflussen.
Zu **(B)**: Direktivität: direktes Erteilen von Befehlen oder Ratschlägen in der Beratung, im Gegensatz zum non-direktiven (klientenzentrierten) Gesprächsstil, bei dem der Gesprächsablauf im wesentlichen dem Gesprächspartner überlassen wird.
Zu **(C)**: Doppelbindung (double-bind): Eine verbale Aussage stimmt nicht mit der gleichzeitig ablaufenden nonverbalen Verhaltensweise überein.
Double-bind hat nur negative Folgen, wenn eine Person von der anderen abhängig ist und den Widerspruch nicht auflösen oder hinterfragen kann. Bei gleichberechtigten Partnern kann eine double-bind-Situation durch Meta-Kommunikation (Kommunikation über die Art der Kommunikation) aufgelöst werden.
Zu **(D)**: Empathie (Einfühlungsvermögen in andere) würde wahrscheinlich eher verhindern, dass eine Person double-bind zeigt.
Zu **(E)**: Soziale Nähe ist ein schwer zu definierender „Wischiwaschibegriff". Damit kann z. B. auch die Nähe hinsichtlich der sozialen Schicht von Personen gemeint sein oder wie weit räumlich jemand von sozial stigmatisierten Personen (Punks, Skinheads, Drogensüchtigen, Asylanten, Zigeunern, Farbigen) wohnt.

F07 H02

Frage 2.24: Lösung C

Zu **(A)**: Übergehen von Fragen: Der Patient hat keine Frage gestellt, sein Satz endet zurecht mit einem Ausrufungszeichen.
Zu **(B)**: Adressatenwechsel wäre: *„Jaja, Herr Patient. Ähem, Schwester, haben wir schon die Ergebnisse der histologischen Untersuchung?"*
Zu **(C)**: Es handelt sich um einen Beziehungskommentar. In seinen fünf Axiomen der Kommunikation postulierte Paul Watzlawick, dass jede Kommunikation einen Inhalts- und einen Beziehungsaspekt hat. Neben der reinen inhaltlichen Aussage wird mit jeder Aussage auch die Beziehung der Interaktionspartner definiert. Der Arzt weicht mit seiner Antwort dem Inhaltsaspekt aus und sagt etwas auf der Beziehungsebene.
Zu **(D)**: Mitteilung funktionaler Unsicherheit wäre: *„Ja, tut mir leid, da ist wohl was schiefgelaufen ..."*
Zu **(E)**: Themenwechsel: *„Jaja. Aber was halten Sie denn vom Ausgang der letzten Wahl? Haben Sie das erwartet?"*. Ausweichmöglichkeiten auf unbequeme Fragen, die Sie sich auch gar nicht erst angewöhnen sollten, sind z. B.: *„Das tut jetzt nichts zur Sache!"*, *„Das hat doch damit jetzt absolut nichts zu tun!"*, *„Also Bitte! Das gehört jetzt hier wohl nicht her!"* oder *„Das besprechen wir später!"*.

II.9 Übertragung und Gegenübertragung

Am Montagvormittag ist mein 11-Uhr-Patient einfach nicht erschienen und ich habe eine Stunde Zeit, mich diesem Lerntext zu widmen. Eigentlich bin ich irgendwie erleichtert, dass der Mann nicht erschienen ist. Die meisten seiner Schwierigkeiten entstehen durch sein cholerisch-querulatorisches Temperament und mit seinen fordernden Ansprüchen, ich solle ihm nun endlich sa-

gen, wie alle seine sozialen Probleme zu lösen sind, schafft er es, mich unter Druck zu setzen.
Übertragung ist ein Begriff von Sigmund **Freud**: Während der psychoanalytischen Therapie werden ehemalige frühkindliche Bedürfnisse und Gefühle zu nahen Bezugspersonen auf den Analytiker projiziert. Diese biographische Übertragung kann positive oder negative Tönung haben; durch Analyse der Übertragung stellt der Therapeut Hypothesen über die kindliche Lebenssituation auf und wie diese zu aktuelle Konflikten geführt haben. Dieser Begriff lässt sich auch auf andere Ärzte ausweiten, wenn diese eine Beziehung zum Patienten aufbauen. Durch die asymmetrische Interaktion ergibt sich oft ein Abhängigkeitsverhältnis, so dass der Patient im Arzt dann eine Vater- oder Mutterfigur sieht. Wenn der Arzt darauf eingeht, da diese Abhängigkeit des Patienten seinen eigenen Wunschvorstellungen entspricht, bezeichnet man dies als **Gegenübertragung**. So kann der Arzt auf die Übertragungen des Patienten unbewusst mit der Übernahme einer Vaterrolle reagieren, die seinen eigenen frühkindlichen Erlebnissen entspricht. Soll eine Psychoanalyse Erfolg haben, muss der Analytiker seine Gegenübertragungen aber kennen, das heißt, er muss sich seiner unbewussten Gefühle dem Patienten gegenüber bewusst werden. Dazu dienen sowohl **Selbsterfahrung** (**Lehranalyse**) als auch stetige Selbstreflexion. **Balintgruppen** (nach M. **Balint**, ungarischer Psychoanalytiker, 1896–1970) sind Arbeitsgruppen, in denen Ärzte ihre Erfahrungen unter Anleitung eines Gruppenleiters (**Supervisor**) besprechen. Ziel ist die Einsicht des Arztes/Therapeuten in den Einfluss unbewusster Einstellungen und Wünsche hinsichtlich des Patienten.

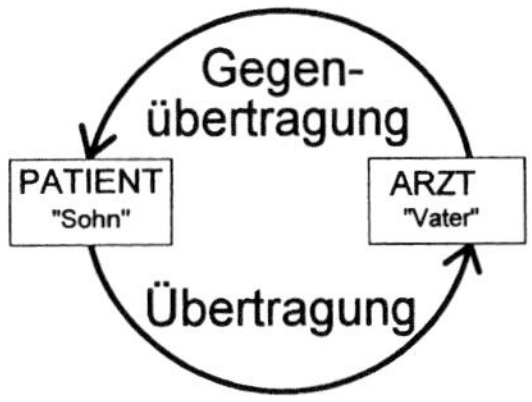

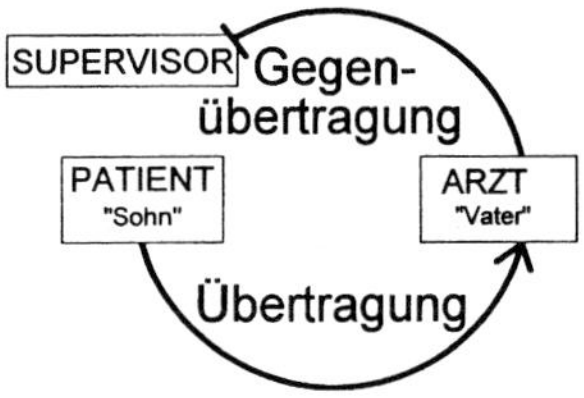

Abb. 2.3 Der Patient überträgt frühkindliche Erfahrungen auf den Psychoanalytiker. Diese Situation verführt den Therapeuten leicht dazu, auch seine Probleme auf den Patienten zu projizieren. Durch Supervision (z. B. Balintgruppen) lässt sich diese Gegenübertragung blockieren.

Klinischer Bezug
In der ärztlichen Tätigkeit wird es immer wieder Patienten geben, deren Schicksal dem Arzt besonders zu Herzen gehen und andere, die in ihm eher Antipathie wecken. Das Modell der Übertragung und Gegenübertragung kann helfen, die eigenen Reaktionen verständlich zu machen und ggf. zu verändern.

F04

→ **Frage 2.25: Lösung E**

Zu **(A)**: Burn-out: totale Erschöpfungsreaktion, insbesondere bei Angehörigen psychosozialer Berufe, die sich bis über die Grenze der eigenen Belastungsfähigkeit für andere aufreiben, um dann selbst zum Kranken zu werden, dies aber aufgrund ihres Anspruchs als Helfer nicht zugeben können.
Zu **(B)**: Bei der „iatrogenen Fixierung" kommt es zur übermäßig engen Bindung des Patienten an den Arzt.
Zu **(C)**: Unter einer Suggestion versteht man die Übertragung einer affektbesetzten Einstellung auf einen anderen Menschen mithilfe einer geschickt gewählten Formulierung: „Sie sind doch wohl nicht so naiv, wirklich daran zu glauben, dass ein Magnetarmband die Neurodermitis dieses Patienten heilen kann, oder?"
Zu **(D)**: Übersprungshandlungen: Wird der normale Ablauf einer triebhaften Instinkthandlung gestört, kann es zu Übersprungshandlungen kommen. Zu Übersprungsbewegungen kommt es bei Konflikten zwischen widersprechenden Trieben. Wenn unser Kater gestreichelt werden will, aber unsicher ist, ob möglicherweise der Hund in der Nähe ist, beginnt er zunächst einmal längere Zeit auf der Stelle zu tapsen, bevor er sich herantraut.
Zu **(E)**: In dem Beispiel überträgt Sabine S. ihr eigenes Problem auf den Patienten und sieht in ihm das Schicksal ihres Vaters.

F96

→ **Frage 2.26: Lösung C**

Zu **(A)**: Projektion: Verhaltensweisen und Eigenschaften, die wir selbst zeigen, die aber durch eine strenge Über-Ich-Erziehung verboten wurden, werden auf andere Personen projiziert.
Zu **(B)**: Identifikation: Bei Frustration in Form von Verbot des Auslebens triebhafter Bedürfnisse kann es zur Identifikation mit der verbietenden Person

kommen. Ziel der Identifikation soll eine Minderung des Angstzustandes sein, der durch das Verbot entstanden ist.
Zu **(C):** Übertragung/Gegenübertragung: siehe Lerntext II.9.
Zu **(D):** Empathie: Einfühlungsvermögen in andere. Um Empathie hätte es sich bei der geschilderten Situation auch handeln können, wenn nicht die Erinnerung an die früher gekannte Person aufgetaucht wäre.
Zu **(E):** Generalisierung: Schluss vom Einzelnen auf das Ganze: Ich kenne einen reichen Arzt, also werden alle Ärzte reich.

H09

→ **Frage 2.27: Lösung D**

Zu **(A)**: **Aggravation**: ist das Übertreiben von Krankheitsanzeichen, z. B. um in den Genuss sekundären Krankheitsgewinns, einer Krankschreibung, einer Frührente oder Schmerzensgeld zu kommen.
Zu **(B)**: **Gegenübertragung**: beschreibt den Einfluss unbewusster Konflikte und Wünsche des Analytikers in der Psychoanalyse (z. B. kann der Analytiker auf die Vater-Übertragungen des Patienten unbewusst mit der Übernahme einer Vaterrolle reagieren, die seinen eigenen frühkindlichen Vater-Kind-Erlebnissen entspricht).
Zu **(C)**: **Konversion**: Umwandlung eines psychischen Konfliktes in körperliche Symptome. Das Symptom kann hierbei entweder eine symbolisch-verkappte Art der verbotenen Triebbefriedigung darstellen, die dem Konflikt zugrunde lag, oder die Krankheit dient gerade der Unterdrückung des Triebimpulses.
Zu **(D)**: **Übertragung**: Während der psychoanalytischen Therapie werden frühkindliche Einstellungen, Wünsche und Gefühle den Bezugspersonen gegenüber auf den Analytiker projiziert. Dementsprechend verhält sich der Patient gegenüber dem Analytiker, wie er sich diesen Personen gegenüber in früher Kindheit verhalten hat. Diese Übertragung kann positive oder negative Gefühlstönung haben (positive oder negative Übertragung).
Zu **(E)**: **Reaktionsbildung**: Hierbei wird ein bestraftes, verbotenes Bedürfnis durch eine gegenteilige Handlung ersetzt: aus Völlerei wird übertriebene Askese. Aus Hass einer autoritären Person gegenüber wird Bewunderung

F08 ■

→ **Frage 2.28: Lösung A**

Zu **(A):** Balintgruppen: siehe Lerntext II.9.
Zu **(B):** Disease-Management-Programme schulen den Patienten im Umgang mit seiner Krankheit und führen u. a. zu geringerem Medikamentenverbrauch und geringerer Rückfallhäufigkeit. Sie werden in der Regel von der stationären Einrichtung eingeleitet und dann von ambulanten Einrichtungen weiterhin begleitet.
Zu **(C):** Integrierte Versorgung: Krankenkassen bieten ihren Versicherten eine Versorgung an, bei der die einzelnen Leistungserbringer (Hausärzte, Fachärzte, ärztliche, Physio-, Sprachheil-, Ergotherapeuten) im ambulanten und stationären Bereich koordiniert zusammenwirken.
Zu **(D):** Medizinische Versorgungszentren umfassen die Zusammenarbeit unterschiedlicher medizinischer Fachgebiete in einem (meist ambulanten) Zentrum. Sie bieten enge Zusammenarbeit verschiedener medizinischer Berufsgruppen (Ärzte, Psychotherapeuten, Ergo- und Physiotherapeuten etc). Einzelne Teilschritte der Versorgungskette werden hierdurch besser verzahnt. Ärzte sind hier oft nur angestellt, müssen also das ökonomische Risiko einer Niederlassung nicht tragen, auch Teilzeitbeschäftigung ist möglich.
Zu **(E):** Eine Praxisgemeinschaft ist der lockere Zusammenschluss mehrerer Ärzte in gemeinsamen Räumen. Die Ärzte haben hier jeder eine eigene KV-Zulassung und rechnen ihre Leistungen getrennt ab, sie nutzen aber Räume und Inventar gemeinsam und teilen sich ggf. die Kosten der Arzthelferinnen. Demgegenüber bilden Gemeinschaftspraxen und medizinische Versorgungszentren eine enge wirtschaftliche Abrechnungsgemeinschaft.

2.1.5 Besonderheiten der Kommunikation und Kooperation

II.10 Reaktanz und Non-Compliance

„*Die süßesten Trauben hängen am höchsten*“ heißt ein bekanntes Sprichwort. Interessanterweise ist uns das, was wir ohne viel Anstrengung bekommen können, auch nicht viel wert. Wer bettelnd hinter einem potenziellen Partner hinterher kriecht, wird nicht viel Glück haben. Ganz im Gegenteil muss man dem Traumpartner das Gefühl geben, dass man total schwer zu kriegen ist. Je mehr und je länger der andere sich dann anstrengen muss, umso dauerhafter ist später die Beziehung.
Reaktanz ist keine Abart des Wiener Walzers, sondern eines der faszinierenden psychologischen Modelle. Es beschäftigt sich damit, warum Menschen immer das Gegenteil von dem tun, was sie tun sollen. Die Reaktanz-Theorie geht von drei Prämissen aus: 1. Wird die Freiheit zur Ausübung eines Verhaltens bedroht, so steigt die Attraktivität dieses Verhaltens erheblich an. 2. Personen sind daher bestrebt, eine bedrohte oder verlorengegangene Freiheit wieder zurück zu erlangen. 3. Die Reaktanz-Theorie gilt nur, wenn die Freiheitseinengung als illegitim empfunden wird.

Mit **Reaktanz** lassen sich auch patientische Trotzreaktionen erklären, Gesundheits-Ratschläge nicht zu befolgen, da sie sich in ihrer Entscheidungsfreiheit eingeschränkt fühlen (z. B. Rauch- & Alkoholverbot). Die Betroffenen entwickeln dann eine Reihe von Scheingründen, deretwegen sie die Verordnung absolut nicht befolgen können. Insbesondere Drohungen („*Wenn Sie weiter rauchen, werden Sie nicht mehr lange leben!*") nützen meist kaum etwas, sondern erzeugen nur noch mehr Widerstand. Bei Anweisungen zur Verhaltensänderung sollte man daher darauf bedacht sein, dem Patienten eine (zumindest scheinbare) Wahlfreiheit zu lassen. Beispiel: Einer jungen adipösen Patientin wird eine Diät verordnet. Das Mädchen stopft nun erst recht alles in sich hinein, weil sie das Verbot für ungerechtfertigt hält (Reaktanz). Hätte der Arzt sie vor die Wahl gestellt, ob sie lieber (a) Diät halten oder (b) Sport treiben möchte oder (c) einfach fett bleiben will, hätte er möglicherweise mehr Erfolg gehabt. Die Motivation ein Gesundheitsverhalten durchzuhalten ist deutlich höher, wenn der Patient sich selbst für eine Alternative entschieden hat.

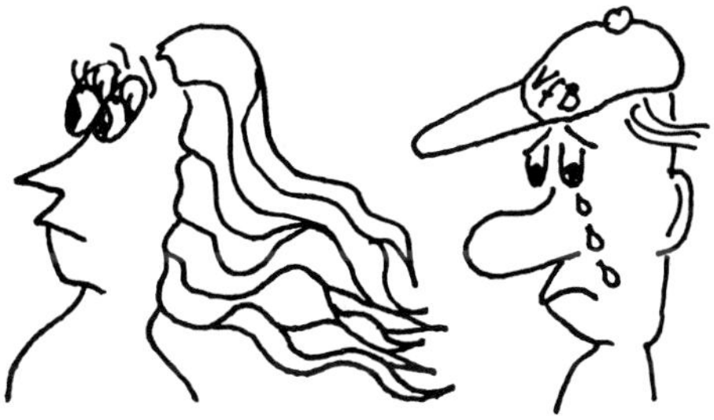

Abb. 2.4 Reaktanz: Alles, was man nicht (mehr) haben kann, gewinnt an Attraktivität. Erst als Anna-Maya sich von ihm trennte, wurde es Ebergard schmerzlich bewusst, dass es doch noch etwas Wichtigeres gab als seinen geliebten Fußballclub.

Compliance (Zusammenarbeit) im medizinischen Sinne bedeutet die Befolgung diagnostischer und therapeutischer Anweisungen wie z. B. Medikamenteneinnahme, Termineinhaltung, Diätvorschriften. Die Nicht-Befolgung wird entsprechend **Non-Compliance** genannt. Als „**under-utilizer**" bezeichnet man eine Person mit Krankheitszeichen, die einen Arzt nicht oder erst dann aufsucht, wenn die Krankheit bereits weit fortgeschritten ist. Hierbei spielt oft **Non-Comprehension** (Unverständnis) eine wichtige Rolle. Insbesondere Patienten mit niedrigem sozioökonomischem Status haben häufig mangelndes Verständnis für Krankheitsentstehung und die Wichtigkeit der Befolgung ärztlicher Anweisungen. Aber auch das Wissen um gesundheitliche Probleme alleine reicht nicht aus, um notwendige Maßnahmen zu befolgen: In einer amerikanischen Studie mussten 30 % der Teilnehmer ausgeschlossen werden, weil sie es nicht geschafft hatten, eine einzige Pille pro Tag regelmäßig einzunehmen. Das Interessanteste dabei: Alle Patienten dieser Untersuchung waren selbst Mediziner! Obwohl krankheitsbedingte Schmerzen und Leidensdruck den Patienten eigentlich zur Compliance zwingen sollten, ist die Nichtbefolgung ärztlicher Anweisungen traurige Realität. Selbst bei lebenswichtigen Anordnungen kann sie unter 50 % bleiben (Schmidt, 1984; Raspe, 1983). 7,5 % der Patienten erscheinen nicht zu ihrem Dialyse-Termin (Saran et al., 2003). 50 % aller Medikamente werden nicht nach Vorschrift eingenommen (Stat. Bundesamt, 2003); 20 % aller Medikamente landen im Mülleimer. 11 % der älteren Menschen nehmen ihre Tabletten zum falschen Zeitpunkt ein und 15 % in fehlerhafter Dosierung. Durch solches Fehlverhalten von Patienten entsteht ein gesamtwirtschaftlicher Schaden von über 10 Milliarden Euro pro Jahr.

Linus Geisler (1992) nannte fünf Einflussgrößen, die an Non-Compliance mitwirken:

a) **Arzt-Faktoren**: autoritäre Grundhaltung; Arzt erfüllt die an ihn gestellten Erwartungen nicht; negatives Arztbild; mangelhafte Motivation des Arztes; Überschätzung des therapeutischen Nutzens durch den Arzt; Missachtung der Selbstständigkeit und Eigenverantwortlichkeit des Patienten; Angriffe auf das Selbstwertgefühl des Patienten; emotionale oder kognitive Überforderung des Patienten; Motivationsversuch durch Angsterzeugung, Einschüchterung oder Drohungen; Instruktionen im Fachjargon.
b) **Patienten-Faktoren**: negative allgemeine Gesundheitseinstellung, niedrige Selbsteinschätzung der gesundheitlichen Risiken, hoher Pegel an Vorurteilen und Glaubenssätzen, passive Grundhaltung, hypochondrische Einstellung, eingeschränkte kognitive Fähigkeiten, eingeschränkte Merkfähigkeit, Furcht vor Medikamentenabhängigkeit, ausgeprägte Erwartung von Nebenwirkungen.
c) **Instruktionsfaktoren**: unverständliche Instruktionen, überladene Instruktionen, unpräzise Instruktionen, Mehrfachinstruktionen, Instruktionen mit „erhobenem Zeigefinger", illusionäre Instruktionen.
d) **Direkte oder indirekte Therapiefaktoren**: lästige oder umständliche Therapieformen, Einschränkungen der Lebensqualität, abschreckende Wirkung des Beipackzettels, Art und Umfang der Nebenwirkungen.
e) **Krankheitsfaktoren**: „Image" der Krankheit, Ausmaß des Leidensdrucks, objektiver Schweregrad der Erkrankung.

Adhärenz (*adherence* = Festhalten, Befolgen) bezeichnet die Einhaltung der gemeinsam von Patient und Arzt gesetzten Therapieziele. Entsprechend dieses Modells ist die Grundlage einer er-

folgreichen Therapie sowohl die Berücksichtigung der individuellen Bedürfnisse des Patienten, wie auch die Berücksichtigung von Faktoren, die es erschweren, das Therapieziel zu erreichen.
Empowerment bedeutet Selbstbefähigung bzw. Stärkung von Autonomie und Eigenverantwortlichkeit. Durch Empowerment sollen Menschen zur Entdeckung eigener Stärken, Selbstbestimmung und Lebensautonomie angeleitet werden. Hierdurch sollen diese Personen mehr Ressourcen bilden, mit deren Hilfe sie eigene Lebenswege und Lebensräume selbstbestimmter gestalten können.
Selbstmanagement (Selbststeuerung, Selbstregulierung) bezieht sich auf die Fähigkeit, eigene (begrenzte) Ressourcen am sinnvollsten zu nutzen. Selbstmanagement umfasst z. B. folgende Methoden:

- Erstellen einer Rangfolge von kurz- und langfristigen Zielen.
- Erstellung einer Tagesliste von Arbeiten nach der Dringlichkeit und Wichtigkeit.
- Delegation von möglichst vielen Arbeiten an andere.
- Erledigung von Arbeiten so, dass sie nicht ein zweites Mal auf Ihrem Schreibtisch landen.
- Abendliche Kontrolle, ob alle geplanten Aufgaben erledigt worden sind.
- Sicherstellung der körperlichen und geistigen Leistungsfähigkeit.
- Schaffung befriedigender sozialer Beziehungen.
- Förderung des persönlichen Wachstums durch den Erwerb neuer Fähigkeiten.

Insbesondere bei chronisch Kranken versucht man die Compliance durch Schulungsgruppen zum **Selbstmanagement** zu verbessern. In einer Studie an nierenkranken Patienten lag die Sterblichkeit der unbehandelten Kontrollgruppe in einem Zehnjahresintervall bei 48 %, bei der Selbstmanagement-Gruppe aber nur bei 16 %. Ähnliche Langzeiterfolge konnten z. B. für Patienten mit Herzinfarkt, Asthma oder Diabetes nachgewiesen werden. Vor allem **individuelle Betreuung** kann die Zusammenarbeit fördern. Oft reichte es schon, wenn die Patienten regelmäßig von einer Krankenschwester angerufen und nach Änderungen des Befindens befragt werden. Manche Patienten haben ihre eigenen Mutmaßungen über die Ursachen ihrer Krankheit und wechseln so lange den Arzt, bis sie einen finden, der ihnen zuhört und ihre Annahmen ernst nimmt. Behandlungsvorschläge werden vor allem dann befolgt, wenn sie den eigenen Vorstellungen des Patienten entsprechen.

Klinischer Bezug

Erstaunlich viele Patienten befolgen ärztliche Anweisungen nicht. Durch Kenntnis der psychologischen Hintergründe kann man Non-Compliance und Reaktanz nicht nur umgehen, sondern auch schwierige Patienten zur Mitarbeit bewegen.

F09

Frage 2.29: Lösung C

Zu **(A)**: Dissimulation bedeutet zu versuchen, Symptome geheim zu halten oder herunterzuspielen. Zum Beispiel Alkoholiker, die ihren Führerschein zurückerhalten möchten, neigen hierzu. Das Gegenteil sind Simulanten, die mehr Symptome äußern als in Wahrheit vorhanden sind, z. B. um nach einem Unfall in den Genuss einer Rente oder höheren Entschädigung zu kommen.
Zu **(B)**: Festinger entwickelte das Modell der „kognitiven Dissonanz". Hierbei stehen im selben Individuum zwei Erkenntnisse im Widerspruch (kognitive Dissonanz), die mit einer Erklärung in Eintracht gebracht werden müssen (kognitive Konsonanz), z. B. indem eine der beiden Erkenntnisse angezweifelt wird. Häufig besteht Diskrepanz zwischen der kognitiven, der affektiven und der Handlungskomponente eines Verhaltens. Diese Diskrepanz erzeugt Spannungen, die vom Individuum gelöst werden müssen, indem eine der Komponenten verändert wird.
Zu **(C)**: Mit dem Begriff Reaktanz bezeichnet man die Trotzreaktion, als vernünftig erkannte Ratschläge nicht zu befolgen, da man sich in seiner Entscheidungsfreiheit eingeschränkt fühlt. Man entwickelt dann eine Reihe von Gründen (Scheingründe), deretwegen man den Ratschlag nicht befolgen zu können meint. Bei dem Verhalten von Herrn A. handelt es sich offenkundig um Reaktanz.
Zu **(D)**: Resilienz (Widerstandsfähigkeit, Spannkraft): Das Konzept der Resilienz erklärt, warum auch bei Vorliegen vieler Risikofaktoren manche Personen nicht krank werden.
Zu **(E)**: Selbstwirksamkeit („self-efficacy") betont die Überzeugung, dass man in einer bestimmten Situation die angemessene Leistung erbringen kann. Die Selbstbewertung einer Person beeinflusst ihre Motivation und Leistung. Auch Selbstwirksamkeitserwartung schützt vor Krankheiten.

H05 F04

Frage 2.30: Lösung B

Zu **(A)–(E)**: Während die Aussagen der Lösungsmöglichkeiten (A), (C), (D) und (E) die Naivität und Unwissenheit des Patienten in den Vordergrund stellen, ist Lösung (B) der einzig intelligente Versuch einer Ausrede.

H03

→ **Frage 2.31: Lösung D**

Zu **(A)**: Informationen über den Wirkungseintritt, der ja bei vielen Medikamenten nicht unmittelbar stattfindet, dürfte die Compliance verbessern.
Zu **(B)**: Oft fürchten sich Patienten nach intensiver Lektüre des Waschzettels so sehr vor den Nebenwirkungen, dass sie die Medizin lieber nicht schlucken. Hier hilft es, mit ihnen mögliche Nebenwirkungen mit den zu erwartenden Vorteilen abzuwägen.
Zu **(C)**: Mündige Patienten, die bei der Art ihrer Behandlung mitentscheiden können, haben eine bedeutend höhere intrinsische Motivation, sich an vorgeschriebene Behandlungspläne zu halten.
Zu **(D)**: Die Verordnung von Medikamenten über einen längeren Zeitraum würde den 50% der Patienten, die Non-Compliance zeigen, logischerweise auch nicht helfen.
Zu **(E)**: Auch das Anbieten von Therapiealternativen bindet den Patienten mit in die Entscheidung ein und erhöht damit die intrinsische Motivation, sich an den (selbst mitausgewählten) Behandlungsplan zu halten.

H10

→ **Frage 2.32: Lösung A**

Zu **(A)**: **Selbstmanagement** (Selbststeuerung, Selbstregulierung) bezeichnet die **Fähigkeit, eigene** (begrenzte) **Ressourcen am sinnvollsten zu nutzen**. Bei chronisch Kranken bedeutet dies, dass die Patienten einen eigenverantwortlichen Umgang mit der Erkrankung erlernen müssen und sich nicht nur passiv auf das Gesundheitssystem verlassen.
Zu **(B)**: **Disease-Management-Programme** sind **strukturierte Behandlungsprogramme**, die den Patienten im Umgang mit seiner Krankheit schulen. Sie reduzieren u.a. den Medikamentenverbrauch und die Rückfallhäufigkeit. Eingeleitet werden sie in der Regel von der behandelnden stationären Einrichtung (z.B. Patientenschulung in der Reha-Klinik) und dann von ambulanten Einrichtungen weiter begleitet. Das Erlernen von Methoden des Selbstmanagements kann ein Ausbildungsbestandteil dieser Programme sein.
Zu **(C)**: **Selbsthilfegruppen** werden immer von Betroffenen geleitet, das steckt schon im Namen. Dies wird jedoch nicht als Selbstmanagement bezeichnet!
Zu **(D)**: Die **Selbstverwirklichung** in Bezug auf wichtige Lebensziele kann Teil eines Selbstmanagements sein, ist mit diesem aber nicht gleichzusetzen.
Zu **(E)**: Die **Überzeugung, den eigenen Gesundheitszustand beeinflussen** zu können, wird auch als internale Kontrollüberzeugung bezeichnet. Sie bildet die Basis des Selbstmanagements, ist jedoch nicht damit gleichzusetzen.

H09 ■

→ **Frage 2.33: Lösung C**

Zu **(A)**: **Compliance** (Zusammenarbeit, Mitarbeit) im medizinischen Sinne bedeutet die Befolgung therapeutischer oder diagnostischer Anweisungen wie z.B. Medikamenteneinnahme, Termineinhaltung, Diätvorschriften. Die Nichtbefolgung ärztlicher Anweisungen wird entsprechend Non-Compliance genannt.
Zu **(B)**: **Empathie**: einfühlendes Verständnis, insbesondere hinsichtlich der Gefühle eines anderen.
Zu **(C)**: **Empowerment** ist ein Begriff aus dem Setting-Ansatz, der auf Verhaltensänderung im Alltag durch niederschwellige systemische Interventionen in der aktuellen Lebenswelt der Betroffenen abzielt (z.B. Schule, Betrieb, Stadtteil). Bei der Setting-Intervention soll die Zielgruppe durch aktives Handeln Kompetenzen (Life Skills) zur Verbesserung ihrer Gesundheit erwerben (Empowerment) und nicht nur bloße Empfänger von gesundheitsförderlichen Botschaften und Werbemaßnahmen sein.
Zu **(D)**: **Informierte Einwilligung** (*informed consent*): Erforderliche Zustimmung eines Patienten zu einer diagnostischen oder therapeutischen Maßnahme des Arztes. Ein Arzt darf einen Eingriff bei einem Patienten nur durchführen, wenn eine Indikation vorliegt und der Patient eingewilligt hat. Eine Einwilligung ist dann rechtskräftig, wenn der Patient entschlussfähig ist und der Arzt ihn über Gründe, Umstände und mögliche Nebenwirkungen des geplanten Eingriffs informiert hat. Dieses Aufklärungsgespräch dokumentieren Arzt und Patient mit ihrer Unterschrift in den Krankenakten.
Zu **(E)**: **Transparenz** bezieht sich innerhalb der Psychologie in der Regel auf therapeutisches Vorgehen; Ziele und Techniken der Behandlung sollen dem Patienten so erklärt werden, dass er sie versteht und Transparenz der Therapie vorhanden ist.

F92 H89

→ **Frage 2.34: Lösung B**

Man muss das Wort nur übersetzen: „Under-utilizer“= Jemand, der zuwenig nutzt = Aussage (B). Antwortmöglichkeit (D) scheidet auch aus, da nach diesem Text der Patient auch viel zu viele Tabletten nehmen könnte, statt zu wenige. Dennoch haben nur 56% der Kandidaten (B) richtig angekreuzt!

II.11 Der Placebo-Effekt

Dass Glaube heilen kann ist nicht nur eine Volksweisheit. Der **Placebo-Effekt** ist inzwischen so gut erforscht, dass ich persönlich ihn für die einzige Therapiemethode halte, die ihren Nutzen wirklich wissenschaftlich bewiesen hat. Placebos sind nicht nur heilende Bonbons, auch andere auf den ersten Blick nichtsnutzige Behandlungsversuche können einen Placebo-Effekt auslösen, wenn der Patient fest daran glaubt. Bei bis zu 80 % der Betroffenen minimierten die kleinen bunten Zuckerpillen Schlafstörungen und Schmerzen. Sogar bei 10–20 % der Epileptiker reduzierten sie die Anzahl der Anfälle (*Science Medicine*, 2008). In einer 2004 durchgeführten Studie wurden 50 % der Patienten an völlig unwirksamen Akupunktur-Punkten stimuliert, in einer anderen Studie wurden Nadeln benutzt, die sich nur zusammenschoben, aber nicht in die Haut eindrangen. Zum Erstaunen der Wissenschaftler wirkten auch diese Therapien dennoch bei bis zu 68 % der Patienten. Wie wirken Placebos? Jamieson konnte 1996 zeigen, dass Hoffnung und positive Gedanken zu einer Endorphin-Freisetzung führen, die wiederum bestimmte Immunzellen aktiviert. Hierdurch verbessern sich die Selbstheilungskräfte des Patienten tatsächlich. Placebos können allerdings auch eingebildete Nebenwirkungen verursachen, man spricht vom **Nocebo-Effekt**. Manche Patienten leiden an allem, was als unerwünschte Begleiterscheinung auf dem Beipackzettel erwähnt wird, z. B.: Übelkeit, Kopfschmerzen, Schlaflosigkeit, Durchfall oder Schweißfüße.

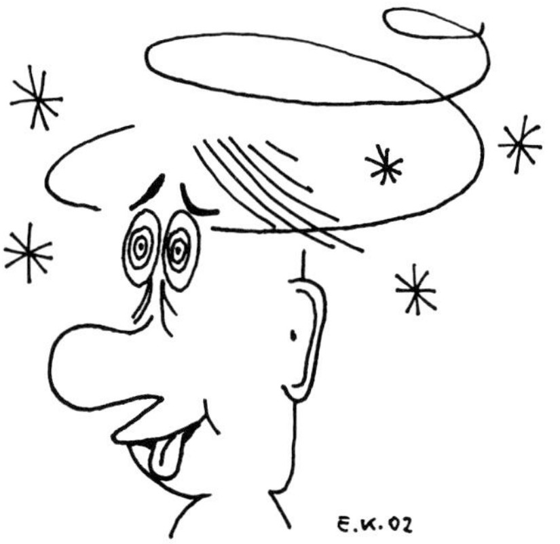

Abb. 2.5 Nocebo-Effekt: Aufgrund des Hinweises, die Fahrtauglichkeit könne durch den Gebrauch des Medikamentes möglicherweise eingeschränkt werden, verbrachte Polizeihauptkommissar Jürgen S. den Tag lieber zu Hause, nachdem er eine Creme gegen Fußpilz benutzt hatte.

Entscheidend für die Wirksamkeit von Placebos ist die Instruktion. In einem Experiment erhielten Personen ein Amphetamin (anregend), ihnen wurde aber gesagt, sie hätten ein Sedativum (beruhigend) erhalten. Die meisten verhielten sich daraufhin apathisch (Lyerly et al., 1964). Phenmetrazin führte nur zu einer schlankmachenden Wirkung, wenn man den Patienten eingebläut hatte, dass es sich um einen Appetitzügler handelte (Penick & Hinkle, 1964). Aspirin verstärkte Stimmungen, wenn man den Probanden dies vorher suggerierte (Halm (1970). Dinnerstein & Halm (1970) verabreichten Placebos und erzählten der 1. Gruppe es sei ein Energiespender und der 2. Gruppe es sei ein Beruhigungsmittel. Prompt wurde die jeweils versprochene Wirkung wahrgenommen.

Nicht nur bei Placebos, auch für die Wirksamkeit einer echten ärztlichen Therapie ist es entscheidend, dass der Arzt selbst an den Nutzen seiner Behandlung glaubt! Feldman stellte schon 1956 fest, dass Psychiater, die begeistert von Psychopharmaka waren, bei 77 % ihrer Patienten eine Besserung erzielten. Skeptische Psychiater dagegen nur bei 10 %. Uhlenhuth et al. (1959) fanden, dass sowohl echte Medikamente wie auch Placebos gute Erfolge bei interessiert und begeistert wirkenden Ärzten zeigten; bei gelangweilten Medizinern wirkte beides schlechter. Obskure Behandlungsmethoden gegen Angina-pectoris-Anfälle (z. B. Vitamin-E-Gabe) führten zu einer Verbesserung von bis zu 90 %, wenn sie als „neu" angepriesen wurden. Später sank die Wirksamkeit schnell auf unter 40 % (Benson & McCallie, 1979).

Lundh (1987) wies in seiner Erklärung zum Placebo-Effekt darauf hin, dass Krankheitssymptome nie gleich stark sind, sondern immer Fluktuationen unterliegen. Der Glaube an eine Besserung fokussiert das Denken auf die positive Seite der Symptomveränderung. Der Placeboeffekt zeigte sich in weiteren wissenschaftlichen Studien außerdem als abhängig von der Persönlichkeit des Patienten und der Art der Krankheit (z. B. Migräne-Kopfschmerz: 23 % Heilwirkung, Nicht-Migräne-Kopfschmerz: 62 % Heilwirkung). Leider verfälscht der Placebo-Effekt auch wissenschaftliche Studien zur Nützlichkeit neuer Behandlungsverfahren. Um heute Aussagen über die Wirksamkeit einer neuen Therapie zu machen, muss die Wirksamkeit des Verum (Therapie) mit der Wirksamkeit eines Placebos (Scheinbehandlung) verglichen werden. Dazu verwendet man den Blindversuch und den Doppelblindversuch.

Klinischer Bezug

Durch den Placebo-Effekts lässt sich nicht nur eine Wirkung bei Scheinmedikamenten erzielen, sondern auch der Nutzen von Präparaten mit echter Wirkung erhöhen.

H98 F97 ■

→ **Frage 2.35: Lösung D**

Zu **(A):** Durch Autosuggestion kann der Patient sich selbst einreden, dass es ihm nach Einnahme dieser Tablette bestimmt schon viel besser gehen wird.
Zu **(B):** Heterosuggestion: Außenstehende Menschen wie der Arzt oder auch Angehörige können den Placeboeffekt verstärken, wenn sie vom Patienten erwarten, dass es ihm nun viel besser geht.
Zu **(C):** Wenn Sie einem Hypochonder zehn Nächte nacheinander eine Schlaftablette geben und er daraufhin immer einschläft, in der 11. Nacht aber nur noch ein gleich aussehendes Placebo, dann wird er trotzdem gut einschlafen: Er ist darauf konditioniert worden.
Zu **(D):** Projektion: Ein eigenes, aber vom Über-Ich streng verbotenes Bedürfnis wird auf Personen der Umgebung projiziert, dort übersteigert wahrgenommen und verurteilt. Wirft Ihnen Ihr Partner eigentlich auch immer vor, dass Sie mit anderen flirten, obwohl sie absolut treu sind? Ach, Sie flirten nie und sind trotzdem absolut untreu. Interessant.
Zu **(E):** Rosenthal-Effekt: Veränderung der Leistung, bedingt durch die Erwartungen des Versuchsleiters. In einer Reihe von Experimenten konnte Rosenthal siet 1967 demonstrieren, dass die Erwartungen des Versuchsleiters das Untersuchungsergebnis beeinflussen können. Der Arzt z. B. weiß, ob der Patient ein wirksames Medikament oder ein Placebo erhält und verhält sich dementsprechend.

2.2 Untersuchung und Gespräch

2.2.1 Erstkontakt

II.12 Erstkontakt

Seit Jahrzehnten wartet man mit Spannung auf den Erstkontakt mit außerirdischen Aliens; mindestens ebenso aufregend, ist der erste Kontakt zwischen Arzt und Patient (zumindest für den Patienten!). Im Zeitalter der Spezialisierung werden Kranke immer häufiger zu Fachärzten geschickt, von dort aus zu anderen Fachärzten oder in Kliniken, Ambulanzen, Reha-Einrichtungen usw. Die Zeit, die dem einzelnen Arzt zum Aufbau einer Beziehung zur Verfügung steht, wird hierdurch immer kürzer. Oft bleibt das **Erstgespräch** das einzige, ihm kommt daher eine besonders wichtige Rolle zu. Zu den Zielen gehören: Aufbau einer Beziehung zum Patienten, Gewinnung von Informationen, Beratung, Sicherung der Compliance, Entlastung und emotionale Stützung.
Was wünscht sich dieses unbekannte Wesen, das draußen im Wartezimmer lauert, bis es Ihnen im Sprechzimmer vorgeführt wird? Eine Umfrage über die Eigenschaften des idealen Arztes ergab, dass die meisten Patienten vorrangig Gewissenhaftigkeit (88 %) wie auch Fachkompetenz (85 %) erwarteten und dass der Arzt sich Zeit nehmen sollte (65 %). Demgegenüber ergab eine Befragung über die reale Situation, dass Ärzte zuviel Fachausdrücke verwandten (40 %), zu lange Wartezeiten hatten (36 %), sich zuwenig Zeit nahmen (31 %), nur oberflächliche Untersuchungen durchführten (30 %) und zuwenig Informationen über Krankheiten weitergaben (30 %).
Eine mangelhafte Arzt-Patient-Beziehung hat negative Auswirkungen auf die Compliance des Patienten. Ältere Untersuchungen aus den 1960er und 70er Jahren berichteten, dass das **ärztliche Gespräch** zwischen 5,8 min. bei der Erstberatung und 2,3 min. bei Langzeitpatienten dauerte. Für die Äußerung spontaner Beschwerden hatten die Patienten immerhin 6 Sekunden Zeit. Schuld daran war eine Gebührenordnung, welche das ärztliche Gespräch niedrig, Apparatemedizin dagegen hoch bewertete. Seit 1987 wird die **„sprechende Medizin"** besser bezahlt. Neuere Studien zeigen, dass das Arzt-Patient-Gespräch nur noch in 33 % der Kontakte weniger als 10 Minuten dauert, bei 57 % zwischen 10–20 min., bei 7 % über 20 min. und bei 2 % über 30 min. 22 % der Befragten sprachen häufig über persönliche Dinge mit dem Arzt, 30 % dagegen selten oder nie.
Die Wichtigkeit des ärztlichen Gespräches sollte jedem Mediziner klar sein. Populärwissenschaftlich wurde sogar von *„Droge Arzt"* gesprochen oder die Frage gestellt: *„Ist der Arzt die Arznei?"*. Auch hier zeigen sich aber diskrepante Erwartungen. In einer 1999 von uns durchgeführten Umfrage (Bielau et al., 1999) waren 76 % der Patienten bereit, dem Onkel Doktor über ihre psychischen Probleme Auskunft zu geben, aber nur 9 % gaben an, das tatsächlich regelmäßig zu tun. Offensichtlich vermeiden es viele Ärzte, konkrete Fragen nach psychosozialen Problemen zu stellen. Ärzte, die sich viel Zeit für ihre Patienten nahmen, genossen nach den Ergebnisen unserer Studie aber ein deutlich größeres Vertrauen und die Compliance erhöhte sich linear in Abhängigkeit von der Dauer des Arztgespräches.
Meine Mama ist schon etwas älter und leidet unter grauem Star, der Trübung der Augenlinse, die man

operativ herausnehmen und durch eine künstliche ersetzen kann. Als sie alles grau in grau sah, rang sie sich dazu durch, den Eingriff durchführen zu lassen. Zehn Minuten vor der OP hielt eine Arzthelferin ihr hektisch eine mehrseitig bedruckte Einwilligungserklärung unter die Nase, die sie noch schnell unterschreiben sollte. Lesen konnte meine Mutter das nicht mehr; wie auch, in der kurzen Zeit, mit grauem Star. **Informed consent** („Einwilligung nach Information") stellt eine Möglichkeit dar, die Arzt-Patient-Kooperation zu verbessern. Gemeint ist die Zustimmung eines Patienten zu einer diagnostischen oder therapeutischen Maßnahme. Ein Arzt darf einen Eingriff nur durchführen, wenn eine Indikation vorliegt und der Patient eingewilligt hat. Diese Einwilligung ist nur dann rechtskräftig, wenn der Patient entschlussfähig ist und der Arzt ihn ausführlich über Gründe, Umstände und mögliche Nebenwirkungen informiert hat. Dieses Aufklärungsgespräch dokumentieren Arzt und Patient mit ihrer Unterschrift in den Krankenakten.

Klinischer Bezug
Ärzte und Patienten hegen unterschiedliche Erwartungen. Kennt man die Hoffnungen und Befürchtungen des Patienten, so erleichtert das den Umgang. Hohes Vertrauen in den Arzt unterstützt Compliance und Heilungserfolg.

H05

→ **Frage 2.36: Lösung B**

Zu **(A)–(E)**: Als *informed consent* (informierte Einwilligung) wird die erforderliche Zustimmung eines Patienten zu einer diagnostischen oder therapeutischen Maßnahme des Arztes bezeichnet. Damit ist Lösung (B) richtig.

2.2.2 Exploration und Anamnese

II.13 Exploration und Interview

Die Patientin litt seit Jahren unter chronischen Schmerzen in den Beinen, ohne dass man eine organische Ursache gefunden hatte. Die Ärzte hielten sie für *„austherapiert"* und schickten sie nun zum Psychotherapeuten. Frau F. berichtete ausführlich und sehr offen von ihrer Lebensgeschichte, unter anderem von ihrer Ehe und einem daraus hervorgegangenen Sohn. Erst auf Nachfrage gab sie an, dass zu dem Kind schon seit über einem Jahrzehnt gar kein Kontakt mehr bestehen würde und versuchte dann stur ihre Lebensgeschichte weiter zu erzählen. Auf weitere Nachfrage, wie es denn gekommen sei, dass sie keinerlei Beziehung zu ihrem Sohn mehr habe, wurde sie still und fing überraschend an zu weinen. Erst Minuten später war sie in der Lage stockend von inzestuösen, sexuellen Handlungen zu berichten, zu denen es nach der Scheidung von ihrem Mann gekommen war, als sie mit ihrem Sohn alleine in einer kleinen Wohnung lebte. Kurz nach dem Auszug des Sohnes hatten ihre Gehschwierigkeiten begonnen.
Die Suche nach der richtigen Diagnose kann ein spannendes Detektivspiel sein; nicht umsonst widmen sich gleich mehrere amerikanische Serien dem Thema. Einige meiner Studenten behaupten sogar, von *„Dr. House"* mehr gelernt zu haben als im ganzen Studium. Die freie **Exploration** (=Erkundung) eines Patienten ist hierbei der wichtigste Baustein im Puzzle der Suche nach der Krankheitsursache. Sie darf nicht nur symptombezogen durchgeführt werden, sondern sollte auch berufliche und private Probleme auskundschaften. Wenn Patienten hier abblocken, muss man das akzeptieren, aber auch als Hinweis auf mangelndes Vertrauen werten. Andere Patienten warten geradezu darauf, dass sie endlich jemand nach intimen Sorgen fragt. Ärzte vermeiden solche Fragen allerdings gerne, da sie befürchten, durch die Auseinandersetzung mit psychischen Problemen ihres Patienten zuviel Zeit zu vertun.
Die Exploration gestaltet sich meist als freies **Interview**. Das IMPP mag es, wenn Sie hier verschiedene Arten der Fragerei trennen können. Man unterscheidet 1. kausale Fragen (*„Warum hatten Sie noch nie homosexuellen Geschlechtsverkehr?"),* 2. informative Fragen (*„Was halten Sie von Homosexuellen?"*) und 3. mehrdimensionale Fragen (*„Was halten Sie in religiöser, philosophischer, historischer und demographischer Hinsicht von Homosexualität?").* Die Antwortmöglichkeiten können (A) offen (*„Welche Ursachen hat Ihrer Ansicht nach Homosexualität?"*) oder (B) geschlossen sein, mit vorgegebenen Antwortmöglichkeiten (Katalogfrage: *„Welche Ursachen sind Ihrer Meinung nach entscheidend: Vererbung, falsche Sexualerziehung, Verführung durch andere oder fehlerhafter Hormonhaushalt?"*). Vor allem offene Fragen haben eine hohe Bandbreite, da ständig weiter gefragt werden kann. Geschlossene Fragen, am besten auf einer vorgegebenen Skala (*„Homosexualität finde ich: eklig –2 –1 0 +1 +2 erregend"*) lassen sich deutlich leichter auswerten als offene (klassischer Medizi-

ner-Fehler in der Doktorarbeit!). Eine Sonderform sind dichotome Fragen mit zwei Antwortmöglichkeiten (meist Ja/Nein). (I) Direkte Fragen explorieren ein Themengebiet sehr genau (*„Wie oft haben Sie schon homosexuellen Kontakt gehabt?“*), während (II) indirekte Fragen eher allgemeinen, explorativen Charakter haben (*„Könnten Sie sich vorstellen, dass Menschen Freude am homosexuellen Geschlechtsverkehr haben?“*).
Eine (A) symmetrische **Kommunikation** herrscht zwischen zwei gleichberechtigten Interaktionspartnern, die sich gegenseitig Fragen stellen und Antworten geben (z.B.: Sie und Ihr Partner hoffe ich jedenfalls...). Bei einer (B) asymmetrischen Kommunikation gibt es einen dominanten Interaktionspartner, der die Kommunikation steuert (B.: Kriminalkommissar). Auch die ärztliche Exploration ist eine asymmetrische Kommunikation; hierdurch können sich Beurteilungsfehler einschleichen, da die Antworten des Untersuchten von dem Interviewer abhängen, etwa wenn eine hübsche junge Ärztin einen 50-jährigen Midlife-Cruiser nach seiner Sexualfrequenz befragt. Auch anwesende dritte Personen (Ehefrau) können erheblichen Einfluss haben. In welchem Ausmaß die verbalen Aussagen einer Person mit ihren tatsächlichen Handlungen übereinstimmen, stellt ein weiteres Problem dar. Die Validität (Gültigkeit) solcher Befragungen ist oft niedrig. Bei Nachbefragung durch andere Interviewer ergeben sich mitunter erhebliche Abweichungen. In wissenschaftlichen Untersuchungen versucht man deshalb Interviews zu standardisieren. Dies gilt bezüglich Inhalt und Reihenfolge der Fragen und vorgegebener Antwortmöglichkeiten. Außerdem schult man die Interviewer bezüglich Durchführung und Auswertung. Interviews sind Testverfahren und man kann die üblichen Testgütekriterien anlegen, um die Reliabilität der Ergebnisse zu validieren. Standardisierte Interviews sind in der ärztlichen Routine nicht möglich. In Betracht kommen halbstandardisierte Interviews für die anamnestische Befragung mit vorgegebenem Fragenkatalog zum Abfragen.

F04

→ **Frage 2.37: Lösung D**

Zu **(A)**: Eine Alternativfrage beinhaltet nur zwei Möglichkeiten (*„Möchten Sie jetzt die Praxisgebühr in bar zahlen oder sofort wieder gehen?“*) und eignet sich schlecht für den Gesprächseinstieg.
Zu **(B)**: Geschlossene Frage: Es ist keine freie Antwort möglich, der Patient sollte bevorzugt nur mit *„Ja“* oder *„Nein“* antworten: *„Haben Sie die Praxisgebühr draußen schon entrichtet? Ja oder Nein?“*
Zu **(C)**: Katalogfrage: Aufzählung von Alternativen, denen der Patient zustimmen oder sie ablehnen kann. Beispiel: *„Möchten Sie die 10 Euro Praxisgebühr in bar zahlen, überweisen, vom Konto abbuchen lassen oder per amtsgerichtlichen Mahnbescheid über Zwangsvollstreckung entrichten?“*
Zu **(D)**: Offene Frage: Es sind Antworten in ausführlichen Sätzen möglich. Beispiel: *„Könnten Sie die 10 Euro Praxisgebühr entbehren?“* Offene Fragen eignen sich im Prinzip gut zum Gesprächseinstieg, allerdings sollte man momentan besser nicht mit dem Thema Praxisgebühr beginnen.
Zu **(E)**: Suggestivfrage: Die Frage beinhaltet bereits die gewünschte Antwort. Beispiel: *„Sie finden es doch hoffentlich auch nicht sinnvoll, dass ausgerechnet wir Ärzte durch Eintreiben der Praxisgebühr Patienten davon abhalten sollen, im Krankheitsfall zum Arzt zu gehen?“*

H07 F97

→ **Frage 2.38: Lösung E**

Sondierende Frage: Allgemein gehaltene Frage, die der ersten Erörterung dient: *„Wie würden Sie Ihr Liebesleben beschreiben?“* Die Antwortmöglichkeiten auf Fragen können offen sein, d.h. der Gesprächspartner hat jetzt die Gelegenheit, ganz viel dazu zu erzählen: *„Berichten Sie mir von Ihrer jetzigen Beziehung?“*, oder sie können geschlossen sein, d.h. mit vorgegebenen Antwortmöglichkeiten: *„Sind Sie in Ihrer jetzigen Beziehung eigentlich sehr unglücklich oder ist Ihr Partner tatsächlich einfach nur todlangweilig?“*.
Eine Sonderform geschlossener Fragen sind dichotome Fragen, bei denen der Befragte nur zwischen zwei Antwortmöglichkeiten (meist Ja/Nein) wählen kann: *„Da Deine momentane Beziehung eh' nicht so glücklich ist, darf ich Dich heute abend zum Essen einladen?“*
Ähnlich ist die Katalogfrage, d.h. eine Aufzählung von Alternativen, denen der Gesprächspartner zustimmen oder sie ablehnen kann: *„Möchtest Du denn vielleicht mit mir heute abend zu 'ner Party, ins Kino oder ins Theater gehen, oder wollen wir einfach bei mir zu Hause ein bisschen fernsehen?“* Eine weitere, in dieser Abfolge nicht auszulassende Katalogfrage wäre dann: *„Möchtest Du lieber Tee, Kaffee oder heiße Milch zum Frühstück?“* In der IMPP-Aufgabe handelt es sich bei dem ersten Beispiel also um eine Katalogfrage und bei dem zweiten Beispiel um eine dichotome Frage.

H01 H99 ■■

→ **Frage 2.39: Lösung A**

Die Nominalskala beinhaltet lediglich einfache Zuordnungen ohne Beziehungen.
Die Ordinalskala verlangt eine Rangordnung zwischen den Daten.

Das Intervallskalenniveau setzt gleiche Abstände zwischen den einzelnen Skaleneinheiten voraus.
Die Verhältnisskala, auch als Rational- oder Proportionalskala bezeichnet, verlangt gleich große Abstände zwischen den Skalenwerten und einen absoluten Nullpunkt.
Zu **(A)** und **(B)**: Dichotome Fragen lassen nur zwei Antwortmöglichkeiten zu: Ja/Nein, männlich/weiblich oder stimmt/stimmt-nicht.
Zu **(C)**: Fragen können offene Antwortmöglichkeiten vorgeben: *„Was hast Du heute abend vor?"* oder geschlossene: *„Möchtest Du lieber abwaschen oder abtrocknen?"*
Zu **(D)** und **(E)**: Katalogfragen geben eine Auflistung von Antwortmöglichkeiten vor: *„Ist der Schmerz pochend, stechend, drückend oder hämmernd?"*

II.14 Verhaltensbeobachtung

Vor mir sitzt ein Mann in der Praxis, er ist Anfang 40 und seine Mimik wirkt leblos. Er klammert sich aber an den Sessellehnen so fest, dass die Knöchel seine Hände weiß hervortreten. Die Unterschenkel sind in einer geradezu absurden Position unter dem Patientensessel verschränkt, die eigentlich nach kurzer Zeit jede Blutzufuhr abquetschen müsste. Trotz des versteinerten Gesichtsausdrucks huscht sein Blick nervös durch die Praxis; wenn er mich anschaut, dann starrt er mir viel zu lange und zu stur in die Augen. Er wurde als schizophren diagnostiziert.
Wir achten zu viel auf den verbalen Inhalt, die **Verhaltensbeobachtung** wird oft nur nebenbei erledigt, sie kann aber äußerst wichtige Aspekte über den emotionalen Zustand eines Menschen liefern. Während man solche Beobachtungen im Alltag nur unsystematisch durchführt, lassen sich in wissenschaftlichen Untersuchungen durch Standardisierung der Beobachtungssituation auch quantitative, statistisch verrechenbare Zahlenwerte über das Verhalten generieren. Zum Beispiel könnte ein Wissenschaftler die Vermutung hegen, dass es in Kindergärten vermehrt zu Aggressionen zwischen den Kindern kommt, wenn diese aus den oberen sozialen Schichten stammen, weil er die Erfahrung gemacht hat, dass Kinder von Akademikern meist schlecht erzogen sind. Nach einem Zufallsprinzip schickt er zehn unvoreingenommene **Beobachter** in zehn Kindergärten der Stadt. Ein einziger Beobachter würde wohl immer vergleichbare Kriterien anlegen, was eine aggressive Handlung ist. Bei mehreren muss man diese zunächst schulen, z. B. anhand von Videofilmen, bis die Beurteilungsergebnisse identisch sind. Die Erfassung geschieht meist mit Schätzskalen (z. B. von 0–10), in denen die Beobachter das Ausmaß der jeweiligen Aggressionshandlung ankreuzen können. Hierzu muss zunächst genau definiert werden, was als Aggression gewertet wird (z. B.: am Pullover reißen, an den Haaren ziehen, umschubsen, schlagen; anschreien, Spielzeug wegnehmen, Sandburg zertrampeln, ...). Die Anwesenheit eines Beobachters verfälscht das Ergebnis, da sich die Kinder anders verhalten, wenn sie wissen, dass sie von einer fremden Person beobachtet werden (Hawthorne-Effekt). Es gibt daher folgende Varianten:

- Offen – verdeckt: Der Beobachter ist erkennbar oder er sitzt z. B. hinter einer Einwegglasscheibe oder hinter einer Hecke versteckt.
- Teilnehmend – nicht-teilnehmend: Nimmt der Beobachter, z. B. als angeblicher Praktikant, am Spiel der Kinder teil oder sitzt er nur passiv in einer Ecke?
- Systematisch – unsystematisch: Folgt die Beobachtung dem spontanen Interesse des Beobachters oder gibt es ein festgelegtes Schema? Standardisiert werden muss die Beobachtungsdauer (5 Minuten, 10 Minuten, eine halbe Stunde, ...) und der Beobachtungszeitpunkt (beim freien Spiel, während des Frühstücks usw.).

Der **Fremde-Situations-Test** ist ein standardisiertes Verfahren, das die Verhaltensbeobachtung durch eine Einwegglasscheibe nutzt. Er dient der Erfassung der Bindungsqualität bei Kindern unterschiedlicher Altersgruppen. Der Test für 1- bis 2-Jährige besteht aus acht 3-Minuten-Episoden, in denen das Kind standardisierte Situationen der Unvertrautheit und Fremdheit erfährt, so dass das Bindungssystem aktiviert wird. In dem Testraum befindet sich Spielzeug auf einer Matte und zwei Stühle. Die Situation wird durch Einwegscheiben beobachtet. Unter anderem verlässt die Mutter den Raum und eine fremde Person tritt herein. Das Verhalten der beobachteten Kinder wird auf 7-stufigen Skalen eingestuft nach den Dimensionen: (1) Nähe suchen, (2) Kontakt halten, (3) Widerstand gegen Körperkontakt und (4) Vermeidungsverhalten. Hiermit lässt sich die Bindungsqualität ermitteln: Bindungsstile sind:

- Unsicher-vermeidend: Eingeschränkter Emotionsausdruck, Nähe vermeiden, Fokus auf Exploration.
- Sicher, balanciert: Offener Ausdruck emotionaler Betroffenheit, Nähesuchen oder Kommunikation mit Bezugsperson, rasche Beruhigung und Exploration.
- Ambivalent-unsicher: Starke emotionale Betroffenheit, Mischung aus Nähesuchen und ärgerlichem Widerstand; Passivität, keine oder kaum Exploration, keine oder kaum Beruhigung.
- Desorganisiert, desorientiert: Bizarre Verhaltensweisen wie z. B. Einfrieren des Gesichtsausdrucks, sich widersprechendes Bindungsverhalten, Unterbrechung des Nähesuchens.

F92

→ **Frage 2.40: Lösung E**

Zu **(A)**: Ob er sich der Methode des Interviews bedient, entzieht sich der Kenntnis des Lesers, da es in der Frage keinen Hinweis darauf gibt.
Zu **(B)**: Auch bei „Gruppendiskussion" kann es sich um eine sozialwissenschaftlich definierte Methode handeln, bei der man die Teilnehmer über ein Thema diskutieren lässt und vermittels der Verhaltensbeobachtung dann führende, sich anpassende oder zurückhaltende Interaktionspartner ermittelt.
Zu **(C)**: Die Soziometrie untersucht positive oder negative Beziehungen zwischen den Mitgliedern einer Gruppe anhand von Wahlfragen (wer wählt wen?) in einem Fragebogen (z. B.: „Wen aus dieser Gruppe würden Sie mitnehmen, um sich beim Vorgesetzten über schlechte Arbeitsbedingungen zu beschweren?"). Das Ergebnis einer soziometrischen Untersuchung kann dann z. B. in einem Soziogramm dargestellt werden. Dies ist bei dem Beispiel nicht der Fall.
Zu **(D)**: Falsch: Die „Interaction-Process-Analysis" von Bales (1950) ist ein extensives Kategoriensystem zur Klassifizierung interpersoneller Verhaltensweisen (z. B.: zeigt Solidarität / ist entspannt / stimmt zu / macht Vorschläge / äußert Meinung...). Dieses System eignet sich vorrangig zur Beobachtung von Verhalten während einer Gruppendiskussion.
Zu **(E)**: Es handelt sich um eine teilnehmende Beobachtung, da der Soziologe als Praktikant getarnt auf der Station arbeitet.

F09

→ **Frage 2.41: Lösung D**

Zu **(A)**: Völliges Ignorieren der Mutter bei ihrer Rückkehr dürfte der unsicher-vermeidende Stil sein.
Zu **(B)**: Starke Verängstigung und nur langsame Beruhigung entspricht dem ambivalent-unsicheren Verhalten.
Zu **(C)**: Das beschriebene Verhalten entspricht keiner Klassifikation des Fremde-Situation-Tests.
Zu **(D)**: Gemeint ist der Fremde-Situation-Test, ein standardisiertes Verfahren der Verhaltensbeobachtung durch eine Einwegglasscheibe. Der Test dient der Erfassung der Bindungsqualität bei Kindern unterschiedlichen Alters. Sicher-gebundene Kinder würden sich bei Rückkehr der Mutter dieser kurz zuwenden und dann weiterspielen.
Zu **(E)**: Das beschriebene Verhalten entspricht keiner Klassifikation des Fremde-Situations-Tests.

H07 ■■

→ **Frage 2.42: Lösung C**

Zu **(A)**: Kleinkinder zeigen bei ambivalent-unsicherem Bindungsstil folgendes Verhalten: starke emotionale Betroffenheit, Mischung aus Nähesuchen und ärgerlichem Kontaktwiderstand, Passivität, keine oder geringe Exploration, Beruhigung kaum oder gar nicht möglich.
Zu **(B)**: Kleinkinder zeigen bei desorganisiertem Bindungsstil folgendes Verhalten: bizarre Verhaltensweisen wie z. B. Einfrieren des Gesichtsausdrucks, sich widersprechendes Bindungsverhalten, Unterbrechung des Nähesuchens.
Zu **(C)**: Kleinkinder zeigen bei sicherem Bindungsstil folgendes Verhalten: offener Ausdruck emotionaler Betroffenheit, Nähesuchen oder Kommunikation mit Bezugsperson, rasche Beruhigung und Exploration. Dieser Bindungsstil liegt bei dem beschriebenen 2-jährigen Kind am ehesten vor.
Zu **(D)** und **(E)**: Kleinkinder zeigen bei unsicher-vermeidendem Bindungsstil folgendes Verhalten: eingeschränkter Emotionsausdruck, Nähe vermeiden, Fokus auf Exploration.

II.15 Gesprächsführung

Wir kommen nun endlich zu dem wichtigsten Lerntext dieses Bandes. Techniken der Gesprächsführung eignen sich nicht nur hervorragend zur Optimierung des Arzt-Patient-Verhältnisses, sondern auch, um ihren nächsten Flirtversuch zum serienreifen Erfolgsmodell zu machen. Also klappen Sie jetzt mal das Biochemie-Lehrbuch zu, schieben Sie den Anatomie-Atlas zur Seite und nun die Ohren gespitzt!
Friedemann Schulz von Thun verdanken wir die Erkenntnis, warum Menschen so oft aneinander vorbeireden. Er unterschied vier Aspekte der Kommunikation: 1. die **Sachebene**, 2. die **Beziehungsebene**, 3. den **Selbstoffenbarungsaspekt** und 4. die **Appellebene**. In die Sachebene fließen neutrale Informationen ein („*Ich besitze eine 1100er BMW mit 80 PS*"). So ein Satz sagt auf der Beziehungsebene aber auch aus, wie wir zu dem Empfänger unserer Information stehen („*Ätsch! Ihr Fahrrad hat weniger PS.*"). Der Selbstoffenbarungsaspekt beinhaltet Informationen, warum der Redner das sagt („*Ich brauche so ein fettes Motorrad, um zu beweisen, was für ein toller Hecht ich bin.*"). Schließlich beinhaltet jede Kommunikation einen Appell an den Empfänger, etwas zu tun („*Vielleicht möchten Sie ja mal mitfahren?*"). Im Gespräch passiert es leicht, dass man den Tenor auf die falsche Ebene legt. Wenn ein Arzt sich durch die neutrale Sachfrage eines Patienten („*Wann werde ich endlich wieder gesund?*") persönlich angegriffen fühlt, dann reagiert er auf den Beziehungsaspekt. Männer reagieren oft sehr unsensibel auf den impliziten Appell

weiblicher Aussagen. *„Willst Du wirklich auf diese Party?"* ist keine Sachfrage, sondern heißt, dass sie zu Hause bleiben will. Bei solchen verbalen Zwistigkeiten hilft meist **Metakommunikation**, das ist die Kommunikation über die Art, wie der andere mit einem spricht.
Schulz von Thun schuf auch ein kategoriales System von Menschen, die bestimmte Kommunikationsstile bevorzugen. Da das IMPP diese Stile noch nie abgefragt hat, dient die folgende Liste nur zur Einstufung Ihres direkten Umfeldes, was ja auch ganz nützlich sein kann:

- Der bedürftig-abhängige Stil stellt sich als schwach, hilflos und allein nicht lebensfähig dar. Seinem Gegenüber gibt er das Gefühl stark und kompetent zu sein.
- Der helfende Stil stellt sich selbst als stark und belastbar dar und bietet anderen Menschen gerne Hilfe an und lenkt damit von eigenen Unzulänglichkeiten ab.
- Der selbstlose Stil möchte immer tun, was von ihm erwartet wird und richtet sich völlig nach seinem Gegenüber. Oft reibt er sich für andere Lasten auf.
- Der aggressiv-entwertende Stil konzentriert sich auf die Fehler und Schwächen der anderen. Hat er diese entdeckt, nutzt er sie aus, um sein Gegenüber „klein" zu machen.
- Der sich-beweisende Stil ist stets bemüht, sich ins rechte Licht zu rücken. Damit möchte er sich und andere von seinem Wert überzeugen und dafür Lob und Anerkennung erhalten.
- Der bestimmend-kontrollierende Stil möchte seine Mitmenschen überwachen. Er stellt Regeln auf und fordert von seinen Interaktionspartnern die strikte Einhaltung.
- Dem sich-distanzierenden Stil ist es unangenehm, wenn ihm andere Menschen zu nahe kommen, sowohl räumlich als auch emotional. Er neigt dazu, alles aus einer sachlich rationalen Perspektive zu betrachten.
- Der mitteilungsbedürftig-dramatische Stil liebt es, von sich selbst zu sprechen. Ihm passieren immer aufregende Dinge, die er in den schillerndsten Farben erzählt, und sich so in den Mittelpunkt katapultiert.

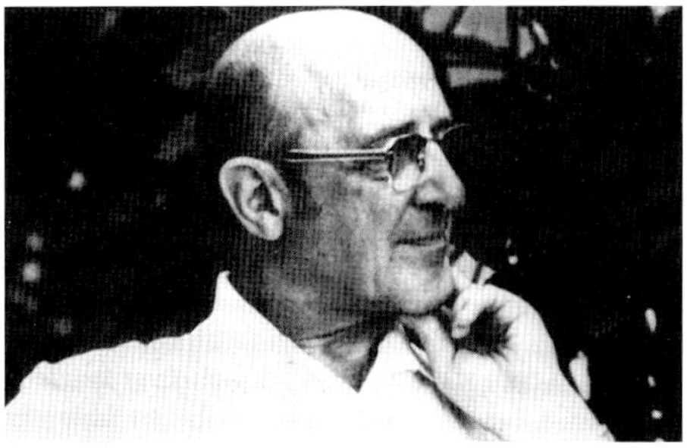

Abb. 2.6 Der Amerikaner Carl Rogers lässt es sich ziemlich teuer bezahlen, wenn er mit anderen redet.

Bei menschlicher Kommunikation lässt sich außerdem explizite und implizite Informationsübermittlung unterscheiden. Zum Beispiel betragen die Sprechzeiten des Patienten innerhalb der Visite nur 3–4 min.; den Löwenanteil haben mit 81 % die Ärzte und Krankenschwestern; durchschnittlich stellt der Patient eine Frage pro Visite (Menz et al., 2002). Informationen erhält der Bettlägerige häufiger „implizit", d. h. durch das, was das Personal über ihn redet, als „explizit", d. h. durch direkte Ansprache und Aufklärung.
Bei der Gesprächsführung unterscheidet man den direktiven vom non-direktiven Stil. Beide haben, abhängig von der jeweiligen Situation, ihren Sinn. Ärztliches Handeln geschieht oft in Notfallsituationen, wenn ein blutendes Unfallopfer vor einem liegt, ist eine direktive Gesprächsführung notwendig, um schnell handeln zu können. Diese Technik ist gekennzeichnet durch: (1) einseitige Festlegung von Gesprächsthemen; (2) Gebrauch von geschlossenen Fragen und (3) Schwerpunkt auf Sachinformationen und Ratschläge. Für viele medizinische Situationen (z. B. Verordnungen, konkrete Ratschläge, Handlungsanweisungen) ist der direktive Stil völlig o.k. und wird auch vom Patienten akzeptiert. Allerdings gibt es auch Fälle, in denen der Arzt besser zuhören als selbst reden sollte. Dies gilt z. B. für schwierige Kranke, für alle Sucht-Patienten, für chronisch Kranke und Sterbende und für psychisch oder psychosomatisch Erkrankte. Kurz: Immer, wenn man eigentlich nicht weiter weiß und ein konkreter Ratschlag das Problem absolut nicht löst, sollte man ganz vorsichtig zur non-direktiven Gesprächsführung übergehen.
Die non-direktive oder klientenzentrierte **Gesprächsführung** stellt eine sinnvolle Kommunikationshilfe dar. Sie geht auf ein seit 1942 von Carl Rogers entwickeltes Psychotherapieverfahren zurück. Folgende Grundhaltungen sind kennzeichnend: (1) **Echtheit** des Beraters: der Therapeut sollte sich geben, wie er ist und auftauchende Gefühle nicht verbergen. (2) **Kongruenz** zwischen nonverbalem Verhalten (Mimik, Gestik...) und den inneren Gefühlen des Therapeuten. Er versteckt sich nicht hinter einer Maske. (3) **Wertschätzung** und Wärme dem Patienten gegenüber zeigen, ohne daran Bedingungen zu knüpfen. Der Patient soll als eigenständiger Mensch akzeptiert werden, sogar wenn er Rückschritte in der Therapie oder anderes Verhalten zeigt, das nicht mit den Erwartungen des Behandlers übereinstimmt. (4) **Empathie**: einfühlendes Verständnis, insbesondere hinsichtlich der Gefühle des Klienten. (5) Förderung der **Introspektionsfähigkeit** des Betroffenen. Dieser soll lernen, seine eigenen Gefühle besser wahrzunehmen. Dies geschieht am besten, indem der Be-

handler die begleitenden Emotionen hinterfragt (*„Macht Dich das jetzt wütend?“*). Hier kann der Therapeut auch seine eigenen Gefühle und (nur in speziellen Fällen!) auch seine eigenen Erfahrungen einbringen.

Treffen sich zwei Psychologen. Fragt der eine: *„Weißt Du, wieviel Uhr es ist?“*. Antwortet der andere: *„Nein, aber gut, dass wir mal drüber gesprochen haben.“* Die beiden treffen sich eine Woche später wieder. Der eine fragt: *„Und, weißt Du inzwischen, wieviel Uhr es ist?“ „Nein!“*, sagt der andere *„Aber ich kann schon viel besser damit umgehen!“*

Der entsprechende Gesprächsstil ist durch **Non-Direktivität** gekennzeichnet. Nur der Betroffene selbst kann letztendlich entscheiden, was richtig oder falsch für ihn ist. Der Behandler überlässt es dem Patienten, worüber gesprochen wird, er vermeidet es, zu loben, zu tadeln oder selbst Vorschläge zur Problemlösung zu machen. Allerdings sollte der Patient dazu angehalten werden, über persönlich Relevantes zu sprechen und nicht nur über Alltagsbanalitäten.
Verbalisieren ist eine Technik, bei welcher der Therapeut die hinter den Aussagen des Betroffenen stehenden Konflikte in Form einer Frage konkretisiert, um Verständnis zu signalisieren und dem Patienten seine Problematik widerzuspiegeln (*„Seit Sie Biochemie haben, zweifeln Sie immer häufiger an Ihrer Intelligenz, ist das so?“*). Eine andere Technik ist das **Konfrontieren**: Der Therapeut macht auf Widersprüche in den Aussagen des Patienten aufmerksam, ohne sie zu kritisieren (*„Wie bewerten Sie denn dann Ihre guten Leistungen in anderen Fächern?“*). Wichtig ist die **Transparenz** des Vorgehens. Der Arzt informiert offen über Ziele und Ablauf der Therapie, er hält nichts vor seinem Klienten geheim und gibt Auskunft über seine Motive, bestimmte Fragen zu stellen.
Das Ganze hört sich für Sie nun vermutlich eher etwas abgehoben an; wer kann schon so verständnisvoll und einfühlsam sein? Deshalb im Folgenden eine konkrete Auflistung hemmender und fördernder Taktiken der Gesprächsführung. Zumindest letztere lassen sich dann auch gewinnbringend beim nächsten Flirt einsetzen. Schieben Sie die hemmenden aber nicht einfach zur Seite; manchmal im Leben will man ja einen Menschen auch loswerden...

I. Hemmende Reaktionen, um ein Gespräch abzublocken oder im Streit enden zu lassen:
- Belehrungen (*„Warum hast du denn nicht ...“*) und Interpretationen (*„Ich ahne schon, was du eigentlich wolltest ...“*)
- Ratschläge (*„Aber klar, da kann ich Dir genau sagen, was Du tun musst...“*), Befehle (*„Das musst Du sofort sein lassen!“*) und Überredungsversuche (*„Jetzt kapier das doch endlich mal, Du musst...“*) und Drohungen (*„Also, wenn du das nicht tust, dann bin ich nicht mehr Deine Freundin.“*)
- Verneinung des Problems (*„Da brauchst Du doch wirklich keine Angst zu haben.“, „Das ist doch albern!“*) und Ablehnung-zeigende Worte (*„Nein“, „Aber“, „Ach was!“*)
- Moralische Vorhaltungen (*„Wie kannst Du das nur sagen.“, „Aber damals hast du doch gesagt ...“, „Das hättest Du auf gar keinen Fall tun dürfen.“*)
- Wechsel des Themas ohne Erklärung (*„Ja, ja, da hast Du ein echtes Problem. Dabei fällt mir übrigens ein, dass ich um fünf ja noch einen Termin beim Rechtsanwalt habe, weißt Du warum?“*)
- Hilfreich zum Abwürgen eines Gesprächs sind auch: Beenden des Blickkontakts, sich vom Gesprächspartner abwenden, den Blick unruhig im Zimmer schweifen lassen, angestrengt aus dem Fenster sehen, oft den Kopf schütteln, ständig die Stirn runzeln, oft auf die Uhr sehen, sich mit Gegenständen beschäftigen oder z. B. beim Gespräch den Schreibtisch aufräumen.

II. Fördernde, partnerzentrierte Reaktionen beim Gespräch sind:
- Aufmerksames Zuhören (!!!), das eigene Mitteilungsbedürfnis völlig zurückstellen, Blickkontakt suchen, den Körper dem Sprecher zuneigen, oft zustimmend mit dem Kopf nicken, Äußerungen wie *„Ja“, „hmmm“, „genau“, „aha!“* an den richtigen Stellen einfließen lassen.
- Nachfragen (*„Das habe ich jetzt noch nicht so richtig verstanden“, „Wie war das genau?“, „Wie meinst Du das?“, „Was hast Du da gedacht?“*) zeigen, dass von Ihrer Seite aus Interesse besteht.
- Kontrollierter Dialog: dies ist eine Subtechnik, die bedeutet, zunächst in eigenen Worten kurz zusammenzufassen, was der Gesprächspartner

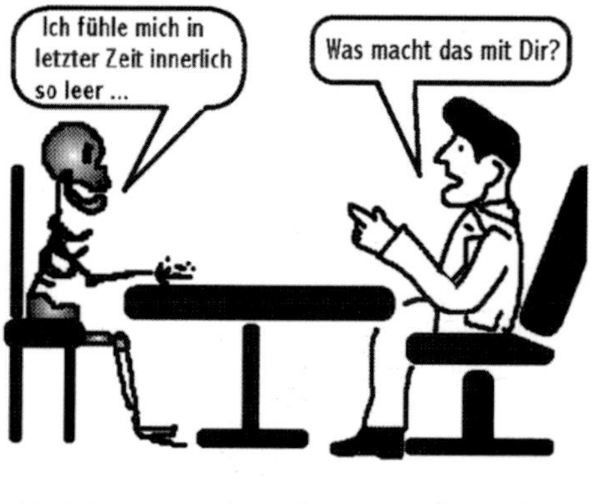
Ich fühle mich in letzter Zeit innerlich so leer ...
Was macht das mit Dir?

Abb. 2.7 Die Bemerkung des Beraters lässt auf ein tiefgreifendes Verständnis der Probleme des Klienten schließen.

gesagt hat, bevor man seine eigene Äußerung anfügt. Durch diese kurze Zusammenfassung zeigt man zum einen, dass man wirklich zugehört hat, zum anderen kann der Gesprächspartner überprüfen, ob das Problem richtig verstanden wurde. Oft ergeben sich für ihn schon aus der Wiederholung durch eine andere Person völlig neue Perspektiven. In der Regel schließt die Zusammenfassung des kontrollierten Dialoges mit einer Frage.
- Verbalisieren der Gefühle: Achten Sie auf nonverbale Kommunikation und leiten Sie Gefühle daraus ab. Formulieren Sie dann eine Frage (*„So wie Du das erzählst, klingt das jetzt ziemlich traurig; ist das so?"* oder: *"Ich habe den Eindruck, dass Dein ganzer Körper sich bei diesem Thema verkrampft.")*.

Klinischer Bezug
Die Beherrschung unterschiedlicher Methoden der Gesprächsführung gehören mit zu den grundlegenden Bausteinen, um auch bissige Patienten zu zähmen.

H07

Frage 2.43: Lösung B

Zu **(A)**: Appellebene: jede Kommunikation beinhaltet nach Schulz von Thun einen Appell an den Empfänger.
Zu **(B)**: Auf der Beziehungsebene, die oft nur durch nonverbale oder paralinguistische Begleitphänomene erkennbar ist, wird deutlich, wie wir zu dem Empfänger unserer Information stehen bzw. was wir von ihm halten. Wenn sich die Chefärztin durch die Bemerkung des Patienten persönlich angegriffen fühlt, reagiert sie damit auf den Beziehungsaspekt der Patientenaussage.
Zu **(C)**: Paul Watzlawick unterscheidet die Inhaltsebene (das, was gesagt wird) von der Beziehungsebene, durch die eine Aussage oft erst interpretiert werden kann. So kann der Satz *„Na, prima ..."* völlig anders gemeint sein als es im ersten Moment scheint.
Zu **(D)**: Die Sachebene beinhaltet die reinen Sachinformationen einer Aussage.
Zu **(E)**: Der Selbstoffenbarungsaspekt beinhaltet Information bezüglich unserer Selbsteinschätzung.

F08

Frage 2.44: Lösung C

Zu **(A)**: Indirekte Kommunikation: Mitteilung auf indirektem Weg. Frauen kommunizieren oft indirekter als Männer. Statt zu sagen: „Kannst Du mal 'nen Kaffee kochen" merken sie nur an: „Irgendwie bin ich müde heute ...". Männer verstehen diese Bemerkungen meist nicht, hierdurch kommt es zu den obskursten Missverständnissen.
Zu **(B)**: Mediale Kommunikation: über ein Medium (Zettel, Brief, E-Mail, SMS, ICQ, usw.).
Zu **(C)**: Nondirektive Kommunikation basiert auf der partnerzentrierten Gesprächstherapie nach Rogers. Neben aktivem Zuhören ist eine Form der sog. „kontrollierte Dialog", bei dem der Gesprächspartner in kurzen Sätzen zusammenzufassen versucht, was der andere gesagt hat. Dies erhöht Verständnis und Empathie.
Zu **(D)**: Nonverbale Kommunikation: nichtsprachliche Verständigung z. B. über Mimik, Gestik, Körperhaltung usw.
Zu **(E)**: Paraverbale Kommunikation: Unterstreichung des Gesagten durch Sprachmodulation wie z. B. Lautstärke der Sprache, Art der Sprache (nuscheln, deutlich, verwaschen, etc.) und paraverbale Begleitphänomene (Lachen, Seufzen, Hüsteln, Rülpsen etc.).

F05

Frage 2.45: Lösung A

Zu **(A)**: Die Sprechzeiten des Patienten innerhalb der Visite dauern nach F. Weiss-Motz (2004) 3 – 4 Minuten.
Zu **(B)–(E)**: Traurig, aber wahr: Alle diese Aussagen sind richtig. Während der Visite spricht der Patient kaum, den Löwenanteil haben nach F. Menz et al. (2002) mit 81 % die Ärzte und Krankenschwestern; durchschnittlich stellt der Patient eine Frage pro Visite. Informationen erhält er häufiger „implizit", d. h. durch das, was das Personal über ihn redet, als „explizit", d. h. durch direkte Ansprache und Aufklärung. Unterbrechungen und Störungen des Gesprächsflusses ergeben sich dadurch, dass die Visite mit zusätzlichen Funktionen überlastet ist und zu viel Personal beteiligt ist. Kein Aspekt des Krankenhausaufenthaltes wird von Patienten so häufig kritisiert wie der Tatbestand mangelnder Information und Kommunikation.

H91 H87

Frage 2.46: Lösung D

Zu **(A)**, **(C)** und **(E)**: Diese Aussagen sind gutgemeinte Ratschläge und entsprechen **nicht** dem non-direktiven Gesprächsstil.
Zu **(B)**: Direktive Sachfrage.
Zu **(D)**: Diese Aussage dagegen spiegelt dem Patienten seine Situation und fördert damit seine Introspektion.
Vorsicht: 11 % der Kandidaten haben fälschlich (E) angekreuzt. Siehe noch einmal Lerntext II.15.

F09

→ **Frage 2.47: Lösung C**

Zu **(A)**: Das wäre ein untherapeutischer Versuch, dem Patienten seine Angst auszureden.
Zu **(B)**: Das würde den Gesprächsfokus auf die reine Symptomatik lenken, nicht aber auf die Sorgen des 52-Jährigen.
Zu **(C)**: Das wäre eine sehr empathische, gesprächstherapeutische Äußerung.
Zu **(D)**: Das wäre ein plumper Versuch der Verzögerung des schwierigen Gesprächs.
Zu **(E)**: Das würde die Ängste möglicherweise noch verstärken und stellt auch nur einen Versuch dar, von den Gefühlen abzulenken.

H07

→ **Frage 2.48: Lösung E**

Zu **(A)**: Diese Antwortmöglichkeit enthält die eher suggestive Frage nach Niedergeschlagenheit und fördert nicht die Verbalisierung der Emotionen des Patienten.
Zu **(B)**: Diese Aussage nimmt die Sorgen des Patienten nicht ernst und versucht, ihm die Befürchtungen auszureden. Das wäre in der non-direktiven Gesprächsführung ein Fehler.
Zu **(C)**: Der Hinweis, dass es vielen Patienten so geht wie ihm, eignet sich nicht, den Patienten zum Gespräch über seine Befürchtungen zu motivieren. Die Sorgen des Patienten werden hierdurch eher bagatellisiert.
Zu **(D)**: Auch wenn es nett gemeint ist und Hoffnungen weckt, im Sinne der Gesprächsführung erfasst diese Aussage nicht die Emotionen des Patienten.
Zu **(E)**: Durch diese Frage ermöglicht der Arzt dem Patienten, offen über seine Zweifel bezüglich der Chemotherapie zu sprechen. Der Arzt würde hiermit die Gesprächsführung im Sinne des aktiven Zuhörens gestalten.

F10

→ **Frage 2.49: Lösung A**

Zu **(A)**: Grundlagen der **klientenzentrierten Gesprächspsychotherapie nach Carl Rogers** sind: **Wertschätzung und Wärme** zeigen, **Echtheit** des Beraters, **Empathie und Förderung der Introspektion**. Hierzu dient der non-direktive Gesprächsstil: Nur der Klient weiß, was wirklich richtig für ihn ist. Ratschläge und Interpretationen können ihm nicht helfen. Eine wesentliche Aufgabe des Beraters ist darüber hinaus das Verbalisieren von nonverbal oder paralinguistisch gezeigten Emotionen, die dem Klienten häufig nicht bewusst sind.
Zu **(B)**: Die **hypnotische Trance** ist ein von einem Therapeuten induzierter Zustand der tiefen Entspannung, der sich vom Schlaf eindeutig abgrenzen lässt. Das Bewusstsein ist stark eingeengt und die Aufmerksamkeit auf eine innere Bilderwelt gelenkt, trotzdem werden gegebene Suggestionen gut wahrgenommen, die zeitliche und örtliche Orientierung und das Erinnerungsvermögen sind vorhanden.
Zu **(C)**: Die **Verhaltenstherapie** fragt bei gestörtem Verhalten nach den positiven und negativen Verstärkern, die das Fehlverhalten verursacht haben und es nun aufrecht erhalten. Störendes Verhalten wird gelöscht und das Lernen eines neuen Verhaltens durch Verstärkerpläne gefördert. Hierzu gehören u. a. auch systematische Desensibilisierung, Flooding, Selbstverstärkung, Modelling, Selbstbehauptungstraining.
Zu **(D)**: Die **Psychoanalyse** dient in erster Linie dazu, verdrängte Erinnerungen wieder bewusst zu machen und zu verarbeiten, wodurch dann psychische Energie frei wird für eine bessere Verwendung im Alltagsleben. Dies geschieht über Techniken wie freie Assoziation, Traumdeutung und Hypnose.
Zu **(E)**: Die **Systemtheorie** sieht den Menschen nicht als isoliertes Einzelwesen, sondern als Gruppenwesen, der in ein soziales Umfeld eingebettet ist. Diese Therapie behandelt daher nicht das Individuum, sondern eine Gruppe (z. B. Familie, Schulklasse, Arbeitsteam).

F04

→ **Frage 2.50: Lösung A**

Zu **(A)**: Die Grundregel, zu welcher sich der Patient in einer psychoanalytischen Therapie verpflichten muss, besagt, dass er alle Einfälle ungefiltert aussprechen soll. Der Analytiker deutet bestimmte Aussagen des Patienten. Sobald der Patient Gedankengänge aus dem Bereich der traumatisch belasteten Triebregung hat, spürt er Angst. Diese äußert sich in Widerständen. Durch weitere Deutungen des Analytikers erkennt der Patient die Funktion der Widerstände, hierbei wird die Dynamik der Psyche des Patienten genutzt. Schließlich erinnert der Patient sich an das traumatische Erlebnis, erleidet einen Affektsturm durch diese Erinnerung und hat nun einige neurotische Symptome gelöst.
Zu **(B)–(E)**: Non-direktive Gesprächsführung: siehe Lerntext II.15.

2.2.3 Körperliche Untersuchung

Zu diesem Kapitel wurden bisher keine Prüfungsfragen gestellt

II.16 Körperliche Untersuchung

„Die Ärzte sind auch nicht mehr das, was sie einmal waren“, sagt Elfie. „Mit 18 musste ich mich immer ganz ausziehen, mit 40 noch den Oberkörper. Jetzt wollen sie nur noch die Zunge sehen!“- Die Verletzung der körperlichen **Intimsphäre** beginnt schon, wenn der Patient vom Arzt aufgefordert wird, sich zu entkleiden. Eine zwangsläufig notwendige Maßnahme, über die kaum ein Arzt sich Gedanken macht. Für pubertierende Mädchen oder alte Männer kann es durchaus verletzend sein, sich vor einer fremden Person entblößen zu müssen. Krönung im Durchbruch der Intimsphäre ist wahrscheinlich die gynäkologische Untersuchung. So beschreibt D. B. Hellmann in ihrem Buch „Zwei Frauen“, wie sie als 18-Jährige im Krankenhaus zur gynäkologischen Untersuchung sollte. Nachdem sie sich „freigemacht“ und auf dem Untersuchungsstuhl Platz genommen hatte, kam (ohne vorherige Ankündigung) nicht der Frauenarzt alleine herein, sondern brachte ein Rudel von dreißig oder vierzig Studenten mit, die alle mal die „virgo intacta“ anschauen und untersuchen sollten.
Jeder Mensch hat das Recht auf eine Intimsphäre. Im Setting einer medizinischen Untersuchung berührt das medizinische Personal den Patienten nicht nur an intimsten Stellen (Katheterisieren, Einlauf, Prostatauntersuchung), sondern ist häufig sogar gezwungen, dem Kranken Schmerzen zuzufügen (Blutabnahme, Biopsie, Operation). Hierdurch ergeben sich Konflikte im Rollenverständnis, da Ärzte dem Patienten ja eigentlich helfen wollen. Auch psychologische Untersuchungen verletzen die Intimsphäre, da schon in der Anamnese Sachverhalte erfragt werden müssen, die man nicht unbedingt einem Fremden sagt. Auch auf der anderen Seite fällt gerade jungen Ärzten/innen das Durchbrechen der Intimschranke nicht leicht. Z. B. könnte man den Herzschlag des Patienten viel besser hören, indem das Ohr auf den Brustkorb des Patienten gepresst wird. Das Stethoskop gilt nach Prof. Engelhard historisch als Versuch, dem Patienten nicht „zu nahe“ kommen zu müssen.
Wie würde es Ihnen gehen, wenn Sie die nächste Woche mit einer völlig fremden, alten, schnarchenden und kranken Person in einem Zimmer schlafen müssten und auch tagsüber niemals aufstehen dürften? Die im Krankenhaus übliche Unterbringung des Patienten in **Mehrbettzimmern** ist problematisch. Der deutsche Erwachsene ist es gewohnt, alleine oder mit seinem Partner zu schlafen. Hinzu kommen ständige Störungen, erzwungene Veränderung des Wach-Schlaf-Rhythmus, Verrichten der Notdurft in Gegenwart anderer (Urinieren und Defäkation bei Bettlägerigen), bis hin zu Handlungen des Pflegepersonals im Intimbereich (z. B. Ganzkörperwäsche, Katheterisierung). Um gesund zu werden, sollte man den Patienten aber ein Umfeld schaffen, in dem er sich wohlfühlt.

Klinischer Bezug
Auch wenn körperliche Untersuchungen im ärztlichen Handeln schnell zur Routine werden, muss der Mediziner sich doch im Klaren sein, dass hierdurch stetig die Intimbarriere des Patienten durchbrochen wird.

2.3 Urteilsbildung und Entscheidung

2.3.1 Arten der diagnostischen Entscheidung

Zu diesem Kapitel wurden bisher keine Prüfungsfragen gestellt.

II.17 Arten der diagnostischen Entscheidung

Da sitzen Sie nun als frischgebackener Arzt in Ihrem toppmodern eingerichteten Praxiszimmer und Ihr erster Patient kommt herein und sagt, er hat seit Stunden furchtbare Bauchschmerzen, und zwar genau solche von der ganz schrecklichen Art. Was werden sie nun tun, außer rot zu werden und anzufangen zu stottern?
Wenn ein neuer Patient mit unklaren Beschwerden zum Arzt kommt, wird man mit unterschiedlichen Diagnoseverfahren (Anamnese, Exploration, Ultraschall, Stuhlabstrich, Blutentnahme, CT...) zunächst Informationen sammeln. Aufgrund erster Daten werden vorläufige Hypothesen über die Krankheitsursache gebildet, die man dann mit weiteren Untersuchungen zu untermauern versucht (*...funktionelle Dyspepsie? Colon irritable? Morbus Crohn? Oder einfach nur was Falsches gegessen?*). Am Ende sollte eine klare **Diagnose** stehen, auf deren Basis die Behandlung eingeleitet wird. Nach der Behandlung sollte erneut geprüft werden, ob diese Krankheit geheilt ist. Wenn ja, so ist die medizinische Aufgabe erfüllt; falls nicht, so muss der Arzt erneut mit der Diagnostik beginnen und neue Hypothesen bilden. Theoretisch wird dieses Vorgehen im sogenannten **TOTE-Modell** beschrieben (*test* → *operate* → *test* → *exit*). Aus jedem Diagnosedurchgang („*test*“) folgt eine medizinische Handlung („*operate*“), deren Effektivität in einer erneuten Testung gezeigt werden muss. Erst dann darf es zu Beendigung („*exit*“) kommen. In der medizinischen Praxis ist dies sonderbarerweise oft nicht der Fall. Ein geheilter Patient kommt schlichtweg nicht wieder. Hierdurch entfällt positives Feedback für den Arzt, der

dadurch kaum Rückmeldung über gut verlaufende Behandlungen erhält. Es kommen nur die unzufriedenen Patienten wieder, bei denen seine Therapie versagt hat.

Grob lassen sich unterschiedliche Arten der Diagnostik trennen:

- Bei der (1) normorientierten Diagnostik wird der Patient mit dem Mittelwert seiner Bezugsgruppe verglichen, bekannt sind Tabellen z. B. für Blutwerte. Auch alle psychologischen Leistungs- und Persönlichkeitstests sind normorientiert.
- Bei der (2) kriterienorientierten Diagnostik interessiert die Anwendbarkeit verschiedener Kriterien auf eine Person. Klassifikationssysteme wie ICD und DSM, die Symptome abfragen, sind kriterienorientiert. Außerdem unterscheidet man
  a) Selektionsdiagnostik (z. B. Auswahl von geeigneten Personen, Personalauslese usw.);
  b) Interventionsdiagnostik (z. B. medizinische Diagnostik zur Überprüfung einer Therapie);
  c) Klassifikationsdiagnostik (Einstufung von Personen in ein Schema, z. B. Brillenträger vs. Nicht-Brillenträger);
  d) Funktionsdiagnostik (Überprüfung einzelner Funktionen, z. B. Belastbarkeit, Gedächtnis);
  e) Entwicklungsdiagnostik (Test, ob ein Kind die seinem Alter entsprechenden Fertigkeiten besitzt) und
  f) Verlaufsdiagnostik (Beurteilung im Verlauf einer Intervention).

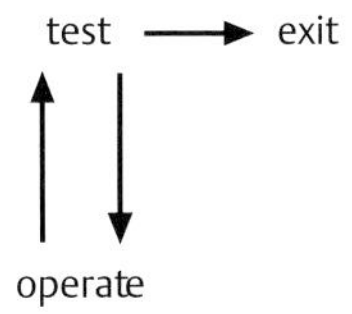

Abb. 2.8 Das TOTE-Modell (test-operate-test-exit) versinnbildlicht Urteilsbildung und Entscheidungsprozesse. Im medizinischen Bereich sollten Fehlentscheidungen aber bitte nicht dazu führen, dass der Patient das Modell schließlich buchstäblich erfüllt!

Der diagnostische Prozess unterliegt bestimmten *wenn→dann*-Bestimmungen, um zu einer Entscheidung zu gelangen. Man unterscheidet (A) **Makrostrategien**, in denen die Suchrichtung festgelegt wird, von (B) **Mikrostrategien** mit Auswahl sensibler Testverfahren. Der diagnostische Ablauf kann dabei...

1. flexibel sein (**feed-back** orientiert), d. h. nach jedem Zwischenergebnis wird die Entscheidung für weitere diagnostische Verfahren an den aktuellen Kenntnisstand angepasst.
2. festgelegt sein (**feed-forward**), d. h. Ablauf von Cut-off-Grenzen werden vorher festgelegt (z. B. Bestehensgrenze schriftliche Multiple Choice Prüfung). Bei **one-stage** Selektion wird die diagnostische Entscheidung schon nach dem ersten Test gefällt (z. B.: Abitur vorhanden → Studienzulassung, kein Abitur → keine Zulassung). Bei **two-stage** Auswahl wird ein Teil der Gruppe im ersten Durchgang abgelehnt, der zweite Teil wird einem weiteren Test unterworfen, bis hin zu **multiple-stage** Plänen wie die stetige Ausfilterung von Studenten im Medizinstudium.

2.3.2 Grundlagen der Entscheidung

II.18 Grundlagen der Entscheidung

Was meinen Sie: *Führt die Urbanisierung dazu, dass immer mehr Menschen psychisch krank werden?* Diese Frage ist nicht leicht zu beantworten, denn man muss zunächst definieren, was „psychisch krank" ist und ab welcher Grenze jemand so bezeichnet werden kann. Insbesondere für vergleichende epidemiologische Untersuchungen ist es wichtig, dass Erkrankungen weltweit anhand derselben Maßstäbe diagnostiziert werden. Hierzu dienen Kataloge von Krankheiten, deren Symptomatik und Hinweisen zur Differentialdiagnose. Am gebräuchlichsten ist die **ICD** („*International Classification of Diseases*"), die unter dem Buchstaben „F" auch psychische Verwirrungen klassifiziert.
Daneben wird oft auch das **DSM** („Diagnostisches und Statistisches Manual") benutzt. Dies multiaxiale Klassifikationsschema berücksichtigt auch die körperliche und psychosoziale Seite. Es trennt:

- Achse I: Hauptsächlich Zustandsstörungen, schwere mentale Fehlstörung und Lernunfähigkeiten (Beispiele: Schizophrenie, Angststörungen, Störungen der Impulskontrolle, Essstörungen).
- Achse II: Dauerhafte Entwicklungs- und Persönlichkeitsstörungen, mentale Defizite und geistige Behinderungen (Beispiele: Borderline, antisoziale, schizoide oder paranoide Persönlichkeitsstörungen).
- Achse III: Medizinische Krankheitsform: körperliche Probleme, die bedeutsam für die ersten beiden Achsen sein können.
- Achse IV: Psychosoziale und umgebungsbedingte Belastungsfaktoren.

- Achse V: Globale Erfassung des Funktionsniveaus.

Tab. 2.1 Auszug für den Bereich psychischer Störungen der Klassifikation von Krankheiten nach dem ICD-10 („International Classification of Diseases").

ICD-10	Bezeichnung	Beispiele
F0	Organische, einschließlich symptomatische psychische Störungen	Alzheimer Demenz, Vaskuläre Demenz, Alkoholdelir, Verhaltensstörung durch organ. bedingte Funktionsstörung des Gehirns
F1	Psychische und Verhaltensstörungen durch psychotrope Substanzen	Alkohol, Opioide, Cannabinoide, Sedativa, Hypnotika, Kokain, Koffein, Halluzinogene, Tabak usw.
F2	Schizophrenie, schizotype und wahnhafte Störungen	Schizophrenie, wahnhafte Störungen, psychotische Störungen, schizoaffektive Störungen
F3	Affektive Störungen	Manische Episode, Bipolare affektive Störung, Depressive Episode
F4	Neurotische-, Belastungs- und somatoforme Störungen	Phobische Störungen, Angststörungen, Zwangsstörung, Dissoziative Störungen, somatoforme Störungen
F5	Verhaltensauffälligkeiten mit körperlichen Störungen und Faktoren	Essstörungen, Schlafstörungen, sexuelle Funktionsstörungen, Missbrauch von nichtabhängigkeitserzeugenden Substanzen
F6	Persönlichkeits- und Verhaltensstörungen	Persönlichkeitsstörungen, Störungen der Impulskontrolle, Störungen der Geschlechtsidentität, Störungen der Sexualpräferenz
F7	Intelligenzminderung	leichte, mittelgradige, schwere, schwerste Intelligenzminderung
F8	Entwicklungsstörungen	Entwicklungsstörungen der Sprache, schulischer Fertigkeiten, motorischer Funktionen, Autismus, Asperger-Syndrom
F9	Verhaltens- und emotionale Störungen mit Beginn in der Kindheit und Jugend	Hyperkinetische Störungen, Störungen des Sozialverhaltens, Emotionale Störungen, Tics, Mutismus

Bei chronischen Erkrankungen wird in der Regel die **ICIDH** (*Internatonal Classification of Impairments, Disabilities and Handicaps*, WHO, 1980) benutzt, die vier Bereiche trennt: Ein Patient leidet unter arterieller Verschlusskrankheit (***disease***, Krankheit), die zur Amputation eines Beines führt (***impairment***, Gesundheitsschaden), mit der Folge, dass die Person nicht mehr am Fließband stehen kann (***disability***, Fähigkeitsstörung) und den Arbeitsplatz verliert (***handicap***, Beeinträchtigung). Eine Überarbeitung der ICIDH-2 (WHO, 1997) verwendet positive Begriffe, d. h. "***activities***" statt *disabilities* und "***participation***" (Teilnahme am gesellschaftlichen Leben) statt *handicaps*.

ICF ist die "*International Classification of Functioning, Disability and Health*", eine neue von der WHO erstellte Klassifikation zur Beschreibung des funktionalen Gesundheitszustandes, der Behinderung, der sozialen Beeinträchtigung sowie der relevanten Umweltfaktoren von Menschen. Die Paradigmen werden klassifiziert als: Körperfunktionen (*body functions*), Körperstrukturen (*body structures*), Aktivitäten und gesellschaftliche Teilhabe (*activities and participation*) und Umwelt-Faktoren (*environmental factors*)
Zur Messung der Aktivitäten des täglichen Lebens (*activities of daily living* = ADLs) gibt's mehrere Erfassungsinstrumente. Am bekanntesten ist der **Barthel-Index**, der folgende Bereiche erfasst: 1. Essen, 2. Baden, 3. Waschen, 4. An- und Auskleiden, 5. Stuhlkontrolle, 6. Urinkontrolle, 7. Toilettenbenutzung, 8. Bett-/(Roll-)Stuhltransfer, 9. Bewegung und 10. Treppensteigen.

Klinischer Bezug

Einheitliche internationale Klassifikationssysteme erleichtern das Verständnis der Fachleute untereinander. Während einige sich nur auf reine Symptomlisten stützen, berücksichtigen andere auch psychosoziale Aspekte.

F08

→ **Frage 2.51: Lösung E**

Zu **(A)**: Unter dem Buchstaben „F" beinhaltet das ICD-10 auch jede Menge psychische Störungen.
Zu **(B)**: Klassifikationsssysteme mit eindeutigen Vorgaben wie die ICD oder DSM sollen gerade eine höhere Übereinstimmung zwischen den Fachleuten herbeiführen.
Zu **(C)**: Das DSM ist multiaxial aufgebaut, die ICD nicht. Das DSM berücksichtigt: Achse I: Hauptsächliche Zustandsstörungen, Achse II: Dauerhafte Entwicklungs- und Persönlichkeitsstörungen, Achse III: Medizinische Krankheitsform, Achse IV: Psychosoziale und umgebungsbedingte Belastungsfaktoren und Achse V: Globale Erfassung des Funktionsniveaus.
Zu **(D)**: Nein, ätiologische Gesichtspunkte der Entstehung werden weitgehend außer Acht gelassen, es sei denn, sie sind zur zweifelsfreien Diagnose unabdingbar. Die ICD listet vorwiegend Symptome und Hinweise zur Differenzialdiagnose auf.
Zu **(E)**: Stimmt. Die ICD beinhaltet Kriterien, listet konkrete Symptome auf und gibt Tipps zur Differenzialdiagnose ähnlicher Symptome.

F09 ■■

→ **Frage 2.52: Lösung D**

Zu **(A)**: Das DSM beschreibt alle psychischen Störungen, unabhängig davon, ob stationäre Aufnahme erforderlich ist.
Zu **(B)**: Das DSM ist wie das ICD ein Diagnosesystem, Therapiehinweise erfolgen in der Regel nicht.
Zu **(C)**: Die Krankheiten sind in beiden Systemen nicht alphabetisch sortiert, sondern in mehrstufig-hierarchische Rubriken unterteilt.
Zu **(D)**: Das Diagnostic and Statistical Manual of Mental Disorders (DSM) trennt:

- Achse I: Hauptsächlich Zustandsstörungen, schwere mentale Fehlstörung und Lernunfähigkeiten (Beispiele: Schizophrenie, Angststörungen, Störungen der Impulskontrolle, Essstörungen).
- Achse II: Dauerhafte Entwicklungs- und Persönlichkeitsstörungen, ebenso wie mentale Defizite und geistige Behinderungen (Beispiele: Borderline, schizoide oder paranoide Persönlichkeitsstörungen, anti-soziale Persönlichkeiten).
- Achse III: Medizinische Krankheitsform. Diese Achse umfasst körperliche Probleme, die bedeutsam für die ersten beiden Achsen sein können.
- Achse IV: Psychosoziale und umgebungsbedingte Belastungsfaktoren.
- Achse V: Globale Erfassung des Funktionsniveaus.

Zu **(E)**: Das DSM ist wie das ICD ein Diagnosesystem, Therapiehinweise erfolgen in der Regel nicht.

F09

→ **Frage 2.53: Lösung D**

Zu **(A)**, **(B)**, **(C)** und **(E)**: ICF ist die „International Classification of Functioning, Disability and Health", eine neue, von der WHO erstellte Klassifikation zur Beschreibung des funktionalen Gesundheitszustandes, der Behinderung, der sozialen Beeinträchtigung sowie der relevanten Umweltfaktoren von Menschen. Das Paradigma klassifiziert:

1. Körperfunktionen („body functions")
2. Körperstrukturen („body structures")
3. Aktivitäten und gesellschaftliche Teilhabe („activities and participation")
4. Umwelt-Faktoren („environmental factors")

Zu **(D)**: Gemeint ist hier vermutlich die ICD (International Classification of Diseases), in der Krankheiten, Symptome, Ursachen und Differenzialdiagnosen aufgelistet werden.

H08

→ **Frage 2.54: Lösung E**

Zu **(A)–(E)**: Zur Messung der Aktivitäten des täglichen Lebens (*activities of daily living* = ADLs) gibt es mehrere Erfassungsinstrumente. Am bekanntesten ist der Barthel-Index, der folgende Bereiche erfasst: 1. Essen, 2. Baden, 3. Waschen, 4. An- und Auskleiden, 5. Stuhlkontrolle, 6. Urinkontrolle, 7. Toilettenbenutzung, 8. Bett-/(Roll-)Stuhltransfer, 9. Bewegung und 10. Treppensteigen. Die Sicherung des Lebensunterhaltes (E) passt am wenigsten in dieses Raster.

2.3.3 Urteilsqualität und Qualitätskontrolle

II.19 Urteilsqualität und Qualitätskontrolle

Nach dem Vortrag über kognitive Defizite durch Zeckenbiss reihe ich mich am späten Mittwochabend, direkt hinter unserem Neurologie-Professor und diversen weißbekittelten Assistenzärzten, in die Schlange ein, die auf die Ausgabe des Fortbildungszertifikates wartet und stelle fest, dass ich wieder einmal die dafür vorgeschriebenen Barcode-Aufkleber vergessen habe. Falls Sie bis jetzt gerade die Illusion hatten, nach dem Studium mit der Lernerei aufhören zu können, muss ich Ihnen eine herbe Enttäuschung bereiten. Auch fertige Ärzte und Psychotherapeuten müssen pro Jahr 50 fachspezifische Fortbildungsstunden nachweisen. Das ganze dient der stetigen Verbesserung der Qualität im Gesundheitswesen. Ärzte wie auch Heilverfahren unterliegen darüber hinaus strengen **Zulassungsbestimmungen**, um die medizinische Versorgung auf einem hohen Niveau zu halten. So hat die Kassenärztliche Bundesvereinigung u. a. klugerweise festgelegt: *„Der*

Arzt muss zur Ausübung der vertragsärztlichen Tätigkeit geeignet sein. Ungeeignet für die Ausübung vertragsärztlicher Tätigkeit in eigener Praxis ist ein Arzt mit geistigen oder sonstigen in seiner Person liegenden schwerwiegenden Mängeln (§ 21 Ärzte-ZV).“

Die Tätigkeit im Gesundheitsbereich unterliegt vielfältigen Vorschriften des Gesetzgebers, der Ärztekammern und der kassenärztlichen Vereinigungen. Die aus der Diagnostik hervorgehende Indikationsstellung für Heilverfahren hat Risiko- und Nutzenabwägung zu berücksichtigen. Verpflichtend ist die Verlaufsbeobachtung des Behandlungsergebnisses und auftretender Wechsel- oder Nebenwirkungen. Die privat- und strafrechtliche Verantwortung, wenn etwas schiefgeht, trägt letztlich der behandelnde Arzt. Dem Hausarzt obliegt darüber hinaus die zentrale Dokumentation, d. h. jeder Facharzt bzw. nicht-ärztlicher Therapeut muss (!) für jeden einzelnen Patienten unmittelbar nach Untersuchung oder Behandlung einen Bericht an den Hausarzt senden. Dieser fungiert als zentraler Knotenpunkt, ihm obliegt auch die Koordination der Arznei- und Heilmittel.

Der Arzt darf nur Behandlungsverfahren bzw. Medikamente verordnen, die vom KBV-Zulassungsausschuss anerkannt, in Gebührenverzeichnissen gelistet und wirtschaftlich sind. Therapieverfahren müssen hierzu ihren Nutzen in doppelblinden, kontrollierten Studien nachweisen. Der Arzt muss wissen, welche Verfahren abrechenbar sind, da er ggf. sonst selbst für die Kosten aufkommen muss. Die Liste ändert sich ständig; mitunter wird einem zugelassenen Verfahren die Zulassung auch wieder entzogen.

Die technische Qualität wird gesichert über das **Medizinproduktegesetz** (MPG) . Medizinprodukte sind alle Instrumente, Apparate, Stoffe, Software und andere Gegenstände, die zur Erkennung, Verhütung, Überwachung, Behandlung oder Linderung von Krankheiten dienen.

Klinischer Bezug

Im Zeitalter evidenzbasierter Medizin unterliegen nicht nur Apparate, Medikamente und Behandlungsverfahren einer stetigen Qualitätskontrolle, sondern auch der Arzt selbst.

H10

→ **Frage 2.55: Lösung A**

Zu **(A)**: Nach aktuellen Studien zeigte nur ca. 1 von 2000 Röntgenbildern, die wegen **unkomplizierter Rückenschmerzen** angefertigt wurden, tatsächlich deren Ursache!

Zu **(B)**: **Bluthochdruck** wird auch heute noch eher zu selten bzw. zu spät erkannt, da die Symptome zwar unspezifisch sind, die Folgen jedoch langfristig schwer sind.

Zu **(C)**: Im Bereich der Diagnostik und Therapie der **Depression** wird schon seit Jahrzehnten eine massive Unterversorgung beklagt. Solange die Zulassungsquote für die Anzahl der Praxissitze für Psychotherapeuten deutlich unter dem Bedarf liegt, wird sich daran auch wenig ändern.

Zu **(D)**: **Patientenschulungen** werden überwiegend in Reha-Kliniken angeboten, selten im ambulanten Bereich, obwohl deren Nützlichkeit erwiesen ist.

Zu **(E)**: Die **psychosoziale Unterstützung Krebskranker** ist minimal: Die meisten Ärzte konzentrieren sich bei Krebspatienten vordringlich auf die körperlichen Aspekte, ohne die psychischen Auswirkungen zu beachten. Viele Krankenhäuser sparen im Rahmen von „Rationalisierungen“ als erstes am psychologischen Dienst, der z. B. Patienten durch den Prozess der Krankheitseinsicht begleiten könnte.

2.3.4 Entscheidungskonflikte

II.20 Entscheidungskonflikte

„Geh' ick oder bleib' ick“ trällerte schon Ende der 1970er Jahre Nina Hagen in dem Song „Auf'm Rummel“ – ein typischer **Entscheidungskonflikt**. Auch diagnostische Entscheidungen können zu Konflikten führen; sie bergen zwei Arten von grundsätzlichen Risiken:

a) ein krankes Individuum wird fälschlicherweise als gesund eingestuft (Verwerfen einer richtigen Hypothese = Fehler 1. Art, **Alpha-Fehler**);

b) ein gesundes Individuum wird fälschlicherweise als krank eingestuft (Akzeptieren einer falschen Hypothese = Fehler 2. Art, **Beta-Fehler**).

Zum Glück können Testergebnisse und Diagnosen gelegentlich auch korrekt sein. Hierzu gehören folgende Fachbegriffe:

Negative Korrektheit (negativer **prädiktiver Wert)**: Anteil der Gesunden an den Personen mit negativem Testwert (=o.B.), d. h. wie viele der von einer diagnostischen Prüfmethode für normal erachteten Fälle wirklich normal sind.

Positive Korrektheit (positiver prädiktiver Wert): Anteil der wirklich Erkrankten an den Personen mit positivem Testwert (d. h. mit Befund), d. h. wie viele der von der Prüfmethode positiv bewerteten Fälle wirklich die Krankheit haben.

In einem sehr lehrreichen Film von Linus Geißler über das Arzt-Patientengespräch sah ich einmal

eine Szene, in welcher der Arzt dem Patienten mitteilte, das Untersuchungsergebnis sei negativ ausgefallen. Der Patient erbleichte darauf hin und fragte mit zittriger Stimme, wie lange er noch zu leben habe? Mit „negativ" meinte der Arzt natürlich „ohne Befund", d.h. kerngesund. Das sollten Sie sich merken und unklare Ausdrucksweisen künftig vermeiden.
Überlegt man sich, dass z.B. aufgrund psychiatrischer Gutachten ein Gesunder in der Psychiatrie eingesperrt oder aber ein gefährlicher Sexualstraftäter wieder auf freien Fuß gesetzt werden kann, wird die Verantwortung ärztlicher Entscheidungen klar. Testresultate sind aber nur selten eindeutig im Sinne einer Ja/Nein-Entscheidung zu interpretieren; die meisten Ergebnisse liegen als Ausprägungsgrad auf einem Kontinuum vor. Standardisierte Testverfahren geben **Normwerte** vor, mit denen das Ergebnis eines Patienten als durchschnittlich oder über- bzw. unterdurchschnittlich klassifiziert werden kann. Der **Cut-off**, ab welchem Ausprägungsgrad von einer Störung auszugehen ist, ist letztlich oft auch dann willkürlich, wenn er statistisch fundiert berechnet wurde. Hinzu kommt, dass meist eine Fülle von Ergebnissen berücksichtigt werden müssen, die nicht immer so ausfallen wie es die ICD-Symptomliste eigentlich gerne hätte.

Klinischer Bezug
Schon alleine für eine Krankschreibung muss der Arzt entscheiden, ob ein Patient noch gesund genug oder aber schon ausreichend krank ist, um ein paar Tage auf Kosten seiner Krankenversicherung blau zu machen.

F03 ■

→ **Frage 2.56: Lösung C**

Zu **(A)**: Zuschreibbares Risiko (attributables Risiko): Bei bekanntem Kausalzusammenhang hat die Risikogruppe eine höhere Wahrscheinlichkeit, eine Erkrankung zu bekommen, als diejenige Gruppe, die dem Risiko nicht ausgesetzt war. Über Risikofaktoren wird bei der betroffenen Frau nichts ausgesagt.
Zu **(B)**: Um ein falsch-negatives Ereignis hätte es sich gehandelt, wenn die Patientin Brustkrebs gehabt hätte, vom Arzt aber als „gesund" eingestuft worden wäre.
Zu **(C)**: In dem Beispiel wird eine gesunde Patientin fälschlicherweise als erkrankt diagnostiziert. Bei dieser Fehleinschätzung handelt es sich um ein falsch-positives Ergebnis.
Zu **(D)**: Negative Korrektheit: Anteil der Nichtkranken an den Personen mit negativem Test, d.h. wie viele der von der Prüfmethode für normal erachteten Fälle wirklich normal sind.
Zu **(E)**: Positive Korrektheit: Anteil der Kranken an den Symptomträgern, d.h. wie viele der von der Methode positiv bewerteten Fälle wirklich die Krankheit haben.

2.3.5 Entscheidungsfehler

II.21 Entscheidungsfehler

Der 19-Jährige hatte im Park eine ältere Dame umgeschubst und ihr dann die Handtasche geklaut, um vom darin befindlichen Geld Drogen zu kaufen. Kurz danach konnte er aufgrund einer exzellenten Personenbeschreibung verhaftet werden. Von der Richterin wurde ein psychologisches Gutachten angefordert, da die Schuldfähigkeit bei Drogenabhängigen ein stacheliges Thema ist. Der Straftäter verhielt sich bei der Untersuchung sehr kooperativ, zeigte sich reumütig, schob die Schuld auf die Sucht, versprach mir hoch und heilig, dass er wirklich, ganz bestimmt daraus gelernt habe und nun für immer und ewig clean bleiben würde. Ich glaubte ihm, referierte in der Hauptverhandlung ein menschenfreundliches Gutachten und, statt in den Knast, kam er daraufhin in eine Resozialisierungseinrichtung. Bei einer anderen Gerichtsverhandlung einige Wochen später berichtete mir sein Anwalt mit düsterer Miene, dass sein Mandant von dort entflohen und erneut in der Drogenszene untergetaucht sei. Ich hatte also eine offenkundig falsche Prognose gestellt.
Bei der Beurteilung menschlicher Verhaltensweisen kommt es leicht zu typischen Fehlern, man spricht von **Beurteilungsfehlern** oder mitunter auch von **systematischen Tendenzen**. Sie ergeben sich u.a. dadurch, dass – oft unbewusst – nur bestimmte Verhaltensweisen eines beobachteten Individuums bemerkt werden. Menschen neigen dazu, das wahrzunehmen, was sie wahrnehmen möchten, d.h. Bedürfnisse und Motive beeinflussen das Beurteilungsvermögen schon auf einer grundlegenden Ebene. So bemerkt man in einer fremden Stadt sehr viel mehr Restaurants, wenn man gerade Bärenhunger hat. Bei einem Menschen, den man unsympathisch findet, fallen einem unangenehme Charaktereigenschaften stärker auf, positive Verhaltensweisen werden sogar

umstrukturiert: Wenn ein Skinhead einer älteren Dame über die Straße hilft, könnte man bösartig davon ausgehen, dass der Jugendliche ihr an der nächsten Straßenecke die Handtasche klauen wird. Typische Beurteilungsfehler sind:

- **Haloeffekt** (Überstrahlungsfehler): Was glauben Sie, wie der Autor dieses Buches aussieht? schlank/fett, attraktiv/hässlich, groß/klein, schwabbelig/durchtrainiert? Bei der Persönlichkeitseinschätzung lässt man sich häufig von auffälligen Merkmalen leiten und überträgt diese Beurteilung dann auf andere Merkmale. So gelten Brillenträger als klug, Fettleibige als gemütlich und Leute mit zusammengewachsenen Augenbrauen als intellektuell minderbegabt. Sehr verwandt ist auch der nächste Fehler.

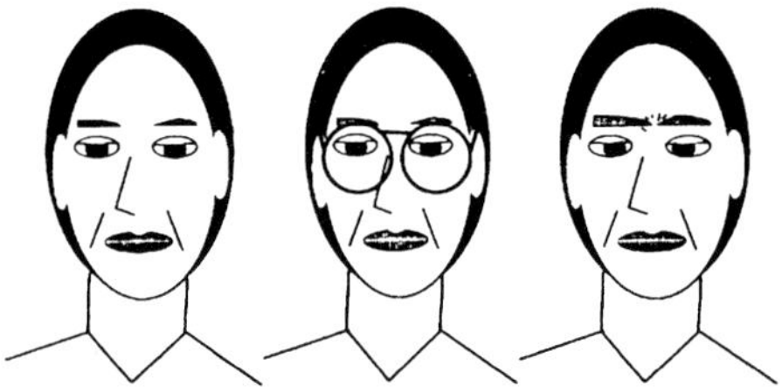

Abb. 2.9 Haloeffekt. Welche dieser drei Personen studiert Ihrer Ansicht nach Medizin?

- **Logischer Fehler**: Der Beurteiler geht naiv davon aus, dass ähnliche Charaktereigenschaften logischerweise verkoppelt sein müssen. So kann man etwa von einer ordentlichen Person glauben, sie sei auch fleißig; sympathischen Menschen werden fast immer weitere positive Charaktereigenschaften angedichtet. Dieser Fehler ist ein Spezialfall des Halo-Effektes; ausschlaggebend ist hier die Scheinlogik.
- **Rosenthal-Effekt**: In einer Reihe von Experimenten konnte Rosenthal 1967 demonstrieren, dass Erwartungen des Versuchsleiters das Untersuchungsergebnis beeinflussen. Bei genetisch identischen Ratten wurden bei einer Labyrinth-Aufgabe unterschiedliche Zeiten gemessen, nur weil man den Versuchsleitern weisgemacht hatte, in der einen Gruppe wären angeblich die „klügeren" und in der anderen die „dümmeren" Tiere zusammengefasst.
- **Pygmalion-Effekt:** Auch Lehrer beurteilten Schüler deutlich besser, wenn man ihnen weisgemacht hatte, diese Schüler hätten in einem IQ-Test sehr hohe Werte erzielt (was real gar nicht der Fall war). Rosenthal führte den Effekt darauf zurück, dass der Lehrer diese Schüler in Erwartung hoher Leistung nun besonders gefördert hatte. Durch verbale und nonverbale Verhaltensweisen signalisiert man seinem Interaktionspartner, ob man eine positive oder negative Meinung von ihm hat. Oft genug wird sich dieser dann entsprechend verhalten. Der Pygmalion-Effekt ist ein Sonderfall des Rosenthal-Effekts.
- **Sich-selbst-erfüllende Prophezeiung** (*self-fulfilling-prophecy*): Sie werden schon bald Ihren Traumpartner kennenlernen! Horoskope erfüllen sich manchmal, wenn man fest daran glaubt, besonders darauf achtet und dann entsprechend handelt. Attraktiven Menschen werden meist positive Charaktereigenschaften zugeschrieben. Entsprechend freundlich behandelt man sie und fördert damit indirekt, dass sie sich tatsächlich sympathisch, nett, einfühlsam und romantisch verhalten. Umgekehrt schreibt man hässlichen Menschen oft negative Eigenschaften zu, behandelt sie entsprechend, was dann wiederum das Verhalten zur Folge hat, das man prophezeit hat. Auch dies ist ein Spezialfall des Rosenthal-Effekts.
- **Kontrastfehler**: Um Eigenschaften eines Menschen bewerten zu können, benötigt man einen Maßstab. Normtabellen liegen dem Beobachter im Alltag natürlich nicht vor, so dass man auf subjektive Raster ausweicht. Hierbei spielen eigene Persönlichkeit und aktuelle Erfahrungen eine Rolle. Ein extravertierter Versuchsleiter würde das Verhalten einer Person X als schüchtern einstufen. Ein anderer, der eher kontaktarm ist, würde dasselbe Verhalten von X als draufgängerisch einstufen. Häufig wird das direkte Umfeld als Vergleich benutzt. Bekannt geworden ist ein Versuch, bei dem derselbe Deutschaufsatz Lehrern aus dem ganzen Bundesgebiet vorgelegt wurde. Dieser Aufsatz erhielt Noten zwischen sehr gut und ungenügend, da jeder Lehrer seine eigene Klasse als Vergleichsmaßstab heranzog.
- **Mildefehler & Strengefehler**: Menschen neigen dazu, bekannte Personen milder zu beurteilen als völlig unbekannte. So wird ein bayerischer Dorfpolizist, der einen Kraftfahrer wegen überhöhter Geschwindigkeit angehalten hat, diesen u. U. ohne Bußgeld weiterfahren lassen, wenn er feststellt, dass es sich um den Gemeindepfarrer handelt. Es kann aber zum Umschlagen kommen, dann werden bekannte Personen gerade deswegen negativ beurteilt. Besonders attraktive Studentinnen werden mitunter in Prüfungen strenger beurteilt, damit man dem Proff nicht nachsagen kann, dass er hübsche Frauen bevorzugt. In dem Versuch, dem Mildefehler auszuweichen, begeht man leicht den Strengefehler.
- **Projektion**: Bei der Projektion werden Persönlichkeitseigenschaften, die man an sich selbst nicht wahrhaben will, auf andere Menschen projiziert. Meist handelt es sich um negative Charakterzüge (z. B. Unordentlichkeit), die dann besonders bei einem anderen (z. B. WG-Mitbewohner) bemerkt werden und, nach Sigmund Freud, dort stellvertretend bestraft werden. Ein anders typisches Beispiel: Im Halbschlaf reißt man morgens die Kaffeetasse des Partners vom

Tisch und beschuldigt nun den anderen, das ganze sei nur passiert, da dieser die Tasse zu nah am Tischrand abgestellt habe.

- **Hawthorne-Effekt**: Das Wissen an einer Untersuchung teilzunehmen, verändert das Verhalten. E. Mayo führte eine betriebspsychologische Studie in den Hawthorne-Werken durch. Unabhängig von der Art der systematischen Variation der Arbeitsbedingungen verbesserte die Produktivität sich zunächst immer, wenn die Arbeitnehmer wussten, dass sie Teil einer wissenschaftlichen Untersuchung waren. Auch die Spontanatmung bei einem Patienten verändert sich sofort, wenn der Arzt sagt, dass er nun die Atemfrequenz untersucht. Ebenso kann die Zuwendung, die einem Probanden/Patienten in einer Studie zuteil wird, das Ergebnis verfälschen.
- **Reaktivität**: Verfälschung von Untersuchungsdaten durch die Tatsache, dass der Patient untersucht wird. So könnte es sein, dass ein Patient eine Zeit einen höheren Blutdruck hat, weil er weiß, dass dieser in einer medizinischen Untersuchung geprüft wird (sog. **Weiße-Kittel-Hypertonie**).
- **Ja-sage-Tendenz**: Probanden neigen dazu, Fragen nach Persönlichkeitseigenschaften oder Verhaltensweisen eher zu bejahen als zu verneinen: *„Halten Sie sich für intelligenter als die Durchschnittsbevölkerung?“*, *„Finden andere Sie sympathisch?“* oder: *„Sind Sie im allgemeinen ruhig und ausgeglichen?“*
- **Soziale Erwünschtheit**: Wenn Menschen sich sympathisch finden, loten sie im Gespräch gerne Ansichten des anderen aus und fokussieren sich dann auf Teile der eigenen Einstellung, die damit konform gehen. Insbesondere, wenn Untersuchungen juristische Konsequenzen haben, antworten Menschen gerne im Sinne sozialer Erwünschtheit. So wird ein inhaftierter, brutaler Sexualstraftäter bei einem solchen Test bemüht sein, sich als warmherzig, freundlich und friedlich zu schildern.
- **Suggestion**: Suggestionen sind kaum wahrnehmbare Beeinflussungen. Mit Suggestivfragen (*„Sie waren doch am Tatort?“*) versuchen Kommissare Verbrecher zu überführen. Wenn der Kellner im Restaurant fragt *„Sie möchten doch noch etwas Wein?“* und dabei selbst leicht mit dem Kopf nickt, stimmt der Kunde häufiger zu. Man unterscheidet Fremdsuggestionen (*„Wenn Sie lächelnd durchs Leben gehen, wird alles gut!“*) und Autosuggestionen (*„Ich werde jetzt immer müder, gleich fallen mir die Augen zu. Ich bin gaaaaaaaaanz ruhig...“*). Suggestionen können ebenfalls eine systematische Fehlerquelle sein; unbedachte Äußerungen eines Testleiters (*„Die Aufgaben sind ganz schön schwierig, mal sehn, ob Sie das schaffen“*), können ein Test-Ergebnis verfälschen.
- **Tendenz zur Mitte** (=zentrale Tendenz) / **Tendenz zu Extremwerten**: unsichere Personen und solche, die etwas vertuschen wollen, neigen dazu, bei Fragebogenverfahren mit mehrstufigen Skalen überzufällig häufig den mittleren Wert anzukreuzen, wenn dieser *„weder/noch“* ist. Selbstsichere Personen kreuzen bei Persönlichkeitstests oft viele Extremwerte an. Hypochonder und somatoforme Patienten neigen dazu, in Symptom-Checklists nahezu alle Erkrankungen zu bejahen. Dissimulanten verneinen alles.
- **Reihenfolgeeffekte** können bei der Aufzählung von mehreren Antwortmöglichkeiten sowie beim Vorlegen von Testmaterial auftreten und zur Verzerrung der Ergebnisse führen, wenn eine Information die nächste beeinflusst. Die Frage, ob Sie eine Person *„total süß“* finden, beantworten Sie möglicherweise anders, wenn Sie vorher die Information bekommen haben, dass diese Person homosexuell ist. Ein Reihenfolgeeffekt ist auch, dass die ersten (*„primacy* effect“) und letzten (*„recency* effect“) Informationen am besten im Gedächtnis haften. Auch in der Personenbeurteilung taucht dieser Fehler auf. Spricht vor einem durchschnittlichen Redner ein hervorragender Referent, so wird der Vortrag anders bewertet, als wenn vorher ein langweiliger Talk gewesen wäre.

Klinischer Bezug

Fehler bei der Beobachtung treten auf, da immer nur ein Teilausschnitt aus dem Gesamtverhalten eines Menschen gesehen wird und auch der Beobachter Stereotype aufgrund seiner Lebenserfahrung hat. Für die medizinische Alltagspraxis sollte man diese Beurteilungsfehler kennen und zu vermeiden versuchen.

H09

→ **Frage 2.57: Lösung E**

Zu **(A)**: Der **Hawthorne-Effekt** beinhaltet eine Verhaltensänderung alleine dadurch, dass Versuchsperson/Patient/Arbeiter/Angestellter weiß, dass er/sie an einem Experiment teilnimmt.

Zu **(B)**: **Kontrast-Fehler**: Um das Verhalten einer Person zu bewerten, benutzt man meist interne Vergleichsmaßstäbe aus seiner persönlichen Erfahrung.

Zu **(C)**: Der erste Eindruck (***primacy effect***) bestimmt häufig die weitere Beurteilung einer Person. Gegenteil ist der *„recency effect“*, d. h. der Einfluss neuerer Informationen über eine Person. Er hat es meist schwer, sich gegen den ersten Eindruck durchzusetzen.

Zu **(D)**: Der erste Eindruck (*primacy effect*) bestimmt häufig die weitere Beurteilung einer Person. Gegenteil ist der ***„recency effect“***, d. h. der Einfluss neuerer Informationen über eine Person. Er hat es

meist schwer, sich gegen den ersten Eindruck durchzusetzen.
Zu **(E)**: **Rosenthal-Effekt**: In einer Reihe von Experimenten konnte Rosenthal 1967 demonstrieren, dass die Erwartungen des Versuchsleiters das Untersuchungsergebnis beeinflussen können.

H09

→ **Frage 2.58: Lösung B**

Zu **(A)–(D)**: Siehe Lerntext II.21.
Zu **(E)**: **Reihenfolgeeffekt**: Die Reihenfolge z. B. von Testaufgaben kann einen Effekt haben. Bei einem Testat wie diesem hier kann man Prüflinge völlig entmutigen, indem man mit den schwierigsten Fragen beginnt.

H08

→ **Frage 2.59: Lösung A**

Zu **(A)–(D)**: Siehe Lerntext II.21.
Zu **(E)**: Untersuchungen von B. **Zeigarnik** (1927) zeigten, dass unerledigte Aufgaben besser erinnert werden als erledigte.

F10

→ **Frage 2.60: Lösung D**

Zu **(A)**: **Halo-Effekt** (Überstrahlungsfehler): Bei der Persönlichkeitseinschätzung lässt man sich häufig von besonders auffälligen, hervorstechenden Merkmalen leiten und überträgt diese Beurteilung dann auf andere Merkmale: Alle Akademiker sind ordentlich oder alle Schwarzen sind Drogendealer.
Zu **(B)**: Der **Hawthorne-Effekt** bezeichnet eine Verhaltensänderung nur aufgrund dessen, dass die Versuchsperson weiß, dass sie an einem Experiment bzw. einer Untersuchung teilnimmt. Typische Übertragung auf den medizinischen Sektor ist die Weiße-Kittel-Hypertonie.
Zu **(C)**: **Kontrast-Fehler**: Um das Verhalten einer Person zu bewerten, benutzt man meist interne Vergleichsmaßstäbe aus seiner persönlichen Erfahrung. Vorangegangene Prüflinge bilden im Mündlichen unter Umständen den Maßstab, wodurch der nächste völlig anders eingeschätzt wird.
Zu **(D)**: Bei der **Projektion**, einem Abwehrmechanismus nach Sigmund Freud, werden eigene Persönlichkeitseigenschaften auf andere Menschen projiziert. Meist handelt es sich um negative Charaktereigenschaften (z. B. Unordentlichkeit), die dann besonders bei einem anderen (etwa bei Patienten) bemerkt werden und nun dort stellvertretend bestraft werden.
Zu **(E)**: Der **Rosenthal-Effekt** (Pygmalion-Effekt) beschreibt eine Veränderung der Leistung bedingt durch die Erwartungen des Versuchsleiters. Genetisch identische Ratten erzielten schnellere Reaktionszeiten, nur weil man den Versuchsleitern weisgemacht hatte, in der einen Gruppe würden sich angeblich die „klügeren" und in der anderen die „dümmeren" Tiere befinden.

F04 ■

→ **Frage 2.61: Lösung D**

Zu **(A)–(C)**: Siehe Lerntext II.21.
Zu **(D)**: Kontrast-Fehler: Um das Verhalten einer Person zu bewerten, benutzt man meist interne Vergleichsmaßstäbe aus seiner persönlichen Erfahrung. Die vorangegangenen drei freundlichen Patienten bilden den Maßstab, sodass der unfreundliche nun durch den Kontrast drastisch negativer eingeschätzt wird, als wenn die drei vor ihm auch mürrisch und unzufrieden gewesen wären.
Zu **(E)**: Siehe Lerntext II.21.

F99

→ **Frage 2.62: Lösung C**

Zu **(A):** Mit Compliance bezeichnet man die Bereitschaft eines Patienten, den ärztlichen Rat zu befolgen (z. B. Medikamente einnehmen, Bettruhe einhalten). Bei Untersuchungen zur Compliance kann es natürlich vorkommen, dass die befragten Patienten sich folgsamer darstellen, als sie in Wahrheit sind.
Zu **(B):** Insbesondere in (durchschaubaren) Fragebogentests antworten Probanden häufig im Sinne von sozialer Erwünschtheit, wenn das Testergebnis juristische Konsequenzen hat. Bei forensischen (gerichtlichen) Gutachten zur Sorgerechtsfähigkeit der klagenden Elternteile ist der Effekt meist ausgeprägt. Man muss hier meist auf andere psychologische Untersuchungsmethoden ausweichen.
Zu **(C):** Leistungstests (z. B. Intelligenz-, Konzentrations- oder Gedächtnistests) werden durch die Fehlerquelle der „sozialen Erwünschtheit" nicht beeinflusst, da es dem Patienten hier nicht möglich ist, ein besseres Ergebnis vorzutäuschen als es seinen tatsächlichen Eigenschaften entspricht. Man kann lediglich ein schlechteres Ergebnis vortäuschen (z. B. Simulation).
Zu **(D)** und **(E):** Die Tendenz zur sozialen Erwünschtheit gehört zu den Versuchspersoneneffekten, d. h. zu systematischen Fehlerquellen von Seiten der untersuchten Personen, welche das Ergebnis verfälschen können.

F03 ■

→ **Frage 2.63: Lösung E**

Zu **(A)–(D)**: Siehe Lerntext II.21.
Zu **(E)**: Rosenthal-Effekt: Erwartungen des Versuchsleiters können (oft völlig unbewusst) das Versuchsergebnis stark beeinflussen. Der Doppelblindversuch umgeht das Problem: Hierbei wissen weder der Versuchsleiter noch die Patienten, ob ein Place-

bo oder der Tranquilizer verabreicht wurde. Die Zuteilung der Patienten auf die Experimental- oder Kontrollgruppe übernimmt eine dritte Person und hält diese Aufteilung schriftlich fest. Die entsprechende Zuordnung, welche Person in welcher Gruppe ist, bleibt aber geheim und wird erst nach Durchführung des Versuches bekannt gegeben.

2.4 Interventionsformen

2.4.1 Ärztliche Beratung

II.22 Indikation und Kontraindikation

„Eine Krankheit zu erkennen, ist der erste Schritt zur Heilung“ philosophierte schon Seneca vor zweitausend Jahren. Diagnostik ist kein Selbstzweck, sondern dient zur Auswahl von passenden Heilverfahren. Nach der **Indikation** (lat. = anzeigen) für eine Behandlung kommt es zur **Intervention** (lat. = dazwischengehen). Typische Interventionstechniken in der Medizin sind Medikamentengabe oder Operationen. Allerdings ist die Ursache für viele somatische Erkrankungen auch in Risikoverhalten (Nikotin- oder Alkoholabusus) oder fehlerhaften kognitiven Einstellungen (z. B. gegenüber Vorsorgeuntersuchungen) zu sehen. Auch Krankheitsverarbeitung (z. B. nach Amputation, bei Krebserkrankung) erfordert eine psychosoziale Intervention. Ausgewählt wird diejenige Therapieform, die bei der entsprechenden Krankheit am meisten indiziert ist. Hierbei sind Alternativen zu berücksichtigen und dem Patienten vorzuschlagen (s. *informed consent*). **Kontraindikation** bedeutet dementsprechend Gegenanzeige, Grund, ein bestimmtes Heilverfahren gerade eben nicht anzuwenden.

II.23 Ärztliche Beratung

Die Krankenschwester versucht, einen Patienten aufzuwecken. Fragt der Arzt: „Was machen Sie denn da?“ Die Schwester: *„Ich muss ihn unbedingt wach kriegen, er hat vergessen seine Schlaftabletten zu nehmen!“*
Man sollte denken, dass Patienten alles tun, um wieder gesund zu werden. Umfangreiche Studien zeigten demgegenüber, dass ein Nicht-Befolgen ärztlicher Anordnungen ausgesprochen häufig ist. Es gelingt offenbar vielen Ärzten nicht, ihre Patienten zur Compliance anzuhalten. Ermahnungen oder Verbote erzeugen oft Reaktanz und führen zum gegenteiligen Effekt. Wie aber soll das ärztliche Gespräch aufgebaut sein?
Die üblichste Vorgehensweise ist, den Patienten zu überzeugen sein Verhalten zu ändern. Die diesbezügliche **Argumentationskette** sollte fünf Stufen umfassen: 1. These, 2. Argument, 3. Beweis, 4. Beispiel und 5. Alternative. Beispiel: *„Sie müssen dieses Antibiotikum gegen Ihre Stirnhöhlenentzündung mindestens 14 Tage regelmäßig einnehmen (These), damit die Keime restlos vernichtet werden (Argument). In vielen wissenschaftlichen Untersuchungen wurde gezeigt, dass Bakterien übrig bleiben, wenn das Medikament unregelmäßig oder nur für zu kurze Zeit eingenommen wurde. Diese Bazillen können dann resistent werden (Beweis). Einer meiner Patienten lag kürzlich über mehrere Monate hinweg mit einer Hirnhautentzündung zwischen Leben und Tod auf der Intensivstation, weil sich durch eine unregelmäßige Medikamenteneinnahme resistente Keime gebildet hatten, die dann auch durch andere Medikamente nicht mehr vernichtet werden konnten und bis ins Gehirn gewandert sind (Beispiel). Wenn Sie das Medikament nicht einnehmen, werden die Krankheitskeime sich mit Sicherheit weiter in Ihrem Körper ausbreiten und es besteht die Gefahr einer lebensgefährlichen Meningitis (Alternative).“*
Eine **Einstellungsänderung** durch Argumentieren gelingt nur, wenn der Redner positiv beurteilt wird (z. B. attraktiv, intelligent, glaubwürdig, freundlich, hoher Status). Einstellungen werden eher übernommen, wenn sie in das Gesamtkonzept hineinpassen. Eine gesundheitsbewusste Person wird man leichter vom Nichtrauchen überzeugen können als jemanden, der ein kurzes, genussreiches Leben vorzieht. Argumentationen nützen nichts, wenn man Strafen und Gewalt androht. Sie werden auch nicht übernommen, wenn der Gesprächspartner später merkt, dass Sie wichtige Gegengründe nicht erwähnt haben. Sinnvoller ist es, solche Gegengründe zwar zu erwähnen, aber sofort mit einem entsprechenden Argument zu entkräften: *„Raucher sind zwar häufig schlanker als Nichtraucher, aber leichtes Übergewicht ist bei weitem nicht so tödlich wie Lungenkrebs.“* Je öfter eine Person eine Einstellung bereits verteidigen musste, desto immuner wird sie gegen eine weitere Argumentation und lässt sich schließlich gar nicht mehr überzeugen.

Ärztliche Anordnungen: Ein Fehler in vielen Arzt-Patient-Gesprächen ist die Überschätzung dessen, was der Kranke zu behalten vermag. Arzt: *„Gegen Ihre Herzrhythmusstörungen werde ich Ihnen jetzt verschiedene Medikamente verschreiben. Die Neo-Gilurytmal nehmen Sie bitte nur morgens eine Tablette, Von den Optochinidin retard viermal täglich eine, jeweils nach den Mahlzeiten. Und die Verapamil ratiopharm nehmen Sie nur zur Nacht.“*
Um die **Compliance** des Patienten zu verbessern, sollten folgende Kriterien erfüllt sein:

- Möglichst schriftliche Fixierung der Anordnung.

- Vermeidung von Fremdworten.
- Erklären, welchen Zweck jedes einzelne Medikament hat.
- Mehrfache Wiederholung (Redundanz) der Anweisung.
- Nachfragen alleine, ob der Patient die Anweisung verstanden hat, genügt nicht. Da sagt jeder Patient brav „ja". Besser ist es, den Patienten aufzufordern, die Anweisung einmal von sich aus zu wiederholen.
- Die ärztliche Verordnung sollte am Ende des Gesprächs stehen, weitere wichtige nachfolgende Information führt zum sog. „*Recency-Effekt*", d. h. neue Information verdrängt die ältere.

Abhängig von der Interaktion zwischen Arzt und Patient lassen sich unterschiedliche Arten des Dialoges unterscheiden. Man trennt:

- **Paternalistisches Modell** (Eltern- oder Priestermodell): Nur der Arzt weiß, was das Beste für den Patienten ist.
- **Informatives Modell** (technisches oder Konsumentenmodell): Der Arzt fungiert als technischer Experte, der dem Patienten fachliche Informationen als Entscheidungsgrundlage bietet.
- ***Informed decision Modell:*** Der Patient hat klare Präferenzen für seine Therapie und entscheidet alleine. Der Arzt fungiert als beratender Experte und vermittelt die für die Entscheidungsfindung relevanten Informationen.
- Das **partnerschaftliche Modell** geht wie das shared-decision von kooperativer Zusammenarbeit aus, der Patient wird als mündiger Mensch respektiert und der Arzt hat die Aufgabe den Patienten so aufzuklären, dass dieser zur begründeten Entscheidung befähigt wird.
- Beim ***Shared decision-making*** (partizipative Entscheidungsfindung) sind beide Interaktionspartner aktiv und verantwortlich an Entscheidungsprozessen beteiligt. Hierzu dienen für den Arzt-Patient-Bereich drei Wege: 1. Schulungen oder medizinische Informationen auf Seiten des Patienten, 2. verbessertes Curriculum der medizinischen Ausbildung bei den Professionellen oder 3. organisatorische Verbesserungen (z. B. verbesserte Kommunikationsstrukturen, Leitlinienentwicklung).

Eine Patientin leidet seit ihrer Kindheit unter einer hartnäckigen Schuppenflechte und ist Dauerkundin bei ihrem Hautarzt. Der Mediziner ist mit seinem Latein mal wieder so ziemlich am Ende: *„Ich gebe Ihnen heute mal versuchsweise das Medikament A-forte mit, da habe ich zufälligerweise gerade eine Probepackung bekommen. Die können Sie gleich mitnehmen. Vielleicht hilft Ihnen das ja endlich, sonst bin ich mit meiner Weisheit auch am Ende. Allerdings kann das Medikament unangenehme Nebenwirkungen haben, bitte lesen Sie den Beipackzettel und kommen Sie her, sobald etwas Ungewöhnliches auftritt. Aber wir können es ja damit wenigstens mal versuchen."* Die Patientin wird das Medikament vermutlich gar nicht erst benutzen und, falls doch, an den Nebenwirkungen erkranken. Jeder Mensch verfügt über **Selbstheilungskräfte**, die immer helfen, eine Krankheit besser in den Griff zu bekommen. Den Glauben an eine Heilung kann man mit suggestiven Formulierungen unterstützen (... oder zerstören, wie in dem obigen Beispiel). Unter einer **Suggestion** versteht man die Übertragung einer affektbesetzten Einstellung auf einen anderen Menschen. Die Schuppenflechte-Patientin ruft eine Heilpraktikerin an. Sie muss vier Wochen auf einen freien Termin warten (... was schwer zu bekommen ist, ist wertvoller!). Im Gegensatz zu ihrem Arzt nimmt die Heilpraktikerin sich aber viel mehr Zeit ihr zuzuhören und sagt dann: *„Nun, die Schuppenflechte ist ein Alarmsignal ihres Körpers. Sie sind innerlich unausgeglichen und Ihr Immunsystem ist stark angegriffen. Ich werde Ihre Abwehrkräfte stabilisieren. Sie nehmen ab jetzt dreimal täglich einige Tropfen Bachblüten in einem Schluck Wasser. Das ist eine jahrtausendealte Therapieform, die mit hoher Sicherheit bald eine Linderung bewirken wird. Sie werden schon in Kürze bemerken, dass die Flechte sich allmählich zurückbildet. Außerdem würde ich Ihnen unbedingt raten, ihr Bett in Nord-Süd-Richtung aufzustellen und mit dem Kopf nach Norden zu schlafen. Sie liegen im Augenblick quer zur erdmagnetischen Strahlung und das hat fast immer ne-gative gesundheitliche Konsequenzen zur Folge." Die Behandlung kostet 85,50 Euro. Zum Abschied sagt die Heilpraktikerin noch beiläufig: „Es kann sein, dass Ihre Flechte nach den ersten Behandlungen zunächst etwas stärker juckt und sich rötet. Das ist ein gutes Zeichen, denn es beweist, dass die Therapie bereits angeschlagen hat und ihr Immunsystem die Flechte nun aktiv bekämpft."* Für den Fachmann hört sich das absurd an, dennoch haben Heilpraktiker bei vielen von der klassischen Medizin „austherapierten" Fällen oft überraschende Erfolge. Durch geschickte Suggestionen lässt sich jede fundierte somatische Behandlung zumindest unterstützen.

Klinischer Bezug

Kranke Menschen haben oft eine verminderte Auffassungsgabe; ärztliche Anordnungen sollten dabei bestimmte Punkte berücksichtigen, um Compliance zu fördern.

H10 ■■

→ **Frage 2.64: Lösung E**

Zu **(A)**: Unter **Adherence** (Adhärenz) ist die Einhaltung der gemeinsam von Patient und Arzt gesetzten Therapieziele zu verstehen: Für eine erfolgreiche Therapie ist es nach diesem Modell notwendig, einerseits die individuellen Bedürfnisse des Patienten zu berücksichtigen und andererseits die Faktoren, die es erschweren, das Therapieziel zu erreichen, nicht außer Acht zu lassen.
Zu **(B)**: **Compliance** (Zusammenarbeit, Mitarbeit) im medizinischen Sinne bedeutet die **Befolgung von** therapeutischen oder diagnostischen **Anweisungen** wie z. B. Medikamenteneinnahme, Termineinhaltung und Diätvorschriften.
Zu **(C)**: **Empowerment** bezeichnet die **Selbstbefähigung** eines Menschen bzw. die Stärkung seiner Autonomie und Eigenverantwortlichkeit. Durch Empowerment sollen Menschen zur Entdeckung eigener Stärken sowie zu Selbstbestimmung und Lebensautonomie angeleitet werden und dadurch mehr Ressourcen bilden, mit deren Hilfe sie ihren Lebensweg und ihre Lebens(t)räume selbstbestimmter gestalten können.
Zu **(D)**: **Selbstmanagement** (Selbststeuerung, Selbstregulierung) bezieht sich auf die Fähigkeit, die eigenen (begrenzten) Ressourcen am sinnvollsten zu nutzen.
Zu **(E)**: Im Rahmen einer **„Shared Decision"** wird die Therapieentscheidung zwischen Arzt und Patient einvernehmlich gesucht: Der Arzt bleibt Experte für das medizinische Wissen, der Patient wird als Experte für seine Präferenzen anerkannt.

F10 ■

→ **Frage 2.65: Lösung A**

Zu **(A)**: Der Begriff **„Shared Decision"** (geteilte Entscheidung) beschreibt die Situation, dass die Therapieentscheidung zwischen Arzt und Patient einvernehmlich gesucht wird. Der Arzt bleibt Experte für das Wissen, der Patient wird als Experte für seine Präferenzen anerkannt. Wenn der **Arzt alleine** die **Entscheidung trifft**, selbst wenn dies im besten Interesse des Patienten ist, dann wäre das **keine Shared Decision.**
Zu **(B)**: Die **Möglichkeit** des Patienten, **eigene Wünsche** zu **äußern**, ist unbedingter Bestandteil der Shared Decision.
Zu **(C)**: Auch wenn der **Arzt** die **Entscheidung alleine** trifft, wird dies als Shared Decision bezeichnet, **sofern** diese **Entscheidungsübertragung auf Wunsch der Patientin** entsteht.
Zu **(D)**: Nur die **objektive Aufzählung aller Behandlungsoptionen** durch den Arzt kann den Patienten aktiv und ernsthaft am Entscheidungsfindungsprozess beteiligen.
Zu **(E)**: Selbstverständlich muss der Patient auch über **Nutzen und Risiken** aufgeklärt werden, um eine aktivere Rolle einnehmen zu können.

F09 ■■

→ **Frage 2.66: Lösung D**

Zu **(A)**: Informed decision-Modell: Der Patient hat klare Präferenzen für seine Therapie und entscheidet alleine. Der Arzt fungiert als beratender Experte und vermittelt die für die Entscheidungsfindung relevanten Informationen.
Zu **(B)**: Informatives Modell (technisches oder Konsumentenmodell): Der Arzt fungiert als technischer Experte, der dem Patienten fachliche Informationen als Entscheidungsgrundlage bietet.
Zu **(C)**: Das partnerschaftliche Modell geht wie das Shared-decision-Making-Modell von kooperativer Zusammenarbeit aus, der Patient wird als mündiger Mensch respektiert und der Arzt hat die Aufgabe, den Patienten so aufzuklären, dass dieser zur begründeten Entscheidung befähigt wird.
Zu **(D)**: Paternalistisches Modell (Eltern- oder Priestermodell): Nur der Arzt weiß, was das Beste für den Patienten ist.
Zu **(E)**: Shared decision: Die Therapieentscheidung wird zwischen Arzt und Patient einvernehmlich gesucht, der Arzt bleibt Experte für das Wissen, der Patient wird als Experte für seine Präferenzen anerkannt.

2.4.2 Patientenschulung

II.24 Patientenschulung

Arzt: *„Na, Ihr Husten hört sich ja schon viel besser an!"* – Patient: *„Kein Wunder, ich übe ja auch Tag und Nacht!"*
Medizinische Behandlung bedeutet nicht nur, Tabletten zu schlucken, sondern verlangt oft Verhaltensänderungen. Diese müssen geübt werden. Insbesondere chronische Erkrankungen (B.: Diabetes, Adipositas, Asthma, Herz-Kreislauf-Erkrankungen, Schlaganfall, Dialyse, Neurodermitis, Colitis oder Morbus Crohn) müssen auch chronisch behandelt werden. Der Patient muss zum Fachmann für seine eigene Erkrankung werden; hierzu gehören **Patientenschulungen** (**Disease-Management**-Programme). Sie werden in der Regel von der stationären Einrichtung eingeleitet und dann von ambulanten Einrichtungen weiterhin begleitet und führen u. a. zu verringertem Medikamentenverbrauch und geringerer Rückfallhäufigkeit. Eine wichtige Aufgabe ist es, dem Patienten zu helfen, mit einer chronischen Erkrankung leben zu lernen, statt sich in Depressionen, Selbstmitleid und Wunschdenken zu flüchten. Ziele des Disease-Managements sind: Aufklärung über die

Ursachen der Erkrankung; Herausfinden und Ausräumen der individuellen Risikofaktoren; Veränderung gesundheitsschädlicher Verhaltensweisen; Verbesserung der Ernährungsgewohnheiten; Möglichkeiten der körperlichen Fitness; Angstreduktion; Stressbewältigungstraining; Erlernen eines Entspannungstrainings; frühzeitiges Erkennen eines drohenden Krankheitsschubes; Hilflosigkeit im Umgang mit der Krankheit verringern; Krankheitsverlauf beeinflussbar und vorhersehbar machen; Verringerung von Schuldgefühlen.
Um individuelle Auslösefaktoren zu finden, ist es oft sinnvoll, dass die Patienten ein **Krankheits-Tagebuch** führen, in dem (je nach Krankheit) Stresssituationen, Art der Nahrungsaufnahme und Besonderheiten verzeichnet werden und zusätzlich der Gesundheitszustand auf einer Skala eingeschätzt wird. Hierdurch lassen sich Risikofaktoren ausfiltern und langfristig werden viele Erkrankungen, denen der Patient sich bis dahin hilflos ausgeliefert fühlte, vorhersagbar und damit beherrschbar (z. B. „Kratz-Tagebuch" bei Neurodermitis; Migräne-Tagebuch; Magenschmerz-Tagebuch).

TAG	AUSMASS SCHMERZ	NAHRUNG	BESONDERES, STRESS
Montag	0–1–2–3–4–5–6		
Dienstag	0–1–2–3–4–5–6		
Mittwoch	0–1–2–3–4–5–6		

Es gibt diverse negative Prädiktoren, durch die chronisch Kranke sich falsch verhalten und dadurch ihren Zustand verschlechtern, z. B.: Bagatellisierung der Erkrankung, Wunschdenken, Flucht in magisches Denken oder Religiosität, Sinnsuche, Leistungsorientierung, Somatisierung und Angst. Wallston & Wallston (1981) entwickelten zu diesem Bereich die **Health-Locus-of-Control**-Theorie, die von der Attributionstheorie abgeleitet wurde: (1) Personen mit internalen **Kontrollüberzeugungen** machen Gesundheit vom eigenen Verhalten abhängig. (2) Personen mit externalen Kontrollüberzeugungen erleben Krankheit als fremdbestimmt, von anderen Personen, vom Schicksal oder vom Zufall abhängig. In der Patientenschulung sollen die Patienten gemäß dieser Theorie von der externalen zur internalen Sichtweise kommen.

H10

→ **Frage 2.67: Lösung C**

Zu **(A)**: Chronisch Kranke müssen lernen, gerade im Alltag mit ihrer Erkrankung leben zu können. Durch die **Auswertung von Alltagserfahrungen** können Auslöser für Schmerzen oder Fehlverhalten erkannt werden als auch Möglichkeiten, diese Bedingungen zu verbessern.
Zu **(B)**: Die Motivation des Patienten, gesundheitsfördernde Maßnahmen auch tatsächlich durchzuführen, wird erhöht, wenn der Patient selbst **an der Definition von Zielen mitwirken** kann. Dies wird z. B. im Konzept der „Shared Decision" berücksichtigt: Der Arzt hat die Kompetenz für das medizinische Wissen, der Patient für seine eigenen Wünsche und Bedürfnisse.
Zu **(C)**: **Frontalunterricht** kann dazu dienen, einer großen Gruppe von Patienten Sachverhalte zu erklären, z. B. die Notwendigkeit einer Diät bei Diabetes. Etliche Studien haben aber gezeigt, dass der **Lerngewinn durch reines Zuhören sehr gering** ist. Je größer die aktive Beteiligung, umso größer sind auch der Lerngewinn und die Compliance bei späteren gesundheitsfördernden Maßnahmen. Sie kennen diesen Effekt sicherlich auch aus Ihrem Studienalltag: In einem voll gefüllten Hörsaal, in dem ein Vortragender seine PowerPoint-Folien abspult und keine Zwischenfragen stellt, lässt sich's leichter einen Mittagschlaf halten als in der Kleingruppe mit interaktiver Diskussion!
Zu **(D)**: **Interaktive Gruppendiskussionen** helfen den Patienten zu sehen, dass auch andere Menschen ähnliche Probleme haben wie sie selbst und welche Möglichkeiten andere gefunden haben, mit ihrer Krankheit zu leben.
Zu **(E)**: **Praktisches Üben von Fertigkeiten** (z. B. selbständiges Anziehen bei einer Hemiplegie) erhöht die Möglichkeit der Selbständigkeit eines Patienten und erhöht dadurch fast immer die Motivation.

F01

→ **Frage 2.68: Lösung E**

Zu **(A)** und **(B)**: Kontinuierliche Verstärkung: Das Verhalten wird jedes Mal belohnt, wenn es auftritt. Intermittierende Verstärkung (Intervallverstärkung): Nur eine bestimmte Anzahl der gewünschten Verhaltensweisen wird verstärkt: Der Satz „*Der Trainer ist immer bemüht, richtige Verhaltensweisen zu unterstützen*" bedeutet, dass sowohl Ansätze der kontinuierlichen wie auch der Intervallverstärkung vorhanden sind.
Zu **(C)**: Modelllernen: Der Patient ahmt das Verhalten anderer Personen nach. Da hier erfahrene Diabetiker auftreten, kommt auch diese Lernart vor.
Zu **(D)**: Lernen durch Eigensteuerung, kognitives Lernen oder Lernen durch Einsicht: Lernen von theoretischem Wissen, das zunächst einmal keine direkt sichtbare Verhaltensänderung ergibt. Dennoch hat die Person etwas gelernt, das später wieder reproduziert werden kann. Wenn „*Kenntnisse über die Erkrankung*" vermittelt werden, handelt es sich also um Lernen durch Einsicht.

Zu **(E)**: Systematische Desensibilisierung ist eine psychotherapeutische Methode, konditionierte Verhaltensweisen zu löschen. Grundannahme dieser Therapie von Ängsten ist, dass natürlicherweise körperliche Entspannung und ängstliche Erregung nicht gleichzeitig bestehen können. Hierzu werden die progressive Muskelentspannung oder das autogene Training genutzt und eine Angsthierarchie aufgestellt, die der Patient im entspannten, angstfreien Zustand Stufe für Stufe bearbeiten muss. Diese Therapietechnik wird in dem Beispiel nicht beschrieben.

F08

→ **Frage 2.69: Lösung C**

Zu **(A)**: Eher sollte man eine Evaluation durchführen, in welchem Ausmaß Windoofs-Vista zu gesundheitlichen Schäden durch gehäufte Nervenzusammenbrüche bei allen Menschen führt, die bisher dachten, sie würden sich mit Computern auskennen.

Zu **(B)**: Beim Fallpauschalen-Prinzip wird pro Krankheit unabhängig von der Behandlungsdauer ein fester Betrag gezahlt, während man früher Pflegesätze pro Tag Verweildauer im Krankenhaus abrechnen konnte. Hierdurch soll eine Verkürzung der Verweildauer im Krankenhaus erreicht werden.

Zu **(C)**: Disease-Management-Programme (=Umgang mit der Krankheit) schulen den Patienten im Umgang mit seiner Krankheit und führen u. a. zu geringerem Medikamentenverbrauch und geringerer Rückfallhäufigkeit. Sie werden in der Regel von der stationären Einrichtung eingeleitet (z. B. Patientenschulung in der Reha-Klinik) und dann von ambulanten Einrichtungen weiterhin begleitet.

Zu **(D)**: In einer Tagesklinik werden Patienten tagsüber stundenweise aufgenommen und behandelt. Tageskliniken können ein Teil des Disease-Managements sein, sind damit aber nicht identisch.

Zu **(E)**: Weiterbildungsangebote zwecks Personalschulung, die dann wiederum die Patienten schulen, können Teil eines Disease-Managements sein, sie können sich aber auch auf völlig andere Bereiche beziehen.

2.4.3 Psychotherapie

II.25 Psychoanalytische Therapie

In den „Studien über Hysterie" referierte **Sigmund Freud** folgenden Fall: *„Im Herbst 1892 forderte ein befreundeter Kollege mich auf, eine junge Dame zu untersuchen, die seit länger als zwei Jahren an Schmerzen in den Beinen leide und schlecht gehe.(...) Die Leidensgeschichte, welche Fräulein Elisabeth erzählte, war eine langwierige, aus mannigfachen schmerzlichen Erlebnissen gewebt. Sie befand sich während der Erzählung nicht in Hypnose, ich ließ sie aber liegen und hielt ihre Augen geschlossen (...) Ich (...) stellte (...) verschiedene Fragen, wie: Woher rühren die Schmerzen im Gehen, im Stehen, im Liegen?, die sie teils unbeeinflusst, teils unter dem Drucke meiner Hand beantwortete. Dabei ergab sich zweierlei. Einerseits gruppierte sie mir alle mit schmerzhaften Eindrücken verbundenen Szenen, je nachdem, ob sie während derselben gesessen oder gestanden hatte und dergleichen – So z. B. stand sie bei einer Türe, als man den Vater im Herzanfalle nach Hause brachte und blieb im Schreck wie angewurzelt stehen. An diesen ersten ‚Schreck im Stehen' schloss sie dann weitere Erinnerungen an bis zur Schreckensszene, da sie wiederum wie gebannt an dem Bette der toten Schwester stand. Die ganze Kette von Reminiszenzen sollte die berechtigte Verknüpfung der Schmerzen mit dem Aufrechtstehen dartun."*

Die **Psychoanalyse** geht davon aus, dass die schmerzlichen Erlebnisse, die in der Kindheit das Samenkorn für eine spätere Neurose legten, verdrängt worden sind. Aufgabe des Therapeuten ist es, den Patienten durch Deutungen und geschickte Fragen an diese verdrängten Ursachen heranzuführen, bis er sich daran erinnert. Durch nochmaliges Durchleben der damaligen Affekte ergibt sich eine **Katharsis** („Seelenreinigung"). In der klassischen Analyse wird dies durch eine spezielle Vorgehensweise erreicht. Der Patient liegt auf der Couch, der Analytiker sitzt hinter dem Patienten. Der Behandler dient als neutrale Projektionsfigur. Es soll zur **Übertragung** kommen, d. h. der Patient überträgt früheste Gefühle auf den Therapeuten. Das Bewusstwerden der eigenen **Gegenübertragung** hilft dem Analytiker, die Ausstrahlung des Patienten auf andere zu verstehen. Die **Grundregel**, zu welcher der Patient sich verpflichten muss, besagt, dass er alle Einfälle, die ihm gerade durch den Kopf gehen, ungefiltert aussprechen soll. Hierdurch versucht man die Kontrolle des „Ich" zu umgehen. Der Analytiker deutet bestimmte Aussagen des Patienten. Sobald der Patient Gedankengänge aus dem Bereich der traumatisch belasteten Triebregung hat, spürt er Angst. Diese äußert sich in Widerständen, z. B. widerspricht er den Deutungen des Analytikers, schimpft über die hohen Kosten, schweigt lange Zeit oder kommt verspätet zu den Therapiestunden. Durch weitere Deutungen des Analytikers erkennt der Patient die Funktion der **Widerstände**, hierbei wird die Dynamik der Psyche des Patienten genutzt. Schließlich erinnert

der Patient sich an das traumatische Erlebnis, erleidet einen **Affektsturm** durch diese Erinnerung und hat nun einige neurotische Symptome gelöst. Er muss keine psychischen Energien mehr binden, um diese verdrängt zu halten.
Freud vermutete schon früh, dass psychische Traumen, insbesondere sexueller Art, in der frühen Kindheit ausschlaggebend an der Entstehung von **Neurosen** beteiligt sein müssen. Freud nennt hier z. B. die Beobachtung der **Urszene**, des Geschlechtsverkehrs zwischen den Eltern, die vom Kind als bedrohlich erlebt wird. Der psychischen Erinnerung misst er hierbei mehr Bedeutung bei als der historischen Realität, da als belastend erlebte sexuelle Phantasien (Verführungsphantasien) ebenfalls zu neurotischer Entwicklung führen können. Es kommt zur Fixierung an das schreckliche Ereignis. Oft wiederholen die Patienten, in symbolisch veränderter Form, ständig die als belastend erlebte Situation in ihren Träumen. Das traumatische Ereignis, so Freud, weckt eine Triebregung, deren Befriedigung undenkbar und deren Bewältigung unmöglich ist. Es kommt zum späteren Triebkonflikt mit Regression auf eine glücklichere Phase. Hiermit ist die Disposition für eine Neurose gegeben. Durch ein weiteres, aktuelles Trauma im späteren Leben wird die Neurose dann ausgelöst. Auch dieses Trauma ist in der Regel durch den Verlust eines Liebesobjektes gekennzeichnet.
Eine psychoanalytische Therapie beschrieb Marie Cardinale in dem autobiographischen Roman „Schattenmund"" (1977). Im Alter von 30 Jahren litt sie unter beständigen Menstruationsblutungen, zu denen sich Angstzustände gesellten, hinzu kamen Halluzinationen, bei denen sie ein Rohr erblickte, an deren Ende ein Auge sie unerbittlich ansah. Ihr Analytiker gab ihr die Aufgabe, alles zu sagen, was ihr zu dem Begriff „Rohr" einfallen würde. Eines der auslösenden Geschehnisse, an das sie sich schließlich erinnern konnte war, dass sie als junges Mädchen mit dem Kindermädchen spazieren ging und irgendwann Pipi machen musste. Das Kindermädchen setzte sie hinter einen Busch und zog ihr die Hosen herunter; während sie dort saß und urinierte, entdeckte sie plötzlich ihren Vater, der sie mit einem Fernrohr beobachtete. Nachdem sie sich daran erinnert hatte, ging eine sonderbare Verwandlung durch sie hindurch: *„Ich stand auf und spürte zum ersten Mal die Vollkommenheit meines Körpers. (...) Mein Becken war ein weißer Brunnen, in dem meine Eingeweide genau den Platz fanden, den sie brauchten. Harmonie. Nichts tat mehr weh, alles war so einfach! (...) Mein Körper gehörte mir, er funktionierte. Dieses Körpergefühl machte mir keine Angst mehr."*
Die psychoanalytische Therapie wurde für die Behandlung neurotischer Störungen entwickelt. Geistige Behinderung, Drogenabhängigkeit oder Psychosen erschweren die Therapie oder machen sie unmöglich. Außerdem wird Introspektionsfähigkeit des Patienten vorausgesetzt.

Tiefenpsychologie: Die tiefenpsychologisch fundierte Psychotherapie ist ein Oberbegriff für mehrere Therapieformen, die sich aus der Freud'schen Analyse weiterentwickelt haben. Hierzu gehören z. B.: Langzeit-Psychoanalyse, Psychoanalytische Kurztherapie, analytische Fokaltherapie, Ich-Analyse, Individualtherapie, Katathymes Bilderleben oder Daseinsanalyse.

H10

→ **Frage 2.70: Lösung E**

Zu **(A)**: Die **Verhaltenstherapie** basiert auf der Lernforschung. Entsprechend wird jede einzelne Störung als Ergebnis komplexer Konditionierungsvorgänge verstanden. Zu den Therapieansätzen gehören insbesondere die Belohnung erwünschter und die Löschung oder sogar Bestrafung nicht erwünschter Verhaltensweisen. Die klassische Verhaltenstherapie bildet z. B. die Basis für die systematische Desensibilisierung (wichtig in der Therapie von Angststörungen!), die instrumentelle Konditionierung und das Modelllernen.
Zu **(B)**: Die **kognitive Verhaltenstherapie** (kognitiv-behaviorale Therapie) verändert festgefahrene, destruktive Gedankengänge. Sie benutzt die Modifikation von Ursachenzuschreibungen und die Umkehr negativer Gedankengänge insbesondere zur Behandlung ängstlicher, selbstunsicherer oder depressiver Menschen. Methoden sind z. B. das kognitive Umstrukturieren oder die „Gedanken-Stopp-Technik".
Zu **(C)**: Die **Gesprächspsychotherapie** (klientenzentrierte Psychotherapie) geht auf **Carl Rogers** zurück. Grundlage ist die Auffassung, dass jeder Mensch genügend Kraft besitzt, seine eigenen Probleme zu lösen. Der Therapeut hat demnach nur die Aufgabe, diese Kräfte freizusetzen.
Zu **(D)**: Die **Systemtheorie** sieht den Menschen nicht als isoliertes Einzelwesen, sondern versteht ihn als Teil einer Gruppe, eingebettet in ein soziales Umfeld. Das Verhalten des einzelnen ist auch durch die Struktur der Gruppe bedingt. Wie die Mitglieder miteinander umgehen, ist ausschlaggebend dafür, ob der Einzelne sich in der Gemeinschaft wohlfühlt oder er eine (psychische) Krankheit ausbildet. Gruppen identifizieren häufig eine Person als „Sündenbock", als krank, abweichend oder nicht normal. Nur selten hat diese Person wirklich etwas verbrochen, meist wird sie nur als Projektionsfigur für Probleme benutzt, die eigentlich auf einer ganz anderen Ebene entstanden sind.

Zu **(E)**: Die **tiefenpsychologisch fundierte Psychotherapie** ist ein Oberbegriff für mehrere Therapieformen, die sich aus der Freud'schen Psychoanalyse weiterentwickelt haben. Hierzu gehören z. B. die Langzeit-Psychoanalyse, die psychoanalytische Kurztherapie und die analytische Fokaltherapie. Die Psychoanalyse geht davon aus, dass die Ursachen für „neurotische" Störungen in der Regel unbewusste Konflikte sind. Aufgabe des Therapeuten ist es, den Patienten an diese verdrängten Ursachen heranzuführen. Durch nochmaliges Durchleben der damaligen Affekte ergibt sich eine Katharsis („Seelenreinigung").

H02

→ **Frage 2.71: Lösung B**

Zu **(A)**: Kritische Selbstbeobachtungen und Selbstdeutungen sind ein Zeichen der Introspektionsfähigkeit des Patienten, die wiederum Voraussetzung für die Psychoanalyse ist.
Zu **(B)**: Die Grundregel, zu welcher der Patient sich verpflichten muss, besagt, dass er alle Einfälle ungefiltert aussprechen soll.
Zu **(C)**: Sobald der Patient Gedankengänge aus dem Bereich der traumatisch belasteten Triebregung hat, spürt er Angst. Diese äußert sich in Widerständen. Widerstände entwickeln sich also vor allem dann, wenn die Deutungen des Behandlers richtig sind.
Zu **(D)**: Handlungsanweisungen und konkrete Ratschläge gibt der Psychoanalytiker definitiv nicht, dies ist bestenfalls der Verhaltenstherapie vorbehalten.
Zu **(E)**: In der psychoanalytischen Therapie kann es zur Übertragung kommen, d. h. der Patient überträgt früheste Gefühle auf den Analytiker. Gefahr ist die Gegenübertragung, d. h. der Analytiker nimmt die Übertragung an und verhält sich dementsprechend.

F01

→ **Frage 2.72: Lösung E**

Zu **(A)–(E)**: Primärprozesse sind Vorgänge, die durch das „*Es*" gesteuert werden und die nicht der Realitätsprüfung unterliegen. Säuglinge handeln ausschließlich auf dieser Basis, beim Erwachsenen finden sich Primärprozesse z. B. noch im Traum und auch bei Psychotikern (z. B. Schizophrene) sind sie häufig. Damit ist Lösungsvorschlag (E) richtig. Das unkontrollierte Ersteigern antiker Mikroskope bei Ebay, in das der Verfasser am Monatsanfang immer verfällt, wenn er gerade sein Taschengeld bekommen hat, ist ein typischer Primärprozess. Ob antike Mikroskope Phallussymbole im Freudschen Sinne sind und was damit kompensiert werden soll, ist definitiv absolut nicht Gegenstand dieser Prüfungsfrage.

F01

→ **Frage 2.73: Lösung A**

Zu **(A)**: Das Unbewusste im psychoanalytischen Sinn beinhaltet verdrängte, meist unangenehme Erinnerungen oder nicht erlaubte Triebwünsche. Diese sind dem Individuum nicht bewusst, da sie sonst seine Integrität infrage stellen würden. Gegen das Bewusstwerden unbewusster Inhalte besteht deshalb ein erheblicher Widerstand, der Kontakt ist Angst auslösend. In symbolisch veränderter Form zeigen sich unbewusste Inhalte aber oft im Traum (der manifeste Trauminhalt verbirgt den latenten Traumgedanken), wo die Kontrollfunktionen des Über-Ichs nicht so gut funktionieren. Die Analyse von Träumen kann nach Ansicht der Psychoanalytiker also Aufschlüsse über unbewusste, verdrängte Wünsche geben.
Zu **(B)–(E)**: Diese Aussagen sind zwar im Prinzip auch alle richtig, sie stehen aber nicht für die psychoanalytische Auffassung des Traumes, nach der ja gefragt wurde.

II.26 Verhaltenstherapie

Wenn ein Kind in einen reißenden Fluss gestürzt ist, sollte man sich dann monatelang Gedanken darüber machen, warum es hineingefallen ist? Oder sollte man nicht besser versuchen, es möglichst schnell wieder dort heraus zu bekommen? Diese Überlegung charakterisiert den Unterschied zwischen Psychoanalyse und Verhaltenstherapie, die nur wenig in der Vergangenheit wühlt, sondern den Patienten konkret anleitet, wie er seine aktuellen Probleme lösen kann. Die **Verhaltenstherapie** sieht psychische Störungen als erlernte Verhaltensmuster an, jede Störung wird als Ergebnis komplexer Konditionierungsvorgänge verstanden. Die ab Kapitel I.4.2 behandelten Lernarten erklären nicht nur die Entstehung von Ängsten und Depressionen, sondern werden auch benutzt, um unangebrachte Verhaltensweisen zu verringern und angepasstes Verhalten aufzubauen. Die klassische Konditionierung bildet die Basis für die systematische Desensibilisierung, die instrumentelle Konditionierung und das Modelllernen werden z. B. für das Selbstbehauptungstraining herangezogen, das Einsichtslernen für die kognitive Verhaltenstherapie.

Kanfer und Saslow trennen in ihrem **SORKC-Schema** fünf Faktoren, um die Entstehung einer Störung zu erklären:

- Stimulus (S): der Umweltreiz, der das Verhalten auslöst.
- Organismus (O): körperliche Variablen, wie Herzjagen oder Schreckreaktion.
- Reaktion (R): das störende Verhalten des Patienten (z. B. Vermeidung).

- Kontingenz (K): Stärke der Verknüpfung zwischen Verhalten (R) und Verstärkern (C).
- Konsequenz (C): alle aktuellen Verstärker (z.B. Belohnung oder Minderung unangenehmer Gefühle) des Verhaltens.

Beispielsweise könnte ein kleines Mädchen Heulanfälle zeigen (Reaktion), die mit Magenschmerzen (Organismus) verbunden sind und immer dann auftreten, wenn es mit dem Bus zur Schule fahren muss (Stimulus). Die Mutter bemitleidet es und fährt es in solchen Fällen mit dem Wagen, was dem Kind sehr angenehm ist (Konsequenz). Je häufiger das Kind durch die Zurschaustellung der Symptome mit dem Auto gefahren wurde, desto intensiver wird die Verbindung (Kontingenz), d.h. desto eher treten Magenschmerzen auf, wenn es doch einmal mit dem Bus zur Schule fahren soll.

Als nächster Schritt wird eine **Verhaltensanalyse** erstellt, die fragt, wodurch ein störendes Verhalten entstanden ist und was es aufrecht erhält:

1. Welches unangebrachte Verhalten ist vorhanden?
2. Durch welche positiv-empfundenen Verstärker wird dieses Verhalten aufrechterhalten?
3. Welches angemessene Verhalten soll aufgebaut werden?
4. Durch welche positiv-empfundenen Verstärker lässt sich das neue Verhalten belohnen?
5. Lässt sich das störende Verhalten gleichzeitig löschen oder mit negativ-empfundenen Konsequenzen belegen?

Beispiel: ein Schüler stört den Unterricht durch ständiges Herumkaspern. Der Lehrer fühlt sich hilflos und schreit den Schüler schließlich nur noch an. Aufrechterhaltender Verstärker: Für das verhaltensgestörte Kind ist Angeschrien-werden immer noch besser als gar keine Aufmerksamkeit zu bekommen, außerdem bekommt es versteckte Bewunderung der Mitschüler, die sich über das Ärgern des Lehrers freuen. Gefordertes neues Verhalten: der Schüler soll sich anpassen und den Unterricht nicht mehr stören. Abbau des störenden Verhaltens: der Lehrer schickt den störenden Schüler immer los, den Papierkorb zu entleeren, sobald er anfängt zu lärmen. Dadurch fällt die Verstärkung durch die Mitschüler weg (Time-out). Aufbau des neuen Verhaltens: Der Lehrer gibt dem Schüler immer dann besonders viel Lob und Zuwendung, wenn dieser sich angepasst verhält. Bitte merken Sie sich für die Erziehung Ihrer Kinder: Der Abbau eines störenden Verhaltens ist nur möglich, wenn parallel dazu ein akzeptables Verhalten aufgebaut wird. Verbote bewirken bei Kindern gar nichts. Wenn man dem Kind nicht konkret beibringt, was es statt des unerlaubten Verhaltens tun soll, wird es dies bestenfalls durch eine andere ebenso nervtötende Handlung ersetzen.

Zu den wichtigsten Methoden der Verhaltenstherapie zählen:

Gegenkonditionierung (=reziproke Hemmung): Ein angstauslösender Reiz wird mit einer angenehmen Situation gepaart, bis die Person ihre Angst allmählich verlernt. Beispiel: Eine Studentin mit Phobie vor Biochemie-Lehrbüchern bekommt ihr Lieblingsgetränk und Lieblings-Eis und beschaut sich in Anwesenheit eines sehr liebevollen Psychotherapeuten ein Biochemie-Lehrbuch, bis die Angst allmählich verdunstet.

Systematische Desensibilisierung (= **Desensitivierung**): Stufenweises Heranführen eines Angstpatienten an angstauslösende Stimuli zwecks Angstabbau. Der Therapieablauf ist in zeitlicher Abfolge wie folgt:

a) Erstellung einer **Angsthierarchie** („Biochemie-Professor löst intensivere Angstgefühle aus als Biochemie-Assistent; letzterer ist schlimmer als der Anblick des Biochemie-Instituts, das wiederum macht mehr Angst als das Biochemie-Lehrbuch usw.").
b) Erlernen eines **Entspannungstrainings** (z.B. Autogenes Training, progressive Muskelentspannung, Transzendentale Meditation).
c) Imaginative Vorstellung des am wenigsten angstauslösenden Objektes im entspannten Zustand. Sobald Angst auftaucht, bricht der Patient die Vorstellung ab und entspannt sich zunächst

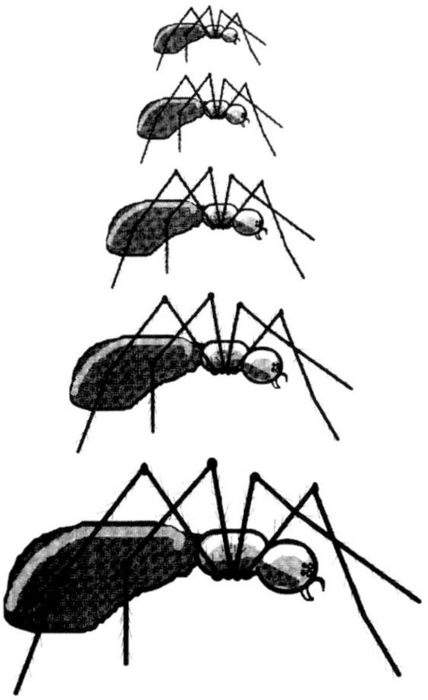

Abb. 2.10 Bei der systematischen Desensibilisierung wird eine allmähliche, stufenweise Gewöhnung an immer stärker angstauslösende Reize durchgeführt. Bitte beginnen Sie nun zunächst mit der kleinsten Spinne.

erst wieder. Dies wird wiederholt, bis die Vorstellung längere Zeit angstfrei erlebt werden kann.

d) Unter körperlicher Entspannung allmähliche Steigerung in der Angsthierarchie.

e) **Rollenspiel** und schließlich stufenweise reale **Konfrontation** mit dem beängstigenden Objekt in vivo (z. B.: angeleinter Biochemie-Professor wird in sicherer Entfernung an der Studentin vorbeigeführt, später wird er immer näher herangeführt; die Patientin entspannt sich. Schließlich wird schrittweise die Berührung des Biochemie-Professors geübt, bis sie auch das angstfrei ertragen kann).

Reiz- bzw. **Stimuluskontrolle**: Bestimmte Stimuli (Anblick d. Biochemie-Instituts) lösen erlerntes Verhalten aus (Gänsehaut, Magenschmerzen). Durch Stimuluskontrolle kann eine Verhaltensänderung ausgelöst werden, indem man den Reiz gezielt nur zu bestimmten Zwecken einsetzt. Wer regelmäßig im Bett Biochemie lernt, für den wirkt das Bett als Stimulus für Angstschauder. Über Schlafstörungen darf man sich dann nicht wundern, weil schließlich schon der Anblick des Bettes Gruselgefühle weckt. Man verbannt das Biochemiebuch also auf den Schreibtisch und macht im Bett lieber, ähem, „etwas anderes", was halt müde macht...

Reizüberflutung („**Flooding**"): Die beängstigende Situation wird bei leichteren Ängsten sofort in vollem Ausmaß herbeigeführt, zum Beispiel stundenlanges Fahrstuhlfahren bei Klaustrophobie oder Höhenangst. Die Angstreaktion erschlafft dann irgendwann und der Patient lernt, dass ihm keine reale Gefahr droht. Diese Angstüberflutung darf nur mit therapeutischer Stütze und nur bei stabilen Patienten (Kreislauf! Nicht bei Psychotikern!) durchgeführt werden. Sie ist in ihrer Wirkung umstritten und kann bei nicht-fachgerechter Anwendung auch zu einer Vergrößerung der Ängste führen. Wichtig ist, dass der Patient hinterher stolz ist und das Gefühl hat, die Situation aus eigenen Kräften gemeistert zu haben. Er darf nicht darauf attribuieren, dies nur mit Hilfe des Therapeuten geschafft zu haben.

Exposition (Ausgesetztsein): Der Angstpatient muss genau die Handlungen durchführen, vor denen er Angst hat. Beispiele: Der Zwangsneurotiker soll mit den bloßen Händen etwas aus einer öffentlichen Mülltonne holen, ohne sich danach die Hände zu waschen. Durch stetig wiederholte Expositionen lernt der Betroffene, dass ihm keine wirkliche Gefahr droht.

Implosionstherapie gehört mit zu den Reizüberflutungstechniken („Flooding"), allerdings wird die Konfrontation nur in der Vorstellung und nicht in vivo herbeigeführt. Die Darstellung kann realitätsnah erfolgen, aber auch völlig übersteigert. Zum Teil werden auch ironisierte Bilder gewählt, z. B. Spinnenphobiker, die sich vorstellen, dass Spinnen einem mit allen vier Augen zublinzeln. Leute mit Höhenangst, die es sich im Skilift wohnlich einrichten und dort Gardinen aufhängen usw.

Aversionstraining: Therapieform, die z. B. gegen Rauchen, Alkoholismus, Fetischismus und früher sogar gegen Homosexualität eingesetzt wurde. Der Stimulus, der das Fehlverhalten auslöst, wird im Rahmen einer Konditionierung mit unangenehmen Reizen (leichte Elektroschocks oder Medikamente, die Übelkeit auslösen, z. B. Antabus®) gepaart. Hierdurch tritt eine Reduzierung des schädigenden Verhaltens ein.

Paradoxe Intervention: Symptomverschreibung. Einem Patienten mit einer neurotischen Störung wird die Ausführung des störenden Verhaltens befohlen. Beispiel: Einem Zwangsneurotiker, der ständig alle elektrischen Geräte kontrolliert, wird gesagt, dies Verhalten sei völlig o.k., es könne ja so leicht etwas passieren. Der Therapeut ordnet genau an, wann und wie oft die Kontrollen durchgeführt werden müssen. Dies vermindert den Leidensdruck und führt dazu, dass der Patient Kontrolle über das Ausmaß des störenden Verhaltens bekommt. In einzelnen Fällen wird das Symptom sogar in übersteigerter Form verschrieben, was mitunter zu einer Trotzreaktion führt, so dass der Patient das Verhalten nun nicht mehr durchführt. Beispiel: Ein Lehrer befiehlt dem Klassenkasper, der regelmäßig den Unterricht mit dusseligen Scherzen stört, alle 10 Minuten sei er nun wieder mit einem seiner Späße an der Reihe.

Reaktionsverhinderung: Patienten mit Zwangsstörungen führen oft Rituale durch, um ihre Ängste nicht übermäßig werden zu lassen (z. B. ständig wiederkehrende Kontrollen, ob Portemonnaie, Schlüsselbund, Ausweis, Führerschein etc. noch da sind). Sobald das Ritual nicht durchgeführt werden kann, tritt Angst auf, welcher der Patient sich hilflos ausgeliefert fühlt. Bei einer Reaktionskontrolle wird mit dem Patienten abgesprochen, wann und wie oft er dies Verhalten wirklich durchführen muss. Er lernt es, diese Rituale zu kontrollieren und auch bei belastenden Gefühlen das Ritual nicht durchzuführen. Für die gelungene Verminderung wird der Patient belohnt.

Selbstbehauptungstraining (= **assertiveness training**): systematisches Übungsprogramm der sozialen Kompetenz durch Rollenspiele, Modelllernen und In-Vivo-Übungen Die Vorgehensweise entspricht der systematischen Desensibilisierung, bezieht sich aber vorwiegend auf den Aufbau von Selbstsicherheit. Allmählich werden immer schwierigere Verhaltensweisen eingeübt, die dem Probanden bisher Angst machten (z. B. fremde Menschen auf der Straße ansprechen und nach dem Weg fragen, alleine auf eine Party gehen, unbekannte Menschen des anderen Geschlechts ins

Kino einladen, eine Rede vor vielen Menschen halten, usw.).
Selbstkontrolltechniken: Belohnung von erwünschten und Bestrafung unerwünschter Verhaltensweisen erfolgt hier durch den Betroffenen selbst, z. B. Kinobesuch am Wochenende als Belohnung, weil man mehrere Tage lang brav für das Physikum gelernt hat. Eine Verminderung des Rauchens gelingt, wenn man die Zigaretten im Keller deponiert und prinzipiell nur vor dem Haus auf der Straße raucht. Gewichtsprobleme bekommt man in den Griff, indem man prinzipiell keine Nahrungsmittel erwirbt, die man gerne isst, sich aber ein tolles Kleidungsstück kauft, das erst passt, wenn man die gewünschte Anzahl von Kilos abgespeckt hat.
Premack-Prinzip (s. Lerntext I.39). Wer fürs Physikum lernt, kennt das Problem: Selbst Aufräumen und Staubsaugen werden dem Lernen vorgezogen. Beim Premack-Prinzip nutzt man den Belohnungscharakter solcher erwünschter Verhaltensweisen, wenn man eine ungeliebte Handlung erfüllt hat. Also: Als positiver Verstärker dafür, dass Sie so prima Psycho gelernt haben, dürfen Sie jetzt mal den Abwasch machen. Wenn's geht, meinen Abwasch natürlich.

Die klassische Verhaltenstherapie, die mit Belohnung, Bestrafung oder Löschung arbeitet, beinhaltet einige Untertechniken, die schrecklich gerne vom IMPP abgeprüft werden. Also Obacht!

- **Verhaltensformung** = ***Shaping*** (to shape = formen): Es wird schrittweise ein Verhalten aufgebaut oder verändert. Hierbei wird das zu erlernende Verhalten in Teilschritte zerlegt, die nach und nach eingeübt werden. Beispiel: Ein geistig behindertes Kind soll lernen, sich das Unterhemd anzuziehen. Im ersten Schritt wird es belohnt, wenn es nach dem Hemd greift. Im zweiten Schritt, wenn es das Hemd in Nähe des Kopfes bringt usw.
- **Verhaltenshilfe** = ***Prompting*** (to prompt = veranlassen): Ein angestrebtes Verhalten wird manipulativ direkt hergestellt (Führen der Hand des Kindes zum Kleidungsstück), um es dann zu verstärken.
- **Verhaltensverkettung** = ***Chaining*** (chain = Kette): Verknüpfung der einzeln gelernten Verhaltenssequenzen zu einem Ganzen. Das o.g. Kind hat gelernt, sich einzelne Kleidungsstücke anzuziehen und wird nun erst belohnt, wenn es dies in der richtigen Abfolge tut.
- **Auszeit-Technik** = ***Time out***: Verstärkerentzug durch soziale Isolation bei unangemessenem Verhalten.
- **Token system**: Belohnungssysteme durch Chips (Plastikmünzen) bei angemessenem Verhalten. Diese Chips können später gegen Süßigkeiten, Spielzeuge oder Privilegien eingetauscht werden. B.: In der Psychiatrie bekommen Patienten, die bei der Stationsarbeit helfen, solche Token. Wer 25 von diesen Chips besitzt, kann an einem Kinoabend teilnehmen.

Neuere Formen der **kognitiven Verhaltenstherapie** bauen weniger darauf, konkrete Handlungen von Personen zu belohnen oder zu bestrafen, sondern mehr darauf, die zugrundeliegenden Denkstrukturen zu verändern. Situationen werden von Menschen aufgrund ihrer persönlichen Erfahrungen unterschiedlich interpretiert. Oft neigen Menschen hierbei zu negativen Gedankengängen und steigern sich selbst in pessimistische Vorstellungen und Minderwertigkeitsgefühle hinein. Bekannt ist die Hammer-Geschichte aus dem Buch „Anleitung zum Unglücklichsein" von Paul Watzlawick: *Ein Mann will ein Bild aufhängen. Den Nagel hat er, nicht aber den Hammer. Der Nachbar hat einen. Also beschließt unser Mann, hinüberzugehen und ihn auszuborgen. Doch da kommt ihm ein Zweifel: Was, wenn der Nachbar mir den Hammer nicht leihen will? Gestern schon grüßte er mich nur so flüchtig. Vielleicht war er in Eile. Vielleicht hat er die Eile nur vorgeschützt, und er hat was gegen mich. Und was? Ich habe ihm nichts getan; der bildet sich da etwas ein. Wenn jemand von mir ein Werkzeug borgen wollte, ich gäbe es ihm sofort. Und warum er nicht? Wie kann man einem Mitmenschen einen so einfachen Gefallen abschlagen? Leute wie dieser Kerl vergiften einem das Leben. Und dann bildet er sich noch ein, ich sei auf ihn angewiesen. Bloß weil er einen Hammer hat. Jetzt reicht's mir wirklich. Und so stürmt er hinüber, läutet, der Nachbar öffnet, doch bevor er „Guten Tag" sagen kann, schreit ihn unser Mann an: „Behalten Sie Ihren Hammer!"*
Symptomatisch für Kognitionen von Depression ist die **kognitive Triade**, sie besteht aus drei typischen Denkmustern, die den Patienten dazu bringen, sich mies zu fühlen: 1. negatives Selbstbild, 2. Neigung, alle Erfahrungen negativ zu interpretieren und 3. negative Zukunftserwartungen. Solche verzerrten Realitätswahrnehmungen sind durch sogenannte **Reattribution** (=Neuzuschreibung) der Therapie zugänglich. Beispiel: Die Tatsache, dass ihr Mann eine außereheliche Beziehung hatte, stellt für die betrogene Ehefrau den völligen Bruch der Beziehung dar. Sie glaubt, ihrem Mann nun nie wieder Vertrauen schenken zu können. Durch kognitive Techniken versteht sie, dass ihr selbst dasselbe durchaus auch hätte passieren können und dass ihr Mann damit nicht zwangsläufig ihr Leid zufügen, sondern lediglich sich selbst etwas Gutes tun wollte und dies nicht zwangsläufig das Ende ihrer Beziehung darstellen muss. Kognitive Techniken analysieren einzelne **dysfunktionale Gedankengänge** („Das war oberpeinlich, was ich heute in Anatomie von mir gegeben habe") und umfassende **Denkschemata** („In meinem Leben läuft aber auch

immer alles schief!") und ersetzen sie durch positive („**Think positive**"). Zu den kognitiven Techniken zählt u. a. auch der sogenannte **Gedankenstopp**: Sich aufdrängende, unerwünschte Gedanken, Emotionen und Handlungen werden durch ein autosuggestives „Halt!" abgebrochen und durch das Nachdenken über ein positiv getöntes Problem (B.: Urlaubsplanung, Verliebtsein, Fahrzeugkauf) ersetzt. Wann hören Sie nun endlich auf, sich selbst zu blockieren, indem Sie ständig an das Physikum denken? Versuchen Sie es doch heute Abend mal mit der Gedankenstopp-Technik und gehen Sie gemütlich mit Freunden ein Bierchen trinken. Um gelerntem Wissen eine Gelegenheit zu geben, sich im Gehirn festzusetzen, muss man auch mal eine Pause machen und den Examensstress völlig ausschalten.
Sokratischer Dialog: Sokrates (469–399 v. Chr.) verwickelte mit naiv-erscheinenden Fragen seine Gesprächspartner solange in Dispute, bis sie im Zustand der inneren Verwirrung waren. Dieser führt zu einer Verunsicherung, die aber Veränderungsprozesse ermöglicht. Der sokratische Dialog verläuft in folgenden Schritten: 1. Auswahl eines dysfunktionalen Denkschemas („Ich schaffe das Physikum nie!"). 2. Konkretisierung der Fragestellung („Warum nicht?"). 3. Sammeln der Gründe („Ich vergesse ständig, was ich gerade gelernt habe"). 4. Hinterfragung der hervorgebrachten Argumente („Vergessen Sie wirklich IMMER ALLES?"). 5. Suche nach gegenteiligen Erlebnissen/Sichtweisen („Wie haben Sie Ihr Abitur/bisherige Prüfungen geschafft?"). 6. Zusammenfassen und Gewichten der Argumente. 7. Selbständige Erkenntnis/Entscheidung des Gesprächspartners.
Reframing bedeutet Umdeutung. Menschliche Denkmuster weisen immer einen Rahmen (frame) auf, innerhalb dessen Ereignisse interpretiert werden. Beim Reframing kommt es zur Neudeutung. Die Methode wird z. B. in der kognitiven Verhaltenstherapie, der systemischen Therapie und dem neurolinguistischen Programmieren durchgeführt. Viele Witze beruhen auf Reframing: *Eine Frau kommt zum Arzt, zieht sich wie gewohnt aus und legt sich nackt auf die Liege. Der Mann in Weiß steht daneben und grinst. „Herr Doktor, nun fangen Sie schon an, mich zu untersuchen!" – „Da müssen Sie schon warten, bis der Arzt kommt, ich bin nur der Maler!"*

H08

→ **Frage 2.74: Lösung E**

Zu **(A)**: Der familientherapeutische Ansatz würde die Ursache der Depression darin sehen, dass die Erkrankung des Patienten durch dysfunktionale Strukturen innerhalb des Systems Familie entstanden ist; z. B. dass der Patient Außenseiter in seiner eigenen Familie ist.
Zu **(B)**: Der genetische Ansatz würde davon ausgehen, dass Depression eine genetisch vererbte Erkrankung ist, die dann zwangsläufig irgendwann ausbricht.
Zu **(C)**: Der psychoanalytische Ansatz würde z. B. Ursachen der Depression in traumatischen Verlusterlebnissen in der frühen Kindheit des Patienten suchen.
Zu **(D)**: Der sozialpsychologische Ansatz würde die Schuld an der Depression in belastenden Lebensumständen, Armut, Arbeitslosigkeit, Zugehörigkeit zur Unterschicht etc. suchen.
Zu **(E)**: Die Denkweise der Verhaltenstherapie wird in der IMPP-Frage treffend beschrieben.

H98 ■

→ **Frage 2.75: Lösung A**

Zu **(A)**: Auslösebedingung für das Verhalten ist natürlich der Arztbesuch, bzw. explizit der Aufenthalt in der Arztpraxis und nicht die Anwesenheit der Mutter.
Zu **(B)–(D)**: Verhaltensmodell von Kanfer und Saslow: Siehe Lerntext II.26.

F08 F07 ■

→ **Frage 2.76: Lösung C**

Zu **(A)**: Ärger mit dem Chef ist ein nachvollziehbarer Stimulus (Auslösereiz) z. B. für psychosomatische Erkrankungen.
Zu **(B)**: Muskelverspannungen entsprechen der Organismus-Variable des SORKC-Schemas.
Zu **(C)**: Die Reaktion (R im SORKC-Schema) in diesem Fallbeispiel müssten Klagen des Patienten über die vom Chef ausgelösten Schmerzen sein (die seine Frau dann mit Trost belohnt). Eine Krankschreibung durch den Hausarzt entspräche der Konsequenz (K) des SORKC-Schemas.
Zu **(D)**: Ehelicher Trost ist eine Konsequenz für das Klagen über Schmerzen. Scheint aber auf meine eigene Frau eher weniger zuzutreffen ...
Zu **(E)**: Die Kontingenz bezieht sich auf längere Zeiträume und hinterfragt, ob eine Konsequenz regelmäßig auftritt, was die Stärke der Verbindung zwischen auslösendem Stimulus und gezeigter Reaktion erhöht. Wenn die Frau jedes Mal tröstet, dürfte eine hohe Kontingenz vorliegen.

H06 F04 ■

→ **Frage 2.77: Lösung D**

Zu **(A)**: Mit Biofeedbackgeräten werden physiologische Parameter (z. B. galvanischer Hautwiderstand, EEG, Atemrhythmus) akustisch oder visuell angezeigt. Der Patient soll damit meist lernen, sich zu entspannen, bei Aufregung gibt das Gerät z. B. einen

Pfeifton von sich (unangenehme Konsequenz), bei Ruhe ist es still (angenehme Konsequenz).
Zu **(B)**: Die kognitive Verhaltenstherapie benutzt die Modifikation von Ursachenzuschreibungen und die Umkehr negativer Gedankengänge insbesondere zur Behandlung von ängstlichen, selbstunsicheren oder depressiven Menschen.
Zu **(C)**: Modelllernen: Lernvorgang durch Beobachtung eines Modells. Wenn das Modell Erfolg hat, wird das Verhalten vom Beobachter übernommen. Hierbei spielt die stellvertretende Verstärkung eine wichtige Rolle: Durch Identifikation mit dem Modell erlebt auch der Beobachter den Erfolg positiv.
Zu **(D)**: Reizüberflutung *(flooding)*: Bei der hier geschilderten Liftphobie wird diese Technik angewandt.
Zu **(E)**: Systematische Desensibilisierung: Siehe Lerntext II.26.

F09

→ **Frage 2.78: Lösung C**

Zu **(A)**: Diskriminationslernen: Unterscheidungslernen, z. B. zwischen ähnlichen Stimuli; kommt zwar auch in der Verhaltenstherapie vor, gehört aber nicht zu den tragenden Elementen.
Zu **(B)**: Exposition in sensu (in der Vorstellung) würde bedeuten, dass die Patientin sich nur in ihrer Phantasie in große Höhen begibt. Dies wäre ein Teilschritt im Verlauf einer systematischen Desensibilisierung. In dem Beispiel der Frage begibt die Höhenphobikerin sich aber de facto in große Höhen.
Zu **(C)**: Eine solche stufenweise Exposition mit angstauslösenden Situationen in vivo (im Leben) definiert die Konfrontationstherapie, die hier durchgeführt wird.
Zu **(D)**: Als kognitive Umstrukturierung wird eine Therapietechnik bezeichnet, in der negative, selbstzerstörerische oder hemmende Gedankengänge durch positive ersetzt werden.
Zu **(E)**: Prompting (to prompt, engl. = veranlassen): Ein angestrebtes Verhalten wird in der Verhaltenstherapie vom Therapeuten manipulativ direkt hergestellt (z. B. Führen der Hand eines Kindes, das lernen soll, sich selbst anzuziehen), um diese Handlung dann positiv zu verstärken.

H09 F07

→ **Frage 2.79: Lösung C**

Zu **(A)**: Sensorische Adaptation: allmähliche Anpassung eines Sinnesorgans, wenn ein Reiz kontinuierlich dargeboten wird. Beispiele: Monotone Geräusche und ständig vorhandene Geruche werden nach einiger Zeit gar nicht mehr wahrgenommen; auch Schmuck, die Zahnspange oder die Armbanduhr spürt man nach kurzer Zeit nicht mehr auf der Haut.
Zu **(B)**: Belohnung: jeder positive Verstärker, dessen Einsatz eine Verhaltensweise häufiger auftreten lässt.
Zu **(C)**: Habituation setzt ein, wenn ein Individuum wiederholt einem Reiz ausgesetzt ist, der sich als unbedeutend erweist. Die Reaktion auf diesen Reiz schwächt sich schließlich allmählich ab und unterbleibt dann völlig. Im Gegensatz zur sensorischen Adaptation ist Habituation mehr als Lernprozess zu verstehen. In diesem Fall könnte der Patient z. B. habituieren (sich daran gewöhnen), sich einige Stunden in der Eingangshalle der Leipziger Buchmesse aufzuhalten.
Zu **(D)**: Reaktionsbildung (psychoanalytischer Abwehrmechanismus): Ein bestraftes Bedürfnis kann nicht mehr ausgeführt werden und wird nun durch eine entgegengesetzte Handlungsweise ersetzt. So wird z. B. aus dem Hass gegenüber einem Vorgesetzten, den man in diesen Zeiten wachsender Arbeitslosigkeit nicht mehr so richtig doll ausleben sollte, plötzlich ehrfürchtige Bewunderung derselben Person.
Zu **(E)**: Reizgeneralisation: Verallgemeinerung von einem Reiz auf ähnliche Reize.

H01 ■

→ **Frage 2.80: Lösung C**

Zu **(A)**: Implosionstherapie gehört mit zu den verhaltenstherapeutischen Therapietechniken, das Aufdecken und Bearbeiten von Widerständen dagegen zur Psychoanalyse.
Zu **(B)** und **(E)**: Diese Techniken gehören mit zur systematischen Desensibilisierung.
Zu **(C)**: Implosionstherapie gehört mit zu den Reizüberflutungstechniken („*flooding*"), allerdings wird die Konfrontation mit den angstauslösenden Objekten oder Situationen nur in der Vorstellung und nicht *in vivo* herbeigeführt.
Zu **(D)**: Dies bezeichnet man als Konfrontationstechnik. Im Rahmen einer systematischen Desensibilisierung kann es auch zur Angstreduktion kommen, wenn die Entspannung weggelassen wird, die Darbietungszeit angstauslösender Stimuli oder Situationen dafür aber in Marathonsitzungen durchgeführt wird.

F08 ■

→ **Frage 2.81: Lösung B**

Zu **(A)**: Biofeedback: gibt den Patienten eine akustische oder visuelle Rückmeldung über physiologische Parameter, die sonst nicht oder kaum bewusst zur Kenntnis genommen werden (Atemfrequenz, galvanischer Hautwiderstand, EEG). Biofeedback kann als Entspannungsverfahren benutzt werden, wäre hier aber nicht die Methode der Wahl.
Zu **(B)–(E)**: Siehe Lerntext II.26.

F10

→ **Frage 2.82: Lösung E**

Zu **(A)**: Bei der **Aversionstherapie** werden durch Kopplung einer unangemessenen Verhaltensweise mit einer unangenehmen Erfahrung Handlungen gesperrt. Beispiel: Bei drohenden Fressanfällen erhält die Frau jedes Mal einen leichten Elektroschock, wenn sie versucht, die Kühlschranktür zu öffnen.

Zu **(B)**: **Exposition** wird v. a. in der Verhaltenstherapie von Angststörungen eingesetzt: Ein Patient muss sich der eigentlich angstauslösenden Situation stellen, um seine Befürchtungen los zu werden. Man unterscheidet die **Exposition in sensu** (nur in der Vorstellung) von der **Exposition in vivo** (im realen Alltag).

Zu **(C)**: **Kognitive Umstrukturierung**: Unser Verhalten wird im Wesentlichen dadurch beeinflusst, was wir über uns selbst denken. Insbesondere Depressionen und Ängste werden durch solche Denkschemata verursacht. Mit dem kognitiven Umstrukturieren wird versucht, solche negativen Gedankengänge durch positive zu ersetzen.

Zu **(D)**: Die **Selbstverstärkung** bezeichnet eine verhaltenstherapeutische Technik: Das neu zu erlernende Verhalten selbst belohnt die Person. Beispiel: Als Anreiz zum Abnehmen werden Kleidungsstücke gekauft, die schon in der Wunschgröße sind und erst nach dem Abspecken richtig gut sitzen.

Zu **(E)**: Bei der **Reiz- bzw. Stimuluskontrolle** wird der Reiz, der ein Verhalten auslöst, kontrolliert. Hierdurch kann beim Probanden eine Verhaltensänderung ausgelöst werden, indem man den Stimulus gezielt nur zu bestimmten Zwecken einsetzt. Wenn der Kühlschrank der Patientin leer ist, kann sie keine bulimischen Fress-Brech-Attacken bekommen. Dies ist bei schwierig zu beschaffenden Stimuli (z. B. illegale Drogen) leichter als bei leicht zugänglichen Stimuli wie z. B. Alkohol.

F02

→ **Frage 2.83: Lösung E**

Zu **(A)**, **(B)**, **(D)** und **(E)**: Siehe Lerntext II.26.

Zu **(C)**: Attribution: Zuschreibung der internen oder externen Ursachen zu einem Handlungsausgang. Situationen wirken auf Menschen unterschiedlich, je nachdem welche Zuschreibung sie erfahren. Verzerrte Realitätswahrnehmungen sind durch sog. Reattribution (=Neuzuschreibung) veränderbar.

F08 ■■

→ **Frage 2.84: Lösung E**

Zu **(A)–(D)**: Siehe Lerntext II.26.

Zu **(E)**: Reizüberflutung ist kein Teil der Desensibilisierungstherapie.

H03

→ **Frage 2.85: Lösung C**

Zu **(A)**: Aufarbeiten der Lebensgeschichte gehört eher zu den humanistischen Therapieverfahren (Gestalttherapie, Gesprächstherapie, Tiefenpsychologie usw.).

Zu **(B)**: Das Aufdecken unbewusster Konflikte ist eine wesentliche Therapietechnik der Psychoanalyse.

Zu **(C)**: Systematische Desensibilisierung und Reizüberflutung (*flooding*) verlangen eine Konfrontation mit angstauslösenden Situationen.

Zu **(D)**: Das Premack-Prinzip besagt, dass bevorzugte Aktivitäten positive Verstärker für weniger bevorzugte Aktivitäten sein können, d. h. die Bestärkung einer mühsamen Tätigkeit durch ein anderes oft und gern gezeigtes Verhalten.

Zu **(E)**: Shaping (*to shape*, engl. = formen, gestalten): Es wird schrittweise ein Verhalten aufgebaut oder verändert. Prompting (*to prompt*, engl. = veranlassen, einflüstern): Ein angestrebtes Verhalten wird manipulativ direkt hergestellt (Führen der Hand eines schreibgestörten Kindes), um es dann zu verstärken.

H09 H03 F02

→ **Frage 2.86: Lösung D**

Zu **(A)**: Chaining: Verknüpfen eines mit Shaping aufgeteilt gelernten neuen Verhaltens zu einem Gesamtverhalten.

Zu **(B)**: Chunking: Texte oder Einzelwörter lassen sich in ihre kleinsten Informationseinheiten aufteilen, die sog. *„chunks"*.

Zu **(C)**: Durch Lernen am Modell können neue Verhaltensweisen beobachtet, nachgeahmt und dann ins eigene Verhaltensrepertoire übernommen werden.

Zu **(D)**: Prompting (*to prompt*, engl. = veranlassen, einflüstern): Ein angestrebtes Verhalten wird manipulativ direkt hergestellt, um es dann zu verstärken.

Zu **(E)**: Shaping (*to shape*, engl. = formen, gestalten): Es wird schrittweise ein Verhalten aufgebaut oder verändert.

F07

→ **Frage 2.87: Lösung E**

Zu **(A)**: Verhaltenskettenbildung („chaining"): Ein komplexes Verhalten (z. B. sich anzuziehen) wird in Einzelschritte aufgesplittet und über Shaping in Einzelschritten geübt. Die dann erlernten einzelnen, kleinen Verhaltenssequenzen werden beim Chaining zu einer längeren Verhaltenskette zusammengefügt.

Zu **(B)**: Ein „chunk" ist eine Informationseinheit mit einer bestimmten Bedeutung (z. B. ein Buchstabe, eine Ziffer, ein Wort oder ein Satz). Chunking ist die

Rückkodierung einzelner Items auf der Basis von Ähnlichkeit bzw. die Kombination größerer Muster auf der Basis von bereits vorhandenem Wissen.
Zu **(C)**: Habituation: Abnahme der Reaktionsrate bei wiederholter Darbietung eines identischen Reizes. Die Darbietung eines neuen Reizes in einer Serie identischer Reize dagegen führt zur Dishabituation (Aufhebung der Gewöhnung).
Zu **(D)**: Intermittierende Verstärkung: Nur eine bestimmte Anzahl der gewünschten Verhaltensweisen wird verstärkt: **a)** in unregelmäßigen Abständen; **b)** Quotenverstärkung: Jede x-te gewünschte Verhaltensweise wird verstärkt; **c)** Intervallverstärkung: In einem bestimmten Zeitintervall wird nur einmal eine gewünschte Verhaltensweise verstärkt.
Zu **(E)**: Shaping (to *shape*, engl. = formen, gestalten): Es wird schrittweise ein Verhalten aufgebaut oder verändert, indem das Gesamtverhalten in viele Teile aufgesplittet wird, die man dann einzeln erlernen lässt und verstärkt. Das schrittweise Vorgehen beim Erlernen der Gesamtverhaltensweise, sich selbstständig fortzubewegen, wird hier über Shaping erlernt.

F02

→ **Frage 2.88: Lösung B**

Zu **(A)**: Mehr als eine Stunde in seinem Zimmer bleiben zu müssen, stellt nicht zwangsläufig eine Bestrafung für unangemessenes Verhalten dar, da das Kind dort z. B. sein Spielzeug hat.
Zu **(B)**: „*time out*" (Auszeitverfahren): Beim Auftreten des Problemverhaltens werden alle Verstärker entzogen. Dies beschreibt Lösungsmöglichkeit (B) am besten.
Zu **(C)**: Fernsehverbot: Bestrafung durch Entzug einer positiv empfundenen Situation.
Zu **(D)**: Spielverbot: Bestrafung durch Entzug einer positiv empfundenen Situation.
Zu **(E)**: Lieblingsspielzeug: Bestrafung durch Entzug einer positiv empfundenen Situation.

F04 ■

→ **Frage 2.89: Lösung A**

Zu **(A)**: Das Premack-Prinzip besagt, dass bevorzugte Aktivitäten positive Verstärker für weniger bevorzugte Aktivitäten sein können, d. h. die Bestärkung einer mühsamen Tätigkeit durch ein anderes oft und gern gezeigtes Verhalten, z. B. etwa 15 Minuten bei Ebay surfen als Belohnung dafür, dass man zwei Stunden lang Prüfungsfragen durchgeackert hat. Das führt zu den Bestärkungen durch eine Verhaltenskette, bei der das Signal zur nächsten Aktion Belohnung für die richtige Ausführung der gerade stattgefundenen wird.
Zu **(B)**: Modelllernen: Das Kind ahmt das Verhalten des Therapeuten nicht nach.
Zu **(C)**: Negative Verstärkung: Verhaltensaufbau durch Beendigung einer unangenehmen Situation. In dem Beispiel wird positiv verstärkt (Spielen als Belohnung).
Zu **(D)**: Von Reizgeneralisation spricht man, wenn ein dem bedingten Reiz ähnlicher Reiz ebenfalls die bedingte Reaktion auslösen kann.
Zu **(E)**: Shaping (*to shape*, engl. = formen, gestalten): Es wird schrittweise ein Verhalten aufgebaut oder verändert, indem das Gesamtverhalten in viele Teile aufgesplittet wird, die man dann einzeln erlernen lässt und verstärkt.

H08

→ **Frage 2.90: Lösung E**

Zu **(A)**: Chaining: Verknüpfen des mit Shaping aufgeteilt gelernten, neuen Verhaltens zu einem Gesamtverhalten. Eine Verknüpfung von Einzelverhalten wird nicht geschildert.
Zu **(B)**: Klassisches Konditionieren: eine natürliche Reaktion wird mit einem neutralen Stimulus gepaart, bis dieser die Reaktion gleichfalls auslösen kann. In dem Beispiel ist keine natürliche Reaktion (=Reflex) beschrieben, daher kann es keine klassische Konditionierung sein.
Zu **(C)**: Negative Verstärkung würde bedeuten, dass Laura sich die Zähne putzt, weil sie damit eine unangenehme Situation beenden kann. Das ist nicht der Fall.
Zu **(D)**: Shaping: ein Gesamtverhalten wird in kleine Einzelschritte aufgeteilt und dann schrittweise erlernt.
Zu **(E)**: Token economy: Token (Plastikmünzen), die später gegen eine Belohnung eingetauscht werden können, sind positive Konsequenzen, die im Bereich der Verhaltenstherapie eingesetzt werden.

F09

→ **Frage 2.91: Lösung C**

Zu **(A)**: Konfrontationstechnik: Im Rahmen einer systematischen Desensibilisierung kann es auch zur Angstreduktion kommen, wenn die Entspannung weggelassen wird, die Darbietungszeit angstauslösender Stimuli oder Situationen dafür aber in Marathonsitzungen durchgeführt wird, bis die Angst nachlässt. Die Technik eignet sich kaum für Depressive.
Zu **(B)**: Ein operantes Verfahren (operante Konditionierung, Belohnungslernen) würde voraussetzen, dass das Verhalten der Depressiven von einer anderen Person belohnt wird.
Zu **(C)**: Bei der kognitiven Verhaltenstherapie geht es um die Aufdeckung dysfunktionaler Gedankengänge und Aufbau sinnvoller Vorstellungen. Dies wird hier beschrieben.
Zu **(D)**: Die Psychoanalyse würde sich vordringlich bemühen, mit Hilfe von freier Assoziation verdräng-

te, unbewusste Ursachen aktueller Konflikte aufzudecken.
Zu **(E)**: Selbstbelohnung spielt bei der kognitiven Verhaltenstherapie eine gewisse Rolle, aber in dem Beispiel ist kein Modell geschildert, das die depressiven Patienten nachahmen.

H04

→ **Frage 2.92: Lösung B**

Zu **(A)**: Mit Biofeedbackgeräten werden physiologische Parameter (z. B. galvanischer Hautwiderstand, EEG, Atemrhythmus) akustisch oder visuell angezeigt.
Zu **(B)**: Die kognitive Verhaltenstherapie benutzt die Modifikation von Ursachenzuschreibungen und die Umkehr negativer Gedankengänge insbesondere zur Behandlung von ängstlichen, selbstunsicheren oder depressiven Menschen. Das wird in dieser Frage sehr sachkundig geschildert.
Zu **(C)**: Modelllernen: Lernvorgang durch Beobachtung eines Modells.
Zu **(D)**: Reizüberflutung („*flooding*"): Die beängstigende Situation wird bei leichteren Ängsten sofort in vollem Ausmaß herbeigeführt. Die Angstreaktion ermüdet dann irgendwann und der Patient lernt, dass ihm keine reale Gefahr droht.
Zu **(E)**: Systematische Desensibilisierung ist die am häufigsten angewandte Methode der Verhaltenstherapie.

F07

→ **Frage 2.93: Lösung D**

Zu **(A)**: Gegenargumente überzeugen eine Person nur selten; oft wird dadurch die eigene Position sogar noch gefestigt, da man gegen die Gegenargumente ja Gegen-Gegenargumente finden muss.
Zu **(B)**: Narratives Interview: Die Förderung des natürlichen Erzählflusses verstärkt eher das Hineinsteigern in die negative Sichtweise.
Zu **(C)**: Paradoxe Intervention (Symptomverschreibung): Einer Person mit einer neurotischen Störung wird eines ihrer Symptome geradezu verschrieben.
Zu **(D)**: Die kognitive Verhaltenstherapie analysiert destruktive Gedanken und bringt den Patienten dazu, diese zu hinterfragen. Hierzu dient der „sokratische Dialog", bei dem der Therapeut lediglich hinterfragt, ob die Gedanken des Patienten wirklich sinnvoll sind und ob es nicht vielleicht auch alternative Erklärungsmöglichkeiten gibt? Was macht Sie so sicher, dass Sie durchs Physikum fallen werden?
Zu **(E)**: Standardisierte Interviews beinhalten genau strukturierte Fragen in vorgegebener Reihenfolge. Eine Veränderung von Überzeugungen ist dadurch nicht zu erwarten.

II.27 Andere Therapieverfahren

Frau kommt vom Arzt. Ihr Mann fragt: „Na, was hat er gesagt?" Sie: „Ich hätte ein Porzellan-Syndrom." Er ruft sofort den Arzt an und fragt, was das ist. Der Arzt: „Ich konnte ihr doch nicht sagen, dass sie nicht alle Tassen im Schrank hat."
Haben Sie auch gerade ein Porzellan-Syndrom? Dann sollten Sie noch heute einen Psychotherapeuten aufsuchen. Aber welche Therapierichtung eignet sich? Neben den bisher vorgestellten Methoden gibt es Dutzende anderer Verfahren; einige sollen hier herausgegriffen werden.
Gestalttherapie: Begründer der Gestalttherapie waren Friedrich und Laura Perls. Sie begannen Ende der 1920er Jahre mit der Psychoanalyse, führten dann aber viele Veränderungen ein. Ihre Gestalttherapie beinhaltet ein ganzheitliches Konzept der menschlichen Natur. Die ganze Welt wird als zusammenhängender Verbund gesehen, wobei sich alle Elemente durch gegenseitigen Austausch beeinflussen. Die Gestalttherapie versucht die Selbstverantwortung anzuregen, indem sie den Betroffenen dazu animiert, sich selbst zu akzeptieren, auch mit negativ bewerteten Regungen. Die Behandlungsmethode untersucht aktuelle Verhaltensmuster und ihre Blockaden im „*Hier und Jetzt*". Das momentane Erleben steht im Vordergrund. Es geht nicht darum, eigene Gefühle zu beherrschen, sondern sich mit ihnen vertraut zu machen. Die Gestalttherapie arbeitet mit vielen Übungen. Entspannen Sie sich jetzt einmal und stellen Sie sich vor, Sie wären eine Pflanze. Warum sind Sie ausgerechnet ein stacheliger Kaktus? Blicken Sie sich in Ihrer Phantasiereise um, was sehen Sie? Was besagt es, dass Sie im Moment nur eine endlose, steinige, trockene Wüste vor sich sehen?
Psychodrama wurde von Jakob Levi Moreno (1889–1974) seit den 1920er Jahren entwickelt, beeinflusst durch Morenos Erfahrungen mit Rollenspiel und Stegreiftheater sowie durch seine soziometrischen Studien. Psychodramatische Szenen können plötzliche Krisen, innere Konflikte oder belastende Beziehungen abbilden. Mit Hilfe verschiedener Techniken wie Rollentausch, Doppeln, innerem Monolog, Spiegeln und vielen anderen Möglichkeiten werden Konflikte der Menschen in Szene gesetzt. Dem Psychodrama geht es u. a. auch um Erweiterung der soziodynamisch entwickelten Beziehungsfähigkeit. Stellen Sie zwei Stühle gegenüber. Setzen Sie sich auf den einen Stuhl und fühlen Sie sich in die Situation eines Prüflings hinein. Was denkt so jemand während der Prüfung. Was sind seine Ängste und Befürchtungen. Setzen Sie sich nun auf den anderen Stuhl und fühlen Sie sich in die Situation des Prüfers hinein. Was sind dessen Ängste und Befürchtungen? Wenn Sie die Situation des Proffs verste-

hen, der sich mehrere Stunden lang im Stakkato neue Fragen ausdenken muss, gehen Sie vielleicht als Student ganz anders in die Prüfung.
Das **Katathymes Bilderleben** wurde von Hanscarl Leuner entwickelt und basiert auf psychoanalytischen Techniken. Es handelt sich um einen gelenkten Tagtraum, bei dem der Patient mit geschlossenen Augen einer vorgegebenen Phantasie folgt, diese dann weiterführt und gleichzeitig dem Therapeuten davon berichtet. In Zusammenarbeit zwischen Patient und Therapeut wird der Sinn dieses Tagtraums dann psychoanalytisch gedeutet. Eine von Leuners Patientinnen berichtete in einer schwerer Lebenskrise während einer sol-chen Übung das Folgende: *„Ja, ich stehe auf dem Feld, und ich möchte in den Wald laufen, weil der Wald grün ist. Das Feld bedrückt mich, der Zaun bedrückt mich, er engt mich irgendwie ein; – er kommt, – er kommt auch immer näher auf mich zu, macht das Feld kleiner, und ich möchte auf den Wald zulaufen. Ich kann nicht, ich bin mit den Füßen verwurzelt in dieser verbrannten Erde, ich möchte die Füße heraus zerren aus dem Boden, aber es geht doch nur schwer. Der Boden ist zäh, und er zieht meine Füße immer wieder zurück, und der Zaun kommt langsam immer näher, und ich bekomme Angst, dass er mich ganz einschließt."*
Musik- und Tanztherapie: Die Musik- und Tanztherapie wurde in der 1940er Jahren entwickelt. Hören und Spielen von Musik wie auch Tanzen zieht physische und psychische Veränderungen nach sich, die befreiend wirken können. Die Therapie geht davon aus, dass jeder Mensch nach Selbstverwirklichung strebt und sowohl konservative wie auch progressive Elemente in sich trägt. Der Therapeut arbeitet mit dem vorhandenen Energiepotential, er fördert die gesunden Teile, stärkt das Selbstvertrauen und schafft dadurch eine Basis für Konfliktbearbeitung. Jeder kann Musik machen. Schalten Sie jetzt mal den iPOD aus, nehmen Sie sich einen umgedrehten Kochtopf und befreien Sie sich durch kreatives Trommeln von allen Ängsten und Zwängen. Achten Sie nicht auf Klingeln und Klopfen von Nachbarn. Werden Sie selbstbewusst!
Focusing wurde von Eugene T. Gendlin entwickelt. Diese körperorientierte Therapieform geht davon aus, dass nur der Körper weiß, wie sich Probleme „anfühlen" und wo die Ursache liegt. Durch die Wahrnehmung der Urkraft der Weisheit unserer Körpergefühle ergibt sich ein Prozess der persönlichen Veränderung. Hierbei nimmt der Patient Kontakt auf mit einer besonderen Art inneren körperlichen Bewusstseins, das Gendlin als *„felt sense"* bezeichnet. Der Betroffene entdeckt, dass sein Körper seinen eigenen Weg und seine eigene Antwort auf viele Ihrer Probleme findet. Falls Sie gerade Kopfschmerzen, Fußpilz oder eine andere Krankheit haben: Was will Ihr Körper Ihnen mit diesen Symptomen sagen?

Muskuläre Relaxation (=**Progressive Muskelentspannung** oder **Tiefenmuskelentspannung)** wird eingesetzt im Rahmen von systemat. Desensibilisierung, Stressimmunisierung, Schmerzbewältigung, Bluthochdruck, Asthma, Ängsten und Behandlung von Schlaf- und Sexualstörungen. Angst erzeugt Muskelverspannungen; 1930 drehte Edmund Jacobson diese Erkenntnis um: Durch Reduzierung der Muskelanspannung vermindern sich auch Ängste. Jacobson entwickelte aufeinander aufbauende, schnell erlernbare Übungen, die sich unauffällig in das Alltagsleben integrieren lassen. Ballen Sie Ihre rechte Hand kräftig zur Faust und spüren Sie einige Sekunden lang die Spannung in Ihrem Arm!!! Lassen Sie nun los, schließen Sie die Augen und spüren Sie möglichst intensiv den Zustand der Entspannung. Die einzelnen Übungen umfassen den gesamten Körper, sie führen dazu, dass man ein intensiveres Körpergefühl bekommt, sich willkürlich entspannen kann und kaum noch unter psychosomatischen Störungen wie prüfungsbedingte Kopf- oder Magenschmerzen leidet.
Das **Autogene Training** ist ein weiteres Entspannungsverfahren mit denselben Indikationsbereichen, aber auch gesunde Menschen nutzen es, um ihre Leistungs-Ruhe-Bilanz ausgewogener zu gestalten. Es wurde von dem Berliner Nervenarzt Prof. Dr. Schultz entwickelt. Autogenes Training ist eine Form der Selbsthypnose, d. h. der Übende gibt sich die Suggestionen selbst. Schultz legte sechs Grundübungen fest: 1. die Schwereübung (Muskelentspannung), 2. die Wärmeübung (Gefäßentspannung), 3. die Herzübung (Herzberuhigung), 4. die Atemübung (Atemberuhigung), 5. die Sonnengeflechtsübung (Regulierung der Bauchorgane), 6. die konzentrative Kopfübung (Stirnkühle). In der Mittel- und Oberstufe des AT kommt dann noch das Erleben geistiger Bilder dazu, in denen die vom Unterbewusstsein empfundenen Situationen symbolhaft zum Ausdruck kommen. Setzen Sie sich jetzt einmal hin wie ein Kutscher, der auf seiner Droschke eingeschlafen ist und denken Sie im Rhythmus des Atems: *„Ich bin ... ganz ruhig... Ich bin ...ganz ruhig ..."*
Meint die eine Mutter zur anderen: *„Mein Sohn meditiert neuerdings den ganzen Tag. Ich weiß zwar nicht genau, was das ist, aber sicher besser als Rumsitzen und Nichtstun..."* **Meditation** ist eine fernöstliche Entspannungstechnik. Sie wird im Schneider- oder Lotussitz durchgeführt. Das Denken reduziert sich im Rhythmus der Atmung auf ein Mantra (ein bedeutungsloses Wort wie z. B. *„Ommmmm"*), alle anderen Gedanken werden sanft aber beharrlich beiseite geschoben. Man gerät in einen tiefentspannten Trancezustand; es tauchen Traumbilder und Erinnerungen aus längst vergessen geglaubten Zeiten auf. Über Ausschüttung von körpereigenen Opiaten gerät der Meditierende schließlich in den euphorischen Zustand der vollkommenen Erleuch-

tung und erkennt, dass man diese ganze dämliche Welt mit all ihren kleinkrämerischen Problemen echt nicht so besonders ernst nehmen kann. Das meditative Glücksgefühl kann so massiv sein, dass die Rückfallquote von Drogen-Junkies, die das Meditieren erfolgreich erlernt hatten, nur noch schwindend gering war.

Biofeedback („*Feedback*", engl. = Rückmeldung): Bewusstes Herbeiführen einer körperlichen Entspannung vermindert Angst (auch Prüfungsangst!). Angestrebt wird eine willkürliche Kontrolle über normalerweise schwer beeinflussbare vegetative Körperfunktionen, indem man diese für den Patienten mit speziellen Biofeedback-Geräten akustisch hörbar oder über einen Monitor sichtbar macht. Beeinflusst werden können z. B. galvanischer Hautwiderstand (→ Neurodermitis), Herzfrequenz (→ Herzphobie), Blutdruck (→ Stress-Hypertonie), Atmung (→ Asthma) usw. Beim Spannungskopfschmerz z. B. vermutet man den Schmerzauslöser unter anderem in einem zu hohen Muskeltonus der *Arteria temporalis*. In der Tat hilft gegen diesen Schmerz ein Biofeedback-Training, das die Erschlaffung der glatten Muskulatur dieser Arterie trainiert.

Mind Machines, **Brain-Mentalsysteme** oder **Audiovisual Entrainment** bieten über Kopfhörer phasenförmige Frequenzen dar (z.T. mit Musik untermalt) und arbeiten mit Lichtstimulation durch eine Brille mit LEDs, die direkt vor dem geschlossenen Auge mit bestimmten Impulsraten flackern. Beides soll insbesondere EEG-Alpha-Wellen fördern. Hierdurch kommt es, je nach Programm, zur Stimulation oder zu einer tiefen Entspannung. Menschen, denen Meditation oder Autogenes Training zu langweilig ist, kommen mit dieser technischen Komponente mitunter besser zurecht. Es entsteht ein sonderbarer Versenkungszustand mit faszinierenden akustischen und visuellen psychedelischen Effekten.

Prof. Persinger entwickelte ein Gerät, in dem Magnetspulen schwache, rotierende magnetische Felder rund um die beiden Schläfenlappen erzeugen, um gezielt die entsprechenden Gehirnregionen zu stimulieren. Freiwillige, die sich diesen Helm auf den Kopf gesetzt hatten, berichteten anschließend von Selbstentfaltung, psychischer Befreiung, gestiegenem Selbstbewusstsein, Halluzinationen und spirituellen Erlebnissen. Eine Light-Version wird z. B. als 8-Coil **Shakti-Set** an Interessierte verkauft.

Subliminals sind visuelle oder auditive Reize, die unterschwellig dargeboten werden, d. h. zu schnell oder zu leise, um wirklich bewusst erkannt zu werden (s. Lerntext I.32). Genutzt wird der Effekt in Entspannungs-CDs, in denen unter der Musik kaum wahrnehmbar bestimmte Sätze suggerieren, dass man künftig immer ruhig und ausgeglichen ist.

Hypnose ist bei weitem nicht so mystisch wie die meisten Menschen glauben, denn Trancezustände sind jedem geläufig, z. B. schaltet sich das bewusste Denken beim Tanzen, beim Marathon-Lauf, beim Sex, während der Meditation oder auch bei einem sehr guten Kinofilm oft völlig ab. Dass wir in Trance waren, merkt man oft erst, wenn man plötzlich auf eine Sachfrage antworten muss und erst von ganz tief unten wieder hochtauchen muss, um einen klaren Satz zu formulieren. Die hypnotische Trance ist ein von einem Therapeuten induzierter Zustand der tiefen Entspannung, der sich vom Schlaf abgrenzen lässt, da die Person auf Umweltreize reagiert. Das Bewusstsein ist bei der Hypnose stark eingeengt und die Aufmerksamkeit auf eine innere Bilderwelt gelenkt, trotzdem werden gegebene Suggestionen gut wahrgenommen. Der Ablauf der Hypnose kann eingeteilt werde in: 1. die Hypnoseeinleitung, 2. die Phase der therapeutischen Suggestionen und 3. die Rückführungsphase. Die Wirkung der Hypnose kann so stark sein, dass man z. B. Operationen ohne Narkose durchführen kann. Willenlos ist der Hypnotisierte keinesfalls und auch posthypnotische Aufträge ohne Billigung des Betroffenen sind unmöglich.

Desensitisierung wird bei posttraumatischen Belastungsstörungen eingesetzt, um Bilder von grauenvollen Erinnerungen in ihrer Wirkung abzuschwächen. Bekannt ist die Blickbewegungs-Desensitisierung im Rahmen der **EMDR** (*Eye Movement Desensitization and Reprocessing* nach Shapiro). Bei der Aufarbeitung belastender Erinnerungen (sex. Missbrauch, Unfälle, Katastrophen) bewegt der Therapeut einen Finger systematisch vor den Augen des Patienten hin und her; dies erzeugt einen gewissen Trance-Zustand und erleichtert die Durcharbeitung des Traumas; der Patient wird zum Ausleben der aufkommenden Emotionen ermuntert, muss aber nach der Sitzung wieder stabilisiert werden.

Viele psychische Erkrankungen entstehen durch **Mobbing** (sozialer Ausschluss durch Arbeitskollegen), **Bossing** (Schikane durch den Chef) oder **Bullying** (Hänseln in der Schule). Die **Systemtheorie** sieht nicht den Menschen als isoliertes Einzelwesen, sondern sie versteht ihn als Gruppenwesen, der in ein soziales Umfeld eingebettet ist. Die **systemische Therapie** behandelt daher nicht das Individuum, sondern eine Gruppe (z. B. Schulklasse, Arbeitsteam). Gute Gruppen zeichnen sich durch hohe Flexibilität aus, d. h. sie verarbeiten Änderungen problemlos. Mangelhafte Systeme dagegen sind starr und gegenüber Veränderungsversuchen völlig unbeweglich. Meist werden falsche Verhaltensweisen stur beibehalten, obwohl sie sich längst als fehlerhaft erwiesen haben. Ausscheidende Mitglieder hinterlassen Lücken, neue Personen werden misstrauisch beäugt. Solche Strukturen werden durch bestimmte Interaktionsmuster auf-

recht erhalten, die der Therapeut dann durch Interventionen verändert.
Familientherapie basiert auf denselben Annahmen wie der systemische Ansatz. B.: Ein junges Mädchen wird nicht magersüchtig, weil sie selbst psychisch krank ist, sondern weil sie durch die Symptomatik die zerstrittene Ehe der Eltern kitten kann, die gezwungen sind, sich über ihre Tochter Sorgen zu machen. Oft gibt es in Familien starre Bündnissysteme von zwei oder drei Personen gegen eine oder zwei andere. In gesunden Familien bilden die Eltern ein Bündnissystem, die Kinder ein anderes, die Großeltern ein drittes. In desolaten Familien agiert z. B. die Mutter mit ihren Kindern gegen den Vater, der mit seiner Mutter verbündet ist. Häufig ist die Umleitung eines Konfliktes auf einen unschuldigen Dritten. Beispiel: Eine Ehefrau entdeckt in der Jackettasche ihres Mannes zwei abgeknipste Kinokarten für den Film „Kamasutra". Statt mit ihm darüber zu reden projiziert sie ihre zerbröckelnde Ehe auf den Sohn, der gerade mit einer „6" in der Mathe-Arbeit nach Hause gekommen ist und „rettet" den Familienzusammenhalt, indem sie ihren Filius nun als das Sorgenkind identifiziert und dessen Interesse im Blickpunkt steht. Oft besteht **Kollusion**, ein unbewältigter Grundkonflikt, bei dem ein Ehepartner stets die gegenteilige Rolle des anderen übernimmt; gleichzeitig sind beide aber auf die gegenteilige Polarität des anderen angewiesen.

Klinischer Bezug
Ärzte sind oft die erste Anlaufstelle für Menschen mit psychischen Störungen. Und müssen entscheiden, ob und an welche Therapiemethode der Patient überwiesen werden soll.

F00 ■

→ **Frage 2.94:** Lösung A

Zu **(A)** und **(C)**: Siehe Lerntext II.27.
Zu **(B)**, **(D)** und **(E)**: Siehe Lerntext II.26.

F99

→ **Frage 2.95:** Lösung E

Zu **(A)–(D):** Mit Biofeedbackgeräten werden physiologische Parameter (z. B. galvanischer Hautwiderstand, EEG, Atmung, Herzschlag usw.) akustisch oder visuell angezeigt. Der Patient soll z. B. lernen, sich zu entspannen, bei Aufregung gibt das Gerät z. B. einen Pfeifton von sich (unangenehme Konsequenz), bei Ruhe ist es still (angenehme Konsequenz).
Zu **(E):** Geschildert wird das Milgram-Experiment zum Gehorsam. Dass sich hierdurch nur selten eine Entspannung der Versuchsperson erreichen lässt, dürfte klar sein.

2.5 Besondere medizinische Situationen

2.5.1 Intensivmedizin

II.28 Intensivmedizin

„Und wenn ein Mensch in seiner Qual verstummt, gab mir ein Gott zu sagen, was ich leide." (J. W. von Goethe).
Die Konfrontation des Arztes mit Qual, Schmerzen, Entstellung, Tod und Trauer stellt Belastungsmomente dar, die in keinem anderen Job auftauchen. Der ärztliche Beruf stellt daher im wahrsten Sinne des Wortes eine „Berufung" dar, der nicht jeder gewachsen ist. Den Anblick eines schwerverletzten Unfallopfers oder eines glatzköpfigen, krebskranken Kindes muss man zunächst einmal ertragen lernen. Eine Kumulation von Leid findet man auf **Intensivstationen** (**„intensive care unit"**); hier herrscht eine permanente Notfallsituation, in der lebensbedrohlich erkrankte Patienten versorgt werden. Wesentliche psychosoziale Belastungsmomente (**ICU-Syndrom**) für den Patienten sind: Todesangst; Gefühle der Hilflosigkeit und des Ausgeliefertseins; starke Schmerzen; Schwäche und Bewegungsunfähigkeit (oft Lähmungsgefühle durch Medikamente, die der Patient aber häufig als bleibende Schädigung fehldeutet); chronischer Schlafentzug durch Störungen (z. B. Notfälle), Lärm (z. B. EKG-Piepsen) und ständiges helles Licht. Andererseits besteht sensorische Monotonie: manche Patienten blicken stundenlang nur in eine Richtung, da sie sich nicht selbst umdrehen können. Viele Betroffene zeigen Symptome eines hirnorganischen Psychosyndroms („HOPS") mit Gedächtnisproblemen: Der Patient kann sich nicht merken, warum er sich auf der Intensivstation befindet, bei jedem Aufwachen ist er erneut desorientiert. Folge

sind Fehlinterpretationen bis zu Halluzinationen und Wahnvorstellungen; fehlende zeitliche Orientierungsmöglichkeiten. Oft bestehen starke Durstgefühle. Panische Furcht vor dem Abstellen des Beatmungsgerätes (z. B. zum broncho-trachealem Absaugen oder Umstellen auf Spontanatmung). Unfähigkeit zu kommunizieren (durch Beatmungsgerät!), dadurch auch keine Möglichkeit nach Ursachen, Zustand und Überlebenschance zu fragen. Meist besteht eklatanter Mangel an Information, besonders bei (scheinbar) komatösen Patienten, denen nichts erklärt wird. Verlust der Intimsphäre. Zukunftsängste.

Über ihre Erinnerungen an den Aufenthalt auf der Intensivstation berichtete mir eine Patientin einmal: *...und da mein allgemeiner Zustand so schlecht war, bin ich sechs Wochen künstlich beatmet worden. Mein Mann ist jeden Tag von Lübeck nach Hamburg gekommen und hat mich besucht. Ich habe zwar bemerkt, dass er da war, und er hat mir das auch bestätigt, denn er hat gesagt, als er mich auf der Intensivstation besucht hat, wären die ganzen technischen Anlagen ruhiger geworden. Das Gepiepe hätte etwas nachgelassen. Und mein Mann hat dann neben mir am Bett gesessen und hat auf mich eingeredet und mich auch gestreichelt. Ich habe das gemerkt, aber ich konnte mich nicht bemerkbar machen. Das Grausamste war, dass dann eine Stimme ertönte, die zu meinem Mann sagte: „Fahren Sie nach Hause, Ihre Frau bekommt das sowieso nicht mit, die liegt im Koma." Ich konnte mich nicht verständlich machen, weil ich den Tubus drinnen hatte, und ich konnte mich nicht bewegen. Es ging nicht, auch wenn ich mich noch so sehr bemüht habe, ich hatte einfach nicht die Kraft dazu. Vor allem, was schlimm war, wenn man dalag, alle paar Stunden kam jemand, riss einem die Augenlider auf und leuchtete mit der Taschenlampe rein. Da hab ich immer gedacht: „Kucken die jetzt, ob Du schon tot bist?" Das kann gar keiner nachvollziehen.* (aus: Kasten, 1993).

Möglichkeiten der Verbesserung der Situation des Intensivpatienten:

- Bezug zur Realität fördern: ständige Aufklärung über Ursache des Krankenhausaufenthaltes und über den Zustand. Orientierungshilfen: Uhr und Kalender im Blickfeld. Lichtverhältnisse im Tag-Nacht-Rhythmus dämpfen. Patienten mit vollem Namen ansprechen.
- Geräuschpegel soweit möglich senken.
- Bei Krisen, Notfällen, Geräteversagen den Patient aufklären was passiert ist. Das Versagen einer Maschine bewirkt panische Angst.
- Patient nicht nackt aufgedeckt liegen lassen, Stellwände schaffen eine gewisse Privatsphäre, Bilder von Verwandten o. ä. im Blickfeld.
- Besonders beim beatmeten, aber bewussten Patienten unbedingt Möglichkeiten zur Kommunikation aufrechterhalten, z. B. Augenblinzeln für ja/nein, Schreibzeug am Bett, Kommunikationskarten oder -tafel. Auch mit dem (scheinbar) bewusstlosen Patienten immer wieder reden.
- Fachsprache vermeiden: Einfache Informationen vermitteln und ständig wiederholen.

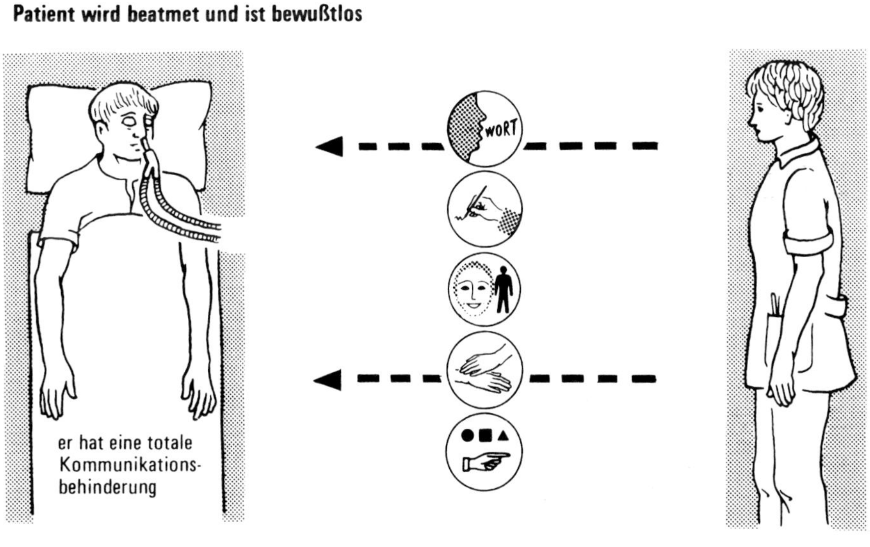
Patient wird beatmet und ist bewußtlos
WORT
er hat eine totale
Kommunikations-
behinderung

Abb. 2.**11** Eingeschränkte Kommunikationsmöglichkeiten bei einem beatmeten, schwerverletzten Patient. Dennoch kann man Kontakt aufnehmen. [Aus: Hannich, Wendt & Lawin, 1983: Psychosomatik in der Intensivmedizin, Thieme-Verlag]

- Bei frischeingelieferten Patienten muss der Arzt sich jedesmal wieder vorstellen, bis er sicher ist, dass der Patient ihn wiedererkennt.
- Alle Verrichtungen am Patienten oder Veränderungen an den Geräten vorher ankündigen und dem Patienten genau erklären, was dadurch passieren wird. Beim broncho-trachealen Absaugen versichern, dass danach das Beatmungsgerät wieder eingeschaltet wird.
- Langeweile ist für den bewussten, genesenden Patienten eines der größten Probleme. Abhilfe z. B. Radio mit Kopfhörer, leichte gymnastische Übungen, Massagen, Gespräche, Vorlesen (Angehörige miteinbinden) oder Aufrichten.
- Besuche der Angehörigen fördern. Diese haben oft das Gefühl, sie würden im Stationsablauf stören. Sie können aber das Personal entlasten und zur besseren Heilung beitragen, indem sie beim Patienten bleiben. Dies gibt dem Patienten ein Gefühl der Sicherheit. Man sollte den Angehörigen zeigen, dass sie durchaus erwünscht sind.
- Vor großen. Operationen, wenn davon ausgegangen werden kann, dass der Patient beatmet auf der Intensivstation wieder aufwacht, sollte man ihm möglichst alles vorher zeigen, z. B.: Beatmungsgerät, Kommunikationsmöglichkeiten, EKG-Monitor. Die persönliche Beziehung zum Arzt oder zu einzelnen Schwestern der Intensivstation reduziert seine Angst.
- Die Phase des Aufwachens ist der gravierendste Moment, da der Patient zunächst völlig desorientiert ist, meist Schmerzen hat und nicht sprechen kann (Intubation, Beatmungsgerät). Den Patient in diesem Augenblick keinesfalls alleine lassen.

Klinischer Bezug

Auch wenn in der Intensivpflege der Kampf um das nackte Überleben des Patienten vorrangig ist, darf man nicht vergessen, dass hier ein Mensch mit all seinen Gefühlen und Ängsten behandelt wird und sollte versuchen, dem Patienten Sicherheit und Hoffnung zu vermitteln.

H02

→ **Frage 2.96: Lösung C**

Zu **(A)**: Ein Appetenz-Appetenz-Konflikt verlangt zwei gleichstarke positive Handlungsziele, von denen aber nur eines erreicht werden kann. Die Ärztin ist hier sicherlich nicht im Konflikt zwischen zwei positiven Alternativen. Bestenfalls könnte es sich um einen Aversions-Aversions-Konflikt handeln: Lässt man ihn am Leben, leidet der Patient; stirbt er, leiden normalerweise die Angehörigen.

Zu **(B)**: Interrollenkonflikt: Eine Person ist gleichzeitig Träger mehrerer Rollen (Arzt, Ehemann, Vorsitzender des Brieftaubenzüchtervereins ...). Die unterschiedlichen Erwartungen, die von Außenstehenden an diese Rollen gestellt werden, können kollidieren. Die Ärztin ist hier nur in der Rolle als Medizinerin, ihre anderen Rollen (Hausfrau, Ehefrau usw.) werden nicht erwähnt.

Zu **(C)**: Beim Intra-Rollenkonflikt liegen Erwartungen mehrerer Umweltinstanzen an den Träger einer Rolle vor. In der Rolle als Ärztin einer Intensivstation wird die Frau widersprüchlichen Anforderungen ausgesetzt.

Zu **(D)**: Kollusion: Zusammenspiel von zwei oder mehr Personen in einem sozialen System. 1. Oft im Sinne eines geheimen Einverständnisses benutzt, 2. in der Familientherapie wird der Ausdruck benutzt für eingespielte Schemen, welche die Ehepartner nicht durchschauen und daher auch nicht daraus ausbrechen können.

Zu **(E)**: Rollendistanz: Der Träger eine Rolle distanziert sich von dieser Rolle (z. B. studentenfreundlicher, netter Prüfer).

2.5.2 Notfallmedizin

II.29 Notfallmedizin

Am frühen Sonntagmorgen begrüßt mich heute die örtliche Tageszeitung mit der Nachricht eines schweren Verkehrsunfalls auf der A1 Richtung Hamburg. Für eine 18jährige Lübeckerin kam jede ärztliche Hilfe zu spät, hieß es im Journalistendeutsch. Medizinische Interventionen umfassen häufig Notfallsituationen, in denen die rasche Versorgung von lebensbedrohlich Erkrankten massiven Stress erzeugt. Solche **Notfalleinsätze** erfordern eine paramilitärische Organisation mit sofortiger Befolgung von Befehlen. Medizinisches Personals, das solchen Situationen berufsmäßig ständig ausgeliefert ist, unterliegt diversen Belastungsmomenten. Die Liste ist lang und spätestens an dieser Stelle sollten Sie sich noch einmal gründlich überlegen, ob das wirklich Ihr Traumberuf ist: Überstunden, Schlafstörungen durch Schichtdienst, Wochenend- und Feiertagsarbeit, Bereitschaftsdienst, keine geregelten Pausen (Pieper beim Mittagessen!). Ungleichmäßiges Arbeitstempo mit unvorhersehbaren Notfallsituationen und Zeitdruck. Aufwändige Arbeitsanforderung, die hohe Konzentration verlangt. Problematische Arbeitsbedingungen, z. B. ständig hohe Raumtemperaturen, Klimaanlagen, zu große Stationen, aber z.T. auch räumliche Enge. Soziale Beziehungen sind durch permanente Notfallsituationen oft aggressiv getönt. Ärzte und Pflegepersonal stehen mit einem Bein im Gefängnis: ein Fehler kostet hier unter Umständen einem Menschen das Leben. Bewusste Entscheidungen über Leben und Tod treffen müssen. Ständige Konfrontation mit schwerverletzten, verstümmelten oder sterbenden Menschen. Problematischer Umgang mit Angehörigen der Patienten, die oft verstört und mitunter aggressiv sind. In der Ausbildung gibt es teilweise große Diskrepanzen zwischen theoretischem Unterrichtsstoff und praktischen Anforderungen. Durch ständige Arbeitsüberlastung kaum Zeit für Gespräche mit Patienten. Auch die Betreuung des Personals ist ungenügend, es gibt zu wenig Zeit zum Besprechen von Belastungen und kaum Psychologen für das medizinische Personal. Die Bezahlung ist in Zeiten der Kostendämpfung im Gesundheitswesen heute auch nicht mehr das, was sie mal war. Schnelle Entlassung oder Verlegung der Patienten erschwert den Aufbau von sozialen Beziehungen, dadurch entfällt das Miterleben des Heilungserfolges.

Typische Folge eines Berufs, der die Betroffenen körperlich und psychisch auslaugt, ist das **Burn-out**-Syndrom. Es kennzeichnet sich durch massive Erschöpfung, häufige Krankmeldungen, ständiger Wechsel des Personals, Distanzierung zum Patienten, Beziehungsunfähigkeit, Patient wird nur noch als Objekt gesehen, vermehrte Hinwendung zur Apparatemedizin, Aktivismus, Verleugnung eigener Gefühle: rauer Ton oder deplatzierter Humor beim Umgang mit Schwerkranken, Verschiebung des Interesses zu anderen Bereichen (z. B. Familie, Hobbys, usw.). Burn-out erzeugt ein hohes Risiko für psychische Krankheiten wie Depression, Suizid und Suchtverhalten.

Klinischer Bezug

Medizinische Psychologie stellt sehr stark den Patienten in den Vordergrund des Interesses, aber ebenso besteht die Ärzteschaft und das medizinische Pflegepersonal aus Menschen, die starken Belastungen unterworfen sind.

H00

→ **Frage 2.97: Lösung A**

Zu **(A):** In dem Buch *„Die hilflosen Helfer"* schildert W. Schmidtbauer genau diese Problematik. Das hat aber nichts mit dem Burnout-Syndrom zu tun.

Zu **(B)**, **(C)**, **(D)** und **(E):** Burnout, das Gefühl des *„Ausgebranntseins"*, entsteht durch längerdauernde berufliche Überlastung insbesondere in sozialen und medizinischen Berufen und führt zu Krankheiten.

2.5.3 Transplantationsmedizin

II.30 Transplantationsmedizin

Fernsehserien wie der *Six-Million-Dollar-Man* und *Bionic-Women* zeigten fiktive Menschen, deren Körper fast nur aus Ersatzteilen bestand. Was macht die Identität eines Menschen aus? Niere, Herz, Leber, Retina, Knochenmark, Lunge, Finger und Zehen werden schon lange transplantiert. Im Frühjahr 2006 kam eine Französin, deren Gesicht von einem Hund zerfleischt worden war, das Antlitz einer Verstorbenen übertragen. Wenige Operationen wecken so viele ethische Fragen wie die **Transplantationsmedizin**. Auch die Frage nach der **Organentnahme** bei einem gerade Verstorbenen oder sogar bei einem Menschen, der hirntot ist, aber von der Intensivmedizin noch am Leben erhalten wird, stellt Ärzte vor große moralische Probleme.

Belastend für alle Erkrankten ist die Wartezeit, bis sich ein geeignetes Spendeorgan findet. Für die Empfänger fremder Organe kann es allerdings auch problematisch sein, mit dem Organ eines Toten leben zu müssen. In einer Langzeitstudie an Patienten mit Herztransplantationen zeigte sich trotz bleibender körperlicher Beschwerden eine hohe Lebenszufriedenheit der Patienten. Behandlungsbedürftige psychische Probleme bestanden bei 15 % der Betroffenen. Mortalität und Morbidität ließen sich durch depressive Stimmungen und Probleme der Compliance voraussagen.

Noch kritischer ist die Frage, wer ein Transplantat erhält und wer nicht. Ist es sinnvoll, bei einem trockenen Ex-Alkoholiker mit Leberzirrhose eine Lebertransplantation durchzuführen? Sollte ein Patient, der viele offenkundige Risikofaktoren (Rauchen, Bewegungsarmut, Übergewicht, Stress usw.) auf sich vereint, eine Herztransplantation erhalten?

Weitere Probleme dagegen wirft die Transplantation auf, wenn es sich um Spendeorgane naher Verwandter handelt (z. B. Niere oder Leber-Teilspende). Ohne Gewissheit, dass das Organ später wirklich funktioniert, reduziert hier ein naher Verwandter seine eigene körperliche Intaktheit. Zunehmend mehr wird hierbei auch eine psychologische Evaluierung der Eignung von Spender und Empfänger durchgeführt.

F03

→ **Frage 2.98: Lösung B**

Zu **(A)**: Isolierung: Ein verbotenes Bedürfnis wird in Gedanken oder durch eine symbolische Handlung teilbefriedigt. Diese Befriedigung wird jedoch isoliert, sie wird als fremd, nicht zur eigenen Person gehörig, erlebt.

Zu **(B)**: Projektion: Ein verbotenes Bedürfnis wird auf Personen der Umgebung projiziert, dort wahrgenommen und oft stellvertretend bestraft. Die Unsicherheiten wegen der Organspende werden von der Ehefrau hier auf den Psychologen projiziert.
Zu **(C)**: Sublimierung/Sublimation: Aus primitiven Formen der Triebbefriedigung werden höhere, sozial akzeptierte Formen gebildet.
Zu **(D)**: Ungeschehenmachen: Verbotene, aber bereits durchgeführte Triebhandlungen werden symbolisch ungeschehen gemacht, z. B. übertriebene Reinlichkeit bei Schuldgefühlen wegen sexueller Handlungen wie Masturbation.
Zu **(E)**: Verdrängung: Nicht oder nur unter Strafe zu befriedigende Bedürfnisse können verdrängt werden.

H01 ■

→ **Frage 2.99: Lösung A**

Zu **(A)**: Aus dem klassischen Rollenverständnis von Arzt und Patient ergibt sich, dass die Beziehung zwischen Arzt und Patient oft *asymmetrisch* ist: Der Arzt tritt als Fachautorität auf (Wissen, Kompetenz), mit hohem Sozialstatus und gibt sich in der Position des Gebenden. Der Patient kommt besorgt, durch seine Krankheit behindert und in der Position des Nehmenden. Bereits hierin liegt beträchtliches Konfliktpotential.
Zu **(B)**: Beziehungsfalle (*„double-bind"*): Bei der Doppelbindung befindet sich die aufgeforderte Person in einer Zwickmühle zwischen widersprüchlichen verbalen und nonverbalen Aufforderungen (paradoxe Kommunikation) und kann nur falsch handeln (Opferposition).
Zu **(C)**: Hawthorne-Effekt: Das Wissen darüber, an einer wissenschaftlichen Untersuchung teilzunehmen, verändert bereits das Verhalten.
Zu **(D)**: Von iatrogener Fixierung (griech. *iater* = Arzt) spricht man, wenn Patienten durch ärztliche Einstellungen und ärztliches Handeln dazu gebracht werden, an bestimmten Einstellungen, Krankheiten und Ängsten festzuhalten.
Zu **(E)**: Übertragung: Der Patient verhält sich gegenüber dem Analytiker, wie er sich Personen gegenüber in seiner frühen Kindheit verhalten hat („biografische Übertragung"). Die Übertragung kann positive oder negative Gefühlstönung haben.

2.5.4 Onkologie

II.31 Onkologie

Der Krebs geht bekanntlich zwei Schritte vor und einen zurück. Da kennzeichnet auch die Situation der Krebskranken: Ein beständiger Wechsel zwischen Lebensangst und Hoffnung, Enttäuschung und euphorischem Glück. Jeder dritte Mensch erkrankt an Krebs und jeder fünfte stirbt daran. Krebserkrankungen (220.000 im Jahr 2008) sind in Deutschland die zweithäufigste Todesursache nach Tod infolge von vaskulären Erkrankungen (z. B. Herzinfarkt, Schlaganfall, 350.000 im Jahr 2008). Bei mehr als der Hälfte geht man aber davon aus, dass eine gesunde Lebensführung die Erkrankung hätte verhindern können. Rauchen und Alkohol sind bekannte Risikofaktoren, aber wie sieht es bei Ihnen aus mit Sonnenbrand oder Solarium? Treiben Sie regelmäßig Sport? Essen Sie viel Obst? Sind Sie normalgewichtig? Nehmen Sie Hormonpräparate? Haben Sie viel Stress? Sind Sie ausreichend an der frischen Luft (Vitamin D ist krebshemmend)?

Auf der Suche nach den Ursachen dieser Erkrankung glaubte man auch psychische Anteile gefunden zu haben. So sah Wilhelm Reich Krebs als *„Sexual-Stauungsneurose wegen unerledigter somatischer Erregung"*. Overbeck (1984) hielt Krebs für einen *„unbewussten Selbstmord"* durch gehemmte sexuelle und aggressive Energie. Georg Groddeck meinte sogar, der Tumor repräsentiere eine unbewusst gewünschte, aber verbotene Schwangerschaft. Noch in den 80er Jahren wurde (analog zum Typ-A/Typ-B Konzept) eine **Typ-C**-Persönlichkeit mit hohem Risiko für Krebserkrankung postuliert. Diese sollte depressiv und antriebsgehemmt sein, unfähig Ärger zu zeigen und auf Verlusterlebnisse mit Hoffnungslosigkeit reagieren. Spätere Studien konnten dieses Konzept nicht bestätigen. Eine typische *„Krebspersönlichkeit"* gibt es nur in der Astrologie. Psychisch spielt aber insofern doch eine Rolle, da manche Menschen eindeutig bekannte Risikofaktoren nicht vermeiden, sondern bewusst in Kauf nehmen. Die Spatzen pfeifen heute von den Dächern, dass Rauchen nicht nur das Risiko für Lungenkarzinom erhöht, sondern für fast alle anderen Krebsarten auch. Können Sie mir auch nur einen einzigen logischen Grund sagen, trotzdem zu rauchen?

Die Wahrscheinlichkeit an Krebs zu erkranken ist umso höher, je mehr der folgenden Risikofaktoren aufeinander treffen:
- Physikalische Einflüsse (z. B. Radioaktivität, viele Sonnenbrände).
- Chemische Einflüsse (z. B. Teerstoffe in Zigaretten, Kohlenwasserstoffe, Formaldehyd, Fleckentferner, Insektizide, Pestizide, Asbest).
- Genetische Einflüsse, erbliche Komponente (z. B.: *breast-cancer-gene*).

- Krebserzeugende Viren (z. B. Eppstein-Barr-Virus, Hepatitis-B-Virus, Papillom-Virus).
- Hohes Lebensalter (über dem 60. Lebensjahr nimmt das Risiko sprunghaft zu).
- Schwaches Immunsystem.

Sklar & Anisman transplantierten schon 1979 kanzeröses Gewebe bei Mäusen und untersuchten die Auswirkungen von Stress. Gestresste Tiere zeigten schnelleres Tumorwachstum und starben früher. Wie kann Stress zu Krebs führen? Zwischen **Immunschwäche** und **Krebsrisiko** besteht ein enger Zusammenhang. Patienten, die immunsuppressive Medikamente bekommen (z. B. nach Transplantationen) oder auch AIDS-Patienten erkranken deutlich häfiger an Krebs. Dauerstress hat immunsuppressive Wirkung. Im Verlauf von Stress kommt es zur Cortisonausschüttung, die immunsuppressive Wirkung hat (das chemisch identische Medikament Kortison wird gegen allergische Reaktionen und nach Transplantationen eingesetzt). Offenbar erkennt das Immunsystem in vielen Fällen entartete Zellen und zerstört diese, bevor sich ein Tumor entwickelt. Das durch Stress oder andere Faktoren geschwächte Immunsystem übersieht die Krebszelle.

Sandra, eine 32-jährige Brustkrebs-Patientin berichtet: *Als ich nach der Operation aufwachte, saß mein Mann bei mir am Bett. Ich erinnerte mich, dass dann die Ärztin ins Zimmer gelaufen kam und fragte, ob schon jemand mit mir gesprochen hatte. Durch die Narkose war ich noch benommen und murmelte: „Nein." Sie sagte: „Schade, schade, aber wir mussten Ihnen die Brust entfernen." Sie warf mir das einfach so ohne Vorwarnung an den Kopf. Mein Glück in diesem Moment war, dass mein Mann bei mir im Zimmer war. „Das kann doch gar nicht wahr sein, was du gerade gehört hast", war mein aller erster Gedanke. Ich weiß nicht, wie viel Zeit verstrich, aber irgendwann fing ich an zu weinen. Richtig begriffen hatte ich das ganze aber immer noch nicht. Darum kann ich auch nicht sagen, wie mein Mann Volker auf die Nachricht reagierte. Kurz danach schlief ich wieder ein. Jedesmal wenn ich aufwachte, musste ich überlegen, ob ich nur schlecht geträumt hatte oder es wahr ist, dass ich nur eine Brust besitze. Zeit zur Auseinandersetzung mit dieser Vorstellung hatte ich nicht, denn unter der Nachwirkung der Narkose dämmerte ich immer wieder weg. Aber irgendwann verliert auch die stärkste Narkose ihre Wirkung und ich konnte nicht länger im Schlaf Vergessen suchen.* (aus: A. Hasse: Neun Frauen und ich. Mikado, 2000).

Obwohl viele Krebsarten heute heilbar sind, weckt diese Diagnose noch immer massives Entsetzen. Zu wissen, an Krebs erkrankt zu sein, stellt einen massiven Stressfaktor da. Nützt Psychotherapie bei Krebserkrankungen? Die klassische Untersuchung hierzu stammt von Spiegel, Bloom & Yalom (1981), die eine wöchentliche Gruppentherapie bei Brustkrebs-Patientinnen durchführten. Diese umfasste insbesondere: Aussprache über Ängste, Trostgebung, Erlernen von Selbsthypnosetechniken und Schmerzbewältigungstraining. Hierdurch kam es bei den Patientinnen zur Reduzierung von Angst und Depression. Mehrere Nachuntersuchungen zeigten eine höhere Überlebenszeit der Therapiegruppe. Insbesondere wenn es gelang, bei den Betroffenen das Gefühl der Hilflosigkeit zu vermindern und ein ***„Fighting spirit"*** zu wecken, kam es zu Verneinung der Tumorangst, besserer Meisterung von Alltagsproblemen und Minderung von Depressionen.

Klinischer Bezug

Infolge steigender Lebenserwartung nimmt die Anzahl Krebskranker sprunghaft zu. Obwohl viele Karzinomarten heute gut behandelbar sind, ist Krebs dennoch eine der gefürchtetsten Erkrankung und löst eine ganze Reihe psychischer Veränderungen aus. Neben der medizinischen bedürfen die Betroffenen daher auch der psychotherapeutischen Hilfe.

H05 F04

→ **Frage 2.100: Lösung C**

Zu **(A)**: Dissonanz: Im selben Individuum stehen zwei Erkenntnisse im Widerspruch (=kognitive Dissonanz), die mit einer Erklärung in Eintracht gebracht werden müssen, um kognitive Konsonanz zu erreichen. Beispiel: „Ärzte sollten ihren Patienten gegenüber sehr ehrlich sein" und „Ich habe diesem Patienten nicht die Wahrheit über den Ernst seiner Erkrankung gesagt"=kognitive Dissonanz. Durch „Diese Notlüge war nur zum Schutz des Patienten, damit er sich nicht selbst aufgibt" wird kognitive Konsonanz erreicht.

Zu **(B)**: Fatalismus (Form der unangemessenen Krankheitsverarbeitung): aufgeben, sich in sein Schicksal ergeben, resignieren, da man glaubt, ohnehin selbst keine Kontrolle zu haben, sondern von höheren Mächten abhängig zu sein.

Zu **(C)**: Wallston & Wallston (1981) meinten, sich wichtig machen zu können, indem sie die *Health-Locus-of-Control-Theory* entwickelten, die von der Attributionstheorie (Ursachenzuschreibung) abgeleitet wurde:

a) Personen mit internalen Kontrollüberzeugungen: Gesundheit ist vom eigenen Verhalten abhängig,
b) Personen mit externalen Kontrollüberzeugungen: Krankheit wird als fremdbestimmt, von an-

deren Personen, vom Schicksal oder vom Zufall abhängig erlebt.
Zu **(D)**: Kausalattribution: Ursachenzuschreibung für ein Handlungsresultat, Erfolge werden oft auf Persönlichkeitseigenschaften attribuiert, Misserfolge auf die Situation.
Zu **(E)**: Der „Sensitizer" (sensitiver Reaktionstyp) zeigt sich in überempfindlicher Eindrucksfähigkeit für Erlebnisreize.

F04

→ **Frage 2.101: Lösung A**

Zu **(A)**–**(E)**: Heim et al. (1983) dachten sich das „Transaktionale Modell der Krankheitsverarbeitung" aus. Sie unterschieden:

1. Wahrnehmung: Am Anfang der Erkrankung steht die Wahrnehmung von Symptomen.
2. Kognitive Verarbeitungen: Die Veränderung des Gesundheitszustandes wird bewertet.
3. Bewältigungsformen: Hier werden drei Möglichkeiten unterschieden:
   3.1 Handeln: Kompensation (sich etwas Gutes gönnen), Zuwendung suchen, Rückzug, Wut ausleben, Altruismus (anderen helfen), Zupacken.
   3.2 Kognition: Dissimulieren (Krankheit herunterspielen), Ablenken (Aufmerksamkeit auf etwas anderes lenken), Valorisieren (sich selbst aufwerten), Problemanalyse (vernünftiges Abwägen und Entscheiden), Vermeiden (Problem aus dem Wege gehen), Rumifizieren (ständiges Grübeln über Krankheit), Stoizismus (mit Fassung tragen),
   3.3 Intrapsychisch-emotional: Haltung bewahren (Selbstkontrolle), Fatalismus (aufgeben, resignieren), Auflehnung (Protest), Selbstbeschuldigung (Fehler suchen), Emotionen ausdrücken, Religiosität (Halt im Glauben).

H98 ■

→ **Frage 2.102: Lösung B**

Kausalattribuierung: Erfolg oder Misserfolg lassen sich auf die eigene Leistung oder auf Umweltbedingungen zurückführen. Bei der internalen Attribution sucht die Person die Ursachen in sich selbst. Die externale Attribution vermutet Ursachen für eigene Handlungen im wesentlichen in den Umweltbedingungen, insbesondere als Reaktion auf Handlungen des direkten sozialen Umfeldes.
Zu **(A):** External, global wäre z. B.: „Bei dieser Krebsart hat man sowieso keine Chance."
Zu **(B):** External, spezifisch: siehe Fragentext. Die Schuld wird dem Patienten zugeschrieben (external) und spezifisch auf die Ablehnung der Chemotherapie geschoben.
Zu **(C):** Internal, spezifisch: „Vielleicht hätte der Patient doch überlebt, wenn ich ihm noch das neue Medikament gegeben hätte."
Zu **(D):** Internal, stabil: „Ich bin eben kein Facharzt für Onkologie."
Zu **(E):** Internal, variabel: „Bei diesem Patienten habe ich aber auch nicht alle Behandlungsmöglichkeiten ausgekostet, die vielleicht möglich gewesen wären. Bei anderen Patienten werde ich die Zytostatika viel frühzeitiger einsetzen."

H04

→ **Frage 2.103: Lösung E**

Zu **(A)**: Kontrollüberzeugung: Ein Ergebnis kann abhängig von den eigenen Fähigkeiten oder von Umweltfaktoren sein. Personen mit einer internalen Kontrollüberzeugung gehen davon aus, dass Erfolg und Misserfolg von eigenen Leistungen abhängen. Bei externaler Kontrollüberzeugung wird die Ursache in anderen Personen oder Schicksalsschlägen gesehen. Bei der krebskranken Patientin liegt eine externale Kontrollüberzeugung vor.
Zu **(B)**: Kognitive Dissonanz tritt auf, wenn zwei (oder mehr) widersprüchliche Erkenntnisse in einem Individuum aufeinandertreffen („Ich habe panische Angst vor Operationen." versus „Oh, ich habe mich ja gerade mit einer OP einverstanden erklärt!"). Bei der Patientin wird keine solche Dissonanz geschildert.
Zu **(C)**: Modell der Kompetenzerwartung (*„self efficacy"*): Soziale Fertigkeiten (*„social skills"*) sind Reaktionsmuster, die es ermöglichen, sich bei der Interaktion mit anderen erfolgreich zu verhalten. Eines der häufigsten Probleme ist mangelnde Selbstsicherheit hinsichtlich der eigenen Kompetenz, eine Situation angemessen zu meistern. Dieses Konzept lässt sich nicht mit der IMPP-Frage verknüpfen.
Zu **(D)**: Selbstwirksamkeitserwartung ist ein von Bandura geprägter Begriff und bedeutet die Erwartung eines Effektes/Erfolges eigenen Handelns (Selbstwirksamkeit) unter gegebenen Situationsbedingungen unabhängig von dem realen Ergebnis. Da keine Handlung der Patientin in der Frage beschrieben wird, lässt sich diese Theorie nicht anwenden.
Zu **(E)**: Subjektive Krankheitstheorie: Alltagsvorstellungen, die sich Personen über Krankheitsursachen bilden, werden mit Laienätiologie bezeichnet. Sie können durchaus richtig sein, zum Teil aber auch erheblich von dem entsprechenden professionellen Krankheitsbegriff abweichen und sind stark kulturell und subkulturell gefärbt, hier z. B. Krebsentstehung durch Stress im gesellschaftlichen Leben.

F10 H08

→ **Frage 2.104: Lösung A**

Zu **(A)–(E)**: Um Patienten mit Tumorerkrankungen bei der Krankheitsverarbeitung frühzeitig psychologisch zu unterstützen, werden in vielen Kliniken psychoonkologische Liaisonleistungen angeboten. Durch die regelmäßige Anwesenheit eines Psychotherapeuten direkt auf der Krebs-Station wird Patienten und Angehörigen der Zugang zu den stützenden Gesprächen erleichtert. Hierzu passt Lösungsmöglichkeit (A) am besten.

2.5.5 Humangenetische Beratung

Zu diesem Kapitel wurden bisher keine Prüfungsfragen gestellt.

II.32 Humangenetische Beratung

Etwa 3–4% aller Kinder kommen mit einer genetisch bedingten Krankheit, Fehlbildung oder Behinderung zur Welt. Wie hoch ist die Wahrscheinlichkeit, dass kranke Eltern (z.B. mit Hämophilie, Mukoviszidose, Retinitis pigmentosa) ein krankes Kind haben werden? Sollten Eltern mit chronischen Krankheiten überhaupt Kinder in die Welt setzen? Viele Erbkrankheiten, an denen man früher schon jung gestorben ist, sind heute gut behandelbar und die Betroffenen können ihre Gene weitergeben. Das hat letztlich zur Folge, dass die krankmachende Genkonstellation sich immer weiter verbreitet, so dass zukünftige Generationen immer kränker werden. **Humangenetik** wirft eine Reihe tiefgreifender Fragen auf. 80% aller Frauen würden an einer routinemäßigen Untersuchung auf *Breast-Cancer-Gene* (BRCA) zustimmen, aber weniger als 5% würden sich einer prophylaktischen Brustamputation unterziehen, falls das Ergebnis positiv ist.
Es gibt (1) autosomal-rezessive Erbgänge, die nur auftreten, wenn beide Elternteile Träger des krankmachenden Gens sind (z.B. Albinismus). Bei (2) autosomal-dominanter Vererbung führt bereits ein Allel zum Krankheitsausbruch (B.: Chorea Huntingon), man hat also 50% Wahrscheinlichkeit, auch zu erkranken, wenn ein Elternteil krank ist. (3) Gonosomale Erbgänge liegen auf dem Geschlechtschromosom, meist auf dem X-Chromosom und können durch das Y-Chromosom nicht ausgeglichen werden. (z.B. Rot-Grün-Blindheit). Außerdem haben viele Erkrankungen (4) eine genetische Disposition, bei der offenbar mehrere Faktoren zusammenkommen müssen, damit die Krankheit ausbricht (z.B. Allergien, Adipositas, Haarausfall, Migräne, Rheuma, Schizophrenie).
Man unterscheidet:
Pränatale Diagnostik: Abklärung eines erhöhten kindlichen Erkrankungsrisikos bereits während der Schwangerschaft (z.B. bei Trisomie-21) etwa durch Fruchtwasseruntersuchung oder Chorionzottenbiopsie. Da es für die meisten hierdurch feststellbaren Erkrankungen keine Behandlungsmöglichkeiten gibt, führt dies häufig zum Schwangerschaftsabbruch als *„vorbeugende Maßnahme"*. Wird der genetische Defekt zu spät erkannt, muss mitunter eine Fehlgeburt eingeleitet werden, was die Paare bzw. die Frau vor weitere psychische Probleme stellt. Bei einigen Chromosomenstörungen (z.B. Klinefelter- oder Turner-Syndrom) ist auch nur schwer abzuschätzen, ob und in welchem Ausmaß später überhaupt irgendeine Behinderung vorliegt und in welchem Ausmaß diese durch (zukünftige) Behandlungstechniken ausgeglichen werden kann.
Prädiktive Diagnostik: zunehmend können mehr genetische Risiken festgestellt werden, die entweder mit Sicherheit oder aber nur mit einer gewissen Wahrscheinlichkeit später im Leben zum Ausbruch kommen können (z.B.: Chorea Huntington, Diabetes, Allergien, Krebs, bestimmte Demenzarten). Dies stellt Ärzte wie auch die beteiligten Familienmitglieder vor erhebliche Konflikte: Bis zu welchem Risiko kann einem belasteten Elternteil die Fortpflanzung noch empfohlen werden? Ist ein Leben *„lebensunwert"*, nur weil im höheren Lebensalter irgendwann wahrscheinlich eine unheilbare Krankheit auftreten wird?

2.5.6 Reproduktionsmedizin

Zu diesem Kapitel wurden bisher keine Prüfungsfragen gestellt.

II.33 Reproduktionsmedizin

„Hey, ich bin total verzweifelt und hab keine ahnung wie ich da wieder rauskommen soll, ich bin schwanger. nur meine große schwester weiß davon. der vater is mein ex, mit dem hab ich vor nem monat schluss gemacht, da wusste ich noch nicht, dass ich von ihm schwanger bin. aber jetzt hab ich nen schwangerschaftstest gemacht, naja ich hab vier gemacht und bin eindeutig schwanger. was soll ich jetzt machen, und wie soll ichs meinen eltern erzählen? ich will nämlich auf keinen fall abtreiben. der vater von meinem baby ist relativ gefasst, aber er will, dass ich es abtreiben lasse." schreibt eine 15-Jährige im Internet-Lovetalk-Kummerkasten.
Ein bisschen schwanger gibt es nicht und es kann tatsächlich sogar schon beim ersten Mal passieren! Ungewollte Schwangerschaften sind häufig, da keine Verhütungsmethode hundertprozentig

sicher ist. Der positive Babytest nach monatelanger Regellosigkeit weckt nicht immer Freude auf das Kind, sondern bewirkt gerade bei Heranwachsenden häufig zunächst ungläubiges Entsetzen. **Schwangerenberatungsstellen** geben Informationen zu sozialen, medizinischen, psychologischen und rechtlichen Fragen, sie klären auch über finanzielle Ansprüche von Mutter und Kind auf und über mögliche praktische Hilfen. Ebenso beraten sie hinsichtlich Fragen zur Fortsetzung der Ausbildung, zu Betreuungsmöglichkeiten für das Kind und zur Wohnungssuche.

Auf der anderen Seite des Kontinuums sind viele Paare nicht in der Lage, eine ungewollte **Kinderlosigkeit** zu akzeptieren und nehmen enorme physische, emotionale und materielle Belastungen auf sich, um Eltern zu werden. Die Erfolgsrate bei künstlicher Befruchtung liegt nur bei 25 %, Eingriff und Wartezeit werden aber von den Paaren als extreme Belastung empfunden. Viele Paare, deren Kinderwunsch unerfüllt geblieben ist, leiden unter Depressionen, Partnerschafts-, Sexual- oder Selbstwertproblemen. Stress kann durch Veränderungen des Hormonhaushalts im Hypothalamus eine Schwangerschaft verhindern. Durch psychologische Intervention, z. B. Verbesserungen der partnerschaftlichen Kommunikation oder Optimierung des Sexualverhaltens lässt sich daher oft nicht nur eine Stressreduktion erreichen, sondern auch eine Verbesserung der Fertilitätsparameter. Auch andere Studien beschäftigen sich mit dem Einfluss von Stress auf **Fertilität**. Nacht- und Schichtarbeiter haben eine deutlich erniedrigte Koitusfrequenz, werden aber gleichzeitig häufiger ungewollt schwanger. Weibliche Schichtarbeiterinnen hatten ein deutlich höheres Risiko für Komplikationen oder einen ungünstigen Ausgang der Schwangerschaft. Insbesondere die Doppelbelastung von im **Schichtdienst** tätigen Frauen, die bereits Kinder haben, schlug sich hier negativ nieder.
Adoptionen deutscher Kinder sind nur schwer zu erreichen, da die Anzahl adoptiv-williger Ehepaare die Anzahl der zur Adoption freigegebenen Kinder massiv übersteigt. Vermehrt werden chancen- und elternlose Kinder aus ärmeren Ländern nach Deutschland geholt. Das legale Verfahren über zugelassene Stellen verlangt u. a. eine psychologische Begutachtung der Bewerber und einen mehrwöchigen Aufenthalt im Ausland, um das Kind an seine neuen Eltern zu gewöhnen.

2.5.7 Sexualmedizin

II.34 Sexualmedizin

Auf einer Internetseite, auf die ich mich kürzlich rein zufällig verirrt hatte, als ich eigentlich Fahrradschläuche suchte, fand ich folgenden Text: *„Ich rede mit der Couch, flirte mit dem Fernseher, frühstücke mit dem Toaster und bevor ich noch ein Verhältnis mit dem Staubsauger anfange, MELDE DICH BIIIITTEEEE!!!"*
Der Mensch ist ein Gruppentier und nicht für das Alleinsein hergestellt. Die vorklinischen Medizinstudenten, die ich unterrichte, verstehen *per definitionem* unglaublich viel von Biochemie, dafür aber extrem wenig von menschlichem Geschlechtsverhalten. Bei zwischenmenschlicher Kontaktaufnahme, die über das übliche *„Hallo bist du auch durch die Klausur gefallen?"* hinausgeht, beginnen sie reflektorisch den Zitronensäurezyklus aufzusagen. In meiner Vorlesung über Sexualität beginne ich daher weit unter der Basis der Kenntnisse, die in unserer Kultur ansonsten schon pseudozivilisierte Fünfjährige besitzen. Ich beginne bei den Blümchen und den Bienchen. Strenggenommen lasse ich die Insekten erstmal weg, um niemanden zu verwirren. Besagte Blümchen haben einen ernstzunehmenden Vorteil: Sie sind zweigeschlechtlich. Jede Pflanze besitzt gleichzeitig sowohl männliche wie auch weibliche Fortpflanzungsorgane. Warum die Natur bei fast allen beweglichen Wesen den Irrweg gegangen ist, sie nur mit jeweils einem Geschlecht auszustatten, lässt sich vermutlich nur mit Geiz erklären. Überlegen Sie sich einmal, welche Vorteile es hätte, zweigeschlechtlich zu sein. Diesen ganzen Unsinn mit typisch männlichem und typisch weiblichem Verhalten könnte man sich ersparen. Mit etwas Geschick könnte man sich sogar selbst befruchten und damit auf die Verirrungen der Liebe verzichten. Was hätte ich in meinem Leben schaffen können, wenn ich nicht ständig durch amouröse Emotionen und die konsequent daraus folgenden Enttäuschungen abgelenkt gewesen wäre. Schlimmer noch, im Gegensatz zu den meisten anderen Säugetieren, die das ganze Melodrama der Balz nur einmal im Jahr durchmachen müssen und dann elf Monate ihre Ruhe haben, ist der Mensch ständig *„rollig"*, *„brünftig"* oder *„heiß"* und auf der Suche nach Geschlechtspartnern. Zweifellos eine endlose Verschwendung von Zeit und Energie.

Sag nicht, dass Du mich liebst!
Und küsse nur und schweige,
Und lächle, wenn ich dir morgen
Die welken Rosen zeige.
(Heinrich Heine)

Die Verirrungen der **Liebe** sind das Qualvollste, was einem jungen Menschen in der Pubertät passieren kann. Was aber passiert eigentlich, wenn wir uns verlieben? Das Cingulum im Limbischen System zeigt erhöhte Aktivität. Der Testosteronspiegel steigt insbesondere bei Frauen stark an (... bei jungen Männern schwappt er ja ohnehin schon in Pupillenhöhe). Das Stresshormon Cortisol steigt in der ersten Phase des Verliebtseins an und sinkt später ab. Serotonin sinkt zunächst (Folge: psychische Labilität, Melancholie!) und steigt nach erfolgreicher Partnerwerbung wieder an. Phenylethylamin (PEA) löst erotisches Interesse und das typische *Ich-bin-verliebt*-Gefühl aus. PEA ist übrigens auch in Schokolade enthalten und Sie sollten überlegen, ob eine Nuss-Nougat-Praline nicht eventuell die bessere Alternative ist. Beim Sexualakt werden körpereigene Opiate (Endorphine) und Oxytocin ausgeschüttet. Oxytocin bewirkt dann auch längerfristige Bindung und Treue an einen Partner, wenn der primäre Liebesrausch vorübergegangen ist. Es stimuliert übrigens auch das Immunsystem. Der reine Sexualdrang wird durch Testosteron erzeugt und ist daher bei Männern intensiver als bei Frauen; Männer denken daher häufiger an die körperliche Seite der Liebe und masturbieren auch erheblich regelmäßiger. Fast 100% der männlichen Heranwachsenden entdecken das Geheimnis der Selbstbefriedigung zwischen dem 12.–15. Lebensjahr. Dagegen hat rund ein Drittel der über 20-jährigen Frauen noch nie masturbiert.

Sexualität stellte für **Sigmund Freud** eine der wesentlichsten Triebkräfte („**Eros**") des gesamten menschlichen Verhaltens dar. **Wilhelm Reich** trennte 1930 in seinem Buch „Die Funktion des Orgasmus" die (1) Phase der willkürlichen Beherrschung der Reizsteigerung von der (2) Phase der unwillkürlichen Muskelkontraktionen. Der Amerikaner Kinsey untersuchte ab 1948 als erster die menschliche Sexualität an über 12.000 Amerikanern. Masters und Johnson unterscheiden beim **sexuellen Reaktionszyklus** vier Phasen, die Sie wenigstens von der Theorie her kennen sollten:

1. **Appetenzphase**: hektische Suche nach einem Geschlechtspartner.
2. **Erregungsphase**: Herzfrequenz und Blutdruck nehmen zu, es kommt zum **Sex flush** (Sexualröte). Beim Mann kommt es zur Erektion des Penis, bei der Frau zum Anschwellen von Klitoris, Schamlippen und Brustwarzen.
3. **Plateauphase:** weitere Zunahme von Muskelspannung, Herzfrequenz und Blutdruck. Bei der Frau weiten sich die Schamlippen, das äußere Drittel der Vagina schwillt an, Gleitflüssigkeit wird abgesondert. Bei dem Mann wird ein Sekret aus den Cowperschen Drüsen abgesondert.
4. **Orgasmusphase:** Im Orgasmus kommt es zur größten Intensität der Lustempfindung, unwillkürliche Muskelkontraktionen in der Genital- und Analregion treten auf. Kulmination von Herz-, Kreislauf- und Atmungstätigkeit, kurzfristiger Bewusstseinsverlust. Charakteristisch für den Orgasmus der Frau sind Kontraktionen der sog. orgastischen Manschette (Muskel im unteren Drittel der Scheide), beim Mann kommt es zur Ejakulation.
5. **Rückbildungs- bzw. Entspannungsphase:** Rückkehr zu normalem Blutdruck und Herzfrequenz, Abschwellen des Penis beim Mann und der Schamlippen, der Klitoris und der Brustwarzen bei der Frau. Müdigkeitsgefühl setzt ein.

Masters und Johnson entdeckten typische sexuelle **Geschlechtsunterschiede**. Die **Erregungskurve** verläuft beim Mann sehr viel steiler, Männer können innerhalb von wenigen Minuten zum sexuellen Höhepunkt kommen, Frauen brauchen hierfür erheblich längere Zeit. Die sexuelle Erregung geschieht beim Mann bevorzugt über visuelle Stimuli, bei der Frau sind es mehr romantische Stimmung und Körperkontakt. Im Gegensatz zum männlichen dauert der weibliche **Orgasmus** länger, außerdem sind Frauen zu multiplen Orgasmen fähig. Die weibliche Klitoris setzt sich rund 9 cm im Körperinneren fort und ist damit beträchtlich größer als die männliche Eichel. Dennoch kommen Männer erheblich regelmäßiger beim Geschlechtsverkehr zum Orgasmus als Frauen, da der normale Geschlechtsverkehr zwar den Penis des Mannes maximal, die Klitoris der Frau aber nicht ausreichend reizt und auch heute noch viele Männer keine ausreichende Kenntnis über die Notwendigkeit zusätzlicher Stimulation haben. Auf der anderen Seite haben die meisten Frauen Probleme, ihre diesbezüglichen Wünsche klar auszudrücken. Auch Ärzte/Ärztinnen umgehen das Thema im Umgang mit Patienten oft mit einer bemerkenswerten Feinfühligkeit, die sie in anderen Bereichen völlig vermissen lassen.

Nach Ansicht des Sexualforschers Volkmar Sigusch hat es drei **sexuelle Revolutionen** gegeben. Die 1. ist eng mit dem Namen Sigmund Freud verbunden, der sich als einer der ersten mit der Bedeutung der Sexualität für das menschliche Leben auseinandersetzte. Die 2. sexuelle Revolution entstammte der Flower-Power-Generation der 1960er Jahre. Damals sah man in Sexualität eine riesige Macht, die ganze Gesellschaften stürzen und zur Befreiung des Menschen führen sollte. Die 3. sexuelle Revolution, auch als **„neosexuell"** bezeichnet, verlief seit den 1980er Jahren dagegen eher schleichend und kaum beachtet. Durch soziale Sicherheit und geregelte Möglichkeiten der Schwangerschaftsverhütung hat es gerade im sexuellen Bereich zunehmend mehr Freiheiten gegeben. Was vor 100 Jahren noch als pervers galt, ist heute zunehmend mehr Variante des Sexualverhaltens des Durchschnittsbürgers. Während es früher nur die Familie gab, können Heterosexuelle heute unter einer Vielzahl von Beziehungsformen wählen. Insbesondere das Ausleben weiblicher Lust, vor hundert Jahren noch als „Nymphomanie" bezeichnet, ist jetzt normaler Bestandteil des menschlichen Sexualverhaltens. Ansehen pornographischer Bilder und Selbstbefriedigung ist bei beiden Geschlechtern zu einer nicht mehr verpönten Sexualform aufgestiegen. Allgemein verbindliche moralische Gebote existieren nicht mehr; Paare müssen selbst entscheiden, was in sexueller Hinsicht akzeptabel ist. Männer werden stetig „weiblicher" und Frauen in ihrem Sexualverhalten „männlicher", so dass es zu einer Annäherung der beiden Geschlechter kommt. Sexualität, sonst nur als Beweis der Liebe zwischen einem Paar, ist heute zur experimentellen Spielwiese geworden, die nicht mehr zwangsläufig eine langfristige Bindung verlangt.

Folgende defizitäre **Sexualstörungen** sollten Sie kennen:

- Verminderter **sexuelle Appetenz**: Die Betroffenen haben von Jugend an gar kein Interesse an Sexualität. Bei chronischen Erkrankungen oder im Alter kommt es trotz vorhandenem Partner nicht zur sexuellen Vereinigung.
- **Erektionsstörungen** (*impotentia coeundi*) entstehen infolge psychischer Ursachen (Erwartungsangst, Überforderung, Attraktivitätsverlust der Frau im Alter) oder als Sekundärfolge körperlicher Störungen (Alkoholismus, Zuckerkrankheit, usw.).
- **Ejaculationsstörungen:** Man(n) unterscheidet *ejaculatio praecox* (zu früher Samenerguss) und *ejaculatio retardata* (stark verzögerter Samenerguss).
- **Anorgasmie** der Frau: Unfähigkeit, den sexuellen Höhepunkt zu erreichen. Auch nach aktuellen Daten kommen Frauen zu 50% beim Geschlechtsverkehr nicht zum Höhepunkt. Primäre Anorgasmie entsteht oft durch prüde Erziehung, sekundäre Anorgasmie durch Partnerschaftskonflikte oder Attraktivitätsverlust des Partners (z.B.: Bierbauch). Der ältere Ausdruck *„Frigidität"* wird nicht mehr benutzt, da anorgastische Frauen nicht zwangsläufig gefühlskalt sein müssen.
- **Vaginismus**: Krampf der Beckenbodenmuskulatur beim Eindringen des männlichen Gliedes, meist bei unerfahrenen, jungen Frauen. Fast immer als Folge von gespannter Erwartungshaltung durch negative Schilderungen des Geschlechtsverkehrs oder durch Libidostörungen.

Mitunter kommt die Richtung des erotischen Interesses etwas durcheinander.

- **Homosexualität** wird heute nicht mehr als pathologisch bewertet. Kinsey fand bei 37% der von ihm befragten Männer, dass sie mindestens ein homosexuelles Erlebnis hatten. Homosexualität wird heute mehr als Spielart der menschlichen Sexualität gesehen. Interessanterweise kommt es auch bei Tieren zu homosexuellen Verhaltensweisen.
- **Bisexualität**: Einige Personen fühlen sich gleichermaßen zu Menschen des eigenen wie des anderen Geschlechts hingezogen.
- **Transvestitismus**: Transvestiten finden es erotisch, so wie das andere Geschlecht auszusehen. Es handelt sich überwiegend um Männer, die sich wie Frauen anziehen, schminken und durch Hormoneinnahme oft sogar weibliche Brüste bekommen. Übersteigerte Sonderfor-men sind Drag Queen und Drag King. Ein Teil der Transvestiten bevorzugt homosexuellen Geschlechtsverkehr. Transvestitismus kann eine Vorstufe der Transidentität sein oder aber eine Form von Fetischismus.
- **Transidentität** (= ***Gender Identity Disorder***, früher: **Transsexualität**): Intensives Gefühl, mit dem falschen Geschlecht geboren worden zu sein, da eine Diskrepanz zwischen der körperlichen und mentalen geschlechtlichen Identität vorliegt. Meist kommt es schon in der Kindheit zu typischen Verhaltensweisen des anderen Geschlechts. Langfristig wird eine Geschlechtsoperation angestrebt. Transidentität kommt bei beiden Geschlechtern vor.

Dann gibt es noch die folgenden **sexuellen Abweichungen**:

- **Exhibitionismus**: ausschließlich bei Männern, die ihren erigierten Penis zur Schau stellen. Die Angst von Frauen, insbesondere jungen Mädchen oder Kindern, steigert ihre sexuelle Erregung.
- **Voyeurismus**: ebenfalls vorwiegend bei Männern. Voyeure versuchen andere Personen nackt oder beim Geschlechtsverkehr zu beobachten (FKK-Strand, Campingplatz). Angesichts der Tatsache, dass heute ganze Industriezweige von der Verbreitung pornographischer Bilder leben, stellt sich allerdings die Frage, wo hier die Grenze zwischen normal und pathologisch liegt.
- **Frotteurismus**: zufällig erscheinendes Reiben an oder Begrabbeln von Frauen in der überfüllten Berliner U-Bahn.
- **Fetischismus**: vorwiegend Männer, die durch bestimmte Gegenstände des anderen Geschlechts in Erregung versetzt werden, z.B. getragene Slips, Damenschuhe, Büstenhalter, gebrauchte Tampons. Die Gummi- und Lederfetischisten verlangen das Tragen entsprechender Kleidungsstücke beim Geschlechtsverkehr. Entstehung vermutlich durch klassische Konditionierung: Erlebt man sexuelle Erregung gepaart mit dem Anblick von Spitzendessous, so lösen

diese nach einiger Zeit alleine auch eine sexuelle Reaktion aus. Im Prinzip könnte man auch versuchen, Pin-Ups wiederholt zusammen mit grünen Gummistiefeln darzubieten. Es wäre interessant, ob das auch zu einer Konditionierung führen würde?

- **Sadismus** und **Masochismus**: Sadisten finden es sexuell erregend, andere Personen zu beherrschen. Die Partnerinnen bzw. Partner werden z. B. ans Bett gefesselt und lustvoll ausgepeitscht. Die Masochisten dagegen geraten durch Schmerz in sexuelle Erregung. Beides hat meist spielerischen Charakter, mit einem Stopp-Wort signalisiert der Masochist, wenn es zu weh tut und die Situation nicht mehr als erotisch empfunden wird. Innerhalb der Prostitution bilden die *„Dominas"* einen eigenen Geschäftszweig, der speziell auf die Wünsche solcher Kunden eingeht.
- **Bondage**: Lustgewinn durch kunstvolles Fesseln des Partners im Rahmen von S/M.
- **Swinger-Clubs**: Etablissements mit hohem Eintrittsgeld zwecks Partnertausch oder Gruppensex.
- **Pädophilie**: Erwachsene, die sich sexuell zu Kindern hingezogen fühlen. Pädophile Handlungen können hetero- oder homosexuell sein. Im Gegensatz zum sexuellen Missbrauch von Kindern hat der Pädophile meist keinen adäquaten sexuellen Kontakt zu erwachsenen Partnern. Pädophilie endet häufig mit der Tötung des Kindes, um die Tat zu verheimlichen.
- **Sodomie/Zoophilie**: Geschlechtsverkehr mit Tieren. Insbesondere Haustiere (Hunde, Schafe, Kühe, sogar Hühner). Häufiger von Männern als von Frauen praktiziert.
- **Auto-erotische Asphyxie**: Sauerstoffmangel in Verbindung mit Masturbation zur Erhöhung des sexuellen Rauschgefühls. Mitunter mit tödlicher Folge.
- **Prostitution**: käufliche Liebe. Kunden sind ausschließlich Männer. Kosten ca.: 50,- Euro Parkplatzstrich, 150,- Euro Bordell und bis zu 1.200,- Euro für einen Escort-Service mit Übernachtung der Dame im Hotelzimmer. Das durchschnittliche Einstiegsalter von Prostituierten beträgt 17,3 Jahre, die durchschnittliche Anzahl an Freiern liegt bei 5,6 pro Tag. 95 % der professionellen Damen haben ein Alkohol- oder Drogenproblem. 62 % hatten Gewalterfahrungen in der Kindheit; 71 % stammen aus Broken-home-Familien; 48 % hatten in der Kindheit Erlebnisse sexueller Misshandlung. Rund 80 % der Prostituierten leiden unter Depressionen oder Suizidgedanken. Jährlich werden etwa 500.000 Mädchen zwecks Zwangsprostitution nach Europa eingeschleust. Rund 1 Million deutscher Männer suchen regelmäßig Prostituierte auf.

Klinischer Bezug

Für viele Patienten sind sexuelle Probleme ein Tabuthema, über das man nicht spricht. Andererseits können sowohl sexuelle Schwierigkeiten wie auch sexuelle Abweichungen eine erhebliche Einbuße der Lebensqualität darstellen. Ärzte sollten daher bereit sein, mit ihren Patienten über dieses Thema zu sprechen.

H10

→ Frage 2.105: Lösung C

Masters und Johnson unterscheiden beim Geschlechtsverkehr 4 **Phasen des sexuellen Reaktionszyklus**:

- **Erregungsphase**: Herzfrequenz und Blutdruck nehmen zu, Folge ist der sog. Sex Flush (Sexualröte). Beim Mann kommt es zur Erektion des Penis, bei der Frau zum Anschwellen von Klitoris, Schamlippen und Brustwarzen.
- **Plateauphase: Muskelspannung** (E), **Herzfrequenz** (B) und **Blutdruck** (A) **steigen** weiter **an**. Bei der Frau **nimmt** die **Brustgröße** (D) zu, die **Mamillen** sind **prall gefüllt**, die äußeren Schamlippen weiten sich, das äußere Drittel der Vagina schwillt an, Gleitflüssigkeit wird abgesondert. Bei dem Mann wird ein Sekret aus den Cowper'schen Drüsen abgesondert.
- **Orgasmusphase**: Im Orgasmus kommt es zur größten Intensität der Lustempfindung, **unwillkürliche Muskelkontraktionen in der** Genital- und **Analregion** (C) treten auf. Die Herz-, Kreislauf- und Atmungstätigkeit erreicht ihr Maximum. Charakteristisch für den Orgasmus der Frau sind Kontraktionen der sog. orgastischen Manschette (unteres Scheidendrittel), beim Mann kommt es zur Ejakulation.
- **Rückbildungsphase**: Blutdruck und Herzfrequenz kehren zu normalen Werten zurück, Penis, Schamlippen, Klitoris und die Brustwarzen schwellen ab. Typisch ist ein Müdigkeitsgefühl.

H08 ■

→ Frage 2.106: Lösung B

Zu **(A)**: **Appetenz (=Annäherung)**: Suche nach einem Geschlechtspartner.

Zu **(B)**: **Erregungsphase:** Erster Schub der geschlechtlichen Vereinigung mit Erektion von Penis und Klitoris und Lubrikation. Mangelhafte Produktion von Gleitflüssigkeit erschwert die Penetration.

Zu **(C)**: **Plateauphase:** eigentlicher Geschlechtsverkehr mit hohem Grad an sexueller Erregung.
Zu **(D)**: **Orgasmusphase** ist der sexuelle Höhepunkt.
Zu **(E)**: **Entspannungsphase:** Der Körper kehrt zur normalen Herz-Kreislauf-Funktion zurück; Blutdruck und Atmung werden wieder auf Normalniveau reguliert.

H06

→ **Frage 2.107: Lösung C**

Zu **(A)**: Anorgasmie: Unfähigkeit, einen Orgasmus zu erreichen. Ein Orgasmus ist ein euphorischer Rauschzustand, der während der geschlechtlichen Vereinigung auftreten kann. Anorgasmie setzt voraus, dass man es überhaupt probiert, die Herzinfarkt-Patientin vermeidet aber von vorne herein jede Annäherung in dieser Richtung.
Zu **(B)**: Dyspareunie: Schmerzen beim Geschlechtsverkehr; oft bedingt durch mangelnde Lubrikation der Frau infolge körperlicher Ursachen (Infektionen, Wechseljahre) oder psychischer Kausalitäten (wenig liebevoller Partner).
Zu **(C)**: Sexuelle Appetenz: psychisches Bedürfnis, mit einem anderen Menschen engumschlungen zu kuscheln und so weiter... Offenbar fehlt der Patientin momentan die sexuelle Appetenz.
Zu **(D)**: Eine Störung der sexuellen Erregung kann wie bei der Anorgasmie nicht vorliegen, da beides voraussetzt, dass man es überhaupt probiert.
Zu **(E)**: Vaginismus: Krampf der Scheidenmuskulatur beim Eindringen des Penis infolge erhöhter Erwartungsangst.

H02 ■■

→ **Frage 2.108: Lösung D**

Zu **(A)**, **(B)**, **(C)** und **(E)**: Siehe Lerntext II.34.
Zu **(D)**: Dissoziation bedeutet Zerfall oder Spaltung. Der Begriff kommt z. B. als dissoziative Störung (Dissoziationsneurose) vor, z. B. in Form der multiplen Persönlichkeit, bei der innerhalb einer Person zwei oder mehr völlig gegensätzliche Charaktere vorhanden sind, die im Idealfall nichts voneinander wissen.

F06 F01 ■■

→ **Frage 2.109: Lösung C**

Zu **(A)**, **(B)**, **(D)** und **(E)**: Masters und Johnson unterscheiden beim Geschlechtsverkehr fünf Phasen des sexuellen Reaktionszyklus (siehe Lerntext II.34).
Zu **(C)**: Unwillkürliche Kontraktionen des Anus gehören zur Orgasmusphase und nicht zur Plateauphase.

H05 ■■

→ **Frage 2.110: Lösung A**

Zu **(A)**: Die Rückbildungsphase nach dem Orgasmus verläuft beim Mann eher rascher als bei der Frau, keinesfalls aber langsamer! Typisch ist, dass er sich umdreht und schon schnarcht, während sie gerne noch eine rauchen möchte.
Zu **(B)**: Den Ausdruck „absolute Refraktärphase" kennen Sie aus der Physiologie der Nervenzelle. Während der Repolarisation eines Neurons ist überhaupt kein neues Aktionspotenzial auslösbar, dies wird als absolute Refraktärphase bezeichnet, einige Millisekunden nach dem Aktionspotenzial nur durch vergleichsweise stärkere Reize (relative Refraktärphase). Dasselbe ist beim Mann nach dem Sex leider auch der Fall, dauert nur deutlich länger im Vergleich zu den Millisekunden der Nervenzelle.
Zu **(C)**: Siehe Lerntext II.34.
Zu **(D)**: Die sexuelle Erregung geschieht beim Mann gerade in der Anfangsphase in erster Linie über visuelle Stimuli, bei der Frau ist es mehr der Körperkontakt und eine romantische Stimmung mit einem liebevollen Partner.
Zu **(E)**: Die absolute Triebintensität ist beim Mann insgesamt meist größer als bei der Frau. Individuell gesehen ist beim Mann die Triebstärke in der Jugend am größten, bei der Frau erwacht die Sexualität oft erst im reifen Erwachsenenalter. Ausnahmen bestätigen die Regel.

H09 ■■

→ **Frage 2.111: Lösung C**

Zu **(A)**: Ein **stereotyper** (starrer) psychophysischer sexueller **Erregungsverlauf** wäre immer nahezu identisch; davon ist nicht auszugehen. Das Wann, Wo und Mit Wem spielt für Frauen eine durchaus gewichtige Rolle.
Zu **(B)**: **Refraktärzeit** ist der Ruhezustand nach Auslösung des Orgasmus bis ein erneuter Anstieg der Erregungskurve möglich ist. Da Frauen multiple Orgasmen haben können, ist die Refraktärzeit bei ihnen logischerweise kürzer als beim Mann.
Zu **(C)**: **Frauen** können kurz hintereinander **mehrere Orgasmen** haben.
Zu **(D)**: Aufgrund des höheren Testosteronspiegels masturbieren Jungen im statistischen Mittel früher und häufiger als Mädchen. Bei **männlichen Jugendlichen** bildet sich dadurch eher eine **relativ starre** (stereotype) **Erregungskurve** aus.
Zu **(E)**: Der **sexuelle Reaktionszyklus** (1. Appetenzphase, 2. Erregungsphase, 3. Plateauphase, 4. Orgasmusphase, 5. Rückbildungs- bzw. Entspannungsphase) verläuft bei Männern relativ starr; hier sind **Frauen leichter irritierbar**, z. B. durch fehlende Zärtlichkeit und Romantik.

F98

→ **Frage 2.112: Lösung A**

Als sexuelle Funktionsstörung wird nur ein Verhalten bezeichnet, das seine Ursache in der Person des Patienten hat (etwa: Erektionsstörungen, Impotenz, Libidostörungen, Perversionen usw.). Störende Umgebungsvariablen gehören natürlich nicht dazu. Aber das hätten Eltern sich vorher überlegen sollen, dass vorhandene Kinder den Anfertigungsprozess weiterer Kinder ständig stören.

F10

→ **Frage 2.113: Lösung C**

Zu **(A)**: Unter **Exhibitionismus** wird das zur Schau stellen des nackten Körpers oder des Genitals zur Erregung sexueller Lust (beim Exhibitionisten) und/oder öffentlichen Ärgernisses verstanden. Fast nur Männer sind betroffen.
Zu **(B)**: Der **Fetischismus** betrifft vorwiegend Männer, die durch bestimmte Gegenstände des anderen Geschlechts in Erregung versetzt werden (z. B. getragene Slips, Damenschuhe, Büstenhalter, gebrauchte Tampons). Die Gummi- und Lederfetischisten verlangen das Tragen bestimmter Kleidungsstücke beim Geschlechtsverkehr.
Zu **(C)**: Mit **Paraphilie** oder „Störung der Sexualpräferenz" bezeichnet der ICD-10 sexuelle Vorlieben mit Objekten oder auch sexuelle Handlungsweisen, die als außerhalb des „Normalen" liegend angesehen werden.
Wichtig: Diese „perversen" sexuellen Neigungen sind nicht als pathologisch anzusehen, solange für niemanden Schaden entsteht, das Arbeits- und Privatleben nicht beeinträchtigt ist und die sexuellen Handlungen im Einverständnis aller Beteiligten ausgeführt werden. So sind sadomasochistische Handlungen bei Einverständnis der Partner nicht als pathologisch einzustufen. Minderjährige (in diesem Zusammenhang Grenzalter 14 Jahre in Deutschland und Österreich) werden als prinzipiell nicht einwilligungsfähig in sexuelle Handlungen angesehen, ausgeübte Pädophilie ist daher immer als pathologisch anzusehen bzw. ist in diesem Fall natürlich auch strafbar.
Homosexualität wird von Sexualwissenschaftlern als Variante der menschlichen Sexualität betrachtet und nicht mehr als sexuelle Perversion oder Paraphilie (jedoch erst seit den 70er/80er-Jahren!).
Zu **(D)**: **Pädophile** sind Erwachsene, die sich sexuell zu Kindern hingezogen fühlen.
Zu **(E)**: **Sadisten** („Tops") finden es sexuell erregend, andere Personen zu beherrschen, für **Masochisten** („Bottoms") ist es stimulierend, unterwürfiges Verhalten zu zeigen. In rollenspielähnlichen Szenarien werden z. B. Fesselungen und Auspeitschen zelebriert. Masochisten geraten durch Schmerz in sexuelle Erregung. Häufig sind auch sog. Switcher, die in beiden Situationen sexuelle Erregung verspüren.

H07 ■■

→ **Frage 2.114: Lösung C**

Zu **(A)**: Orgasmusstörungen: z. B. Anorgasmie, Ejaculatio praecox oder retardata gehören zu den Funktionsstörungen.
Zu **(B)**: Dyspareunie: Schmerzen beim Geschlechtsverkehr, insbesondere durch mangelnde Sekretabsonderung in der Scheide, gehören ebenfalls zu den Funktionsstörungen.
Zu **(C)**: Störungen der Sexualpräferenz beziehen sich auf das bevorzugte Sexualobjekt, z. B. beim Fetischismus auf Tangas, Spitzenbüstenhalter oder High-Heels. Hierbei handelt es sich um eine Perversion und nicht um eine Funktionsstörung. Die rein genitale Funktion ist oft völlig intakt, nur das Ziel des Lustgewinns ist abweichend.
Zu **(D)**: Störungen der sexuellen Appetenz (Annäherung): hierunter fasst man die Verminderung oder den Verlust von Interesse an sexuellen Aktivitäten und die Ausbildung einer Abneigung gegen Sexualität zusammen. Auch dies gehört zu den Funktionsstörungen.
Zu **(E)**: Störungen der sexuellen Erregung (z. B. Erektionsstörungen, fehlende Lubrikation) gehören ebenfalls zu den Funktionsstörungen.

H96

→ **Frage 2.115: Lösung D**

Um sexuelle Funktionsstörungen handelt es sich, wenn ein normaler Geschlechtsverkehr aufgrund psychischer oder organischer Störungen nicht möglich ist. Hiervon abzugrenzen sind die Perversionen wie z. B. Voyeurismus, Fetischismus, Sadismus, Masochismus.
Zu **(A)**: Sexuelle Aversion: Abneigung gegen sexuelle Verhaltensweisen z. B. aufgrund einer übermäßig prüden Erziehung.
Zu **(B)**: Funktionelle Dyspareunie: Schmerzen beim Geschlechtsverkehr, insbesondere durch mangelnde Sekretabsonderung in der Scheide, die oft durch mangelnde sexuelle Erregung der Frau bedingt ist, welche ihrerseits dadurch entsteht, dass es immer noch Männer gibt, die nicht Bauknecht heißen. (Erklärung für die etwas jüngeren unter Ihnen: Werbeslogan eines Waschmaschinenherstellers aus den 70er Jahren: „Bauknecht weiß, was Frauen wünschen").
Zu **(C)**: Ejaculatio praecox: frühzeitiger Samenerguß infolge übersteigerter Sexualerregung.
Zu **(D)**: Fetischismus: sexuelle Erregungssteigerung durch einen Fetisch wie z. B. Damenschuhe, getragener Mädchenslip oder ein benutztes Tampon. Mitunter auch als Leder- oder Gummi-Fetischismus.
Zu **(E)**: Vaginismus: Verkrampfung der Scheidenmuskulatur infolge (meist unbewusster) Angst vor dem Geschlechtsverkehr.

H02

→ **Frage 2.116: Lösung D**

Zu **(A)**: Androgynie (Pseudohermaphroditismus): Vorhandensein der Keimdrüsen des einen und der Geschlechtsmerkmale des anderen Geschlechts. Bei der femininen Form sind Keimdrüsen und chromosomales Geschlecht weiblich, das äußere Aussehen jedoch eher männlich. Bei der maskulinen Form, auch als Reifenstein-Syndrom bekannt, sind Keimdrüsen und Chromosomen männlich, die äußeren Genitale und Geschlechtsmerkmale jedoch eher weiblich.

Zu **(B)**: Manche Menschen können sich nicht entscheiden, ob sie sich mehr zum eigenen oder zum anderen Geschlecht hingezogen fühlen. Einige Psychologen sind sogar der Ansicht, dass Homo- und Heterosexualität nur Endpunkte eines Kontinuums sind und dass wir von der Anlage her eigentlich alle bisexuell sind. Die jeweilige Orientierung zum einen oder anderen Geschlecht geschieht zum einen durch hormonelle Einflüsse (z. T. schon vor der Geburt!) und durch Erziehung und Erfahrung.

Zu **(C)**: Phobien sind Ängste, die sich auf spezifische Objekte, Personen oder Situationen richten. Die Sexualphobie wäre demnach Angst vor geschlechtlicher Berührung. Eine durchaus vorteilhafte Störung, da einem dadurch jede Menge Liebeskummer im Leben erspart bleibt.

Zu **(D)**: Transsexualität: siehe Lerntext II.34.

Zu **(E)**: Hermaphroditismus: Zwitter oder Intersexualität. Bei diesen Menschen sind beide sekundären Geschlechtsmerkmale vorhanden, d. h. in der Regel eine Vagina mit einer penisartig vergrößerten Klitoris.

2.5.8 Tod und Sterben, Trauer

II.35 Tod und Sterben, Trauer

„*Das Ende aller Hoffnung ist der Anfang aller Qual.*" (C. P. Fröhling).

Man hatte meinem Kollegen den Magen komplett herausgenommen und Heilung versprochen, bis die Untersuchungen zeigten, dass Milz und Leber bereits vom Krebs befallen waren. Chemotherapie und Bestrahlung retteten nichts mehr. Zum Schluss war er nur noch ein zusammengekrümmtes Häufchen Elend. Er, der als Psychotherapeut über 30 Jahre lang die Probleme anderer Menschen gelöst hatte, konnte sich selbst nicht mehr helfen und saß weinend an der Bettkante. Anfang September las ich die Todesanzeige in der örtlichen Tageszeitung. Den eigenen Tod blendet man Zeit seines Lebens aus dem Bewusstsein aus; Sterben ist im eigenen Denken wunderbarerweise etwas, was nur andere betrifft. Dennoch ist der Tod unausweichlich, schafft er doch Platz für neues Leben. Elisabeth **Kübler-Ross** wagte sich in den 1970er Jahren als eine der ersten Ärztinnen in dieses schwierige Gebiet vor. Statt Konfrontation mit Sterbenden zu vermeiden, suchte sie Patienten im Endstadium. Aus ihrer Arbeit entwickelte sie fünf **Sterbephasen**, die der Mensch bei der Konfrontation mit der eigenen Vergänglichkeit durchläuft. Die Reihenfolge ist variabel, auch die Angehörigen machen diese Phasen in etwas veränderter und zeitlich verzögerter Form durch:

1. **Nicht-wahr-haben-wollen**: Der Gedanke daran, sterben zu müssen wird verleugnet.
2. **Aggression**: Die Vorstellung sterben zu müssen löst Wut aus gegen eine Welt, in der es niemanden kümmert. Diese Wut wird auch an Ärzten und Schwestern ausgelassen.
3. **Verhandeln**: Der schwerkranke Patient verhandelt mit den Ärzten oder mit Gott, bittet um Heilung oder um Aufschub des Todes.
4. **Depression**: Durch weiteres Voranschreiten der Symptome verliert der Patient jede Hoffnung, wird depressiv und apathisch, verweigert die Mitarbeit oder weitere Behandlung.
5. **Akzeptieren**: In der letzten Phase beginnt der Patient seinen eigenen Tod zu akzeptieren als Ende eines natürlichen Zyklus.

„Wenn ich auch gegangen bin,
solltet ihr wissen, dass ich weiterlebe.
Wenn ihr mich braucht,
so flüstert meinen Namen
in euren Herzen,
ganz leise,
und ich werde da sein."
(www.realhomepage.de)

Auf die Frage, wie er sich den Zustand nach dem Tod vorstellt, meinte Reinhard Eder, mein Kollege, mit dem ich hier Tür an Tür arbeitete, der Zustand müsse wohl ebenso sein wie der vor seiner Geburt und er habe zumindest keine schlechte Erinnerung daran. Was nach dem Sterben kommt, ist Inhalt aller Religionen und nicht nur das Christentum ermahnt mit der Androhung einer Hölle zu einem sauberen Lebenswandel. Raymond A. Moody untersuchte diese Frage wissenschaftlich und stellte in seinem Buch „*Leben nach dem Tod*" eine charakteristische Abfolge von **Todesnähe-Erfahrungen** vor, die in der Schilderung klinisch toter, aber reanimierten Personen auftauchen: Ein Mensch liegt im Sterben und hört schließlich, wie der Arzt ihn für tot erklärt. Mit einem Mal nimmt er ein durchdringendes Geräusch wahr und zugleich hat er das Gefühl, dass er sich sehr rasch durch einen langen, dunklen Tunnel bewegt. Danach findet er sich plötzlich außerhalb seines Körpers wieder, jedoch in derselben Umgebung wie zuvor. Als ob er ein Beobachter wäre, blickt er nun aus einiger Entfernung auf seinen eigenen Körper. Oft sieht er die „*Geisterwesen*" bereits verstorbener Verwandter und Freunde, und ein Liebe und Wärme ausstrahlendes Wesen. Dieses richtet eine Frage an ihn, die ihn dazu bewegen soll, sein Leben als Ganzes zu bewerten. Es hilft ihm dabei, indem es das Panorama der wichtigsten Stationen seines Lebens in einer blitzschnellen Rückschau an ihm vorüberziehen lässt. Manchmal erscheint es dem Sterbenden, als ob er sich einer Grenze nähert, die offenbar die Scheidelinie zwischen dem irdischen und dem folgenden Leben darstellt. Doch dann wird ihm klar, dass er zur Erde zurückkehren muss, da der Zeitpunkt seines Todes noch nicht gekommen ist. Er sträubt sich dagegen, denn er möchte nun nicht mehr umkehren, denn er ist von überwältigenden Gefühlen der Freude, der Liebe und des Friedens erfüllt. Trotz seines inneren Widerstandes vereinigt er sich wieder mit seinem physischen Körper und lebt weiter. Bei allen hinterlässt das Erleben tiefe Spuren in ihrem Leben, es beeinflusst besonders die Art, wie diese Menschen dem Tod gegenüberstehen und worin sie den Sinn ihres Lebens sehen. In einer Fülle von „***Near Death Studies***" hat man sich mit dieser erstaunlichen Abfolge auseinandergesetzt und konnte einige Teile als hirnorganische Notfallreaktionen mit übermäßiger Transmitter-Ausschüttung erklären. Darüber hinaus erlebt nur ein Bruchteil der Patienten, die kurzfristig klinisch tot waren, wirklich alle Phasen. Dennoch bleibt vieles rätselhaft. Auch wenn man diesen Berichten wissenschaftlich kritisch gegenübersteht, stellt die Auseinandersetzung mit dem Thema für den tödlich erkrankten Patienten und oft auch für das Pflegepersonal eine hilfreiche Stütze dar.

Schwerkranke werden oft noch ins Krankenhaus gebracht, selbst wenn ohnehin jeder weiß, dass der Tod unvermeidbar ist. Der Aufgabe, einen Angehörigen in dieser schweren Phase zu Hause zu begleiten, fühlt sich nicht jeder gewachsen. Im **Hospiz** ist ein menschenwürdiges Sterben möglich. Die Aufgaben umfassen eine pflegerische, ärztliche, psychosoziale und seelsorgerliche Betreuung zusammen mit ehrenamtlichen Hospiz-Helfern. Im Hospiz wird bewusst versucht, eine häusliche Wohn- und Lebensatmosphäre zu schaffen und Angehörigen und Freunde einzubeziehen. Es geht hier nicht mehr um Heilung einer ohnehin unheilbaren Erkrankung, sondern um palliative, schmerzlindernde Behandlung. Abhängig vom Betroffenen wird auch über den Tod gesprochen. Trauernde Nahestehende werden über den Tod des Patienten hinweg begleitet.

Trauerarbeit ist ein normaler Prozess, der dem Verlust einer nahstehenden Bezugsperson folgt (Tod eines Elternteils, Trennung vom Partner), aber auch dem Verlust der eigenen körperlichen Unversehrtheit (z.B. nach Brustamputation). In der Trauerarbeit wird dieser Verlust verarbeitet und schließlich überwunden. Aus der normalen Trauerarbeit kann sich eine **Trauerreaktion** entwickeln, die heftiger ausfällt, länger andauert (über 6 Monate) und oft professionelle Hilfe verlangt. Sie lässt sich in drei Phasen unterteilen: (1) Schock/Betäubung: Durch Nicht-wahrhaben-wollen und psychischen und physischen Zusammenbruch gekennzeichnet. (2) Verzweiflung/Deorganisation: Der Trauernde beginnt den Verlust zu erfassen, es kommt zu Sehnsucht, zur Depression und zu psychosomatischen Störungen wie Schlafmangel, Appetitlosigkeit, Immunschwäche. (3) Erholung/Reorganisation: Akzeptieren des Verlusts, Rückkehr einer Zukunftsplanung, Aufnahme neuer Rollen.
Der Tod eines nahen Angehörigen stellt eine der größten Belastungen des menschlichen Lebens dar. In Studien wurde z.B. festgestellt, dass die Sterblichkeit von Witwern in den ersten sechs Monaten nach dem Tod der Ehefrau um rund das Zwölffache erhöht war. Bei Verwitweten war die Aktivität des Immunsystems für rund ein halbes Jahr nach dem Tod des Angehörigen signifikant erniedrigt.

Die Begegnung mit dem Tod stellt auch für Medizinstudenten eine der schwersten Belastungen, aber auch Herausforderungen dar. Eine Studentin überließ mir folgendes Essay über Ihre Gedanken, das ich für sehr bemerkenswert halte:
„Niemand bemerkte mein Fehlen, als ich das Anatomiegebäude verließ. Hastig, als würde ich ihm fliehen. Niemand folgte mir.
Der Tod. Wer ihn zuvor nie sah, den trifft es unerwartet. Wir glauben vorbereitet zu sein, doch wir sind es nicht.
„Was ist der Tod?", fragte ich mich. Er „ist" nicht.
Ein Zustand der Abwesenheit vom Sein. Die Abwesenheit von Leben. Dieses Nichts, es ist fühlbar. Nur wer vor einem Toten stand, kennt dieses Gefühl. Solange noch Leben in einem Menschen ist, ist dieses Leben fühlbar. Dort „ist" etwas. Die Abwesenheit davon ist wie Vermissen. Es ist unheimlich, weil die Quelle dieses Gefühls nicht genau lokalisiert werden kann. Ich will nicht behaupten, man könne fühlen, wann ein Mensch tot sei. Solange ein Wesen im Sterben liegt – ist dort noch Leben. Aber dieses Leben entgleitet. Noch kann man es festhalten – aber nicht gegen die Gesetze des Lebens.
Als ich vor dem Toten stand, fühlte ich die Leere, und diese Abwesenheit von Leben erfüllte mich mit Entsetzen. Ich verließ den Saal, das Gebäude. Trat ins

Freie. Ich atmete tief durch. Die Luft war klar und rein. Mir war, als würde ich jemanden suchen, meine Gedanken zu teilen. Doch ich wusste, dies war eine Lektion, die ich für mich selbst, und allein lernen musste. Aber ich fühlte mich nicht allein, als ich ihn sah. Er war wunderschön. Das Leben selbst. Er musste sehr alt sein. Wie oft hatte er wohl schon Menschen wie mich hier stehen sehen? Er war ein sehr hoher Baum. Der Stamm war dunkel, seine Blätter grün, doch schon begannen sie sich zu färben, denn es wurde Herbst.

Ich ging zu ihm hinüber, legte meine Hände auf seinen Stamm. Fühlte das Leben. Ich schloss die Augen, hörte ihm zu. Atmete den Geruch seiner Blätter. Hörte wie sich seine langen Zweige regten, hörte wie der Wind durch seine Blätter rauschte. Das Leben. War dies nun ein Zeichen?

Der Tod ist nichts, was man fürchten müsste. Er ist nur die Abwesenheit von Leben – im Körper. Von diesem Augenblick an liebte ich diesen Baum. Er hatte mir geholfen zu erkennen. Mehr als die Worte vieler Menschen es getan hätten. Ich ging wieder hinein.

******

Es sind zwei Jahre vergangen. Als ich heute über den Campus ging, sah ich, dass er nicht mehr da war. Es war ein kalter Novembertag. Vielleicht war er nicht kalt, und es trügt mich meine Erinnerung. Es fühlte sich kalt an, als ich sah, wie die Erde dort, wo mein Baum gestanden hatte aufgewühlt, die Pflanzen verschwunden waren. Ein tiefes Loch in der Erde, aus der Überreste von Wurzeln ragten, war alles, was davon zeugte, dass hier einmal ein mächtiger Baum gestanden hatte. Man hatte ihn samt seinen Wurzeln herausgerissen. Es traf mich unerwartet. Ich ging auf das Gitter zu, das man darum aufgestellt hatte. Eine Weile sah ich ungläubig hindurch. Es war erschütternd. Einige Äste und Zweige lagen noch am Boden.

Dieser Baum war für mich nicht wie ein Freund gewesen. Er war mein Freund gewesen. Wenn ich an ihm vorüberging, hatte ich mich gefreut ihn zu sehen. Ich schloss die Augen, sah ihn wieder vor mir, seine Zweige im Wind wiegen. Ich kniete mich hin, sah durch das Gitter. Wenn alles, was diesen Ort schön gemacht hatte, so schrecklich vernichtet worden war, was bedeutete dies nun für mich? War es ein Zeichen? War meine Entscheidung richtig gewesen? Oder sollte ich einen anderen Weg suchen?

Mein Blick fiel auf einen seiner kleinen grünen Zweige, die am Boden lagen. Ich griff durch das Gitter, hob ihn auf. Es war wie ein Geschenk, eine Erinnerung.

Traurig betrachtete ich den Zweig in meinen Händen. Seine kleinen Knospen waren noch verschlossen. Samten fühlten sie sich an. Ich merkte nicht sofort, dass ich weinte. Mir wurde bewusst, dass ich noch immer vor dem Gitter kniete. Ich steckte den Zweig ein, ging ein Stück. Später holte ich ihn hervor, verwand die Äste ineinander. Ein Ende brach ab, ich erschrak, als ich das Geräusch vernahm, zuckte zusammen. Als hätte ich selbst dadurch ein weiteres Mal meinen Baum zerstört.

Behutsam legte ich den Zweig zurück.

Sollte das alles gewesen sein? Ein mir so liebes Wesen, wie dieser Baum, wuchs, gedieh. War eine Freude für jeden, der bereit war hinzusehen und dann – fort. Entwurzelt. Hinterließ nur Leere. Was ist der Tod? Er ist Verlust. In unserem Leben empfinden wir diesen Verlust, wie einen Platz, der plötzlich verlassen ist, und unbesetzt bleibt. Nicht aber in unseren Herzen.

Denn für den Aufenthalt an diesem Ort, braucht es keinen Körper, keinen Geist. Nur Liebe. Und diese Liebe lebt weiter, immer weiter, in unserer Erinnerung. Diese Liebe stirbt niemals. Was ist der Tod? Abwesenheit, ja. Verlust, ja. Der Verlust von einem Leben, die Abwesenheit von einem Sein, wie wir es kennen. Nicht aber die Abwesenheit, der Verlust der Liebe, die uns verbindet. Dieser Verlust, vor dem wir uns am meisten fürchten.

Ich hole den kleinen Zweig erneut hervor. Verflechte ihn zu einem Ring. Nun ist es ein Zeichen.

(von: Mariam Korte, Berlin)

Klinischer Bezug

Dass Patienten trotz aller ärztlicher Bemühungen sterben, ist eine Thematik, die im Medizinstudium gerne feinfühlig umgangen wird. Der werdende Arzt ist dann bei der Konfrontation mit dem ersten Patienten im Finalstadium überfordert. Handlungsmethoden hierfür können aber durch reines Literaturstudium nicht erworben werden, spezielle Ausbildungen werden von kirchlichen Vereinigungen, Hospizen und z. T. auch von den Fortbildungseinrichtungen der kassenärztlichen Vereinigungen angeboten.

F99 ■■

→ **Frage 2.117: Lösung A**

Zu **(A)**: Isolierung: Ein verbotenes Bedürfnis wird in Gedanken oder durch eine symbolische Handlung teilbefriedigt. Diese Befriedigung wird jedoch isoliert, sie wird als fremd, nicht zur eigenen Person gehörig, erlebt.

Zu **(B)**: Rationalisierung: Ein unvernünftiges Verhalten wird vor sich selbst oder anderen mit einer scheinlogischen Begründung aufrechterhalten.

Zu **(D)**: Verdrängung: Nicht oder nur unter Strafe zu befriedigende Bedürfnisse können verdrängt und durch erlaubte Motive ersetzt werden. So wird der Tod einer nahestehenden Person nach einiger Zeit verdrängt. In diesem Beispiel hat die Mutter den

Tod sicherlich nicht verdrängt, denn sie kann ja darüber berichten.
Zu **(E)**: Verleugnung/Leugnung der Realität: Ein Abwehrmechanismus, der in der Literatur sehr verschieden definiert wird (siehe Lerntext I.12).

H09

→ **Frage 2.118: Lösung B**

Zu **(A)**: **Nicht-wahrhaben-Wollen**: Der Gedanke daran, sterben zu müssen wird einfach verleugnet.
Zu **(B)**: **Phase der Demonstration von Bewältigung** gehört **nicht** zu dem Modell von Kübler-Ross.
Zu **(C)**: **Akzeptieren**: In der letzten Phase beginnt der Patient, seinen eigenen Tod zu akzeptieren als Ende eines natürlichen Zyklus.
Zu **(D)**: **Verhandeln**: Der schwerkranke Patient verhandelt mit den Ärzten oder mit Gott, bittet um Heilung oder um Aufschub des Todes.
Zu **(E)**: **Aggression**: Die Vorstellung, sterben zu müssen, löst Wut aus gegen eine Welt, in der es niemanden kümmert. Diese Wut wird insbesondere an Ärzten und Schwestern ausgelassen.

H99

→ **Frage 2.119: Lösung E**

Siehe Lerntext II.35.
Allerdings wies Kübler-Ross mehrfach darauf hin, dass die Reihenfolge sehr variabel ist. Es können Phasen sowohl übersprungen wie auch mehrfach wiederholt werden. Manchmal bestehen Phasen sogar nebeneinander her. Es erscheint daher etwas kritisch, ob diese Frage so abgeprüft werden kann.

F03 ■

→ **Frage 2.120: Lösung C**

Zu **(A)**: Das ICD-10 unterscheidet kurze (unter 1 Monat) und länger andauernde depressive Reaktionen, die auf Belastungssituationen folgen können. Hierbei handelt es sich aber nicht um einen Verarbeitungsprozess, wie in der IMPP-Frage gefordert.
Zu **(B)**: Selbstschutz ist kein belastender emotionaler Verarbeitungsprozess, sondern umfasst eher Abwehrmechanismen wie z. B. die Verdrängung des Verlustes.
Zu **(C)**: Trauerarbeit ist ein normaler Prozess, der dem Verlust nahestehender Bezugspersonen folgt (Tod eines Elternteils, Trennung vom Partner).
Zu **(D)**: Traurige Verstimmung ist lediglich ein vorübergehender Zustand, der oft von der Tagesverfassung abhängig ist, etwa bei regnerisch-grauem Herbstwetter oder moderatem Liebeskummer, wenn die Freundin völlig überraschend mal wieder das abendliche Date abgesagt hat. Dabei sehen wir uns nun doch wirklich so selten!

Zu **(E)**: Verleugnung / Leugnung der Realität: Ein psychoanalytischer Abwehrmechanismus, der in der Literatur sehr verschieden definiert wird.

F10 H07

→ **Frage 2.121: Lösung C**

Zu **(A)**, **(B)**, **(D)** und **(E)**: Siehe Lerntext II.35.
Zu **(C)**: Kurative Medizin (*curare* = heilen) wird in Hospizen kaum angewandt, da es sich in der Regel um austherapierte Patienten handelt, bei denen weitere Operationen etc. keinen Sinn mehr haben.

H10

→ **Frage 2.122: Lösung B**

Zu **(A)**: Das Ziel der Palliativmedizin (pallium lat. = Mantel) ist die Linderung der Beschwerden der Patienten. Die **Verbesserung der Lebensqualität** in der letzten Lebensphase ist daher **das wichtigste Ziel** der Hospizbewegung.
Zu **(B)**: Das Ziel der **Hospizbewegung** ist eben **nicht** die **kurative Medizin** (*curare* lat. = heilen), da es sich in der Regel um „austherapierte" Patienten handelt, bei denen weitere Operationen etc. keinen Sinn mehr haben. Daher werden auch **lebensverlängernde Maßnahmen** kaum angewandt.
Zu **(C)**: **Psychosoziale Betreuung** von Sterbenden durch Pflegekräfte, aber auch durch viele ehrenamtliche Helfer nimmt in Hospizen deutlich mehr Zeit in Anspruch als in normalen Krankenhäusern.
Zu **(D)**: **Schmerzlindernde Maßnahmen** werden in Hospizen als sehr wichtig erachtet: Es wird versucht, die letzte Lebenszeit eines Menschen möglichst schmerzfrei zu gestalten.
Zu **(E)**: Allen Patienten, die im Angesicht des Todes **spirituelle Begleitung** wünschen, wird der Kontakt mit einem Angehörigen der entsprechenden Glaubensrichtung ermöglicht.

2.6 Patient und Gesundheitssystem

2.6.1 Stadien des Hilfesuchens

II.36 Laienätiologie und Patientenkarriere

Kommt ein Mann in die Apotheke und sagt: *„Ich hätte gerne eine Packung Acetylsalicylsäure."* Darauf der Apotheker: *„Sie meinen Aspirin?"* Der Mann: *„Ja, genau, ich kann mir bloß dieses blöde Wort nie merken!"*
Hatte in Ihrem Verwandtenkreis auch schonmal jemand einen „*Nervenzusammenbruch*"? Alltagsvorstellungen, die sich Personen über Krankheitsursachen ausdenken, werden mit **Laienätiologie** bezeichnet. Sie können zum Teil erheblich von dem entsprechenden professionellen Krankheits-

begriff abweichen und sind stark kulturell und subkulturell gefärbt (z. B. *„Krankheit als Strafe Gottes“*). Fast immer ist die Art und Weise, wie Otto Normalbürger auf Krankheitszeichen reagiert, von Ratschlägen und Einstellungen seines Verwandtschafts- oder Bekanntenkreises abhängig. Dies bezeichnet man als **Laienzuweisung**. Die ersten Therapieversuche stammen meist aus Muttern's Hausapotheke.

Körperlich wie auch psychisch Erkrankte machen typische Phasen durch. Der Prozess ab dem ersten Auftreten von Symptomen wird als **Patientenkarriere** bezeichnet und lässt sich nach Dörner (1977) in fünf Phasen einteilen: (1.) Der Betroffene nimmt eine Veränderung seiner Befindlichkeit (Symptome) wahr. Anhand der Laienätiologie entscheidet er über Ursachen und Gefährlichkeit. (2.) Der Betroffene sucht Rat bei Familie, Freunden oder Bekannten (Laiensystem) und versucht, die Symptome damit zum Verschwinden zu bringen. (3.) Der Betroffene nimmt Kontakt mit dem medizinischen Versorgungssystem (Arzt, Apotheker, Psychotherapeut usw.) auf, wenn Ratschläge aus dem Laiensystem nicht zum Erfolg geführt haben. (4.) Durch die Diagnose bekommt der Betroffene die Rolle als Patient zugeschrieben. (5.) Der Patient wird geheilt und bricht den Kontakt zum Versorgungssystem wieder ab.

Zur hohen Lebenserwartung in der BRD tragen neben privater Unterstützung auch soziale Institutionen bei. In erster Linie hat das Gesundheitssystem eine tragende Rolle, indem Krankheiten frühzeitig erkannt und behandelt werden. **„Public Health“** bedeutet soviel wie „öffentliche **Gesundheitsförderung**“. Runyan definierte 1982 sechs Kriterien: 1. Identifikation eines Gesundheitsproblems. 2. Ermitteln der betroffenen Population. 3. Empirisch-deskriptive Analyse des Problems und pragmatischer Interventionsansatz. 4. Ziel der Intervention ist die primäre Prävention (d. h. nicht das kurative Vorgehen!). 5. Die Intervention erfolgt direkt (ggf. auch ohne vollständiges Verstehen kausaler Zusammenhänge). 6. Es erfolgt eine Aktion, die den zur Risikogruppe gehörenden Individuen nicht unbedingt eine Entscheidung zubilligt. *Public Health* hat gesellschaftliche Veränderungen als Zielfeld. Institutionen des Sozialstaates sollen hierbei zwischen dem Patienten und dem medizinischen System vermitteln. Allerdings wird dabei auch die Kostenexplosion im Gesundheitswesen berücksichtigt. **Gesundheitspsychologie** geht demgegenüber davon aus, dass individuelle Verhaltensweisen eine große Rolle bei der Entstehung von Erkrankungen spielen. Gesundheitspsychologie zielt also auf die Veränderung des individuellen Risikoverhaltens ab. In neuerer Zeit wurde der Begriff *„Public Health“* ausgedehnt und schließt nun auch subjektive **Lebensqualität** und Wohlbefinden mit ein. Diese **„Quality of Life“** umfasst nicht nur Gesundheit, sondern auch Wohlstand, Bildungs- und Berufschancen, sozialer Status, usw. Fraglich ist, wie sich „Lebensqualität“ wirklich erfassen lässt, da es aus meiner Erfahrung durchaus kerngesunde, angesehene, reiche, hochintelligente Professoren gibt, die völlig unzufrieden sind und schwer depressiv wirken. Während es lange Zeit nur Aufgabe der Medizin war, Krankheiten zu bekämpfen, hat sich das Arbeitsgebiet durch diese neuen Definitionen beträchtlich erweitert in Richtung einer Aufrechterhaltung der Gesundheit mit dem Ziel möglichst hoher Lebensqualität. Hierdurch ergeben sich gerade für Ärzte auch neue Berufsfelder.

Klinischer Bezug
Die der Laienätiologie entspringenden naiven Erklärungsansätze sollten immer vom Arzt erfragt und berücksichtigt werden, da sie widersprüchlich zum medizinischen Behandlungsansatz sein können. Das kann dann zu Non-Compliance führen.

H06

→ **Frage 2.123: Lösung C**

Zu **(A)**, **(B)**, **(D)** und **(E)**: Zum sozialen Umfeld (*„social support“*) zählt man Familie, Verwandtschaft, Freunde, Kollegen und Nachbarn. Also alle diejenigen, zu denen der Patient in positivem sozialen Kontakt steht. Diese Leute können z. B. Anerkennung aussprechen, Werte und Hilfeleistungen vermitteln, was wiederum wichtig für die Verarbeitung von Stressfolgen ist.
Zu **(C)**: Solidarprinzip: Nach diesem Grundsatz besitzen alle Versicherten der Gesetzlichen Krankenversicherung (GKV) den gleichen Leistungsanspruch, unabhängig von der jeweiligen Beitragszahlung, vom persönlichen Krankheitsrisiko und vom Familienstand. Das hat nichts mit dem *social support* durch Freunde und Verwandte zu tun.

F05 F02

→ **Frage 2.124: Lösung A**

Zu **(A)**: Laienätiologie: Alltagsvorstellungen, die sich Personen über Krankheitsursachen bilden, werden mit Laienätiologie bezeichnet. Das Beispiel in der Frage schildert eine solche Laienätiologie, die leicht einmal zum letalen Ausgang führen kann.
Zu **(B)**: Laienzuweisung: Die Art und Weise, wie Personen auf Krankheitszeichen reagieren, ist zunächst oft von Ratschlägen und Einstellungen ihres

Verwandtschafts- oder Bekanntschaftskreises abhängig. Dies bezeichnet man als Laienzuweisung.
Zu **(C)**: Kontrollüberzeugung: Begriff aus der Kausalattribution. Erfolg oder Misserfolg lassen sich auf die eigene Leistung (internale Kausalattribution) oder auf Umweltbedingungen (externale Kausalattribution) zurückführen.
Zu **(D)**: Reaktionsbildung: psychoanalytischer Abwehrmechanismus. Ein bestraftes oder angstauslösendes Bedürfnis kann nicht mehr ausgeführt werden und wird nun durch eine Handlungsweise am entgegengesetzten Ende des Kontinuums ersetzt.
Zu **(E)**: Devianz: abweichendes Verhalten. Sekundäre Devianz: Gesellschaftliche Reaktionen und Vorurteile verstärken das abweichende Verhalten.

F07 H03

→ **Frage 2.125: Lösung A**

Zu **(A)**: Laiensystem: Mit Laienätiologie werden Alltagsvorstellungen zur Entstehung von Krankheiten bezeichnet. Das Wort Laienzuweisung bezeichnet darüber hinaus auch alltägliche Ratschläge aus dem Bekanntenkreis zur Behandlung von Krankheiten. Klar, dass dieses Laiensystem neben dem subjektiven Gesundheitszustand den stärksten Einfluss darauf hat, ob man zum Arzt geht oder nicht.
Zu **(B)**: Früherkennung gehört zur sekundären Prävention: Hierdurch sollen Krankheiten möglichst früh erkannt und einer Behandlung zugeführt werden. Dazu dienen insbesondere Vorsorgeuntersuchungen.
Zu **(C)**: Wenn man ganz furchtbar krank ist, geht man auch dann zum Onkel Doktor, wenn man ansonsten gravierende Zweifel an der Leistungsfähigkeit unseres Gesundheitssystems hat.
Zu **(D)**: Nach einem Fahrradunfall mit Armbruch wird es plötzlich zweitrangig, wie gut man die Qualität der ambulanten und stationären Einrichtungen einschätzt.
Zu **(E)**: Wenn man plötzlich Blut erbricht, muss man einen Arzt aufsuchen, egal wie weit weg der wohnt.

F06

→ **Frage 2.126: Lösung B**

Zu **(A)**: Emotionaler Rückhalt wäre die Unterstützung durch Zuwendung, etwa indem man dem gestürzten Skifahrer die Hand hält und ihm etwas Trost spendet.
Zu **(B)**: Instrumenteller Rückhalt beinhaltet finanzielle, materielle oder praktische Unterstützung. Das Rufen des Lawinen-Bernhardiners oder Rettungshubschraubers passt gut in diesen Bereich.
Zu **(C)**: Kognitiver Rückhalt: Rückhalt durch Information wird gegeben, wenn man dem Verletzten erklären würde, dass man selbst mal ein Medizinstudium angefangen hatte und sich mit Verletzungen etwas auskennt, die Rettung naht, in der Nähe ein auf Beinbrüche spezialisiertes Krankenhaus ist, in dem fantastische Ärzte tätig sind, die sowas in Nullkommanix wieder zusammenflicken können. Von diesem Punkt an sollte man auf Details der OP-Methoden eingehen.
Zu **(D)**: Der Begriff „motivationaler Rückhalt" taucht als Fachterminus in den mir vorliegenden Unterlagen leider nirgends auf; möglicherweise ist es eine Wortneuschöpfung des Autors dieser Frage. Möglicherweise ist damit gemeint, dass über eine Verbesserung der Motivation des Individuums auch Rückhalt vermittelt werden kann. Vielleicht könnte man den Skifahrer aufmuntern und motivieren, nach Abheilung der multiplen Frakturen weiter Ski zu fahren.
Zu **(E)**: Rückhalt durch Anerkennung und Wertschätzung ist mit emotionalem Rückhalt gleichzusetzen (siehe Kommentar zu (A)).

2.6.2 Bedarf und Nachfrage

II.37 Bedarf und Nachfrage

„Von der Wiege bis zur Bahre: Formulare, Formulare..." Wer als junger Mensch ein Medizinstudium anfängt, denkt in erster Linie daran, kranken Menschen zu helfen. Während der praktischen Tätigkeit wird man rasch mit einer unglaublichen Fülle von juristischen Vorschriften, Formularen und Berichtspflicht konfrontiert, die einem den Job schnell vermiesen können. Das fängt an bei der Befolgung von Brandschutzvorschriften in der eigenen Praxis bis hin zur rechtzeitigen Kontrolle vor Quartalsende, ob jeder Patient seine Praxisgebühr bezahlt und die KV-Chipkarte brav vorgelegt hat.
Das **Sozialgesetzbuch** (SGB) regelt die Kranken-, Renten-, Unfall- und Pflegeversicherung und setzt Rahmenbedingungen für ärztliches Handeln. Bei den Sozialleistungen, die von den Krankenversicherungen erbracht werden, lassen sich Dienst-, Sach- und Geldleistungen unterscheiden. Die Qualität der ärztlichen Handlungen muss dabei dem anerkannten Stand medizinischer Erkenntnisse entsprechen, eine Hürde, die neue Therapieverfahren durch Nachweis ihrer Nützlichkeit immer erst nehmen müssen. Einzelnen Methoden kann die Effizienz auch wieder aberkannt werden, die Versicherungen bezahlen sie dann nicht mehr.

Niedergelassene Ärzte müssen nach einer **Zulassung** durch den Zulassungsausschuss der zuständigen Kassenärztlichen Vereinigung schriftliche Verträge mit der KV schließen und nachweisen, dass sie zu einer ausreichenden, zweckmäßigen und wirtschaftlichen Versorgung der Versicherten fähig sind. Im SGB wird auch die **Abrechnung** geregelt; der **Einheitliche Bewertungsmaßstab** (EBM), gültig für die Allgemeinen Ortskrankenkassen und alle Ersatzkassen, sieht für jede ärztliche Handlung eine **Gebührenposition** mit einem festgelegten Punktwert vor. Dieser Punktwert wird dann anhand der Abrechnungsscheine der Patienten (z.B.: Grundvergütung + Fallzahlen + Leistungsmenge) in das ärztliche Honorar umgerechnet und zentral von der **Kassenärztlichen Vereinigung** (KV) quartalsweise ausbezahlt. Knapp 3% behalten die KVs an Verwaltungsgebühr selbst ein. Die Krankenkassen selbst hatten bisher nicht das Recht, Sonderverträge mit Ärzten zu schließen, dies darf nur über die zuständige KV geschehen (alleinige Vertragshoheit). Allerdings sind hier Änderungen zu erwarten. Zum Teil bilden sich **ärztliche Genossenschaften**, um Restriktionen zu umgehen.

Das 1993 infolge der Kostenexplosion im Gesundheitswesen in Kraft getretene **Gesundheitsstrukturgesetz** (GSG) führte zu einem erheblichen Strukturwandel, der u.a. Zuzahlungsregelungen für Heilmittel, Niederlassungsbeschränkungen („Bedarfszulassung"), **Pflichtweiterbildungen**, Facharztprüfung und **Budgetierung** jeder einzelnen Arztpraxis zur Folge hatte. Der Arzt bekam für jeden Patienten pro Behandlungsquartal ein Budget. Brauchte der Patient mehr Leistungen, ging dies zulasten des Arztes, da das Gesamtbudget für einen Leistungsbereich nicht überschritten werden durfte. Das Gesamtbudget wurde festgelegt auf der Basis des Budgets des Vorjahres. Dies hatte zur Folge, dass rund 20% der ärztlichen Leistungen nicht mehr vergütet wurden. Darüber hinaus gibt es Unterschiede für die verschiedenen Kassen. Ein EEG in München kostet nicht dasselbe wie in Chemnitz, ein Gipsverband beim Orthopäden wird anders vergütet als beim Chirurgen, das Beratungsgespräch wird von Ersatzkassen anders bezahlt als von der AOK. Wie viel man verdient hat, wird ohnehin erst ein halbes Jahr später bekannt, da man die Abrechnung erst am Quartalsende an die Kassenärztliche Vereinigung sendet und diese rund drei Monate braucht, bis die Berechnung fertig ist, wie das Geld aus den Töpfen aufgeteilt werden kann, ohne das Budget zu überschreiten. Kein Arzt wusste daher, ob er für seine Leistung überhaupt und wenn ja, wie viel Honorar er bekam. Ende der 1990er wurde das Erstgespräch beim Psychotherapeuten von einigen Kassen mit 0,50 Euro pro Stunde (!) vergütet, da das Budget überschritten war. Unter dem Aspekt, dass die meisten niedergelassenen Ärzte ihre Praxiseröffnung mit einem erheblichen Schuldenberg feiern, Miete für die Praxisräume anfällt und den Arzthelferinnen monatliches Gehalt gezahlt werden muss, erstaunt es nicht, dass immer mehr Arztpraxen diesem Druck nicht mehr gewachsen sind. Seit 2004 flickt das GKV-**Modernisierungsgesetz** (GMG) weitere Lücken, insbesondere durch Herausnahme von Leistungen (B.: Zahnersatz, Brillen, Sterbegeld). Bestimmte Abrechnungspositionen dürfen nicht zusammen oder nicht am selben Tag durchgeführt werden. Je nach Ausbildungsstand (Allgemeinarzt oder Facharzt) können spezielle Leistungen nur von besonders qualifizierten Ärzten erbracht und abgerechnet werden. Andererseits wurde der Hausarzt besser gestellt; dieser soll nun „Lotse" des Patienten im Ozean des Gesundheitssystems sein, jeder Facharzt-Befund muss dort mitgeteilt werden. Über Proteste machten die Ärzteverbünde jahrelang auf makabere Abrechnungsmodalitäten aufmerksam. Aktuell schreibt das GMG nun vor, dass jeder ärztlichen Leistung ein fester Wert zugeordnet werden soll. Erbringt die Ärzteschaft mehr Leistungen, müssen die Kassen auch mehr bezahlen. Mit dieser Verpflichtung im Rücken steigerten die Krankenversicherungen im Jahr 2008 die Höhe der Beiträge, die jedem Arbeitstätigen automatisch vom Gehalt abgezogen werden, von ca. 12% auf weit über 15% des Einkommens. Neue Kapriole war ab Januar 2009, dass Ärzte pro Patient nur noch einen festen Betrag (je nach Arzt um die 30,- Euro) pro Quartal bekam, unabhängig davon wie oft der Patient kam und wie schwierig die Erkrankung war; etliche Praxen erlitten hierdurch Einbußen von über 30% der Einnahmen.

Das seit über 100 Jahren bestehende deutsche Sozialversicherungssystem ist im Moment im Umbruch. Bislang hatten die Kassenärztlichen Vereinigungen das Steuerungs- und Verteilungsmonopol der Gelder aus der Gesetzlichen Krankenversicherung. Dieses Monopol ist gefallen. Die Krankenkassen können künftig direkte Verträge mit Arztgruppen schließen; die bislang staatlich-rechtlichen Kassenärztlichen Vereinigungen dürfen künftig privatrechtliche Unternehmen ausgründen. Sogar die bestehende Bedarfsplanung soll 2011 enden; hinzu kommt eine Anpassung an das EU-Recht, die möglicherweise mehr Freizügigkeit von Leistungserbringern erzwingen wird.

Parallel zum EBM existiert nach der **Bundesärzteordnung** (BÄ-O) die **Gebührenordnung** für Ärzte (**GOÄ**), die insgesamt meist niedrigere Punktwerte hat und im Wesentlichen für die Privaten Krankenversicherungen und die Beamtenbeihilfe gilt. Allerdings kann hier faktorisiert werden, d.h. je nach Aufwand ein Mehrfaches (üblich waren das 2,3- bis zum 3,5fachen) des eigentlichen Punktwertes abgerechnet werden. Die Bezahlung erfolgt durch den Patienten selbst, der die Behandlungskosten dann von seiner privaten Versicherung erstattet bekommt. Da auch private Krankenversicherungen Geldknappheit beklagen, reduzieren sie heute oft auf den 1,7fachen Satz, was dann nur noch knapp über dem liegt, was die gesetzlichen Krankenkassen übernehmen. Allerdings bieten mittlerweile auch die Ersatzkassen ihren Patienten die Möglichkeit, den Status des Privatpatienten zu erlangen, wenn sie bereit sind, für den Differenzbetrag zwischen GOÄ- und EBM-Abrechnung eine Zusatzversicherung abzuschließen. Für die meisten Menschen ein nettes, aber finanziell kaum noch tragbares Angebot.

Eine stachelige Angelegenheit sind die **IGEL-Leistungen**, sie sollen einen Ausweg aus der Finanzmisere bahnen. Diese individuellen Gesundheitsleistungen umfassen Behandlungsmaßnahmen, die von den Kassen nicht bzw. nicht mehr bezahlt werden. Der Arzt darf sie außerhalb der Krankenscheinabrechnung anbieten, der Patient muss sie aber aus eigener Tasche bezahlen. Für ein Belastungs-EKG zahlt die KV beispielsweise um die 20,– Euro, als Igel-Leistung wird dasselbe für bis zu 60,– Euro angeboten.

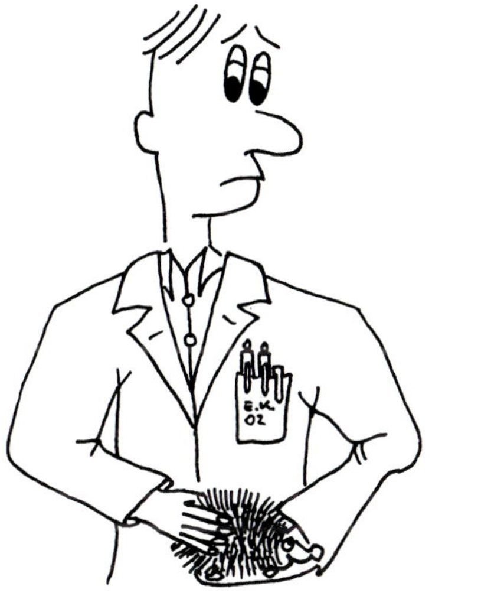

Abb. 2.**12** IGEL-Leistungen: Irgendwie war es Frauenarzt Dr. Frank schon etwas peinlich, als er für die Ultraschalluntersuchung von der Patientin privat das dreifache von dem in Rechnung stellte, was die Krankenkasse eigentlich dafür bezahlt hätte.

Als ich in den 1980er Jahren meine Praxis eröffnete, standen im örtlichen Telefonbuch exakt 12 Psychotherapeuten. Wir hatten alle gut zu tun, nicht zuviel und nicht zu wenig und jeder Ratsuchende fand innerhalb von zwei Wochen einen Termin. Dasselbe Register listete 2009 für den Bereich Lübeck genau 71 Therapeuten auf. Trotz der Versechsfachung müssen Patienten, die versuchen einen Therapieplatz zu bekommen, erstaunt feststellen, dass die Wartezeit bei den meisten Therapeuten etwa bei einem Jahr (!) liegt. Gesundheitsökonomen sind der Ansicht, dass der Bedarf an medizinischen Leistungen prinzipiell unbegrenzt ist, da wir uns praktisch nie in einem Zustand absoluter Gesundheit befinden. Durch Überalterung der Bevölkerung, Verbesserungen medizinischer Möglichkeiten und Chronifizierung vieler Krankheiten übersteigt der prinzipielle Bedarf bereits heute bei weitem die Möglichkeiten dessen, was noch bezahlbar ist.

Andererseits nimmt nur ein Bruchteil der Kranken tatsächlich Leistungen unseres Gesundheitssystems in Anspruch. Viele Bagatellkrankheiten werden vom Betroffenen selbst versorgt. In einer unserer Untersuchungen gaben 47 % an, sie würden aus Angst vor beruflichen Konsequenzen eine Krankschreibung vermeiden (Bielau et al., 1999). Héon-Klein & Raspe (2000) zitieren mehrere Untersuchungen, die zeigen, dass von Personen mit Rehabilitationsbedarf nur 41 % einen entsprechenden Antrag stellen wollten. Auf der anderen Seite befürworteten die Prüfärzte der Landesversicherungsanstalten (LVA) nur 57 % der Anträge positiv. Insgesamt kommt damit also nur rund jeder fünfte Reha-Bedürftige in den Genuss einer Maßnahme.

„Herr Doktor, können sie mich bitte krankschreiben?"
"Wieso? Was fehlt ihnen denn?"
"Eine Woche Urlaub!"

Angebotsinduzierte Nachfrage: Analog zum Say'schen Gesetz aus der klassischen Ökonomik (Jedes Angebot schafft sich seine Nachfrage selbst) wird von Politikern gerne behauptet, dass sich das ärztliche Leistungsangebot seine eigene Nachfrage schaffe. Patienten nehmen von Ärzten angebotene Leistungen in Anspruch, um die sie normalerweise nicht gebeten hätten. Grundlage ist, dass medizinische Informationen zwischen Patienten und Ärzten asymmetrisch verteilt sind. Wenn der Arzt dies nachdringlich betont, wird kaum ein Patient zögern, die angebotene Diagnose oder Therapie in Anspruch zu nehmen, insbesondere wenn diese ohnehin von der Krankenversicherung bezahlt wird. Ärzte sind aber zugleich Anbieter dieser Leistungen, die sie dann abrechnen können.

Als **Sicherstellungsauftrag** nach SGB-V §72 bezeichnet man den staatlich erteilten Auftrag, die Versorgung der Bevölkerung mit Haus- und Fachärzten und einem ärztlichen Notdienst im Rahmen der gesetzlichen Krankenversicherung zu gewährleisten. So muss der normale Arzt seine Praxis regelmäßig geöffnet haben und bei Urlaub einen Vertreter benennen. Nebentätigkeiten bedürfen der Genehmigung. Seit 2008 gibt es die Möglichkeit, den Praxissitz zu halbieren, die andere Hälfte mit Nebentätigkeiten (z. B. $^1/_2$ feste Anstellung in einer Klinik) aufzufüllen oder auch einen Praxissitz in unterschiedlichen Bundesländern inne zu haben. Hierzu wurde neben der lebenslangen **Arztnummer** (LANR) eine **Betriebsstättennummer** (BSNR) eingeführt. Kurz nach der Einführung stellte jemand fest, dass diese beiden je 9-stelligen Ziffern gar nicht in das vorgesehene Feld sämtlicher Abrechnungsformulare passten...

Beitragsbemessungsgrenze (2008: 3.600 Euro monatlich) ist der Grenzbetrag, bis zu dem in der Sozialversicherung die Beiträge berechnet werden. Überschreitet man diese, ist der Rest des Einkommens versicherungsfrei. Hiervon abzugrenzen ist die **Versicherungspflichtgrenze** (2008: 4.012,50 Euro mtl.). Überschreitet man dieses Einkommen, so kann man aus der gesetzlichen Krankenversicherung austreten und darf die Arztrechnung künftig entweder völlig aus eigener Tasche zahlen oder man tritt einer privaten Krankenversicherung bei.

Versicherungen arbeiten nach unterschiedlichen Systemen, die in den letzten Jahren immer wieder vom IMPP abgeprüft wurden und die Sie daher kennen müssen. Beim **Kapitaldeckungsverfahren** werden Beiträge angespart, vom Versicherer z. B. in Aktien angelegt, verzinst und später im Ruhestand wieder ausgezahlt (B.: Lebensversicherung). Beim Kapitaldeckungsprinzip existiert also ein realer Geldbetrag, um die zu einem bestimmten Zeitpunkt fälligen (Versicherungs-)Leistungen gegenüber den Anlegern oder Versicherten zu garantieren. Die von Otto von Bismarck 1883 eingeführte Krankenversicherung basierte zunächst auf diesem Prinzip, ebenso die folgenden Rentenversicherungen. Nach dem 2. Weltkrieg war das gesamte Kapital der Inflation zum Opfer gefallen. Um Versicherungsleistungen aufrechterhalten zu können, wurde nun das **Kapitalumlageprinzip** (= **Umlageverfahren**) eingeführt. Hier werden fällige Versicherungsleistungen durch die aktuell gerade eingehenden Beiträge finanziert; ein echter Kapitalstock existiert kaum noch. Dies System ist daher erheblich unsicherer. Im Rahmen des **Generationen-Vertrages** gilt dies insbesondere für die Rentenversicherung. Das Geld, das Ihr Vater an seine Rentenversicherung zahlt, liegt also auf keinem Sparkonto, sondern wird flugs an die heutigen Rentner ausbezahlt. Wenn Ihr Vater in Rente gehen will und es gibt nicht mehr ausreichend einzahlende Berufstätige, gibt es also ein winziges Problemchen, das man aktuell durch Verlängerung der Lebensarbeitszeit hinauszuzögern versucht. Arbeitnehmer dürfen pro Jahr, das sie nach Baujahr 1947 geboren wurden, einen Monat länger arbeiten. Angestrebt wird ein Renteneintrittsalter von 67 Jahren. Angesichts der Massenarbeitslosigkeit löst sich das Problem hierdurch nicht, da im Gegenzug ein junger Mensch länger auf das Freiwerden eines Jobs warten muss, ergo nichts in die Rentenversicherung einzahlt. Natürlich darf man auch vorher den Job hinschmeißen, bekommt dann aber pro Jahr vor dem 67. Geburtstag 3,6% weniger Rente. Jemand, der schon mit 60 in Rente geht, verliert also ein Viertel seiner Ansprüche, auch wenn er 34 Jahre lang brav eingezahlt hat.

Ursprüngliche Idee einer Versicherung war, dass alle Beteiligten eine Gemeinschaft bilden und etwas Geld ansparen, um einem einzelnen von ihnen helfen zu können, falls dieser einen Schaden erleidet, den er aus eigener Tasche nicht mehr bezahlen kann. Man bezeichnet dies als **Solidarprinzip**: Alle Versicherten der Gesetzlichen Krankenversicherung (GKV) besitzen den gleichen Leistungsanspruch, unabhängig von der Höhe der Beitragszahlung, vom persönlichen Krankheitsrisiko und vom Familienstand. Das Solidarprinzip ist ein Kernmerkmal der GKV. Es drückt sich insbesondere im einheitlichen Leistungskatalog aus. Demgegenüber macht das Äquivalenzprinzip (s. u.) der Privaten Krankenversicherungen die Prämienhöhe von persönlichen Risikomerkmalen abhängig.

Risikoselektion: Für Versicherungen ist es profitabel, vorzugsweise möglichst viele Menschen mit niedrigem Risiko zu versichern, weil diese mehr Prämien bezahlen als sie Kosten verursachen. Menschen mit hohem Risiko dagegen verursachen mehr Kosten als sie einbezahlen. Krankenkassen versuchen daher, möglichst wenig Risikoträger unter den Versicherten zu haben.

Risikostrukturausgleich ist ein kassen-übergreifender Finanzausgleich. Da Versicherungspflicht besteht, müssen Kassen auch chronisch Kranke oder Risikofälle aufnehmen. Manche berufsspezifische Krankenkasse (B.: Betriebskrankenkassen) haben dagegen eine bessere Risikostruktur. Im Risikostrukturausgleich zahlen Kassen mit guter Risikostruktur einen Ausgleich an die Kassen mit hoher Risikostruktur.

Sachleistungsprinzip: Abrechnungsverfahren in der gesetzlichen Krankenversicherung (GKV). Der Versicherte hat Anspruch auf ärztliche Behandlung nach dem EBM (Einheitlicher Bewertungsmaßstab), der Arzt rechnet über die Kassenärztliche Vereinigung mit der GKV ab. Sachleistungen sind Berechtigten eigentlich ohne Beteiligung an den Kosten zu gewähren, allerdings ist dieses Prinzip in den letzten Jahren beträchtlich durchlöchert worden (B.: Praxis- und Rezeptgebühr, Krankenhausgeld), um den gesetzlich Versicherten schmerzhaft klar zu machen, dass Medizin etwas kostet.

Äquivalenzprinzip: 1. Risikoäquivalenz: Für gleiche Leistung verschiedene Beiträge bei verschiedenem Risiko. 2. Leistungsäquivalenz: Für verschiedene Leistungen verschiedene Beiträge bei gleichem Risiko. Hierbei orientiert sich das Äquivalenzprinzip bei der Ermittlung der zu zahlenden Versicherungsprämie am individuellen Risiko des Versicherungsnehmers bei Vertragsbeginn, d. h. entscheidend sind insbesondere Eintrittsalter und Gesundheitszustand. Die Äquivalenz liegt darin, dass die Beiträge des Versicherten im Verlauf seines Lebens in etwa seine möglichen Kosten decken. Der Versicherte zahlt in der Jugend mehr ein, als er verbraucht und im Alter umgekehrt. Dies erfüllt die versicherungstypische Aufgabe des Risikoausgleichs. Das Prinzip wird meist von privaten Krankenversicherungen herangezogen. Dabei handelt es sich im Gegensatz zum Solidaritätsprinzip der Gesetzlichen Krankenversicherungen um einen intertemporalen (und nicht interpersonellen) Risikoausgleich.

Kostenerstattungsprinzip: Abrechnungsverfahren, das in den letzten Jahrzehnten überwiegend von den privaten Krankenversicherungen praktiziert wurde. Der Versicherte ist unmittelbarer Vertragspartner des Arztes, die Rechnung geht direkt an ihn und wird erst nach Bezahlung bei der Versicherung zur Erstattung vorgelegt.

Das **Beveridge-Modell** wird auf William Henry Beveridge zurückgeführt, der Mitglied des britischen Parlaments war. Es handelt sich um ein Grundsicherungssystem, bei dem die gesamte Bevölkerung eingeschlossen wird und zwar völlig unabhängig von der Bedürftigkeit. Das Beveridge-Modell als nationaler Gesundheitsdienst wird aus Steuern finanziert.

Subsistenzprinzip (Subsistenz = der bloßen Lebenserhaltung dienend) oder **Kostendeckungsprinzip**: Die Erträge aus einem Betrieb sollen zumindest sämtliche Kosten des Betriebes sichern. Dies gilt auch für Krankenhäuser und Arztpraxen, die kostendeckend arbeiten müssen. Dem Kostenträger werden die vom Patienten verursachten Kosten auf Heller und Pfennig in Rechnung gestellt. In Kliniken geschieht dies über Tagessätze. Beim **Fallpauschalen-Prinzip** dagegen, das vom Gesetzgeber in der stationären Pflege mit massivem Druck durchgesetzt wurde, wird pro Krankheit unabhängig von der Behandlungsdauer ein fester Betrag gezahlt. Hierdurch wurde eine Verkürzung der Verweildauer im Krankenhaus erzwungen. Während ich in meiner Kindheit nach der Blinddarm-OP noch 14 Tage im Krankenhaus bleiben durfte, wird man heute bereits nach etwa drei Tagen entlassen. Grund: Die Fallpauschale für eine Entfernung des Appendix beträgt nur rund 2.000,– Euro; das Krankenhaus macht ein Plus, wenn der Patient nach wenigen Tagen entlassen wird.

Unter **Rationierung** versteht man die Zuteilung nur beschränkt vorhandener Güter oder Dienstleistungen. Im Kontext des Gesundheitswesens hat der Begriff eine spezielle Bedeutung; hier wird unter Rationierung der Verzicht auf medizinisch sinnvolle Leistungen verstanden, weil mal wieder kein Geld da ist. Dies geschieht selten offen (explizite Rationierung), sondern häufiger hinter verschlossenen Türen (implizite Rationierung). Konkret heißt dies, Versicherten werden erprobte Therapiemaßnahmen vorenthalten, weil sie nicht finanzierbar sind.

Ein weiterer Versuch, Kostenersparnis im Gesundheitswesen herbeizuführen, ist das **Gatekeeping-Modell**: Im Erkrankungsfall kontaktiert der Patient telefonisch oder über Internet zunächst ein ärztliches Beratungszentrum. Das Ärzteteam beurteilt die Dringlichkeit der Situation und empfiehlt bei Bedarf einen Arztbesuch oder aber eine kostengünstige Selbstbehandlung. Verhält sich der Patient systemtreu (Compliance) und folgt den Empfehlungen, so profitiert er von einer Beteiligung an den eingesparten Kosten. Hierdurch werden Besuche beim Arzt, Facharzt und in der Notfallambulanz gering gehalten.

Weil Sie diesen echt knochentrockenen Lerntext so prima durchgehalten haben, hier noch etwas Lustiges aus dem weiten Bereich des Formularmülls: Ein Mann liegt mit gebrochenem Bein im Krankenhaus. Vom Arzt wird er gefragt, wie dies passiert sei. Der Mann antwortet: *„Beim Geschlechtsverkehr.“* *„Oh“*, sagt der Arzt. *„Da werden Sie Schwierigkeiten mit der Versicherung bekommen. Am besten ich schreibe in das Formular: Verkehrsunfall, wollte einem Kind ausweichen.“*

Klinischer Bezug

Komplizierte Abrechnungsmodalitäten im Gesundheitssystem und ständig weitere Restriktionen durch Gesetzesänderungen, die sowohl den Patienten wie auch den Ärzten immer tiefer in die Tasche greifen, belasten auch das Arzt-Patient-Verhältnis. Alleine die Einführung der „Praxisgebühr“ Anfang 2004, lässt sich mit dem altruistischen Selbstbild einer helfenden Berufsgruppe nicht mehr vereinen und verurteilt den Arzt zur Position eines Geld-Eintreibers für Staat und Versicherungen.

H09 ■

→ **Frage 2.127: Lösung E**

Zu **(A)**: Um sich mit einer **Praxis niederlassen** zu können, ist die Genehmigung der zuständigen Kassenärztlichen Vereinigung einzuholen. Da es Obergrenzen gibt, wie viele Ärzte sich in einer Stadt niederlassen dürfen, kann dies eine heißumkämpfte Materie werden.

Zu **(B)**: Die Kassenärztliche Vereinigung hat die **ambulante Versorgung** sicherzustellen; sie fordert z. B., dass Ärzte mit vollem Vertragssitz immer erreichbar sein müssen (oder einen Vertreter bestellt haben).

Zu **(C)**: Die Kassenärztliche Vereinigung formuliert und überprüft die **Pflichten der Ärzte** und Psychologen und kann bei Verstößen Disziplinarverfahren eröffnen.

Zu **(D)**: Die Kassenärztliche Vereinigung sitzt quasi zwischen Ärzten und **gesetzlichen Krankenkassen**. Die Ärzte senden ihre Quartalsabrechnungen an die KV, diese überprüft die Korrektheit der Abrechnung, holt sich das Geld von den Krankenkassen und zahlt, nach Abzug der eigenen Verwaltungspauschale, den Rest dann an die Ärzte aus.
Zu **(E)**: Die **Weiter- bzw. Fortbildung** wird von den Kammern überprüft (Ärzte- bzw. Psychologenkammer).

H08

→ **Frage 2.128: Lösung A**

Zu **(A)**: Die **Kassenärztliche Vereinigung** überwacht die ambulant tätigen Ärzte und Therapeuten, nicht die stationäre Versorgung.
Zu **(B)**: **Integrierte Versorgung** meint eine bessere Vernetzung von Ärzten, Kliniken, Laboren etc. und soll damit auch Barrieren zwischen ambulantem und stationärem Bereich abbauen. Nach § 140 b der Verträge zu integrierten Versorgungsformen können die Krankenkassen hierbei auch Verträge mit einzelnen Versorgungserbringern abschließen.
Zu **(C)**: Die Kosten für die stationäre Versorgung steigen stetig. Ein Krankenhaustag kostet zur Zeit rund 330 Euro. Im Jahr 2005 gaben Krankenhäuser rund 56 Milliarden Euro aus.
Zu **(D)**: Den Krankenhausaufenthalt zahlt die Krankenkasse des Versicherten.
Zu **(E)**: Seit Einführung der Fallpauschale (bezahlt wird ein bestimmter Satz für eine bestimmte Krankheit, unabhängig davon, wie lange die Behandlung gedauert hat) hat sich die Verweildauer massiv verkürzt.

H09 ■

→ **Frage 2.129: Lösung B**

Zu **(A)**: Im Jahr 2006 lagen folgende Zahlen vor: Gesamtausgaben knapp 140 Milliarden Euro, hiervon entfielen auf **Krankenhausbehandlung 36 %, Arzneimittel 19 %**, ambulante Ärzte 17 %, Zahnärzte + Zahnersatz 8 %, Heil- + Hilfsmittel 6 %, Krankengeld 4 %, Reha 2 %, Fahrkosten 2 %, Sonstiges 6 %.
Zu **(B)**: Seit Einführung der Fallpauschale (bezahlt wird ein bestimmter Satz für eine bestimmte Krankheit, unabhängig davon wie lange die Behandlung gedauert hat) hat sich die **Verweildauer massiv verkürzt**.
Zu **(C)**: 2007 waren rund **85 % der deutschen Bevölkerung** gesetzlich krankenversichert.
Zu **(D)**: **Äquivalenzprinzip**: 1. Risikoäquivalenz: Für gleiche Leistung verschiedene Preise bei verschiedenem Risiko. 2. Leistungsäquivalenz: Für verschiedene Leistungen verschiedene Preise (Beiträge) bei gleichem Risiko. In der gesetzlichen Krankenversicherung gilt das Solidarprinzip, das Äquivalenzprinzip ist eher ein Kennzeichen privater Krankenversicherungen.
Zu **(E)**: Nach dem **Solidarprinzip** besitzen alle Versicherten der Gesetzlichen Krankenversicherung (GKV) den gleichen Leistungsanspruch, unabhängig von der jeweiligen Beitragszahlung, vom persönlichen Krankheitsrisiko und vom Familienstand. Kennzeichen privater Krankenversicherer ist eher das Äquivalenzprinzip.

F09

→ **Frage 2.130: Lösung E**

Zu **(A)**: Seit Einführung der Fallpauschale (pro Krankheit gibt es einen festgesetzten Betrag) versuchen Krankenhäuser naturgemäß, den Patienten schnell wieder zu entlassen.
Zu **(B)**: Richtig, 90 % der Deutschen sind gesetzlich versichert.
Zu **(C)**: Solidarprinzip: Nach dem Solidarprinzip besitzen alle Versicherten der Gesetzlichen Krankenversicherung (GKV) den gleichen Leistungsanspruch, unabhängig von der jeweiligen Beitragszahlung, vom persönlichen Krankheitsrisiko und vom Familienstand.
Zu **(D)**: Das Äquivalenzprinzip der Privaten Krankenversicherung macht die Prämienhöhe von persönlichen Risikomerkmalen (z. B. Alter) abhängig.
Zu **(E)**: Nach Angaben der Kassenärztlichen Bundesvereinigung entfielen 33 % auf stationäre Versorgung im Krankenhaus, 17 % auf Arzneimittel und 15 % auf ambulante Versorgung durch Ärzte. Die Verwaltungskosten der Krankenversicherungen selbst fraßen immerhin auch 5,3 % der Gesamtsumme.

H01 ■

→ **Frage 2.131: Lösung A**

Zu **(A)**: Personen aus den oberen Sozialschichten leben eher gesünder, vermeiden gesundheitliche Risiken und leiden seltener unter chronischen Krankheiten. Dadurch sind sie seltener beim Arzt zu finden. Allerdings ist auch zu bedenken, dass Leute aus den oberen Sozialschichten mit leichteren Beschwerden zum Arzt gehen als Personen aus den unteren Sozialschichten, die oft erst kommen, wenn es ihnen richtig schlecht geht. Von daher ist diese Behauptung recht diskussionswürdig.
Zu **(B)**: Eine richtige Aussage, da der Arztbesuch den Krankenversicherten ja (scheinbar) nichts kostet, geht man schon mit leichten Beschwerden hin. Dass sich auf lange Sicht dadurch die Beträge der KV's erhöhen, wird nicht erkannt.
Zu **(C)**: Fachärzte, die nicht vorhanden sind, können auch nicht aufgesucht werden. Das Vorhandensein weckt also auch einen Bedarf. In der Regel gehen die meisten Patienten aber auch heute noch zunächst zu ihrem Hausarzt, was ja momentan auch

gesetzlich unterstützt wird. Ausschlaggebend ist also eigentlich die Verfügbarkeit von Allgemeinärzten und erst sekundär die von Fachärzten. Auch diese Behauptung erscheint also recht fraglich.
Zu **(D)**: Alles, was direkt etwas kostet, stellt immer eine Hemmschwelle dar. Gerade ärmere Bevölkerungsgruppen schieben z. B. die Restaurierung ihrer Zähne heute dadurch lange vor sich her.
Zu **(E)**: Lange Anfahrtswege und ewige Wartezeiten beim Arzt stellen einen Grund dar abzuwarten, ob die Schmerzen sich vielleicht doch von alleine legen.

F10

→ **Frage 2.132: Lösung A**

Zu **(A)**: Im Prinzip hat **jeder gesetzlich Krankenversicherte** nach dem **Solidarprinzip** den **gleichen Leistungsanspruch**, unabhängig von Beitragszahlung, persönlichem Krankheitsrisiko und Familienstand. Allerdings versuchen die Versicherungen zunehmend dies zu umgehen, nehmen immer mehr Leistungen aus ihrem Katalog heraus und fordern dann separate Versicherungsbeträge für besondere Leistungen.
Zu **(B)**: Der **medizinische Dienst der Krankenkassen** (MDK) begutachtet Patienten, z. B. wenn es um die Frage der Erwerbsminderungsrente geht.
Zu **(C)**: Richtig, die **Beitragshöhe richtet sich nach dem Einkommen**. Hierbei gibt es aber eine Obergrenze.
Zu **(D)**: Das **Sachleistungsprinzip** bezeichnet das Abrechnungsverfahren in der gesetzlichen Krankenversicherung (GKV). Der Versicherte hat über den Krankenschein/die Versichertenkarte Anspruch auf ärztliche Behandlung nach dem EBM (einheitlicher Bewertungsmaßstab), wobei der Arzt über die Verrechnungsstellen der kassenärztlichen Vereinigung mit der GKV abrechnet.
Zu **(E)**: Richtig, in Deutschland kann man die **Krankenversicherung frei wählen**. Nicht so z. B. in Österreich, wo der Ort bzw. die Art der Beschäftigung über die Zuordnung zur jeweiligen gesetzlichen Krankenversicherung entscheidet (z. B. Beamte → Beamtenversicherung, Angestellte → jeweilige Gebietskrankenkasse).

H08 H06 F05 ■

→ **Frage 2.133: Lösung D**

Zu **(A)**: Äquivalenzprinzip: siehe Lerntext II.37.
Zu **(B)**: Seit 1972 werden Krankenhäuser über ein dualistisches Prinzip bzw. duales Prinzip finanziert. Dieses beinhaltet, dass **1.** die Investitionskosten vom jeweiligen Bundesland gefördert und **2.** die Betriebskosten sowie Anlagegüter mit einer Nutzungsdauer von bis zu drei Jahren über die Pflegesätze abgedeckt werden.
Zu **(C)**: Siehe Lerntext II.37.
Zu **(D)**: Sachleistungsprinzip: siehe Lerntext II.37.
Zu **(E)**: Solidarprinzip: siehe Lerntext II.37.

F06 F04 ■

→ **Frage 2.134: Lösung A**

Zu **(A)–(E)**: Siehe Lerntext II.37.

H07

→ **Frage 2.135: Lösung B**

Zu **(A)**: Schon allein durch den Risikostrukturausgleich ist der Wettbewerb zwischen Kassen begrenzt. Dennoch unterscheiden sie sich geringfügig in ihren Beitragshöhen. Allerdings wird dies nicht als Solidarprinzip bezeichnet.
Zu **(B)**: Nach dem Solidarprinzip besitzen alle Versicherten der gesetzlichen Krankenversicherung (GKV) den gleichen Leistungsanspruch, unabhängig von der jeweiligen Beitragszahlung, vom persönlichen Krankheitsrisiko und vom Familienstand. Die zu zahlende Beitragshöhe richtet sich bis zu einem Grenzwert nach dem Einkommen.
Zu **(C)**: Die vom Patienten zu zahlenden Versicherungsbeiträge hängen von der bisherigen und prognostisch zu erwartenden Höhe der von der Kasse zu zahlenden Versicherungsleistungen ab.
Zu **(D)**: Das Solidarprinzip sieht vor, dass alle Versicherten die gleichen Leistungen in Anspruch nehmen können, wobei jeder soviel einzahlt wie er kann, d. h. abhängig vom Einkommen. Durch diverse Zusatzversicherungen auch bei den gesetzlichen Krankenversicherungen wird dieses Prinzip schon lange unterhöhlt.
Zu **(E)**: Das wäre der „kassenartenübergreifende Finanzausgleich" (Risikostrukturausgleich).

H10 F06 ■

→ **Frage 2.136: Lösung A**

Zu **(A)**: Siehe Lerntext II.37.
Zu **(B)**: „Evidenzbasierte Medizin" beruht auf der Anwendung wissenschaftlicher Methoden, die jegliche medizinische Tätigkeit umfassen und auch lang etablierte medizinische Traditionen kritisch bewerten. Diese Forderung umfasst die systematische Suche in der wissenschaftlichen Literatur nach der jeweils optimalen Diagnose- und Therapiemöglichkeit für eine konkrete Erkrankung, die kritische Beurteilung der Validität der Nützlichkeit (Evidenz) dieser Methode nach klinisch-epidemiologischen Gesichtspunkten.
Zu **(C)**: Rationierung von Leistungen: Nach diesem Modell sollen medizinische Leistungen weiter gekürzt werden. So wurde 2003 ernsthaft diskutiert, ob Über-75-Jährige noch in den Genuss aller medizinischer Maßnahmen kommen sollen. Andere Ideen sahen/sehen vor, z. B. ärztliche Leistungen für chronische Raucher zu kürzen.

Zu **(D)**: Unter „latentem Bedarf" versteht man einen Bedarf, der in dem Individuum zwar besteht, aber ihm noch gar nicht bewusst ist, da er noch keine Befriedigungsmöglichkeit für diesen Mangelzustand kennt. Werbung nützt dieses Phänomen seit Jahren aus, indem uns Waren verkauft werden, von denen wir bis dahin noch gar nicht ahnten, dass es sie eines Tages geben wird. Von unterwegs telefonieren zu können, war ein solcher latenter Bedarf, der vor 25 Jahren nur durch öffentliche Telefonzellen gedeckt wurde. Heute ist für viele Menschen das Leben ohne Handy gar nicht mehr denkbar. Auch in der Medizin werden solche latenten Bedürfnisse geweckt, etwa Verkauf von Medikamenten gegen Gedächtnisstörungen im Alter, Zahnweißung, Antifalten-Cremes oder Lifting.
Zu **(E)**: Medizinischer Bedarf besteht aus zwei Elementen: **1.** in der subjektiven Annahme des Patienten, dass seine Erkrankung behandlungsbedürftig ist (subjektiver Bedarf) und **2.** in der objektiven Feststellung einer Krankheit oder Behinderung. Beide sind oft alles andere als deckungsgleich. Bei Hypochondern ist der subjektive Behandlungsbedarf hoch; der objektive Bedarf in Bezug auf Behandlung der somatischen Seite wird niedrig eingeschätzt. Bei einem manischen Patienten mit Größenwahn oder einer narzisstischen Persönlichkeitsstörung liegt die Sache genau anders herum. Auch bei hohem subjektiven Leidensdruck kann es Diskrepanzen geben: Ein Zustand, für den es keine Behandlung gibt, ist nicht „behandlungsbedürftig", es besteht objektiv „kein Behandlungsbedarf".

F10

→ **Frage 2.137: Lösung C**

Zu **(A)**: **Niedergelassene Ärzte** stellen die ambulante Versorgung von Kranken sicher.
Zu **(B)**: Das Gros der deutschen Bevölkerung ist in der AOK oder einer der großen Ersatzkrankenkassen versichert (Barmer, DAK, Hamburg-Münchener, IKK, TKK, usw.).
Zu **(C)**: Die **Niederlassungsfreiheit** von Ärzten ist **nicht uneingeschränkt**. Es gibt exakte Vorschriften, wie viele Ärzte pro Bevölkerung sich in einem bestimmten Gebiet niederlassen dürfen. Das „Sichniederlassen" geht daher oft nur durch Übernahme einer anderen Praxis.
Zu **(D)**: Nach dem **Solidarprinzip** haben alle Versicherten der gesetzlichen Krankenversicherung (GKV) den gleichen Leistungsanspruch, unabhängig von der jeweiligen Beitragszahlung, vom persönlichen Krankheitsrisiko und vom Familienstand.
Zu **(E)**: Das **Äquivalenzprinzip** (meist in der privaten Krankenversicherung) macht die zu zahlende Prämienhöhe von persönlichen Risikomerkmalen abhängig.

H04

→ **Frage 2.138: Lösung D**

Zu **(A)–(C)** und **(E)**: Arzthonorar, diagnostische Untersuchungen, Medikamente und stationäre Behandlung im Krankenhaus sind direkte Gesundheitskosten.
Zu **(D)**: Produktivitätsausfall gehört zu den indirekten Gesundheitskosten, nach denen gefragt wurde.

H09 H06 ■

→ **Frage 2.139: Lösung D**

Zu **(A)**: Rationierung: siehe Lerntext II.37.
Zu **(B)**: Regressanspruch bezeichnet im juristischen Sinn den Rückgriff eines Ersatzpflichtigen auf einen Dritten, der diesem gegenüber zur Haftung verpflichtet ist. So muss eine Versicherung zwar einen Schaden regulieren, kann aber eventuell den eigentlichen Verursacher in Regress nehmen, d. h. den gezahlten Betrag nun ihrerseits von ihm fordern. Der Regress des Sozialversicherungsträgers ist dementsprechend in Sozialgesetzbuch (SGB) X § 116 geregelt.
Zu **(C)**: Risiko-Nutzen- und Kosten-Nutzen-Berechnungen müssen zum Beispiel vor Einführung von neuen Medikamenten, Operationstechniken oder anderen medizinischen Maßnahmen erhoben werden. Einen „Risiko-Nutzen-Ausgleich" gibt es jedoch nicht.
Zu **(D)**: Risikostrukturausgleich: siehe Lerntext II.37.
Zu **(E)**: Rückerstattung: Rückzahlung von zuviel bezahlten (Versicherungs-)Beiträgen, die nicht ausgegeben wurden, an den Beitragszahler. Leider horten die meisten Versicherungen lieber „Notgroschen" in z. T. unglaublicher Höhe, statt ihren Mitgliedern einmal eine kleine Freude zu bereiten.

H06

→ **Frage 2.140: Lösung D**

Zu **(A)**: Das Beveridge-Modell ist ein rein staatlicher Gesundheitsdienst.
Zu **(B)**: Das Beveridge-Modell ist für alle, nicht nur für Bedürftige.
Zu **(C)**: Das Beveridge-Modell ist weder ein „Gesundheitsmarkt", noch wird es privat von „Kunden" finanziert.
Zu **(D)**: Diese Definition entspricht dem Beveridge-Modell.
Zu **(E)**: Das wäre das deutsche Modell.

H06 ■

→ **Frage 2.141: Lösung B**

Zu **(A)**: Siehe Lerntext II.37.

Zu **(B)**: In Deutschland gibt es sicherlich keine fehlende Differenzierung zwischen haus- und fachärztlichen Zuständigkeiten.
Zu **(C)**: Gatekeeping-Modell: siehe Lerntext II.37.
Zu **(D)**: Disease-Management-Programme schulen den Patienten im Umgang mit seiner Krankheit und führen u. a. zu geringerem Medikamentenverbrauch und geringerer Rückfallhäufigkeit. Sie werden in der Regel von der stationären Einrichtung eingeleitet (z. B. Patientenschulung in der Reha-Klinik) und von ambulanten Einrichtungen begleitet.
Zu **(E)**: Um für die gesetzlichen Krankenversicherungen tätig sein zu dürfen, muss man Vertragsarzt der Kassenärztlichen Vereinigung mit Abrechnungsnummer sein.

F07 ■■

→ **Frage 2.142: Lösung D**

Zu **(A)**: Disease-Management-Programme schulen den Patienten im Umgang mit seiner Krankheit.
Zu **(B)**: Einkommensdisparität ist die unterschiedliche Aufteilung der Einkommenshöhe auf die einzelnen Bevölkerungsgruppen und gilt als Indikator für strukturelle Deprivation bzw. Armut.
Zu **(C)**: Relative Deprivation bezieht sich auf subjektiv wahrgenommene Benachteiligung in Relation zu einer Bezugsgruppe. Wenn in Ihrem Freundeskreis jeder ein Piercing hat, dann fühlen Sie sich benachteiligt, wenn Ihre Eltern Ihnen keines erlauben.
Zu **(D)**: Risikoselektion: siehe Lerntext II.37.
Zu **(E)**: Eine Risikoselektion dürfen gesetzliche Krankenkassen (eigentlich) nicht durchführen. Die typische Arbeiter- und Bauernkasse AOK hat daher beträchtlich mehr Versicherte mit hohem Risiko als z. B. die Techniker Krankenkasse. Durch die hohen Beiträge der Kassen mit hoher Risikopopulation würden dann v. a. junge, gesunde Versicherte in günstigere Krankenversicherungen wechseln. Das hätte zur Folge, dass die AOK noch teurer werden würde usw. Man führt daher einen Risikostrukturausgleich zwischen den Kassen durch, d. h. einen finanziellen Ausgleich der Kassen mit wenig Risikofällen zu den Kassen mit vielen alten und chronisch kranken Versicherten.

F03

→ **Frage 2.143: Lösung D**

Zu **(A)**: Beitragsbemessungsgrenze: siehe Lerntext II.37. Ein Anheben dieser Grenze führt logischerweise dazu, dass wieder mehr Personen in die Pflichtversicherung zurückkehren müssen.
Zu **(B)**: Auch Rentner und Pensionäre unterliegen der Versicherungspflicht. Es wäre wohl in der Regel auch gerade im Alter nicht besonders klug, hier auszutreten.
Zu **(C)**: Auch bei Teilnahme an einer Reha-Maßnahme oder einer Maßnahme zur Berufsförderung muss man krankenversichert bleiben, insbesondere da die Krankenversicherung (neben Berufsgenossenschaften und Rentenversicherungen) ja als Träger für eine solche Maßnahme in Frage kommen.
Zu **(D)**: Versicherungspflichtgrenze: siehe Lerntext II.37.
Zu **(E)**: Ob Arbeiter oder Angestellte, beide sind versicherungspflichtig.

2.6.3 Patientenkarrieren im Versorgungssystem

II.38 Patientenkarrieren im Versorgungssystem

Arzt zu Patient: *„Warum rennen Sie aus dem OP-Saal hinaus?“ Patient: „Die Schwester hat gesagt: Regen Sie sich nicht so auf, das ist nur eine einfache Blinddarmoperation. Sie werden es schon schaffen!“* Arzt: *„Und was ist daran schlimm?“* Patient: *„Sie hat es nicht zu mir gesagt, sondern zu dem Chirurgen.“*

Ob sich ein Patient erforderlichen medizinischen Maßnahmen unterzieht oder, wie in dem obigen Scherz, besser nicht, hängt von mehreren Faktoren ab. Zu den Determinanten, die das **Krankheitsverhalten** beeinflussen, gehören: Auffälligkeit von Symptomen, Umfang und Qualität der medizinischen Aufklärung, Informiertheit über Erkrankungsrisiken und Behandlungsmöglichkeiten, Laienätiologie und Laienzuweisung, soziale Schichtzugehörigkeit, arztmeidende oder **arztaffine Einstellung** (Letzterer sucht schon bei geringem Unwohlsein einen Arzt auf), Vorerfahrungen mit therapeutischen Institutionen, zeitliche Abkömmlichkeit des Patienten und Erreichbarkeit des Arztes.

Das **Health-Belief-Modell** („Glaube an Gesundheit“) des krankheitspräventiven Gesundheitsverhaltens basiert auf der Annahme, dass Verhaltensänderungen in Richtung auf gesundes Verhalten das Risiko krank zu werden reduzieren können. Ausschlaggebend, ob sich jemand gesundheitsbewusst verhält, ist hierbei die Überzeugung, dass sich dadurch die Krankheit vermeiden lässt. Wer der felsenfesten Überzeugung ist, dass Krebs eine schicksalhafte Krankheit ist, die ohnehin jeden treffen kann, wird nicht mit dem Rauchen aufhören und Sport treiben. Das Gesundheitsverhalten wird also von bewussten Kosten-Nutzen-Überlegungen bestimmt. Folgende Faktoren gehen in das Modell ein:

a) die Erkennbarkeit der Effektivität eigenen präventiven Verhaltens;
b) die Bewertung der Gefährlichkeit der Erkrankung;

c) die subjektive Einschätzung der eigenen Krankheitsanfälligkeit;
d) die Wahrnehmung eigener Einschränkungen und Opfer (Barrieren), die durch das präventive Verhalten bedingt sind (Bilanzierung des Nutzens gegenüber den möglichen „Kosten");
e) der Glaube an den Nutzen einer bestimmten Handlung (z. B. Präservative benutzen);
f) der objektive Schweregrad der Erkrankung.

Das **sozialkognitive Prozessmodell** des Gesundheitsverhaltens von Schwarzer (1996) unterscheidet im Rahmen des Health-Belief-Modells zwei Phasen: (1) **motivationale Phase**=Prozess der Zielsetzung und (2) **volitionale Phase**=Umsetzung dieser Ziele in konkrete Verhaltensmuster. In der motivationalen Phase wirken drei Einflussgrößen auf die Zielsetzung hin:

1. **Risikowahrnehmung**: subjektive Einschätzung des Schweregrads von Erkrankungen sowie der eigenen Verwundbarkeit.
2. **Handlungsergebniserwartungen**: Personen erkennen den Zusammenhang zwischen dem Krankheits-/Gesundheitsverhalten und den negativen/positiven Auswirkungen.
3. **Selbstwirksamkeitserwartung**: Überzeugung, ein schwieriges Problem aufgrund eigener Kompetenz erfolgreich lösen zu können. Die Selbstwirksamkeitserwartung spielt nicht nur bei der Zielsetzung eine zentrale Rolle, sondern auch bei der späteren Umsetzung in konkretes Verhalten. Nachdem man sich z. B. das Ziel gesetzt hat, körperlich aktiv zu werden, sind weitere Schritte notwendig, damit dieses Verhalten aufgenommen und dauerhaft aufrechterhalten wird.

Zur Umsetzung von Zielen in konkretes Verhalten ist eine genaue Planung notwendig. Hierbei werden zwei Aspekte unterschieden: Bei der (a) **Handlungsplanung** wird festgelegt, wann, wo und wie die Handlung ausgeübt wird (z. B. schlanker werden, indem man keine Süßigkeiten mehr einkauft), während bei der (b) **Bewältigungsplanung** spezifiziert wird, wie man das Ziel trotz bestimmter Hindernisse erreichen kann (Verhalten, wenn total leckere Chips, Lakritze, Salzstangen und Erdnüsse bei einer Party direkt vor einem stehen).

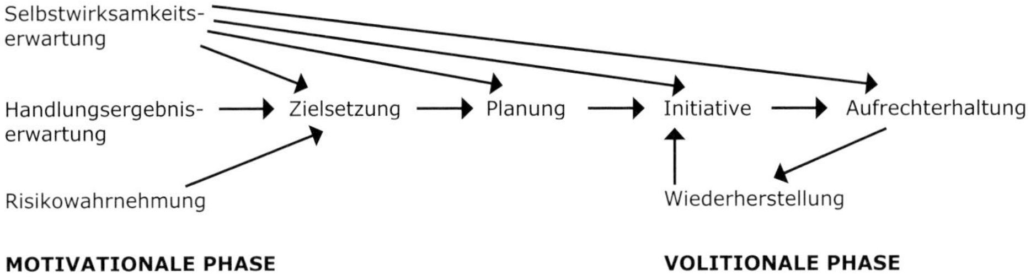

Abb. 2.13 Darstellung des sozialkognitiven Prozessmodells zum Gesundheitsverhalten von Schwarzer.

H10

→ **Frage 2.144: Lösung B**

Zu **(A)**: Menschen mit **externer Kontrollüberzeugung** sehen die Ursachen für Erfolge und Misserfolge in anderen Personen oder im Schicksal. Im Gegensatz dazu glauben Menschen mit internaler Kontrollüberzeugung daran, dass Erfolg bzw. Misserfolg von ihren eigenen Leistungen abhängt. Das Besorgen von Kondomen als Schutz vor AIDS würde also **internale** und nicht **externale Kontrollüberzeugungen** widerspiegeln.

Zu **(B)**: Beim **Health-Belief-Modell** geht es darum einzuschätzen, ob ein Patient **bereit** ist, eine **präventive Maßnahme durchzuführen**, also z. B. die Verwendung von Kondomen zum Schutz vor HIV/AIDS. Die Wahrscheinlichkeit, dass ein Patient dazu bereit ist, hängt von verschiedenen Faktoren ab, u. a.:

- **wahrgenommene Gefährlichkeit der Erkrankung:** Der Patient schätzt AIDS als gefährliche Krankheit ein.
- **wahrgenommener Nutzen des eigenen gesundheitsfördernden Verhaltens**: Der Patient glaubt, dass er sich mit Kondomen vor AIDS schützen kann.
- **subjektive Einschätzung der eigenen Krankheitsanfälligkeit**: Der Patient rechnet sich selbst zu einer Risikogruppe.
- **Wahrnehmung eigener Einschränkungen und „Opfer" durch das präventive Verhalten** („Kosten-Nutzen-Bilanzierung"): Der Patient schätzt das Besorgen der Kondome als wenig aufwändig und kostengünstig ein.

Zu **(C)**: Bei der **kognitiven Dissonanz** stehen im selben Individuum zwei Erkenntnisse im Widerspruch. Diese müssen mit einer Erklärung in Einklang gebracht werden, z. B. indem eine der beiden

Erkenntnisse angezweifelt wird. Häufig besteht Diskrepanz zwischen der kognitiven, der affektiven und der Handlungskomponente eines Verhaltens. Nur selten wird die Handlungskomponente geändert, meist werden die Kognitionen nachträglich an das eigene Verhalten angepasst. Das Modell wäre anwendbar, wenn der Mann etwa seine Ansteckungsgefahr verharmlosen oder auf Behandlungsmöglichkeiten verweisen würde.
Zu **(D)**: Nach dem **Modell des sozialen Vergleichsprozesses** sind alle Menschen bestrebt, ihre Kognitionen über sich und die Welt mit den Urteilen anderer zu vergleichen. Sofern die Richtigkeit eigener Kognitionen nicht an Umwelteffekten direkt überprüft werden kann, sucht man den Vergleich mit den Einstellungen anderer Personen, da negative Folgen von Fehlurteilen befürchtet werden. Hier spielen besonders die Einstellungen der Bezugsgruppe eine wichtige Rolle. Dies tut der Mann in dem Beispiel nicht.
Zu **(E)**: Das **transtheoretische Modell** beschreibt den **Prozess von intentionalen Verhaltensänderungen**. Diese werden als mehrstufiger Prozess betrachtet, in dessen Verlauf es auch immer wieder zu Rückfällen kommen kann. Bei der Arbeit mit Patienten ist es wichtig, sich bewusst zu sein, auf welcher dieser Stufen der Betreffende steht, um eine angemessene Intervention einzuleiten. Die 5 Stadien der Verhaltensänderung sind:

- **Precontemplation** (vorbewusster Zustand, Absichtslosigkeit, situative Versuchung)
- **Contemplation** (Bewusstwerden, Absichtsbildung)
- **Preparation** (Vorbereitung)
- **Action** (Handlung)
- **Maintenance** (Aufrechterhaltung)

Bei dem beschriebenen Mann ist jedoch **keine Motivationsänderung nötig**, er ist von sich aus hochmotiviert, präventiv zu handeln.

F07 ■

→ **Frage 2.145: Lösung B**

Zu **(A)**, **(C)**, **(D)** und **(E)**: Health-Belief-Modell: Siehe Lerntext II.38.
Zu **(B)**: Die nachgewiesenen Ursachen einer Krankheit spielen im Health-Belief-Modell eher keine Rolle.

H07

→ **Frage 2.146: Lösung D**

Zu **(A)**: Emotionale Stabilität/Labilität ist ein sehr stabiles Charaktermerkmal, das man auch therapeutisch nicht so einfach vermitteln kann.
Zu **(B)**: Externale Kontrollüberzeugung würde bedeuten, dass das Rauchverhalten von äußeren Faktoren abhängig ist (etwa von süchtig machenden Stoffen in der Zigarette) und das Mädchen ohne Hilfe (d. h. Akupunktur oder Quit) keine Chance hätte, vom Rauchen loszukommen.
Zu **(C)**: Resilienz (Widerstandsfähigkeit, Spannkraft): Das Konzept der Resilienz erklärt, warum auch bei Vorliegen vieler Risikofaktoren manche Personen nicht krank werden. Die Theorie kann man hier nicht anwenden, da die Freundin schon nikotinsüchtig ist.
Zu **(D)**: Selbstwirksamkeit („*self-efficacy*") betont die Überzeugung, dass man in einer bestimmten Situation die angemessene Leistung erbringen kann. Die Selbstbewertung einer Person beeinflusst ihre Motivation und Leistung. Wenn der Freund seine Freundin wie im vorliegenden Beispiel bestätigt, dass sie es selbst schaffen könne, vom Rauchen loszukommen, fördert er damit die Selbstwirksamkeit.
Zu **(E)**: Reiz- bzw. Stimuluskontrolle: Kontrolle des Reizes, der ein Verhalten auslöst. Hierdurch kann eine Verhaltensänderung bewirkt werden. Stimuluskontrolle könnte im vorliegenden Fall bedeuten, Zigaretten gar nicht erst zu kaufen, sie niemals auf dem Tisch liegen zu lassen oder sie bei der Oma zu deponieren, die drei Straßen weit weg wohnt.

F02

→ **Frage 2.147: Lösung D**

Zu **(A)**: Ergebniserwartung ist ein Begriff aus der Kausalattribution. Abhängig davon, welches Ergebnis Sie erwarten, wird das erzielte Handlungsresultat als gut, angemessen oder schlecht bewertet. Beispiel: Wie reagieren Sie auf die Zensur *befriedigend*" im Physikum?
Zu **(B)**: Die sog. „*Attributionstheorie*" beschäftigt sich mit der Ursachenzuschreibung. Die Gedanken über die Entstehung der Erkrankung und auch über die Behandlungsmöglichkeiten können in den Bereich **a.** der externalen Kontrollüberzeugung gehören, d. h. außenstehende Mächte oder das Schicksal werden verantwortlich gemacht, oder **b.** von der internalen Kontrollüberzeugung, d. h. man sieht die Verantwortlichkeit in sich selbst.
Zu **(C)**: Eine Intention ist die Ursache für eine Handlung. Bei der paradoxen Intention kommt es zum Verhalten trotz gegenteiliger Ursache, d. h. man hilft auch einer Person, von der man glaubt, dass sie an ihrem Unglück selbst Schuld ist (etwa einem Betrunkenen). Die „Theorie des geplanten Verhaltens" (*theory of reasoned action* bzw. *theory of planned behavior*) geht davon aus, dass fünf Elemente für gesundheitsbezogenes Verhalten ausschlaggebend sind, hierzu gehört auch die Intention: **1.** Verhalten, **2.** Verhaltensintention, **3.** Einstellung, **4.** Subjektive Norm und **5.** Wahrgenommene Verhaltenskontrolle.
Zu **(D)**: Modell der Kompetenzerwartung („*self efficacy*"): Soziale Fertigkeiten („*social skills*") sind Reaktionsmuster, die es ermöglichen, sich bei der Interaktion mit anderen erfolgreich zu verhalten.

Auch in dem Beispiel äußert die Patientin die Kompetenz, dass sie es schaffen wird, mit dem Rauchen aufzuhören, und wird es dann wohl auch schaffen.
Zu **(E)**: Volition (*„Wille“*): Eine Motivation alleine reicht nach Ansicht der Handlungstheoretikr nicht aus, um eine Aktion zu bedingen, sondern muss eine Schwelle überschreiten, um die Handlung auszulösen. Hierbei spielt der Wille (*„Volition“*) eine wesentliche Rolle.

F05 ■■

→ **Frage 2.148: Lösung D**

Zu **(A)**: Eine Erwartung wäre kein präventives Verhalten.
Zu **(B)**: Verdrängung im psychoanalytischen Sinn eines Abwehrmechanismus: Vermeidung von Situationen, in denen die Gedanken auf eine angstbesetzte Erkrankung gerichtet werden könnten.
Zu **(C)**: Compliance (Zusammenarbeit, Mitarbeit) im medizinischen Sinne bedeutet die Befolgung therapeutischer oder diagnostischer Anweisungen wie z. B. Medikamenteneinnahme, Termineinhaltung, Diätvorschriften.
Zu **(D)**: Das sozialkognitive Prozessmodell: siehe Lerntext II.38. Um Förderungsprogramme wirksamer zu gestalten, muss bekannt sein, in welchem Stadium des Veränderungsprozesses sich eine Person befindet. Bei der Risikowahrnehmung handelt es sich um eine subjektive Einschätzung des Schweregrads von Erkrankungen sowie der eigenen Verwundbarkeit. Das Vorhandensein von Handlungsergebniserwartungen zeigt an, dass Personen den Zusammenhang zwischen dem Gesundheitsverhalten und den positiven oder negativen Auswirkungen dieses Verhaltens kennen. Die dritte Einflussgröße, die Selbstwirksamkeitserwartung, ist die Überzeugung, ein schwieriges Problem aufgrund eigener Kompetenz erfolgreich lösen zu können.
Zu **(E)**: Fatalismus: religiöse Einstellung, nach welcher das Schicksal das Leben des Menschen bestimmt. Die Einzelperson selbst kann nichts tun, um ihr Schicksal zu beeinflussen, alles ist vorherbestimmt und im großen Buch des Lebens schon im Augenblick der Geburt verzeichnet.

2.6.4 Qualitätsmanagement im Gesundheitswesen

II.39 Qualitätsmanagement im Gesundheitswesen

„Woran ist denn die Ärztedemonstration gescheitert?“ – „An den Plakaten. Die Mediziner hatten sie selbst geschrieben und keiner konnte entziffern was sie eigentlich wollten.“
Evidenzbasierte Medizin: Neue medizinische Therapieverfahren werden nur nach einer intensiven Analyse zugelassen. Die Überprüfung der Evidenz (Wirksamkeit) erfolgt auf der Basis folgender Unterlagen: 1. Kontrollierte wissenschaftliche Studien zum Nachweis der **Wirksamkeit** bei den beanspruchten Indikationen unter Berücksichtigung von (a) Abwägung des Nutzens gegen die Risiken, (b) Bewertung der erwünschten und unerwünschten Folgen und (c) Nutzen im Vergleich zu anderen Methoden gleicher Zielsetzung. 2. Zur Prüfung der **medizinischen Notwendigkeit** benötigt man Unterlagen zur (a) Relevanz, (b) Häufigkeit und (c) Spontanremission der Erkrankung und (d) zu diagnostischen oder therapeutischen Alternativen. 3. Außerdem muss die **Wirtschaftlichkeit** nachgewiesen werden: Kosten-Nutzen-Abwägung im Bezug auf (a) den einzelnen Patienten, (b) die Gesamtheit der Versicherten und (c) im Vergleich zu anderen Behandlungsmethoden dieser Erkrankung; außerdem muss (d) eine Folgekosten-Abschätzung erfolgen (z. B. Gerätewartung).

„Der Lohn einer guten Handlung liegt darin, dass man sie vollbracht hat“, sagte Seneca. Viel mehr sollte man als Arzt beim monatlichen Blick in die Lohntüte auch nicht erwarten. Die Abzüge (Einkommens-/Lohnsteuer, Mehrwertsteuer, Kranken-, Renten-, Arbeitslosen- & Pflegeversicherung etc.) liegen in der BRD bei weit über der Hälfte des Bruttolohns. Hiervon macht alleine die Krankenversicherung im Moment über 15 % aus. Private Versicherungen erscheinen auf den ersten Blick günstiger. Während in der gesetzlichen Krankenversicherung aber die gesamte Familie erfasst wird, muss in der Privaten Versicherung in der Regel jede Person eines Haushaltes einzeln versichert werden, bei großen Familien ergibt sich dann ein Verlust.
Im Jahr 2006 lagen folgende Zahlen vor: Gesamtausgaben knapp 140 Milliarden Euro, hiervon entfielen auf Krankenhausbehandlung 36 %, Arzneimittel 19 %, ambulante Ärzte 17 %, Zahnärzte + Zahnersatz 8 %, Heil- + Hilfsmittel 6 %, Krankengeld 4 %, Reha 2 %, Fahrkosten 2 %, Sonstiges 6 %. Die Solidargemeinschaft der Beitragszahler ist definitiv nicht mehr fähig, noch höhere Ausgaben für das Gesundheitswesen zu finanzieren, sonst sind Sie demnächst prima krankenversichert, können aber Ihre Miete nicht mehr bezahlen. 1970 zahlte man gerade mal 8,2 %, seitdem hat sich der Krankenkassenbeitrag nahezu verdoppelt, sämtliche Gesetze konnten dem keinen Einhalt gebieten (1977: KV-Kosten-Dämpfungsgesetz, 1981: Kran-

kenhaus-Dämpfungsgesetz, 1989: Gesundheitsreformgesetz, 1993: Gesundheitsstrukturgesetz, 2004: Gesundheits-Modernisierungsgesetz). Einzige Antwort ist bisher **Rationierung**: vom Staat kontrollierte Güterzuteilung in Krisen- und Kriegssituationen, wenn ein realer Mangel herrscht. Im Gesundheitswesen bedeutet Rationierung Verzicht auf medizinische Leistungen, deren Nutzen in einem ungünstigen Verhältnis zu den Kosten stehen. Allerdings ist die Kosten-Nutzen-Abwägung bei medizinischen Leistungen oft strittig. **Kosteneinsparung** muss aber nicht Rationierung bedeuten, sie kann auch durch Erhöhung der Qualität erreicht werden, u. a. durch evidenzbasierte Medizin. Dies erfordert **Qualitätsmanagement** (QM), man unterscheidet: (a) externes (Überprüfung durch Behörden) und (b) internes Qualitätsmanagement (Selbstprüfung). Für eine Einrichtung werden hierbei folgende Bereiche analysiert und dann optimiert: Was muss getan werden? Wer tut es? Wann, wo, wie, womit und wie häufig wird es getan? Welche Dokumente/Formulare werden eingesetzt? Was und wie wird aufgezeichnet? Wann, wie und womit wird der Erfolg geprüft? Wer überprüft den Erfolg?

In der Industrie hat sich zur QM-Sicherung die Deutsche Industrie Norm (DIN) bzw. Europanorm (EN) **ISO 9000**ff. etabliert, die auch Einzug in das Gesundheitswesen gehalten hat. Das **Qualitätsmanagement**-System stellt die notwendigen Werkzeuge zur Verfügung. Im Vordergrund steht die stetige Qualitätskontrolle in allen Bereichen im Verlauf der Leistungserbringung. Ziele des Qualitätsmanagement-Systems sind: (1) Vermeidung von unnötigen Kosten; (2) Zufriedenstellung der Patienten und Verbesserung des Images; (3) Bessere Erfassung und Umsetzung der Patientenbedürfnisse; (4) Frühe Fehlererkennung und Einleitung von Gegenmaßnahmen; (5) Steigerung der Flexibilität; (6) Reduktion der Arbeitszeiten pro Aufgabe. QM-Einführung bedeutet zunächst wahnwitzigen Papierkrieg, da alle Arbeitsabläufe schriftlich festgehalten und analysiert werden müssen; diese Aufwendungen sollen später durch Kosteneinsparungen erwirtschaftet werden. Für Kliniken und Praxen wurde QM-Management 2006 eingeführt, die Erfüllung muss man bis 2009 nachweisen können. Hierfür werden unterschiedliche Systeme kommerziell verkauft (z. B. QEP-Handbuch = „Qualitätsmanagement und Entwicklung in Praxen"), die im Wesentlichen Ordner mit Fragebögen zu einzelnen Arbeitsbereichen umfassen. Dies fängt bei Sicherheitseinrichtungen an (z. B. sind Notfallkoffer, Feuerlöscher + ausgeschilderte Fluchtwege vorhanden?), über Hinweise zur Verkürzung der Wartezeiten von Erkrankten und Einhaltung datenschutzrechtlicher Bestimmungen (B.: sensible Patientendaten auf einem ans Internet angeschlossenen PC!!!), bis hin zu Befragungen der Patienten über ihre Zufriedenheit. Überwiegend geht es darum, Arbeitsabläufe systematischer und fehlerfreier zu gestalten. Praxen und Kliniken können auf Wunsch eine (kostenpflichtige) **QM-Zertifizierung** erhalten, dies ist zurzeit aber noch nicht zwingend vorgeschrieben. Eine Alternative zur ISO 9000 ist das **„Total Quality Management"** (TQM), das im Wesentlichen kundenorientiert ist und eine laufende Analyse der Zufriedenheit der Patienten und auch der Mitarbeiter beinhaltet. Qualitätsmanagement umfasst mehrere Teilbereiche, man unterscheidet:

1. **Prozessqualität** bewertet den Behandlungsablauf. Hierzu dient z. B. die Therapiedokumentation im Pflegeprozess mit Checklisten und Protokollen.
2. Die **Strukturqualität** ist gekennzeichnet durch bauliche, technische und personelle Rahmenbedingungen. Darunter fällt u. a. der Typ des Trägers (privat oder kirchlich), der Personalschlüssel, das Pflegeleitbild, die Hierarchie- und Kommunikationsstufen und die Maßnahmen zur Fort- und Weiterbildung der Mitarbeiter.
3. Die **Ergebnisqualität** soll etwas über die Zielerreichung der zuvor festgelegten Ziele aussagen, z. B. die Übereinstimmung der zuvor festgelegten Pflegeziele mit der Zufriedenheit der Patienten. Diese Ergebnisqualität lässt sich heute auch messen; vermehrt werden Patienten aufgefordert, Fragebögen über ihre Zufriedenheit mit Arzt oder Krankenhaus auszufüllen. Immer häufiger müssen Kliniken nachweisen, ob und wie viele Patienten sie geheilt entlassen haben.

Zwecks QM werden von der *„Ärztlichen Zentralstelle Qualitätssicherung"*, einer gemeinsamen Einrichtung von Bundesärztekammer und Kassenärztlicher Bundesvereinigung, **Leitlinien** erstellt. Solche Leitlinien stellen eine Hilfe für ärztliche Entscheidungsprozesse dar. 1999 wurden sogar Leitlinien zur Erstellung von Leitlinien erstellt. Wenn man wissen will, wie eine Erkrankung evidenzbasiert korrekt behandelt wird, dann lohnt sich ein Blick auf die Homepage der Arbeitsgemeinschaft wiss. med. Fachgesellschaften (AWMF), die Leitlinien zu diversen Krankheiten von A = Adipositas bis Z = Zahnheilkunde unter www.awmf-leitlinien.de/ publiziert. Eine medizinische Maßnahme muss angemessen und effizient sein. **Angemessenheit** meint, dass der Umfang der Diagnostik, die Art der Behandlung und die Kosten der Therapie in angemessener Relation zur Krankheit des Patienten stehen müssen. Einen verschnupften Patienten gleich ins MRT zu legen wäre also nicht unbedingt angemessen. Qualitätsmanagement unterstützt diese Angemessenheit mit der Forderung nach Vermeidung unnötiger Leistungen. **Effizienz** ist der Nutzen einer Maßnahme in Relation zu den Kosten. Bei den Gesundheitskosten nimmt Deutschland mit einem Ausgabenvolumen von insgesamt 234,2 Milliarden Euro einen internationalen Spitzenplatz ein. Größter Ausgabenträger ist die gesetzliche Krankenversicherung (rund 145 Milliarden Euro). Trotz der hohen Ausgaben erreicht Deutschland - verglichen mit anderen Ländern - zu wenig Effizienz. Es haben sich Strukturen entwickelt, in denen verschiedene Leistungsbereiche nebeneinander statt miteinander arbeiten, was unnötige Kosten verursacht. Alle Behandlungsschritte müssen daher vom Hausarzt koordiniert werden, jeder Facharzt/Therapeut ist verpflichtet, dem Hausarzt regelmäßig Berichte zu schicken. Als Facharzt sitzen Sie also noch bis abends 22:00 Uhr in Ihrer Praxis und diktieren Befundberichte, als Allgemeinarzt können Sie die Nacht durchmachen, um die Flut an Berichten zu lesen. Das Ganze übrigens mehr oder weniger unbezahlt, die Gebühr für solche Kurzbefunde ist in der Regel in der quartalsweise einmal abzurechnenden „Grundpauschale“ (230 bis 340 Punkte, ca. 15,– Euro) enthalten. Eine Weiterentwicklung sind **Managed-Care-Programme**, diese sollen durch die zentrale Steuerung sämtlicher am Gesundungsprozess des Patienten beteiligten Leistungserbringer zur Kostendämpfung durch Qualitätsverbesserung beitragen. Der Hausarzt fungiert als Schnittstelle für die Informationsvermittlung. Hauptmerkmal ist die Standardisierung anhand festgelegter Leitlinien, hohe Arbeitsteilung, Steuerung und Bürokratisierung der Behandlungsabläufe.

Ich selbst arbeite viel mit Schlaganfall-Patienten. Der Terminkalender dieser krankgeschriebenen Menschen ist überraschend voll, denn multiple Schäden verlangen multiple Behandlungen; oft sind sie in gleichzeitig Behandlung beim Hausarzt, Neurologen, Neuropsychologen, Sprachheil-, Ergo- und Physiotherapeut. Alle haben ihre Praxis an einem anderen Ende der Hansestadt Lübeck. Apoplektiker dürfen kein Auto fahren und sind aufgrund ihrer Halbseitenlähmung meist nicht in der Lage selbständig mit öffentlichen Verkehrsmitteln zu reisen. Das Beförderungsproblem wird dann flink zum Fulltime-Job für einen Familienangehörigen. Neben den üblichen ärztlichen Einzelpraxen, die bunt über Städte und ländliche Gebiete verteilt sind, gibt es daher neue Varianten:

- **Medizinische Versorgungszentren** umfassen die Zusammenarbeit unterschiedlicher medizinischer Fachgebiete in einem (meist ambulanten) Zentrum. Einzelne Teilschritte der Versorgungskette werden hierdurch besser verzahnt. Ärzte sind oft angestellt, müssen also das ökonomische Risiko einer Niederlassung nicht tragen, auch Teilzeitbeschäftigung ist möglich.
- Eine **Praxisgemeinschaft** ist der Zusammenschluss mehrerer Ärzte in gemeinsamen Räumen. Die Ärzte haben jeweils eine eigene KV-Zulassung und rechnen ihre Leistungen getrennt ab, sie nutzen aber Räume und Inventar gemeinsam und teilen sich die Kosten z. B. der Arzthelferinnen. Demgegenüber bilden **Gemeinschaftspraxen** und medizinische Versorgungszentren eine wirtschaftliche Abrechnungsgemeinschaft.
- **Integrierte Versorgung**: Krankenkassen bieten ihren Versicherten eine Versorgung an, bei der die einzelnen Leistungserbringer (Hausärzte, Fachärzte, Physio-, Sprachheil-, Ergotherapeuten) im ambulanten und stationären Bereich koordiniert zusammenwirken.

Auch nach dem zweiten Staatsexamen muss jeder Arzt Fortbildungsveranstaltungen besuchen, um ein hohes Niveau ärztlicher Kenntnisse dauerhaft zu gewährleisten. Im 5-Jahres-Rhythmus sind zur Zeit pro Jahr 50 Stunden **Fortbildung** nachzuweisen, die über den Besuch von Ringvorlesungen an Universitäten, Kongressen, Wochenendseminaren oder ärztlichen Qualitätszirkeln gesammelt werden können. Die Erfüllung der Fortbildungspflicht wird von den Kammern überprüft (Ärzte- bzw. Psychologenkammer). Fehlt der Nachweis dieser Weiterbildung, so drohen Honorarkürzungen in schmerzhafter Höhe. Qualitätsverbesserung lässt sich auch durch **Supervision** erreichen, d. h. die meist freiwillige Überwachung von Fachleuten bei ihrer Arbeit durch einen Supervisor (z. B. in einer Balintgruppe). Die zu reflektierende Praxis umfasst problematische Patienten oder Erkrankungen, die der Supervisand im Beruf behandelt hat oder auf die er sich vorbereiten will. Je nach Bedarf stellt jemand einen Fall vor, in der Gruppe wird dann Rat gegeben.

H08 ■

→ **Frage 2.149: Lösung C**

Zu **(A)**: **Beziehungsqualität:** emotionale Qualität der Beziehungen zu nahestehenden Personen (Eltern, Kinder, Kollegen, Chef).
Zu **(B)**, **(C)** und **(D)**: Siehe Lerntext II.39.
Zu **(E)**: **Technische Qualität:** bezieht sich auf TÜV-geprüfte technische Geräte, z. B. EEG, MRT, CT usw., die keine Gefahr für den Patienten darstellen dürfen und korrekte Diagnosen liefern müssen.

F05

→ **Frage 2.150: Lösung C**

Zu **(A)**: Adäquanz: Angemessenheit einer gesetzlichen Regelung. Der Gesetzgeber sollte die Notwendigkeit einer neuen Regelung und deren Vorteile unvoreingenommen gegen die damit verbundenen Einschränkungen der Freiheit der Betroffenen abwägen. Hier wirft sich die Frage auf, wenn es so etwas gibt, warum macht der Gesetzgeber das mit

der Adäquanz dann nicht auch mal im Gesundheitswesen?
Zu **(B)**: Angemessenheit: Umfang der Diagnostik, Art der Behandlung und Kosten der Therapie müssen der Krankheit des Patienten angemessen sein. Modernes Qualitätsmanagement im Gesundheitswesen unterstützt diese Angemessenheit mit Forderungen insbesondere nach Vermeidung unnötiger Leistungen (... seltener auch mit Forderungen nach notwendigen Leistungen).
Zu **(C)**: Effizienz: Nutzen einer Maßnahme in Relation zu den Kosten.
Zu **(D)**: Prozessqualität: siehe Lerntext II.39.
Zu **(E)**: Der Begriff Relevanz ist ein Synonym für Wichtigkeit und wird häufig als Wertung interpretiert. In der Informationstheorie ist die Relevanz eine quantitativ und objektiv bewertbare Größe in Hinblick auf Paradigmen. Wird das Paradigma verändert, so ändert sich auch die Relevanz einzelner Umstände, Informationen, Theorien, Thesen u. a.

H05

→ **Frage 2.151: Lösung A**

Zu **(A)–(E)**: Siehe Lerntext II.39.

F08

→ **Frage 2.152: Lösung D**

Zu **(A)**: Gesundheitsförderung umfasst Maßnahmen zur allgemeinen Kräftigung der Gesundheitsressourcen. Es ist ein Prozess zur Heranführung an verantwortungsbewusste Entscheidungen hinsichtlich der eigenen Gesundheit.
Zu **(B)**: Ein wesentliches Problem des Gesundheitswesens ist die oft nur mangelhafte Zusammenarbeit zwischen den einzelnen Bereichen. Häufig müssen Patienten sich z. B. nach stationärer Behandlung selbst um die ambulante Behandlung oder Reha-Maßnahme kümmern. Ziel der „Integrierten Versorgung" ist es, den Versicherten eine besser koordinierte Versorgung anzubieten, bei der Haus- und Fachärzte mit nichtärztlichen Therapeuten im ambulanten und stationären Bereich zusammenarbeiten.
Zu **(C)**: Primärversorgung: Aufsuchen eines niedergelassenen Arzt oder eines Akutkrankenhauses zur Behandlung (ohne dass zwangsläufig ein stationärer Aufenthalt damit verbunden ist).
Zu **(D)**: Als Sicherstellungsauftrag nach SGB-IV, § 72 bezeichnet man den staatlich erteilten Auftrag, die Versorgung der Bevölkerung mit Haus- und Fachärzten und einem ärztlichen Notdienst im Rahmen der gesetzlichen Krankenversicherung zu gewährleisten.
Zu **(E)**: Subsidiaritätsprinzip ist der Grundsatz, dass eine gesellschaftliche oder staatliche Aufgabe soweit möglich von der jeweils unteren (kleineren) Einheit wahrgenommen wird, z. B. im Verhältnis von Staat und Gemeinde.

F07

→ **Frage 2.153: Lösung B**

Für diese Arten von Schnittstellen braucht man wenigstens kein Pflaster. Schnittstellenprobleme kennt man ja heute eher vom PC her, wenn das Kabel zwischen Digitalkamera und Laptop absolut gar nicht reinpasst. Schnittstellenprobleme im medizinischen Ablauf beziehen sich meist auf den Informationsfluss zwischen unterschiedlichen Behandlungseinrichtungen (z. B. Intensivstation → periphere Station → Reha-Klinik → ambulanter Arzt → Ergotherapeut → Physiotherapeut). Jeder muss heute einen Abschlussbericht über jeden Patienten verfassen. Durch Kostendämpfung und Stellenabbau kommen viele Behandler aber gar nicht mehr dazu, sodass oft Wochen oder Monate vergehen, bis die nächstgeordnete Therapieinstanz die Information bekommt.

F07 ■■

→ **Frage 2.154: Lösung E**

Zu **(A)–(D)**: Siehe Lerntext II.39.
Zu **(E)**: Eine Zunahme stationärer Behandlungen würde Kosten wohl eher erhöhen und muss nicht zur Verbesserung der Behandlungsqualität führen; das hat daher nichts mit Managed-Care-Programmen zu tun.

F04

→ **Frage 2.155: Lösung B**

Zu **(B)**: Evidenz-basierte Medizin: In Jahren der Kostenexplosion von medizinischer Heilbehandlung kann es sich unser Gesundheitssystem nicht mehr leisten, auch Behandlungsmethoden zu bezahlen, die „vielleicht" etwas nützen. Jede Behandlungsmethode und jedes Medikament muss heute den Beweis seiner Nützlichkeit in kontrollierten klinischen Studien erbringen.
Zu **(A)**, **(C)**, **(D)** und **(E)**: Diese Aussagen beschreiben nicht den Begriff „Evidenz-basierte Medizin".

H08

→ **Frage 2.156: Lösung E**

Zu **(A)**, **(C)** und **(D)**: Es wäre schön, wenn die ambulanten Pflegedienste oder wenigstens die Hausärzte oder die Krankenhausärzte über die Zuordnung zu Pflegestufen entscheiden dürften. Dann käme man diesbezüglich wohl eher zu realen Werten.
Zu **(B)**: Zum öffentlichen Gesundheitsdienst gehören: Gesundheitsämter, Untersuchungsämter, Bundesministerium für Gesundheit. Ziel ist der Schutz der Gesundheit der Bevölkerung.

Zu **(E)**: Der Medizinische Dienst der Krankenversicherungen (MDK) ist ein Beratungs- und Begutachtungsdienst der gesetzlichen Kranken- und Pflege-Versicherungen. Beurteilt wird die Pflegebedürftigkeit vom Medizinischen Dienst der Krankenversicherungen, die den Patienten in der Regel nicht besonders gut kennen.

H06

→ **Frage 2.157: Lösung D**

Zu **(A)**: Prozessqualität: Die Prozessqualität ist gekennzeichnet durch die Maßnahmen, die sich auf den Pflege- und Versorgungsablauf beziehen. Um die Prozessqualität z.B. in der Pflege zu erfassen, schaut man sich an, ob die Pflege systematisch und personenbezogen erbracht worden ist. Hilfsmittel dazu ist die Pflegedokumentation und insbesondere der Pflegeprozess. Aber auch alle anderen Prozesse in einer Einrichtung, z.B. Verwaltung, Hauswirtschaft, Haustechnik, müssen erfasst und letztendlich gemessen werden. Dies geschieht häufig mit Checklisten und Protokollen.
Zu **(B)** und **(C)**: Die Ergebnisqualität soll etwas über die Zielerreichung der zuvor festgelegten Ziele aussagen. Am Beispiel des Pflegeprozesses richtet sich das Augenmerk u.a. auf die Überprüfung der zuvor festgelegten Pflegeziele (stimmt sie überein z.B. mit den Selbstpflegefähigkeiten des Bewohners, der Bewohnerzufriedenheit, ob der Bewohner seine kommunikativen Fähigkeiten erhalten oder sogar verbessern konnte, ob adäquate Hilfeleistungen zur Krisenintervention oder -bewältigung geleistet worden sind).
Zu **(D)**: Strukturqualität: Die Strukturqualität ist gekennzeichnet durch bauliche, technische und personelle Rahmenbedingungen. Darunter fällt u.a. der Typ des Trägers (privat oder kirchlich), der Personalschlüssel, das Pflegeleitbild, die Hierarchie- und Kommunikationsstufen und die Maßnahmen zur Fort- und Weiterbildung der Mitarbeiter.
Zu **(E)**: Lebensqualität ist ein unklar definierter Begriff, in den persönliche Zufriedenheit ebenso einfließt wie Umweltvariablen, etwa das Ausmaß sozialer Beziehungen. Mit der Strukturqualität einer Reha-Einrichtung hat dies wenig bis nichts zu tun.

2.7 Kommentare aus Examen Frühjahr 2011

F11 ■

→ **Frage 2.158: Lösung A**

Zu **(A)**: Bei der Betrachtung der **allgemeinen Lebensqualität** sind verschiedene Aspekte von Bedeutung, z.B. Wohlstand, Umwelt, Meinungsfreiheit, Gesundheit, Sozialstatus, kulturelles Angebot und politisches System. Finanzielle Belastungen können sich zwar durch erhöhten Stress negativ auf die Gesundheit auswirken oder – je nach Gesundheitssystem – auch eine adäquate medizinische Behandlung verhindern, werden i.A. aber nicht in den Bereich „gesundheitsbezogene Lebensqualität" miteinbezogen.
Zu **(B)** – **(E)**: Die **„gesundheitsbezogene Lebensqualität"** ist ein psychologisches Konstrukt, das Auskunft über die Zufriedenheit eines Menschen mit seinem Gesundheitszustand geben soll. Wichtig sind hier die Gesundheitsdefinition der WHO: „Gesundheit ist ein Zustand des vollständigen körperlichen, geistigen und sozialen Wohlergehens und nicht nur das Fehlen von Krankheit oder Gebrechen."

Dimension	Beispiele
physisches Wohlbefinden	**somatische Symptome** (C), physische Funktionen und **Handlungsmöglichkeiten** (B), körperliche Grenzen, physische Rollenfunktionen
psychisches Wohlbefinden (D)	Angst, Depression, Vitalität, kognitives Funktionieren, psychische Rollenfunktionen
soziales Wohlbefinden	soziale Kontakte, **Rollen** (E) und Ressourcen

F11 ■

→ **Frage 2.159: Lösung D**

Zu **(D)**: Das **Selbstkonzept**, also das Bild, das jeder von uns von sich selbst hat, entsteht aus der Wahrnehmung der und das Wissen um die eigene Person. Dazu gehören Kenntnisse über persönliche Eigenschaften, Fähigkeiten, Vorlieben, Gefühle und Verhalten. Bei der Entstehung wirken genetische Faktoren („Temperament", Persönlichkeitsdispositionen - der Grad des Einflusses ist umstritten) und umweltbedingte, soziale Faktoren zusammen (z.B. soziale Identität [Gruppenzugehörigkeit], Erziehung, Rollen, Erfolge und Misserfolge). Das Selbstkonzept beeinflusst die Interaktion mit den Mitmenschen und erlaubt uns, Vorhersagen zu treffen, wie wir in bestimmten imaginativen Situationen reagieren oder welche Gefühle wir haben würden. Derartige Selbstkonzepte sind in der Regel sehr stabil.
Zu **(A)**: Unter dem Begriff **Einstellung** werden die Systeme von Meinungen, Überzeugungen und Anschauungen eines Menschen zusammengefasst. Sie sind in der Regel deutlich weniger stabil als das Selbstkozept.
Zu **(B)**: Die **implizite Persönlichkeitstheorie** ist ein subjektiv entwickeltes Schema, das jeder unbewusst im Umgang mit anderen Menschen entwickelt hat und – ebenso unterbewusst – zur **Beurteilung neuer Sozialkontakte** anwendet: In dieser Beurteilung werden wichtige Merkmale des Gegenübers herausgefiltert, Rückschlüsse auf die Persönlichkeitseigenschaften gezogen und diese be-

wertet. Die implizite Persönlichkeitstheorie ist interindividuell sehr unterschiedlich, wird aber stark von gesellschaftlichen Schemata (Vorurteilen) geprägt, die zu fatalen Fehleinschätzungen führen können (z. B. „alle Schwarzen sind Kriminelle").

Zu **(C)**: Der **kognitive Stil** (Denkstil) eines Menschen bezeichnet die Tendenz, Informationen bevorzugt auf eine bestimmte Art zu verarbeiten. Die Denkstile werden nach verschiedenen Systemen eingeteilt, hier ein Beispiel, in dem zwei Gegensatzpaare unterschieden werden:

- verbal vs. bildhaft: Sprachliche oder bildliche Vorstellungen werden bevorzugt, um etwas zu verstehen.
- global vs. sequenziell: Menschen mit sequenziellem Stil lernen, indem sie bei vertrauten Grundlagen anfangen und ihr Wissen Schritt um Schritt darauf aufbauen. Bei Menschen mit globalem Stil dagegen steht das Ganze im Vordergrund. Sie denken in großen Zusammenhängen.

Auch der kognitive Stil ist ein relativ stabiler Persönlichkeitsparameter, sagt aber nichts darüber aus, **was** wir von uns selbst denken, sondern **wie** wir das tun!

Zu **(E)**: **Selbstverwirklichung** bedeutet die Realisierung möglichst vieler eigener Ziele und Wünsche. Der Begriff kommt insbesondere in der Bedürfnishierarchie von A. Maslow vor: Die Selbstverwirklichung ist hier die höchste Stufe, also das „unwichtigste" Bedürfnis, das erst dann in den Vordergrund tritt, wenn die anderen Bedürfnisse ausreichend abgedeckt sind.

F11

→ **Frage 2.160: Lösung D**

Zu **(D)**: Die Frage zielt auf das **SORKC-Schema** der operanten Konditionierung von Kanfer und Saslow ab: S = Stimulus (auslösender Reiz), O = Organismus (körperliche und psychische Ausgangsbedingungen), R = Reaktion (kognitive, vegetative und emotionale Reaktion auf den Stimulus), K = **Kontingenz** (Dauerhaftigkeit, Verknüpfungsstärke), C = Konsequenz (alle Verstärker des Verhaltens, z. B. Belohnung bei erwünschtem, Bestrafung bei unerwünschtem Verhalten). Die Verhaltenskontingenz bezieht sich auf längere Zeiträume und hinterfragt, ob eine Konsequenz regelmäßig auftritt, was die Stärke der Verbindung zwischen auslösendem Stimulus und gezeigter Reaktion erhöht.

Zu **(A)** – **(C)** und **(E)**: Für die anderen Antwortmöglichkeiten existieren keine speziellen Fachbegriffe.

F11

→ **Frage 2.161: Lösung C**

Zu **(C)**: Als **Reaktanz** wird eine „Trotzreaktion" bezeichnet, bei der Einschränkungen nicht entsprochen wird („Jetzt erst recht!"), da sich der Betroffene in seiner Entscheidungsfreiheit eingeschränkt fühlt. Reaktanz kann sowohl bei als sinnlos erlebten Verboten (z. B. Rauchverbot in Lokalen) als auch bei als vernünftig erkannten Ratschlägen wie im beschriebenen Fall vorkommen.

Zu **(A)**: Die Gründe für **aggressive Reaktionen auf eine Provokation** können sehr unterschiedlich sein (z. B. Persönlichkeitsstruktur, unbewusste Ähnlichkeit des Provokateurs mit einer Person aus der Vergangenheit), Reaktanz spielt hier jedoch keine Rolle.

Zu **(B)**: Die Erinnerung an den Vater als Auslöser für eine bestimmte Reaktion, könnte ein Beispiel für die psychoanalytische **Übertragung** im Konzept von Sigmund Freud sein.

Zu **(D)**: Die übertriebene Freundlichkeit eines Patienten, der sich über seinen Arzt geärgert hat, ist ein Beispiel für den psychoanalytischen Abwehrmechanismus der **Reaktionsbildung**, bei dem unerwünschte Gefühle oder Gedanken in ihr Gegenteil verkehrt werden.

Zu **(E)**: Klagen Patienten in Gegenwart spezieller Personen besonders stark, ist immer an **sekundären Krankheitsgewinn** zu denken, also z. B. das Mehr an Aufmerksamkeit, das ein Patient erhält, wenn er über Schmerzen klagt.

Zur Erinnerung: **Primärer Krankheitsgewinn** umfasst alle Vorteile, die ein Patient direkt aus seiner Erkrankung zieht, z. B. muss er bei starken Schmerzen den Rasen nicht mähen.

F11

→ **Frage 2.162: Lösung A**

Zu **(A)**: Der **Halo-Effekt** (Überstrahlungsfehler) bezeichnet einen Fehler in der Persönlichkeitseinschätzung: Häufig lässt man sich von besonders auffälligen, hervorstechenden Merkmalen leiten und überträgt diese Beurteilung dann auf andere Merkmale: „Fußballfans sind immer betrunken!" Oder: „Frauen mit Kopftuch können nie gut Deutsch."

Zu **(B)**: Der **Milde-Härte-Fehler** (Strengefehler, Mildefehler) besagt, dass bestimmte Eigenschaften dazu führen können, dass eine Person fehlerhaft beurteilt wird. So könnte ein alternder Professor hübsche Studentinnen milder bewerten als die männlichen Kommilitonen. Um nicht in den Verdacht des Mildefehlers zu kommen, könnte es aber auch sein, dass er gerade die weiblichen Studierenden härter bewertet (Strengefehler).

Zu **(C)**: **Projektion** ist ein Freud'scher Abwehrmechanismus: Eigene, meist negativ empfundene Eigenschaften oder „verbotene" Bedürfnisse werden auf andere Menschen projiziert und dort geradezu übersteigert wahrgenommen. Das wäre hier der Fall, wenn Sie selbst gerne ein gewaltbereiter Hooligan wären, sich dies aber nicht eingestehen könnten und eben deshalb diese Personengruppe verdammen.

Zu **(D)**: Durch den **Recency Effect** (Rezenzeffekt) wird das zuletzt Gehörte am besten gemerkt, da es

nicht mehr durch neue Informationen überschrieben wird. Hier geht es jedoch im Gegenteil um den **ersten Eindruck** (Primacy Effect), also die Tatsache, dass die ursprüngliche Einschätzung am „schwersten" wiegt und nur schwierig geändert werden kann. Im Bereich der zwischenmenschlichen Beziehungen überwiegt meist der Primacy Effect, bei Sachinformationen eher der Recency Effect.
Zu **(E)**: Die **Tendenz zur Mitte** (**zentrale Tendenz**, Mittelwertorientierung) bezeichnet die Tendenz, insbesondere unsicherer Probanden, auf Fragebogen überzufällig häufig den mittleren Wert anzukreuzen, besonders dann, wenn dieser „weder/noch" ist. Wenn Sie keine Ahnung haben, welche Antwort richtig ist, kreuzen Sie im Physikum C an, oder?

F11

→ **Frage 2.163: Lösung D**

Zu **(D)**: Unter **Compliance** (Zusammen- oder Mitarbeit) im medizinischen Sinne wird die Befolgung therapeutischer oder diagnostischer Anweisungen verstanden (z. B. Medikamenteneinnahme, Einhaltung von Terminen oder Diätvorschriften). Bei dem beschriebenen Mann sind das Auslassen des ersten Nachkontrolletermins und die fehlende Medikamentenwirkung mit hoher Wahrscheinlichkeit auf Complianceprobleme zurückzuführen. Das Sichern der Compliance sollte am Ende jeden Arztgesprächs stehen.
Zu **(A)** und **(B)**: Da ziemlich wahrscheinlich davon auszugehen ist, dass der Patient das Medikament nicht eingenommen hat, wären eine **Höherdosierung** (A) oder ein **Wechsel des Medikaments** (B) ziemlich sinnlos.
Zu **(C)**: Dem Patienten die Langzeitfolgen der Hypertonie vorzuhalten, könnte **Reaktanz** (unbewusste Trotzreaktion) erzeugen und die Compliance weiter verschlechtern.
Zu **(E)**: Das **Erarbeiten eines Ernährungsprogramms** könnte zwar gegen das Übergewicht helfen, ohne ausreichende Compliance ist dies jedoch ziemlich sinnlos, da sich der Patient ohnehin nicht daran halten würde.

F11 ■

→ **Frage 2.164: Lösung D**

Zu **(D)**: Im Rahmen der **Sozialanamnese** wird nach den Lebensverhältnissen gefragt, z. B. Wohnraum, finanzielle Verhältnisse, Beruf, Partnerschaft, Freunde und andere Sozialkontakte.
Zu **(A)**: Die **Entwicklungsanamnese** betrifft die körperliche und psychische Entwicklung des Patienten und ist daher v. a. in der Kinder- und Jugendheilkunde bzw. -psychiatrie von Interesse.
Zu **(B)**: In der **Familienanamnese** geht es um Krankheiten und Todesfälle in der Familie, um eine familiäre Disposition zu erfassen.
Zu **(C)**: Bei der **Fremdanamnese** werden z. B. Bezugspersonen oder Zeugen eines Unfalls über den Patienten befragt. Wichtig kann das z. B. in der Notfallmedizin bei bewusstlosen Patienten sein.
Zu **(E)**: Die **Verhaltensanalyse** ist eine Technik der Verhaltenstherapie, die unerwünschtes Verhalten (z. B. Angst- oder Zwangssymptomatik) sowie dessen positive und negative Verstärker analysiert und Änderungen vorschlägt.

F11

→ **Frage 2.165: Lösung B**

Zu **(B)**: **Asymmetrie** in der Arzt-Patienten-Beziehung bezeichnet die „Machtunterschiede" zwischen Arzt und Patienten: Der Arzt beansprucht das Monopol medizinischen Wissens (Expertenmacht) und kann definieren, was eine Krankheit ist (Definitionsmacht) und wie der Patient behandelt wird (Steuerungsmacht). Dieser Unterschied kann z. B. aufgrund von Unterschieden in Informiertheit, Bildung und Sprache verschärft werden. Da der Patient in der **stationären Versorgung** deutlich häufiger auf Oberärzte, Chefärzte, Privatdozenten und Professoren stößt, ist die Asymmetrie hier eher stärker als im ambulanten Bereich: Der Patient kommuniziert gelöster, z. B. mit seinem vertrauten Hausarzt, der spezieller auf den einzelnen Patienten eingehen kann und aufgrund seines Interesses an „Kundenbindung" auch muss.
Zu **(A)**: Der **Sozialstatus**, der sich u. a. aus Bildung, Vermögen und Prestige zusammensetzt, ist innerhalb der Ärzteschaft ähnlicher als innerhalb der Patienten. Der Sozialstatus des Patienten nimmt daher einen größeren Einfluss auf die Asymmetrie der Arzt-Patient-Beziehung als der des Arztes.
Zu **(C)**: Der Durchschnittspatient **weiß weniger** über seine Erkrankung als der durchschnittliche Arzt („Expertenmacht"), sonst würde er möglicherweise erst gar nicht hingehen, sondern sich z. B. seine Medikamente über das Internet besorgen.
Zu **(D)**: **Definitionsmacht** bezeichnet die Einflussnahme auf Konstruktionen von sozialer, gesellschaftlicher und kultureller Wirklichkeit. Da Ärzte definieren können, was eine Krankheit ist und was nicht, kommt es zur Asymmetrie. Beispiel: Ein Arzt des medizinischen Dienstes der Krankenkassen verneint einen Reha-Antrag, da er den Patienten für ausreichend gesund hält.
Zu **(E)**: Die **Steuerungsmacht** des Arztes schließt z. B. ein, wann und wo der Patient untersucht wird oder an welche Kollegen er weiter überweist. Gerade in diesem Bereich haben Patienten im ambulanten Bereich mehr „Macht": Sind die Ordinationszeiten ungünstig, geht der Patient eben zu einem anderen Arzt.

F11

→ **Frage 2.166: Lösung E**

Zu **(E)**: Seit 2004 wurden mit dem Gesetz zur Modernisierung der gesetzlichen Krankenversicherung **medizinische Versorgungszentren** eingeführt, in denen Ärzte unterschiedlicher Fachrichtungen und andere Therapeuten (z. B. Ergo-, Physio- und Psychotherapeuten) im Angestelltenverhältnis arbeiten. Ziel ist die Zentralisierung der ambulanten Behandlung, die Verkürzung von Wegen und eine kostengünstigere Abrechnung von Behandlungen: So ist es dadurch einfacher, einen Patienten z. B. „eben mal schnell" zum Röntgen im selben Haus zu schicken, als wenn er dafür erst durch die halbe Stadt fahren müsste.
Zu **(A)**: Die Versorgungsmöglichkeiten in **Krankenhäusern der Maximalversorgung**, vorwiegend Universitätskliniken, müssen über die in „normalen" Krankenhäusern üblichen wesentlich hinausgehen. Verlangt werden für die Versorgungsstufe „Maximalversorgung" des Krankenhausbedarfsplans u. a. hochdifferenzierte medizinisch-technische Einrichtungen.
Zu **(B)**: **Krankenkassen**, **Rentenversicherungen** und Agentur für Arbeit werden nach einem Urteil des Bundesverfassungsgerichts als Einheit angesehen und können damit jeweils auch über die Grenzen ihres eigenen Faches hinweg beraten.
Zu **(C)**: In einer **Tagesklinik** werden Patienten nur tagsüber behandelt und kehren am Abend wieder in ihre Wohnung zurück, wobei auch die Wochenenden meist frei sind. Typisch sind Tageskliniken z. B. im geriatrischen oder psychiatrischen Bereich.
Zu **(D)**: **Integrierte Versorgung** meint eine bessere Vernetzung z. B. von niedergelassenen Ärzten, Kliniken und Labors. Sie soll damit Barrieren zwischen dem ambulanten und dem stationären Bereich abbauen. Krankenkassen bieten ihren Versicherten eine Versorgung an, bei der die einzelnen Leistungserbringer (z. B. Haus- und Fachärzte, Physio- und Ergotherapeuten) im ambulanten und stationären Bereich koordiniert zusammenwirken.

F11

→ **Frage 2.167: Lösung A**

Zu **(A)**: Als **Versorgungsvertrag** wird ein öffentlich-rechtlicher Vertrag zwischen öffentlich-rechtlichen Kranken- bzw. Pflegekassen und dem Träger einer öffentlich-rechtlichen oder privaten Einrichtung bezeichnet, aufgrund dessen die Einrichtung an der medizinischen bzw. pflegerischen Versorgung der Versicherten teilnehmen darf („Zulassung"). Der **Abschluss dieser Verträge** fällt in den Aufgabenbereich der **kassenärztlichen Vereinigung**, nicht in den der Ärztekammer.
Zu **(B)**: Verstöße gegen **berufsrechtliche Pflichten** können dazu führen, dass ein Arzt vor dem **Berufsgericht für Heilberufe** erscheinen muss und ihm von diesem ggf. die Approbation entzogen wird. Das Berufsgericht besteht üblicherweise aus einem Berufsrichter als Vorsitzendem und 2 Kammermitgliedern als Beisitzer.
Zu **(C)**: Laut dem GKV-Modernisierungsgesetz (GMG) von 2003 sind Ärzte verpflichtet, sich kontinuierlich fortzubilden und dies auch nachzuweisen (250 Fortbildungspunkte innerhalb von 5 Jahren). Die Ärztekammer ist verpflichtet, ein entsprechendes **Fortbildungsprogramm** zur Verfügung zu stellen.
Zu **(D)**: Die **Weiterbildungsordnung** für die Facharztausbildung wird von der Ärztekammer entwickelt. Dabei gibt es eine Musterweiterbildungsordnung der Bundesärztekammer, die von den Landesärztekammern regional angepasst wird.
Zu **(E)**: Die **berufspolitische Interessenvertretung der Ärzte** ist eine der Hauptaufgaben der Ärztekammer (z. B. bezüglich Entlohnung und Arbeitszeitregelungen).

F11

→ **Frage 2.168: Lösung B**

Zu **(B)**: Das **Kostenerstattungsprinzip** ist ein Abrechnungsverfahren, das in den letzten Jahrzehnten (in Deutschland) überwiegend von den privaten Krankenversicherungen praktiziert wurde: Der Versicherte ist unmittelbarer Vertragspartner des Arztes, die Rechnung geht direkt an den Patienten und wird von ihm, nach Überprüfung und Bezahlung, bei der Versicherung zur Erstattung vorgelegt. Seit 2004 können nun aber auch alle Versicherten der gesetzlichen Krankenkassen die sog. Kostenerstattung anstelle des Sachleistungsprinzips wählen. Nachteilig ist, dass der Patient so für viele Leistungen erst einmal eine gewisse Summe „vorstrecken" muss, die er erst später zurückerhält.
Zu **(A)**: Beim **Äquivalenzprinzip** hängt die Beitragshöhe vom individuellen Risiko und/oder den gewünschten Leistungen ab. Eine risikokorrelierte Versicherungsprämie ist daher abhängig von Alter, Geschlecht und Gesundheitszustand zu Vertragsbeginn. Dieses Prinzip wird (in Deutschland) meist von privaten Krankenversicherungen herangezogen.
Zu **(C)**: Das **Sachleistungsprinzip** (Gegensatz zum Kostenerstattungsprinzip) ist das in der gesetzlichen Krankenversicherung (GKV) übliche Abrechnungsverfahren: Der Versicherte hat über den Krankenschein bzw. die Versichertenkarte Anspruch auf ärztliche Behandlung nach dem EBM (einheitlicher Bewertungsmaßstab), wobei der Arzt über die Verrechnungsstellen der kassenärztlichen Vereinigung mit der GKV abrechnet. Der Patient muss daher für von der Versicherung abgedeckte Leistungen mit Ausnahme der Praxis- bzw. Ambulanzgebühr nichts bezahlen.

Zu **(D)**: Nach dem **Solidarprinzip** (Gegensatz zum Äquivalenzprinzip) besitzen alle Versicherten der gesetzlichen Krankenversicherung den gleichen Leistungsanspruch, unabhängig z. B. von der Beitragshöhe, dem persönlichen Krankheitsrisiko oder dem Familienstand.
Zu **(E)**: Das **Subsidiaritätsprinzip** beschreibt den Grundsatz, dass eine gesellschaftliche oder staatliche Aufgabe nach Möglichkeit von der jeweils unteren (kleineren) Einheit wahrgenommen werden soll, z. B. im Verhältnis von Staat und Gemeinde. Im europäischen Gemeinschaftsrecht soll das Subsidiaritätsprinzip die Verteilung der Regelungszuständigkeit zwischen der EU und den Mitgliedsstaaten bestimmen und dabei einen übertriebenen europäischen Zentralismus sowie eine unnötige Regelungsdichte verhindern.

F11

Frage 2.169: Lösung A

Zu **(A)**: Reichskanzler Otto von **Bismarck** führte 1883 im Zuge seiner Sozialgesetzgebung die Kranken- und Unfallversicherung ein, insbesondere um Arbeiter und Angestellte abzusichern. Die **Höhe der Beiträge** richtet sich hierbei nach dem **Bruttoarbeitslohn**. Für die gesetzliche Krankenversicherung gilt in Deutschland oder auch z. B. in Österreich bis heute: Je mehr jemand verdient, umso mehr muss er an die Solidargemeinschaft der Versicherten abführen, wobei trotz der unterschiedlichen Beitragshöhe jeder Anspruch auf die gleichen Leistungen hat.
Zu **(B)** und **(C)**: Das **Beveridge-Modell** der Finanzierung des Gesundheitssystems wird auf William Henry Beveridge zurückgeführt, ein Mitglied des britischen Parlaments: Aus **Steuermitteln** wird ein **nationaler Gesundheitsdienst** finanziert. Länder, in denen das Gesundheitssystem so finanziert wird, sind z. B. Großbritannien, Irland, Dänemark und Portugal.
Zu **(D)**: Bei **Sozialhilfeempfängern** und **Arbeitslosen** werden die **Beiträge** zur gesetzlichen Krankenversicherung **vom Staat übernommen**, um auch diesen Menschen eine gleichwertige Gesundheitsversorgung zu ermöglichen. In den USA ist das z. B. nicht so: Dort gibt es nur private Krankenversicherungen und wer sich keine Versicherungsbeiträge leisten kann oder will, muss seine Behandlung selbst bezahlen.
Zu **(E)**: Staatlich geförderte **kommunale Gesundheitszentren**, die die medizinische Grundversorgung übernehmen, gibt es z. B. in Finnland. Alle Bewohner haben das gleiche Recht, diese Zentren zu nutzen. Diese Gesundheitszentren werden großteils aus Steuern finanziert, teilweise auch aus einer einheitlichen Krankenversicherung.

F11

Frage 2.170: Lösung D

Zu **(D)**: Frauen zwischen 45 und 65 und Männer zwischen 30 und 40 Jahren halten sich nach einer aktuellen Studie am wenigsten an die vom Arzt verschriebene Medikamenteneinnahme. Man kann aber nicht sagen, dass **Männer** generell weniger Compliance zeigen.
Zu **(A)**: **Angst vor Nebenwirkungen** ist der am häufigsten genannte Grund, die Medikamente nicht vorschriftsmäßig einzunehmen.
Zu **(B)**: Je **weniger schmerzhaft** oder anderweitig störend die Symptome sind, umso größer ist die Wahrscheinlichkeit, dass der Patient die Medikamente nicht nimmt.
Zu **(C)** und **(E)**: **Komplexe Behandlungspläne** (C) und/oder **unzureichende Erklärungen** (E) durch den Arzt führen zu Missverständnissen und unrealistischen Ängsten des Patienten, was die Compliance logischerweise reduziert.

F11

Frage 2.171: Lösung E

Hier werden Methoden der **Verhaltenstherapie** beschrieben.
Zu **(E)**: Im Rahmen der **Stimuluskontrolle** wird der ein bestimmtes Verhalten auslösende **Reiz vermieden**. Verlegt ein Raucher seine Stammkneipe in ein Nichtraucher-Restaurant oder trägt er seine Zigaretten nicht mehr in der Hosentasche mit sich herum, könnte das ein erster Schritt zu Entwöhnung sein. Ein anderes Beispiel wäre ein Alkoholiker, der keinen Alkohol mehr in der Wohnung stehen hat, sondern sich jede Flasche Bier extra im Supermarkt kauft - so wird es mühsamer, die unerwünschten Bedürfnisse zu befriedigen. Letztlich ist das Verhalten von Angstpatienten sehr ähnlich: Wenn das Fahren in Aufzügen Angst auslöst, gehen sie über die Treppe.
Zu **(A)**: **Exposition** bedeutet, dass ein Patient sich einer angstauslösenden Situation stellt, um seine Befürchtungen loszuwerden. Unterschieden werden die Exposition in sensu (nur in der Vorstellung) und in vivo (im realen Alltag), außerdem eine graduelle Exposition gegenüber Situationen einer ansteigenden Angstskala (systematische Desensibilisierung) oder plötzlich gegenüber der maximal angsteinflößenden Situation (Flooding).
Zu **(B)**: Unser Verhalten wird wesentlichen dadurch beeinflusst, was wir über uns selbst denken. Diese Denkschemata können z. B. Depressionen und Ängste auslösen. Durch **kognitive Umstrukturierung** sollen negative, dysfunktionale Gedankengänge durch positive Schemata ersetzt werden.
Zu **(C)**: Bei der **Selbstverstärkung** belohnt sich der Patient durch das neu zu erlernende Verhalten selbst. Beispiel: Als Anreiz zum Abnehmen werden

Kleidungsstücke gekauft, die schon in der Wunschgröße sind, aber erst nach dem Gewichtsverlust getragen werden können.
Zu **(D)**: Im Rahmen des **Shapings** wird schrittweise eine Verhaltensweise aufgebaut oder verändert, indem das Gesamtverhalten in viele Teile („Hürden") aufgesplittet wird, die dann einzeln erlernt und verstärkt werden. Beispiel: Sie möchten Ihrem Kind beibringen, sich selbst anzuziehen. Zunächst lernt es z. B. sich die Socken selbst anzuziehen und wird dafür gelobt. Danach erlernt es das Anziehen der Hose und wird nun dafür gelobt – das Anziehen der Socken kann nun schon als „selbstverständlich" hingenommen werden, diese „Hürde" ist genommen.

F11

→ **Frage 2.172: Lösung D**

In dieser Frage werden 5 verhaltenstherapeutische Maßnahmen gegenübergestellt.
Zu **(D)**: Die **Reizüberflutung** („Flooding") wird bei Angststörungen angewendet: Die beängstigende Situation wird – nach intensiver vorheriger Aufklärung und unter Begleitung des Therapeuten – sofort in vollem Ausmaß herbeigeführt. Der Patient verbleibt dann in seiner maximalen Angst solange, bis diese von selbst nachlässt und er lernt, dass ihm keine reale Gefahr droht. Die hier berichtete Therapie der Höhenangst ist dafür ein gutes Beispiel.
Zu **(A)**: Bei der **graduierten Löschung (Extinktion)** wird ein konditioniertes Verhalten durch Ausbleiben der „Belohnung" gelöscht. Beispiel: Ein Kind erhält über lange Zeit nur die Aufmerksamkeit seiner Mutter, wenn es z. B. einen Teller zerschlägt. So wird „Teller zerschlagen" positiv mit Aufmerksamkeit gekoppelt (auch wenn die Mutter schimpft!) und das Verhalten häufiger gezeigt. Extinktion wäre nun zu erreichen, wenn die Mutter dem Kind in dieser Situation die erwünschte Aufmerksamkeit nicht mehr zeigt und es demonstrativ ignoriert. So wird die positive Verstärkung im Laufe der Zeit gelöscht. (Begleitend sollte die Mutter natürlich bei erwünschten Verhaltensweisen positive Aufmerksamkeit zeigen – das wäre allerdings sog. positive Verstärkung.)
Zu **(B)**: Beim **Modelllernen** lernt der Patient durch Beobachtung eines Modells. Hat das Modell Erfolg, übernimmt der Beobachter eher dessen Verhalten. Hierbei spielt die stellvertretende Verstärkung eine wichtige Rolle: Durch Identifikation mit dem Modell erlebt auch der Beobachter den Erfolg positiv. Beispiel: Lässt der Therapeut Spinnen auf sich herumkrabbeln und erleidet dadurch keinen Schaden, wird auch der Arachnophobiker eher dazu bereit sein.
Zu **(C)**: Die **operante Konditionierung** (instrumentelle Konditionierung, Belohnungslernen) umfasst die Belohnung von erwünschtem (positive Verstärkung) und die Löschung (oder Bestrafung) von unangemessenen Verhaltensweisen (s. o.).
Zu **(E)**: Die **systematische Desensibilisierung** ist eine sehr häufig angewandte Methode zur Therapie von Angststörungen: Die Grundannahme ist, dass körperliche Entspannung und ängstliche Erregung nicht gleichzeitig bestehen können. Therapieablauf:

1. Erstellung einer Angsthierarchie
2. Erlernen eines Entspannungstrainings, z. B. autogenes Training
3. Vorstellung des am wenigsten angstauslösenden Objekts im entspannten Zustand (Exposition in sensu)
4. unter körperlicher Entspannung allmähliche Steigerung in der Angsthierarchie
5. Rollenspiel oder reale Konfrontation mit dem beängstigenden Objekt (Exposition in vivo)

F11

→ **Frage 2.173: Lösung C**

Zu **(C)**: Bei **Störungen der Sexualpräferenz** (Paraphilien, veraltet: Perversionen; ICD-10: F65.-) ist das Ziel der sexuellen Lust „gestört", nicht die sexuelle Funktion. Sie richtet sich z. B. beim Fetischismus (F65.0) auf bestimmte Gegenstände und/oder Kleidungsstücke oder beim Sadomasochismus (F65.5) auf das Zufügen oder Erleiden von Schmerzen und Erniedrigung. Paraphilien sind nur als Erkrankung zu werten, wenn sie beim Betroffenen, dessen Partner und/oder anderen Beteiligten subjektiv oder objektiv zu einem Leiden führen (z. B. Pädophilie, F65.4). Einvernehmlicher Sadomasochismus ist keine Erkrankung!
Zu **(A)**, **(B)**, **(D)** und **(E)**: Nichtorganische **sexuelle Funktionsstörungen** (F52.-) betreffen die sexuelle „Funktion", nicht das „Lustobjekt". Sie sind meistens psychosomatisch bedingt, rein somatische Ursachen müssen jedoch immer auch bedacht bzw. abgeklärt werden.

- Bei **Orgasmusstörungen** ((A), F52.3) tritt der Orgasmus nicht (Anorgasmie) oder nur stark verzögert ein (gehemmter Orgasmus).
- **Dyspareunie** (B), Schmerzen beim Geschlechtsverkehr, ist sehr häufig organisch bedingt, z. B. durch chronische Entzündungen oder Endometriose, kann aber auch psychosomatisch sein (nichtorganische Dyspareunie, F52.6).
- Bei **verminderter sexueller Appetenz** ((D), F52.0, bei Frauen veraltet: Frigidität) besteht nur ein geringes oder gar kein Interesse an Geschlechtsverkehr. Sie kann auch als Symptom einer psychischen (z. B. Depression) oder somatischen Erkrankung (z. B. schwere Allgemeinerkrankung) auftreten.
- Zu den **Störungen der sexuellen Erregung** ((E), Versagen genitaler Reaktionen, F52.2) zählen z. B. Erektionsstörungen oder vaginale fehlende Lubrikation. Organische Ursachen umfassen z. B. Gefäßerkrankungen und postmenopausale Veränderungen.

3 Förderung und Erhaltung von Gesundheit

3.1 Prävention

3.1.1 Präventionsbegriff

III.1 Präventionsbegriff

Hinterher ist man bekanntlich immer klüger. Hier können Sie nun endlich lernen, wie man es vorher wird, denn „Prävention" kommt von lateinisch *prae venire* = vorher kommen. Nach § 1 SGB-V sind die Versicherten selbst für ihre Gesundheit mitverantwortlich und sollen „... *durch frühzeitige Beteiligung an gesundheitlichen Vorsorgemaßnahmen sowie durch aktive Mitwirkung an Krankenbehandlung und Rehabilitation beitragen, den Eintritt von Krankheit oder Behinderung zu vermeiden und ihre Folgen zu überwinden.*" Prävention ist eine wichtige Aufgabe der Medizin; sie verringert die Auftretenshäufigkeiten und Folgen von Krankheiten und reduziert damit auch die hohen Kosten unseres Gesundheitssystems. Angesichts der Wichtigkeit ist es erstaunlich, dass die Ausgaben für Prävention bei weniger als 0,5 % der Gesamtkosten des Gesundheitswesens liegen.

Man unterscheidet primordiale, primäre, sekundäre und tertiäre Prävention. **Primordiale Prävention** meint eine sehr allgemeine Verhütung von Risikofaktoren, die unspezifisch auf breite Teile der Bevölkerung angewandt wird. Typisches Beispiel ist das Tragen des Sicherheitsgurtes im Auto. Hierzu gehört auch die Verhinderung von Übergewicht schon in der Kindheit als genereller Schutz gegen diverse spätere Erkrankungen als adipöser Erwachsener.

Ein weiterer Begriff, den das IMPP neuerdings gerne von Ihnen wissen möchte, ist das „**Paradox der Prävention**", ein leider sehr unterschiedlich definierter Begriff. Ich fand folgende Definitionen:

- Interventionen, die unspezifisch auf große Bevölkerungsgruppen mit geringem Risiko zielen, sind oft nützlicher als Strategien, die sich auf kleine Hochrisikogruppen konzentrieren.
- Je besser die Prävention ist, umso seltener muss sie benutzt werden.
- Kampagnen zur Prävention bei Drogen und Alkohol weist gerade Jugendliche erst darauf hin, welche Drogen es gibt, die sie auch mal ausprobieren könnten.
- Sekundäre und tertiäre Prävention erzeugt mitunter chronisch Kranke, die früher an den Folgen ihrer Krankheit verstorben wären, heute aber überleben. Hierdurch erhöht Prävention sogar noch die Kosten im Gesundheitswesen statt sie zu senken.
- **Soziales Marketing** zielt auf Änderungen von Einstellung und Verhalten ab. Wie beim kommerziellen Marketing wird eine Analyse des Konsumverhaltens durchgeführt, es kommt dann zur Anwendung erfolgreicher Marketing-Stragetien auf nicht kommerzielle Bereiche (z. B. Kondombenutzung, Verminderung des Rauchens bei Jugendlichen). Hierbei werden zielgruppenspezifische Kommunikationsstrategien entwickelt. Soziales Marketing bedient sich hierbei z.B. solcher Medien wie Plakatwände, Fernsehserien, Kinowerbung, mobile Videovorführung oder Theatergruppen.
- Der **Setting-Ansatz** zielt auf Verhaltensänderung im Alltag durch niederschwellige systemische Interventionen in der aktuellen Lebenswelt der Betroffenen (z. B. Schule, Betrieb, Stadtteil). Bei der Setting-Intervention sollen die Zielgruppen durch aktives Handeln Kompetenzen (Life Skills) zur Verbesserung ihrer Gesundheit erwerben (**Empowerment**) und nicht nur bloße Empfänger von gesundheitsförderlichen Botschaften und Werbemaßnahmen sein. Das Ansprechen von Drogensüchtigen in ihrer konkreten Lebenswelt repräsentiert den Setting-Ansatz am besten.

F07

→ **Frage 3.1: Lösung A**

Zu **(A)**: Paradoxe Prävention: Interventionen, die unspezifisch auf große Bevölkerungsgruppen mit geringem Risiko zielen, sind oft nützlicher als Strategien, die sich auf kleine Hochrisikogruppen konzentrieren.

Zu **(B)**: Dass sich Risikoträger (noch) gesund fühlen können, hat in dieser Einfachheit zunächst einmal wenig mit Prävention zu tun.

Zu **(C)**: Die Aussage, dass Risikofaktoren in sozial benachteiligten Gruppen höher sind und dennoch Vorsorge- und Früherkennungsmaßnahmen kaum in Anspruch genommen werden, ist zwar auch etwas paradox, man bezeichnet es aber leider nicht als „Paradox der Prävention".

Zu **(D)**: Auch die vergleichsweise geringen Ausgaben für präventive Maßnahmen bei hoher Nützlichkeit sind zwar irgendwie paradox, aber man nennt es nunmal leider nicht paradoxe Prävention.

Zu **(E)**: Die Aussage ist im Grunde nicht paradox, da durch Präventionsmaßnahmen nicht alle die Lebenserwartung verkürzenden Krankheiten erfasst werden können.

F09 ■

→ **Frage 3.2: Lösung A**

Zu **(A)**: Der Setting-Ansatz zielt auf Verhaltensänderung im Alltag durch niederschwellige systemische Interventionen in der aktuellen Lebenswelt der Betroffenen (z. B. Schule, Betrieb, Stadtteil). Bei der Setting-Intervention sollen die Zielgruppen durch aktives Handeln Kompetenzen (Life Skills) zur Verbesserung ihrer Gesundheit erwerben (Empowerment) und nicht nur bloße Empfänger von gesundheitsförderlichen Botschaften und Werbemaßnahmen sein. Das Ansprechen von Drogensüchtigen in ihrer konkreten Lebenswelt repräsentiert den Setting-Ansatz am Besten.
Zu **(B)**: Fernsehspots sind nur gesundheitsfördernde Botschaften, sie sprechen die Gruppe der Betroffenen nicht zielgenau an.
Zu **(C)**: Zu einer persönlichen Beratung ins Gesundheitsamt kommt nur ein winziger Bruchteil der Zielgruppe, beim Setting-Ansatz werden diese in ihrem gewohnten Umfeld direkt angesprochen.
Zu **(D)**: Plakate sind nur gesundheitsfördernde Botschaften, sie sprechen die Gruppe der Betroffenen nicht zielgenau an.
Zu **(E)**: Eine Telefonberatung nimmt nur ein winziger Bruchteil der Zielgruppe in Anspruch, beim Setting-Ansatz werden diese in ihrem gewohnten Umfeld direkt angesprochen.

3.1.2 Primäre Prävention

III.2 Primäre Prävention

Primäre Prävention soll die Auftretenshäufigkeit von Krankheiten senken (=Inzidenzsenkung), bevor die Krankheit überhaupt aufgetreten ist. Dazu dienen 1. medizinische Maßnahmen (B.: Grippe-Impfungen); 2. pädagogische Maßnahmen (Ernährungsberatung, z. B. zur Vermeidung von bösem Cholesterin als Risikofaktor für Herzinfarkt, Sexualberatung zur Senkung der HIV-Neuinfizierungsrate, Rauchverbot in Schulen) und 3. hygienische Maßnahmen (B.: Reinheitsüberwachung von Luft, Wasser Erde und Bier). Nach Walter & Schwartz (2003) ist die primäre Prävention spezifischer auf einzelne Bevölkerungsgruppen oder Krankheiten ausgerichtet als die primordiale Prävention, die sich global und unspezifisch an die ganze Bevölkerung richtet.
Man unterscheidet hier außerdem:

- **Strukturelle** primäre **Prävention** bemüht sich um Verminderung von Drogengebrauch, Suizid und Jugendkriminalität durch verbesserte Gestaltung von Lebensbedingungen, Abbau von sozialer Benachteiligung und Veränderung der baulichen und sozialen Struktur von Stadtvierteln mit hoher Häufigkeit abweichender Verhaltensweisen (Ghettos). Hierzu gehören auch repressives Eingreifen (Polizei) und pädagogische Einflussnahme (Jugendhilfe).
- **Verhaltensprävention** zielt auf die Förderung gesunder Handlungsweisen z. B. durch Information, Aufklärung, Stressmanagement, Bewegung, Qualifikation, Kompetenztraining, usw.
- **Verhältnisprävention**: Gestaltung gesundheitsförderlicher Verhältnisse, z. B. Abbau belastender Arbeitsbedingungen (z. B. Lärm, Hitze, Kälte, rutschige Fußböden, ständige Störungen, Ungewissheit, mangelnde Aufgabentransparenz) bei gleichzeitiger Verbesserung des Arbeitsklimas, z. B. bessere Kooperation, Erweiterung von Handlungsspielräumen.

H07

→ **Frage 3.3: Lösung E**

Zu **(A)**: Prävention, die nach der Manifestation einer Krankheit zur Verhinderung einer erneuten Manifestation ansetzt, bezeichnet man als tertiäre Prävention.
Zu **(B)**: Primäre Prävention sollte in jedem Lebensalter ansetzen.
Zu **(C)**: Wenn man einen günstigen Krankheitsverlauf fördert, handelt es sich nicht um Prävention, sondern um eine medizinische Behandlung.
Zu **(D)**: Sekundäre Prävention zielt darauf ab, Erkrankungen möglichst früh zu entdecken.
Zu **(E)**: Diese Aussage ist richtig. Primäre Prävention soll verhindern, dass Gesunde überhaupt krank werden.

F10

→ **Frage 3.4: Lösung A**

Zu **(A)**: Die **Primärprävention** soll die Auftretenshäufigkeit von Krankheiten senken (Inzidenzsenkung). Dazu dienen u. a. medizinische (Impfungen), pädagogische (Ernährungsberatung z. B. zur Vermeidung von zu hohen Blutfettwerten als Risikofaktor für Herzinfarkt, Sexualberatung zur Senkung der HIV-Neuinfizierungsrate) und hygienische Maßnahmen (Reinheitsüberwachung von Luft, Wasser und Erde).
Zu **(B)**: Durch **Sekundärprävention** sollen Krankheiten möglichst früh erkannt und einer Behandlung zugeführt werden = Früherkennung. Dazu dienen Vorsorgeuntersuchungen („**Screening**"), z. B. zur Früherkennung eines Karzinoms.
Zu **(C)**: Durch die **Tertiärprävention** soll die Wiederauftretenshäufigkeit einer Krankheit gesenkt werden (Rezidivsenkung). Dazu dienen Nachsorgeuntersuchungen, z. B. Blutbildkontrollen bei Leukämiepatienten, aber auch Rehabilitationsmaßnahmen, die z. B. die negativen Folgen chronischer

psychischer oder somatischer Krankheiten verringern sollen.
Zu **(D)**: **Verhaltensprävention** zielt auf die Förderung gesunder Handlungsweisen z. B. durch Information, Aufklärung, Stressmanagement, körperliche Bewegung, Qualifikation und Kompetenztraining.
Zu **(E)**: Die **Verhältnisprävention** bezeichnet die Gestaltung gesundheitsförderlicher Verhältnisse, etwa den Abbau belastender Arbeitsbedingungen (z. B. Lärm, Hitze, Kälte, rutschige Fußböden, ständige Störungen, Ungewissheit, mangelnde Aufgabentransparenz) bei gleichzeitiger Verbesserung des Arbeitsklimas, z. B. bessere Kooperation, Erweiterung von Handlungsspielräumen.

F05

→ **Frage 3.5: Lösung A**

Zu **(A)**: Gewichtsabnahme bei bestehendem Blutdruck wäre eine medizinische Behandlung, da hier ja schon eine Erkrankung besteht und keine Prävention (=Vorsorge). Bestenfalls könnte man hier noch an tertiäre Prävention denken. Durch tertiäre Prävention soll die Wiederauftretenshäufigkeit einer Krankheit gesenkt werden. Dazu dienen Nachsorgeuntersuchungen, aber auch Rehabilitationsmaßnahmen, die z. B. die negativen Folgen chronischer psychischer oder somatischer Krankheiten verringern sollen.
Zu **(B)–(E)**: Primäre Prävention soll die Auftretenshäufigkeit von Krankheiten senken = Inzidenzsenkung.

F09 ■

→ **Frage 3.6: Lösung E**

Zu **(A)**: Gesundheitserziehung: breite Vermittlung von Wissen zur Änderung von Einstellungen und Verhaltensweisen (z. B. Hinweis auf Gesundheitswirkung von Sport oder Gefährlichkeit des Rauchens in der Schule) sowie konkrete Übungsprogramme.
Zu **(B)**: Soziales Marketing zielt auf Änderungen von Einstellung und Verhalten ab. Wie beim kommerziellen Marketing wird eine Analyse des Konsumverhaltens durchgeführt, es kommt dann zur Anwendung erfolgreicher Marketing-Stragetien auf nicht kommerzielle Bereiche (z. B. Kondombenutzung, Verminderung des Rauchens bei Jugendlichen). Hierbei werden zielgruppenspezifische Kommunikationsstrategien entwickelt. Soziales Marketing bedient sich hierbei z. B. solcher Medien wie Plakatwände, Fernsehserien, Kinowerbung, mobile Videovorführung oder Theatergruppen.
Zu **(C)**: Tertiäre Prävention: Hierdurch soll die Wiederauftretenshäufigkeit einer Krankheit gesenkt werden = Rezidivsenkung. Dazu dienen Nachsorgeuntersuchungen, aber auch Rehabilitationsmaßnahmen, die z. B. die negativen Folgen chronischer psychischer oder somatischer Krankheiten verringern sollen.
Zu **(D)**: Verhaltensprävention: verhaltenspräventive Maßnahmen zielen auf die Förderung gesunder Handlungsweisen z. B. durch Information, Aufklärung, Stressmanagement, Bewegung, Qualifikation, Kompetenztraining, usw.
Zu **(E)**: Verhältnisprävention: Gestaltung gesundheitsförderlicher Verhältnisse, z. B. Abbau belastender Arbeitsbedingungen (z. B. Lärm, Hitze, Kälte, rutschige Fußböden, ständige Störungen, Ungewissheit, mangelnde Aufgabentransparenz) bei gleichzeitiger Verbesserung des Arbeitsklimas, z. B. bessere Kooperation, Erweiterung von Handlungsspielräumen.

3.1.3 Sekundäre Prävention

III.3 Sekundäre Prävention

„Das Leben in der modernen Wohlstandsgesellschaft besteht im Wesentlichen aus drei Teilen: Vorsorge, Sorge, Nachsorge", meinte A. Tenzer (1954). Wir kommen damit nunmehr zur Phase der Sorge, die einen unweigerlich trifft, wenn das Ergebnis der Vorsorgeuntersuchung sich sicher ist, dass man etwas ganz furchtbar Schlimmes hat. Durch **Sekundäre Prävention** sollen Krankheiten möglichst früh erkannt und einer Behandlung zugeführt werden = Früherkennung. Dazu dienen Vorsorgeuntersuchungen (Screening), z. B. zur Früherkennung eines Mamma-Karzinoms. Der Begriff wird auch benutzt, um Wiedererkrankungen durch engmaschige Kontrollen frühzeitig zu erkennen oder zu verhindern (z. B. MRT bei operiertem Hirntumor-Patienten). Im Gegensatz zu den ersten beiden Präventionsformen liegen hier bereits Krankheitssymptome vor, die gefunden werden sollen. Die bereits erkrankte Zielgruppe lässt sich also sehr viel spezifischer definieren.

H02 ■

→ **Frage 3.7: Lösung C**

Zu **(A)**: Das wäre primäre Prävention.
Zu **(B)**: Das wäre tertiäre Prävention.
Zu **(C)**: Das ist sekundäre Prävention.
Zu **(D)**: Das wäre tertiäre Prävention.
Zu **(E)**: Das wäre primäre Prävention.

3.1.4 Tertiäre Prävention und Rehabilitation

III.4 Tertiäre Prävention und Rehabilitation

Tertiäre Prävention bedeutet die wirksame Behandlung einer Erkrankung, um Verschlimmerung, Funktionsverluste und Langzeitfolgen zu vermeiden. Nach der eigentlichen medizinischen Symptombehandlung bemüht die tertiäre Prävention sich darum, die körperliche, psychische und soziale Leistungsfähigkeit wieder herzustellen. Darüber hinaus soll auch ein Neueintreten von Beeinträchtigungen verhindert werden. Der Begriff wird oft mit Rehabiliation gleichgesetzt.

Hurrelmann und Laaser weisen in ihrem „Handbuch Gesundheitswissenschaften" mit Recht darauf hin, dass die Abgrenzung der einzelnen Präventionsarten nicht sehr trennscharf ist. Beispiele: Je nachdem ob Hypertonie als Risikofaktor oder als eigenständige Krankheit definiert wird, kann eine Blutdruckmessung als primäre oder sekundäre Prävention bezeichnet werden. Verhinderung des Wiederauftretens der Krankheit fällt nebulös sowohl in den Bereich sekundärer wie tertiärer Prävention. Fraglich erscheint mir, ob die Wortwahl „PRÄvention" überhaupt zutreffend ist, wenn jemand bereits krank ist. Autopsie wäre dann wohl die quartäre Prävention?

Weniger umstritten ist der Begriff **Rehabilitation.** Fortschritte der medizinischen Versorgung und veränderte Alterszusammensetzung der Bevölkerung führen dazu, dass der Anteil chronisch Kranker rasant anwächst. Rehabilitation betrifft vor allem chronische Krankheiten, bei denen eine vollständige Heilung nicht mehr erreicht werden kann. Ziel der Reha ist es, den Auswirkungen einer Krankheit oder einer angeborenen körperlichen, geistigen oder seelischen Behinderung auf die Erwerbstätigkeit der Versicherten entgegenzuwirken oder sie zu überwinden und dadurch Beeinträchtigungen der **Erwerbsfähigkeit** der Versicherten oder ihr vorzeitiges Ausscheiden aus dem Erwerbsleben zu verhindern oder sie möglichst dauerhaft in das Erwerbsleben einzugliedern. Grundsätzlich gilt hier. *„Reha vor Rente!"*. Die häufigsten Erkrankungen, die zu rehabilitativen Maßnahmen führen sind (nach Haaf & Schliehe, 2000): Erkrankungen des Skeletts, der Muskeln und des Bindegewebes (38 %), Neubildungen (17 %), Psychische Erkrankungen, inkl. Süchte (16 %) und Herz-Kreislauf-Krankheiten (13 %). Hingewiesen werden muss darauf, dass gerade viele ältere Patienten unter Multimoribidität leiden, d. h. mehrere Krankheiten auf sich vereinigen.

Aufgabenbereiche der Rehabilitation sind: Differenzierte Diagnostik im medizinischen und psychosozialen Bereich; Vermittlung von Informationen über die Krankheit, ihre Ursachen und Möglichkeiten der Behandlung; Linderung von Beschwerden (z. B. chronische Schmerzen bei Rückenleiden); Verringerung der Beeinträchtigung (z. B. Sprachtherapie bei einem Aphasiker); Adaption und Erlernen kompensatorischer Fähigkeiten (z. B. Tagebuch bei Gedächtnisproblemen); Vermeidung von Verschlechterung und Maladaptation (z. B. Fehlhaltung bei Hemiplegie); Stabilisierung des erreichten Leistungsniveaus; Veränderung des Lebensstils, um Risikofaktoren zu vermeiden (z. B. Übergewicht); Krankheitsbewältigung (akzeptieren des Schicksals *„behindert"* zu sein) und Stärkung des Selbstbewusstsein; Verlangsamung der Progression einer chronischen Erkrankung (z. B. bei Demenz); Anpassung technischer Hilfen (z. B. Rollstuhl-Training bei Querschnittslähmung); Anpassung der persönlichen Umwelt (Arbeitsstelle, Arbeitsweg, Haushalt) und berufliche Wiedereingliederung.

Vor Beantragung einer Rehabilitationsmaßnahme hat der Arzt zu prüfen, ob die **medizinischen Voraussetzungen** erfüllt sind. Dies ist der Fall, wenn die Erwerbsfähigkeit des Versicherten erheblich gefährdet oder gemindert ist und wenn voraussichtlich durch eine Rehabilitationsmaßnahme entweder die erhebliche Gefährdung beseitigt bzw. die bereits verminderte Erwerbsfähigkeit wesentlich gebessert werden kann. Die **Minderung der Erwerbsfähigkeit** (MdE) wird interessanterweise nach Tabellen bewertet, die nicht berufsspezifisch sind. Der Verlust einer Hand ergibt eine MdE von 50 %, egal ob Sie Chirurg oder Lehrer sind. Der Verlust des Penis ergibt eine Minderung der Erwerbstätigkeit von 50 %, auch wenn man diesen für seine Arbeit nicht unbedingt immer benötigt hatte...

Die Beurteilung der **Reha-Bedürftigkeit** eines Patienten sollte dabei auch psychologische Konstellationen berücksichtigen, insbesondere die Motivation des Patienten. Einen durchs morsche Dach gestürzten 61-jährigen Dachdecker, der früher schon drei schwere Unfälle hatte, dem nun Höhenangst zu schaffen macht und der ohnehin unter massiven Rückenproblemen leidet, durch diverse Reha-Maßnahmen zu schicken, ist diskussionswürdig, wenn der Patient durchaus auch eine vorgezogene Rente akzeptieren würde. Der ärztliche Antrag auf Rehabilitation eines Patienten sollte daher Informationen zu Reha-Bedürftigkeit, Reha-Fähigkeit und Reha-Prognose enthalten.

Rehabilitationsleistungen umfassen insbesondere: (1) medizinische Leistungen; (2) berufsfördernde Leistungen; (3) ergänzende Leistungen wie Haushaltshilfe, Reisekosten, Rehabilitationssportgruppen und sonstige Leistungen (z. B. Kuren, Kinderheilbehandlung usw.). Eine frühe Möglichkeit der Rehabilitation ist die **Anschlussheilbehandlung** (AHB), direkt nach dem Krankenhausaufenthalt, diese kann stationär (Reha-Klinik), aber auch teilstationär (Tagesklinik) oder ambulant erfolgen. Außerdem fallen in den Reha-Bereich auch die Suchtbehandlung (stationär und ambulant), Karzinomnachsorge, Präventionskuren bei Beschäftigten mit besonderer Gefährdung und Kinderheilbehandlung (z. B. Asthma, Bettnässer, Diabetes) und Müttergenesungskuren.

F08 F07

→ **Frage 3.8: Lösung C**

Zu **(A)**: Primäre Prävention soll die Auftretenshäufigkeit von Krankheiten durch Impfungen, Beratungen und hygienische Maßnahmen senken. Schulzahnärztliche Reihenuntersuchungen gehören zur sekundären Prävention.
Zu **(B)**: Sekundäre Prävention: Hierdurch sollen Krankheiten möglichst früh erkannt und einer Behandlung zugeführt werden (Früherkennung). Impfungen gehören zur primären Prävention.
Zu **(C)**: Früherkennungsuntersuchungen für Darmkrebs gehören zur sekundären Prävention.
Zu **(D)**: Durch tertiäre Prävention soll die Wiederauftretenshäufigkeit einer Krankheit gesenkt werden (Rezidivsenkung). Obduktionen an Leichen gehören wohl nicht mehr zur Prävention (*praevenire*, lat. = zuvorkommen!), das wäre dann bestenfalls „Postvention“=Zuspätkommen ...
Zu **(E)**: Durch tertiäre Prävention soll die Wiederauftretenshäufigkeit einer Krankheit gesenkt werden (Rezidivsenkung). Motivierung zum gesunden Lebensstil gehört zur primären Prävention.

H09 ■

→ **Frage 3.9: Lösung E**

Zu **(A)**: Man unterscheidet (1) **massenkommunikative Maßnahmen**, z. B. Einsatz von Videos, Broschüren, Plakaten, Ausstellungen, von (2) personalkommunikativen Maßnahmen, z. B. Diskussionen, Rollenspiel, allgemeine Förderung der Kommunikation.
Zu **(B)**: Derartige verhaltenspräventive Maßnahmen zielen auf die Förderung gesunder Handlungsweisen ab, z. B. durch Information, **Aufklärung, Beratung**, Stressmanagement, Bewegung, Qualifikation, Kompetenztraining, usw.
Zu **(C)**: **Soziales Marketing** zielt auf Änderungen von Einstellung und Verhalten ab. Wie beim kommerziellen Marketing wird eine Analyse des Konsumverhalten durchgeführt, es kommt dann zur Anwendung erfolgreicher Marketing-Strategien auf nicht kommerzielle Bereiche (z. B. Kondombenutzung, Verminderung des Rauchens bei Jugendlichen). Hierbei werden zielgruppenspezifische Kommunikationsstrategien entwickelt. Soziales Marketing bedient sich hierbei z. B. solcher Medien wie Plakatwänden, Fernsehserien, Kinowerbung, mobile Videovorführung oder Theatergruppen.
Zu **(D)**: Das gehört zum Bereich der **Gesundheitserziehung**: Breite Vermittlung von Wissen zur Änderung von Einstellungen und Verhaltensweisen (z. B. Hinweis auf Gesundheitswirkung von Sport oder Gefährlichkeit des Rauchens in der Schule) sowie konkrete Übungsprogramme.
Zu **(E)**: **Tertiäre Prävention**: Hierdurch soll die Wiederauftretenshäufigkeit einer Krankheit gesenkt werden = Rezidivsenkung. Dazu dienen Nachsorgeuntersuchungen, aber auch Rehabilitationsmaßnahmen, die z. B. die negativen Folgen chronischer psychischer oder somatischer Krankheiten verringern sollen. Um AIDS zu verhindern, dürfte dieser Ansatz zu spät kommen.

H10 ■

→ **Frage 3.10: Lösung C**

Zu **(A)**: Die **primäre Prävention** soll die Auftretenshäufigkeit von Krankheiten senken (**Inzidenzsenkung**). Dazu dienen z. B. folgende Maßnahmen: Impfungen, Ernährungsberatung, z. B. zur Vermeidung zu hoher Blutfettwerten, als Risikofaktor für Herzinfarkt, Sexualberatung zur Senkung der HIV-Neuinfizierungsrate oder die Reinheitsüberwachung von Luft, Wasser und Erde. Die hier erwähnte **Tetanus-Impfung** und auch der **Verzicht auf lange Sonnenbäder** gehören in den Bereich der Primärprävention.
Zu **(B)**: Im Rahmen der **sekundären Prävention** sollen Krankheiten möglichst früh erkannt und einer Behandlung zugeführt werden (**Früherkennung**). Dazu dienen Vorsorgeuntersuchungen (Screening), z. B. zur Früherkennung eines Karzinoms. Die erwähnte **Hautkrebs-Früherkennung** zählt zu diesen Maßnahmen.
Zu **(C)**: Mithilfe der **tertiären Prävention** soll die Wiederauftretenshäufigkeit einer Krankheit gesenkt werden (**Rezidivsenkung**). Dazu dienen Nachsorgeuntersuchungen, z. B. die Kontrolle des Blutbildes bei Leukämiepatienten, aber auch Rehabilitationsmaßnahmen, die z. B. die negativen Folgen chronischer Krankheiten verringern sollen. Solche Maßnahmen werden im Beispiel nicht erwähnt.
Zu **(D)**: **Verhaltenspräventive Maßnahmen** zielen auf die Förderung gesunder Handlungsweisen ab, z. B. Stressmanagement, Bewegung, gesunde Ernäh-

rung. Der **Verzicht auf lange Sonnenbäder** ist Verhaltensprävention.
Zu **(E)**: Die Gestaltung gesundheitsförderlicher Verhältnisse, etwa der Abbau belastender Arbeitsbedingungen (z. B. Lärm, Hitze, Kälte, rutschige Fußböden, ständige Störungen, Ungewissheit, mangelnde Aufgabentransparenz) bei gleichzeitiger Verbesserung des Arbeitsklimas, z. B. bessere Kooperation, Erweiterung von Handlungsspielräumen, wird als **Verhältnisprävention** bezeichnet. Das **Rauchverbot** in der Praxis ist eine Maßnahme aus diesem Bereich.

H07

→ **Frage 3.11: Lösung C**

Zu **(A)**: Die Agentur für Arbeit (früher: Arbeitsamt) vermittelt bestenfalls Umschulungen für chronisch Kranke. Sie hat nichts mit medizinischer Rehabilitation direkt zu tun.
Zu **(B)**: Die gesetzlichen Krankenkassen zahlen die vordringlich direkte medizinische Behandlung im Akutfall. Beträge für die Anschlussheilbehandlung zahlen die Rentenkassen. Über einen internen Finanzausgleich holen sich die Krankenkassen oft das Geld nachträglich von den Rentenversicherungen.
Zu **(C)**: Für eine Anschlussheilbehandlung bei abhängig beschäftigten Erwerbstätigen sind primär die Rentenversicherungen zuständig.
Zu **(D)**: Der Arbeitgeber muss sich nicht direkt an den Kosten für die Anschlussheilbehandlung beteiligen. Indirekt zahlt er jedoch über den Arbeitgeberanteil an der Kranken- und Rentenversicherung.
Zu **(E)**: Der Patient selbst muss nur für die Kosten aufkommen, wenn er weder kranken- noch rentenversichert ist oder wenn der Medizinische Dienst der Krankenkassen (MDK) die Notwendigkeit einer Anschlussheilbehandlung nicht befürwortet.

F10

→ **Frage 3.12: Lösung E**

Zu **(A)**: Die **Bundesagentur für Arbeit** zahlt Rehabilitations-Maßnahmen, wenn dadurch die Erwerbsfähigkeit wiederhergestellt werden kann.
Zu **(B)**: Die **gesetzliche Krankenversicherung** zahlt Rehabilitations-Maßnahmen, wenn dadurch Krankheiten gemildert werden können.
Zu **(C)**: Die **gesetzliche Rentenversicherung** zahlt Rehabilitations-Maßnahmen, wenn dadurch eine Berentung vermieden werden kann.
Zu **(D)**: Die **gesetzliche Unfallversicherung** zahlt Rehabilitations-Maßnahmen, wenn dadurch die Folgen eines Unfalls vermindert werden können.
Zu **(E)**: Die **kassenärztliche Bundesvereinigung** ist ein oberster Zusammenschluss der kassenärztlichen Vereinigungen der Länder und hat Verwaltungsaufgaben.

3.1.5 Formen psychosozialer Hilfen

III.5 Formen psychosozialer Hilfen

„Bist Du in Not, so kannst Du Dich felsenfest auf das Mitleid Deiner Freunde verlassen. Nicht aber auf ihre Hilfe“, behauptete der sagenumwobene Psychophilosoph Erich Kasten auf der Internetseite www.aphorismen.de (von der die meisten der in diesem Buch zitierten Lebensweisheiten stammen). Zum Glück gibt es amtliche Hilfen. Man unterscheidet verschiedene Formen:

- **Krisenintervention:** Hilfe in einer aktuellen Krise, z. B. *„Sorgentelefon“*, Arbeitslosen-Telefonhilfe oder psychiatrische Notfallambulanz.
- **Stationäre Behandlung**: psychiatrische und psychosomatische Kliniken und Reha-Kliniken bieten eine Intensivbehandlung in einem zeitlich überschaubaren Rahmen bzw. bei chronischen Störungen auch langdauernde Unterbringung.
- **Sozialpsychiatrische Zentren** bieten ambulante und teilstationäre Hilfen über Beratungsstellen, Tagesstätten und betreutes Wohnen. Sie sollen bei der Strukturierung des Alltags unterstützen, die Teilhabe am Leben in der Gesellschaft fördern, die soziale Stabilisierung fördern, Hilfen bei psychischen Krisen anbieten, sinnvolle Beschäftigung und Tagesgestaltung ermöglichen, psychiatrische Krankenhausaufenthalte vermeiden und bei der (Wieder-)Aufnahme der Erwerbstätigkeit unterstützen.
- **Psychotherapie** umfasst die zeitlich-befristete psychotherapeutische Behandlung fest umrissener Störungen, z. B. mittels Verhaltenstherapie, Psychoanalyse usw. im stationären oder ambulanten Setting.
- **Selbsthilfegruppen** gibt es in den größeren Städten heute zu fast jeder denkbaren Erkrankung, von Fettleibigen und alleinstehenden Vätern, über Minderwüchsige und Stotterer bis hin zu Computer-Süchtigen.
- **Bibliotherapie** kann eine wirkungsvolle Interventionsmaßnahme sein, bei der man dem Patienten Informationsmaterial mitgibt oder Bücher empfiehlt, deren Lektüre hilft, Ursache, Symptome und Behandlung seiner Krankheit besser zu verstehen. Falls Ihnen dieses Buch etwas geholfen hat, dann war das ja mal eine erfolgreiche Bibliotherapie.
- **Beratung**: Erteilung von Ratschlägen, um dem Betroffenen Möglichkeiten externer Hilfe oder der Selbsthilfe aufzuzeigen. Durch das Sozialgesetz (SGB) werden den Hilfebedürftigen soziale Integrationsleistungen wie Schuldnerberatung, Suchtberatung und psychosoziale Betreuung ermöglicht, wenn sie für die (Wieder-)Eingliederung in das Erwerbsleben erforderlich sind.

- **Betreuer:** Eine Entmündigung gibt es heute nicht mehr, daher auch keinen Vormund. Stattdessen redet man von einer Pflegschaft durch einen Betreuer, der nach §§ 1896 ff. des BGBs alle finanziellen Geschäfte und juristischen Probleme für den Betreuten abwickelt. Bei drohender Störung (z. B. Demenz) eines nahen Familienangehörigen sollte man sich (solange Geschäftsfähigkeit besteht!) beim Vormundschaftsgericht als Betreuer eintragen lassen, da sonst ein amtlicher Betreuer oder die Betreuungsbehörde bestellt werden kann, die bares Geld kosten. Daneben gibt es allerdings auch ehrenamtliche Betreuer, die das altruistisch machen.
- **Betreutes Wohnen:** Wohneinrichtungen für Behinderte, cleane Drogisten oder psychisch Kranke meist in Form von WGs mit stetiger Betreuung durch Sozialpädagogen. Oft in Kooperation mit speziellen Werkstätten oder Arbeitgebern für die berufliche Reintegration.
- **Außenwohngruppen** von entsprechenden Patienten, die weitgehend selbständig leben können und nur gelegentliche Hilfe benötigen.
- **Werkstätten für Behinderte** bieten Plätze mit einfachen Tätigkeiten ohne Zeitdruck. Die Bezahlung der Arbeit liegt leider meist nahe bei Null, da die Werkstätten heute Auftragsmangel beklagen und kaum in der Lage sind, sich finanziell selbst zu tragen.
- **Prävention**: Aufklärung über gesundheitliche Risiken, Vorsorgeuntersuchungen, Nachsorge zum Schutz vor Wiederauftreten.
- **Rehabilitation**: Wiederherstellung oder Kompensation verlorengegangener Funktionen.
- **Berufsbildung, Umschulung**: (Re-)Integration in das Arbeitsleben durch Ausbildungs- oder Umschulungsmaßnahmen. Leider zahlen die meisten Arbeitgeber lieber die Ausgleichs- oder Schwerbehindertenabgabe (bis zu 260,– Euro pro fehlendem Behinderten; nur Betriebe über 20 Beschäftigte) als Behinderte aufzunehmen bzw. auszubilden. Schuld ist der besondere Kündigungsschutz, den Behinderte genießen. Einmal eingestellt, wird man sie nicht wieder los.
- **Ambulante Pflege**: Nach aktuellen Zahlen sind rund 2,5 Millionen Menschen pflegebedürftig. In den letzten drei Jahren ist diese Zahl um rund 120.000 gestiegen. Nur 10 % sind unter 55 Jahre alt, 50 % der Pflegebedürftigen sind über 80 Jahre alt. Der größere Teil der Pflegebedürftigen lebt nicht in Heimen, sondern zu Hause mit Hilfe der ambulanten Pflegedienste, das sind Krankenschwestern, die Behinderte oder chronisch Kranke zu Hause aufsuchen und dort die notwendigen medizinischen Maßnahmen durchführen. Hierdurch können solche Patienten zu Hause bleiben und ein Übersiedeln in ein Pflegeheim vermeiden.
- **24-Stunden-Hilfe**: Aufnahme einer Krankenschwester in den eigenen Haushalt, die dann dort wohnt und einen chronisch Kranken dauerhaft versorgt. Dies verlangt das Vorhandensein eines Zimmers. Neuerdings werden hier häufig deutsch-sprechende Fachkräfte aus den osteuropäischen Ländern vermittelt, die kostengünstig arbeiten und eher bereit sind, in einem fremden Haushalt auch längere Zeit zu wohnen.
- **Hospize** sind spezielle Einrichtungen für letal erkrankte Patienten, denen die Medizin nicht mehr helfen kann und in denen ein menschenwürdiges Sterben ermöglicht wird.
- **Finanzielle Hilfen** durch Krankenkasse, Rentenversicherung, Sozialamt, Unfall- oder Berufsunfähigkeitsversicherungen, Berufsgenossenschaften, BAFöG etc. Es handelt sich meist um ein sog. **Transfereinkommen** (Übertragungseinkommen), d. h. Leistungen, die ohne direkte Gegenleistung gezahlt werden, z. B. Wohngeld, Kindergeld, Arbeitslosengeld, Sozialhilfe, Rentenzahlungen, aber auch Stipendien an Studenten. Private Transfereinkommen umfassen Transfers unter Privatpersonen (z. B. das, was ihr Papi Ihnen monatlich zahlt) und karitative Leistungen. Von Transfereinkommen unterscheidet man die **Faktoreinkommen** (Leistungseinkommen wie Löhne, Gehälter, Mieteinnahmen und Gewinne aus Firmen oder Kapitalvermögen). Transfereinkommen wirken stabilisierend, weil sie nicht unmittelbar an das Sozialprodukt gebunden sind oder diesem sogar entgegenwirken (Arbeitslosengeld).

Klinischer Bezug

Der Arzt muss in der Lage sein, dem Patienten Rat geben zu können, welche psychosozialen Hilfen er in Anspruch nehmen kann.

F04

→ **Frage 3.13: Lösung B**

Zu **(A)**: Emotionaler Rückhalt wäre die Unterstützung durch Zuwendung, etwa indem man die Patientin mit chronischen Rückenschmerzen zum Psychotherapeuten sendet und dieser dann die Depressivität der Frau lindert.

Zu **(B)**: Instrumenteller Rückhalt beinhaltet finanzielle, materielle oder praktische Unterstützung, wie das Putzen der Treppe durch die Nachbarin in diesem Beispiel.

Zu **(C)**: Rückhalt durch Information wird gegeben, wenn man der Patientin mit chronischen Rückenschmerzen den Bau und die Funktion der Bandscheiben erklärt, ihr Übungen zur Stärkung der Rü-

ckenmuskulatur beibringt oder Operationsmöglichkeiten erläutert.
Zu **(D)**: Rückhalt durch Anerkennung und Wertschätzung ist mit emotionalem Rückhalt gleichzusetzen (siehe Kommentar zu (A)) und signalisiert, dass auch ein Mensch mit chronischem Rückenleiden in jeder Hinsicht voll akzeptiert wird.
Zu **(E)**: Rückhalt durch sozialen Vergleich bedeutet, darauf hinzuweisen, dass es andere Patienten gibt, denen es ja noch viel, viel schlechter geht. Das nützt meist nicht viel, weil der Patient intuitiv weiß, dass es gleichzeitig noch sehr viel mehr Personen gibt, denen es deutlich besser geht.

H03

→ **Frage 3.14: Lösung E**

Zu **(A)**: Anforderungs-Kontroll-Modell: Hohe Anforderungen bei niedriger Kontrollmöglichkeit führen zu Stress und damit zu einem erhöhten Risiko für psychosomatische Erkrankungen wie z. B. Herzinfarkt.
Zu **(B)**: Kognitive Dissonanz: Festinger entwickelte das Modell der „kognitiven Dissonanz", das Entscheidungskonflikte berücksichtigt. Hierbei stehen im selben Individuum zwei Erkenntnisse im Widerspruch (=kognitive Dissonanz), die mit einer Erklärung in Eintracht gebracht werden müssen (kognitive Konsonanz), z. B. indem eine der beiden Erkenntnisse angezweifelt wird. Häufig besteht Diskrepanz zwischen der kognitiven, der affektiven und der Handlungskomponente eines Verhaltens. Ein solcher Konflikt wird hier nicht beschrieben.
Zu **(C)**: Modell des sozialen Vergleichsprozesses: Personen sind bestrebt, ihre Kognitionen über sich und die Welt mit den Urteilen anderer zu vergleichen. Nach Festinger (1954) existiert sogar ein eigenes Motiv dafür, Selbst- und Umweltkognitionen zu bewerten. Sofern die Richtigkeit eigener Kognitionen nicht an Umwelteffekten direkt überprüft werden kann, sucht man den Vergleich mit den Einstellungen anderer Personen, da negative Folgen von Fehlurteilen befürchtet werden.
Zu **(D)**: Seligman entwickelte 1975 das Konzept der gelernten Hilflosigkeit aus tierexperimentellen Studien. Hunde, die Serien von Elektroschocks nicht entkommen konnten, wurden passiv und ertrugen auch andere Situationen hilflos, in denen Möglichkeiten zur Flucht gegeben waren.
Zu **(E)**: Albert Bandura entwickelte die Theorie des sozialen Lernens und verwies ebenso auf die komplexe Interaktion von individuellen Faktoren und Umweltreizen. Hierbei spielt insbesondere das Beobachtungslernen eine große Rolle. Seine Theorie der Selbstwirksamkeit *(„self-efficacy")* betont die Überzeugung, dass man in einer bestimmten Situation die angemessene Leistung erbringen kann. Die Selbstbewertung einer Person beeinflusst ihre Motivation und Leistung.

F10 ■

→ **Frage 3.15: Lösung E**

Zu **(A)**: Bei Transfereinkommen muss **keine Gegenleistung** erbracht werden.
Zu **(B)** und **(C)**: Transfereinkommen wird gerade an Personen bezahlt, die kein oder nur geringes Einkommen, auch nicht **aus selbständiger Tätigkeit** (B) oder **aus Vermögen und Kapitaleinkommen** (C), haben.
Zu **(D)**: Auf Transfereinkommen müssen im Normalfall **keine Steuern oder Sozialabgaben** mehr gezahlt werden.
Zu **(E)**: **Transfereinkommen** (Übertragungseinkommen): Finanzielle Hilfen durch Krankenkasse, Rentenversicherung, Sozialamt, Unfall- oder Berufsunfähigkeitsversicherungen, Berufsgenossenschaften, BAFöG etc. Diese Leistungen werden ohne direkte Gegenleistung gezahlt, z. B. Wohngeld, Kindergeld, Arbeitslosengeld, Sozialhilfe, Rentenzahlungen, aber auch Stipendien an Studenten. Private Transfereinkommen umfassen Transfers unter Privatpersonen und karitative Leistungen.

3.1.6 Sozialberatung

III.6 Sozialberatung

Für die Jugend hatte Fürst Otto von Bismarck drei Ratschläge, die auch Sie beherzigen sollten: *„Arbeite, arbeite, arbeite"*. Psychotherapeuten dagegen geben prinzipiell keine Ratschläge, was ein Patient tun soll, sondern setzen darauf, dass die Motivation ein Verhalten zu zeigen um so höher ist, je eher eine Person sich selbst Handlungsalternativen ausgedacht hat. Hiervon abzugrenzen ist die **Beratung**, die direkte Hinweise und Ratschläge auf potenzielle Hilfsquellen umfasst und z. B. von Laien (Bekannten, Verwandten, andere Patienten), Sozialarbeitern und Sozialpädagogen, Mitarbeitern von Ämtern (Sozialamt, Krankenkasse, Rentenversicherung) oder auch Pastoren gegeben wird. Häufig geschehen solche Beratungen in eigens dafür eingerichteten Stellen (z. B. Ehe- oder Familienberatungsstelle, Schulberatungsamt, Gesundheitsamt, Schuldnerberatung, Rechtspfleger, Reha-Berater usw.). Solche Hilfen können sozialer, emotionaler wie auch finanzieller Art sein und dienen dazu, die mit Krankheitsphasen verbundenen Belastungen ohne Schaden zu überstehen und mit dazu beizutragen, Wohlbefinden und Gesundheit wiederherzustellen. Insbesondere bei chronischen Krankheiten mit vorzeitigem Ausstieg aus dem Arbeitsleben stellt **Sozialberatung** eine erhebliche Hilfsquelle dar. Diese geschieht in der Regel direktiv, indem Problempunkte mit dem Patienten besprochen werden und der Berater dann vorschlägt, welche Hilfen in Betracht kommen. Die empfohlenen Handlungen umfassen ein weites Feld, z.B. Antrag auf Sozialhilfe oder Wohngeld, Heilmaßnahmen, Kuren, Teilnahme an speziellen Selbsthilfegruppen oder Sportgruppen.

H10

Frage 3.16: Lösung D

Zu **(A)–(C)** und **(E)**: Zu den **Aufgaben des Gesundheitsamtes** gehören u.a.:
- Aufsicht über Lebensmittel-, Umwelt und Seuchenhygiene (A)
- amtsärztliche Untersuchungen und Begutachtungen (B)
- Schulgesundheitsuntersuchungen (C)
- Beratung von Behinderten und chronisch Kranken (E).

Zu **(D)**: Die **Festlegung der Pflegestufe** erfolgt in der Regel durch den **Medizinischen Dienst der Krankenkassen** (MDK) nach den „Richtlinien zur Begutachtung von Pflegebedürftigkeit nach dem XI. Buch des Sozialgesetzbuches".

3.2 Maßnahmen

3.2.1 Gesundheitserziehung und Gesundheitsförderung

III.7 Gesundheitserziehung und Gesundheitsförderung

„Der Gesundheitsminister warnt: Alt-werden schadet Ihrer Gesundheit!" steht sonderbarerweise nicht fettgedruckt auf Ginkgo-Medikamentenschachteln, obwohl Altern eines der größten Gesundheitsrisiken darstellt. Stattdessen bemühen wir uns regelrecht, möglichst alt zu werden. Hierzu dienen Programme zur Gesundheitsförderung, die primär auf das alltägliche Gesundheitsverhalten abzielen. Man unterscheidet die makrosoziologische Sichtweise (z.B. Förderung gesunder Umweltbedingungen) von der mikrosoziologischen Sicht (z.B. Familienhilfe). Hauptbereiche der **Gesundheitsförderung** sind: (1) schulische, (2) betriebliche und (3) familiäre Gesundheitsförderung. Man trennt personenzentrierte Selbsthilfeförderung von allgemeiner Förderung bürgerschaftlichen Engagements für Gesundheit (Prävention). Zentrale Begriffe sind:
- Gesundheitserziehung: Breite Vermittlung von Wissen zur Änderung von Einstellungen und Verhaltensweisen (z.B. Hinweis auf die Gefährlichkeit des Rauchens in der Schule), sowie konkrete Übungsprogramme (Schulsport).
- Gesundheitsaufklärung: Breite Bereitstellung von Informationen zum Erwerb gesundheitsrelevanten Wissens (z.B. Hinweis auf Kondome zur AIDS-Prävention durch Werbeplakate).
- Gesundheitsberatung: Vermittlung von gesundheitsrelevanten Informationen durch einen Berater im direkten Gespräch mit dem Zweck der Einstellungs- und Verhaltensänderung bei einem spezifischen Patienten (z.B. Ernährungsberatung bei einem Diabetiker).
- Gesundheitsförderung: Von der WHO initiierte, in der Regel staatlich geförderte Programme, mit dem Ziel, große Teile der Bevölkerung zu einem gesünderen Verhalten zu animieren. Hierbei werden neben dem Individuum auch gesellschaftliche, politische und institutionelle Ebenen gefördert.
- Psychoedukation: Schulung von Patienten mit psychischen Störungen, z.T. unter Einbezug der Angehörigen. Ziel ist es, die Erkrankung besser zu verstehen und mit ihr umgehen zu können. Es sollen eigene Ressourcen und Möglichkeiten kennengelernt werden, um Rückfälle zu vermeiden und aktiv langfristig zur eigenen Gesundheit beitragen zu können. Psychoedukative Gruppen tauschen darüber hinaus persönliche Erfahrungen aus, die Betroffenen und ihre Angehörigen geben sich Tipps im Umgang mit der seelischen Störung.

Humor ist die beste Gesundheitsförderung, also hier noch einer, der Ihnen gefallen wird: Ein Jurastudent steht im Examen. *„Was ist Betrug?"* wird er gefragt. *„Betrug ist, wenn Sie mich durch das Examen fallen lassen"*, meint der Prüfling. *„Sind Sie wahnsinnig! Wie kommen Sie zu dieser unmöglichen Definition?"* – *„Weil es Betrug ist, wenn einer die Unwissenheit eines anderen ausnutzt, um diesen zu schädigen!"*

F05

Frage 3.17: Lösung A

Zu **(A)**: siehe Lerntext III.7.
Zu **(B)**: Eine Veränderung der Ernährung zur Verhinderung chronischer Erkrankungen im Alter ist nur ein Teilbereich der Gesundheitsförderung.
Zu **(C)**: Stärkung des Immunsystems zur Verhinderung ansteckender Krankheiten ist nur ein Teilbereich der Gesundheitsförderung.
Zu **(D)**: Verhinderung maligner Erkrankungen durch gesundheitsbewusstes Leben ist nur ein Teilbereich der Gesundheitsförderung.
Zu **(E)**: Verhinderung des Wiederauftretens einer chronischen Erkrankung wäre tertiäre Prävention, die nur ein Teilbereich der Gesundheitsförderung darstellt.

F03

→ **Frage 3.18: Lösung D**

Zu **(A)**: Evaluation ist die Überprüfung, ob eine neue Maßnahme zum erwünschten Erfolg geführt hat. Die Ergebnisevaluation prüft dies erst am Ende, wenn alle Daten vorliegen.
Zu **(B)**: Katamnese (=Follow-up) ist eine nachträgliche Prüfung, ob Therapieeffekte nach einem definierten Zeitraum stabil geblieben sind. Beispiel: Ist die Anzahl neuer HIV-Infektionen auch nach einem Jahr noch so niedrig wie direkt nach der Aufklärungskampagne?
Zu **(C)**: Metaanalyse: übergeordnete Untersuchung mehrerer Datensätze aus unterschiedlichen Quellen, zum Beispiel Vergleich der Wirksamkeit unterschiedlicher Aufklärungsmaßnamen über HIV.
Zu **(D)**: Evaluation ist die Überprüfung, ob eine neue Maßnahme zum erwünschten Erfolg geführt hat. Die Prozessevaluation prüft dies begleitend zu der Intervention. Auch wenn hier nicht genügend Transportmittel zur Verfügung standen, so ist doch von „externer Begleitforschung" die Rede.
Zu **(E)**: Verlaufsdokumentation: Hier wird nur der Verlauf der Aufklärungskampagne erfasst (z. B. Anzahl der Vorträge, Menge der Zuhörer, Anzahl verteilter Kondome usw.); es wird nicht geprüft, ob und in welchem Ausmaß die Intervention effektiv war.

3.2.2 Verhaltensänderung

Zu diesem Kapitel wurden bisher keine Prüfungsfragen gestellt.

III.8 Verhaltensmodifikation

„Wenn Du die Kraft hast, Dich zu ändern, wird sich alles ändern", prophezeite E. Ferstl (1955). Falls Sie schon eine Trennung von der ganz großen Liebe Ihres Lebens hinter sich haben, dann kennen Sie die endlosen Versprechen des verlassenen Halbteils der Ex-Beziehung, sich nun ganz bestimmt, endlich, wirklich und umfassend zu ändern. Liebesentzug und schmerzhafte Krankheiten gehören zu den wenigen Ursachen, die einen Menschen dazu motivieren, ernsthaft darüber nachzudenken, ob man nicht vielleicht doch etwas im Leben anders machen sollte. Haben Sie schon einmal versucht, sich zu verändern? Silvester gute Vorsätze gefasst? Ordentlicher, fleißiger, kontaktreicher, selbstbewusster und dynamischer zu werden? Was ist daraus geworden? Der Charakter eines Menschen lässt sich nicht wirklich verändern, wohl aber sein Denken und Verhalten. Dies schafft man selten alleine, sondern besser mit externer Hilfe. Die **Verhaltensmodifikation** beschäftigt sich unter anderem mit den Möglichkeiten hierbei auch gesundheitsschädigendes Verhalten (z. B. Rauchen, Übergewicht) bei einem Individuum zu reduzieren und dabei gesundheitsfördernde Maßnahmen (z. B. Sport) aufzubauen. Die Verhaltensmedizin betont vor allem die interdisziplinäre Integration unterschiedlicher Berufsgruppen (z. B. Ärzte, Psychologen, Ernährungsberater etc.). Insbesondere viele psychosomatische Krankheiten (z. B. *Anorexia nervosa*) können überhaupt nur über Verhaltensmodifikation geheilt werden, bei anderen ist diese oft unabdingbarer Bestandteil. Die Vorgehensweise basiert im Wesentlichen auf den Grundlagen der Verhaltenstherapie (s. Lerntext II.26.).

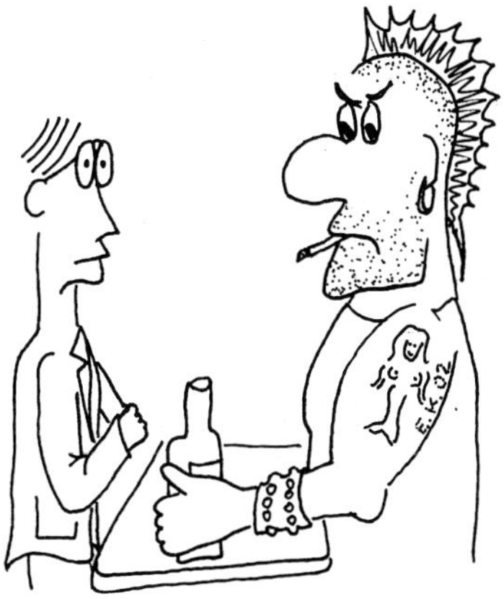

Abb. 3.1 Verhaltensmodifikation: Im vertraulichen Gespräch mit seinem Sozialarbeiter konnte Günther G., von seinen Freunden nur „Django" genannt, endlich offen zugeben, dass er das Leben als Outsider schon lange öde fand und er sein Verhalten nun endgültig ändern wollte.

Klinischer Bezug
Die Meidung von Risikofaktoren wie auch eine gesundheitsbewusste Lebensweise erfordert vom Patienten Verhaltensänderungen, die oft nicht leicht erreichbar sind, da das Fehlverhalten auf änderungsresistenten Gewohnheiten (Rauchen) und Sachzwängen (Überlastung durch Beruf) beruht. Hier muss der Arzt zunächst daran arbeiten, eine Motivation des Patienten aufzubauen.

3.2.3 Rehabilitation, Soziotherapie, Selbsthilfe und Pflege

III.9 Soziales Umfeld und Soziotherapie

Nicht wenige Studenten verlassen die mündliche Prüfung nicht nur mit einem bestandenen Examen, sondern auch als stolzer Besitzer eines ersten stressbedingten Magengeschwürs im eigenen

Bauch. Was manche Professoren ihren Prüflingen zumuten, wäre selbst in den antiken Zeiten der Sklaverei nicht legitim gewesen. Der Psychoterror, dem man zu den Stoßzeiten am Semesterende durch ein dichtes Gerangel verschiedener Testate und mündlicher Prüfungen ausgesetzt ist, hinterlässt Narben in der Gesundheit und in der Seele, oft mit bleibenden Folgen. Das direkte soziale Umfeld, in dem Sie sich befinden, kann krankmachende Auswirkungen haben oder bei der Auseinandersetzung mit einer Krankheit hemmen oder fördern. Dem Stress des Studiums kann man nicht wirklich entgehen, wenn Sie wirklich Arzt werden wollen. Aber nach dem Yin-Yang-Prinzip müssen Sie für Ausgleich sorgen: Je besser der Freundeskreis, umso höher ist die Wahrscheinlichkeit, sogar ein Medizinstudium unbeschadet zu überleben. Man unterscheidet:

- **Soziale Integration**: Anzahl der Kontakte zu Personen des sozialen Umfeldes.
- **Soziales Netzwerk**: Homogenität, Dauer und Festigkeit sozialer Beziehungen.
- **Beziehungsqualität**: emotionale Qualität der Beziehungen zu nahestehenden Personen (Eltern, Kommilitonen, Professoren).

Haben Sie eine Lerngruppe oder lernen Sie meist völlig alleine vor sich hin? Einsamkeit hat negative Auswirkungen auf die Gesundheit! In einem Tierexperiment fand man z. B. höheren Blutdruck, wenn die Tiere sozial isoliert aufgezogen wurden. Rudel- oder Herdentiere, die alleine gehalten werden, fangen mit selbstverletzenden Verhaltensweisen an und zernagen sich in Extremfällen ganze Gliedmaßen. Insbesondere soziale Isolation (z. B. bei *Mobbing*) hat krankmachende Wirkung. Diverse Forschungsprojekte konnten zeigen, dass eine geringe Integration mit einem schlechteren Gesundheitszustand einhergeht. Personen mit engen sozialen Bindungen leben dagegen gesünder, sie rauchen und trinken weniger, sie essen und schlafen regulärer. Ein tragfähiges soziales Netz kann bei Gesundheitsproblemen eine abpuffernde Wirkung haben. So weisen alleinstehende Männer im Mittel einen schlechteren Gesundheitszustand auf als verheiratete. Der **soziale Rückhalt** („**social support**") eines Menschen durch Familie, Kollegen und Bekannte spielt eine wesentliche Rolle bei der Entstehung von Krankheit. Je mehr soziale Unterstützung ein Mensch hat, je größer sein soziales Netzt ist und vor allem je intensiver die Bindungen sind, umso seltener wird er krank und umso besser kommt er mit Krankheiten zurecht. Hinsichtlich sozialer Kontakte gilt nicht der simple Grundsatz: „*Je mehr desto besser*", entscheidend ist die Qualität der Beziehung. Ein großer Teil der Stressoren stammt ja gerade aus unseren sozialen Beziehungen. Zu enge räumliche Nähe in der zerstrittenen Wohngemeinschaft kann ebenso belastend sein wie unendliche Einsamkeit in der Einraumwohnung im Plattenbau. Harburg et al. (1973) untersuchten Bluthochdruck bei Amerikanern, sie unterschieden hierbei je nach Wohnlage eine (a) Hoch-Stress-Gegend (hohe Kriminalität, Bevölkerungsdichte, Sterblichkeit, Scheidungsrate und niedriger Status der Bewohner) und (b) eine Niedrig-Stress-Gegend (niedrige Kriminalität, Bevölkerungsdichte usw..., hoher Status). Im Mittel hatten die Bewohner der Hoch-Stress-Gegend schon alleine durch die Wohnlage einen signifikant höheren Blutdruck als die Bewohner der Niedrig-Stress-Bereiche.

Als in einer Hoch-Risiko-Gegend wohnende(r) Medizinstudent(in) mit maximaler Stressbelastung gehören Sie also zu einer Risikopopulation für psychosomatische Erkrankungen. Zum Glück haben Sie Rechte auf Therapie. Der Gemeinsame Bundesausschuss definiert **Soziotherapie** wie folgt: *„Schwer psychisch Kranke sind häufig nicht in der Lage, Leistungen, auf die sie Anspruch haben, selbständig in Anspruch zu nehmen. Soziotherapie soll ihnen die Inanspruchnahme ärztlicher und ärztlich verordneter Leistungen ermöglichen. Sie soll dem Patienten durch Motivierungsarbeit und strukturierte Trainingsmaßnahmen helfen, psychosoziale Defizite abzubauen; der Patient soll in die Lage versetzt werden, die erforderlichen Leistungen zu akzeptieren und selbständig in Anspruch zu nehmen. Sie bietet koordinierende und begleitende Unterstützung und Handlungsanleitung für schwer psychisch Kranke auf der Grundlage von definierten Therapiezielen. Dabei kann es sich auch um Teilziele handeln, die schrittweise erreicht werden sollen."*

Herr Meier wird ins Krankenhaus eingeliefert. Die Schwester fragt: „*Sind Sie verheiratet?*" Meier: „*Ja, aber die Verletzungen stammen von einem Autounfall!*" Eine wichtige Rolle bei der Analyse der gesund-/krankmachenden Einflüsse des sozialen Umfeldes spielen systemische Ansätze. Die **Systemtheorie** sieht nicht den Menschen als isoliertes Einzelwesen, sondern sie versteht ihn als Gruppenwesen, der in ein soziales Umfeld eingebettet ist (s. Lerntext II.27). Beispiele für solche Gruppen sind Familien, Schulklassen, Arbeitsteams, Nachbarn in einem Mietshaus, aber auch Wohngruppen im Studenten- oder Altenheim. Das Verhalten des Einzelnen entsteht dabei nicht nur aufgrund seiner individuellen Persönlichkeitseigenschaften, sondern es ist auch durch die Struktur der Gruppe bedingt. Wie die Mitglieder miteinander umgehen, ist ausschlaggebend dafür, ob der Einzelne sich in der Gemeinschaft wohl fühlt – oder ob er eine (psychische) Krankheit ausbildet. Gruppen identifizieren häufig eine Person als **Sündenbock**, als krank, abweichend oder nicht normal. Oft ist es das schwächste Glied in der Kette, in Familien besonders häufig das oder eines der Kinder. Nur selten hat diese Person wirklich etwas verbrochen, meist wird sie nur als Projektionsfigur für Probleme benutzt, die eigentlich auf einer ganz anderen Ebene entstanden sind. Nach Ansicht der Systemtheoretiker muss der Aufbau neuer Subsysteme nicht bis in alle Einzelheiten durchdacht werden und ist ohnehin nur schwer im voraus zu planen. Fehlerhafte Systeme befinden sich in einem instabilen Zustand. Oft bedarf es nur eines kleinen Anstoßes, um das System dann zum Kippen zu bringen. Wie Bauklötze purzeln die Gruppenmitglieder kurzfristig durcheinander, dann finden sie jedoch selbständig eine neue Zusammensetzung, die fast immer besser an die aktuellen Gegebenheiten angepasst ist. Wie hat sich Ihre Familie verändert, seitdem Sie zu Hause ausgezogen sind?

F10 ■

→ **Frage 3.19: Lösung E**

Zu **(A)**: Der **dispositionelle Optimismus** gehört zur Theorie, dass die Erwartung, wie ein Ereignis ausgehen wird, das Handeln beeinflusst. Wünschenswerte Ereigniserwartungen veranlassen ein Individuum zu vermehrter Anstrengung, dieses Ziel auch zu erreichen. Umgekehrt reduzieren Personen ihre Bemühungen, wenn das Ziel unerreichbar erscheint. Über diese Persönlichkeitseigenschaft wird in dem Beispiel nichts gesagt.
Zu **(B)**: Nach dem **„Health-Belief-Modell"** ist das Gesundheits- und Krankheitsverhalten von den subjektiven Einstellungen zu Gesundheit und Krankheit abhängig, die ausschlaggebend sind, ob und wann ein Patient Teile des Gesundheitssystems aufsucht. Ob der Patient an seine Gesundung glaubt, wird in dem Beispiel nicht beschrieben.
Zu **(C)**: **Salutogenetischer Ansatz**: Antonovsky fragte nach Faktoren, warum bei ähnlichen Risikofaktoren manche Menschen gesund bleiben. Er bildete Gesundheit und Krankheit auf einem Kontinuum ab, dem **„health-ease-disease-continuum"**. Über diese Faktoren sagt das Beispiel nichts, außerdem ist der 53-Jährige bereits krank.
Zu **(D)**: Das **Konzept der Selbstwirksamkeit** besagt, ob und in welchem Ausmaß eine Person glaubt, mit eigenen Mitteln mit einer Störung der Befindlichkeit zurecht zu kommen.
Zu **(E)**: Zum **sozialen Rückhalt** (**social support**) zählt man: Familie, Verwandtschaft, Freunde, Kollegen, Nachbarn, also alle, zu denen der Patient in sozialem Kontakt steht. Sozialer Rückhalt hat eine schützend-protektive Wirkung und trägt bei Erkrankungen zum besseren Heilungsverlauf bei. Das Beispiel beschreibt soziale Unterstützung.

H03 ■

→ **Frage 3.20: Lösung C**

Zu **(A)**, **(B)**, **(D)** und **(E)**: Zum sozialen Umfeld *(„social support")* zählt man: Familie, Verwandtschaft, Freunde, Kollegen und Nachbarn. Alle die also, zu denen der Patient in sozialem Kontakt steht. Diese können z. B. emotionalen Rückhalt geben, Anerkennung aussprechen, Informationen weiterreichen oder Werte und Hilfeleistungen vermitteln.

Zu **(C)**: *„Social support"* darf man nicht mit dem sozialen Netz im gesellschaftlichen Sinne verwechseln (Altersversorgung, Krankenversicherung, Arbeitslosenunterstützung).
Solidarprinzip: Nach diesem Grundsatz besitzen alle Versicherten der gesetzlichen Krankenversicherung (GKV) den gleichen Leistungsanspruch, unabhängig von der jeweiligen Beitragszahlung, vom persönlichen Krankheitsrisiko und vom Familienstand.

H00

→ **Frage 3.21: Lösung D**

Zu **(A)**, **(B)**, **(C)** und **(E)**: Alltagsvorstellungen, die sich Personen über Krankheitsursachen bilden, werden mit Laienätiologie bezeichnet. Sie können zum Teil erheblich von dem entsprechenden professionellen Krankheitsbegriff abweichen und sind stark kulturell und subkulturell gefärbt (z. B. *„Krankheit als Strafe Gottes"*). Dementsprechend ist die Art und Weise, wie Personen auf Krankheitszeichen reagieren, von Ratschlägen und Einstellungen ihres Verwandtschafts- oder Bekanntschaftskreises abhängig. Dies bezeichnet man als Laienzuweisung. Hierbei spielt insbesondere der soziale Rückhalt (*„social support"*, Familie, Bekannte) eine Rolle.
Zu **(D)**: Leistungen der öffentlichen Hand gehören nicht in dieses Laiensystem und damit auch nicht in den *„social support"*, der Hilfe durch Bekannte und Verwandte.

H08

→ **Frage 3.22: Lösung E**

Zu **(A)**: **Psychotherapie** kümmert sich um psychische, psychosomatische oder neuropsychologische Probleme eines Patienten. Die Hauptaufgabe besteht sicherlich nicht in der Koordinierung ärztlich verordneter Leistungen.
Zu **(B)**: **Sozialberatung** umfasst normalerweise eine Lebensberatung für einzelne oder Familien durch Sozialpädagogen oder Sozialarbeiter und bemüht sich um Hilfen.
Zu **(C)**: **Sozialhilfe** beinhaltet finanzielle und materielle Hilfen, um einem Menschen den Mindeststandard für ein menschenwürdiges Leben zu erlauben.

Zu **(D)**: **Soziale Unterstützung** („*social support*") geschieht durch das direkte soziale Umfeld (Familie, Verwandtschaft, Freunde, Kollegen und Nachbarn). Alle die also, zu denen der Patient in sozialem Kontakt steht. Diese können z. B. Anerkennung aussprechen, Werte und Hilfeleistungen vermitteln.
Zu **(E)**: **Soziotherapie** ist die Koordinierung der Behandlung von psychisch schwerkranken Menschen: Definition des Bundesausschusses: *„Schwer psychisch Kranke sind häufig nicht in der Lage, Leistungen, auf die sie Anspruch haben, selbständig in Anspruch zu nehmen. Soziotherapie soll ihnen die Inanspruchnahme ärztlicher und ärztlich verordneter Leistungen ermöglichen. Sie soll dem Patienten durch Motivierungsarbeit und strukturierte Trainingsmaßnahmen helfen, psychosoziale Defizite abzubauen; der Patient soll in die Lage versetzt werden, die erforderlichen Leistungen zu akzeptieren und selbständig in Anspruch zu nehmen. Sie bietet koordinierende und begleitende Unterstützung und Handlungsanleitung für schwer psychisch Kranke auf der Grundlage von definierten Therapiezielen."*

F09

→ **Frage 3.23: Lösung A**

Zu **(A)**: Soziotherapie nach § 37a SGB V ist die Koordinierung der Behandlung von psychisch schwerkranken Menschen. Definition des Bundesausschusses: „Schwer psychisch Kranke sind häufig nicht in der Lage, Leistungen, auf die sie Anspruch haben, selbständig in Anspruch zu nehmen. Soziotherapie soll ihnen die Inanspruchnahme ärztlicher und ärztlich verordneter Leistungen ermöglichen. Sie soll dem Patienten durch Motivierungsarbeit und strukturierte Trainingsmaßnahmen helfen, psychosoziale Defizite abzubauen; der Patient soll in die Lage versetzt werden, die erforderlichen Leistungen zu akzeptieren und selbständig in Anspruch zu nehmen. Sie bietet koordinierende und begleitende Unterstützung und Handlungsanleitung für schwer psychisch Kranke auf der Grundlage von definierten Therapiezielen."
Zu **(B)**: Disease-Management-Programme schulen den Patienten im Umgang mit seiner Krankheit und führen u. a. zu geringerem Medikamentenverbrauch und geringerer Rückfallhäufigkeit. Sie werden in der Regel von der stationären Einrichtung eingeleitet (z. B. Patientenschulung in der Reha-Klinik) und dann von ambulanten Einrichtungen weiterhin begleitet.
Zu **(C)**: Gesundheitsförderung: von der WHO initiierte, in der Regel staatlich geförderte Programme mit dem Ziel, große Teile der Bevölkerung zu einem gesünderen Verhalten zu animieren. Prävention (s. u.): z. B. Aufklärung über gesundheitliche Risiken, Vorsorgeuntersuchungen, Nachsorge zum Schutz vor Wiederauftreten. Man trennt primäre, sekundäre und tertiäre Prävention.
Zu **(D)**: Sekundäre Prävention: Hierdurch sollen Krankheiten möglichst früh erkannt und einer Behandlung zugeführt werden (Früherkennung). Soziotherapie dagegen wendet sich an bereits Erkrankte.
Zu **(E)**: Verbesserung sozialer Lebensbedingungen ist eine Gesamtaufgabe des Wohlfahrtsstaates und richtet sich nicht nur wie die Soziotherapie an schwer psychisch Kranke.

III.10 Selbsthilfe

„Drei Minuten Selbsthilfe sind besser als drei Monate Selbstmitleid", meinte E. Teutsch (1949). Praktisch jeder Erkrankte wird innerhalb des Laiensystems zunächst einmal Möglichkeiten der **Selbsthilfe** ausprobieren oder Rat im direkten sozialen Umfeld suchen. Insbesondere leichte Krankheiten werden ausnahmslos im Bereich pflegender Angehöriger behandelt und fallen statistisch und finanziell in unserem Gesundheitswesen gar nicht an, wenn Arztbesuch und Krankenhausaufenthalt umgangen werden kann. Selbst bei Langzeitpflege (z. B. Querschnittsgelähmte, Down-Syndrom, Alzheimer Demenz) steht das Familiensystem meist zur Verfügung. Selbsthilfe innerhalb der Familie stellt vermutlich den größten kostensparenden Faktor im Gesundheitswesen dar. Probleme entstehen allerdings dadurch, dass die in diesem **Laiensystem** gegebenen Ratschläge oft nicht dem aktuellen medizinischen Wissen entsprechen und sogar kontraindiziert sein können, da das Laienwissen sich oft auf uralte oder fehlerhafte Quellen bezieht.
Eine Verbesserung des mangelnden Kenntnisstandes ist z. B. durch **Selbsthilfegruppen** möglich, in denen z. T. auch medizinische Fachleute die Möglichkeit der Wissensvermittlung haben. Derartige Selbsthilfegruppen stellen heute einen wichtigen Faktor dar, sie finden überwiegend Anwendung im Bereich der tertiären Prävention und werden häufig von den Krankenkassen, Kirchen oder staatlichen Stellen gefördert. NAKOS (Nationale Kontakt- und Informationsstelle zur Anregung und Unterstützung von Selbsthilfegruppen) fördert die Gründung. Der GKV-Spitzenverband hat Leitlinien zur Förderung von Selbsthilfegruppen herausgegeben und hebt vor allem die Kompetenz der Betroffenen hervor. Niemand kennt sich so gut mit einer Krankheit aus wie derjenige, der sie schon lange hat. Durch gegenseitige Unterstützung schaffen Selbsthilfegruppen Akzeptanz bei betroffenen Menschen und ihren Angehörigen und ermöglichen niedrigschwellige Hilfestrukturen. Bekannteste Beispiele sind die „Anonymen Alkoholiker", „Guttempler" oder die „Weight Watchers". Inzwischen gibt es kaum noch eine chronische Erkrankung ohne Selbsthilfegruppe Betroffener, angefangen bei der Cystinose-Selbsthilfe bis

hin zur Huntington-Vereinigung. Viele Vereine sind auch auf politischer Ebene tätig (z. B.: Patientenschutzbund), um die Situation ihrer Mitglieder zu verbessern, was mitunter auch Konfliktpotential in sich trägt. Neben der klassischen Form mit regelmäßigen Treffen machen sich hier Selbsthilfe-Foren im Internet nützlich und vermitteln Rat und Information, z. B. die www.studiVZ.net-Selbsthilfegruppen: *„Gibt es ein Leben nach der Patho-Prüfung...?"* oder *„Hilfe! In meiner Lehrveranstaltung bin ich der Dozent"* oder *„Verliebt in einen Professor"*.

F09

→ **Frage 3.24: Lösung C**

Zu **(A)**, **(B)**, **(D)** und **(E)**: Richtige Aussagen über Selbsthilfegruppen.
Zu **(C)**: Würde eine Selbsthilfegruppe von einem (nicht erkrankten) Experten geleitet, widerspräche das ja schon der Namensgebung. In Selbsthilfegruppen versuchen die Erkrankten auf freiwilliger Basis, in (meist wöchentlichen) Treffen sich untereinander auszutauschen und sich Ratschläge zu geben. Experten werden mitunter als Referenten eingeladen, sollten aber kein Dauerbestandteil der Selbsthilfegruppe sein.

H10

→ **Frage 3.25: Lösung E**

Zu **(A)**: Aus Selbsthilfegruppen werden in der Tat Mitglieder in die **Entscheidungsgremien des Gesundheitswesens** entsandt, um die Interessen der Patienten zu vertreten.
Zu **(B)–(E)**: Würde eine **Selbsthilfegruppe** von einem (nicht erkrankten) Experten geleitet, widerspräche das ja schon der Namensgebung. In Selbsthilfegruppen versuchen die **Erkrankten auf freiwilliger Basis** (B) in (meist wöchentlichen) Treffen, sich untereinander auszutauschen, sich **Ratschläge zur Bewältigung** ihrer Krankheit zu geben (C) oder auch ihren **Informationsstand** zu der Erkrankung zu **verbessern** (D). **Experten** werden gerade für den letzten Punkt mitunter als Referent eingeladen, sollten aber **kein Bestandteil der Gruppe** sein (E).

F10

→ **Frage 3.26: Lösung B**

Zu **(A)**: **Ambulante Pflegedienste** fahren zu chronisch Kranken nach Hause und führen dort die medizinische Grundversorgung durch.
Zu **(B)**: **Angehörige** leisten den Löwenanteil bei der Versorgung von Pflegebedürftigen.
Zu **(C)**: In **Hospize** kommen nur sterbende Patienten, nicht generell Pflegebedürftige. Da es immer schwierig ist zu entscheiden, ob und v. a. wann ein Patient eine infauste Prognose hat, landet hier ohnehin nur ein winziger Bruchteil. Auch wenn Diagnose und Indikation eindeutig sind, ist es aufgrund der sehr begrenzten Plätze schwierig, einen Patienten von einem Krankenhaus der Akutversorgung in ein Hospiz zu verlegen.
Zu **(D)**: Wenn man das Gros der pflegebedürftigen Patienten in **Pflegeheimen** unterbringen würde, würde das unser Gesundheitssystem endgültig in den Ruin treiben.
Zu **(E)**: **Sozialstationen** ist ein Oberbegriff, der unterschiedliche Formen der ambulanten Pflege umfasst. Es geht um Pflege, Versorgung und Beratung von Pflegebedürftigen.

H10

→ **Frage 3.27: Lösung B**

Nach den Zahlen des statistischen Bundesamts (Stand Ende 2007) sind **rund 2,2 Millionen Menschen pflegebedürftig**, die Zahl ist stetig ansteigend.

F03

→ **Frage 3.28: Lösung A**

Zu **(A)**: Wie der Name „Selbsthilfegruppe" bereits sagt, treffen sich hier die von einer bestimmten Krankheit Betroffenen zum Austausch. Dies umfasst nicht die professionelle Psychotherapie durch Experten.
Zu **(B)–(E)**: Gespräche mit anderen Erkrankten, Austausch von Informationen, gemeinsame Unternehmungen und damit Überwindung drohender sozialer Isolation durch eine Erkrankung sind typische Aufgaben einer solchen Gruppe. Wann gründen die Medizinstudenten endlich eine Selbsthilfegruppe der „Physikums-Geschädigten"?

F08

→ **Frage 3.29: Lösung E**

Zu **(A)**: Chronisch Kranke, denen die Schulmedizin schlecht helfen kann, sind sicherlich nicht unterrepräsentiert. Viele von ihnen versuchen irgendwann alternativmedizinische Angebote.
Zu **(B)**: Frauen neigen deutlich mehr als Männer dazu, Lifestyle-Medikamente, esoterische Angebote und Alternativmedizin in Anspruch zu nehmen; nach einer Studie von Groenewald & Raspe (2006) 73 % der Frauen, jedoch nur 27 % der Männer.
Zu **(C)**: Menschen, die sich gesundheitsbewusst verhalten, informieren sich auch häufiger über Angebote aus der Komplementärmedizin.
Zu **(D)**: Personen aus der Mittelschicht bzw. mit höherer Bildung greifen häufiger zu alternativ- oder komplementärmedizinischen Angeboten.
Zu **(E)**: Menschen mit niedriger Bildung sind sowohl im ambulanten Bereich wie auch bei alternativme-

dizinischen Behandlungen unterrepräsentiert. Häufig tun sie erst zu einem sehr späten Zeitpunkt etwas gegen ihre Krankheiten.

H08

→ **Frage 3.30: Lösung A**

Zu **(A)–(E)**: „Komplementär" bedeutet, dass alternative Verfahren vor allem ergänzend zu herkömmlichen medizinischen Behandlungen eingesetzt werden. Von daher ist klar, dass die meisten Patienten den Kontakt zum Haus- oder Facharzt nicht abbrechen, nur weil sie zum Heilpraktiker gehen.

III.11 Strukturelle Prävention

„Irrtümer bilden die Struktur der Natur", sagte F. Löchner (1915), allerdings ließ sich der deutsche Gesetzgeber von dieser Weisheit nicht beeindrucken und versucht seit Jahrzehnten durch gezielte **strukturelle Veränderungen** Verbesserungen im Gesundheitsverhalten zu erreichen. Zum Beispiel haben Steuern eine steuernde Funktion: Durch Genussmittel- und Tabaksteuer werden Alkohol und Zigaretten künstlich so verteuert, dass in der Bevölkerung weniger geraucht und getrunken wird. Reicht auch das nicht, so wird ein Werbeverbot (z. B. Zigaretten- und Alkoholreklame) ausgesprochen, hinzu kommen Einschränkung der Erhältlichkeit (z. B. Zigarettenautomaten nur mit Kreditkarte) und häufigere Kontrollen (z. B. für Alkohol im Straßenverkehr). Besonders durchsetzungsfähig scheinen diese Programme bislang nicht zu sein, der Tagesspiegel schickte 2008 eine 15-Jährige in Supermärkte, in zwei von drei Fällen wurde ihr dort problemlos eine Flasche Wodka verkauft. Die meisten Kassiererinnen sehen sich nicht in der Rolle des Sheriffs, der sich den Personalausweis zeigen lässt. Als Familienministerin Ursula van der Leyen diese Praktiken mit solchen Testkäufen systematisch verfolgen wollte, wurde sie ausgebuht. Koma-Saufen bei Jugendlichen stellt aber ein massives Problem dar, dem man letztlich nur durch strukturelle Maßnahmen beikommen kann.

Haben Sie schonmal etwas geklaut? Jugendkriminalität stellt ein weiteres Problem dar, das durch ungünstige Wohnbedingungen in Ghettos gefördert wird. Innerhalb der Stadtentwicklung versucht man durch **strukturelle Prävention** *„gesunde"* Wohnungen in Stadtvierteln zu schaffen, die den Bedürfnissen der Bürger angepasst sind und Erholungsflächen, Kinderspielplätze und Begegnungsstätten mit einschließen. Auch in Betrieben lassen sich durch innerbetriebliche Veränderungen oft Risikofaktoren ausschalten. Dies gilt auch für das Krankenhaus. Stellen Sie sich vor, Ihnen geht's so richtig schlecht. Aber statt Sie in Ruhe zu Hause im Bett zu lassen, sperrt man sie in ein Zimmer mit einem wildfremden, schnarchenden Menschen. Obendrein werden Sie ständig gepiekst und eine Vampirella lechzt nach dem Blut aus ihren Adern, Sie dürfen nicht mehr aufstehen, Ihr großes und kleines Geschäft sollen Sie unter Verrenkungen im Bett erledigen, und falls Sie sich weigern, führt jemand einen Schlauch in Ihre Genitalien ein. Schon häufig wurde vermutet, dass eine völlig gesunde Person, die längere Zeit in einem Mehrbettenzimmer im Krankenhaus verbringen müsste und an der diverse medizinische Untersuchungen durchgeführt werden (Blutabnehmen, Einläufe, Katheterisieren, Röntgenuntersuchung usw.), schon alleine durch die Situation krank werden würde. Durch Verbesserungen versucht man hier, die Belastungsfaktoren für die Patienten zu reduzieren, so dass zumindest einige Patienten die Konfrontation mit Arzt und Krankenhaus überleben.

„Der Abschied ist die Geburt der Erinnerung."

Au weia! Mit Entsetzen muss ich feststellen, dass dieses Buch schon zu Ende ist. Das ist wirklich schade, irgendwie hatte ich gerade angefangen, mich an Sie zu gewöhnen. Müssen wir uns wirklich schon wieder trennen? Naja, vielleicht lesen Sie dieses Buch zur Sicherheit einfach nochmal? Oder treffen wir uns in einem meiner anderen Bücher wieder? Oder Sie besuchen mich einfach mal auf ein Tässchen schleswig-holsteinischen Tee, für die Leser meiner Bücher habe ich immer eine offene Tür. Ich drücken Ihnen auf jeden Fall ganz fest die Daumen für's Examen. Toi, toi, toi! Wird schon gutgehen.

3.3 Kommentare aus Examen Frühjahr 2011

F11 ■

→ **Frage 3.31: Lösung D**

Präventivmaßnahmen können nach ihrem Zeitpunkt (primäre, sekundäre und tertiäre Prävention) unterschieden werden und danach, woran sie Änderungen bewirken sollen (Verhaltens- vs. Verhältnisprävention).
Zu **(D)**: **Verhaltenspräventive Maßnahmen** zielen auf die Förderung gesunder Handlungsweisen des Einzelnen ab, z. B. durch Information oder Kursangebote.
Zu **(A)**: Die **sekundäre Prävention** dient der Früherkennung bestehender Krankheiten, um sie möglichst schnell einer Behandlung zuzuführen (z. B. Vorsorgeuntersuchungen zur Früherkennung eines Karzinoms).

Zur Erinnerung: Die **Primärprävention** dient der Verhinderung von Erkrankungen durch vorbeugende Maßnahmen, die **Tertiärprävention** der Verhinderung von Folgeschäden einer bereits ausgebrochenen Erkrankung.

Zu **(C)** und **(E)**: Die **strukturelle Prävention** (C) soll durch Verbesserung soziostruktureller Mängellagen grundlegende Ursachen (Sozialisierungsdefizite) von Erkrankungen beheben. Ansatzpunkte sind eine bessere Gestaltung von Lebensbedingungen durch Abbau von sozialer Benachteiligung und durch Veränderung der baulichen und sozialen Struktur von Stadtvierteln mit hoher Häufigkeit abweichender Verhaltensweisen (Ghettos). Hierzu gehören auch repressives Eingreifen (Polizei) und pädagogische Einflussnahme (Jugendhilfe). Die strukturelle Prävention zählt damit zu den **verhältnispräventiven Maßnahmen** (E), die Erkrankungen durch die Gestaltung gesundheitsförderlicher Verhältnisse verhindern sollen.

Zu **(B)**: Im Rahmen von **sozialem Marketing** (Social Marketing, Non-Profit-Marketing) werden klassische Marketingstrategien von nicht auf Profit ausgerichteten Organisationen für überwiegend soziale oder gesundheitliche Zwecke eingesetzt. Beispiele dafür sind Aufrufe zum Benutzen von Kondomen oder zur Inanspruchnahme von Vorsorgeuntersuchungen.

Tipps für die mündliche Prüfung

Mündliche Prüfungen liegen nicht jedem und müssen deshalb geübt werden. Etwas zu wissen und dieselbe Information in Worte zu verpacken, vor allem wenn Sie ziemlich nervös sind, sind leider zwei völlig verschiedene Dinge und viele Studenten haben sich in dieser Beziehung schon ganz gehörig verschätzt. Psychologie wird zum gegenwärtigen Zeitpunkt bei der 1. ÄP nicht mehr mündlich geprüft, die bewährten Hinweise habe ich trotzdem in diesem Buch belassen, da die Studenten sie gewinnbringend auch in anderen Prüfungen anwenden konnten. Die Beispiele beziehen sich weiter auf psychologische Fragestellungen, da ich persönlich von Biochemie keinen blassen Schimmer einer Ahnung habe.

Im Gegensatz zu den schriftlichen Fragen, die sehr exakt einzelne Sachverhalte abprüfen, sind die Fragen der mündlichen Prüfung meist sehr viel breiter gehalten. Statt der Frage: *„Welchem Prozentrang entspricht ein IQ von 115?"* wird der Prüfer Sie viel eher auffordern, Sie möchten doch bitteschön einmal etwas über Testnormierung erzählen. Studenten, die hier nur stur Antworten auswendig gelernt haben, sind dann mitunter völlig überfordert, wenn sie einen komplexen Sachverhalt ausführlich darstellen sollen.

Sie müssen mündliche Prüfungen also vorher üben, indem Sie zu jedem Thema ein kleines Referat halten. Durch die mehrmalige Wiederholung schaffen sie eine Assoziationskette in ihrem Gehirn, die sich dann auch unter Stress in der Prüfung abrufen lässt. Das geht zwar auch alleine, noch besser aber in kleinen Lerngruppen, die sich gegenseitig abfragen. Stellen Sie sich selbst bzw. dem Lernpartner dabei globale Fragen, die Sie einfach aus dem Inhaltsverzeichnis dieses Lehrbuches entnehmen. Also zum Beispiel:

„Nennen Sie die wesentlichsten Grundlagen der Verhaltensbeobachtung!"
„Was wissen Sie über Beurteilungsskalen?"
„Welche Beurteilungsfehler gibt es? Kann man sie vermeiden?"
„Welche Frage- und Antwortmöglichkeiten gibt es im Interview?"
„Nennen und erklären Sie dieTestgütekriterien!"
... usw.

Für das schriftliche Physikum mussten Sie lernen, möglichst schnell zu arbeiten und die Lösung für eine Frage sofort parat zu haben. In der mündlichen Prüfung gilt das Gegenteil: Die Prüfung dauert 30 Minuten, die Sie herumbekommen müssen. Der Kardinalfehler, der auch von guten Studenten in mündlichen Prüfung immer wieder begangen wird, besteht darin, die Frage des Prüfers in einem Zweizeiler zu beantworten und dann lammfromm auf die nächste Frage zu warten:

Prüfer: *„Was sind die wesentlichsten Kriterien eines Experimentes?"*
Student: *„Willkürlichkeit, Variierbarkeit und Wiederholbarkeit."*
Schweigen -.

Das verärgert den Prüfer; statt sich bequem zurückzulehnen, ihnen entspannt zuzuhören und sich auf den Feierabend freuen zu können, muss der Prüfer sich dann im Stakkato ständig neue Fragen ausdenken. Das stresst auch den Professor und drei oder vier solcher Prüflinge hintereinander können ihn ziemlich ins Schwitzen kommen lassen. Logischerweise werden seine Fragen nun immer spitzfindiger. Da der Prüfer irgendwann nicht mehr weiß, was er fragen soll, weicht er auf seine eigenen Spezialgebiete aus. Und darüber wissen Sie dann wahrscheinlich nichts oder sehr wenig.

Besser ist es, zu jeder Frage möglichst viel zu erzählen. Prüfer, die oft mehrere Stunden nacheinander Prüfungen abnehmen müssen, freuen sich, wenn der Prüfling von sich aus sehr viel redet. Holen Sie ruhig möglichst weit aus und erzählen Sie alles, was Sie wissen. Je mehr Sie sagen und damit Zeit herumbringen, um so weniger spitzfindige Fragen kann der Prüfer stellen. Am besten geht das, wenn man immer wieder auf Beispiele zu sprechen kommt. Bei der Frage nach dem Experiment zum Beispiel könnte man in der Prüfung ein Experiment schildern und daran die drei Kriterien von Wundt verdeutlichen.

Allerdings werden Sie es in der Aufregung einer mündlichen Prüfung wahrscheinlich nicht ohne weiteres schaffen, sich gute Beispiele auszudenken. Damit sind wir wieder am Anfang: das müssen Sie vorher üben!

Merke: Je mehr Sie reden, um so weniger (spitzfindige!!!) Fragen stellt der Prüfer.

Es kann vorkommen, dass man zu einer Frage gar nichts weiß. In einem solchen Fall gibt es mehrere mögliche Auswege.

A) Bitten Sie den Prüfer, die Frage zu präzisieren. Professoren sind nicht zuletzt deshalb Professoren geworden, weil sie sich selbst gerne reden hören. Die meisten Prüfer können sich auch in der Prüfungssituation kaum zurückhalten, ihren Studenten noch schnell etwas zu erklären. Hierdurch erhalten Sie oft einige Tips, durch die Sie dann auf die richtige Lösung kommen:

Prüfer: *„Was ist der Unterschied zwischen einem negativem Verstärker und negativer Verstärkung?"*
Student: *„Ähhh, ja ... Könnten Sie die Frage vielleicht etwas präzisieren?"*
Prüfer: *„Sie wissen doch sicherlich, dass man bei der operanten Konditionierung Verstärker einsetzen kann. Je nach Einsatz oder Entzug eines positiven oder negativen Verstärkers ändert sich die Wahrscheinlichkeit des Auftretens eines Verhaltens. Was passiert also zum Beispiel, wenn ich einen negativen Verstärker, also einen Strafreiz entziehe?"*
Student: *„Ah, ja, klar! Das wäre natürlich die negative Verstärkung und das Verhalten würde dann künftig häufiger auftreten."*
Prüfer: *„Richtig, sehr gut."*

B) Sie können versuchen auf ein verwandtes Thema auszuweichen und darüber etwas zu erzählen, in der

Hoffnung, dass der Prüfer nicht merkt, dass Sie die gestellte Frage gar nicht beantworten. Beispiel:

Prüfer: *„Was ist der Unterschied zwischen einem negativem Verstärker und negativer Verstärkung?"*
Student: *„Ähhh, ja ... Beide Begriffe stammen aus der Lernpsychologie. Die Lernpsychologie teilt sich in verschiedene Bereiche auf, zum Beispiel das klassische Konditionieren, das Belohnungslernen, das Modelllernen und das Lernen durch Einsicht. Das klassische Konditionieren läuft dabei so ab, dass ein unkonditionierter Reiz ..."*

In vielen Fällen klappt das gut, manchmal hilft man sich sogar selbst: Wenn man auf diese Art und Weise überhaupt erst einmal beginnt etwas zu erzählen, kommt man dann oft genug doch noch auf die richtige Lösung für die Frage. Ein kurzfristiges Blackout sollte Sie daher nicht besorgen: Das Wissen ist meist da, man muss es nur herauslocken. Das kennen Sie ja auch von der schriftlichen Prüfung her, dass Sie beim ersten Durchlesen der Frage gar nichts verstanden haben, und später wurde es dann doch klar. Im Gegensatz zur schriftlichen Prüfung können Sie im Mündlichen leider keine Fragen überschlagen und später nochmals darüber nachdenken. Der Trick, überhaupt erst einmal etwas zu erzählen gibt ihrem Gedächtnis aber Zeit, den verschlungenen Lösungsweg durch das Gehirn zu bahnen, um an die versteckte Information zu kommen.
C) Sie wissen nichts, aber auch wirklich gar nichts zu der gestellten Frage:

Prüfer: *„Wie lautet die Definition der Intelligenz nach Boring?"*
Student: *„Nach wem, bitte?"*
Prüfer: *„Boring!"*

Bei so konkreten Fragen ist es geschickter zuzugeben, dass man nichts weiß. Ansonsten riskieren Sie, dass Sie minutenlang über ein Thema abgefragt werden, von dem Sie nicht den blassesten Schimmer einer Ahnung haben. Das lässt ihre Zensur schnell um Stufen nach unten fallen. Klugerweise sollte man den Prüfer im gleichen Atemzug darauf hinweisen, was man weiß:

Student: *„Tut mir leid, mit dem Namen Boring kann ich jetzt im Augenblick nichts anfangen. Ich könnte Ihnen aber die Intelligenztheorien von Spearman und Thurstone nennen oder auch die Entwicklung der Intelligenz nach Piaget?"*

Merke: Ein Blackout bei Prüfungsfragen kann jedem passieren. Legen Sie sich vor der Prüfung unbedingt konkrete Taktiken zurecht, wie Sie damit umgehen können!

Leute aus der Durchschnittsbevölkerung halten Professoren definitionsgemäß für allwissend. Spätestens seit dem Beginn Ihres Studiums wissen Sie, dass das nicht so ist. Auch Professoren haben keine unbeschränkte Gehirnkapazität und können sich nicht alles merken. Da große Teile des Gehirns Ihres Professors darüber hinaus auch noch von organisatorischen Fragen (*„Wann genehmigt mir die Verwaltung endlich das Geld für ein neues Diktiergerät?"*), familiären Problemen (*„Ich könnte meiner Tochter zum Geburtstag ein Pferd schenken, andererseits, sie hat ja schon zwei davon..."*) und schwerwiegenden finanziellen Sorgen (*„Ich muss unbedingt heute noch meinen Vermögensberater anrufen!"*) besetzt sind, weiß der Prüfer vielleicht sogar weniger als Sie. Es ist sogar durchaus wahrscheinlich, dass Sie mehr wissen, da Sie eine Fülle von Sachverhalten gerade erst frisch gelernt haben und Ihr Wissen damit aktuell auf dem neuesten Stand ist. Der Prüfer hat sich sein Wissen vor 20, 30 oder 40 Jahren angeeignet. Professoren lesen auch selten Lehrbücher, deren Titel mit *„Einführung in ..."* beginnt, denn für solche Bücher halten sie sich für zu klug und zu alt. Die Wahrheit ist, dass sie meist sehr viel von dem, was in diesen Büchern steht, schon längst wieder vergessen haben. Es ist darum vielleicht gar nicht so wichtig, unbedingt das neueste, teuerste und aktuellste Lehrbuch durchzuackern. Alles was der Professor weiß und später in seiner Prüfung fragt, das erzählt er in seiner Vorlesung!!! Viele Prüfer haben darüber hinaus kein besonders großes Allgemeinwissen, sondern sind meist lediglich Spezialisten in einem winzigen Teilbereich ihres Feldes. Grundlegendste Voraussetzung zum Bestehen der mündlichen Prüfung ist also der Besuch sämtlicher Lehrveranstaltungen dieses Prüfers. Darüber hinaus kann es nichts schaden, wenn man das (vielleicht schon etwas angestaubte) Lehrbuch liest, das der Prüfer irgendwann in seinem Leben einmal geschrieben hat. Spätestens dort steht alles, was er früher einmal gewusst hat.

Merke: Alles, was der Prüfer selbst noch weiß (... und später prüft!), erzählt er in seinen Lehrveranstaltungen.

„Lieber tot als rot"? Auch Prüfer sind nur Menschen und Menschen haben nun einmal Vorurteile. Wenn Sie unbedingt meinen, dem Professor in der Prüfungssituation beweisen zu müssen, dass auch Angehörige sozialer Randgruppen etwas wissen können, dann ist das ganz alleine Ihre Entscheidung. Es gibt immer wieder

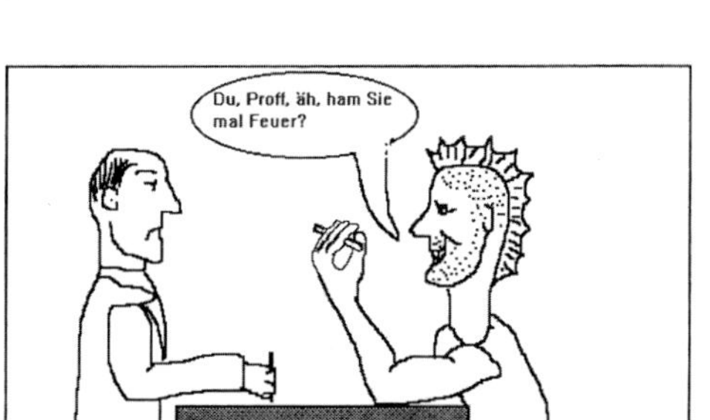

Abb.: Diese Vorgehensweise bei der Prüfung erscheint eher etwas suboptimal und sollte tendenziell noch etwas mehr ausgefeilt werden. Ohnehin verrät der distinguierte, verständnislose Gesichtsausdruck des Prüfers, dass er Nichtraucher ist, so dass diese Fragestellung sich von vorne herein verboten hätte.

einzelne Studenten, die mit One-Size-Fits-All-Hosen, verschwitztem Nirvana-T-Shirt und Doc-Martens-Stiefeln zur mündlichen Prüfung erscheinen. Das spricht sicherlich sehr für das Selbstbewusstsein dieser Studenten; allerdings nicht besonders für ihre Flexibilität und ihr Anpassungsvermögen. Leider zählt in der Prüfung nicht nur Ihr Wissen, sondern auch der Gesamteindruck spielt eine Rolle und hat möglicherweise auch Einfluss darauf, welche Fragen Ihnen überhaupt gestellt werden. Es ist ganz einfach taktisch klüger, sich hier anzupassen, den Blazer aus dem Schrank zu holen und die guten Schuhe zu putzen.

Merke: Bei mündlichen Prüfungen entscheidet auch der Gesamteindruck des Studenten. Mit den dezenten Mitteln einer passenden Kleidung und angemessenen, höflichen Verhaltensweisen können sie Ihr Wissen subtil unterstreichen.

Sie gehören zu den 10 % der Bevölkerung, bei denen schon der Gedanke an mündliche Prüfungen langwierige, akute Panikanfälle zur Folge hat? Wenn Sie diese Erfahrung schon im Abitur oder bei der Führerscheinprüfung gemacht haben, dann sollten Sie zur Bekämpfung Ihrer Ängste vor der Prüfung weder auf Alkohol noch auf Tranquilizer zurückgreifen. Sinnvoller ist es, Entspannungstechniken wie z.B. das Autogene Training oder Progressive Muskelentspannung zu lernen und dann völlig relaxed und cool in der Prüfung zu erscheinen. Allerdings muss man Entspannung auch erst lernen, d.h. mindestens ein halbes Jahr vor dem Termin mit den Übungen anfangen (z.B. Volkshochschulkurse oder Angebote bei Krankenkassen).

Merke: Prüfungsängste lassen sich durch Entspannungsverfahren vermindern!

In der Aufregung fangen viele Studenten an, sehr schnell und hastig zu reden. Das hat denselben Effekt wie er bereits anfangs geschildert wurde. Der Professor oder der Beisitzer, der sich Notizen über Ihre Antworten machen muss, wird gestresst und Sie sind viel zu schnell fertig mit Ihrer Antwort. Bemühen Sie sich, ruhig zu bleiben und vor allen Dingen langsam zu sprechen!

Merke: Achten Sie in der Prüfung darauf, ruhig und langsam genug zu sprechen!

Sie sind in der Regel nicht der erste Student, der diese Prüfung bei dem Professor XYZ ablegen muss. Stellen Sie sich gut mit Studenten aus den höheren Semestern oder wenigstens mit den Prüflingen, die vor Ihnen dran sind (oft alphabetische Reihenfolge anhand der Nachnamen). Versuchen Sie Informationen über den Ablauf und die Atmosphäre der Prüfung zu bekommen. Professoren stellen immer wieder dieselben Fragen: zum einen aus Gerechtigkeit, um die Prüfungsbedingungen konstant zu halten, zum anderen, weil ihnen gar keine neuen Fragen mehr einfallen. Sozial eingestellte Studenten schreiben deshalb kurz nach der Prüfung ein Gedächtnisprotokoll mit den wichtigsten Fragen des Professors und vererben diese Protokolle von einer Studentengeneration auf die nächste oder hängen sie im Internet auf. Sie werden feststellen, dass dieselben Fragen immer wieder auftauchen und können dann gezielter lernen.

Merke: Informieren Sie sich bei ehemaligen Prüflingen über die bisherigen Fragen dieses Prüfers.

Sachverzeichnis

Sachverzeichnis

A

B

C

D

E

F

G

T

Ihre Meinung ist gefragt!

Sehr geehrte Leserin, sehr geehrter Leser,

ein gutes Buch sollte auch über mehrere Auflagen in Inhalt und Gestaltung den Bedürfnissen seiner Leser gerecht werden. Um dies zu erreichen, sind wir auf Ihre Hilfe angewiesen. Deshalb: Schreiben Sie uns, was Ihnen an diesem Buch gefällt, vor allem aber, was wir daran ändern sollen. Für Ihre Mühe möchten wir uns mit einer **Verlosung** bedanken, an der jeder Fragebogen teilnimmt. Die Verlosung findet einmal jährlich statt. Zu gewinnen sind 10 Büchergutscheine à € 50,–. Der Rechtsweg ist ausgeschlossen. Wir freuen uns auf Ihre Antwort, die wir selbstverständlich vertraulich behandeln.

Bitte schicken Sie diesen Fragebogen an:

Georg Thieme Verlag KG
Programmplanung Medizin
Dr. med. P. Fode
Postfach 30 11 20
70451 Stuttgart

Wie beurteilen Sie diesen Band:

Anzahl der Schemata ausreichend	ja ☐	nein ☐
Anzahl der Tabellen ausreichend	ja ☐	nein ☐
Anzahl der Lerntexte ausreichend	ja ☐	nein ☐

Wie beurteilen Sie die inhaltliche Qualität der Kommentare? Welche Kommentare sind besonders gut, welche Kommentare sind nicht ausreichend?

____

____

____

____

____

____

____

Wie beurteilen Sie die Lerntexte?

____

____

____

____

Zu folgenden Themen wünsche ich mir einen Lerntext/ausführlichere Erklärungen:

____

____

Wie beurteilen Sie den Schreibstil und die Lesbarkeit des Bandes?

Ist die Schwarze Reihe für das Prüfungsfach als Vorbereitung ausreichend? Haben Sie noch andere Lehrbücher benutzt? Welche?

Besonders gefallen hat mir an diesem Band:

Weitere Vorschläge und Verbesserungsmöglichkeiten?

Absender (bitte unbedingt ausfüllen)

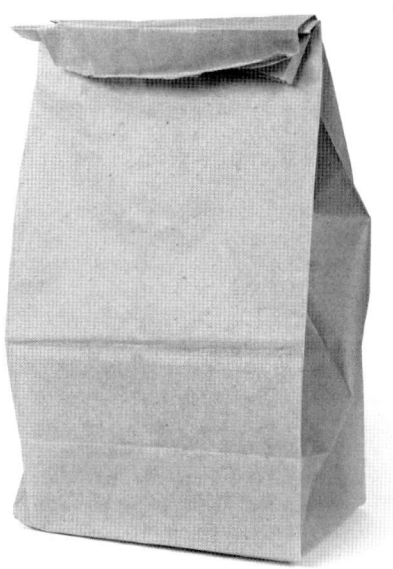

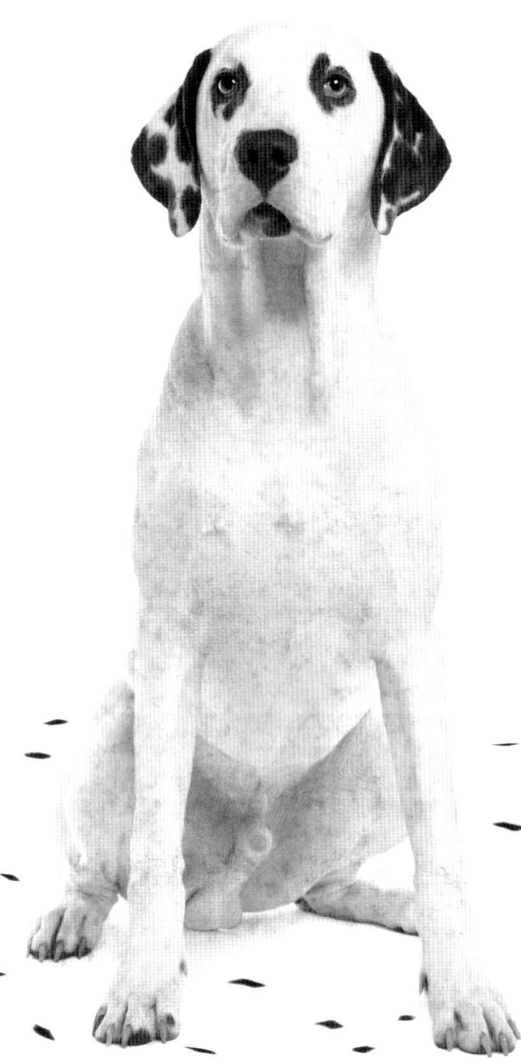